Grundlagen der Speziellen Schmerztherapie

Uwe Junker, Thomas Nolte (Hrsg.)

Grundlagen der Speziellen Schmerztherapie

MEDIZIN & WISSEN

Dr. med. Uwe Junker
Arzt für Anästhesiologie und Spezielle Schmerztherapie
Chefarzt der Abteilung Spezielle Schmerztherapie
Sana Klinikum Remscheid GmbH
Burger Straße 211
42859 Remscheid
junker@dgschmerztherapie.de

Dr. med. Thomas Nolte
Schmerz- und Palliativzentrum
Regionales Schmerzzentrum Wiesbaden DGS
Hospiz Advena Wiesbaden
Kinderhospiz Bärenherz
PalliativNetz Wiesbaden-Taunus
Blücherplatz 2
65195 Wiesbaden
nolte@dgschmerztherapie.de

Bibliografische Information Der Deutschen Bibliothek
Die Deutsche Bibliothek verzeichnet diese Publikation in der Deutschen Nationalbibliografie; detaillierte
bibliografische Daten sind im Internet über http://dnb.ddb.de abrufbar.

Satz: Harald Moosrainer, Speyer
Druck: fgb. freiburger graphische betriebe, www.fgb.de
Printed in Germany

ISBN 3-89935-218-1

Inhalt

Vorwort

Vorliegende Publikation wurde als Begleitbuch zum 80-stündigen Curriculum „Spezielle Schmerztherapie" der Deutschen Gesellschaft für Schmerztherapie (DGS) konzipiert, das regelmäßig bundesweit an verschiedenen Standorten unterrichtet wird. Die DGS als mittlerweile größte Schmerzgesellschaft Europas hat sich zum Ziel gesetzt, Algorithmen für die effiziente Therapie chronisch Schmerzkranker praxisnah zu vermitteln und auf diese Weise dazu beizutragen, deren Versorgung kontinuierlich zu verbessern. Diesem Anspruch möchten wir auch mit dem vorliegenden Fachbuch „Grundlagen der Speziellen Schmerztherapie" gerecht werden. Daher haben wir neben der vollständigen Berücksichtigung aller nach den Richtlinien der Musterweiterbildungsordnung der Bundesärztekammer geforderten Lehr- und Lerninhalte großen Wert auf Praxisnähe und die Darstellung exemplarischer Patientenkasuistiken gelegt.

Unser herzlicher Dank gilt unseren Mitautoren, die dieses Konzept mitgetragen haben und trotz aller Arbeit in ihrem Berufsalltag in Praxis oder Klinik ihren Beitrag erarbeitet haben und diszipliniert die Terminvorgaben eingehalten haben.

Frau Stefanie Kraus, Verlag Urban & Vogel, danken wir für ihr unermüdlich intensives und von großer Fachkompetenz geprägtes Engagement bei Lektorat und Layout der Beiträge. Zusammen mit Herrn Ulrich Huber und Frau Carola Herzberg, ebenfalls aus dem Hause Urban & Vogel, hat sie es immer wieder verstanden, uns neu zu motivieren, wenn es den ein oder anderen „Durchhänger" gab. Last but not least danken wir der Geschäftsführung der Gesellschaft für algesiologische Fortbildung (GAF) in Oberursel, Frau Heike Ahrendt und Herrn Harry Kletzko, die durch ihr Verhandlungsgeschick die Finanzierung dieser ersten Auflage ermöglicht haben.

Wir wünschen Ihnen viel Freude beim Lesen und hoffen, dass dieses Buch in Ihrem schmerztherapeutischen Curriculum ein geschätzter Begleiter sein wird. Konstruktive Kritik ist uns jederzeit willkommen, wir verstehen sie als Ansporn, eine zukünftige zweite Auflage noch besser zu gestalten.

Remscheid, Wiesbaden, im September 2005
Dr. med. Uwe Junker
und Dr. med. Thomas Nolte

Teil A:
Grundlagen, Diagnostik und Dokumentation

1 Grundlagen der Schmerztherapie

Walter Zieglgänsberger

1.1 Anatomische Grundlagen

1.1.1 Anatomie des peripheren Nervensystems

Hinterwurzel, Vorderwurzel und postganglionäre autonome Fasern des sympathischen Grenzstranges bilden den gemischten Spinalnerv, der von Bindegewebe (Epineurium) mit den begleitenden Blut- und Lymphgefäßen elastisch in seiner Umgebung fixiert wird. In dieser Bindegewebsscheide verteilen sich Blutgefäße (Vasa nervorum) und Nervenendigungen (Nervi nervorum). Die myelinisierten und unmyelinisierten Nervenfasern bilden Faszikel, die durch das Perineurium voneinander abgegrenzt sind. Das Perineurium ist die strukturelle Grundlage der Blut-Nerven-Schranke.

1.1.2 Morphologie des primär afferenten Neurons

Die peripheren sensiblen Nervenzellen sind bipolare Zellen, deren Nervenzellkörper (Soma) im Spinalganglion liegen. Ihr distaler Fortsatz (Nervenfaser) endet in den Geweben der Peripherie und den Viszera, ihr proximaler Fortsatz (Axon) tritt über die Hinterwurzel in das Rückenmark ein und endet als präsynaptische Terminale an Nervenzellen im Hinterhorn des Rückenmarks. Afferente sensorische Nervenfasern unterscheiden sich morphologisch durch ihren Faserdurchmesser und den Grad der Myelinisierung.

In den Nervenzellkörpern im Spinalganglion werden neben den zur Strukturerhaltung notwendigen Bausteinen insbesondere Rezeptorproteine, Neurotransmitter und Neuropeptide synthetisiert und durch axonale Transportvorgänge sowohl in die Peripherie als auch in die präsynaptischen Nervenendigungen im Hinterhorn des Rückenmarks transportiert. Neuronale Aktivität in primär afferenten Fasern verändert die Genexpression in diesen Nervenzellen (siehe 1.3.1.3 Aktivitätsabhängige Genexpression).

Da ektopisch ausgelöste Aktionspotenziale nicht nur nach zentral, sondern auch antidrom laufen, werden im peripheren Gewebe unter diesen Bedingungen vermehrt Substanzen freigesetzt, die dann vermutlich nicht nur pathophysiologisch veränderte Nervenfasern, sondern auch die Entladungstätigkeit anderer primär afferenter Fasern beeinflussen. Ob primär afferente Fasern aber über diesen antidrom aktivierbaren Mechanismus direkt sensibilisiert werden können, ist derzeit noch unklar.

Die Somata der präganglionären sympathischen efferenten Neurone liegen in der Intermediärzone von Brust- (BWS) und oberer Lendenwirbelsäule (LWS). Die Umschaltung auf die postganglionären Neurone erfolgt in den sympathischen Ganglien des segmental angeordneten paravertebralen Grenzstranges beiderseits entlang der BWS und oberen LWS sowie in den unpaaren prävertebralen Ganglien des Bauches und des Beckens. Die postganglionären Axone des Grenzstranges innervieren die vegetativen Erfolgsorgane in der Haut (z.B. Schweißdrüsen, Blutgefäße), in den tiefen somatischen Geweben und der Schädelhöhle. Postganglionäre Axone aus den prävertebralen Ganglien innervieren den Magen-Darm-Trakt, den Urogenitaltrakt und die Blutgefäße. Das periphere vegetative Nervensystem besteht aus Sympathikus, Parasympathikus und Darmnerven.

Nervenverletzungen führen im Spinalganglion zu einem Aussprossen von postganglionären Fasern aus der sympathischen Versorgung der Blutgefäße. Unter diesen pathophysiologischen Bedingungen erhalten sympathische Fasern funktionellen Anschluss an Neurone im Spinalganglion und bringen sie vermehrt unter den Einfluss des vegetativen Nervensystems. Durch die Bildung von Adrenorezeptoren auf den Zellkörpern und Axonen von peripheren Fasern und gliaabhängigen Satellitenzellen werden diese Strukturen nach einer Nervenverletzung empfindlich auf Noradrenalin, das aus der Zirkulation oder aus postganglionären Fasern freigesetzt wird (sympatholytische Blockierung als therapeutische Möglichkeit). Die Bedeutung von Rezeptoren auf dem Soma von sensorischen Neuronen ist derzeit noch sehr umstritten. Es ist vorstellbar, dass die Liganden für die nachgewiesenen Rezeptoren über den Blutweg zu ihren Zielstrukturen gelangen oder aus anderen Somata freigesetzt werden, z. B. nach Veränderung der Genexpression.

1.1.3 Nozizeptive primäre Afferenzen

Schmerzreize führen üblicherweise zu einer gemeinsamen Aktivierung von Nozizeptoren und spezialisierten nichtneuronalen Strukturen in peripheren oder intestinalen Strukturen. Gemeinsam mit Nozizeptoren ermöglichen diese eine rasche und genaue Lokalisation des Reizortes sowie eine Steuerung der entsprechenden Reaktion. In der Haut übertragen Meissner-Körperchen (Corium) und Vater-Pacini-Körperchen (Subcutis) Druck- und Berührungsreize, in den Muskelfaszien Dehnungsreize. Die Sehnen und Gelenke werden durch langsam adaptierende Mechanorezeptoren, Golgi-Organe, Ruffini-Endigungen und rasch adaptierende Vater-Pacini-Körperchen versorgt. Viszerale Mechanorezeptoren (Vater-Pacini-Körperchen) liegen im Mesenterium und dem viszeralen Bindegewebe. Viszerale niederschwellige Mechanorezeptoren reagieren auch auf Dehnung eines Hohlorgans und können, im Gegensatz zu anderen niederschwelligen afferenten Fasern, sensibilisiert werden. Die Muskelspindeln als Dehnungsmessorgane der Muskulatur übertragen ihre Impulse auf Ia-Fasern.

1.1.4 Morphologie von Nozizeptoren

Die dick myelinisierten Aβ-Fasern haben einen Durchmesser von 7–15 μm (Leitungsgeschwindigkeit: 40–90 m/s). Sie leiten normalerweise nichtnozizeptive Druck-, Berührungs- und Temperaturempfindungen zum Rückenmark. Die sensiblen nicht nozizeptiven Impulse werden auf Neurone im Hinterhorn des Rückenmarks übertragen, wo sie nach einer synaptischen Umschaltung auf die Ursprungszellen von aszendierenden Bahnsystemen aufsteigen. Fasern, die in den Hintersträngen aufsteigen, werden im Nucleus cuneatus oder Nucleus gracilis umgeschaltet.

Nozizeptoren enden als freie Nervenendigungen von Aδ- oder C-Fasern im peripheren Gewebe. Das Zentralnervensystem enthält keine Nozizeptoren. Nozizeptoren zeigen keine oder nur geringe Spontanaktivität und werden nur durch Reize hoher Intensität (mechanisch, thermisch, chemisch) überschwellig erregt. Die Leitung afferenter Impulse erfolgt saltatorisch (Aδ-Fasern) oder kontinuierlich (C-Fasern). Die unterschiedlichen Nozizeptortypen werden häufig gemeinsam aktiviert.

Die dünn myelinisierten Aδ-Fasern haben einen Durchmesser von 2–5 μm (Leitungsgeschwindigkeit: 10–30 m/s). Die unmyelinisierten C-Fasern haben einen Faserdurchmesser von 0,5–1,5 μm (Leitungsgeschwindigkeit: 0,5–2 m/s). Aδ- und C-Fasern leiten mechanische, thermische und nozizeptive afferente Signale. Mit histochemischen und pharmakologischen Methoden lassen sich Untergruppen unterscheiden, z. B. Isolectin-B4-positive Nozizeptoren oder Nozizeptoren, die unterschiedliche Neuropeptide enthalten. Mechano- und Thermomechano-Nozizeptoren werden durch einen starken mechanischen Reiz oder durch Temperaturen über 45 °C oder unter 15 °C aktiviert. Die gleichzeitige Erregung von Thermorezeptoren durch Warm- (40 °C) und Kaltreize (20 °C) durch nebeneinander liegende Röhren führt überraschenderweise zu Brennschmerz.

Polymodale Nozizeptoren stellen zahlenmäßig den weit überwiegenden Typ dar. Diese freien Nervenendigungen werden sowohl durch starke mechanische als auch durch thermische und chemische Reize aktiviert. Man kann davon ausgehen, dass unter physiologischen Bedingungen die gleichzeitige Aktivierung unterschiedlicher Gruppen von sensorischen Fasern die gefühlte Temperatur bestimmt. Substanzen, die unterschiedliche Gruppen von Fasern erregen, erzeugen entweder ein Hitzegefühl (z.B. Capsaicin, Senföl) oder Kältegefühl (Menthol, Kohlensäure). Neuere Untersuchungen zeigen, dass durch Entzündungsvorgänge auch niederschwellige Mechanorezeptoren für Kältereize empfindlicher werden und zusätzlich auch mehr Nozizeptoren auf Kältereize ansprechen. Eine besondere Gruppe stellen die sog. schlafenden Nozizeptoren dar, die erst nach einer Sensibilisierung, z.B. im Rahmen einer akuten Entzündung in Viszera oder Gelenken, aktivierbar werden.

1.2 Physiologische Grundlagen

1.2.1 Das nozizeptive System unter biologischen und pathobiologischen Bedingungen

Schmerz, der durch die Aktivierung von Nozizeptoren ausgelöst wird, wird als Nozizeptorschmerz oder nozizeptiver Schmerz bezeichnet. Die Entstehung und Weiterleitung von Aktionspotenzialen erfolgt über die Aktivierung von spannungsgesteuerten Natriumkanälen. Sensorische Reize erniedrigen intensitätsabhängig das Membranpotenzial sensorischer Fasern (Rezeptorpotenzial). Wird ein Schwellenpotenzial überschritten, dann öffnen sich spannungsgesteuerte Natriumkanäle, Natriumionen strömen in die Faser ein und es entsteht ein Aktionspotenzial, das weitergeleitet wird und aus präsynaptischen Terminalen im Hinterhorn des Rückenmarks erregende Neurotransmitter freisetzt. Die Frequenz der afferenten Impulse in den Aδ- und C-Fasern dient dabei als Kodierung für die afferente Information.

In den Aδ-Fasern erfolgt eine saltatorische Impulsleitung an den Ranvierschen Schnürringen. Dies sind die Zonen in der Myelinscheide, in denen zwei benachbarte Schwannsche Zellen aneinander grenzen. Das darunter liegende unmyelinisierte Axon enthält spannungsgesteuerte Natriumkanäle in hoher Dichte, die bei Depolarisation durch eine ankommende Erregung aktiviert, d.h. geöffnet werden. Unter der Myelinscheide finden sich Kaliumkanäle in hoher Zahl, deren Öffnung die Repolarisation der Membran nach einem Aktionspotenzial bewirkt. Nach einer Demyelinisierung kommt es rasch zu einer Ausbreitung der Natriumkanäle, die Impulsausbreitung im demyelinisierten Axonsegment wird gestört oder ganz unterbrochen.

1.2.1.1 Natriumkanäle

Spannungsgesteuerte Natriumkanäle bestehen aus einer Proteinstruktur mit viermal wiederholtem Motiv (α-Untereinheit) und jeweils zwei β-Untereinheiten (β1–3). Die α-Untereinheit formt eine Pore, durch die Natriumionen in die Zelle einfließen. Natriumkanäle sind wie andere Ionenkanäle durch einen Multiprotein-Komplex mit der umgebenden Membran und dem Zytoskeleton des Axons funktionell eng gekoppelt (Abb. 1).

Man unterscheidet Tetrodotoxin-(TTX-) sensitive ($Na_v1.1$–$Na_v1.7$) und TTX-insensitive Natriumkanäle ($Na_v1.8$–$Na_v1.9$) (auch unterschiedlich sensitiv auf Lokalanästhetika). Sie werden im Spinalganglion gebildet und dann axoplasmatisch in die peripheren und zentralen Anteile des sensiblen Neurons transportiert. Die Verteilung der verschiedenen Isoformen des Natriumkanals und ihre unterschiedliche Beeinflussbarkeit durch Phosphorylierung spielen für die Erregbarkeit einer sensiblen Faser eine große Rolle. Einige Isoformen von Natriumkanälen ($Na_v1.8$–$Na_v1.9$) finden sich bevorzugt oder ausschließlich auf Nozi-

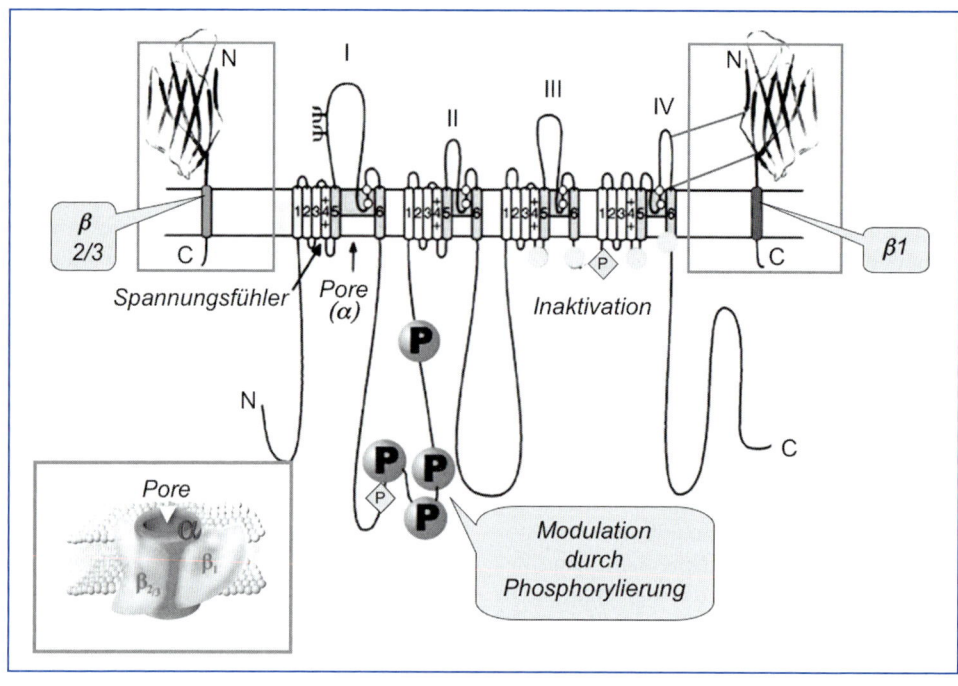

Abb 1: Aufbau eines spannungsgesteuerten Natriumkanals.

zeptoren. Im Unterschied zu den anderen spannungsgesteuerten Natriumkanälen vermittelt $Na_v1.9$ einen persistierenden Natriumstrom und senkt so die Schwelle für das Auslösen von (u. U. dann spontanen) Aktionspotenzialen. Eine Aktivierung von $Na_v1.9$ könnte auch erklären, wie sog. schlafende Nozizeptoren ihre Aktivierungsschwelle senken können. Der Besatz mit unterschiedlichen spannungsgesteuerten Natriumkanälen ändert sich unter verschiedenen pathophysiologisch relevanten Bedingungen, da die Gene für Isoformen unterschiedlich an- und abgeschaltet werden können. Da beispielsweise $Na_v1.9$ nach Axotomie herunterreguliert wird, besteht die Möglichkeit, dass durch die Abnahme von $Na_v1.9$-Kanälen ein persistierender depolarisierender und damit inaktivierender Einfluss auf andere spannungsgesteuerte Natriumkanäle verringert wird. (NB: Die Daten aus der Grundlagenforschung sind hier teilweise noch widersprüchlich, da sie

sehr vom verwendeten Tiermodell abhängen.)

Im Tierexperiment erhöht eine fokale Demyelinisierung die Expression von TTX–sensitiven Natriumkanälen. Durch diese Veränderung kommt es zu einer leichteren Auslösbarkeit von Aktionspotenzialen. Der TTX-insensitive $Na_v1.8$-Kanal wird in der gleichen Subpopulation heruntergeregelt. Die Rolle von spannungsabhängigen Natriumkanälen auf peripheren Gliazellen für die Neuron-Glia-Interaktion ist derzeit noch unklar. Die von Schwannschen Zellen gebildeten Myelinscheiden stehen in engem funktionellen Zusammenhang mit den Ionenkanälen auf Axonen und beeinflussen die Verteilung der verschiedenen Ionenkanäle. Jede Veränderung der Myelinisierung führt zu einer veränderten Verteilung von spannungsgesteuerten Natriumkanälen und dadurch zu einer gestörten Weiterleitung von Aktionspotenzialen. Molekularbiologische Untersuchungen zeigen, dass der Natriumkanalblocker Tolperison bevorzugt die in Nozizeptoren vorhandenen Natriumkanäle ($Na_V1.8$) blockiert. Diese Nervenfasern reagieren dann nicht mehr so empfindlich auf Schmerzreize, und es wird verhindert, dass sich Chronifizierungsprozesse weiter aufbauen. Spannungsgesteuerte Natriumkanäle im Herzmuskel beeinflusst Tolperison dagegen kaum. Neueste Untersuchungen an einem Tiermodell lassen vermuten, dass Tolperison auch die - Erregbarkeit von Nozizeptoren, die durch Gelenksentzündung aktiviert werden, dosisabhängig hemmt. Auch die akute Gabe trizyklischer Antidepressiva und Antikonvulsiva wie Oxcarbazepin blockiert (im Gegensatz zu den Serotonin-Wiederaufnahmehemmern) spannungsgesteuerte Natriumkanäle.

Nach einer Verletzung des peripheren Nervs akkumulieren Natriumkanäle an bestimmten Stellen der Axone (clustering) und auf dem Soma im Spinalganglion. Gleichzeitig kommt es zu einer massiven Abnahme von spannungsgesteuerten Kaliumkanälen. Eine Hochregulation verschiedener Isoformen von Natriumkanälen in Verbindung mit einer Abnahme von spannungsgesteuerten Kaliumkanälen steigert die Erregbarkeit primär afferenter Nervenfasern (und zentraler Neurone) und erleichtert die ektopische Auslösung von Aktionspotenzialen.

1.2.1.2 Transient-Receptor-Potential-(TRP)-Kanäle

Nach Nervenverletzung oder bei diabetischer Neuropathie kommt es in peripheren Nervenfasern zur vermehrten Expression von TRPV1 (Transient Receptor Potential Channel oder Vanilloid-Rezeptor). TRPV1 ist ein Kationenkanal mit hoher Permeabilität für Kalzium, der durch Capsaicin, dem wesentlichen Inhaltsstoff von rotem Pfeffer, aktiviert wird. Die Bindungsstelle für Capsaicin liegt überraschenderweise intrazellulär. Derzeit gelten Metaboliten aus dem 12-Lipoxygenasestoffwechsel (z.B. 12-HPETE) oder Endocannabinoide als endogene Liganden für diesen Ionenkanal. Der Ionenkanal öffnet sich durch starke Hitzereize und Protonen im Extrazellulärraum. Nach Sensitivierung durch Protonen oder ATP, Bradykinin, Prostaglandine oder Nerve Growth Factor (NGF) kann dieser Kanal auch bei Körpertemperatur aktiviert werden. Es kommt zur vermehrten Auslösung von Aktionspotenzialen in dünnen afferenten Fasern durch den pulsierenden Blutstrom (pochender Schmerz). Transgene Tiere ohne TRPV1 sind weniger empfindlich auf starke Hitzereize. Die Phosphorylierung des TRPV1-Rezeptors durch Proteinkinasen potenziert die Ionenströme, die durch Hitzereize oder Capsaicin ausgelöst werden können.

Capsaicin erzeugt eine längerfristige dermale Hyperalgesie gegenüber punktförmigen mechanischen Reizen, die selbst dann bestehen bleibt, wenn man die Injektionsstelle anschließend anästhesiert. Stand die betreffende Hautregion jedoch schon vor der Capsaicin-Injektion unter Lokalanästhesie, so entwickelt sich die Hyperalgesie nicht. Mithin ist für die Entstehung der Hyperalgesie entscheidend, dass der auslösende periphere Schadreiz im Zentralnervensystem ankommt. Ist eine Hyperalgesie einmal etabliert, so hängt ihr Fortbestand nicht von weiteren Inputs aus dem verletzten oder gereizten Gewebe ab.

Ähnlich wie Capsaicin ruft auch eine lokale Applikation von Senföl (Allylisothiozyanat) auf die Haut eine starke Hyperalgesie gegenüber thermischen und mechanischen Reizen hervor. Senföl und Capsaicin depolarisieren Nozizeptoren durch die Aktivierung von ANKTM1-Rezeptoren, einem weiteren Mitglied der TRP-Rezeptorfamilie. Neueste molekularbiologische Untersuchungen zeigen, dass die Aktivierung durch Hitzereize und die modulierende Wirkung von pH-Wert-Änderungen über unterschiedliche Anteile des Rezeptors vermittelt wird. Eine in Vögeln exprimierte Variante des TRPV1-Rezeptors reagiert nicht auf Capsaicin, ist aber durch Hitze und starke mechanische Reize aktivierbar. Es besteht damit die Möglichkeit, spezifischere Medikamente zu entwickeln. Interessanterweise werden der TRPV1- und der ANKTM-Rezeptor auch durch körpereigene, cannabisartig wirkende Substanzen (Endocannabinoide) wie Anandamid erregt.

Auch die für den Kälteschmerz verantwortlichen Ionenkanäle gehören zur Familie der TRP-Rezeptoren. In Tierexperimenten wurde gezeigt, dass die Ausschaltung eines Mitglieds dieser Ionenkanalfamilie (TRPV4) die Entwicklung einer Taxol-induzierten Hyperalgesie verhindert. Zytostatika wie Taxol induzieren in höherer Dosierung eine sog. small-fiber neuropathy.

Neben TRPV1 gibt es sog. Acid Sensing Ion Channels (ASICS), die ebenfalls durch Protonen aktiviert werden. Man kennt derzeit vier verschiedene Mitglieder dieser Ionenkanalfamilie, die alle auf dünnen sensorischen Fasern exprimiert sind und vermutlich den pH-Wert des Gewebes signalisieren. Ihre Rolle für die Entstehung eines tonisch aktiven nozizeptiven Inputs aus übersäuertem Gewebe ist noch nicht sicher geklärt. Bradykinin und 5-Hydroxytryptophan (5-HT) sowie Prostaglandine erhöhen die Leitfähigkeit dieses protonensensitiven Kanals.

1.2.1.3 Neurotrophe Faktoren

Nach Verletzung eines Nervs bilden dedifferenzierte Schwannzellen trophische Faktoren (Neurotrophine), die rasch zu profunden Änderungen an Nervenfasern führen. Die Rolle dieser trophischen Faktoren (BDNF, NGF, NT3: Neurotrophic Factor 3; GDNF: Glia-Derived Nerve Growth Factor) wurde bisher meist nur in der Entwicklung des Nervensystems gesehen.

Trophische Faktoren wie NGF werden retrograd aus der Peripherie nach zentral transportiert und sind wichtig für die Erhaltung des Phänotyps der peripheren Fasern. NGF kann auch von axotomierten Nervenzellen selbst gebildet werden. NGF verstärkt die Regeneration durch Migration von Schwannzellen und die Angiogenese.

Auch andere Neurotrophine wie BDNF und GDNF spielen eine Rolle für die Regeneration von Nervenfasern. Diese Moleküle interagieren mit Tyrosinkinasen, deren Aktivierung zu lang anhaltenden Veränderungen im Phosphorylierungsstatus z. B. von Rezeptor- oder Kanalproteinen führen kann. Fehlt der Rezeptor für NGF, dann leiden diese Menschen an einer seltenen Form von angeborener Analgesie. Eine Abnahme von NGF, verbunden mit einer Herunterregelung von Natriumkanälen, scheint auch für die bei Lepra spezifischen sensorischen Defizite verantwortlich zu sein. NGF beeinflusst die Freisetzung u. a. von Substanz P in der Peripherie (neurogene Entzündung). NGF und BDNF erhöhen die Empfindlichkeit von Nozizeptoren für chemische und thermische Reize. Einige TTX-resistente Natriumkanäle scheinen dabei unter bestimmten Umständen exklusiv mit NGF-induzierter Hyperalgesie, aber nicht mit neuropathischem Schmerz assoziiert zu sein.

BDNF wird in C-Fasern gebildet, nach peripher bzw. zentral transportiert und unter pathophysiologischen Bedingungen hochgeregelt. Durch L-Glutamat wird BDNF auch aus Gliazellen freigesetzt. Durch die Veränderung des Phosphorylierungsstatus' von Nervenzellen gewinnt dieser trophische Faktor einen raschen und direkten Einfluss auf synaptische Mechanismen im ZNS. BDNF wird in Hinterhornzellen produziert und gemeinsam mit erregenden Überträgerstoffen im Hinterhorn freigesetzt. BDNF aktiviert TTX-resistente 1.9-Kanäle. Hier handelt es sich also um einen spannungsabhängigen, ligandengesteuerten Kanal (siehe oben).

Neurotrophine bewirken eine phänotypische Umstellung ausdifferenzierter adulter nozizeptiver Neurone, in denen Neuropeptide wie Substanz P, Calcitonin Gene-Related Peptide (CGRP) und Somatostatin konstitutiv exprimiert werden. Nach Axotomie werden diese Neuropeptide herunterreguliert und u. a. die Expression von Vasoactive Intestinal Polypeptide (VIP), Cholecystokinin (CCK), Neuropeptid Y (NPY) und Galanin induziert.

1.2.2 Nozizeption, kognitive, affektive und motorische Komponenten von Schmerzen

1.2.2.1 Primäre Afferenzen, Hinterhorn/ Rückenmark

Sensorische Afferenzen aus der Peripherie und den inneren Organen enden mit ihren präsynaptischen Terminalen an Nervenzellen im Hinterhorn des Rückenmarks oder den analogen Strukturen im verlängerten Mark (Kerngebiete des N. trigeminus, spinaler Anteil). Neben primär afferenten Fasern erhalten diese Neurone synaptischen Zustrom von deszendierenden Bahnsystemen und segmentalen Interneuronen. Aus tierexperimentellen Untersuchungen ist bekannt, dass C- und Aδ-Fasern an Nervenzellen der Lamina 1, 2 und 5 enden; Neurone in der Lamina 2 und 3 (Substantia gelatinosa) werden ausschließlich durch C-Fasern aktiviert. Neurone in Lamina 1, 3, 4 und 5 erhalten auch Afferenzen durch nicht nozizeptive Aβ-Fasern.

Die Einteilung (nach REXED) unterscheidet sechs Laminae im Hinterhorn. Diese Unterscheidung ist nur begrenzt hilfreich, da sie nur die Lage des Somas, nicht aber die Ausbreitungsgebiete der Dendriten berücksichtigt. Die Dendriten von Nervenzellen, z. B. des spino-thalamischen Bahnsystems in Lamina 5, breiten sich bis in Lamina 2 (Substantia gelatinosa) aus. Dendriten sind der Bereich des Neurons mit der größten Dichte an synaptischen Kontakten.

Besonders wichtig erscheint in diesem Zusammenhang die Tatsache, dass Aktionspotenziale in zentralen Nervenzellen nicht nur orthodrom weitergeleitet werden, sondern gleichzeitig auch antidrom die Dendriten dieser Neurone invadieren (backpropagating) und dort die Effektivität synaptischer Übertragungsmechanismen nachhaltig beinflussen können, z. B. long-term potentiation (LTP) oder long-term depression (LTD). Für diesen Mechanismus ist es nicht

von Bedeutung, wodurch die Entladungsrate aufrechterhalten bzw. beeinflusst wird. Neuronale und nicht neuronale Faktoren können so gemeinsam die synaptische Plastizität und damit auch die Mechanismen der Schmerzchronifizierung beeinflussen (siehe unten).

Multirezeptive Neurone, Konvergenz. Neurone in Lamina 1 und 5, deren Axone über Kollateralen) ins Vorderhorn und nach rostral projizieren, sind häufig vom sog. Wide-dynamic-range-Typ (WDR-Neurone) (Abb. 2). Sie reagieren als multirezeptive Neurone nicht nur auf schmerzhafte, sondern auch auf leichte Reize und steigern ihre Aktivität bei einer Zunahme der Reizintensität. Diese Neurone sind häufig durch schmerzhafte Reizung der Peripherie (Haut, Muskeln, Gelenke, Gefäße, Meningen) und des Intestinums aktivierbar (Konvergenz) (Abb. 3). Wird ein Teil dieser erregenden Afferenzen durch ein Lokalanästhetikum ausgeschaltet, nimmt die Erregbarkeit dieser Neurone ab, und die aktivitätsabhängige Genexpression in diesen Neuronen wird reduziert.

Die Unterscheidung von WDR-Neuronen und „nozizeptiv-spezifischen Nervenzellen" ist teilweise schwierig, da bereits geringe Änderungen des Membranpotenzials die Aktivierbarkeit dieser Neurone stark beinflusst. In zahlreichen Nervenzellen im Hinterhorn des Rückenmarks und analogen Anteilen des Trigeminuskomplexes lassen sich durch sensorische Reizung umschriebener Hautareale (kutane rezeptive Felder) überschwellige Entladungen auslösen. Steigern diese Neurone ihre Erregbarkeit, dann lösen auch vorher nur unterschwellige synaptische Afferenzen Aktionspotenziale aus. Das rezeptive Feld erscheint vergrößert, d. h. der Bereich, aus dem das Zentralnervensystem überschwellig aktiviert werden kann, nimmt zu. Im Tierexperiment wurde nachgewiesen, dass sich unter dem Einfluss lokal applizierter Transmitter auch die Aktivierungseigenschaften von Nervenzellen akut verändern. So lassen sich

23

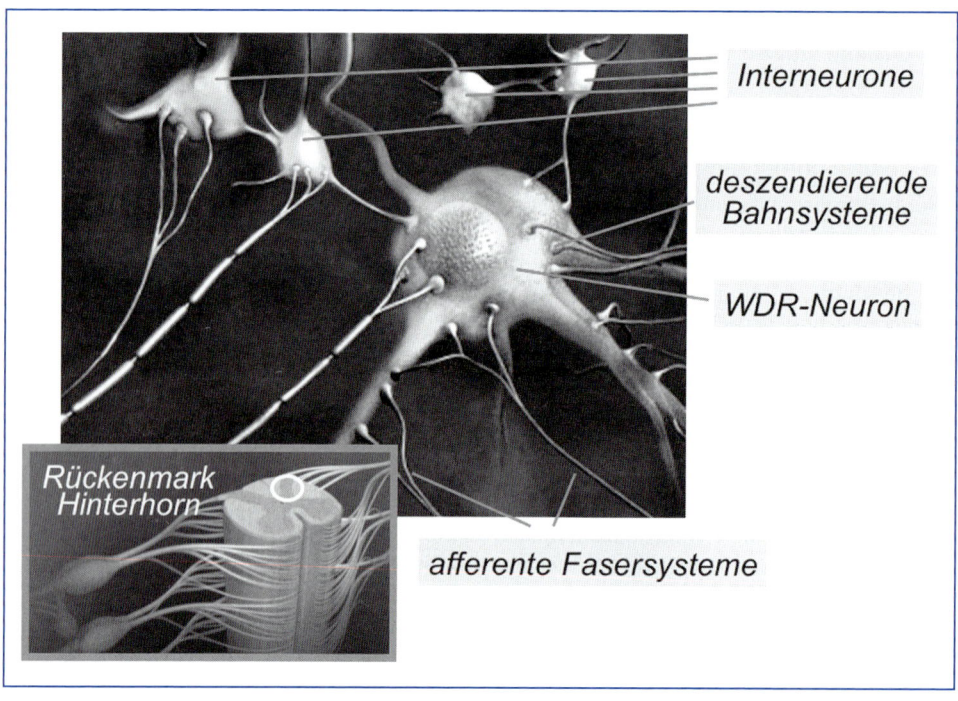

Abb. 2: Wide-dynamic-range-(WDR)-Neuron mit Interneuronen.

Neurone, die vorher nur durch starken Druck aktivierbar waren, unter dem lokalen Einfluss von geringen Mengen Glutamat durch leichte Berührung oder Haarbewegungen aktivieren oder werden unter dem Einfluss des inhibitorischen Transmitters γ-Aminobuttersäure (GABA) weniger erregbar bzw. unerregbar. Diese Veränderungen sind üblicherweise rasch reversibel, da sie auf einer Verstellung des Membranpotenzials beruhen.

Auch bei einer anhaltenden Erregbarkeitssteigerung z.B. im Gefolge einer Entzündung kommt es zu einer solchen Expansion der rezeptiven Felder von Rückenmarksneuronen. Die Übererregbarkeit und das Ansprechen auf Signale über das ursprüngliche rezeptive Feld hinaus bleibt langfristig, selbst nach Wegfall oder Blockade des auslösenden Reizes, bestehen. Medizinisch ist von Belang, dass diese neuronalen Veränderungen die Schmerzempfind-lichkeit heraufsetzen, zu pathologischem Schmerz beitragen und, nicht zuletzt, dass man sie – etwa bei Operationen – von vornherein unterbinden kann.

1.2.2.2 Aszendierende Bahnsysteme

Der weitaus größte Teil der Axone von WDR-Neuronen in Lamina 1 und 5 des Rückenmarks steigt als Tractus spinothalamicus kontralateral (anterolateral) zum Thalamus auf. Dieses aszendierende System stellt zahlenmäßig das größte spinofugale Projektionssystem dar. Die meisten aszendierenden Systeme erreichen den Thalamus über den Lemniscus medialis. Es gibt auch Fasern, die gemeinsam mit primär afferenten, myelinisierten Fasern im Hinterstrang aufsteigen und im Nucleus gracilis bzw. cuneatus enden und so möglicherweise eine sehr direkte Verbindung zu den vegetativen Regulationszentren im Hirnstamm und im Hypothalamus herstellen.

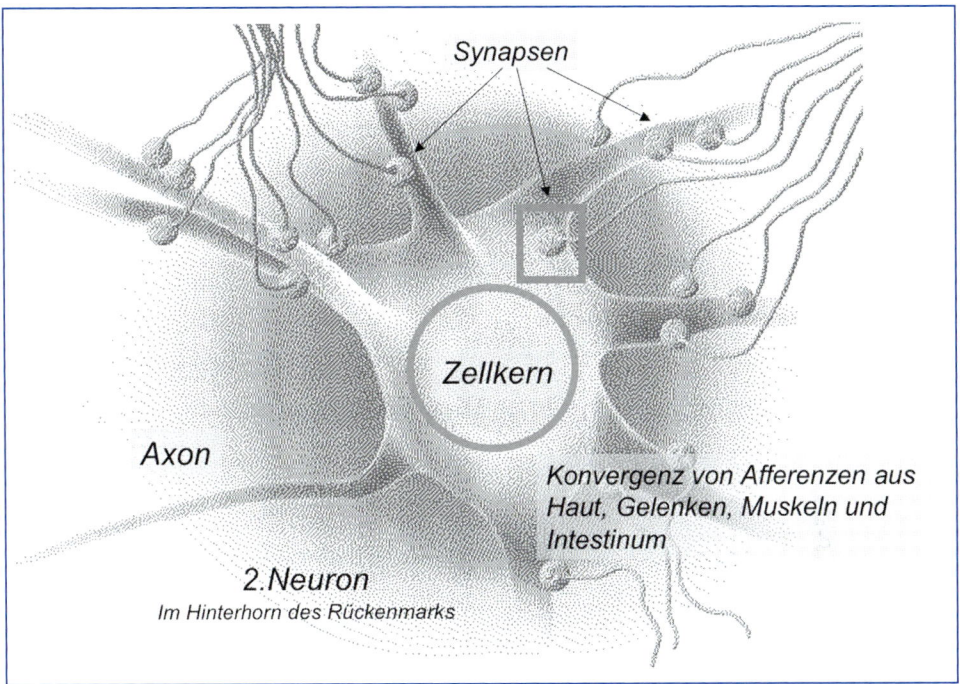

Abb. 3: Konvergenz nozizeptiver Information: Multirezeptive Neurone im Hinterhorn des Rückenmarks (WDR-Neurone) integrieren Afferenzen aus Haut, Gelenken, Muskeln und Intestinum.

Funktionell werden im Zusammenhang mit Schmerzverarbeitung und -weiterleitung laterale und mediale Anteile des Thalamus unterschieden. Der laterale Anteil (neothalamisches System) umfasst den Nucleus ventralis posterior medialis und lateralis, Strukturen, die eng mit diskriminativen Funktionen assoziiert werden. Sie erhalten ihre Afferenzen vorwiegend vom Tractus spinothalamicus. Verletzungen in diesen Strukturen führen bevorzugt zum berüchtigten Thalamussyndrom. Die medialen Anteile des Thalamus (paläothalamisches System) bestehen aus dem Nucleus centralis medialis und den intralaminären Kernen. Diese thalamischen Strukturen vermitteln auch die spinoretikulothalamischen Projektionen, die vermutlich multisynaptisch zum Neocortex ziehen.

Das sog. neospinothalamische Netzwerk vermittelt nozizeptiven Input zum Neokortex, zu Stammganglien und Anteilen des limbischen Systems. Das spinoretikuläre Projektionssystem kreuzt teilweise zur Gegenseite und endet diffus in der Formatio reticularis. Spinomesenzephales, spinozervikothalamisches und spinohypothalamisches Projektionssystem enthalten Axone von Nervenzellen aus Lamina 1 und 5. Die Axone steigen anterolateral auf und enden in der mesenzephalen Formatio reticularis, dem periaquäduktalen Grau und den Nuclei parabrachiales. Von diesen Strukturen gehen Projektionen z.B. zu den Nuclei amygdalae, die wichtig für konditioniertes Flucht- und Angstverhalten sind (siehe unten).

1.2.2.3 Kortikale und subkortikale Repräsentation

Mit Hilfe bildgebender Verfahren wie Single Photon Emission Tomography (SPECT), Magnetoenzephalographie (MEG), Positronemissionstomographie (PET), EEG mit Dipolanalyse (ECD) und funktioneller Magnetresonanztomographie (fMRI) ist heute eine Detailanalyse der Schmerzverarbeitung auch am Menschen möglich. Diese Untersuchungen zeigen die verschiedenen Strukturen der Schmerzmatrix für sensorisch-diskriminative, affektiv-emotionale und kognitive Reaktionen. Bei neuropathischen Schmerzen sind die Aktivations- und Verarbeitungsmuster aufgrund der unterschiedlichen klinischen Befunde meist komplexer und schwerer einzuordnen. Da fMRI und PET die unterschiedliche Durchblutung aktiver Hirngebiete als indirektes Maß für neuronale Aktivierung nutzen, ist keine Aussage über den beteiligten Neuronentyp möglich. So kann ein erhöhter Sauerstoffverbrauch durch die Aktivierung inhibitorischer Interneurone oder Projektionsneuronen hervorgerufen werden.

Mit bildgebenden Verfahren konnte gezeigt werden, dass Schmerzreize je nach Dauer und Intensität unterschiedliche kortikale und subkortikale Regionen aktivieren. Wahrscheinlich gelangen Impulse aus dem lateralen Kerngebiet des Thalamus vorwiegend zum (kontralateralen) primären und sekundären somatosensorischen Kortex (S1/S2) und Inselkortex und erlauben die Lokalisation des Reizes. Impulse aus dem medialen Anteil des Thalamus aktivieren verschiedene, teils bilaterale Areale des Parietal-, Frontal- und Inselkortex sowie Anteile des cingulären Kortex, weitere Strukturen des limbischen Systems und der Formatio reticularis des Hirnstamms (Abb. 4). Die Antworten im anterioren Gyrus cinguli, dem präfrontalen Kortex und dem Inselkortex scheinen eng mit der emotionalen Verarbeitung von Schmerzsignalen verknüpft zu sein. Nach einer Zerstörung des Inselkortex kann Schmerz empfunden, aber nicht mehr klar beschrieben werden. Dies kann als Hinweis dafür gewertet werden, dass diese Strukturen wichtig für das Schmerzempfinden und -erleben sowie die individuelle emotional-affektive Reaktion auf Schmerz und die psychische Schmerzverarbeitung sind. Neueste Untersuchungen zeigen, dass auch die durch Empathie

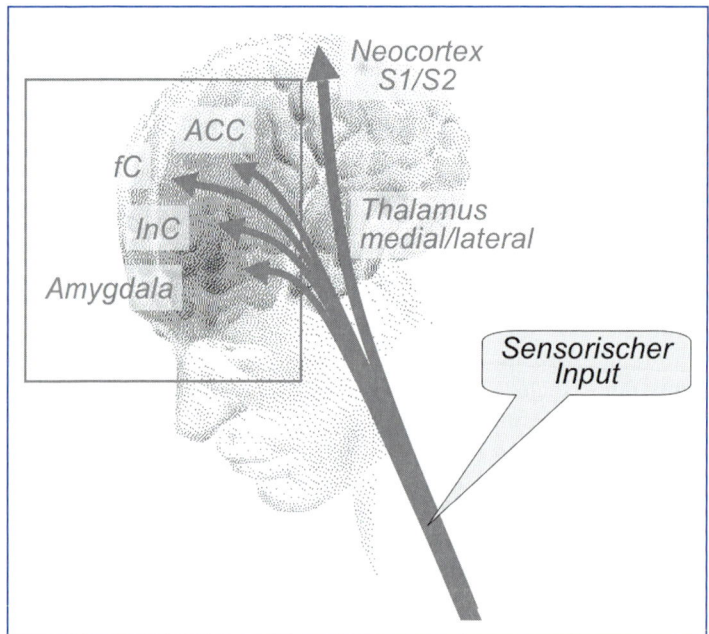

Abb. 4: Schmerzreize aktivieren unterschiedliche Strukturen der Schmerzmatrix (S1/S2: primärer/sekundärer somatosensorischer Kortex; ACC: anteriorer cingulärer Kortex; fC: frontaler Kortex; InC: Inselkortex).

ausgelösten emotionalen Reaktionen auf Schmerz in diesen Strukturen eine Aktivierung auslösen.

Zahlreiche Neurone im sensomotorischen Kortex reagieren auf nozizeptive Reizung. Die kortikale sensorische Repräsentation („Homunculus") wird auch im adulten Zentralnervensystem durch eine Veränderung des afferenten Zustroms neuronaler Signale beeinflusst. Eine veränderte synaptische Aktivierung kortikaler Areale als Folge einer anhaltenden Entzündung oder einer Nervenverletzung führt zu funktionellen und strukturellen Veränderungen an neokortikalen Nervenzellen. Vermutlich kommt es im Verlauf dieser Umbauvorgänge auch zur Ausbildung neuer synaptischer Verbindungen zwischen afferenten Fasern und kortikalen Nervenzellen untereinander.

1.2.2.4 Deszendierende Bahnsysteme

Deszendierende neuronale Bahnsysteme nehmen ihren Ursprung vorwiegend aus Strukturen des Mittelhirns und des Hirnstamms. Diese deszendierenden Systeme beeinflussen Hinterhornneurone direkt oder über die Aktivierung von Interneuronen. Die Aktivität dieser Bahnsysteme führt dabei nicht zu einer unspezifischen Abnahme der neuronalen Entladungen im Rückenmark. Tiere können beispielsweise noch auf Berührung reagieren, obwohl ihre Schmerz-Flucht-Reflexe deutlich abgeschwächt sind.

Das sog. periaquäduktale Grau hat vermutlich keine direkten spinalen Projektionen, sondern entfaltet seine Hemmwirkung auf spinale Neurone indirekt über den Nucleus-raphe-Komplex. Raphe-Neurone schicken ihre serotonergen (5HT-) Axone über den lateralen Funiculus nach kaudal und wirken über verschiedene 5HT-Rezeptorsubtypen auf Neurone in den Laminae 1, 2 und 5, wo sie offensichtlich unterschiedliche schmerzrelevante Wirkmechanismen beeinflussen. Die Blockade von 5HT-Rezeptoren reduziert die verzögerte Antwort auf einen Schmerzreiz (Formalintest Phase II; siehe 1.4.1), während die physiologisch vorhandene neuronale Entladungstätigkeit nicht beeinflusst wird. So konnte tierexperimentell nachgewiesen werden, dass nur die Aktivierung von 5HT2-Rezeptoren, nicht aber von 5HT1- oder 5HT3-Rezeptoren einen antiallodynischen Effekt auslöst.

Verschiedene Kerngebiete aus der Pons, insbesondere aus dem Locus coeruleus, schicken noradrenerge Fasern nach kaudal, die, ähnlich wie Fasern aus den Raphe-magnus-Kerngebieten, vorwiegend hemmend auf spinale Neurone wirken. Dieser Hemmeffekt wird vorwiegend über die Aktivierung von α2-Adrenorezeptoren ausgelöst. Der α2-Adrenorezeptoragonist Clonidin verstärkt vermutlich vorwiegend diese physiologische Wirkung.

Neben den oben aufgeführten gibt es noch weitere, tierexperimentell nachgewiesene deszendierende Bahnsysteme (u.a. cholinerge, dopaminerge), die auf die neuronale Entladung spinofugaler Neurone meist hemmend wirken. Dieser vorwiegend hemmende Einfluss lässt sich tierexperimentell durch eine (reversible) Blockierung des Rückenmarks durch Kälte nachweisen.

1.2.3 Sensibilisierung von Nozizeptoren und zentralen Nervenzellen

Bei einer Nervenverletzung oder Entzündung kommt es rasch zu dynamischen Veränderungen im peripheren und zentralen Nervensystem. Neurone, Gliazellen und das umgebende Gewebe reagieren mit einer Veränderung der Expression zahlreicher Signalmoleküle. Im Soma dieser Nervenfasern (Spinalganglion) werden mehr oder auch andere Ionenkanäle, Signalmoleküle (Transmitter) und Peptide gebildet und direkt in die Somamembran eingebaut, lokal freigesetzt oder axoplasmatisch nach zentral oder peripher transportiert. Die Freisetzung von Substanz P, CGRP und NGF in der Peripherie nimmt zu. Signalmoleküle wie Substanz P und CGRP lösen in der Peripherie die typischen Entzündungszeichen wie Vasodilatation (CGRP) und Extravasation (Substanz P) aus (neurogene Entzündung). Gemeinsam mit Faktoren wie Bradykinin, Histamin, Serotonin, Acetylcholin, Prostaglandinen, Leukotrienen, trophischen Faktoren, Stickoxid (NO), Kaliumionen und Protonen, die aus dem umliegenden Gewebe und aus dem Blut- bzw. Immunsystem stammen, tragen diese Peptide zur Sensibilisierung des Nozizeptors bei.

Histamin, das nach Gewebsverletzungen aus Mastzellen freigesetzt wird, aktiviert polymodale Nozizeptoren und löst Juckreiz aus. Histamingabe führt über die Aktivierung von Histamin-(H1)-Rezeptoren (und TRPV1) zu einer Erhöhung der intrazellulären Kalziumkonzentration. Neben einer lokalen Sensibilisierung von Nozizeptoren kommt es durch die Freisetzung von Neuropeptiden wie Somatostatin aus diesen Fasern möglicherweise auch zu einem systemischen (endokrinen) Effekt, der dann weitgehend unabhängig von Aktionspotenzialen auftritt. Tierexperimente lassen vermuten, dass so freigesetzte Substanzen auch in relevanten Konzentrationen in den Kreislauf gelangen und möglicherweise analgetische und antientzündliche Wirkungen auslösen können.

1.2.3.1 Prostaglandine

Prostaglandine (PGD2, PGE2, PGF2α, PGI2) werden unter Entzündungsbedingungen freigesetzt und sind an der Entstehung von Hyperalgesie und Allodynie beteiligt. Nozizeptive Afferenzen exprimieren Prostaglandin-Rezeptoren (E1, E2). PGE2 verstärkt Ionenströme durch TTX-resistente Natriumkanäle (siehe 1.2.1.1) sowie spannungsabhängige Kalziumkanäle und inhibiert spannungsabhängige Kaliumkanäle in nozizeptiven Afferenzen. Es senkt so die Schwelle für die Auslösung von Aktionspotenzialen und führt zu höheren Entladungsraten und salvenartigen Entladungen in Nozizeptoren. Durch diese Entladungssalven werden an Synapsen im Hinterhorn andere Transmitter, z.B. Substanz P, vermehrt freigesetzt. PGE2 kann

auch sog. Extracellular Signal-Regulated Kinases (ERK1 und ERK2) aktivieren, die für neuroplastische Veränderungen von Nervenzellen eine große Rolle spielen.

Nichtsteroidale Antiphlogistika blockieren die Cyclooxygenasen (COX1 und COX2), zwei für die Biosynthese von Prostaglandinen essenzielle Isoenzyme. Im Rückenmark ist die mRNA der beiden COX-Isoformen konstitutiv exprimiert. Im Rahmen einer Entzündung kommt es innerhalb weniger Stunden zu einer deutlichen Hochregulation von COX2.

Neueste Untersuchungen zeigen inhibitorische Glyzin-Rezeptoren auf inhibitorischen Interneuronen als Wirkort für COX-Inhibitoren im Zentralnervensystem. PGE2 bindet an E2-Rezeptoren und inaktiviert α3-Untereinheiten des Glyzinrezeptors durch Phosphorylierung. Dieser Subtyp des Glyzinrezeptors kommt fast ausschließlich im Hinterhorn des Rückenmarks vor. Wird dieser wichtige inhibitorische Transmitter in seiner Wirkung eingeschränkt, kommt es zur Disinhibition, d.h. nozizeptive Reize werden effektiver weitergeleitet.

1.2.3.2 Bradykinin

Gewebeschäden führen zur Aktivierung des proteolytischen Enzymsystems Kallikrein, das durch Abspaltung vom Vorläuferprotein Kininogen Bradykinin erzeugt. Bradykinin wirkt stark algetisch. Es bindet an spezifische B2-Rezeptoren, die auf den Plasmamembranen von Nozizeptoren vorkommen. Dadurch wird ein schnell inaktivierender Einwärtsstrom ausgelöst. Die Aktivierung von B2-Rezeptoren führt u.a. zur Produktion von Arachidonsäure und zur Freisetzung von Kalziumionen aus intrazellulären Speichern. Bradykinin hat vermutlich keine lang anhaltende Eigenwirkung, sensibilisiert aber den Nozizeptor für andere Schmerzreize.

1.2.3.3 CGRP und Opioide

Tierexperimentell wurde nachgewiesen, dass es in C- und Aδ-Fasern bei einer Nervenverletzung zur Herunterregulierung von

Substanz P, CGRP und Opioidpeptiden sowie deren Rezeptoren) kommt. In Aβ-Fasern löst diese Verletzung dagegen die Produktion (phänotypischer Switch) von Substanz P aus. Vermutlich durch Freisetzung von Substanz P werden auch andere Nervenzellen im Spinalganglion aktiviert. Nach Nervenverletzung wurden auch am Menschen spontan tätige C-Fasern gefunden. In zahlreichen tierexperimentellen Ansätzen finden sich Hinweise dafür, dass sich neben der Anzahl und der Verteilung von Ionenkanälen auch Rezeptoren (z. B. Integrine) für extrazelluläre Matrixproteine verändern.

1.2.3.4 Zytokine

Zytokine werden als kurzlebige regulatorische Polypeptide von Nervenzellen und Glia bei Bedarf gebildet und binden an extrazelluläre Rezeptoren. Sie stellen eine enge Verbindung zwischen dem Immunsystem und dem Nervensystem her. Das prototypische proinflammatorische Zytokin Tumornekrosefaktor-(TNF-)α wird nach Verletzungen von Schwannzellen und zahlreichen anderen Zellarten gebildet und kann vermutlich (nach einem Sensitivierungsprozess) wie auch das Zytokin Interleukin-(IL-)1β direkt Aktionspotenziale auslösen. Wie TNFα wirkt auch IL1β algetisch, wobei die extrazelluläre Konzentration mit der gemessenen Hyperalgesie und Allodynie in unterschiedlichen Tiermodellen korreliert. Auch das Zytokin IL6 scheint eng mit hyperalgetischen Zuständen assoziiert zu sein. TNFα fördert die Synthese von IL1β und die lokale Bildung von NGF. Makrophagen bilden Zytokine wie Interleukine IL1β, IL2 und IL6, den transformierenden Wachstumsfaktor TGF-β und Interferonγ und regen die Zellteilung von Schwannzellen an. Nach erfolgreicher Reinnervation kommt es wieder zum phänotypischen Umschalten.

Nervenverletzungen weisen meist auch deutliche Zeichen einer lokalen Entzündung auf. Makrophagen wandern in die Verletzungsstelle ein, Zytokine werden gebildet und es kommt zur Gewebsazidose. Im distalen Anteil kommt es neben einer Hochregulation von Nervenwachstumsfaktoren und ihrer Rezeptoren auch zur Bildung verschiedener Adhäsionsmoleküle, die ein Einwachsen in motorische bzw. sensible Fasern steuern. Ist der Kontakt zwischen einer Schwannschen Zelle und dem Axon wieder hergestellt, kommt es meist zur Remyelinisierung der ausgewachsenen Axone.

1.2.3.5 Purine

Purine wie das Adenosintriphosphat (ATP) zeigen durch ihren Anstieg einen Gewebeschaden an. Nozizeptoren exprimieren Rezeptoren, die auf ATP reagieren. Es gibt ionotrope P2X- und metabotrope P2Y-Rezeptoren. Die Bedeutung purinerger Mechanismen für die nozizeptive Informationsübertragung wird durch die offensichtlich sehr spezifische Verteilung von Rezeptoren unterstrichen, die durch ATP und Adenosin aktiviert werden. ATP löst über die Aktivierung von P2X3-Rezeptoren an Nozizeptoren eine Aktivierung aus. Bei Nervenverletzungen wird der ionotrope purinerge P2X3 Rezeptor herunterreguliert und durch GDNF wieder hochreguliert. Interessanterweise können Magnesiumionen in physiologischen Konzentrationen, ähnlich wie bei N-methyl-D-aspartat-(NMDA-)Rezeptoren, den Ionenkanal blockieren.

Die Dehnung von Gefäßen und Hohlorganen löst die Freisetzung von algetisch wirksamen Konzentrationen von ATP aus. Tiere, bei denen der ionotrope purinerge P2X3-Rezeptor fehlt oder inaktiviert wurde (P2X-Antagonisten, Blockade durch Antisense-Oligonucleotide), zeigen eine reduzierte Empfindlichkeit gegenüber chemischen Reizen bei normaler Thermo- und Mechanonozizeption. Für diese Sensibilisierungsvorgänge scheinen auch Interaktionen zwischen peripheren Gliazellen und Axonen, die durch Endotheline vermittelt werden, von Bedeutung. Die Rolle der metabotropen purinergen Rezeptoren, die an peripheren Endigungen, spinalen Ganglienzellen und Glia nachgewiesen wurden, ist derzeit noch völlig unklar. Sollte sich jedoch zeigen, dass diese sensibilisierenden Wirkungen durch entsprechende Antagonisten in therapierelevanten Konzentrationen aufhebbar sind, könnte sich hier ein interessanter Therapieansatz ergeben.

Eine Aktivierung algogener purinerger Übertragungsmechanismen durch ATP-Freisetzung spielt vermutlich auch eine Rolle bei sympathisch unterhaltenen komplexen regionalen Schmerzsyndromen (CRPS) und bei Migräne, möglicherweise sogar allgemein bei Schmerzen, die vom Gefäßsystem oder von Hohlorganen ausgehen.

1.2.4 Unterschiede zwischen akuten und chronischen Schmerzen

Akute Schmerzreize führen aufgrund ihrer Warnfunktion zu raschen Abwehr- und Verhütungsreaktionen (Griff auf die heiße Herdplatte – Wegziehreflex). Komplexe Nervensysteme lernen, Schmerzreize zu vermeiden. Dabei ist es unerheblich, ob es sich um somatische oder psychisch aversive Reize (z. B. Heimweh) handelt: Aversive Reize aktivieren limbische Strukturen, in denen spätere Handlungsstrategien festgelegt werden.

Im Gegensatz zum akuten Schmerz haben anhaltende chronische Schmerzzustände keine erkennbare physiologische Funktion, da sich selbst die ausgelösten Schonhaltungen häufig ungünstig auswirken. Psychische Mechanismen der Schmerzchronifizierung schließen die Persönlichkeitsstruktur und die individuellen affektiv-emotionalen Reaktionsmuster ebenso ein wie soziale Faktoren.

Starke und anhaltende Schmerzreize, die das ungeschützte Nervensystem wiederholt treffen, führen zu funktionellen und strukturellen Veränderungen an Schaltstellen (Synapsen) zwischen afferenten Fasern (Nozizeptoren) und Nervenzellen (synaptische Plastizität). Es ist daher vorstellbar, dass auch nach dem Verheilen z. B. einer

Wunde noch Signale von überaktiven Nervenzellen im Rückenmark zum Gehirn geschickt werden und so ein scheinbar anhaltender nozizeptiver Reizeinstrom signalisiert wird.

Inzwischen gibt es detaillierte Erklärungsansätze dafür, wie solche funktionellen und strukturellen Veränderungen zustande kommen können. Daran beteiligt sind offenbar Prozesse auf molekularer und zellulärer Ebene, die die Membranerregbarkeit und das Genexpressionsmuster (aktivitätsabhängige Genexpression) betroffener Nervenzellen derart beeinflussen, dass sie auf künftige synaptische Signale stärker reagieren („wind up", LTP und LTD, s. u.).

Bereits eine sehr kurze Reizung nozizeptiver Afferenzen löst an den Synapsen zwischen afferenten Fasern und Nervenzellen im Hinterhorn des Rückenmarks lang anhaltende Steigerungen der Übertragungsstärke (long-term potentiation, LTP) aus. Auch Entzündungsvorgänge und natürliche Erregung von Nozizeptoren führen zu LTP. An dieser Form neuronaler Plastizität sind neben NMDA- und metabotropen Glutamatrezeptoren auch Neurokinin-(NK)-1- und -2-Rezeptoren beteiligt. Da diese neuroplastischen Veränderungen im Rückenmark auch unter chirurgischer Allgemeinnarkose ausgelöst werden können, ist eine konsequente Anwendung präventiver Maßnahmen immer angezeigt. Tierexperimentell konnte gezeigt werden, dass bereits ein Anstieg der intrazellulären Kalziumkonzentration auf 5 µM für 10 Sekunden genügt, um über eine Aktivierung von Proteinkinasen LTP auszulösen.

Durch eine niederfrequente elektrische Stimulation können neuroplastische Veränderungen auch wieder abgebaut werden. Im Tierexperiment führt niederfrequente elektrische Stimulation zu einer Langzeithemmung der synaptischen Übertragung und zur Normalisierung einer gesteigerten synaptischen Aktivität (long term depression, LTD). Es gibt Hinweise dafür, dass ein geringer Anstieg der intrazellulären Kalziumkonzentration keine Kinasen, sondern

Phosphatasen aktiviert. Plastische Veränderungen, die auf einer Aktivierung von NMDA-Rezeptoren oder der Öffnung von spannungsgesteuerten Kalziumkanälen beruhen, können durch eine postsynaptische Hemmung (z. B. durch Opioide oder Kaliumkanalöffner wie Flupirtin) verhindert oder ganz unterdrückt werden, da die spannungsabhängigen NMDA-Rezeptoren dann nicht öffnen (keine Aufhebung des Magnesiumblocks), obwohl Glutamat vorhanden ist. Einige der spannungsgesteuerten Kalziumkanäle werden durch die Antikonvulsiva Gabapentin und Pregabalin blockiert. Beide Substanzen binden an eine Untereinheit ($\alpha 2/\beta$) des Ionenkanals.

1.2.5 Primäre und sekundäre Hyperalgesie

Lang anhaltende oder häufig wiederkehrende Schmerzreize verändern die Reaktionsbereitschaft sowohl des peripheren als auch des zentralen Nervensystems. Lange ging man davon aus, dass Hyperalgesien infolge einer Verletzung oder einer Entzündung vorwiegend oder ausschließlich über einen peripheren Mechanismus entstehen (primäre Hyperalgesie). Durch die Sensibilisierung von Nozizeptoren im betroffenen Areal sinkt die Reizschwelle.

Inzwischen ist jedoch klar geworden, dass auch zentralnervöse Sensibilisierungsvorgänge ganz erheblich zu diesem Phänomen beitragen (sekundäre Hyperalgesie).

Durch die primäre Hyperalgesie kommt es zu einem vermehrten sensorischen Einstrom aus dem betroffenen Areal. Diese Fasern erniedrigen ihre Erregungsschwellen, erhöhen damit ihre Ansprechbarkeit auf afferente Inputs und zeigen eine verlängerte Nachentladungsphase bei wiederholter Stimulation. Nervenzellen im Hinterhorn des Rückenmarks und in anderen Abschnitten der somatosensorischen Leitungswege (Schmerzmatrix) steigern ihre Erregbarkeit. Eine Erregung lässt sich auch an nicht veränderten Arealen auslösen. Schadreize können dazu führen, dass zentrale Nervenzellen ihre rezeptiven Felder erweitern und so den überschwelligen afferenten Zustrom auf rostrale Strukturen erhöhen.

1.2.6 Mechanismen des neuropathischen Schmerzes

Neuropathische Schmerzen treten nach einer Verletzung des peripheren und des zentralen Nervensystems auf. Sie sind durch eine komplexe Kombination von sensorischen Defiziten, teilweisen oder kompletten Verlust jeder Empfindung, Dysästhesien und Parästhesien charakterisiert. Neuropathischer Schmerz entsteht nicht durch einen singulären Mechanismus, sondern involviert periphere, spinale und supraspinale Prozesse. Es kommt dabei auch zu dramatischen Umbauvorgängen in verletzten, aber auch in nicht verletzten Nervenfasern. Axonale Verletzung ist dabei keine Voraussetzung für die Entwicklung von Schmerz. Auch Demyelinisierung kann mit Allodynie und Hyperalgesie assoziiert sein. Bereits kurz nach einer Nervenverletzung kommt es zu massiven neuronalen Umbauvorgängen, die eng mit dem Immunsystem in Verbindung stehen. Zahlreiche neuropathische Schmerzsituationen sind mit Immunantworten und Veränderungen am Gefäßsystem (Vaskulitis) verbunden. Immunaktivierung kann auch ohne Nerventrauma erfolgen, z. B. im Rahmen eines Guillain-Barré-Syndroms (GBS). Wie die für das Restlesslegs-Syndrom (RLS) typischen Schmerzen ausgelöst werden, ist unklar. Die Schmerzen in den Beinen (gelegentlich auch Armen) verschwinden rasch, wenn die vermutlich extrapyramidalen Störungen durch Dopaminagonisten behandelt werden. Ebenfalls ungeklärt ist, wie es im Rahmen neoplastischer Veränderung zu lokalisierten Hyperalgesien, z. B. am meist nur leicht hypertrophierten Periost von Extremitäten, kommt.

Keine der gegenwärtig gebräuchlichen Klassifikationen deckt alle Aspekte zu Ätiologie, anatomischer Verteilung, Mechanismen und Symptomen sowie Behandlung ab. Typische neuropathische Syndrome sind: postherpetische Neuralgie, diabetische

Neuropathie, durch Neurotoxine und Zytostatika ausgelöste Neuropathien, Schmerzen nach Schlaganfall, Thalamussyndrom, Karpaltunnelsyndrom, CRPS, Phantomschmerz. (NB: Lokalisierbare Schmerzen in der Umgebung eines peripheren Nerven sind nozizeptive Schmerzen, die über Nozizeptoren in Nervi nervorum vermittelt werden). Neuropathische Schmerzen sind häufig unabhängig von einem Stimulus und treten paroxysmal auf. Aussprossende Axone bilden häufig Neurome. Die Nervenendigungen in einem Neurom haben meist eine deutlich erniedrigte Schwelle. Es gibt Hinweise, dass in Neuromen auch in Aβ-Fasern spontane paroxysmale Aktivität auftritt. Bei einer Verletzung oder Schädigung eines peripheren Nerven, z. B. durch einen Bandscheibenvorfall oder einen einwachsenden Tumor, kommt es immer auch zu entzündlichen Veränderungen (mixed pain), die dann über Nervi nervorum eine genaue Lokalisation erlauben. Im Rahmen eines Bandscheibenvorfalls auftretende Schmerzen sind vermutlich vorwiegend auf eine Aktivierung von Nozizeptoren durch Entzündungsfaktoren wie z. B. TNFα zurückzuführen. (NB: Werden Aktionspotenziale ektopisch an einem peripheren Nerven z. B. durch Druck oder elektrische Reizung ausgelöst, wird der Reiz immer im Verteilungsgebiet dieses Nerven in der Peripherie empfunden und nicht am Ort, an dem die Aktionspotenziale entstehen.)

Die tierexperimentellen Untersuchungen, die zeigten, dass nach einer Nervenverletzung Aβ-Fasern (primär nicht nozizeptiv) an der ersten Schaltstelle im Zentralnervensystem synaptische Kontakte zu Nervenzellen bilden (sprouting), die vorher keinen synaptischen Eingang von diesen leicht erregbaren Nervenfasern bekommen haben, scheinen auch andere Erklärungsansätze zu erlauben (z. B. Veränderung des Phänotyps von C-Fasern steigert die Aufnahme des Markers – kein oder nur ein geringes sprouting von Aβ-Fasern). Die gesteigerte neuronale Erregbarkeit an dieser ersten Schaltstelle könnte auch durch die gleichzeitig auftretende vermehrte Produktion von Substanz P in Aβ-Fasern und von Cholecystokinin (CCK), einem Peptid mit antiopioiderger Wirkung, erklärt werden.

Nervenzellen im somatosensorischen Thalamus von Patienten mit neuropathischen Schmerzen zeigen hohe spontane Feuerraten, abnorme Entladungsaktivitäten und evozierte Reaktionen auf die Reizung von Körperzonen, von denen sie normalerweise nicht aktiviert werden. Zudem lassen sich durch Elektrostimulation subthalamischer und thalamischer Regionen sowie Regionen der Capsula interna bei Patienten, die an neuropathischen Schmerzen leiden, Schmerzgefühle auslösen. Mitunter lassen sich sogar die Schmerzen, unter denen der Patient leidet, reproduzieren. Studien mit Patienten, bei denen während operativer Eingriffe elektrische Hirnstimulationen durchgeführt wurden, zeigen, dass solche Teststimuli sonst nur sehr selten Schmerzen auslösen.

1.3 Schmerzgedächtnis, Neuroplastizität

Schmerzforschung und Schmerztherapie waren und sind stets wesentlich von der jeweils vorherrschenden Theorie über die Arbeitsweise des Nervensystems bestimmt. Bis in die zweite Hälfte des zwanzigsten Jahrhunderts hinein dominierte die Vorstellung, das Schmerzgefühl entstehe vermittels eines passiven und starren Übertragungssystems, das die von peripheren Nervenfasern aufgenommenen Signale praktisch unverändert über den Thalamus zur Großhirnrinde weiterleite. Noch in den 1950er-Jahren wurden daher psychische Einflüsse auf das Schmerzempfinden, etwa Aufmerksamkeit, frühere Erfahrungen oder der jeweilige Situationszusammenhang, zumeist negiert. Patienten, die an chronischen Schmerzen litten, aber keine Anzeichen für eine zugrunde liegende organische Krankheit aufwiesen, verwies man in psychiatrische Behandlung.

Entgegen dem traditionellen Konzept kommt es unter dem Einfluss von Schmerzreizen zu einer rasch einsetzenden und lang anhaltenden Umgestaltung und Ausformung neuronaler und synaptischer Vorgänge (neuronale Plastizität), die sich auf spätere perzeptive Erfahrungen niederschlägt. Psychische Faktoren, zuvor vernachlässigt und als bloße Reaktionen auf Schmerz eingestuft, sieht man heute als essenzielle Komponente der Schmerzverarbeitung an. Die zentralnervöse Schmerzverarbeitung ist also keineswegs ein starrer, sondern ein formbarer Vorgang, der, beeinflusst durch Vorerfahrung und die eintreffenden Signale, nachhaltigen Umgestaltungen und Veränderungen unterworfen ist (Schmerzgedächtnis).

In ihrer „gate control theory of pain" entwickelten Melzack und Wall eine Schmerztheorie, die dem Gehirn eine aktive Rolle zuweist. Die Funktion des Zentralnervensystems verschiebt sich damit deutlich: Vom rein passiven Überträger und Empfänger peripherer Schmerzsignale wird es nun zum aktiven Bearbeiter der ihm zufließenden Impulse. Ihre Theorie geht davon aus, dass Impulse, die über Nozizeptoren zum Zentralnervensystem gelangen, „Kontrolltore" in Rückenmark und Gehirn passieren, bevor sie das Großhirn erreichen. Spinale Projektionsneurone im Hinterhorn des Rückenmarks fungieren also nicht mehr als rein passive Schaltstelle, sondern als Integrations- und Modulationsstationen für Schmerzimpulse.

Als man begann, das Gehirn als aktives System anzuerkennen, ergaben sich für die Schmerzforschung und -therapie neue Ansätze. Neue Wege zur Schmerzkontrolle taten sich auf. Das Durchtrennen von Nerven und Leitungsbahnen wurde allmählich ersetzt durch Verfahren zur Inputmodulierung, u. a. transkutane elektrische Nervenreizung (TENS) oder Schmerzprävention durch Nervenblockaden und Opioide.

Die International Association of Pain (IASP) definiert Schmerz als ein unangenehmes Sinnes- und Gefühlserlebnis, das mit einer tatsächlichen oder potenziellen Gewebeschädigung verknüpft ist, und betrachtet Schmerz als eine Submodalität der somatischen Sensibilität, die im Gegensatz zu Hunger oder Durst auf einen Teil des Körpers lokalisiert wird, in dem er wahrgenommen wird. Dabei kann der Begriff „Schmerz" einen Gefühlszustand oder ein Sinneserlebnis beschreiben. Diese Definition, kurz nach Gründung der IASP 1974 veröffentlicht, enthält aber noch keinen direkten Hinweis auf Lernvorgänge oder neuronale Plastizität.

Meist wird umgangssprachlich Schmerz und Schmerztoleranz synonym verwendet. Die Fähigkeit, Schmerzen zu ertragen, wird von kulturellen und sozialen Faktoren beeinflusst, während die individuelle Schmerzschwelle genetisch vorgegeben ist. Sportler oder Unfallopfer empfinden unter bestimmten Bedingungen keinen „Schmerz", obwohl allem Augenschein nach ein massiver nozizeptiver Einstrom auf das Zentralnervensystem erfolgt. Im Vergleich zu einem Normalkollektiv klagen Menschen, die einer niedrigeren sozioökonomischen Schicht angehören, viele Geschwister haben und Verwandte mit Schmerzerfahrung sowie eigene Schmerzerfahrung besitzen, weniger über Schmerzen. Frauen reagieren meist empfindlicher auf Schmerzreize, insbesondere auf mechanische, als Männer. Wesentliche geschlechtsspezifische Unterschiede bestehen auch im Ansprechen auf Analgetika. Neuere tierexperimentelle Untersuchungen tragen dem Rechnung und verwenden auch weibliche Tiere. So wirken beispielsweise κ-Opioide bei weiblichen Tieren wesentlich stärker analgetisch. κ-Opioidagonisten wirken besonders stark analgetisch bei rothaarigen Frauen, denen das Melanocortin-1-Rezeptor-Gen fehlt, das ein geschlechtsspezifisches Ansprechen bei Tier und Mensch vermittelt. Auch das Ansprechen auf Antikonvulsiva wie Gabapentin und Pregabalin scheint durch genetische Faktoren beeinflusst.

1.3.1 Veränderung der Informationsverarbeitung im zentralen Nervensystem durch abnorme afferente Impulsaktivität

Ein anhaltender schmerzhafter Reiz führt zu einer Erhöhung der neuronalen Erregbarkeit auf verschiedenen Ebenen der Neuraxis. Die anhaltende Übererregbarkeit von Nervenzellen hängt dabei in hohem Maße von einer Veränderung der aktivitätsabhängigen Genexpression ab. Kurzfristige Veränderungen der synaptischen Erregbarkeit können u.a. auch durch eine Veränderung des Phosphorylierungsstatus von ionotropen Glutamatrezeptoren hervorgerufen werden. Im Gefolge dieser Erregbarkeitssteigerung kommt es zu einer Expansion der rezeptiven Felder von Rückenmarksneuronen. Die Übererregbarkeit und das Ansprechen auf Signale über das ursprüngliche rezeptive Feld hinaus bleiben langfristig selbst nach Wegfall oder Blockade des auslösenden Reizes bestehen.

Unter dem Einfluss der aus dem Rückenmark aufsteigenden Dauerimpulse kommt es sowohl im Thalamus als auch im sensomotorischen Kortex wahrscheinlich zu ganz ähnlichen Veränderungen wie in den Nervenzellen des Hinterhorns. Es kommt zu einer Steigerung der Erregbarkeit bis hin zur Spontanaktivität der rezeptiven Neurone und einer Zunahme der rezeptiven Felder entsprechend den peripheren Veränderungen.

Die Repräsentation im Kortex ändert sich mit dem Impulseinstrom aus der Peripherie. Nach Amputation von Gliedmaßen verschwindet deren Repräsentation im primär sensiblen Kortex, gleichzeitig kommt es zu einer Expansion benachbarter rezeptiver Felder. Beim Phantomschmerz kommt es zu einer Ausdehnung der entsprechenden Areale im Kortex. Durch die Interaktion mit dem limbischen System werden psychische Reaktionen auf das Schmerzerleben angestoßen, die wiederum das Schmerzerleben und die Schmerzverarbeitung beeinflussen.

Im Thalamus und im sensomotorischen Kortex wird die Größe der erregenden rezeptiven Felder von Nervenzellen durch inhibitorische synaptische Eingänge reguliert. Thalamische Neurone werden teilweise durch die Aktivierung von rezeptiven Feldern gehemmt, welche die halbe Körperhälfte einnehmen. Für einige durch Schmerzreize aktivierbare kortikale Nervenzellen wurden inhibitorische synaptische Eingänge aus der gesamten Körperoberfläche nachgewiesen.

Auf zentralnervöse Anteile bei der Entstehung von Hyperalgesien deuten auch klinische und experimentelle Befunde zu übertragenem Schmerz hin. Übertragener Schmerz ist offenbar von neuralen Mechanismen abhängig, da eine Lokalanästhesie der verletzten Region seine Ausprägung blockiert. Für die Beteiligung zentralnervöser Vorgänge spricht zudem die Beobachtung, dass eine Reizung des Nervus phrenicus selbst nach Durchtrennung sämtlicher Hautnerven der schmerzenden Schulterregion, zu übertragenem Schmerz in der Schulter führen konnte. Sensorische Afferenzen aus der verletzten und der Übertragungsregion laufen in derselben zentralen Schaltstelle zusammen. Schmerzen und Hyperalgesien können sich auch auf Körperregionen ausbreiten, die von einer anderen Rückenmarkwurzel aus innerviert werden als die geschädigte Stelle. Die Tatsache, dass Schmerz und Hyperalgesie in Körperstellen ausstrahlen können, die von der traumatisierten Region weit entfernt liegen, lässt darauf schließen, dass Veränderungen im Zentralnervensystem daran zumindest beteiligt sind. Übertragener Schmerz kann auch auf das Gebiet einer zurückliegenden Verletzung projiziert werden.

1.3.1.1 Hyperalgesie und Allodynie

Andauernde Aktivität in Nozizeptoren führt zur Sensitivierung von WDR-Neuronen (siehe 1.2.2.1). Diese Neurone steigern bei wiederholter Reizung ihre Reizantwort. Diese Übererregbarkeit bleibt über einen längeren Zeitraum, auch nach Beendigung des externen Impulseinstromes, bestehen (sekundäre Hyperalgesie, zentrale Sensibilisierung). Durch diese Sensitivierung im Gefolge einer Entzündung oder einer Nervenverletzung werden aufgrund der Konvergenz schließlich auch leichte Reize der Haut mit mehr Entladungen beantwortet und vorher nicht schmerzhafte Reize als schmerzhaft empfunden (Allodynie). Hyperalgesie beschreibt einen Zustand, bei dem vorher nur wenig schmerzhafte Mechano- oder Thermoreize nun als extrem schmerzhaft empfunden werden. Bei einer Allodynie besteht üblicherweise kein Spontanschmerz. Im Unterschied zur Allodynie tritt bei einer Hyperalgesie Spontan- oder Dauerschmerz auf. Allodynie hängt stark von der Aktivierung von Aβ-Fasern ab. Ein Block dieser Fasern reduziert den Allodynieschmerz. Auch eine anhaltende Spontantätigkeit in Aβ-Fasern führt zu Dysästhesien und Hyperalgesie. Diese Überempfindlichkeit beruht vermutlich auch auf einer Erhöhung der Erregbarkeit von multirezeptiven (WDR-) Nervenzellen im Hinterhorn.

Es ist möglich, dass die nach peripheren Nervenverletzungen auftretenden spontanen Aktivitäten im Zentralnervensystem und die Expansion rezeptiver Felder zumindest teilweise dadurch zustande kommen, dass sich inhibitorische Prozesse im Hinterhorn abschwächen. Innerhalb von vier Tagen nach einer peripheren Nervensektion sinkt das Dorsalwurzelpotenzial und damit auch die präsynaptische Hemmung, die es repräsentiert. Nervensektionen induzieren zudem eine Abschwächung des inhibitorischen Effekts, den stimulierte Aβ-Fasern auf die Aktivität von Hinterhornneuronen ausüben. Darüber hinaus beeinträchtigen Nervenschädigungen (und periphere Entzündungen) absteigende, meist inhibitorische Kontrollen aus Kerngebieten des Stammhirns und des Mittelhirns. Ist die deszendierende Hemmung reduziert, dann reagieren WDR-Neurone bereits auf leichteste Reize mit einer überschwelligen Erregung, die über aszendierende Bahnsysteme den Thalamus und nach synaptischer Umschaltung auch den sensomotorischen Kortex erreichen. Da WDR-Neurone durch konvergente Aktivierung sensibilisiert werden können, ist es nicht verwunderlich, dass nach einer solchen Erregbarkeitserhöhung, ausgelöst z. B. durch eine Entzündung im Intestinum, auch die Sensitivität für leichte Berührungsreize der Haut zunimmt.

Die erregenden rezeptiven Felder der meisten (WDR-)Neurone im Hinterhorn sind asymmetrisch von inhibitorischen rezeptiven Feldern begrenzt. Eine elektrische oder mechanische Aktivierung dieser Bereiche führt zu einer Abnahme der Entladungstätigkeit. An der Vermittlung dieser inhibitorischen Einflüsse sind neben Endorphinen, Endocannabinoiden und GABA sowie Glyzin als inhibitorische Transmitter auch deszendierende inhibitorische (monaminerge) Bahnsysteme beteiligt. Die lokale Applikation von GABA verkleinert das rezeptive Feld der Nervenzelle bzw. verhindert das Auslösen von Aktionspotenzialen.

Inhibitorische Wirkungen lassen sich auch durch Reizung von Sehnen, Muskeln und Gelenken auslösen. Wiederholte Reizung niederschwelliger afferenter (oligosynaptisch verschalteter) Fasersysteme führt zu einer längeranhaltenden Hemmung von Hinterhornneuronen (LTD). Aus diesen Überlegungen lassen sich Erklärungsansätze für verschiedene therapeutische Maßnahmen ableiten. So ist vorstellbar, dass z. B. TENS über eine elektrische Reizung von inhibitorischen Feldern zu einer Unterdrückung von Hyperaktivität führen kann. Wird diese über längere Zeit aufrecht erhalten, kommt es vermutlich über neuroplastische Vorgänge zu einer länger anhaltenden neuronalen Aktivierung in diesen oligosynaptischen Hemmsystemen und damit auch zu einer therapeutisch relevanten Zunahme der tonischen Inhibition von spinofugal projizierenden Nervenzellen. Es ist davon auszugehen, dass auch eine transiente Unterdrückung neuronaler Aktivität von Hinterhornneuronen zum Abbau zentraler Sensibilisierung führt.

1.3.1.2 Glutamat und Substanz P

L-Glutamat und Substanz P sind in zahlreichen Terminalen von nozizeptiven Afferenzen kolokalisiert. Die Freisetzung von L-Glutamat führt zur Aktivierung von ionotropen und metabotropen Rezeptoren auf nozizeptiven und WDR-Neuronen des Hinterhorns. Gleichzeitig mit der Freisetzung von Glutamat kommt es sehr häufig – insbesondere bei starken, länger anhaltenden Schmerzreizen – auch zur Freisetzung von Substanz P, die mit dem NK1-Rezeptor interagiert.

Die rasche Aktivierung von Hinterhornneuronen durch exzitatorische postsynaptische Potenziale (EPSP) wird vorwiegend durch die Aktivierung von ionotropen L-Glutamatrezeptoren vom AMPA-Subtyp ausgelöst, die in unterschiedlicher Zusammensetzung in hoher Dichte im Hinterhorn des Rückenmarks vorkommen. AMPA-Rezeptoren sind spannungsunabhängig und werden durch Kalzium-Calmodulin-Kinase II (CaMKII), Proteinkinase A (PKA, aktiviert durch cAMP), Proteinkinase C (PKC) und NO/Proteinkinase (NO/PKG) phosphoryliert.

Starke und länger dauernde nozizeptive Stimulation löst vermehrt NMDA-Rezeptor-vermittelte Effekte aus. NMDA-Rezeptoren finden sich in großer Zahl auf den Somata, Neuriten und Dendriten von Hinterhornneuronen. Sie setzen sich immer aus einer NMDAR1- und einer NMDAR2-Untereinheit zusammen. Eine unterschiedliche Zusammensetzung führt auch hier wie bei den AMPA-Rezeptoren zu einem unterschiedlichen Ansprechen auf den endogenen Liganden L-Glutamat. NMDA-Rezeptoren sind im Unterschied zu AMPA-Rezeptoren spannungsabhängig, d. h. die Aktivierung des NMDA-Rezeptor-gesteuerten Ionenkanals ist vom Membranpotenzial abhängig. Beim Ruhemembranpotenzial ist der NMDA-Rezeptor durch Magnesium-

ionen blockiert. Durch eine Vordepolarisation des Membranpotenzials wird die blockierende Wirkung von Magnesiumionen, die im Kanal sitzen, aufgehoben. Eine Phosphorylierung dieser ionotropen Rezeptoren, ausgelöst z. B. durch Substanz P oder metabotrope Glutamatrezeptoren reduziert die Spannungsabhängigkeit des NMDA-Rezeptors. NMDA-Antagonisten wie Ketamin, Amantadin und Memantin blockieren diesen Kanal in seinem geöffneten Zustand (Abb. 5).

Die Aktivierung der G-Protein-gekoppelten metabotropen Glutamatrezeptoren (mGluR) ist unabhängig vom Membranpotenzial des Neurons und löst je nach Subtyp des Rezeptors unterschiedliche intrazelluläre metabolische Signalkaskaden aus. Derzeit unterscheidet man acht Gene, die für mGluRs (inklusive Splicevarianten) kodieren (mGluR 1 – mGluR 8). Es werden drei Gruppen unterschieden (Gruppe 1: mGluR1 und 5; Gruppe 2: mGluR 2 und 3; Gruppe 3: mGluR 4 und 6–8). Gruppe 1 aktiviert Phospholipase C (PLC) und stimuliert die Freisetzung von Kalzium aus intrazellulären Speichern. Gruppe 2 und 3 reduzieren die Wirkung von Adenylatzyklase und damit die Produktion von cAMP. Präsynaptische mGluR steuern an zahlreichen Synapsen die Transmitterfreisetzung.

Die Erregung einer postsynaptischen Zelle durch L-Glutamat führt über die Bildung von diffusiblen Faktoren wie z. B. NO auch zu präsynaptischen Veränderungen, u. a. in der Transmitterfreisetzung. Über diese Mechanismen kann die Transmitterfreisetzung, z. B. im Rahmen einer Entzündung, hochgeregelt und die Sensibilisierung von Hinterhornneuronen aufrecht erhalten oder verstärkt werden.

Synaptisch freigesetzte Substanz P löst durch die Aktivierung von NK1-Rezeptoren an Hinterhornneuronen (langsame) erregende synaptische Potenziale aus. Bei allen chronischen Schmerzmodellen findet sich eine deutliche Veränderung im Neuropeptidmetabolismus. Vermutlich tragen diese Peptidwirkungen wesentlich zur zent-

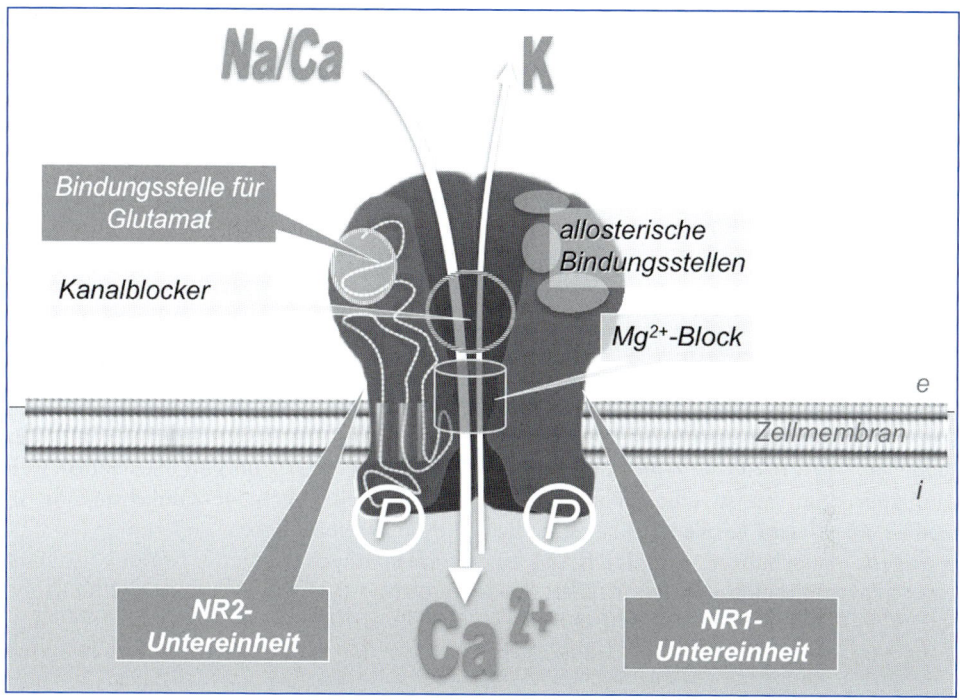

Abb. 5: Bau eines N-methyl-D-aspartat-(NMDA-)Rezeptors.

ralen Sensibilisierung bei, da sie zur Aktivierung des NMDA-Rezeptors und Erhöhung der intrazellulären Kalziumionen-Konzentration führen. NK1 finden sich auf der postsynaptischen Membran von Hinterhornneuronen. Durch Substanz P kommt es über eine Aktivierung von Phospholipase C zu einer Erhöhung des intrazellulären Kalziums. Gleichzeitig führt die Aktivierung von Proteinkinase-(PKC)-C zu einer vermehrten Phosphorylierung von ionotropen Glutamatrezeptoren vom NMDA- und AMPA-Typ.

Tierexperimentell lässt sich nachweisen, dass es unter dem Einfluss einer Monarthritis im Hinterhorn des Rückenmarks zu einer Hochregulation von PKC (ipsilateral und kontralateral) kommt und bereits nach einigen Stunden zu einer massiven Zunahme der ipsi- und kontralateralen neuronalen Aktivität im Hinterhorn des Rückenmarks, mit Ausdehnung in das Vorderhorn, den Thalamus und den Neokortex.

1.3.1.3 Aktivitätsabhängige Genexpression

Durch die Aktivierung von Proteinkinasen kommt es u.a. zur vermehrten Phosphorylierung von cAMP responsive binding protein (CREB), dem konstitutiv exprimierten Transkriptionsfaktor der Nervenzelle, der als wesentlicher Kopplungsfaktor zwischen synaptischer Aktivierung und Genexpression gilt. CREB-Bindungsstellen finden sich in den Promoterregionen zahlreicher Gene. Dieser Transkriptionsfaktor aktiviert nach seiner Phosphorylierung sog. immediate early genes (IEG) wie das c-fos- und das c-jun-Gen. Die aktivierten IEGs erhöhen ihre Transkriptionsrate und bilden die Proteine Fos und Jun, die nach einer Dimerisierung ebenfalls als Transkriptionsfaktor (AP1) in dieser Signalübertragungskaskade dienen. Die Aktivierung dieses Signalwegs führt schließlich über die Proteinbiosynthese zur vermehrten Bildung von Vorläufermolekülen für Neuropeptide oder zur Bildung verschiedener Rezeptorproteine und Neurotransmitter. Diese werden in die Membranen der Nervenzellen eingebaut und erhöhen die Erregbarkeit (Abb. 6). Verhindert man die vermehrte Aktivierung der Nervenzellen im Hinterhorn, z. B. durch die Gabe von Morphin, dann bleibt diese Erregbarkeitszunahme aus. Um eine bereits bestehende Übererregbarkeit im Nachhinein zu neutralisieren, ist eine wesentlich höhere Morphindosis nötig.

Es gibt auch Transkriptionsrepressoren wie z. B. downstream regulatory element antagonistic modulator (DREAM), das die Expression des Dynorphingens hemmt. Da Dynorphin (κ-Opioid-Rezeptoragonist) im Tierexperiment meist eine Hyperalgesie auslöst, ist es nicht verwunderlich, dass die transgene Ausschaltung von DREAM zu einer persistierenden Analgesie führt. Interessanterweise ist die analgetische Wirkung von Morphin in diesen transgenen Tieren nicht verändert, während die analgetische Wirkung von Δ-9-Tetrahydrocannabinol (THC) erniedrigt ist.

1.3.1.4 Inhibitorische Transmitter und inhibitorische Interneurone

GABA spielt (gemeinsam mit Glyzin und Opioidpeptiden) als inhibitorischer Transmitter, der vorwiegend von segmentalen Interneuronen ausgeschüttet wird, eine Schlüsselrolle in der Verarbeitung nozizeptiver Informationen auf Rückenmarksebene. Alle hemmenden Einflüsse auf Hinterhornneurone verhindern „wind up" oder begünstigen die Rückbildung einer bestehenden Übererregbarkeit. Sie reduzieren die aktivitätsabhängige Genexpression in diesen Nervenzellen.

Hemmmechanismen werden durch ionotrope GABA-A- und metabotrope GABA-B-Rezeptoren vermittelt. Die Aktivierung des GABA-A-Rezeptors löst eine

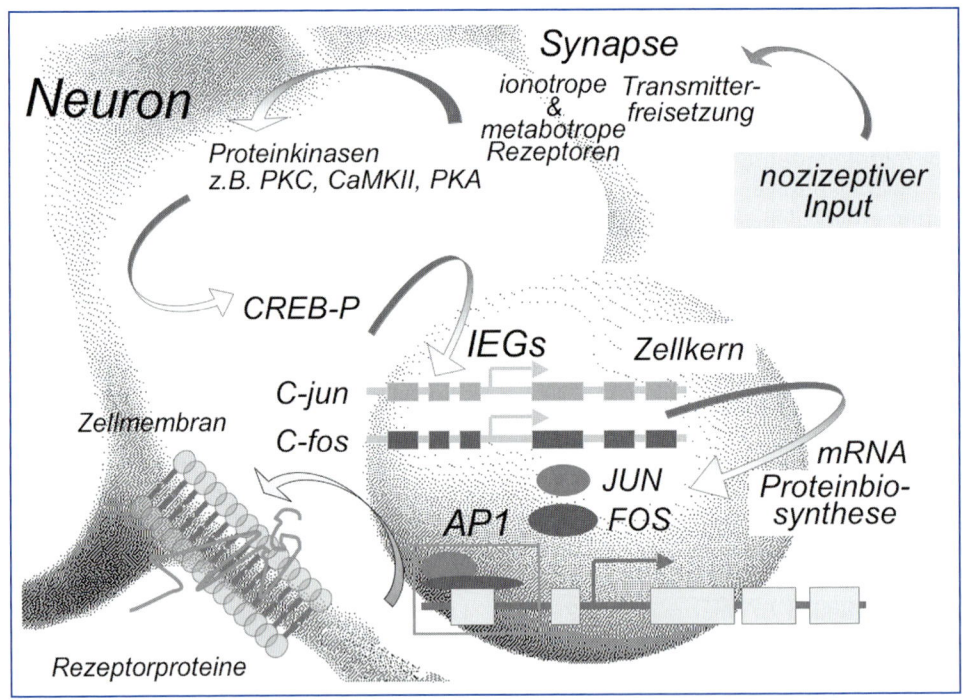

Abb. 6: Aktivitätsgesteuerte Genexpression.

Erhöhung der Chloridionenpermeabilität aus, die zu einer Hyperpolarisation führt (inhibitorisches postsynaptisches Potenzial, early IPSP). Die durch GABA-A-Rezeptoren vermittelten Hemmmechanismen werden durch Metaboliten von endogenen Steroiden (u. a. Progesteron) verstärkt, deren akute Wirkungen u. a. auch durch Antidepressiva moduliert werden.

Eine Blockade der GABAergen Hemmung im Rückenmark führt zu einer Sensibilisierung von nozizeptiven Nervenzellen und zu Allodynie. Lamina 2 ist reich an GABAergen inhibitorischen Interneuronen. Nach einer Nervenverletzung sinkt GABA ab, während GABA-A-Rezeptoren heraufreguliert werden. Es gibt tierexperimentelle Hinweise, dass es im Verlauf einer Entzündung zu einer Steigerung GABAerger hemmender Übertragung durch die Erhöhung der Freisetzung oder durch Heraufregulation von GABA-Rezeptoren kommt. Diese Verstärkung hemmender synaptischer Mechanismen könnte als eine Gegenregulation auf die sich entwickelnde Übererregbarkeit gesehen werden. (NB: Eine Abnahme der Hemmung führt zu einer Erhöhung der synaptischen Übertragungsstärke und zur vermehrten Ausbildung eines sensorischen und kognitiven Schmerzgedächtnisses.)

Der GABA-B-Rezeptor (typischer Agonist: Baclofen; Lioresal) vermittelt im Gegensatz zu GABA-A-Rezeptoren eine langsame Hyperpolarisation (late IPSP). GABA-B-Rezeptoren finden sich dicht gepackt im Hinterhorn, vorwiegend an C-Fasern, aber auch (postsynaptisch) an spinofugalen Nervenzellen. Neueste Untersuchungen haben gezeigt, dass dieser Rezeptortyp als Dimer funktioniert und einige Splicevarianten besitzt. Scheinbar sind alle funktionellen GABA-B-Rezeptoren Heterodimere. Ihre Aktivierung führt zu einer Erniedrigung von cAMP und einer Aktivierung eines Kaliumkanals (G-protein activated inwardly-rectifying potassium channel; früher G_{irk}-Kanäle; neue Nomenklatur Kir 3). Derzeit werden fünf Gruppen von strukturell und funktionell heterogenen Kir-Kanälen unterschieden. Einige Untertypen werden u. a. durch $\alpha\gamma$-Untereinheiten von G-Proteinen aktiviert. Diese Kanäle dienen in erster Linie der Feinregulation des Membranpotenzials und der Einstellung des Kalium-Gleichgewichtspotenzials. Flupirtin öffnet Kaliumkanäle und inaktiviert so indirekt NMDA-Kanäle.

Durch akute Schmerzreize werden spinale Hemmmechanismen reduziert. Ein solcher Vorgang begünstigt die Entwicklung und Aufrechterhaltung einer zentralen Sensibilisierung, da es zu einer Disinhibition, d. h. zu einer Abnahme der Hemmung kommt. Unter pathophysiologischen Bedingungen kommt es zu einer Herunterregulation von GABA- (und Opiat-)Rezeptoren im Hinterhorn, wobei derzeit noch unklar ist, ob es sich dabei um prä- und/oder postsynaptische GABA-Rezeptoren handelt. Vermutlich verhindern diese inhibitorischen neuronalen Schaltkreise, dass aus jedem akuten Schmerz chronische Schmerzzustände werden. Akute Schmerzreize lösen vergleichbare Vorgänge vermutlich auf mehreren Ebenen der Neuraxis aus und wirken so der Entwicklung einer Überaktivität in schmerzrelevanten neuronalen Strukturen entgegen. Es gibt noch weitere, meist funktionell hemmende Systeme, die durch akute Schmerzreize aktiviert werden (u. a. das Endorphinsystem, das Endocannabinoidsystem und monaminerge, deszendierende Bahnsysteme) und endogene Faktoren freisetzen, die einer Chronifizierung entgegenwirken. Es gibt tierexperimentelle Hinweise, dass diese inhibitorischen Systeme durch genetische und endokrine Faktoren, z. B. in Abhängigkeit vom Zyklus, beeinflusst werden.

1.3.1.5 Opioide/Endorphine

Einige dieser endogenen Mechanismen entwickeln sich erst im Verlauf einer Entzündung. Es kommt zur Hochregulation von Opiatrezeptoren und einer effizienteren Ankopplung an G-Proteine. Im peripheren Gewebe lösen lokale Entzündungsmediatoren die Einwanderung von Immunzellen aus, die gemeinsam mit Endorphinen, die aus der Hypophyse durch IL1, corticotropin releasing hormone (CRH) und Stress freigesetzt werden, eine wichtige Quelle für Opioidpeptide darstellen. Binden exogene oder endogene Opioide an die auf peripheren sensorischen Nervenzellen vorkommenden Opiatrezeptoren, kommt es zu einer Veränderung des Transduktionsmechanismus. Der Wirkmechanismus, über den die Erregbarkeit der sensorischen Fasern erniedrigt wird, ist derzeit noch unklar. Diese endogene Schmerzinhibition wird vermutlich durch Immunsuppression, durch Erkrankung oder auch durch Behandlung mit Immunsuppressiva beeinträchtigt. So leiden Patienten, bei denen CD4$^+$-Helferzellen erniedrigt sind, häufig auch unter neuropathischen Schmerzen. Neben den endogenen Opioidpeptiden bilden Immunzellen auch noch analgetisch wirksame Zytokine (IL4, IL10, IL13 und IL1ra). Diese analgetische und antiinflammatorisch wirkenden Zytokine werden vorwiegend im Spätverlauf der Entzündung gebildet und ins Gewebe abgegeben, wo sie wie ihre proinflammatorischen Gegenspieler an spezifische Rezeptoren binden. Ihre Freisetzung hemmt die Produktion und Wirkung der proinflammatorischen Zytokine.

Im Zentralnervensystem werden die endogenen Liganden (körpereigene Opioide, Endorphine) für die entsprechenden Opiatrezeptoren vorwiegend von Interneuronen produziert: β-Endorphin für den μ-Rezeptor, die Enkephaline für den δ-Rezeptor und die Dynorphine für den κ-Rezeptor. Für den orphan-like receptor gilt das Peptid Nociceptin (Orphanin, FQ) als endogener Ligand. Die verschiedenen Opiatrezeptoren werden durch unterschiedliche Gene kodiert und gehören alle zur Gruppe der G-Protein-gekoppelten (metabotropen) Rezeptoren. Die verschiedenen Opiatrezeptorsubtypen liegen sowohl prä- als auch postsynaptisch häufig kolokalisiert auf der gleichen Faser bzw. dem gleichen Soma oder Dendriten.

Der derzeit immer noch therapeutisch wichtigste Opiatrezeptor ist der μ-Rezeptor, der durch typische Agonisten wie Morphin und Fentanyl angesteuert wird. Die Bindung des Agonisten löst eine Erniedrigung des intrazellulären cAMP aus. Es kommt zu einer Abnahme der Aktivierung von Proteinkinasen (PKA) und so zu einer Abnahme des Phosphorylierungsgrads u. a. von ionotropen L-Glutamat-Rezeptoren und des konstitutiv exprimierten Transkriptionsfaktors CREB. Die Erhöhung einer Kalium-Leitfähigkeit (K_{ir}-Kanal) führt zu einer Hyperpolarisation des Membranpotenzials und so zur Abnahme der neuronalen Erregbarkeit, da NMDA-Rezeptoren aufgrund ihrer Abhängigkeit vom Membranpotenzial nicht mehr im gleichen Maße durch Glutamat aktiviert werden können. (NB: Auch die analgetische, neuroprotektive und muskelentspannende Wirkung des Kaliumkanalöffners Flupirtin scheint dadurch ausgelöst, dass NMDA-Rezeptoren nicht mehr so effektiv aktiviert werden). Opioidagonisten hemmen neben postsynaptischen spannungsgesteuerten Kalziumkanälen auch präsynaptische spannungsgesteuerte Kalziumkanäle und reduzieren so die Transmitterfreisetzung.

Unter dem Einfluss einer akuten Gabe eines Opioids nimmt die Erregbarkeit und dadurch auch die aktivitätsabhängige Genexpression der meisten Neurone ab. Zu eine Steigerung der neuronalen Erregbarkeit kommt es, wenn Opioide inhibitorische Interneurone hemmen (Disinhibition). Es gibt Hinweise dafür, dass Opioide deszendierende hemmende Systeme durch Disinhibition aktivieren. Diese deszendierenden hemmenden Projektionen aus dem Hirnstamm und dem Mittelhirn sind meist tonisch aktiv. Teils widersprüchliche Befunde gibt es zu den Wirkungen von Dynorphin. Periphere Entzündungen erhöhen den Dynorphinspiegel und die Anzahl der dynorphinpositiven Neurone im Hinterhorn. Unter vergleichbaren Bedingungen steigt die Konzentration von Enkephalinen (Liganden für den δ-Opiatrezeptor) und die

Zahl enkephalinpositiver Neurone nur geringfügig an, die Konzentration von Endomorphin-1, Endomorphin-2, oder β-Endorphin (Liganden für den μ-Opiatrezeptor) bleibt völlig unbeeinflusst. Die unterschiedlichen Opiatrezeptoren unterliegen einem sehr unterschiedlichen Expressionsmuster. Innerhalb von etwa drei bis vier Tagen steigen die mRNA-Spiegel für alle drei Opiatrezeptorsubtypen im Hinterhorn an (NB: mRNA-Erhöhung bedeutet nicht unbedingt auch eine vermehrte Produktion des Rezeptorproteins.) Interessanterweise wandern im gleichen Zeitraum δ-Opiatrezeptoren in die Dendriten von Hinterhornzellen ein. Ferner wurde gezeigt, dass μ- und δ-Opiatrezeptoren auch dimerisieren können und dadurch eine ganz andere pharmakologische Ansprechbarkeit entsteht.

1.3.1.6 Endocannabinoide

Vergleichbar den Opioiden vermitteln auch endogene Cannabinoide deszendierende und segmentale Hemmung. Derzeit sind zwei Liganden (Endocannabinoide) für zwei Cannabinoidrezeptoren (CB1/CB2) bekannt. Diese Rezeptoren, die auch auf Haschisch und Marijuana ansprechen, zählen zu den häufigsten G-Protein-gekoppelten Rezeptoren im Zentralnervensystem. Im Gegensatz zu den Opioidpeptiden, die von Peptidpräkursormolekülen durch enzymatische Spaltung gebildet werden und dann synaptisch aus Terminalen freigesetzt werden, stammen die (derzeit) bekannten Liganden für die CB1/CB2- Rezeptoren aus dem Arachidonsäuremetabolismus. Sie werden durch synaptische Aktivität lokal gebildet, diffundieren als retrogrades Signal auf die präsynaptische Terminale zurück und reduzieren die Transmitterfreisetzung (u.a. Glutamat und GABA). Cannabinoide aktivieren auch den TRPV1-Rezeptor auf Nozizeptoren. Die Bedeutung dieses Wirkmechanismus für die therapeutisch relevanten Wirkungen von Cannabinoiden ist derzeit noch unklar. Neueste Untersuchungen lassen vermuten, dass Endocannabinoide, die in limbischen Strukturen mit Rezeptoren (CB1-Rezeptoren) interagieren, das Vergessen aversiver Reize, z.B. chronischer Schmerzen, beeinflussen. Transgene Tiere, denen der CB1-Rezeptor fehlt, haben eine kaum veränderte Schmerzschwelle, reagieren aber auf wiederholte Schmerzreize mit einer sehr ausgeprägten Erregungssteigerung. Wird bei diesen Tieren ein aversiver Reiz mit einem Tonsignal konditioniert, dann können diese Tiere im Unterschied zu intakten Tieren diese Assoziation schwer oder gar nicht mehr auflösen. Diese Extinktionsmechanismen sind vergleichsweise noch wenig erforscht, stellen aber einen faszinierenden neuen Ansatzpunkt für die Therapie chronischer Schmerzen dar. Neben Opiaten werden hierzu auch vermehrt Cannabinoide eingesetzt, die akut analgetisch und anxiolytisch wirken. (NB: Jede Ausschaltung von Schmerz wirkt anxiolytisch und hilft bei der Extinktion aversiver Erinnerungen durch Re-learning.)

1.3.2 Klinische Beispiele für die Ausprägung eines Schmerzgedächtnisses, Prophylaxe chronischer Schmerzen

Zu den hervorstechendsten klinischen Beispielen neuronaler Plastizität zählen Amputationspatienten, die in ihrem Phantomglied mitunter ähnliche oder identische Schmerzen empfinden wie zuvor im Körperteil, als es noch vorhanden war. Phantomschmerz, der üblicherweise als brennend, bohrend, elektrisierend beschrieben wird, tritt gehäuft dann auf, wenn vor der Amputation bereits starke Schmerzen bestanden. Die Wahrscheinlichkeit, dass ein realer Schmerz als Phantomschmerz überdauert, erhöht sich, wenn er kurz vor oder während der Amputation erlebt wird. Amputationspatienten haben nicht selten das Gefühl, ihr Phantomglied befinde sich in derselben schmerzhaften Haltung, wie sie das echte Glied vor der Amputation eingenommen hatte, besonders wenn dieses über längere Zeit immobilisiert war. Die Schmerzerinnerung bleibt also aktiv und selbst frühere im Phantomglied empfundene Schmerzen können wieder auftreten. Phantomschmerzen treten seltener auf, wenn zwischen dem Schmerzerlebnis im realen Körperteil und dessen Amputation ein schmerzfreies Intervall bestand. Fehlt eine Extremität bereits von Geburt an, kommt es zu keinem Phantomschmerz (-gefühl).

Eine Amputation führt auch in adulten neuronalen Systemen zu nachhaltigen Reorganisationsvorgängen, u. a. im primär somatosensorischen Kortex. Diese Reorganisation erfolgt über relativ große Strecken, und so werden z. B. nach einer Armamputation die somatosensorischen Repräsentationsfelder im Neokortex von Arealen z. B. aus dem Kinn- und Mundbereich übernommen. Es kommt dabei zu einer funktionellen Verstärkung von erregenden Synapsen und möglicherweise auch zum Aufbau neuer Verbindungen durch Auswachsen neuer Axone (sprouting).

In etwa der Hälfte der untersuchten Patienten führt die Unterbrechung des afferenten Inputs durch Lokalanästhesie zur kurzfristigen Elimination des Phantomschmerzes. Dies spricht dafür, dass der Phantomschmerz auch durch einen peripheren Input modifiziert wird und eine sensorische Stimulation peripherer rezeptiver Felder zu einer Veränderung der kortikalen Repräsentation führt. Durch gezielte sensorische Stimulation lassen sich kortikale Reorganisationen, die u. U. maßgeblich an der Entstehung und Aufrechterhaltung von Phantomschmerzen beteiligt sind, reduzieren oder sogar vermeiden. Hier ist es besonders wichtig, dass möglichst früh z. B. myoelektrische Prothesen eingesetzt werden, um dieser Reorganisation vorzubeugen. Diese Maßnahmen beeinflussen vorwiegend die zentrale Verarbeitung nozizeptiver Signale.

Auch nach der Durchtrennung von Nervenbahnen ohne Amputation können Schmerzen in der nunmehr deafferenzierten und somit an sich gefühllosen Körperregion bestehen bleiben, zum Beispiel bei Patienten mit einem Ausriss des Armplexus oder mit Rückenmarksverletzungen. Zudem berichten Patienten unter Spinalanästhesie oder mit Verletzungen des Armplexus oder des Rückenmarks bisweilen über das Empfinden, ein gefühlloses Körperglied nehme dieselbe unbequeme und oft schmerzhafte Stellung ein wie vor der Anästhesie oder Verletzung. Dieses haltungsbezogene Phantomempfinden hält gewöhnlich nicht länger als einige Tage an und wird in den meisten Fällen durch konkurrierende visuelle Eindrücke, die eine Diskrepanz zwischen dem tatsächlichen und dem empfundenen Körperglied aufzeigen, zumindest zeitweise aufgehoben.

Wenn ein fehlender oder vollständig gefühlloser Körperteil weiterhin eine Quelle von Schmerzen bildet, die denen einer früheren Schädigung gleichkommen, so erscheint die Annahme plausibel, dass der Schmerz im Zentralnervensystem repräsentiert wird. Dabei ist freilich unklar, ob die Deafferenzierung an sich notwendig ist, um einen Erinnerungsschmerz entstehen zu lassen. Die Unterbrechung des afferenten Inputs, die mit der Deafferenzierung einhergeht, erleichtert möglicherweise die zentralnervösen Veränderungen, die zur Bildung eines Schmerzgedächtnisses beitragen, da zusammen mit dem Input auch inhibitorische Kontrollmechanismen wegfallen könnten. Eine Amputation ist überdies mit dem Verlust visueller und taktiler Information in Bezug auf den betroffenen Körperteil verbunden, so dass zentrale Einflüsse, die den etablierten „Schmerzspuren" normalerweise entgegenwirken, ebenfalls fortfallen: Es fehlen Informationen aus externen Quellen, um die aus der alten peripheren Verletzung entstandene Empfindung zu überprüfen und zu revidieren. Mitunter werden vergangene Schmerzeindrücke erst nach Jahren wieder reaktiviert.

Nach einer Deafferenzierung kommt es bei Tieren häufig zu Selbstverstümmelung. Auslöser für dieses Selbstverstümmelungsverhalten sind offenbar anhaltende

Schmerzen oder Dysästhesien, die mit gesteigerter neuronaler Aktivität einhergehen und in der gefühllosen Region empfunden werden. Der Schweregrad dieser Autotomie hängt wesentlich vom Ausmaß der Schadreizeinwirkung ab, die während oder kurz vor der Nervendurchtrennung an der betreffenden Extremität vorlag. Vorangehende Reizungen verstärken das anschließende Selbstverstümmelungsverhalten erheblich.

Aus neurochirurgischen Studien ist eine ähnliche Beziehung zwischen Denervierung und zentralnervöser Hyperaktivität erkennbar. Nervenzellen im somatosensorischen Thalamus von Patienten mit neuropathischen Schmerzen zeigen hohe spontane Feuerraten, abnorme Entladungsaktivitäten und evozierte Reaktionen auf die Reizung von Körperzonen, von denen sie normalerweise nicht aktiviert werden. Der abnorm reagierende Bereich im Thalamus steht offenbar mit der schmerzenden Körperstelle in somatotopischer Beziehung.

Die Tatsache, dass die Inzidenz von Phantomschmerz relativ hoch ist, wenn das betreffende Körperglied vor der Amputation schmerzhaft war, und relativ niedrig, wenn man entsprechende Patienten vor der Amputation durch Epiduralanästhesie mit Bupivacain und Morphin schmerzfrei macht, deutet darauf hin, dass die Entwicklung neuropathischer Schmerzen sich verhindern lässt, indem man das zentrale Sensibilisierungspotenzial gegenüber Schadreizen rechtzeitig herabsetzt. Chronische postoperative Probleme, etwa schmerzhafte Narben nach Herpes Zoster, Brustwandschmerzen nach Thorakotomie oder Phantom- und Stumpfschmerzen lassen sich vermindern, indem man nozizeptive Inputs während der Operation durch örtliche und spinale Anästhesie, Vorbehandlung mit Opioiden und entzündungshemmenden Wirkstoffen blockiert. Insgesamt haben sich in den vergangenen Jahren eine Vielzahl von Belegen dafür angehäuft, dass die perioperative Schmerztherapie mittels einer Reihe von Wirkstoffen (darunter Opiate,

Lokalanästhetika und nichtsteroidale Entzündungshemmer wie COX1-/COX2-Hemmer) die Intensität postoperativer Schmerzen reduziert und durch eklatante Stressminderung auch das Operationsergebnis günstig beeinflusst.

1.3.3 Plazebowirkungen

Plazebowirkungen, wie sie bei allen medizinischen und psychotherapeutischen Behandlungen auftreten, sind messbare körperliche Behandlungseffekte, die zu anhaltenden Verhaltensänderungen führen. Eine Verstärkung der Plazebowirkung ist kein unlauterer Täuschungsversuch durch den Arzt. Der schmerzlindernde Effekt von Plazebo ist eine unbewusste Aktivierung endogener (u. a. opioiderger) Systeme durch engagierte Behandler. Die Überzeugung des Arztes von der Wirksamkeit der Medikation verstärkt den Wirkeffekt beim Patienten. Ängstliche Patienten reagieren stärker auf die suggestiven Effekte von Plazebo als Patienten ohne Angst. Bei Patienten mit starken kognitiven Einschränkungen, z. B. bei einer fortgeschrittenen Alzheimerschen Erkrankung, lässt sich keine Plazebowirkung mehr auslösen.

Die Wirksamkeit von Plazebos beruht auf Persönlichkeitsvariablen des Patienten und des Arztes sowie auf situativen Einflussfaktoren und Vorerfahrungen. Wenn der Patient sich ernst genommen fühlt, steigert sich seine positive Erwartungshaltung. Für die Ausbildung der Plazebowirkung – sie beruht letztlich auf assoziativen Lernvorgängen – spielen Suggestibilität, Erwartung und Hoffnung als persönlichkeitsrelevante Faktoren des Patienten eine wichtige Rolle. Lernvorgänge im Rahmen einer therapeutisch relevanten Plazebowirkung hängen wesentlich von der Verabreichungsform und den (möglichst exakten) Einnahmeanweisungen ab. So sind Injektionen und Infusionen deutlich wirksamer als oral verabreichte Kapseln oder Tabletten, und Salben sind besser wirksam als Tabletten. Bei Tabletten sind sehr kleine und sehr große Tabletten besonders wirksam und weiße

Tabletten nicht so wirksam wie farbige, die auch noch spezifische Wirkungen suggerieren (blaue Pillen sedieren, rote oder pinkfarbene wirken stimulierend und wirken gut bei Schmerzen). Eine höhere Dosierung und ein unangenehmer Geschmack wirken stärker als ein angenehmer.

Durch Konditionierung wird durch eine wirksame Verumtherapie die Assoziation zwischen der Einnahme eines Medikaments oder einer therapeutischen Maßnahme und dem Gefühl der Besserung hergestellt und gesteigert. In diese Lernvorgänge werden auch die Rahmenbedingungen (Ort, Applikationsart, Therapeut), unter denen die Maßnahmen bereits erfolgreich waren, einbezogen und dann möglichst beibehalten. Diese gelernten Erfahrungen bestimmen dann über ihren Plazeboeffekt zunehmend den Therapieerfolg.

1.4 Mechanismen der Chronifizierung

1.4.1 Definition chronischer Schmerzen

Die Fähigkeit von Nervenzellen, nach wiederholter Aktivierung effektiver auf den gleichen Reiz zu reagieren, wird heute ganz allgemein als wesentlicher Faktor für Gedächtnisbildung angesehen und ist sicher auch daran beteiligt, dass z. B. eine Bewegung gezielter und ökonomischer abläuft, nachdem sie geübt wurde. Dass solche Veränderungen nicht nur vorübergehender Natur sind, zeigt sich daran, dass die Schmerzen fortbestehen, selbst wenn die auslösenden Schmerzreize durch die nachfolgende Injektion eines Lokalanästhetikums blockiert werden, mithin keine weiteren Signale das Zentralnervensystem mehr erreichen können. Diese Befunde unterstreichen, dass sich kein exakter Zeitpunkt angeben lässt, ab dem aus wissenschaftlicher Sicht von einem chronischen Schmerz gesprochen werden kann. Mit Hilfe der Stadieneinteilung (nach Gershagen, siehe auch Kapitel 3: Schmerzmessung und -dokumen-

tation) ist es möglich, den Grad der Chronifizierung von Schmerz zu dokumentieren.

Die subkutane Injektion einer verdünnten Formalinlösung gilt als Standardmodell für nozizeptiven Schmerz. Diese Injektion ruft im Tierexperiment eine zweiphasige Schmerzreaktion hervor: eine frühe Phase intensiven Schmerzes in den ersten Minuten und eine spätere tonische Phase moderaten Schmerzes, die binnen 20 bis 60 Minuten nach der Injektion auftritt. Der Verlauf dieser nozizeptiven Reaktion auf die Formalininjektion spiegelt sich wider in einem entsprechenden zweiphasigen Anstieg der Entladungsaktivität von Nervenzellen des Hinterhorns. Durch intrathekale Verabreichung eines μ-Opioidagonisten lässt sich die zweite, anhaltende Phase der gesteigerten Hinterhornaktivität nur dann deutlich unterdrücken, wenn das Opioid vor der Formalininjektion gegeben wird. Demnach ist die gesteigerte Entladungstätigkeit von Nervenzellen im Hinterhorn in der Spätphase des Formalintests offenbar von Veränderungen im Rückenmark abhängig, die in der Frühphase unmittelbar nach der Formalininjektion beginnen.

Verhaltensstudien bestätigen diesen elektrophysiologischen Befund. Tonische nozizeptive Reaktionen in der Spätphase des Formalintests (30 bis 60 Minuten nach Formalininjektion) lassen sich nicht mehr ausschalten, wenn man den Injektionsbereich erst in der Spätphase anästhesiert; dagegen bleiben sie nahezu vollständig aus, wenn der Bereich bereits zum Zeitpunkt der Injektion örtlich betäubt war. Ferner lassen sich die späten nozizeptiven Reaktionen auch dadurch deutlich vermindern, dass man unmittelbar vor der Injektion eine Spinalanästhesie einleitet. Dieselbe Behandlung nach dem Einsetzen der Frühphase verfehlt diese Wirkung. Offenbar kommt es während der Frühphase des Formalintests zu zentralnervösen Veränderungen, die für die Entwicklung der späteren tonischen Phase entscheidend sind. Nicht nur im Rückenmark, sondern auch in rostralen Strukturen scheint es nach peripheren Gewebeschädigungen zu neuroplastischen Veränderungen zu kommen, die das Schmerzempfinden und die schmerzinduzierten Verhaltensreaktionen nachhaltig beeinflussen. Wichtig ist dabei die Beobachtung, dass die Formalininjektion an einer Pfote zu einer deutlichen Hyperalgesie führt, während es, mit einer kurzen Verzögerung, zu einer Allodynie an der kontralateralen Pfote kommt. (NB: Scheinbar sehr lokalisierte Schmerzen verändern die Schmerzschwellen u. U. im Sinne einer Panalgesie.)

1.4.2 Chronifizierungsfaktoren

Die Schmerzwahrnehmung ist ein dynamischer Prozess, in den die Auswirkungen früherer Erfahrungen einfließen. Die Reizinterpretation und das dadurch gesteuerte Verhalten werden durch die Erinnerung an diese zurückliegenden Ereignisse (Engramme) entscheidend beeinflusst. Akute Schmerzreize aktivieren ähnliche limbische Strukturen wie Angstreize (siehe 1.2.2.3) und führen so zu einer Angstkonditionierung. Durch Angst konditionierter Schmerz kann dann auch durch akustische, visuelle und olfaktorische Umgebungsreize ausgelöst und verstärkt werden. Diese Reize rufen die Erinnerung an frühere Schmerzerfahrung wach und verstärken den Leidensdruck. Angst vor einem wiederkehrenden akuten Schmerzerleben führt schließlich – ähnlich wie bei Folteropfern – zu Symptomen einer postraumatischen Stresserkrankung mit Steigerung der Aktivität der Hypophysen-Nebennieren-Achse. Diese Patienten entwickeln eine pathologisch übersteigerte angstgeprägte Erwartungshaltung gegenüber dieser Empfindung. Der Schmerz bestimmt dann zunehmend das Verhalten des Patienten, der versucht, den Stress, der durch den Kontrollverlust aufgebaut wird, durch Anpassungsreaktionen abzufangen. Die Suche nach Zuwendung wird zum Grundbedürfnis des kranken Menschen, um mit der Angst, zugleich Symptom und Motor der Krankheit, fertig zu werden.

Klinisch relevant ist insbesondere die Tatsache, dass solche neuroplastischen Veränderungen verhindert werden können oder, wenn sie bereits eingetreten sind, durch eine konsequente Therapie zumindest teilweise wieder rückgängig gemacht werden können. Bleibt der Schmerz kontinuierlich unter Kontrolle, baut der Patient die Angst vor der nächsten Attacke ab und fokussiert außerdem seinen Blick nicht mehr auf die erlösende Medikamentengabe. Durch diesen Lernprozess entwickelt der Patient Vertrauen in eine schmerztherapeutische Maßnahme, die er auch durch das eigene Verhalten steuern kann und die so nicht nur schmerzreduzierend, sondern auch im weitesten Sinne anxiolytisch wirksam wird. Aus diesem Grund sollte auch Physiotherapie möglichst unter analgetischer Medikation durchgeführt werden. Es ist einleuchtend, dass nur eine schmerzfreie oder -arme Übungsbehandlung keine Ängste aufbaut und die Bereitschaft und Motivation des Patienten für diese sehr wichtige Therapie erhält.

Die Bekämpfung akuter Schmerzen zum richtigen Zeitpunkt ist somit die wichtigste Voraussetzung, um der Schmerzchronifizierung einen Riegel vorzuschieben. In der Praxis bedeutet dies eine adäquate und effiziente Behandlung akuter Schmerzen, auch dann, wenn die Erfahrung lehrt, dass ein akuter Schmerz meist nach einiger Zeit spontan abklingt. Ein phasischer Verlauf des Schmerzes mit Schmerzspitzen und schmerzfreien oder -reduzierten Phasen sollte z. B. durch die Verwendung eines retardierten Präparats vermieden werden. Es gibt eindeutige Hinweise dafür, dass eine adäquate perioperative Schmerztherapie nicht nur kurzfristig den postoperativen Schmerz reduziert und so die Lebensqualität des Patienten steigert, sondern auch stressbedingte Komplikationen bis hin zum Untergang von Nervenzellen verhindert.

1.4.3 Implikationen für die Prophylaxe und die Therapie chronischer Schmerzen

Die prophylaktische Wirkung der Prämedikation mit Opiaten und/oder lokalanästhetischen Nervenblockaden auf postoperativen Schmerz wird derzeit kontrovers diskutiert. Eine kurze schmerzfreie Phase unmittelbar vor einer Amputation ist vermutlich nicht in der Lage, bereits lang vorher eingegrabene Engramme zu löschen (Schmerzgedächtnis). Die Schmerzausschaltung vor einer Amputation (preemptive analgesia), ist nur erfolgversprechend, wenn vorher kein länger dauernder Schmerzzustand bestand. Die Gabe von Opiaten und Lokalanästhetika während und nach der Operation ist heute guter klinischer Standard. Diese Maßnahmen tragen nicht nur zur Patientenzufriedenheit bei, sondern sind eine wesentliche angstreduzierende Präventivmaßnahme insbesondere dann, wenn der Patient sich weiteren Operationen unterziehen muss.

Bei allen im Zusammenhang mit chronischen Schmerzzuständen ergriffenen Maßnahmen muss darauf geachtet werden, dass sie nicht nur kurzfristig eingesetzt werden dürfen. Chirurgische Eingriffe sind stets mit Gewebeverletzungen und Schadreizen verbunden. Neuere klinische Ergebnisse stützen die Hypothese, dass Opiate, gezielte Lokalanästhesie, Spinalanästhesie und systemische NSAID bereits während einer Operation in Vollnarkose die sensibilisierenden Effekte des chirurgischen Eingriffs auf das Zentralnervensystem vermindern. Opioide zur Verringerung reizinduzierter Erregbarkeitssteigerungen im Hinterhorn sind weit wirksamer, wenn man sie vor dem Reiz verabreicht als danach. Auf diese Weise wird es möglich, die Intensität postoperativer Schmerzen zu verringern und den postoperativen Schmerzmittelbedarf herabzusetzen.

Auch nach einer bereits eingetretenen Chronifizierung lassen sich durch konsequente langfristige Reduktion des neuronalen Einstroms und Dämpfung zentraler neuronaler Überaktivität noch therapeutische Erfolge erzielen, da davon auszugehen ist, dass eine aktivitätsabhängige Genexpression, die zu einer Steigerung der neuronalen Erregbarkeit geführt hat, bei einer Verminderung z. B. des synaptischen Zustroms oder der spontanen Entladungstätigkeit auch wieder abnehmen kann. Über unterschiedliche Angriffspunkte können synergistische Effekte von Medikamenten erwartet werden.

Nach dem derzeitigen Wissensstand lassen sich hierbei durch die Kombination von Pharmako- und Psychotherapie beim Patienten neue Verhaltensstrategien aufbauen. Bei dieser pharmakologisch gestützten kognitiven Verhaltenstherapie tritt der vom Patienten aufgrund seiner früheren Erfahrung erwartete Schmerz („… es tut ja doch wieder weh, von A nach B zu gehen") durch eine vorherige Schmerzausschaltung(-linderung) nicht auf. Dieser „Vorhersagefehler" ist ein entscheidender Faktor für das „Überschreiben" alter und dem Erlernen neuer Verhaltensmuster. Die medikamentöse Schmerzminderung ist eine wichtige Voraussetzung sowohl für verhaltenstherapeutische als auch für physiotherapeutische Interventionen, die bei einem schmerzfreien bzw. -armen Patienten sicherlich wesentlich effektiver sind.

In Kapitel 1 verwendete Abkürzungen:

AMPA	Amino-3-hydroxy-5-methyl-4-isoxazol-4-propionat
ATP	Adenosintriphosphat
BDNF	brain derived neurotrophic factor
CaMKII	Kalzium-Calmodulin-Kinase II
CCK	Cholecystokinin
CGRP	calcitonin gene-related peptide
CREB	cAMP responsive binding protein
CRH	corticotropin releasing hormone
CRPS	complex regional pain syndrome
DREAM	downstream regulatory element antagonistic modulator
ECD	EEG mit Dipolanalyse
ERK1 (2)	extracellular signal-regulated kinase
GABA	γ-Aminobuttersäure
GDNF	glia-derived nerve growth factor
LTP	long-term potentiation
LTD	long-term depression
MEG	Magnetoenzephalographie
mGluR	G-Protein-gekoppelter metabotroper Glutamatrezeptor
MRI	Magnetresonanztomographie
NGF	nerve growth factor
NK1	Neurokinin1
NMDA	N-methyl-D-aspartat
NPY	Neuropeptid Y
NSAID	nonsteroidal antiinflammatory drug
NT3	neurotrophic factor 3
PACAP	pituitary adenylate cyclase-activating peptide
PET	Positronemissionstomographie
PKC	Proteinkinase C
SPECT	single photon emission tomography
TENS	transkutane elektrische Nervenreizung
TGF-b	transformierender Wachstumsfaktor
THC	Δ-9-Tetrahydrocannabinol
TRP	transient receptor potential channel
TTX	Tetrodotoxin
VIP	vasoactive intestinal polypeptide
WDR	wide-dynamic range

Literatur

Altier C, Zamponi GW. Targeting Ca2+ channels to treat pain: T-type versus N-type. Trends in Pharmacological Sciences 25: 465–470, 2004.

Azad SC, Zieglgänsberger W. Was wissen wir über die Chronifizierung von Schmerz? (Transition from acute pain to chronic pain states). Schmerz 17: 441–444, 2003.

Baker MD, Wood JN. Involvement of Na+ channels in pain pathways. Trends in Pharmacological Sciences. 22: 27–31, 2001.

Ballantyne JC, Mao JR. Opioid therapy for chronic pain. N Engl J Med 349: 1943–1953, 2003.

Brack A, Rittner HL, Schafer M. Non-opioid analgesics for perioperative pain therapy. Risks and rational basis for application. Anaesthesist 53: 263–280, 2004.

Cantrell AR, Catterall WA. Neuromodulation of Na+ channels: An unexpected form of cellular plasticity. Nature Reviews Neuroscience 2: 397–407, 2001.

Cortright DN, Szallasi A. Biochemical pharmacology of the vanilloid receptor TRPV1 – An update. Eur J Biochemistry 271: 1814–1819, 2004.

Cravatt BF, Lichtman AH. The endogenous cannabinoid system and its role in nociceptive behavior. J Neurobiol 61: 149–160, 2004.

Cruccu G, Anand P, Attal N, Garcia-Larrea L, Haanpaa M, Jorum E, Serra J, Jensen TS. EFNS guidelines on neuropathic pain assessment. Eur J Neurology 11: 153–162, 2004.

Cuellar JM, Montesano P, Carstens E. Role of TNF-alpha in sensitization of nociceptive dorsal horn neurons induced by application of nucleus pulposus to L5 dorsal root ganglion in rats. Pain 110: 578–587, 2004.

Devor M. Neuropathic pain: what do we do with all these theories?. Acta Anaesthesiologica Scandinavica 45: 1121–1127, 2001.

Dworkin RH, Backonja M, Rowbotham MC, Allen RR, Argoff CR, Bennett GJ, Bushnell MC, Farrar JT, Galer BS, Haythornthwaite JA, Hewitt DJ, Loeser JD, Max MB, Saltarelli M, Schmader KE, Stein C, Thompson D, Turk DC, Wallace MS, Watkins LR, Weinstein SM. Advances in neuropathic pain – Diagnosis, mechanisms, and treatment recommendations. Arch Neurol 60: 1524–1534, 2003.

Eisenberger NI, Lieberman MD. Why rejection hurts: a common neural alarm system for physical and social pain. Trends in Cognitive Sciences 8: 294–300, 2004.

Fields H. State-dependent opioid control of pain. Nature Reviews Neuroscience 5: 565–575, 2004.

Flor H. Phantom-limb pain: characteristics, causes, and treatment. Lancet Neurology 1: 182–189, 2002.

Goldin AL. Resurgence of sodium channel research. Annl Rev Physiology 63: 871-894, 2001.

Green BG. Temperature perception and nociception. J Neurobiol 61: 13–29, 2004.

Hammes MG, Flatau B, Backer M, Ehinger S, Conrad B, Tölle TR. Investigations on the effect of acupuncture on affective and sensory components of pain in patients with different stages of chronic pain. Schmerz. 16: 103-+, 2002.

Hinz B, Brune K. Pain and osteoarthritis: new drugs and mechanisms. Curr Opin Rheumatol 16: 628–633, 2004.

Hoitsma E, Reulen JPH, de Baets M, Drent M, Spaans F, Faber CG. Small fiber neuropathy: a common and important clinical disorder. J Neurolog Sci 227: 119–130, 2004.

Holzer P. TRPV1 and the gut: from a tasty receptor for a painful vanilloid to a key player in hyperalgesia Eur J Pharmacol 500: 231–241, 2004

Jänig W, Baron R. Complex regional pain syndrome: mystery explained? Lancet Neurology 2: 687–697, 2003.

Jänig W, Baron R. Experimental approach to CRPS. Pain 108: 3–7, 2004.

Jensen TS, Baron R. Translation of symptoms and signs into mechanisms in neuropathic pain. Pain 102: 1–8, 2003.

Klein T, Magerl W, Hopf HC, Sandkühler J, Treede RD. Perceptual correlates of nociceptive long-term potentiation and long-term depression in humans. J Neurosci 24: 964–971, 2004.

Lai J, Porreca F, Hunter JC, Gold MS. Voltage-gated sodium channels and hyperalgesia.

Ann Rev Pharmacol Toxicol 44: 371–397, 2004.

Lewin GR, Lu Y, Park TJ. A plethora of painful molecules. Curr Opin Neurobiol 14: 443–449, 2004.

Lewin GR, Moshourab R. Mechanosensation and pain. J Neurobiol 61: 30–44, 2004.

Lindner V, Deuschl G. Antidepressants and anticonvulsants. Utility profile in pain therapy. Schmerz 18: 53–59, 2004.

Lotsch J, Skarke C, Liefhold J, Geisslinger G. Genetic predictors of the clinical response to opioid analgesics – Clinical utility and future perspectives Clin Pharmacokin 43: 983–1013, 2004.

Mackey SC, Maeda F. Functional imaging and the neural systems of chronic pain. Neurosurg Clin North Am 15: 269, 2004.

McMahon SB, Jones NG. Plasticity of pain signaling: Role of neurotrophic factors exemplified by acid-induced pain. J Neurobiol 61: 72–87, 2004.

Ocana M, Cendan CM, Cobos EJ, Entrena JM, Baeyens JM. Potassium channels and pain: present realities and future opportunities Eur J Pharmacol 500: 203–219, 2004

Ossipov MH, Lai J, King T, Vanderah TW, Malan TP, Hruby VJ, Porreca F. Antinociceptive and nociceptive actions of opioids. J Neurobiol 61: 126–148, 2004.

Ren K, Dubner R. Descending modulation in persistent pain: an update. Pain 100: 1–6, 2002.

Riering K, Rewerts C, Zieglgänsberger W. Analgesic effects of 5-HT3 receptor antagonists Scandinavian J Rheumatol 33 (Suppl 119): 19–23, 2004.

Rogawski MA, Loscher W. The neurobiology of antiepileptic drugs for the treatment of nonepileptic conditions Nature Medicine 10: 685–692, 2004.

Ruscheweyh R, Sandkühler J. Epileptiform activity in rat spinal dorsal horn in vitro has common features with neuropathic pain. Pain 105: 327–338, 2003.

Sah DWY, Ossipov MH, Porreca F. Neurotrophic factors as novel therapeutics for neuropathic pain. Nat Rev Drug Discover. 2: 460–472, 2003.

Sandkühler J. Learning and memory in pain pathways. Pain 88: 113–118, 2000.

Simmons DL, Botting RM, Hla T. Cyclooxygenase isozymes: The biology of prostaglandin synthesis and inhibition. Pharmacolog Rev 56: 387–437, 2004.

Sommer C, Kress M. Recent findings on how proinflammatory cytokines cause pain: peripheral mechanisms in inflammatory and neuropathic hyperalgesia. Neurosci Letters 361: 184–187, 2004.

Staud R. Fibromyalgia pain: do we know the source? Current Opinion in Rheumatology 16: 157–+, 2004.

Wasner G, Schattschneider J, Binder A, Siebrecht D, Maier C, Baron R. Recent trends in understanding and therapy of complex regional pain syndromes. Anaesthesist. 52: 883–895, 2003.

Watkins LR, Maier SF. Beyond neurons: Evidence that immune and glial cells contribute to pathological pain states. Physiolog Rev 82: 981–1011, 2002.

Waxman SG. Transcriptional channelopathies: An emerging class of disorders. Nature Rev Neurosci 2: 652–659, 2001.

Weiss T, Miltner WHR, Liepert J, Meissner W, Taub E. Rapid functional plasticity in the primary somatomotor cortex and perceptual changes after nerve block Eur J Neurosci 20: 3413–3423, 2004

Willoch F, Rosen G, Tölle TR, Oye I, Wester HJ, Berner N, Schwaiger M, Bartenstein P. Phantom limb pain in the human brain: Unraveling neural circuitries of phantom limb sensations using positron emission tomography. Ann Neurol 48: 842–849, 2000.

Willoch F, Schindler F, Wester HE, Empl M, Straube A, Schwaiger M, Conrad B, Tölle TR. Central poststroke pain and reduced opioid receptor binding within pain processing circuitries: a [C-11]diprenorphine PET study. Pain 108: 213–220, 2004.

Woolf CJ. Pain: Moving from symptom control toward mechanism-specific pharmacologic management. Ann Int Med 140: 441–451, 2004.

Xu XJ, Colpaert F, Wiesenfeld-Hallin Z. Opioid hyperalgesia and tolerance versus 5-HT1A receptor-mediated inverse tolerance. Trends in Pharmacological Sciences 24: 634–639, 2003.

2 Anamnese, Vorbefunde, Untersuchung und Abrechnung schmerztherapeutischer Leistungen

Oliver Emrich, Edwin Klaus

2.1 Anamnese, Vorbefunde und Untersuchung

„Chronisch Schmerzkranke sind Patienten, bei denen der Schmerz seine Leit- und Warnfunktion verloren und selbstständigen Krankheitswert erlangt hat, oder bei denen im Rahmen eines inkurablen Grundleidens der Schmerz zum beherrschenden Symptom geworden ist". Diese oder ähnliche Definitionen finden sich in Schmerztherapievereinbarungen, aber auch in der Präambel zur Zusatzbezeichnung „spezielle Schmerztherapie", die der 99. Deutsche Ärztetag am 8. Juni 1996 beschlossen hat. Chronisch Schmerzkranke sind Patienten, die einer besonderen Diagnostik, Behandlung und Betreuung, mithin einer speziellen schmerztherapeutischen Versorgung bedürfen. Hierfür besonders qualifiziert sind Ärzte und Einrichtungen, die spezifischen Qualitätsmerkmalen unterliegen.

2.1.1 Schmerzanamnese

Die Besonderheiten im Umgang mit chronisch Schmerzkranken beginnen bei der Schmerzanamnese. Sie steht in unmittelbarer Verbindung mit der Auswertung der standardisierten Dokumentation, Sichtung der Vorbefunde und einer umfangreichen körperlichen Untersuchung. In der Form unterscheidet sich die speziell schmerztherapeutische Anamnese zwar nicht prinzipiell von beispielsweise einer internistischen Anamnese mit anschließender mehr oder weniger intensiver neuroorthopädischen Untersuchung. Allerdings sind Umfang und Aufwand ungleich höher – für die Erstanamnese ist in der Regel ein Zeitrahmen von 45 bis 90 Minuten zu veranschlagen (im EBM 2005 werden 60 Minuten vorgegeben) – und sie ist eingebettet in Struk-

turqualitätsmerkmale der Einrichtung, Qualifizierung des Leiters der Einrichtung, Anforderungen an Interdisziplinarität (s. u.), Verwendung von standardisierten Evaluationsinstrumenten und Dokumentationssystemen als Merkmale der Prozessqualität und schließlich Outcome bzw. Verlaufsevaluation nach Maßgaben der Erhebung einer Ergebnisqualität (siehe Kapitel 3: Schmerzmessung und -dokumentation).

Das praktische Vorgehen (Verfahrensanweisung) kann z. B. so empfohlen werden:

1. Der Patient wird persönlich vorstellig oder ruft an, um einen Termin zur Schmerzbehandlung zu vereinbaren.
2. Die geschulte Helferin/Sekretärin (algesiologische Fachassistenz – DGS) prüft das aktuelle Behandlungsbedürfnis (akut, schweres Schmerzereignis, ungünstige Prognose bei Verzögerung des Behandlungsbeginns).
3. Die Patientendaten werden notiert, ein Schmerzfragebogen und ein Informationsbrief zum Aufwand des Erstkontakts (Zeit, Bedeutung, Vorlage von Vorbefunden, bildgebende Verfahren, etc.) werden ausgehändigt bzw. verschickt.
4. Der Ersttermin ist für den Patienten exklusiv, keine Störungen.
5. Mit dem Patienten Schmerzfragebogen auf Vollständigkeit und inhaltlich durchgehen, insbesondere auch „eigene" Aufzeichnungen beachten.
6. Abgleich der Vorbefunde auf Vollständigkeit: Patienten mit chronischen Schmerzen benötigen vor der Behandlung neben der Erhebung einer standardisierten Fragebogen-Schmerzanamnese einen erheblichen nichtapparativen diagnostischen Aufwand. Vorbefunde sind meist in großer Zahl vorhan-

den. In schmerztherapeutischen Einrichtungen sollen Vorbefunde, Röntgenbilder (mit Befunden), Krankenhaus- und Kurberichte vom überweisenden Arzt und den mitbehandelnden Kollegen mit der Anmeldung des Patienten zur Verfügung gestellt werden.

7. Körperliche (mit Einschluss neurologisch-orthopädisch-funktioneller) Untersuchung und eingehende psychologisch-psychiatrische und psychosoziale Exploration.

8. Auswertung der erhobenen Daten (Testungen usw.), ggf. Einlesen der Daten in die Praxis-EDV (z. B. Pain-Soft DGS).

9. Schmerzanalyse (Topik, Schmerzart), Arbeitshypothese.

10. Patientenaufklärung, Therapieplanung („veranlasste Maßnahmen"); Patienten mit chronischen Schmerzen sollten – entsprechend den vielfältigen Ursachen und perpetuierenden Faktoren ihrer Krankheit – mit einer Kombination sich ergänzender Verfahren behandelt werden, die sowohl körperliche, seelische als auch soziale Aspekte umfassen. Sinnvolle Medikamente müssen häufig die Basis einer Dauerbehandlung bleiben. Bei vielen Patienten muss jedoch am Anfang der Behandlung ein Entzug von solchen Medikamenten stehen, die für die Chronifizierung der Schmerzkrankheit mitverantwortlich gemacht werden müssen. Voraussetzung invasiver Verfahren ist die Beachtung der Sicherheitsvorkehrungen: Zwischenfallsprophylaxe und -therapie, geschultes Personal, intensivmedizinisches Monitoring, einsatzbereite Notfallmedikamente und einsatzbereites Reanimationsgerät. Für sicheren Heimtransport nach der Überwachung ist bei ambulanten Patienten zu sorgen.

11. Behandlungstermine, Aushändigen eines ersten Schmerztagebuches.

12. Ggf. Diktat des Arztbriefes an den überweisenden Kollegen (z. B. anhand des Schmerzfragebogens).

Bei Folgekonsultationen wird mindestens mit dem Formblatt „Tagesverlaufsbogen", ggf. „Schmerztagebuch" und eigenen Aufzeichnungen dokumentiert. Nach zeitversetzter Patientenaufklärung sind therapeutische Besonderheiten zu beachten: Nach risikobehafteten Methoden (z. B. Psychopharmakainfusion, Regionalanästhesie, operative Verfahren) und bei akuter psychischer Dekompensation sind die Patienten nicht straßenverkehrsfähig.

Schwierige Patienten werden in Praxiskonferenzen und der interdisziplinären Schmerzkonferenz (siehe 2.1.2) vorgestellt, spezielle methodologische Fragestellungen und Therapieentscheidungen in Qualitätszirkeln (siehe 2.1.4) besprochen. In diesem Zusammenhang sind begriffliche Klärungen (schmerztherapeutische Definitionen) notwendig. Die komplette Zusammenstellung der „Schmerztherapeutischen Definitionen" befinden sich im Anhang dieses Kursbuches.

2.1.2 Die interdisziplinäre Schmerzkonferenz

Wichtiges und unverzichtbares Organ der interdisziplinären Zusammenarbeit ist für jeden praktisch tätigen Schmerztherapeuten die Schmerzkonferenz/das schmerztherapeutische Kolloquium, eine regelmäßig tagende Konsiliarkonferenz, die primär der konkreten Patientenbehandlung dient und an der Ärzte der tangierten verschiedenen Fachgebiete (i.d.R. Algesiologen, Anästhesiologen, Orthopäden, Neurologen, Neurochirurgen, Chirurgen, Internisten, Allgemeinmediziner, etc.), klinische Psychologen (obligat, wenn sie psychologische Schmerztherapie betreiben) und Physiotherapeuten teilnehmen. Die Konferenz ist „nach außen offen", so dass jederzeit alle Interessierte Zugang haben. Sie sollte mindestens monatlich tagen.

In der Konferenz werden besonders problematische Patienten vorgestellt. Gemeinsam werden weitere diagnostische Maßnahmen und das therapeutische Vorgehen besprochen. Es wird empfohlen, die

Diskussion um das weitere Vorgehen nach der persönlichen Fallaufbereitung mit dem Patienten, anschließend ohne dessen Anwesenheit zu diskutieren und dem vorstellenden Arzt die weitere Behandlungs- bzw. Aufklärungskompetenz mit Übermittlung der Besprechungsinhalte zu überlassen (Abb. 1).

Ort, Daten und Uhrzeit dieser Konferenzen stehen fest, so dass sich Kolleginnen und Kollegen auf die regelmäßige Teilnahme einrichten können. Teilnehmer und Inhalte werden dokumentiert.

Seit Februar 2004 übernehmen einige Krankenkassen die entstehenden Kosten für die interdisziplinäre Schmerzkonferenz.

Die Deutsche Gesellschaft für Schmerztherapie (DGS) hat über die Gesellschaft für algesiologische Fortbildung (GAF) mbH einen Vertrag über integrierte Versorgung (s. u.) nach § 140 SGB V bezüglich „Interdisziplinärer Schmerzkonferenzen" (ISK-Vertrag) geschlossen. Dies war bundesweit der erste Vertrag über „integrierte Versorgung" nach Einführung des Gesundheitsmodernisierungsgesetzes mit Novellierung des Sozialgesetzbuchs 5 vom 1.1.2004. Es regelt detailliert die Beantragung der Moderation, die Teilnahme und die Vorstellung des Patienten sowie die Nachexploration nach Behandlung. Der Vertrag wurde zunächst mit der Techniker-Krankenkasse

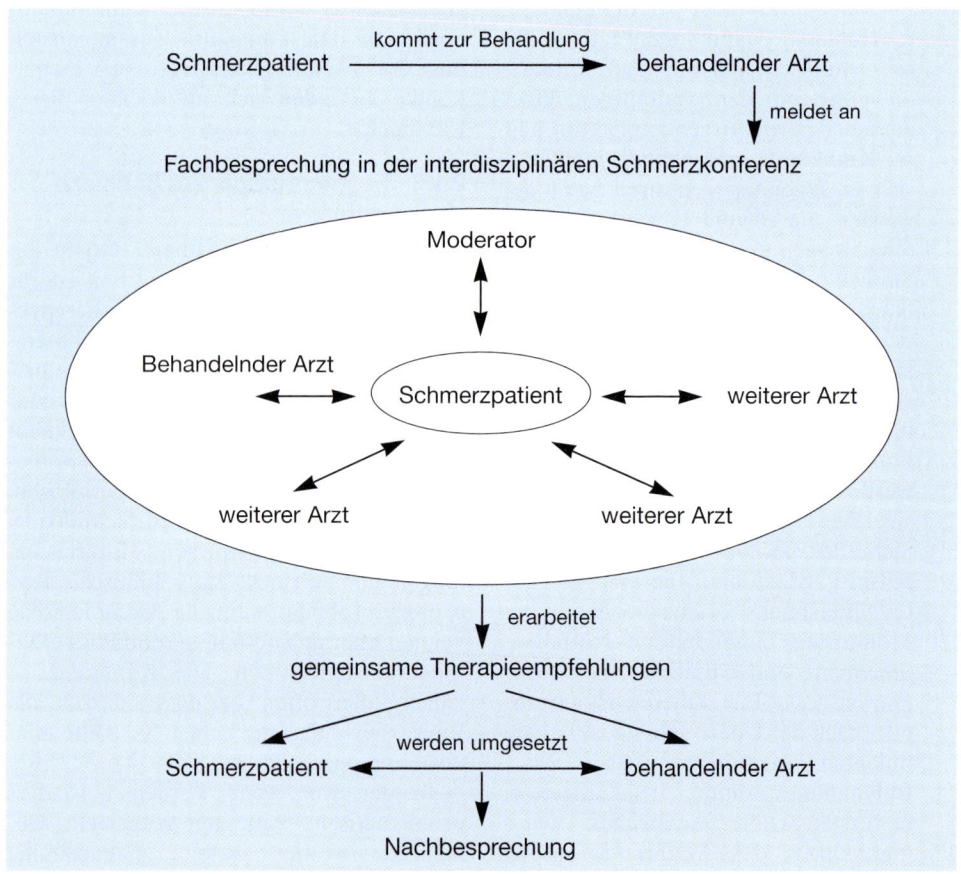

Abb. 1: Ablauf einer interdisziplinären Schmerzkonferenz.

(TK), dem Bundesverband der Betriebskrankenkassen (BV BKK), der BKK Siemens und der BKK Gesundheit abgeschlossen. Andere Kassen werden diesem Beispiel sicherlich folgen. Die bessere Alternative wäre aber, die Honorierung von Schmerzkonferenzen in die solidarische Regelversorgung der Leistungsverzeichnisse (z. B. EBM, GOÄ, UV-GOÄ) zu überführen.

2.1.3 Schmerztherapeutische Einrichtungen

Schmerztherapeutische Einrichtungen sind Schmerzpraxen, Schmerzambulanzen, Schmerzabteilungen und Schmerzkrankenhäuser, die sich mit Prävention, Diagnostik und Therapie chronischer Schmerzkrankheiten befassen und spezielle Anforderungen erfüllen. Die fachlich verantwortlichen Leiter sind Algesiologen DGS/DGSS. Es werden algesiologische Standards angewendet und es werden überwiegend Schmerzpatienten behandelt. Schmerzkrankenhäuser, tagesklinische Einrichtungen, Schmerzambulanzen an Kliniken und Schmerzstationen sind dabei interdisziplinär arbeitende Einrichtungen, die ausschließlich Schmerzpatienten versorgen und in denen Ärzte aus mindestens drei medizinischen Gebieten, algesiologisch qualifizierte Psychologen und Physiotherapeuten zusammenarbeiten. Regelmäßige algesiologische Fortbildung ist für alle Algesiologen DGS/DGSS verbindlich (siehe auch 2.2.6).

2.1.4 Qualitätszirkel

Qualitätszirkel dienen der kollegialen Selbstkontrolle und Supervision bei der Umsetzung der algesiologischen Standards. Die Teilnahme an bestehenden oder noch zu gründenden Qualitätszirkeln wird dringend empfohlen. Am besten werden diese Qualitätszirkel sowie die Fortbildungen in den Rahmen der lokalen bzw. überregionalen Netzstrukturen (Ärztenetze, Vernetzung) eingebunden (ggf. vertraglich).

Die Schmerzmessung und -dokumentation im Rahmen der Diagnostik und Thera-

pie von Schmerzpatienten ist in Kapitel 3 ausführlich dargestellt.

2.2 Abrechnung schmerztherapeutischer Leistungen

Wenn man von Abrechnung schmerztherapeutischer Leistungen spricht, kann man dies nur vor dem Hintergrund der politischen und berufspolitischen Vorgaben tun. Einschneidende Veränderungen haben hier das Gesundheitsmodernisierungsgesetz vom 1.1.2004, die dadurch bedingten Änderungen des fünften Sozialgesetzbuchs (SGB V) und die Beschlüsse des 107. deutschen Ärztetages gebracht.

Die am 1.1.2004 in Kraft getretenen Änderungen des SGB V betreffen unter anderem eine Praxisgebühr als Steuerungsinstrument des Zugangs zum Gesundheitssystem und erhöhte Zuzahlungen für den Therapie- und den Medikamentenbereich sowie für Heil- und Hilfsmittel. Bis 2 % des Bruttoeinkommens (auch von der gemeinsam veranschlagten Rente in Ehen) sind für die Zuzahlungen aufzubringen. Bei chronisch Kranken reduziert sich diese Zuzahlung auf 1 % des Jahresbruttos. Als chronisch krank gelten Patienten mit Dauerbehandlungsbedürftigkeit und mindestens Pflegestufe II, 60 % MdE oder dauernder schwerer Einbuße der Lebensqualität bei Nichtbehandlung. Die dafür nötige gutachterliche Stellungnahme des Behandlers ist auf Mustervordruck 55 der Krankenkasse zu vollziehen. Mittlerweile gibt es großzügige Ausnahme- und Befreiungsregelungen bei Teilnahme an Disease Management Programmen (DMP) bzw. Verträgen der integrierten Versorgung nach § 140 SGB V.

Indes war der Reformeifer so groß, dass auch notwendige Medikamente, die nicht rezeptpflichtig, aber apothekenpflichtig sind, von der Verordnungsfähigkeit generell ausgeschlossen wurden. Dies betraf z. B. zunächst auch niedrig dosierte Schmerzmittel, Infusionsträgerlösungen, fast alle Lokalanästhetika, antiobstipative Medikamente auch unter Opioidtherapie sowie naturheilkundliche und homöopathische Medikamente. Die Möglichkeit des Krankentransports, auch nach „Blockaden", war aufgehoben. Diese Härten konnten, weil medizinisch völlig unbegründet, teilweise durch den massiven Protest u. a. der DGS und im direkten Kontakt in der Diskussion mit den Entscheidungsträgern gemildert werden: Krankentransporte sind jetzt als antragsgebundene Leistung nach interventioneller Schmerztherapie wieder möglich, und die meisten der zunächst in den Selbstzahlerbereich „verbannten" schmerztherapeutisch relevanten Medikamente sind wieder auf Kosten der gesetzlichen Krankenversicherung (GKV) verordnungsfähig, sofern sie in der Liste des Bewertungsausschusses vom 16.3.2004 stehen bzw. als Therapiestandard für definierte Krankheiten und Behandlungen gelten.

Regionale Vorschriften der KVen sind unbedingt nachzufragen und zu berücksichtigen, z. B. sind vielerorts Lokalanästhetika für die Schmerztherapie nur noch für den Akutfall auf Sprechstundenbedarf zu beziehen, ansonsten aber individuell auf den Patienten zu verordnen. Die Lektüre der aktuellen KV-Mitteilungen ist für Vertragsärzte jederzeit unerlässlich.

Neben der massiven Verunsicherung der Patienten, einer nachhaltigen Erschütterung des Vertrauens in die Politik (dies zeigen Umfragen), hat diese Gesundheitsreform dazu geführt, dass Patienten tatsächlich Arztbesuche aufschieben bzw. ganz vermeiden. So gingen die Patientenzahlen vor allem im fachärztlichen Sektor um 5–20 % zurück. Der Anteil verordneter Medikamente schrumpfte bei einem gleichzeitigen Anwachsen des OTC-Bereichs. Nicht nur für die Schmerztherapie heißt dies: Die Patienten behandeln sich wieder vermehrt selbst.

Der 107. deutsche Ärztetag hat ebenfalls einschneidende Änderungen z. B. der Musterberufsordnung beschlossen. So wird u. a. die strikte Bindung an einen einzigen Praxissitz aufgegeben. Möglich sind bis zu zwei

weitere Tätigkeitsorte, überörtliche Gemeinschaftspraxen, Teilgemeinschaftspraxen und andere erweiterte Kooperationsformen. Hier ist für die Ausgestaltung von Kooperationen ein erweiterter Spielraum geschaffen worden. Die berufsrechtliche Umsetzung wird hier noch einige konkrete Möglichkeiten definieren müssen. Neu eingeführt wurde auch eine Fortbildungsverpflichtung (Fortbildungszertifikat), die jetzt Qualitätsmerkmale der ärztlichen Weiterbildung normiert. Eine solche ständige Rezertifizierung haben sich die Algesiologen DGS (siehe Definitionen im Anhang) und die von Ihnen geschaffenen Schmerztherapievereinbarungen bereits seit 1991 als Grundvoraussetzung für die Teilnahme an Versorgungsverträgen und das Führen von Zusatzbezeichnungen definiert.

2.2.1 Gebührenordnung für Ärzte (GOÄ)

Erbringt eine Ärztin/ein Arzt eine medizinische Leistung im Sinne einer ärztlichen Diagnostik oder Behandlung, muss sie/er nach der Berufsordnung für Ärzte dafür eine Honorierung verlangen. Die Grundlage für diese Honorarforderung ist für Privatpatienten, d. h. in der Regel für Patienten mit einem Erstattungsanspruch an private Krankenversicherungen oder mit Beihilfeanspruch, (Noch-)Beamte der Post(B) und Deutschen Bahn sowie Selbstzahlende (sofern dies auf ausdrücklichen Wusch mit dem Patienten vereinbart worden ist) auch gesetzlich Krankenversicherte die GOÄ. Die GOÄ gilt nach § 13 SGB V auch für GKV-Patienten, die nach den Neuregelungen des Gesundheitsmodernisierungsgesetzes 2004 Kostenerstattung gewählt haben.

Die derzeitig amtliche Fassung der GOÄ stammt aus dem Jahr 1996, wird aber durch den Zentralen Konsultationsausschuss für Gebührenfragen bei der Bundesärztekammer fortlaufend aktuell gehalten und ggf. kommentiert. Eine Sonderrolle kommt der Gesetzlichen Unfallversicherung zu, für die eine sog. UV-GOÄ gilt. Dieses Regelwerk wurde erst 2001 novelliert.

Die Leistungsziffern der GOÄ stimmen leider mit den Ziffern des Einheitlichen Bewertungsmaßstabs (EBM) nicht überein. Dies macht den Umgang mit den Ziffern und ihren inhaltlichen Definitionen bislang äußerst schwierig. Die einzelnen Leistungen sind mit einem festen Geldwert bemessen, der je nach Aufwand mit einem Steigerungsfaktor multipliziert werden kann. „Die Höhe der einzelnen Gebühr … bemisst sich nach dem Einfachen bis Dreieinhalbfachen des Gebührensatzes … Der Punktwert beträgt 5,82873 Cent". Für die persönlich erbrachten Leistungen gilt ein Begründungsschwellenwert, der für höhere als den Multiplikator 2.3 besondere Angaben über zeitlichen Aufwand, Schwierigkeit oder besondere Umstände verlangt. In diesen Fällen ist bis zum 3,5fachen Steigerungssatz eine entsprechende Begründung erforderlich. Noch höhere Multiplikatoren sind nach der neuesten Rechtssprechung ohnehin in der Regel schon seit 1991 nicht mehr zulässig. Im Gegensatz zum EBM sind qualitative Vorraussetzungen zur Abrechnung z. B. der anästhesiologischen Leistungen nicht ausgeführt und es gibt grundsätzlich auch keine Plausibilitätsdefinitionen oder Mengenbegrenzungen. Allerdings mehren sich die Überprüfungen von überhöht bewerteten und nicht evidenzbasierten Therapien in Abrechnungen durch Gutachter der privaten Krankenversicherungen (PKV).

Wenig bekannt ist, dass in der GOÄ schon Definitionen vorkommen, die erst später vom Gesetzgeber in das SGB V implementiert wurden und die Ärzteschaft substanziell beschäftigen: Vergütungen darf der Arzt nur für Leistungen berechnen, die nach den Regeln der ärztlichen Kunst (evidence based?) für eine medizinisch notwendige (Merke: nicht „sinnvoll"!) ärztliche Versorgung erforderlich sind. Ein weiterer deutlicher Unterschied zum EBM besteht auch in der Möglichkeit analoger Bewertungen von Leistungen, die bislang nicht explizit in der GOÄ aufgeführt sind. § 6 Abs. 2 regelt deswegen die analoge Bewer-

tung von bislang definierten Leistungen: „Selbstständige ärztliche Leistungen, die in das Gebührenverzeichnis nicht aufgenommen sind, können entsprechend einer nach Art, Kosten und Zeitaufwand gleichwertigen Leistung des Gebührenverzeichnisses berechnet werden." Wichtig ist hier die formale Bezeichnung: Im Text muss die Leistungsbeschreibung exakt erfolgen (s. u.) und dann mit dem Zusatz „entsprechend Ziffer …" z. B. 30 bzw. 31 u. a.) versehen werden. Der Ansatz von Phantasieziffern, z. B. A 30 oder A 31, ist derzeit für schmerztherapeutische Leistungen noch nicht beschlossen.

Ein besonderes Kapitel „Schmerztherapie" gibt es in der GOÄ bislang nicht, obwohl der 99. Deutsche Ärztetag im Juni 1996 in Köln die Zusatzbezeichnung „Spezielle Schmerztherapie" eingeführt und Inhalte definiert hat. Mittlerweile ist die Zusatzbezeichnung in allen Landesärztekammern umgesetzt worden, hat jedoch im Gegensatz zur GKV (Schmerztherapievereinbarungen) leider noch keinen Niederschlag in das Leistungsverzeichnis genommen.

Erst in jüngster Zeit konnte die Diskussion um die analoge Bewertung der algesiologischen Erstdiagnostik und Verlaufsbeobachtung von chronisch Schmerzkranken erneut aufgenommen werden. Immer wieder kommt es aber noch zur Ablehnung von analogen Bewertung nach Ziffer 30 und 31 GOÄ.

Der offiziell vorliegende Vorschlag der DSG/DGfA und des VDÄÄ dazu lautet wie folgt:

▶ A 30 – Erhebung der algesiologischen Schmerzanamnese, einschließlich der Anwendung und Auswertung standardisierter und evaluierter Schmerzfragebögen, der Auswertung von Fremdbefunden, Durchführung einer Schmerzanalyse und differenzialdiagnostische Abklärung der Schmerzkrankheit, Therapieplanung, Beratung, ggf. unter Einbeziehung von Bezugspersonen (Dauer mindestens 60 Minuten, einmal im Jahr abrechnungsfähig): 900 Punkte Euro 1fach: 52,46 (es gelten entsprechend auch die Zifferausschlüsse der GOÄ Ziffer 30).

▶ A 31 – Algesiologische Folgeanamnese einschließlich der Anwendung und Auswertung standardisierter und evaluierter Schmerztagebücher oder von den Fachgesellschaften empfohlener Tagesverlaufsbögen, mit Überprüfung des Therapiekonzepts und ggf. Planung weiterer algesiologischer Maßnahmen, ggf. unter Einbeziehung von Bezugspersonen (Dauer mindestens 20 Minuten, höchstens zweimal in sechs Monaten berechnungsfähig, einschließlich schriftlicher Aufzeichnung/Dokumentation): 300 Punkte Euro 1fach: 17,49 (es gelten entsprechend auch die Zifferausschlüsse der GOÄ Ziffer 31).

Neben dem Vorschlag der DGS/-DGfA/VDÄA zur Bewertung des Mehraufwandes einer qualitätsorientierten Umsetzung algesiologischer Standards sind selbstverständlich alle anderen (vollständig) erbrachten Leistungsdefinitionen unter der Beachtung ihrer spezifischen Inhalte und Leistungsausschlüsse abrechenbar. In diesem Zusammenhang wird auf die jeweiligen Kapitel der Gebührenordnung für Ärzte (GOÄ) verwiesen.

Dass gewisse Fortschritte durch den nachhaltigen Einsatz der jeweiligen Fachverbände möglich sind, zeigt die Einführung von Ziffern für Akupunktur zur Schmerztherapie (269 und 269a) und die Möglichkeit, anästhesiologische Leistungen auch zur Behandlung von chronischen Schmerzen ansetzen zu dürfen. Die Erfahrung lehrt jedoch, dass es wahrscheinlich noch etliche Jahre und Mühe kosten wird, im gemeinsamen Konsultationsausschuss von PKV und Bundesärztekammer (BÄK) die Erkenntnis reifen zu lassen, dass Schmerztherapie sich nicht in der Anwendung von anästhesiologischen „Stechleistungen" erschöpft. Zwar ist die derzeitig gültige Fassung der GOÄ (übrigens wie der EBM) 1996 neu aufgelegt worden, allerdings ist im Gegensatz zum

EBM (EBM 2000 plus) noch keine grundlegende Novelle in Sichtweite, obwohl derzeit von den Versicherern angemahnt.

Vor jeder Privatbehandlung sollte der Patient über den Umfang der Behandlung und deren Inhalt informiert werden, sein Einverständnis erteilen und ggf. auch auf die Tatsache hingewiesen werden, dass die Abrechungsdaten über eine private Verrechnungsstelle abgerechnet werden. Auch dazu muss der Patient sein Einverständnis erteilen, sonst ist er nicht zur Zahlung verpflichtet. Im Rahmen der Aufklärung des Patienten vor Aufnahme der Behandlung sollte auch besonders darauf hingewiesen werden, dass die oben genannten analogen Ziffern („entsprechend 30" und „entsprechend 31", mit der jeweiligen Inhaltsdefinition) zur Abrechnung kommen werden. Der Patient hat damit Gelegenheit diese Leistungen im Vorfeld mit seinem Kostenträger im Hinblick auf die Erstattungsfähigkeit abzuklären.

2.2.2 Gutachterliche Tätigkeit

Schmerztherapeutische Gutachten reichen von einfachen Auskünften bis hin zu schwierigen Zusammenhangsgutachten (Attest, Formulargutachten, freie Gutachten). In der Sozialgerichtsbarkeit werden umfangreiche Gutachten von Schmerztherapeuten nur selten als primäre Gutachten angefordert, es sei denn, der Erstbegutachtende, Orthopäde, Neurologe, Psychiater etc. wäre gleichzeitig spezieller Schmerztherapeut. Deshalb ist der „spezielle Schmerztherapeut derzeit noch häufig das letzte Glied in einer langen Kette sich zum Teil widersprechender Gutachten, wenn der objektive Organbefund eine erhebliche Diskrepanz zu den geklagten Beschwerden aufweist. Letzteres ist allerdings bei chronischen Schmerzkrankheiten nicht selten der Fall. Deswegen sind schmerztherapeutische Gutachten ganz besonders häufig schwierige Zusammenhangs- und Plausibilitätsgutachten, die eine besonders eingehende Würdigung der Krankenakte, der Vorgutachten und der Literatur erfordern, um dies zusammen mit der Anamnese und Befunderhebung objektiv beurteilen zu können. Eine der wichtigsten Grundlagen sind die „Anhaltspunkte für die ärztliche Gutachtertätigkeit" im sozialen Entschädigungsrecht und nach dem Schwerbehindertengesetz (siehe dazu auch www.uwendler.de).

Die Liquidation im ärztlichen Begutachterwesen ist nicht ganz einheitlich. Grundsätzlich wird nach dem Gesetz über die Entschädigung von Zeugen und Sachverständigen (ZSEG) das Verfassen des Gutachtens nach Stundensätzen gestaffelt nach Schwierigkeitsgraden (25–52 Euro pro Stunde) vergütet. Zusätzlich sind technische und Untersuchungsleistungen nach GOÄ sowie Kosten (Kopien usw.) ansetzbar. Grundsätzlich rechnen auch die Sozialgerichte mit diesen Sätzen, haben jedoch genau die für eine Tätigkeit plausible Richtzeit definiert. Für gutachterliche Aussagen an private Versicherer (Lebensversicherungen etc.) gibt es jedoch in der Regel keine Verträge oder gesetzliche Grundlagen. Es empfiehlt sich deshalb mit der anfordernden Gesellschaft ein freies Honorar vorab auszuhandeln, weil die angebotenen Honorare den Aufwand oft nicht decken.

2.2.3 Individuelle Gesundheitsleistungen (IGeL)

Nach den Bestimmungen des § 12 SGB V dürfen zu Lasten der GKV ausschließlich medizinische Leistungen erbracht werden, die das Maß des Notwendigen nicht überschreiten. Alle bislang zwischen kassenärztlicher Bundesvereinigung (KBV) und Krankenkassen konsentierten notwendigen Leistungen sind im EBM (s. u.) aufgeführt. Der Ausschuss „Neue Untersuchungs- und Behandlungsmethoden" (NUB) bei der KBV entscheidet in regelmäßigen Abständen über die Übernahme von bislang nicht im EBM abgebildeten oder 1996 ausgegliederten Leistungen. Einer der nächsten neu integrierten Positionen könnte die Akupunktur zur Schmerztherapie sein, da sich die Wirksamkeitsnachweise im Rahmen der derzeit laufenden Modellversuche mehren.

Medizinisch sinnvolle (aber im Sinne der Leistungskataloge nicht notwendigen) Zusatzleistungen, die nicht im EBM enthalten sind, können dem Patienten als Selbstzahlerleistungen angeboten werden.

Neuerdings versuchen etliche Versicherer, diese Lücke im GKV-Angebot durch Zusatzversicherungen für Naturheilverfahren und/oder Homöopathie zu schließen. Der behandelnde Arzt sollte sich darüber genau informieren und neue Entwicklungen im Auge behalten. Interessant sind solche Versicherungen sicherlich für Patienten, die einen Großteil ihrer Gesundheitsleistungen aus diesem Metier beziehen. Der Umfang solcher Versicherungen kann neben den ärztlichen Leistungen auch Hilfsmittel und Medikamente aus diesen Gebieten umfassen, die im Rahmen der GKV nicht mehr erstattungsfähig sind.

Generell müssen diese Selbstzahlerleistungen bei Versicherten der GKV als sog. IGeL nach GOÄ-Positionen abgerechnet werden. Vorher allerdings muss der Patient über die Art der Behandlung und die damit verbundenen Kosten schriftlich aufgeklärt worden sein. Entsprechende Formulare oder Formulierungsvorschläge sind bei der Geschäftsstelle der DGS (Deutsche Gesellschaft für Schmerztherapie e. V., Adenauerallee 24, 64110 Oberursel) erhältlich.

2.2.4 Gebührenordnung der Unfallversicherungsträger (UV-GOÄ)

Wenn Patienten durch Berufskrankheiten oder Arbeits- bzw. Betriebs- und Wegeunfälle zu chronischen Schmerzpatienten geworden sind, sind nicht die gesetzlichen und privaten Krankenkassen, sondern die Berufsgenossenschaften oder sonstigen Unfallversicherungsträger für die Kostenerstattung zuständig. Für Beschäftigte des Gesundheitswesens ist dies z. B. die BG Gesundheit und Wohlfahrtspflege. Abgerechnet wird nach der sog. UV-GOÄ. Die genaue Bezeichnung lautet „EURO-Gebühren der besonderen Gebührenordnung für Ärzte im Rahmen der Leistungs- und

Kostenabrechnung mit den Unfallversicherungsträgern". Der GOÄ so sehr ähnelnde Name könnte nahe legen, es handele sich um ein wenig unterschiedliches oder dasselbe Leistungsverzeichnis. Tatsache ist jedoch, dass diese erst am 1.5.2001 novellierte Gebührenordnung dieser Kostenträger mit den Leistungspositionen der GOÄ (s. o.) nur ab dem Kapitel C Sonderleistungen in etwa identisch bzw. stark daran orientiert scheinen. Die UV-GOÄ unterscheidet sich von der GOÄ auch dadurch, dass die ausgewiesenen Euro-Beträge keinen Steigerungsfaktor zulassen, d. h. Endbeträge sind. Nicht-D-Ärzte können keine Erstbegutachter von Unfällen sein und rechnen in der Kolonne a (allgemeine Heilbehandlung) mit evtl. Kostenerstattungen der Kolonne b (besondere Kosten) ab. D- und H-Ärzte sind obligatorische Erstbegutachter (besondere Heilbehandlung) und rechnen die Kolonne b und Kolonne c ab.

Wie in der GOÄ 96 ist die Schmerztherapie abgesehen von z. B. physikalisch-medizinischen, physiotherapeutischen und anästhesiologischen Leistungen in keinster Weise abgebildet. Deshalb muss in jedem Einzelfall die Möglichkeit der analogen Bewertung nach GOÄ 96 (s. o.) mit dem jeweiligen UV-Träger abgeklärt und vereinbart werden.

2.2.5 Einheitlicher Bewertungs-maßstab (EBM)

Die wichtigste Grundlage der Abrechnung des Schmerztherapeuten ist der EBM. Er ist der Leistungskatalog, der die mit Punktwerten bewerteten Leistungskomplexe und Einzelleistungen definiert, die gegenüber den gesetzlichen Krankenkassen über die kassenärztlichen Vereinigungen abgerechnet werden können. Der EBM ist gleichzeitig der Katalog von Leistungen, auf die alle gesetzlich Versicherten einen Anspruch haben. Leistungen, die sie darüber hinaus beanspruchen fallen nicht unter die Leistungspflicht der gesetzlichen Krankenkassen.

Die Kostenträger im Gesundheitswesen (private und gesetzliche Krankenkassen,

Versicherungen, öffentliche Auftraggeber u. a.) hatten bis 2005 dem besonderen Aufwand der algesiologischen Versorgung von chronisch Schmerzkranken entweder gar nicht oder nicht ausreichend Rechnung getragen. Mit der Einführung des EBM 2005 (am 1.4.2005) werden nun einige der in den Fachverbänden konsentierten Standards der algesiologischen Diagnostik, Therapie und Patientenbetreuung in den Katalog der GKV-Leistungen (nicht PKV-Leistungen und Leistungen anderer Kostenträger) aufgenommen. Zwei neue Leistungspositionen wurden eingeführt:

► 30700 Zuschlag zum Ordinationskomplex für die umfassende schmerztherapeutische Versorgung chronisch schmerzkranker Patienten und

► 30701 Zuschlag zum Ordinationskomplex für die Fortführung einer umfassenden schmerztherapeutischen Versorgung chronisch schmerzkranker Patienten.

Eine Qualitätssicherungsvereinbarung (s. u.) zur schmerztherapeutischen Versorgung chronisch schmerzkranker Patienten nach § 135 SGB V regelt dazu die Qualität der Versorgung jetzt für alle gesetzlichen Krankenkassen. Bislang galt analog in diesem Segment außerhalb des gültigen EBM die sog. Schmerztherapievereinbarung, wie sie bisher als Anlage 12 zum Arzt-Ersatzkassenvertrag von 1994 und 1997 für Versicherte der Ersatzkassen (VdAK) abgeschlossen war. Dieser Schmerztherapievereinbarung hatten sich in der Vergangenheit viele Primärkassen nicht angeschlossen, so dass eine flächendeckende Gültigkeit solcher Verträge nicht gewährleistet war.

Schon der bisherige EBM 1996 war kein Verzeichnis mit festen Honoraren oder gar Euro-Beträgen für erbrachte Leistungen. Er kalkuliert Punktwerte nach den Vorgaben des Bewertungsausschusses der KBV und der Spitzenverbände der Krankenkassen. Das letztendlich tatsächlich resultierende Honorar wird nach regional unterschiedlichen Honorarverteilungsmaßstäben (HVM) von den KVen festgesetzt. Diese HVM sind getrennt in eine hausärztliche und fachärztliche Gesamtvergütung.

Im neuen EBM 2000 plus, besser EBM 2005, weil er am 1.4.2005 in Kraft getreten ist, wird diese Entwicklung weiter fortgesetzt. Die Sektoren haus- und fachärztlicher Bereich werden strikt exklusiv. Darüber hinaus sind nur arztgruppenübergreifende allgemeine Leistungen und z. T. qualitätsgebundene spezielle Versorgungsbereiche abrechenbar. Der EBM 2005 markiert den vorläufigen Endpunkt einer jahrelangen Diskussion um Methoden zur Begrenzung von Mengenausweitungen. Auf politischen Druck waren schon am 1.7.2003 die für 14 Arztgruppen 1997 festgelegten Budgets aufgehoben worden, allerdings mit der Maßgabe, dass die angeforderte Punktmenge die vormals bestehenden Budgets nicht um mehr als 5 % überschreiten durften. Individuelle Richtgrößen treten an deren Stelle. Der EBM 2005 soll nun innerhalb von „Regelleistungsvolumina" (RLV) feste Punktbewertungen garantieren. Ein kalkulatorischer Arztlohn wurde deshalb den Bewertungen zugrunde gelegt unter Berücksichtigung des bisherigen Verfahrensgrundsatzes der KBV bei Plausibilitätskontrollen von 48.555 Minuten Arbeitszeit pro Quartal bzw. 960 Minuten pro Tag. Die Diskussion um die Bewertung der „Arztminute" und heftige Proteste gegen manche Neuregelungen haben zu der jetzt fünfjährigen Vorlaufzeit bzw. Verzögerungszeit des neuen EBM 2005 beigetragen.

Um die Komplexität der Bestimmungen systematisch durchschauen zu können, muss man einige „Prinzipien" des EBM 2005 verstehen:

▶ Der EBM beginnt im Kapitel I.1 mit den „Allgemeinen Bestimmungen" über die abrechnungsfähigen Leistungen bzw. Leistungskomplexe. Analoge Bewertungen von Leistungen sind und bleiben definitiv ausgeschlossen. Es dürfen nur auf Kosten der Krankenkasse Leistungen erbracht werden, die im Katalog der Leistungen (EBM) tatsächlich aufgeführt sind. Der Katalog ist „abschließend".

Diese Regelung ergibt sich aus § 87 SGB V. Dort nicht aufgeführte Leistungen („Verzeichnis der nicht gesondert abrechenbaren Leistungen") fallen aber möglicherweise dann in den Bereich der IGeL-Leistungen (siehe dort). Eine spezielle Ordinationsziffer für Schmerztherapeuten fehlt weiterhin. Facharzt und Fachkundenachweise, mithin definierte Qualifizierungen, sind der Anker der Einteilung in die anerkannten Facharzt/Hausarztgruppe. Es werden drei Bereiche von Leistungen definiert: arztgruppenübergreifende allgemeine Leistungen (Hausbesuche, Berichte u.a.), arztgruppenspezifische Leistungen (die nur von der Arztgruppe abrechenbar sind, z. B. Anästhesieleistungen) und arztgruppenübergreifende spezielle Leistungen, die an weitere Spezialisierung geknüpft sind (Schmerztherapie).

▶ Kapitel I.2 legt fest, dass nur vollständig erbrachte Leistungen mit dazugehörigen Diagnosen abgerechnet werden können und definiert für viele Leistungen eine Berichtspflicht an den Hausarzt.

▶ Kapitel I.3 definiert wie bisher den Behandlungsfall als das Quartal der erbrachten Leistung und den Krankheitsfall der quartalsübergreifend sich exklusiv auf die Erkrankung bezieht. Der Bundesmantelvertrag § 25.1 definiert den Krankheitsfall für die Dauer eines Jahres.

▶ Des Weiteren werden in Kapitel I.4 der Arzt-Patient-Kontakt, die Altersgruppenzugehörigkeit (Säugling bis Erwachsener) und die Begriffe Ordinationskomplex bzw. Konsultationskomplex definiert. Wichtig und neu ist die Vorraussetzung der Abrechnung von Leistungskomplexen an (apparative) Vorraussetzungen der Einrichtung. Für Gemeinschaftspraxen und Vertragsärzte mit mehreren Zulassungen gelten besondere Vorschriften (Kap I.5–6).

▶ Wichtig ist für Schmerztherapeuten auch Kap I.7, wo festgehalten wird, welche Kosten in den Behandlungsziffern enthalten sind. Nicht enthalten sind z.B. Einmalinfusionsbestecke, Katheter etc.

▶ Die eigentlichen Ziffern beginnen im Kapitel II Arztgruppenübergreifende Leistungen, II.1 Allgemeine Leistungen mit Ziffer 00110 Unvorhergesehene Inanspruchnahme des Vertragsarztes.

Die vertragsärztliche Tätigkeit ist auf das jeweilige Fachgebiet begrenzt. Zusätzlich sind die arztübergreifenden allgemeinen und die fachübergreifenden speziellen Leistungen, als spezielle Versorgungsbereiche ansetzbar, zum großen Teil an den Nachweis von Qualifikationen geknüpft. Die Mehrzahl der Einzel- und Komplexleistungen wird mit konkreten Zeitvorgaben hinterlegt, so dass das ärztliche Zeitmanagement völlig transparent wird.

Beispiel: Ein Anästhesist ohne weitere Zusatzbezeichnungen und mit der alleinigen Qualifikation „spezielle Schmerztherapie" kann ausschließlich Leistungen aus dem allgemeinen Teil z.B. 02360 Anwendung von Lokalanästhetika, 02510f Physikalische Therapien, Anästhesieleistungen aus Kap III.b.5.2, beginnend mit 05210–05215 Ordination altersgestaffelt und Konsultation, Beratung, Erörterung und/oder Abklärung Schmerztherapie 05220 (Dauer 10 Minuten) und nur zusammen mit Leistungen aus Kapitel 30.7 Schmerztherapie zum Ansatz bringen. Weitere Leistungen z.B. aus den Gebieten Chirotherapie, Psychosomatik und spezielle Schmerzziffern sind jeweils an eigene Qualitätssicherungsmaßnahmen geknüpft, z.T. sogar als fachfremd eingestuft.

2.2.6 Schmerztherapievereinbarung und Entwicklung einer Qualitätssicherungsvereinbarung gemäß § 135 SGB V

Zur „Armierung" von Komplexziffern für die umfassende schmerztherapeutische Versorgung des Kapitels 30.7 EBM 2005 wurde eine Qualitätssicherungsvereinbarung zwischen der KBV und den Spitzenverbänden der Krankenkassen zur schmerz-

therapeutischen Versorgung chronisch schmerzkranker Patienten geschlossen. Dazu bedarf es einiger historischer Bemerkungen.

Da seit Gründung der ersten Schmerzpraxen in Deutschland (Jungck, Hamburg und Flöter, Frankfurt) in den 1980er-Jahren der besondere Aufwand der Diagnostik und Therapie von chronisch Schmerzkranken nicht abrechenbar war, musste notgedrungen mit den Kostenträgern konkret über Lösungsmöglichkeiten außerhalb der Gebührenordnungen verhandelt werden. 1991 konnte so durch den besonderen Einsatz von D. Jungck in Hamburg die „Vereinbarung über die ambulante Behandlung chronisch schmerzkranker Patienten" (sog. Schmerztherapievereinbarung) abgeschlossen werden, zunächst mit allen dortigen Primärkassen. 1994 wurde diese Vereinbarung bundesweit als Anlage 12 zum Arzt-Ersatzkassenvertrag, allerdings jetzt nur mit den Ersatzkassen, vertraglich vereinbart. Diese Vereinbarung wurde 1997 novelliert und galt bis zum Inkrafttreten der eingangs erwähnten Qualitätssicherungsvereinbarung am 1.4.2005. Primärkassen haben im Gegensatz zu Ersatzkassen meist eine föderale Struktur. Sie hatten deswegen bislang ebenfalls in über der Hälfte der KV-Bezirke regional eigene Schmerztherapieverträge abgeschlossen oder sind den Ersatzkassenverträgen beigetreten. Anders herum hieß dies, dass in Deutschland in etwa der Hälfte der KV-Bezirke mit den meisten Primärkassen keine Schmerztherapievereinbarungen bestanden und die Versicherten dieser Kassen dort keinen Anspruch auf eine umfassende algesiologische Versorgung hatten.

Die Schmerztherapievereinbarungen waren mithin unter den allerersten Qualitätssicherungsinstrumenten für medizinische Versorgungsbereiche. Sie definieren die qualitativen Zugangsberechtigungen, die personellen und organisatorischen Anforderungen an die schmerztherapeutische Einrichtung (Strukturqualität) sowie den vorzuhaltenden Versorgungsumfang für chronisch Schmerzkranke einschließlich der Forderung nach standardisierter Erhebung der Erkrankung zu Beginn (Prozessqualität) sowie im Verlauf der Behandlung (Ergebnisqualität).

Für die Bewertung der Erstaufnahme eines chronisch Schmerzkranken in die Behandlung (Erhebung einer standardisierten Anamnese einschließlich Auswertung von Fremdbefunden, Durchführung einer Schmerzanalyse und differenzialdiagnostische Abklärung der Schmerzkrankheit sowie der Therapieplanung, gegebenenfalls unter Einbeziehung von Bezugspersonen – einmal im Krankheitsfall) und für die definierte Betreuung einmal im Betreuungsquartal (Behandlung chronisch schmerzkranker Patienten einschließlich der Dokumentation – einmal im Behandlungsfall) wurden Pseudoziffern generiert. Für die meisten Krankenkassen und KV-Bezirke waren dies die Ziffern 8450 und 8451. Die Vergütung dieser Ziffern erfolgte in festen DM-Beträgen bzw. 1:1 umgerechnete Euro-Beträge (8450: 160 DM/81,81 EUR, 8451: 120 DM/61,36 EUR). Diese Regelung wurde allerdings nie der allgemeinen Teuerungsrate oder Änderungen im Versorgungsumfang angepasst.

Für den EBM 2005 wurde nun eine Überarbeitung der Inhalte dieser bestehenden Schmerztherapievereinbarungen als Qualitätssicherungsvereinbarung gemäß § 135 SGB V zur Definition der Qualitätsvoraussetzungen und Qualitätsinhalte der neuen Ziffern 30700 und 30701 (die nun die alten Ziffern 8450 und 8451 ablösen) zwischen der KBV und den Spitzenverbänden aller Krankenkassen geschlossen. Damit werden die Erstaufnahme und Betreuung eines chronisch Schmerzkranken sowie der besondere Umfang der Betreuung zur definierten Kassenleistung im EBM. Die Qualitätssicherungsvereinbarung löst damit die Schmerztherapievereinbarungen alter Couleur ab. Die Vergütung dieser Ziffern soll zu einem festen Punktwert außerhalb der Gesamtvergütungen erfolgen und weder Arztgruppentöpfen zugeordnet werden

noch Regelleistungsvolumina unterliegen. Eine Mengensteuerung zum Beleg einer überwiegend schmerztherapeutischen Tätigkeit wird Plausibilitätsgrundsätzen und einer Mengenbegrenzung auf 300 Fälle pro Quartal unterliegen.

Einige Eckpunkte der neuen Regelungen seien wie folgt skizziert: „Die Vereinbarung regelt die Anforderungen an die fachliche Befähigung, die Organisation, sowie die räumliche und apparative Ausstattung als Voraussetzung für die Ausführung und Abrechnung von Leistungen zur schmerztherapeutischen Versorgung von Patienten nach den Nummern 30700 und 30701" des EBM [§ 1 (2)].

► Die zu behandelnde Patientengruppe: „chronisch schmerzkranke Patienten, bei denen der Schmerz seine Leit- und Warnfunktion verloren und eigenständigen Krankheitswert erlangt hat. Diese Verselbstständigung des Schmerzleidens führt zu psychopathologischen Veränderungen. Der Schmerz tritt in den Mittelpunkt des Denkens und Erlebens", oder Patienten „bei denen der Schmerz zu einem beherrschenden Krankheitssymptom geworden ist (z. B. im Rahmen eines inkurablen Grundleidens) [§ 1 (1)].

► Der „Zugang" von Vertragsärzten zur Abrechnung dieser Leistungen ist antragspflichtig und von der KV zu genehmigen. Grundlage ist die Erfüllung der genannten qualitativen Voraussetzungen an die fachliche Befähigung des Antragstellers und die organisatorischen Voraussetzungen der Einrichtung [§§ 2 und 3].

► Fachübergreifend sind Zeugnisse und Behandlungsdokumentationen vorzulegen über Pharmakotherapie, Stimulationstechniken, diagnostisch-therapeutische Lokalanästhesie, manuelle Diagnostik und physikalische Therapie und die Teilnahme an einem von der Ärztekammer anerkannten Kurs über Schmerztherapie von 80 Stunden Dauer. Im Einzelnen sind allgemein für fachliche Befähigung aller Fachgebiete (Gebietsbezeichnung für ein klinisches Fach) in vorzulegenden Zeugnissen und Bescheinigungen gefordert: Die Erhebung einer standardisierten Anamnese einschließlich der Auswertung von Fremdbefunden, Schmerzanalyse, gebietsbezogene differenzialdiagnostische Abklärung, eingehende Beratung und Festlegung der Therapieziele bei 100 Patienten. Die Aufstellung eines inhaltlich und zeitlich gestuften Therapieplanes, Koordination der Behandler und Einrichtungen und standardisierte Dokumentation des Behandlungsverlaufs bei 50 Patienten und eine Palette von dokumentierten Behandlungsverfahren bei mindestens 25 Patienten in der terminalen Behandlungsphase sowie je 50 dokumentierte Therapien mit manueller Diagnostik/physikalischer Therapie, spezifischer Pharmakotherapie und Stimulationstechniken (TENS) sowie 200 dokumentierte diagnostische/therapeutische Lokal und Leitungsanästhesien [§ 4].

► Fachspezifisch für Fächer mit konservativen Weiterbildungsinhalten (z.B. innere Medizin, Neurologie, Allgemeinmedizin): Entzugsbehandlung bei 20 Patienten, psychosomatische und übende Verfahren bei 25 Patienten.

► Für Fächer mit operativen Weiterbildungsinhalten (z.B. Neurochirurgie): Denervationen und zentrale Stimulationen (SCS u. a.) bei 20 Patienten.

► Für Fächer mit konservativ-interventionellen Weiterbildungsinhalten (z.B. Anästhesiologie): Plexus- und rückenmarksnahe Blockaden sowie Sympathikusblockaden bei jeweils 50 Patienten [§ 4].

Vorraussetzung in der Ausbildung ist

1. eine ganztägige zwölfmonatige Weiterbildung in entsprechend qualifizierten Einrichtungen (qualifizierte Schmerzpraxis, Schmerzambulanz oder Schmerzkrankenhaus) zusätzlich zur Facharztweiterbildung. Nach Anlage I dieser Vereinbarung muss diese Einrichtung Interdisziplinarität nachweisen, zwölf

Schmerzkonferenzen im Jahr anbieten, mindestens 150 Patienten behandeln und alle wichtigen Schmerzkrankheiten eines definierten Katalogs (siehe unten) behandeln.

2. Die regelmäßige Teilnahme an einer interdisziplinäre Schmerzkonferenz (mind. acht in einem Jahr vor Antragstellung),

3. Befähigungsnachweis psychosomatische Grundversorgung nach § 5 (6) der Psychotherapievereinbarung und

4. ein erfolgreiches Kolloquium vor der Schmerztherapiekommission der KV.

In der Versorgung muss der zur Schmerztherapie zugelassene Arzt ausführlich dokumentieren:

Zu Beginn einer Behandlung: Standardisierte Anamnese, Auswertung von Fremdbefunden, Durchführung einer Schmerzanalyse, Aufstellung eines inhaltlich und zeitlich gestuften Therapieplans, Ermittlung des Chronifizierungsstadiums.

In der Therapiephase: Eingehende Beratung des Patienten mit gemeinsamer Festlegung der Therapieziele, Vermittlung biopsycho-sozialer Zusammenhänge und von Schmerzbewältigungsstrategien, Einsatz von obligaten und fakultativen Behandlungsverfahren, § 5 (1).

Obligat (d.h. nicht delegationsfähig) sind Pharmakotherapie, therapeutische Lokalanästhesie, psychosomatische Grundversorgung, Stimulationstechniken (z.B. TENS), Einleitung und Koordinierung von physiotherapeutischen und psychotherapeutischen Maßnahmen, § 6 (1).

Fakultativ (drei dieser Verfahren sind ebenfalls obligat, die übrigen prinzipiell delegationsfähig) sind: manuelle Therapie und Untersuchung, physikalische Therapie, therapeutische Leitungs-, Plexus- oder rückenmarksnahe Anästhesie, Sympathikusblockaden, rückenmarksnahe Opioidapplikation, Denervationsverfahren oder augmentative Verfahren, übende Verfahren, Hypnose, Ernährungsberatung, minimal invasive Interventionen, Operation, Entzugsbehandlung. Für alle Verfahren, die nicht selbst vorgehalten werden, ist die Kooperation mit anderen Ärzten erforderlich. Die Ärzte sind zu benennen, § 6 (2).

Darüber hinaus ist Folgendes geregelt:

Mindestanzahl von Sprechstunden: Verfügbarkeit für die Patienten in exklusiv schmerztherapeutischen Sprechstunden an mindesten vier Tagen pro Woche für jeweils mindestens vier Stunden. Rufbereitschaft, Konsilbereitschaft, halbjährliche Berichtspflicht an den Hausarzt, § 5 (2).

Schmerzkonferenzen: Teilnahme an mindestens acht interdisziplinären Schmerzkonferenzen, die o. a. Kriterien genügen, § 5 (3).

Rezertifzierung: Nachweis der überwiegend schmerztherapeutischen Tätigkeit und der weiteren regelmäßigen Teilnahme an einer Schmerzkonferenz ist jährlich neu zu belegen, § 5 (5). Die in der bisherigen Schmerztherapievereinbarung enthaltene Verpflichtung zum jährlichen Fortbildungsnachweis ist nicht mehr enthalten.

Organisatorisch an die Einrichtung wird gefordert: Betreuung der Patienten in rollstuhlgeeigneter Praxis mit ausreichenden Liege- und Überwachungsplätzen und mit Notfallausrüstung, § 8. Die in der bisherigen Schmerztherapievereinbarung enthaltene Verpflichtung zur Beschäftigung von qualifiziertem Assistenzpersonal ist (leider) nicht mehr enthalten.

Anforderungen an eine schmerztherapeutische Einrichtung: Anerkannt werden Schmerzkliniken, Schmerzabteilungen, Schmerzambulanzen und Schmerzpraxen, in denen „ausschließlich bzw. weit überwiegend" Schmerzpatienten behandelt werden. Der Leiter der Einrichtung muss selbst an der Schmerztherapievereinbarung teilnehmen oder die Voraussetzungen derselben voll erfüllen. Die kontinuierliche interdisziplinäre Zusammenarbeit muss nachgewiesen sein. Mindestens 150 Schmerzpatienten müssen an mindestens vier Tagen in vier Stunden exklusiv behandelt werden. Durchführung von zwölf Schmerzkonferenzen mit persönlicher Patientenvorstellung. Fachspezifische standardisierte Dokumentation usf.

Das Behandlungsspektrum muss umfassen: chronisch muskuloskelettale Schmerzen, chronische Kopfschmerzen, Gesichtsschmerzen, Ischämieschmerzen, medikamenteninduzierte Schmerzen, neuropathische Schmerzen, sympathische Reflexdystrophien, somatoforme Schmerzstörungen und Tumorschmerzen.

Die neuen Leistungskomplexe 30700 und 30701 sind an die Erfüllung der Qualitätsnormen der Qualitätssicherungsvereinbarung nach § 135 SGB V gebunden.

▶ 30700 „Zuschlag zum Ordinationskomplex für die umfassende schmerztherapeutische Versorgung chronisch schmerzkranker Patienten", Dauer mindestens 60 Minuten, einmal im Krankheitsfall (einmalig bei einer definierten Schmerzerkrankung) und

▶ 30701 „Zuschlag zum Ordinationskomplex für die Fortführung einer umfassenden schmerztherapeutischen Versorgung chronisch schmerzkranker Patienten", Dauer mindestens 35 Minuten einmal im Behandlungsfall (einmal im Abrechnungsquartal).

Leider bergen die neuen Zuschläge Unzulänglichkeiten, zum einen die Honorierung, zum anderen die Qualität betreffend. Gleichzeitig sind die Anforderungen an schmerztherapeutische Einrichtungen gewachsen. Deshalb ergibt sich aktuell Handlungsbedarf (siehe Schmerztherapeut 4/2004).

Literatur

Bundesärztekammer. Gebührenordnung für Ärzte (GOÄ, UV-GOÄ). Köln: Deutscher Ärzteverlag, 2005.

Bundesministerium für Gesundheit und soziale Sicherung. Anhaltspunkte für die ärztliche Gutachtertätigkeit im sozialen Entschädigungsrecht und nach dem Schwerbehindertenrecht. Bonn 2005.

Emrich O. Letzte Chance für die „Basis" – bundesweite Aktion zum EBM. Schmerztherapie 2004; 4: 17–18.

Emrich O, Jungck D, Flöter T. Die Abrechnung des Schmerztherapeuten. In: **Flöter T, Zimmermann M,** Hrsg. Der multimorbide Schmerzpatient. Stuttgart: Thieme, 2003.

Fritze E. Die ärztliche Begutachtung. Darmstadt: Steinkopff, 2001 u. a.

Kassenärztliche Bundesvereinigung. Einheitlicher Bewertungsmaßstab (EBM). Dienstauflage der Kassenärztlichen Bundesvereinigung. Köln: Deutscher Ärzteverlag, 2005.

Kassenärztliche Bundesvereinigung. Verträge der Kassenärztlichen Bundesvereinigung, mit Sozialversicherungs- und anderen Kostenträgern sowie Richtlinien des Bundesausschusses der Ärzte und Krankenkassen. Köln, Deutscher Ärzteverlag, 2005.

Köhler A, Hes R. Kölner Kommentar zum EBM. Köln: Deutscher Ärzteverlag, 2005.

Krimmel L. Kostenerstattung und individuelle Gesundheitsleistungen. Köln: Deutscher Ärzteverlag, 2001.

Wezel H, Liebold R. Handkommentar BMÄ, E-GO und GOÄ, St. Augustin: Asgard-Verlag, 2005.

www.bmgs.de

www.bundesaerztekammer.de

www.dgschmerztherapie.de

www.kbv.de

www.uwendler.de

www.vdaea.de

3 Schmerzmessung und -dokumentation

Oliver Emrich, Hanne Seemann

Schmerzdokumentation stellt sich zunehmend sowohl für akute als auch für chronische Schmerzen als wichtiges, gar unverzichtbares Instrumentarium zur Diagnostik von Schmerzen und die Behandlungsplanung heraus. Akutschmerzen werden nur allzu häufig unterschätzt, deswegen nicht ausreichend konsequent behandelt, führen zu unnötigem Leiden der Patienten und sind damit ein Faktor für Chronifizierung von Schmerzen. Für ein erstes „Staging" von Akutschmerzen (z. B. postoperativ, bei Aufnahme in ein Pflegeheim u. a.) genügen oft sehr einfache Frageinventare (Haben Sie ein Schmerzproblem? Wo? Wie stark? usw.) Für chronische Schmerzen, die oft keinen Zusammenhang mehr zur anfänglichen Ausgangssituation oder zu körperlichen Schädigungen haben und deshalb als eigenständige Erkrankung anerkannt werden sollten, ist dagegen eine sehr spezielle und umfassende schmerzbezogene Klassifikation und Dokumentation erforderlich. Diese wird ohnehin seit den späten 1980er-Jahren von den bestehenden „Schmerztherapie-Vereinbarungen" mit Kostenträgern des Gesundheitswesens obligat gefordert. Die Dokumentation sollte standardisiert, ihre Messinstrumente sollten reliabel und validiert sein. Ein erster solcher Fragebogen wurde 1985 vom Schmerztherapeutischen Kolloqium e. V. (STK) im Konsens mit der Deutschen Gesellschaft zum Studium des Schmerzes (DGSS) als „Heidelberger Schmerzfragebogen" vorgestellt und ist seitdem – als offizieller Schmerzfragebogen der Deutschen Gesellschaft für Schmerztherapie e. V. (DGS) – der „Goldstandard" der Schmerzdokumentation in schmerztherapeutischen Einrichtungen in Deutschland.

Die Dokumentation chronischer Schmerzen dient dazu, den Schmerz in seinen relevanten Aspekten kommunizierbar zu machen. Da Schmerz ein subjektives und nur auf dieser Ebene messbares Geschehen ist, benötigt bereits die Kommunikation zwischen Arzt und Patient eine „Übersetzung". Der Austausch unter den Therapeuten verschiedener Fachgebiete stellt nochmals zusätzliche Anforderungen.

Schmerzdokumentation erleichtert zudem organisatorische Abläufe bei der Schmerzdiagnostik und -behandlung, sowohl innerhalb einer Behandlungseinrichtung als auch bei Überweisung zu verschiedenen Fachdisziplinen, die für die Schmerzdiagnostik herangezogen werden, z. B. zwischen unterschiedlichen ärztlichen, physiotherapeutischen und psychotherapeutischen Behandlern. Im multi-/interdisziplinären Setting ist die Schmerzdokumentation die unverzichtbare Grundlage der multimodalen Therapieplanung. Sie dient als Basis für Arztbriefe, Gutachten und die interne Praxisstatistik.

Eine zuverlässige Dokumentation ist auch die Voraussetzung für epidemiologische und therapiebezogene Forschung und somit ein wichtiges Instrument der Qualitätssicherung in der klinischen Schmerzforschung und schmerztherapeutischen Versorgung (Tab. 1).

3.1 Inhalte und Codierungsarten

Inzwischen besteht unter Algesiologen Konsens, dass die Multidimensionalität des chronischen Schmerzes sich auch in der Schmerzmessung und -klassifikation widerspiegeln muss (siehe [23]). Dies hat zu einer angemessenen Ausweitung der bei einer Dokumentation als relevant betrachteten Aspekte geführt: Schmerzdokumentation ist mehr als nur die Erfassung der Schmerzintensität (vgl. [19]).

Tabelle 1: Wozu Schmerzdokumentation? (Schmerztherapievereinbarungen, Künftig Qualitätssicherungsvereinbarung Schmerztherapie Gem. § 135 SGB V)

Praxisdokumentation	Forschungsdokumentation
Arzt-Patient-Kommunikation Interdisziplinäre Kommunikation Erleichterung organisatorischer Abläufe	Interdisziplinäre Kommunikation
Basis für Arztbriefe, Gutachten, Praxisstatistik	Basis für epidemiologische und Therapieforschung (Datensammlung und statistische Auswertung)
Qualitätssicherung diagnostischer und therapeutischer Maßnahmen	

Bedenken gegenüber einer detaillierten Schmerzdokumentation beziehen sich vor allem auf den befürchteten Zeitaufwand. Tatsächlich muss der Patient die meisten Daten über den Schmerzzustand selbst beisteuern. Die vorliegenden Möglichkeiten einer Schmerzdokumentation sind allerdings so einfach und praktikabel geworden, dass die ohnehin sehr aufwändigen und zeitintensiven Praxisabläufe bezüglich der Dokumentation deutlich vereinfacht werden konnten (s. u.). Der Patientenfragebogen sollte selbstverständlich nicht zu umfangreich sein, um die Datenqualität nicht zu gefährden.

gig von Bildungsstand und Alter – jüngere Kinder ausgenommen – selbstständig ausfüllen können. Der Fragebogen enthält 33 Fragen zur Schmerzvorgeschichte und aktuellen Schmerzsituation, zur Biographie und zur sozialen Situation.

Der Codierungsgrad der Fragen ist unterschiedlich hoch: von Freitext über Ja-Nein-Antworten zu Ziffern- bzw. Zahlencodierung. Aus den codierten Dokumentationsbögen können ausführliche Freitexte erstellt werden, die dann direkt im Arztbrief oder als individuelle Patienteninformation verwendet werden können. Im Folgenden werden einige wichtige Inhalte des Schmerzfragebogens im Einzelnen vorgestellt.

3.2 Schmerzdokumentation bei Behandlungsbeginn

Schmerzfragebögen sind inzwischen regelmäßig verwendete Instrumente zur Dokumentation chronischer Schmerzen durch den Patienten. Es empfiehlt sich, dem Patienten den Schmerzfragebogen vor der Erstkonsultation zuzusenden, damit das Inventar ohne Hektik und Stress vollständig bearbeitet werden kann. Im Sinne einer vorläufigen Schmerzanamnese dient der Schmerzfragebogen zur Vorbereitung des ärztlichen und psychologischen Erstgesprächs, kann dieses jedoch keinesfalls ersetzen. Der Schmerzfragebogen der DGS ist so gestaltet, dass Patienten ihn unabhän-

3.3 Topographie

In den Schmerzfragebögen für Patienten werden zur Dokumentation der Schmerzlokalisation einfache Körperschemata benutzt (Abb. 1). Für die Patienten ist es wichtig, eine schriftliche Anleitung zur Benutzung vorliegen zu haben, damit die Schmerzzeichnungen in ihrer Bedeutung vereinheitlicht werden. Dies betrifft z. B. die Anleitung, die gesamte Schmerzzone mit einer Linie einzugrenzen, bei mehreren Schmerzen den Hauptschmerz mit einer 1 zu nummerieren, diffuse Schmerzen durch Schraffierung zu kennzeichnen, ausstrahlende Schmerzen mittels Pfeilen.

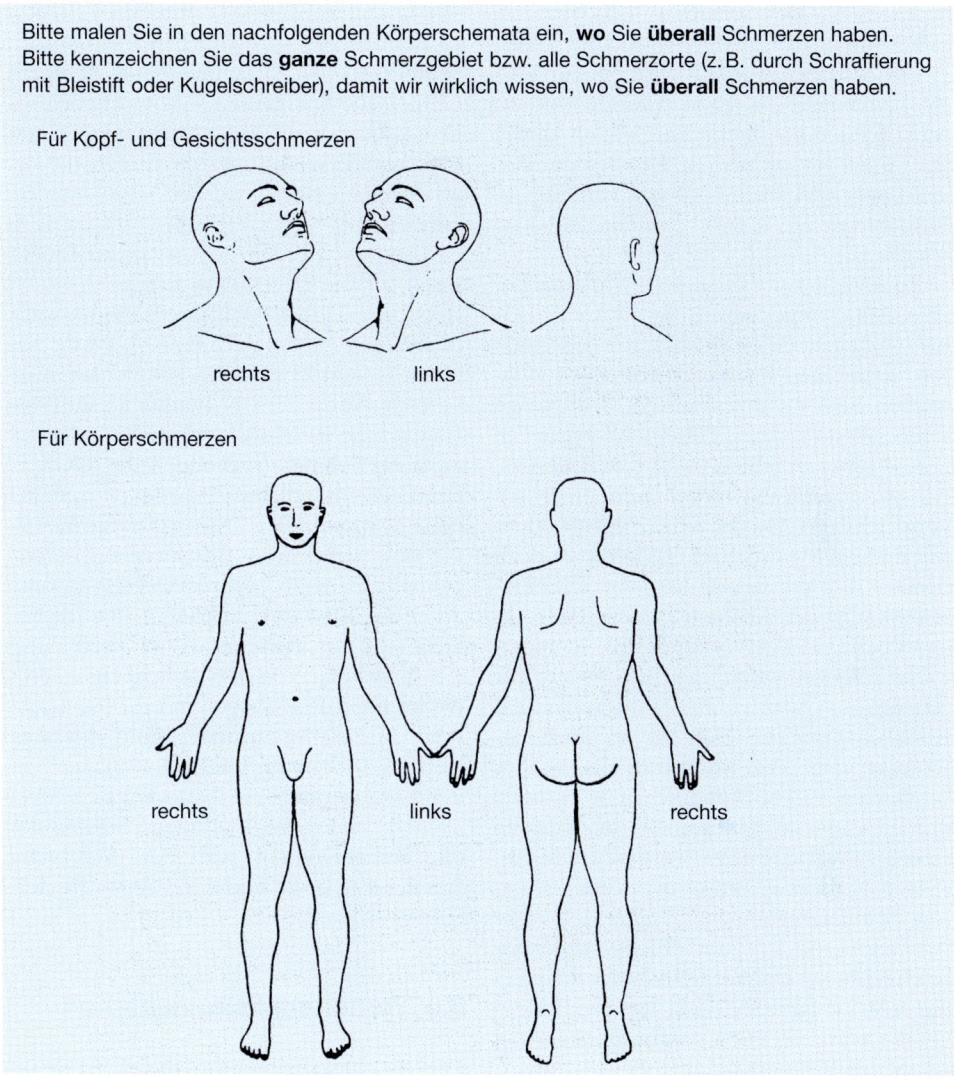

Bitte malen Sie in den nachfolgenden Körperschemata ein, **wo** Sie **überall** Schmerzen haben.
Bitte kennzeichnen Sie das **ganze** Schmerzgebiet bzw. alle Schmerzorte (z. B. durch Schraffierung
mit Bleistift oder Kugelschreiber), damit wir wirklich wissen, wo Sie **überall** Schmerzen haben.

Für Kopf- und Gesichtsschmerzen

rechts   links

Für Körperschmerzen

rechts   links   rechts

Abb. 1: Körperschema zur Dokumentation der Schmerzlokalisation.

Schon hier sind mitunter Hinweise zu erhalten, die weit über das einfache „Wo tut's weh?" hinausgehen. „Auffällige" Schmerzzeichnungen im Körperschema (z. B. Schraffierung des ganzen Körpers) lassen häufig auf eine besondere psychische Beteiligung am Beschwerdenbild schließen. Diese Merkmale sollten als Hinweise auf die Notwendigkeit einer zusätzlichen psychologischen Diagnostik gewertet werden und dazu beitragen, die Indikation für irreversible (z. B. chirurgische) Interventionen besonders sorgfältig zu überprüfen.

3.4 Schmerzintensität

Zur Erfassung der Schmerzintensität haben sich visuelle Analogskalen (VAS) und nummerische Ratingskalen (NRS) als Standard durchgesetzt. Der Schmerzfragebogen enthält kombinierte VAS/NRS-Skalen (Abb. 2). Die Schmerzintensität wird bei der VAS als Längenmaß in Zahlenwerten codiert oder, bei den nummerischen Skalen, direkt als Zahlenwert abgelesen. Bei beiden Skalenformen sind absolute Werte von 0 bis 10 empfehlenswert, um Vergleichbarkeit herzustellen.

Zusätzlich zur obligaten Erfassung der aktuellen Schmerzintensität (VAS – IST, Abb. 2 d) erwies es sich jedoch als nützlich, auch einen Intensitätswert der individuellen Schmerzakzeptanz, d. h. diejenige Schmerzstärke, die Patienten erträglich bzw. akzeptabel finden (VAS – SOLL, Abb. 2 e), gleichzeitig mit zu erheben, um einen Vergleichswert für die Therapiezufriedenheit und ein hypothetisches Therapieziel zu erhalten. Für die Beurteilung der Schmerzintensität ist der Abstand zwischen der akzeptablen und der vorhandenen Schmerzstärke relevant, wobei die Skalenwerte für „erträgliche Schmerzen" interindividuell erheblich variieren [22]. Es sei noch angemerkt, dass die Intensität chronischer Schmerzen rückblickend schlecht erinnert werden kann, so dass immer der aktuelle Schmerzzustand erfasst werden sollte [3]. Dieser Forderung trägt die Verwendung von Schmerztagebüchern („Heidelberger Schmerztagebuch") und Tagesverlaufsbögen Rechnung. Die Variabilität der Schmerzen sollte ebenfalls erfasst werden, indem z.B. die maximalen, durchschnittlichen und minimalen Schmerzen eingeschätzt werden (Abb. 2 a, b, c).

Eine Diskussion der Vor- und Nachteile unterschiedlicher Verfahren der Schmerzmessung findet sich bei *Jensen* [14] und *Nilges* [19].

3.5 Psychophysiologische Parameter

Psychovegetative Beschwerden treten als Begleitstörungen bei chronischen Schmerzen häufig auf, werden aber von den Patienten meist nicht angesprochen bzw. nicht mit den Schmerzen in Zusammenhang gebracht. Chronische Schmerzen wirken ähnlich wie Dauerstress auf das Vegetativum und führen zu Erschöpfungsreaktionen, die sich als Allgemeinbeschwerden abbilden. Sie können mit sog. Beschwerdenlisten (z. B. [28]) erfasst werden und gelten als Indikatoren für die allgemeine psychovegetative Belastung. Durch Addition der Punktwerte erhält man maximal 72 Punkte, Werte zwischen 22 und 27 Punkten gelten als Grenzbereich, Werte über 27 Punkte als auffällig. Eine solche Beschwerdenliste befindet sich nicht im Schmerzfragebogen der DGS, ist aber als zusätzliches Instrument nützlich bei „funktionellen Schmerzsyndromen", die mit vegetativen Beschwerden einhergehen, z.B. beim „Fibromyalgiesyndrom". Ähnliche Aussagen bekommt man in einfacher und praktischer Weise auch durch die Erhebung von Befindlichkeits-Scores, die im DGS-Fragebogen in Frage 33 (siehe Abb. 3) zusammengefasst sind: Zur Auswertung kommen alle wesentlichen patientenrelevanten veränderungssensitiven „Scores" wie Wohlbefinden, Schlafqualität, Schmerzdauer, Aktivität, Stimmung, Schmerzkontrolle und Anzahl von Begleitbeschwerden.

3.6 Verhaltensdokumentation

Für die Dokumentation des Krankheits- bzw. Gesundheitsverhaltens von Patienten mit chronischen Schmerzen dient eine erweiterte Liste der globalen und zuverlässigen Selbst- und Fremdeinschätzung von Einschränkungen wichtiger Alltagsaktivitäten. Dies ist mit dem Pain Disability Index (PDI) möglich [2, 24]. Durch Addition der angekreuzten Einzelwerte wird ein Summenwert berechnet, der Rückschlüsse auf das Ausmaß der Behinderung im Vergleich mit anderen Schmerzpatienten ermöglicht. Ein Summenwert über 44 gilt als auffällig.

Bitte geben Sie im Folgenden die **Stärke Ihrer Schmerzen** an. Kreuzen Sie auf der unten aufgeführten Linie an, wie stark Sie Ihre Schmerzen unter Ihrer üblichen Medikation empfinden. Die Zahlen können Ihnen bei der Einteilung helfen: Ein Wert von 0 bedeutet, Sie haben keine Schmerzen, ein Wert von 10 bedeutet, Sie leiden unter Schmerzen, wie sie für Sie nicht stärker vorstellbar sind. Die Zahlen dazwischen geben Abstufungen der Schmerzstärke an.

a) Geben Sie zunächst Ihre durchschnittliche Schmerzstärke während der letzten 4 Wochen an:

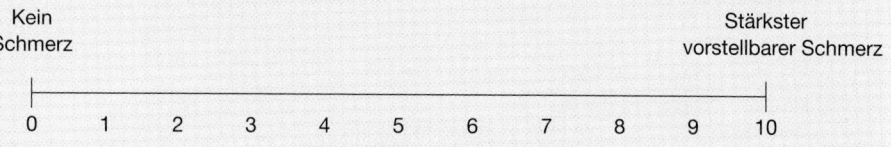

b) Geben Sie jetzt bitte Ihre **größte Schmerzstärke** während der letzten 4 Wochen an:

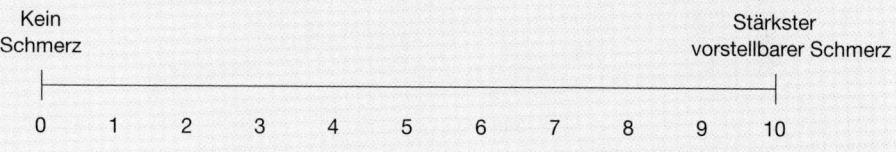

c) Geben Sie jetzt bitte Ihre **geringste Schmerzstärke** während der letzten 4 Wochen an (falls Sie auch gelegentliche schmerzfreie Zeiten hatten, kreuzen Sie hier bitte die 0 an!):

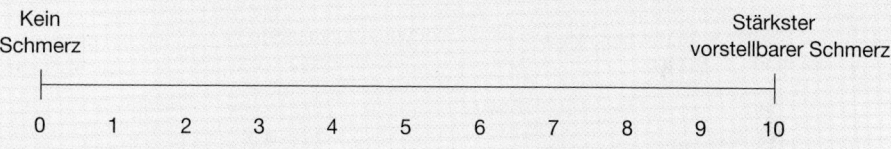

d) Geben Sie jetzt bitte Ihre **momentane Schmerzstärke** an:

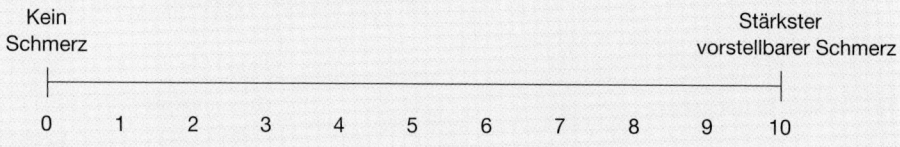

e) Geben Sie jetzt an, welche **Schmerzstärke** für Sie bei erfolgreicher Behandlung **erträglich** wäre:

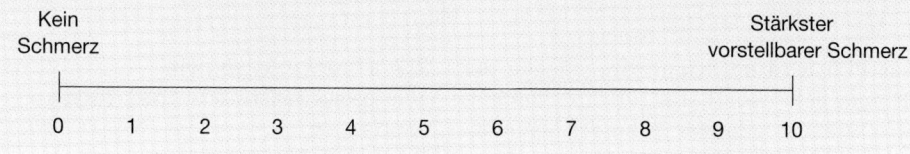

Abb. 2 (a–e): Fragebogen zur Erfassung der Schmerzintensität.

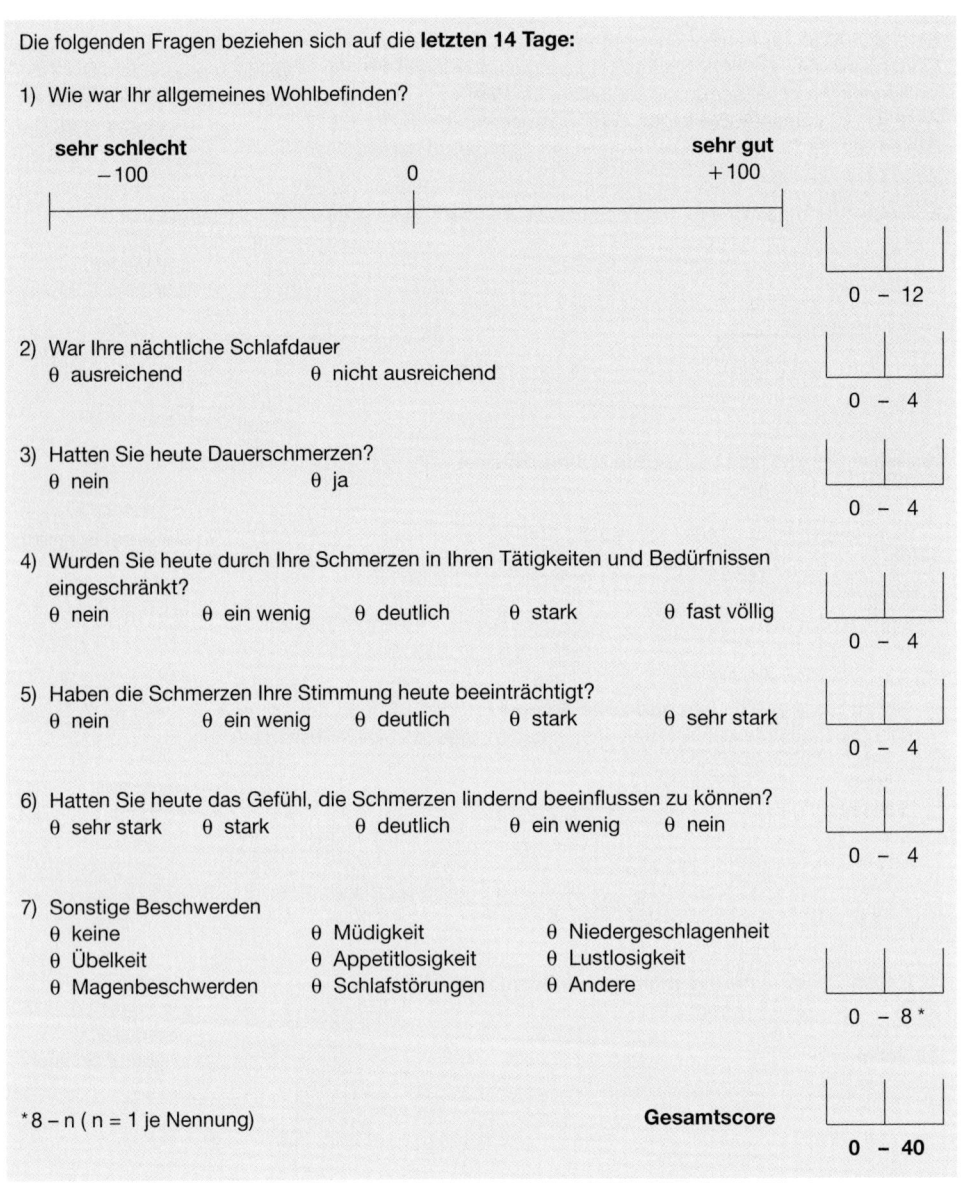

Abb. 3: DGS-Fragebogen zur Befindlichkeit.

Der PDI wird im Schmerzfragebogen der DGS in gekürzter Form für die Einschätzung schmerzbedingter Behinderungen benutzt (Abb. 4).

3.7 Psychologische (psychometrische) Tests

Bei chronischen Schmerzen interessiert immer auch eine mögliche psychische Beeinträchtigung, insbesondere Angst (auch

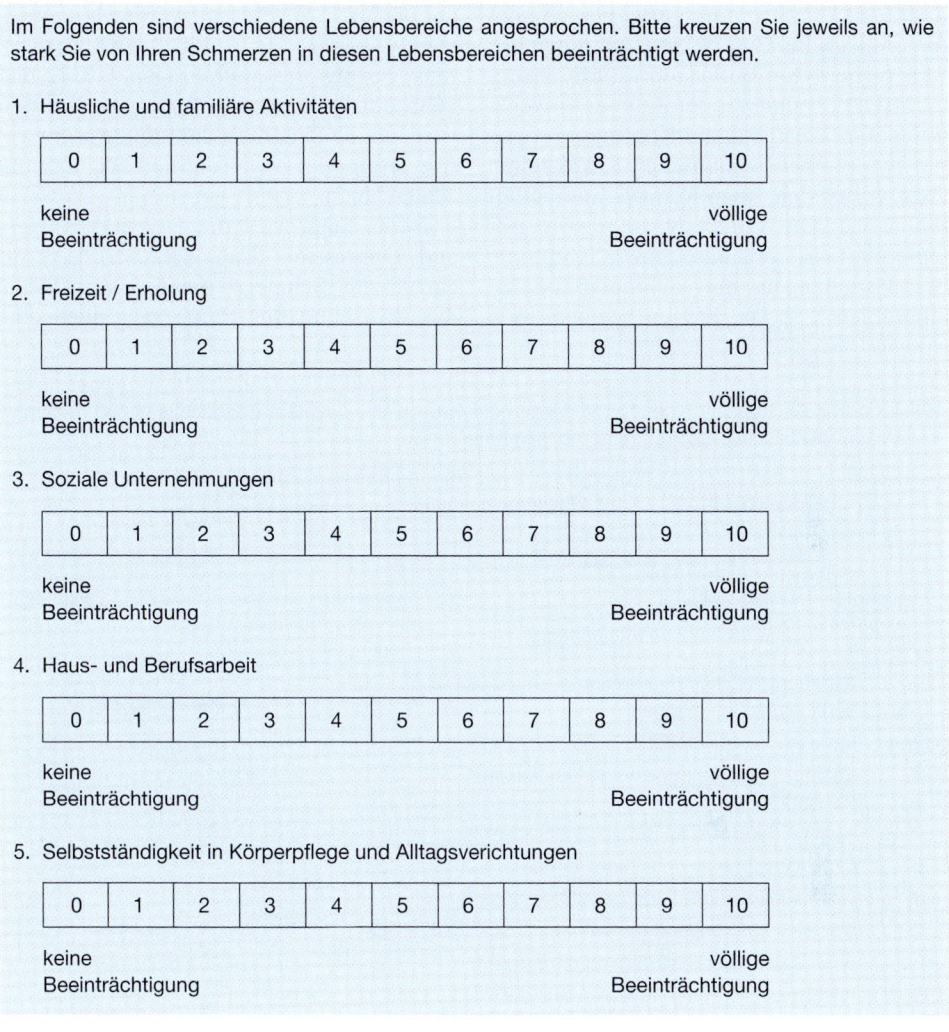

Im Folgenden sind verschiedene Lebensbereiche angesprochen. Bitte kreuzen Sie jeweils an, wie stark Sie von Ihren Schmerzen in diesen Lebensbereichen beeinträchtigt werden.

1. Häusliche und familiäre Aktivitäten

| 0 | 1 | 2 | 3 | 4 | 5 | 6 | 7 | 8 | 9 | 10 |

keine
Beeinträchtigung

völlige
Beeinträchtigung

2. Freizeit / Erholung

| 0 | 1 | 2 | 3 | 4 | 5 | 6 | 7 | 8 | 9 | 10 |

keine
Beeinträchtigung

völlige
Beeinträchtigung

3. Soziale Unternehmungen

| 0 | 1 | 2 | 3 | 4 | 5 | 6 | 7 | 8 | 9 | 10 |

keine
Beeinträchtigung

völlige
Beeinträchtigung

4. Haus- und Berufsarbeit

| 0 | 1 | 2 | 3 | 4 | 5 | 6 | 7 | 8 | 9 | 10 |

keine
Beeinträchtigung

völlige
Beeinträchtigung

5. Selbstständigkeit in Körperpflege und Alltagsverichtungen

| 0 | 1 | 2 | 3 | 4 | 5 | 6 | 7 | 8 | 9 | 10 |

keine
Beeinträchtigung

völlige
Beeinträchtigung

Abb. 4: Fragebogen zu schmerzbedingten Einschränkungen der Alltagaktivität.

„Fear-avoidance"-Verhalten) und depressive Verstimmungen. Depressivität ist eine der zentralen Variablen in Klinik und Forschung. Sie ist von Bedeutung für die Prognose von Schmerzbehandlungen [8], gleichzeitig ist die Reduktion von Depressivität ein wichtiges Ziel in der Schmerztherapie. Die Rolle der Depressivität als Ursache chronischer Entwicklungen wird allerdings allzu häufig überschätzt. Vielmehr wird deutlich, dass depressive Symptome viel eher die Folge chronischer Schmerzerfahrungen sind, dann allerdings wesentlich zur Chronifizierung beitragen können und in die Behandlung mit einbezogen werden müssen [4].

Im deutschen Sprachraum wurde bisher häufig die Allgemeine Depressivitätsskala (ADS) [9] eingesetzt, das ist die deutschsprachige Version des Center for Epidemiological Studies – Depression Scale (CES-D) [21]. Gegenüber anderen Verfahren zur Erfassung depressiver Symptome hat dieser Fragebogen den Vorteil, dass der Schwerpunkt auf kognitiven und affektiven Symptomen liegt. Im Unterschied zum ebenfalls weit verbreiteten Beck Depressions Inventar (BDI) [1] sind bei der ADS neurovegetative Aspekte und damit Konfundierungen mit Symptomen somatischer Krankheiten zwar vorhanden, aber weniger ausgeprägt (vgl. [26]). Die Originalversion wird zur Operationalisierung depressiver Symptome bei Forschungen mit Schmerzpatienten empfohlen [25]. Die Fragen beziehen sich

auf die letzte Woche und werden mit einem vierstufigen Rating (0 = kaum bis 3 = meistens) beantwortet. Die Fragen 4, 8, 12 und 16 sind umgekehrt gepolt, damit erkennbar wird, ob die Patienten die Inhalte aufmerksam lesen oder etwa routinemäßig ankreuzen (Abb. 5).

Neuerdings wird die Hospital Anxiety and Depression Scale (HADS) [11] für chronische Schmerzpatienten empfohlen, die, wie schon der Name sagt, auch eine

Bitte kreuzen Sie bei den folgenden Aussagen die Antwort an, die Ihrem Befinden während der letzten Woche am besten entspricht/entsprochen hat.

Antworten: selten   = weniger als 1 Tag oder überhaupt nicht
            manchmal = 1 bis 2 Tage lang
            öfters   = 3 bis 4 Tage lang
            meistens = die ganze Zeit (5 bis 7 Tage lang)

Während der letzten Woche ...	Selten oder nicht 0	Manchmal 1	Öfters 2	Meistens 3
1. .... haben mich Dinge beunruhigt, die mir sonst nichts ausmachen.	☐	☐	☐	☐
2. .... hatte ich kaum Appetit.	☐	☐	☐	☐
3. .... konnte ich meine trübsinnige Laune nicht loswerden.	☐	☐	☐	☐
4. .... kam ich mir genauso gut vor wie andere.	☐	☐	☐	☐
5. .... hatte ich Mühe, mich zu konzentrieren.	☐	☐	☐	☐
6. .... war ich deprimiert/niedergeschlagen.	☐	☐	☐	☐
7. .... war alles anstrengend für mich.	☐	☐	☐	☐
8. .... dachte ich voller Hoffnung an die Zukunft.	☐	☐	☐	☐
9. .... dachte ich, mein Leben ist ein einziger Fehlschlag.	☐	☐	☐	☐
10. .... hatte ich Angst.	☐	☐	☐	☐
11. .... habe ich schlecht geschlafen.	☐	☐	☐	☐
12. .... war ich fröhlich gestimmt.	☐	☐	☐	☐
13. .... habe ich weniger geredet als sonst.	☐	☐	☐	☐
14. .... fühlte ich mich einsam.	☐	☐	☐	☐
15. .... waren die Leute unfreundlich zu mir.	☐	☐	☐	☐
16. .... habe ich das Leben genossen.	☐	☐	☐	☐
17. .... musste ich weinen.	☐	☐	☐	☐
18. .... war ich traurig.	☐	☐	☐	☐
19. .... hatte ich das Gefühl, dass die Leute mich nicht leiden können.	☐	☐	☐	☐
20. .... konnte ich mich zu nichts aufraffen.	☐	☐	☐	☐

Abb. 5: Allgemeine Depressivitätsskala (ADS).

Zur vollständigen Beurteilung ihrer Erkrankung bitten wir Sie nun um einige persönliche Angaben. Man weiß heute, dass körperliche Krankheit und seelisches Befinden oft eng zusammenhängen. Deshalb beziehen sich die Fragen ausdrücklich auf Ihre **allgemeine und seelische Verfassung.** Wir bitten Sie, jede Frage zu beantworten, und zwar so, wie es für Sie persönlich **in der letzten Woche (inklusive heute)** am ehesten zutraf bzw. zutrifft. Machen Sie bitte nur ein Kreuz für jede Feststellung und lassen Sie bitte keine aus. Überlegen Sie nicht lange, sondern wählen Sie die Antwort aus, die Ihnen auf Anhieb am zutreffendsten erscheint.

Ich fühle mich angespannt oder überreizt ○ meistens ○ oft ○ von Zeit zu Zeit / gelegentlich ○ überhaupt nicht	**Ich fühle mich in meinen Aktivitäten gebremst** ○ fast immer ○ sehr oft ○ manchmal ○ überhaupt nicht
Ich kann mich heute noch so freuen wie früher ○ ganz genau so ○ nicht ganz so sehr ○ nur noch ein wenig ○ kaum oder gar nicht	**Ich habe ein ängstliches Gefühl in der Magengegend** ○ überhaupt nicht ○ gelegentlich ○ ziemlich oft ○ sehr oft
Mich überkommt eine ängstliche Vorahnung, dass etwas Schreckliches passieren könnte ○ ja, sehr stark ○ ja, aber nicht allzu stark ○ etwas, aber es macht mir keine Sorgen ○ überhaupt nicht	**Ich habe das Interesse an meiner äußeren Erscheinung verloren** ○ ja, stimmt genau ○ ich kümmere mich nicht so sehr darum, wie ich sollte ○ möglicherweise kümmere ich mich zu wenig darum ○ ich kümmere mich so viel darum wie immer
Ich kann lachen und die lustige Seite der Dinge sehen ○ ja, so viel wie immer ○ nicht mehr ganz so viel ○ inzwischen viel weniger ○ überhaupt nicht	**Ich fühle mich rastlos, muss immer in Bewegung sein** ○ ja, tatsächlich sehr ○ ziemlich ○ nicht sehr ○ überhaupt nicht
Mir gehen beunruhigende Gedanken durch den Kopf ○ einen Großteil der Zeit ○ verhältnismäßig oft ○ von Zeit zu Zeit, aber nicht allzu oft ○ nur gelegentlich / nie	**Ich blicke mit Freude in die Zukunft** ○ ja, sehr ○ eher weniger als früher ○ viel weniger als früher ○ kaum bis gar nicht
Ich fühle mich glücklich ○ überhaupt nicht ○ selten ○ manchmal ○ meistens	**Mich überkommt plötzlich ein panikartiger Zustand** ○ ja, tatsächlich sehr oft ○ ziemlich oft ○ nicht sehr oft ○ überhaupt nicht
Ich kann behaglich dasitzen und mich entspannen ○ ja, natürlich ○ gewöhnlich schon ○ nicht oft ○ überhaupt nicht	**Ich kann mich an einem guten Buch, einer Radio- oder Fernsehsendung erfreuen** ○ oft ○ manchmal ○ eher selten ○ sehr selten

Abb. 6: Angst- und Depressionsskala (nach [10]).

Angstskala enthält. Dieser Test ist ebenfalls für den ambulanten Gebrauch geeignet. Die HADS (siehe Abb. 6) ist kurz: nur jeweils sieben Items für Angst und Depression, die Kodierung zählt von 0–3, wobei die Items 1, 3, 5, 6, 8, 10, 11, und 13 invers gepolt sind. Der Punktwertebereich auf jeder Skala reicht von 0–21, jeweils Werte über 11 (Cut-off) gelten als auffällig. Im derzeit projektierten „Deutschen Schmerzfragebogen" (Arbeitsgruppe DGS/DGSS Seemann, Pfingsten, Emrich, Nagel) wird die Implementierung dieses Tests diskutiert.

3.8 Schmerzqualität

Es hat sich als wichtig erwiesen, vom Patienten eine möglichst genaue und umfangreiche Qualitätsbeschreibung seiner Schmerzempfindung zu erheben. Dies erleichtert die Einstufung der Schmerzätiologie in vorwiegend nozizeptive bzw. neuropathische Schmerzen bzw. „Mixed Pain" und erlaubt gleichzeitig, die affektive Beteiligung am Schmerzerleben einzustufen.

Mit der folgenden Liste von Eigenschaftsworten können Sie genauer beschreiben, **wie Sie Ihre Schmerzen empfinden.**
Bitte lassen Sie keine der Beschreibungen aus und machen Sie **in jeder Zeile ein Kreuz,** inwieweit die Aussage für Sie zutrifft.
Sie haben bei jeder Aussage vier Antwortmöglichkeiten:
4 = trifft genau zu   3 = trifft weitgehend zu   2 = trifft ein wenig zu   1 = trifft nicht zu

	Trifft genau zu	Trifft weitgehend zu	Trifft ein wenig zu	Trifft nicht zu
Ich empfinde meine Schmerzen als quälend	④	③	②	①
Ich empfinde meine Schmerzen als grausam	④	③	②	①
Ich empfinde meine Schmerzen als erschöpfend	④	③	②	①
Ich empfinde meine Schmerzen als heftig	④	③	②	①
Ich empfinde meine Schmerzen als mörderisch	④	③	②	①
Ich empfinde meine Schmerzen als elend	④	③	②	①
Ich empfinde meine Schmerzen als schauderhaft	④	③	②	①
Ich empfinde meine Schmerzen als scheußlich	④	③	②	①
Ich empfinde meine Schmerzen als schwer	④	③	②	①

....

Ich empfinde meine Schmerzen als brennend	④	③	②	①
Ich empfinde meine Schmerzen als reißend	④	③	②	①
Ich empfinde meine Schmerzen als pochend	④	③	②	①
Ich empfinde meine Schmerzen als glühend	④	③	②	①
Ich empfinde meine Schmerzen als stechend	④	③	②	①
Ich empfinde meine Schmerzen als hämmernd	④	③	②	①
Ich empfinde meine Schmerzen als heiß	④	③	②	①
Ich empfinde meine Schmerzen als durchstoßend	④	③	②	①

Abb. 7: Schmerzempfindungsskala (Auszug, nach [5]).

Die Schmerzempfindungsskala (SES) [5] enthält die beiden Dimensionen affektive und sensorische Schmerzempfindung (Abb. 7). Die ursprünglich von *Melzack* vorgeschlagene Dimension „evaluativ" entfällt und wurde weitgehend in die affektive Dimension integriert. Das sensorische Schmerzerleben bildet eine wesentliche Grundlage für den affektiven Schmerz. Für das affektive Schmerzgeschehen werden zusätzliche Einflüsse durch psychische Beeinträchtigungen und/oder schmerzunabhängige dispositionelle Faktoren vermutet. Validierungsstudien mit anderen Schmerzmaßen, z.B. psychischer Beeinträchtigung, Behinderung und Schmerzverhalten zeigen durchweg höhere Zusammenhänge mit der affektiven im Vergleich zur sensorischen Schmerzdimension.

Ein Vorteil dieses Verfahrens ist die unmittelbare Erfassung des affektiven Schmerzerlebens, während bei Beschwerdenlisten und Depressionsbögen die Beziehung zum Schmerz ungeklärt bleibt. Schmerzadjektivlisten wie die SES sind für die Verlaufsbeobachtung geeignet; es wird kein Cut-off-Wert berechnet.

3.9 Habituelles Wohlbefinden

Der Schmerzfragebogen der DGS enthält auch einen Test zum allgemeinen Wohlbefinden [10], der in sieben Skalen positive Aspekte der Lebensqualität erfasst, wie sie vom Patienten anhand konkreter körperlicher und seelischer Erfahrungen erlebt werden (Abb. 8). Die vom Patienten erreichten Punkte werden aufsummiert und durch 7 geteilt. Ein Mittelwert unter 2,5 gilt als auffällig.

3.10 Grading: Erfassung des Schweregrades von Schmerzen

Skalen, die die Einschätzung des Schweregrades chronischer Schmerzen ermöglichen, wurden von *v. Korff* et al. [16] entwickelt und validiert. Sie verwenden für die Einteilung der Schmerzen in vier Schweregrade drei Intensitätsskalen (siehe Abb. 2) plus vier Skalen für die Einschätzung der Beeinträchtigung in verschiedenen Lebensbereichen, ähnlich dem PDI (siehe Abb. 4),

Bitte schätzen Sie Ihr **derzeitiges allgemeines Wohlbefinden** ein.
Geben Sie bitte an, wie Sie sich in den letzten 14 Tagen meistens gefühlt haben. Kreuzen Sie dazu auf der 6-stufigen Skala jeweils die Zahl an, die am ehesten auf Sie zutrifft: 0 = trifft gar nicht zu, 5 = trifft vollkommen zu. Bearbeiten Sie bitte alle Aussagen.

Trotz der Schmerzen würde ich sagen:

1. Ich habe meine alltäglichen Anforderungen im Griff gehabt.	0	1	2	3	4	5
2. Ich bin innerlich erfüllt gewesen.	0	1	2	3	4	5
3. Ich habe mich behaglich gefühlt.	0	1	2	3	4	5
4. Ich habe mein Leben genießen können.	0	1	2	3	4	5
5. Ich bin mit meiner Arbeitsleistung zufrieden gewesen.	0	1	2	3	4	5
6. Ich war mit meinem körperlichen Zustand einverstanden.	0	1	2	3	4	5
7. Ich habe mich richtig freuen können.	0	1	2	3	4	5

Abb. 8: Fragen zum allgemeinen Wohlbefinden (nach [9]).

die in Punktwerte verrechnet werden. Für die Schweregrade 3 und 4 spielt die Schmerzintensität keine Rolle, hier wird nur noch das Ausmaß der Beeinträchtigung errechnet.

3.11 Stadienmodell der Chronifizierung

Zusätzlich zu den „Basics" der standardisierten Schmerzdokumentation sind diagnostisch und v.a. prognostisch Aussagen über den Grad der Chronifizierung nützlich. Obligat gefordert sind sie in den bestehenden Schmerztherapievereinbarungen mit Kostenträgern.

Gershagen [7] konzipierte ein Stadiensystem, bei dem klinische Merkmale (Auftretenshäufigkeit, Dauer, Intensitätswechsel, Lokalisation) sowie Merkmale der bisherigen Behandlung kombiniert werden und differenzierte Aussagen über das Ausmaß der Chronifizierung und die Behandlungsprognose erlauben (siehe Abb. 9). Die für die Mainz Pain Staging Scale (MPSS) erforderlichen Informationen können einfach aus der medizinischen Anamnese bzw. dem Schmerzfragebogen entnommen und übertragen werden. Damit sind Aussagen über die Vergleichbarkeit der behandelten Patienten möglich. Die erforderlichen Behandlungsmaßnahmen können je nach Ausmaß der Chronifizierung sinnvoll kombiniert werden, eine Überprüfung der Wirksamkeit in Abhängigkeit von Chronifizierungsstadien ist möglich. Insbesondere wird mit Hilfe dieser Dokumentations- und Klassifikationsmethode die Entscheidung erleichtert, ob die eigenen Möglichkeiten zur Behandlung ausreichen oder bereits frühzeitig die Überweisung zu oder Kooperation mit weiteren Fachrichtungen angezeigt ist.

3.12 Verlaufsdokumentation durch den Patienten

Die Inhalte bzw. Verfahren für die Verlaufsdokumentation (Heidelberger Schmerztagebuch und Tagesverlaufsbogen DGS, Abb. 10) orientieren sich an den für eine Schmerztherapie definierten Zielen. Hierzu gehören Schmerzintensität, Allgemeinbefinden, Schmerzverhalten, affektive Beeinträchtigung und Medikamentenanwendung.

Für die Erfassung der affektiven Beteiligung am Schmerzerleben werden die gleichen veränderungssensitiven Daten erhoben wie im Schmerzfragebogen. Diese Dokumentationsinstrumente stehen in der geforderten Qualität (standardisiert) nur von der DGS zur Verfügung.

Das Heidelberger Schmerztagebuch und der Tagesverlaufsbogen sind für alle Schmerzarten geeignet [22, 23]. Es existieren auch syndromspezifische Schmerztagebücher, z. B. für Migräne [6], das Migränetagebuch für Kinder [20] oder das Ulmer Tagebuch für Rückenschmerzen [13].

3.13 Computerisiertes Erfassungs- und Auswertungsprogramm für die Schmerzdokumentation

Die DGS (und früher schon das STK) hat eine vollelektronische Version des Schmerzfragebogens DGS und des Heidelberger Schmerztagebuchs entwickelt, das dem Arzt eine bessere Verlaufsdokumentation ermöglicht. Alle zu erhebenden Scores wie Wohlbefinden, Schlafqualität, Schmerzdauer, Aktivität, Stimmung, Schmerzkontrolle, Anzahl von Begleitbeschwerden, Schmerzstärke nach VAS (Ist, Soll, und Ist-Soll-Differenz), affektives Schmerzerleben, sensorische Schmerzqualität, Depressionsscore, Funktionsbeeinträchtigung und allgemeines Wohlbefinden können auch „von Hand" ausgewertet werden. Ei-

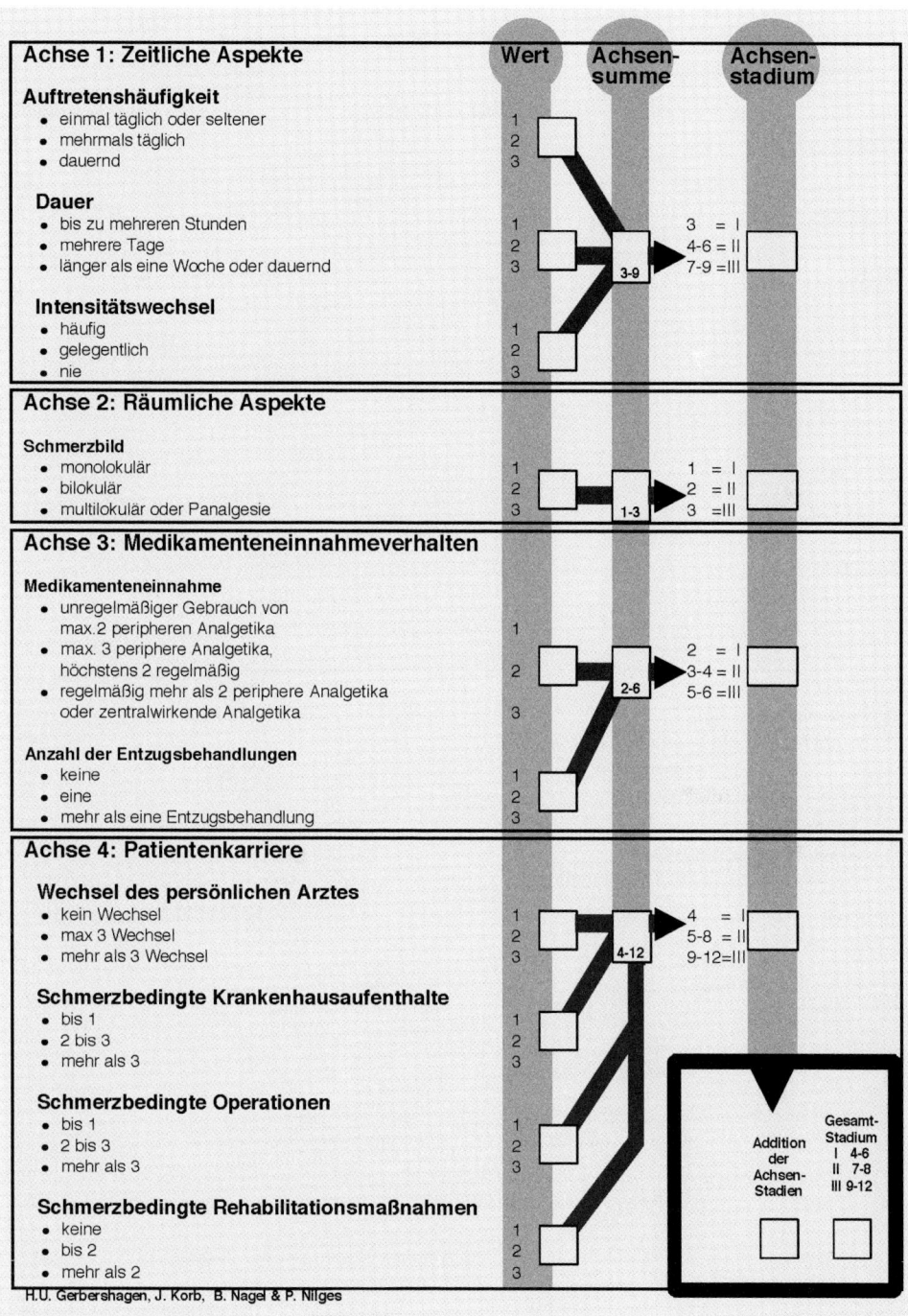

Abb. 9: Auswertungsformular des Mainzer Stadienmodells der Schmerzchronifizierung (MPSS) nach Gerbershagen (nach [7]).

ZWISCHENDOKUMENTATION   Patienten-Nr.:   Datum:

| **1) Skalen für die Schmerzstärke** | **Schmerzbehandlung** (Medikamente, Massagen, Ablenkungen, was tun sie gerade? ...) |

Uhrzeit   **0** keine Schmerzen   stärkste vorstellbare Schmerzen **100**

morgens:

vormittags:

mittags:

nachmittags:

abends:

nachts:

Erträglichkeit Bei welcher Schmerzstärke wären die Schmerzen für Sie erträglich?

0   100

2) Tagesablauf (gestern)

1) Wie war heute Ihr allgemeines Wohlbefinden?

sehr schlecht   **sehr gut**
-100 0 $+100$

2) War Ihre nächtliche Schlafdauer
   ☐ ausreichend   ☐ nicht ausreichend   0 – 12

3) Hatten Sie heute Dauerschmerzen?
   ☐ nein   ☐ ja   0 – 4

4) Wurden Sie heute durch Ihre Schmerzen in Ihren Tätigkeiten und Bedürfnissen eingeschränkt?
   ☐ nein   ☐ ein wenig   ☐ deutlich   ☐ stark   ☐ fast völlig   0 – 4

5) Haben die Schmerzen Ihre Stimmung heute beeinträchtigt?
   ☐ nein   ☐ ein wenig   ☐ deutlich   ☐ stark   ☐ sehr stark   0 – 4

6) Hatten Sie heute das Gefühl, die Schmerzen lindernd beeinflussen zu können?
   ☐ sehr stark   ☐ stark   ☐ deutlich   ☐ ein wenig   ☐ nein   0 – 4

7) Sonstige Beschwerden
   ☐ keine   ☐ Müdigkeit   ☐ Niedergeschlagenheit   ☐ Übelkeit   ☐ Appetitlosigkeit   0 – 4

   ☐ Lustlosigkeit   ☐ Magenbeschwerden   ☐ Schlafstörungen   ☐ Andere   0 – 8*
   *8 – n (n = 1 je Nennung)

   Gesamtscore   **0 – 40**

8) Besondere schmerzbezogene Ereignisse und andere Bemerkungen:

Abb. 10: Tagesverlaufsbogen DGS.

ne ausführliche praktische Anleitung zum Prozedere, den „Cut Offs" oder den möglichen Interpretationen der Daten ist den Schmerzfragebögen und Schmerztagebüchern beigelegt.

Die vollelektronische Version dieser schon seit langem standardisierten und überprüften Instrumente erspart jedoch dem Arzt eine aufwendige Übertragung der Daten in die Krankenakte: Der Schmerzfragebogen und das Schmerztagebuch werden von einem Stapelscanner automatisch eingelesen und in einer Datenbank dem in-

dividuellen Patienten zugeordnet. Daneben wird ein Katalog der veranlassten Maßnahmen aufgeführt.

Dieses Prozedere erleichtert nicht nur erheblich die praktischen Abläufe, sondern ist auch als Teil der Qualitätsüberprüfungen im Rahmen der Schmerztherapievereinbarungen verwendbar. Das Computerprogramm wird in einer ständigen Arbeitsgruppe des DGS Vorstandes fortlaufend aktualisiert. Der neue „Deutsche Schmerzfragebogen" wird genauso voll elektronisch erhältlich sein.

Literatur

1. **Beck AT, Ward CM, Mendelson M, et al.** (1961) An inventory for measuring depression. Arch. Gen. Psychiat. 4: 561–571.

2. **Dillmann U, Nilges P, Saile H, Gerbershagen HU** (1994) Behinderungseinschätzung bei chronischen Schmerzpatienten. Der Schmerz 8: 100–110.

3. **Eich E, Reeves JL, Jaeger B, Graff-Radford SB** (1985) Memory for pain: relation between past and present pain intensity. Pain 23: 375–379.

4. **Fishbain DA, Cutler RB, Rosomoff H, Steele-Rosomoff R** (1982) Chronic pain-associated depression: antecedent or consequence of chronic pain? Clin J Pain 13: 116–137.

5. **Geissner E** (1996) Die Schmerzempfindungsskala (SES) (Handanweisung) Göttingen: Hogrefe.

6. **Gerber WD, Soyka D, Niederberger U, Haag G** (1988) Probleme und Ansätze zur Anlage und Bewertung von Therapiestudien bei Kopfschmerzpatienten. Der Schmerz 1: 81–91.

7. **Gerbershagen HU** (1986) Mainzer Pain Staging Scale.

8. **Hasenbring M** (1992) Chronifizierung bandscheibenbedingter Schmerzen. Stuttgart: Schattauer.

9. **Hautzinger M, Bailer M** (1993) Allgemeine Depressionsskala (ADS). Weinheim: Beltz.

10. **Herda C, Scharfenstein A, Basler HD** (1998) Marburger Fragebogen zum habituellen Wohlbefinden. Arbeitspapier 98/1 aus dem Institut für Medizinische Psychologie, Universität Marburg.

11. **Herrmann Ch, Buss U, Snaith RP** (1995) Hospital Anxiety and Depression Scale (HADS).

12. **Hildebrandt J, Franz C, Choroba B, Temme M** (1988) The use of pain drawings in screening for psychological involvement in complaints of low back pain. Spine 13: 681–685.

13. **Hrabal V, Kessler M, Traue HC** (1992) Rückenschmerz und Alltagsaktivität: Erste Ergebnisse zum Ulmer Schmerztagebuch (UST). Praxis der klinischen Verhaltensmedizin und Rehabilitation 4: 290–299.

14. **Jensen MP** (1997) Validity of self-report and observation measures. In: **Jensen TS** et al. (eds) Proceedings of the 8th world congress of pain. Seattle: IASP 637–661.

15. **Kohlmann T, Nuding D, Raspe HH** (1992) Funktionsbehinderung, schmerzbezogene Kognitionen und emotionale Beeinträchtigung bei Rückenschmerzen. In: **Geissner E, Jungnitsch G** (Hrsg) Psychologie des Schmerzes – Diagnose und Therapie. Weinheim: Psychologie Verlags Union. 107–121.

16. **Korff v. M, Ormel J, Keefe FJ, Dworkin SF** (1992) Grading the severity of chronic pain. Pain 50: 133–149.

17. **Melzack R** (1975) The McGill pain questionnaire: major properties and scoring methods. Pain 1: 277–299.

18. **Melzack R, Torgersen WS** (1971) On the language of pain. Anaesthesiology 34: 50–59.

19. **Nilges P** (1998) Outcome measures in pain therapy. Baillieres Clinical Anaesthesiology 12: 1–18.

20. **Pothmann R** (1991) Schmerzmessung und Dokumentation bei Kindern. Migränetagbuch für Kinder. Die Schmerzhilfe 3: 1–3.

21. **Radloff LS** (1977) The CES-D Scale: A self report depression scale for research in general populations. Appl. Psychol. Measurement 1: 385–401.

22. **Schülin C, Seemann H, Zimmermann M** (1989) Erfahrungen in der Anwendung von Schmerztagebüchern in der ambulanten Versorgung von Patienten mit chronischen Schmerzen. Der Schmerz 3: 133–139.

23. **Seemann H** (1987) Anamnesen und Verlaufsprotokolle chronischer Schmerzen für die Praxis. Ein Überblick. Der Schmerz 1: 3–12.

24. **Tait RC, Chibnall JT, Krause S** (1990) The pain disability index: psychometric properties. Pain 40: 171–182.

25. **Turk DC, Okifuji A, Scharff L** (1995) Chronic pain and depression: role of perceived impact and perceived control in different age cohorts. Pain 61: 93–101.

26. **Williams AC, Richardson PH** (1993) What does the BDI measure in chronic pain? Pain 55: 259–266.

27. **Wilz G, Brähler E** (Hrsg.) (1997) Tagebücher in Therapie und Forschung. Göttingen: Hogrefe.

28. **Zerssen v. D** (1976) Klinische Selbstbeurteilungsskalen (KSb-S) aus dem Münchner Psychiatrischen Informations-System (PSYCHIS) a: Die Beschwerden-Liste (B-L).

Anhang
Gesprächsführung

Hanne Seemann

In der Schmerzdiagnostik gibt es unterschiedliche Formen des diagnostisch-anamnestischen Vorgehens. Dabei muss beachtet werden, welche Vorgehensweise für welche Fragestellung die angemessene ist.

Der Akutschmerz führt zur Organdiagnostik, bei der ein Patient zunächst seine Schmerzsymptomatik beschreibt. Aus ihr bildet sich beim Arzt eine Ursachenhypothese heraus. Die Hypothese kann durch diverse Untersuchungsmethoden verifiziert bzw. falsifiziert werden. Man hat es also mit einer empirisch prüfbaren Wirklichkeit zu tun, die instrumentell erfassbar ist.

Schmerzen mit psychischer Überlagerung, psychosomatische Schmerzen und alle chronischen Schmerzzustände gehören zur „Wirklichkeit 2. Ordnung", also zur subjektiven Wirklichkeit des Patienten. Diese Wirklichkeit enthält seine gesamte psychosoziale Realitätskonstruktion aus Wahrnehmungen, Empfindungen, Gefühlen, Gedanken, Wertvorstellungen, usw.

Die Realität der zweiten Ordnung kann nicht wie die der ersten Ordnung direkt gemessen oder erschlossen werden. Deshalb gibt es für klinische Schmerzen keine objektive Schmerzmessung. Die Bedeutung der Schmerzen herauszufinden ist nur mit der aktiven, informationsgebenden Mitarbeit des Patienten möglich. Damit der Arzt die Information bekommt, die er für eine Diagnosestellung benötigt, muss er aber den Patienten anleiten.

Soweit er sich ausdrücken kann, wird der Patient seine Schmerzsymptomatik mitteilen, vorausgesetzt, er hört nicht die Verdachtsdiagnose „psychische Störung" heraus. Bei diesem diagnostischen Schritt ist es deshalb vorteilhaft, zunächst nur nach solchen Sachverhalten zu fragen, von denen angenommen werden kann, dass der Patient sie mit seinen Schmerzen in Zusammenhang bringen wird. Die Erhebung der psychodiagnostischen Daten kann mittels Fragebogen erfolgen.

Um psychosomatische Zusammenhänge zu verstehen, reicht das Sammeln von Daten allein nicht aus. Dabei wird weder dem Arzt noch dem Patienten klar, was die Schmerzen im Lebenszusammenhang des Betroffenen zu bedeuten haben. Hier müssen weitere explorierende Gespräche hinzukommen.

Diese diagnostisch-therapeutischen Gespräche dienen nicht primär dem Informationsgewinn. Sie haben vielmehr zum Ziel, das gegenseitige Verstehen und besonders das Selbstverstehen des Patienten voranzubringen. Der Arzt wird dazu die Introspektion und Selbstexploration des Patienten in Gang setzen und in Gang halten. Der Arzt sucht nicht nur nach Informationen, sondern begleitet seinen Patienten in dessen subjektive Wirklichkeit.

Die Kommunikation bei dieser Diagnoseform lässt sich unter drei Aspekten beschreiben:

▶ **Intrapersonale Kommunikation:** Im Dialog mit sich selbst versucht der Patient zu ergründen, was der Schmerz ihm mitteilen will (im Sinne einer Sprache des Körpers).
▶ **Interpersonale Kommunikation:** Der Patient lässt den Arzt an seinem inneren Dialog teilnehmen.
▶ **Besondere Kommunikationsform:** Sie ermöglicht es überhaupt erst, dass „Schmerzliches" zur Sprache kommen kann.

Die ersten beiden Kommunikationsebenen vermitteln dem Patienten mit Hilfe des Arztes eine psychosomatische Rahmentheorie sowohl bezüglich der Entstehung und Aufrechterhaltung als auch der psychosomatischen Folgen chronischer Schmerzen und animieren ihn dazu, seine eigenen Schmerzen darin anzusiedeln.

In der dritten Kommunikationsebene müssen zwei Basisvoraussetzungen erfüllt werden: das Zuhören und die empathische Zuwendung. Zuhören ist ein aktiver Bestandteil des Gesprächs. Es ist wichtig, für den Patienten völlig präsent zu sein und an dem, was er zu sagen hat, wirkliches Interesse zu zeigen.

Mit Empathie wird die innere Haltung bezeichnet, die den Gesprächspartner dazu einlädt, sich zu erforschen und sich ohne Scheu mitzuteilen, zu offenbaren. Empathie ist z.B. nicht Mitfühlen, Mitleiden, sich mit dem Gegenüber identifizieren o.a. Eine empathische Zuwendung ist neugieriges Interesse, wertfreie Wahrnehmung in der Wirklichkeit und Gefühlswelt des Gesprächspartners. Gemeint ist also nicht „Sympathie", denn darin sind Geschmacksurteile und Wertungen enthalten.

Aspekte ärztlicher Gesprächsführung

Die Kunst der Gesprächsführung besteht nicht in erster Linie in der Beherrschung von Techniken. Vielmehr setzt sie Einstellungen oder Haltungen zum Patienten voraus, die das ärztliche Beziehungsangebot konstituieren. Zentrale Zielsetzung ist es, eine Gesprächsatmosphäre zu schaffen, in der ein Patient sich mitteilen kann, sich mitteilen mag. Andererseits äußern sich Haltungen dadurch, dass der ärztliche Untersucher Techniken in einer bewussten Weise aussucht und einsetzt. Zu den wichtigsten Techniken gehören:

▶ **Offenes Fragen:** Der Arzt fordert zum Reden auf, ohne die Antwortmöglichkeiten einzuengen. Er bestärkt die aktive, selbstverantwortliche Gesprächsteilnahme des Patienten.
▶ **Aktives Zuhören:** Der Arzt zeigt sein Bemühen um Verständnis und erleichtert Klärung und Selbstbeobachtung.
▶ **Eingehen auf Gefühle:** Der Arzt achtet sehr genau auf die Gefühle und Stimmungen, die der Patient nonverbal oder durch die Stimmführung mitteilt.
▶ **Eingehen auf Empfindungen:** Der Arzt legt in seiner Aufmerksamkeit und in seinen Fragen großes Gewicht auf die Empfindungen des Patienten. Er sucht nachzuvollziehen, wie sich der Patient fühlt und wie er empfindet.
▶ **Konfrontieren:** Der Arzt ist „geradeheraus", ehrlich, wahr und formuliert sehr genau. Er begünstigt die Selbstkonfrontation und ist um tiefer gehende Gesprächsintensität bemüht.

Gesprächsduktus

Psychosomatische Zusammenhänge sollten bereits im Erstgespräch in Betracht gezogen werden, nicht erst, wenn nach langer Zeit bzw. vielen fehlgeschlagenen Behandlungsversuchen keine andere Erklärung mehr übrig bleibt.

Führt man den Begriff „funktionelle oder psychosomatische Störung" als mögliche Diagnose schon gleich am Anfang ein, erklärt, was darunter zu verstehen ist, und lässt beim Patienten gar nicht den Verdacht aufkommen, dass man ihn für psychisch gestört halten könnte, so erleichtert das die weitere Zusammenarbeit erheblich. Auch die Überweisung an einen psychologischen Schmerztherapeuten ist dann nicht mehr so kränkend.

Der Gesprächsverlauf stellt sich dann etwa folgendermaßen dar:

1. Nach der Inspektion des ausgefüllten Schmerzfragebogens können die Informationen, die dort niedergelegt sind, vertieft werden. Dabei ergibt sich schon ein erstes Bild über die Schmerzbelastung und damit verbundene Beeinträchtigungen der täglichen Aktivitäten und der Stimmung.
2. Es ist zu fragen, ob das Leben zum Zeitpunkt des Schmerzbeginns und in der Gegenwart anstrengend, nicht ganz befriedigend oder sonst irgendwie schwierig (gewesen) ist.
3. Meist kann man hieraus schon auf Imbalancen in der Lebensführung oder den Lebensumständen schließen. Falls der Patient keinen Zusammenhang zwischen seinen Schmerzen und seinen Lebensumständen, bestimmten Situationen oder Tätigkeiten erkennen kann, sollte man zum Zweck einer solchen Beobachtung für einen gewissen Zeitraum (zwei bis vier Wochen) ein Schmerztagebuch führen lassen. Man kann in einem solchen Fall das Gespräch hier unterbrechen und es mit der Inspektion des Tagebuchs und der neuen Erkenntnisse wieder aufnehmen.

4. Eine andere Gesprächsrichtung, die man stattdessen, in jedem Fall aber anschließend einschlagen sollte, ist die Frage, ob es Situationen oder Zeiten gibt oder gegeben hat, in denen der Schmerz besser ist oder war. Es kommt vor, dass hartnäckige Schmerzen in unbelasteten Situationen gänzlich, wenn auch nur kurzfristig, verschwinden. Dies gilt es sorgfältig zu explorieren. Diese Exploration ist noch wichtiger als die nach dem Schmerz selbst: Auch hierüber kann ein Tagebuch geführt werden: „Wann haben Sie keine, wann haben Sie wenig Schmerzen. Was können Sie tun, dass die Schmerzen besser werden, was müssten Sie tun, dass sie ganz schlimm werden?"

Die folgenden Fragen sind für Patienten mit psychosomatischen Schmerzen essenziell. Hier einige Varianten:

▶ Wenn Sie könnten, wie Sie wollten, was würden Sie am liebsten tun?
▶ Wenn Sie sich etwas wünschen dürften, was würden Sie sich wünschen?
▶ Gibt es etwas, das Ihnen zur Zeit besonders fehlt?
▶ Gibt es etwas, das Sie bräuchten, damit Sie mit Ihrem Leben so richtig zufrieden sein könnten?

Wahrscheinlich sagen die Patienten als erstes, dass sie sich wünschten, keine Schmerzen zu haben. Das halten wir für selbstverständlich. Dann gilt es beharrlich zu bleiben und zu sagen, sie möchten doch bitte bis zum nächsten Mal aufschreiben,

1. wovon sie wissen, dass es ihnen gut tut,
2. was sie sich wünschen, unabhängig davon, ob diese Wünsche realistisch und realisierbar seien.

Danach ist es günstig, im Gespräch beharrlich auf der „Wunschseite" zu bleiben und die „Stress"- und Schmerzseite nicht mehr zu beachten.

Das Rationale hinter dieser Gesprächsstrategie ist die Theorie der Fehlregulation. Sie besagt, dass der Schmerz gegen etwas (was wir meist nicht genau identifizieren können) protestiert und dass Ausgleichsreaktionen in Gang gebracht werden müssen, welche die Funktionssysteme wieder in Balance bringen. Da es sich meist nicht realisieren lässt, die Belastungen zu reduzieren, setzen wir positive Reaktionen dagegen.

In solchen Gesprächen darf man nicht den Fehler machen, etwas vorzuschlagen. Die Fragen nach den Wünschen sind dazu da, die Patienten anzuregen, für sich etwas zu suchen, etwas zu finden und erst dann eine Motivation zu entwickeln, dass sie etwas (oder ähnliches) haben wollen.

Die weitere Gesprächsführung zielt darauf ab, dass die Patienten die Richtung nicht verlieren, auf sich zu achten, zu merken, was ihnen fehlt, was ihnen gut tut, und darin eine gewisse Zielstrebigkeit zu

entwickeln. Die andere, unerwünschte Richtung wäre die Orientierung auf den Schmerz, auf Bedingungen, die den Schmerz hervorrufen und verstärken, auf Fehlschläge und Unmöglichkeiten. Der Arzt sollte versuchen, den Schmerzpatienten immer wieder auf das zu orientieren, was er kann, was er möchte, was ihn freut, und ihn darin zu Kreativität anregen. Patienten mit psychosomatischen Schmerzen richten ihre Aufmerksamkeit auf die Aufgaben, die die Welt ihnen stellt. Sie haben keine gute Selbstwahrnehmung, wissen meist nicht, wie es ihnen geht und nehmen sich selbst nicht wichtig. Der Schmerz erzwingt aber, dass sie sich um sich selbst kümmern, sie wissen nur nicht, wie. Dabei kann und muss ihnen der Arzt helfen.

4 Neurologische und neurophysiologische Diagnostik

Christof Keller

4.1 Anamnese und klinisch-neurologische Untersuchung

4.1.1 Anamnese

Die Anamnese ist nach wie vor das wichtigste Instrument der ärztlichen Diagnosefindung. Ihre spezifisch schmerztherapeutischen Gesichtspunkte sind in Kapitel 2: Anamnese, Vorbefunde, Untersuchung und Abrechnung sowie in Kapitel 3: Schmerzmessung und -dokumentation, Anhang: Gesprächsführung, dargestellt. Die psychosomatische Dimension einer zu behandelnden Schmerzproblematik wird in Kapitel 24: Verhaltensmedizinische Grundlagen abgehandelt.

4.1.2 Klinisch-neurologische Untersuchung

Die umfassende neurologische Untersuchung eines Patienten erfordert sehr viel Erfahrung vom Untersucher und ist nur vor dem Hintergrund profunder topischer und funktioneller anatomischer Kenntnisse sachgerecht interpretierbar. Die klinisch-neurologische Untersuchung dient der Erfassung von Störungen des zentralen, peripheren und vegetativen Nervensystems und erlaubt nicht nur die topische Zuordnung eines pathologischen Befundes, sondern auch die qualitative Feststellung des sich ergebenden funktionellen Defizits. Man muss sich darüber im Klaren sein, dass man bei der Untersuchung vieler Parameter auf die subjektiven Angaben sowie die Kooperationsfähigkeit und -bereitschaft des Patienten angewiesen ist. Ein kognitiv eingeschränkter Patient wird z.B. weniger spezifische Angaben machen können als ein intellektuell kompetenterer. Die Erhebung eines klinisch-neurologischen Untersuchungsbefundes führt zur Feststellung eines klinischen Syndroms, dessen topische Zuordnungsmöglichkeit im weiteren Proze-

dere die Zusatzdiagnostik bestimmt. Somit ist die klinisch-neurologische Untersuchung ein unverzichtbarer Bestandteil in der differenzialdiagnostischen Abklärung von Schmerzsyndromen. Wünschenswert wäre in diesem Zusammenhang eine Untersuchung, die von einem Neurologen mit schmerztherapeutischer Zusatzqualifikation durchgeführt wird, da insbesondere bei chronifizierten Schmerzsyndromen die klassische neurologisch-topische Diagnostik versagen kann. Sowohl Schmerzausbreitung als auch -charakter können sich vom primär ursächlich bestehenden Akutgeschehen in der Wahrnehmung des Patienten und in der sekundären „schmerzphysiologischen Verselbständigung" losgelöst haben und sind deshalb nicht mehr topisch zuzuordnen.

So kann es sehr schnell bei chronischen Schmerzsyndromen von neurologischer Seite zu der Diagnose einer somatoformen Schmerzstörung kommen in Unverständnis und leider auch in immer noch anzutreffender Unkenntnis von neurophysiologisch determinierten Chronifizierungsprozessen, die eine veränderte z.B. somatotope Repräsentation und Projektion bedingen und damit schwieriger und z.T. auch nicht mehr adäquat zu interpretieren sind.

Die Details einer umfassenden klinisch-neurologischen Diagnostik sind den entsprechenden Lehrbüchern zu entnehmen, einige schmerztherapeutisch relevante Aspekte seien ausgeführt.

4.1.2.1 Hirnnerven

Eine Anisokorie (ipsilaterale Miosis) mit begleitender Ptosis (Horner-Syndrom) muss an eine Läsion des peripheren (Ganglion stellatum) oder zentralen Sympathikus (z.B. dorsolaterale Medulla oblongata) denken lassen und ist in der weiteren differenzialdiagnostischen Entscheidungsfindung zu berücksichtigen unter Überprüfung von Sensibilität, Schweißsekretion sowie Pupillomotorik.

Die Überprüfung der Hirnaustrittsstellen der Endäste des N. trigeminus auf Druckschmerzhaftigkeit findet sich nahezu regelhaft in den meisten rudimentären neurologischen Befunden („grob neurologisch"), meist aus Gründen einer vermeintlichen Differenziertheit, die man mit diesem Untersuchungsprozedere nicht erreicht. Diese „ritualisierte" Überprüfung der Endäste des N. trigeminus gibt uns allenfalls Hinweise auf eine Sinusitis, mehr jedoch nicht. Die Schmerzphänomenologie im Ausbreitungsgebiet des N. trigeminus umfasst ein breites differenzialdiagnostisches Spektrum. Neben einer begleitenden, auf einen Endast des N. trigeminus festlegbaren Hypästhesie (N. ophthalmicus, maxillaris, mandibularis) bei symptomatischer Trigeminusneuropathie ist bei akuten Schmerzen im jeweiligen Versorgungsgebiet an einen Herpes zoster zu denken, ohne dass schon im Frühstadium oder nur bei eingehender Inspektion Effloreszenzen feststellbar wären. Die Trigeminusneuralgie als klassische Alterserkrankung ist typischerweise anamnestisch erfassbar (kurze, Sekunden anhaltende intensive Schmerzen), der atypische Gesichtsschmerz und die kraniomandibuläre Dysfunktion sind zu differenzieren. Die Untersuchung auf sog. muskuläre Triggerpunkte bei Gesichtsschmerzen ist notwendig (M. temporalis, Kaumuskulatur), um die richtige Diagnose stellen zu können.

4.1.2.2 Motorik

Die Beurteilung des Kraftgrades in der jeweiligen Prüfung der Muskeleinzelkraft setzt die Kenntnis der Funktion des zu überprüfenden Muskels voraus. Im Kontext von Schmerzsyndromen ist zu berücksichtigen, dass Schmerzeinflüsse eine Schonhaltung der Muskulatur provozieren können und somit eine Parese vortäuschen. Aufgabe des Untersuchers ist, aufgrund der Verteilung der Paresen unter Beachtung und Interpretation des Reflexstatus eine Lokalisation des ursächlich geschädigten anatomischen Substrates erarbeiten zu können.

Radikuläre Paresen führen nie zur vollständigen Lähmung (Plegie), da die abhängige Muskulatur segmentübergreifend innerviert ist. In Ausnahmefällen kann eine schwere Neuropathie unterlegt sein und damit auch im Rahmen einer radikulären Läsion als eine Plegie imponieren. Jedoch ist die Kenntnis von sog. Kennmuskeln von Bedeutung, da diese vorwiegend von einzelnen Spinalwurzeln versorgt werden und somit in der Kenntnis der Parese der Rückschluss auf die geschädigte Höhe möglich ist.

Läsionen peripherer Nerven sind auf den Einzelnerv (z.B. Druckläsion des N. peronaeus communis im Bereich des Fibulaköpfchens), auf eine typische generalisierte Verteilung (distal-symmetrisch wie bei der häufigsten Polyneuropathieausprägung) oder auf den Nervenplexus zu beziehen (z.B. Verteilungscharakteristik des unteren Armplexus bei Pancoast-Prozessen im Bereich der oberen Thoraxapertur). Die hieraus sich ableitenden Paresen sind topisch zuzuordnen und gegebenenfalls elektromyographisch und elektroneurographisch hinsichtlich ihrer neurogenen Ursache in der Peripherie weiter zu differenzieren.

Muskelatrophien sind zu dokumentieren und Umfangsmessungen unter Angabe des Messortes im Seitenvergleich festzuhalten.

In der Untersuchung der Motorik sind wir auf die Mitarbeit des Patienten entscheidend angewiesen: Simulation oder psychogene Paresen sind einer Plausibilitätskontrolle zu unterziehen, die neben der Pareseausprägung Aspekte der möglichen Demonstrationsneigung, eine Validierung in unbeobachteten Momenten unter Alltagsaktivitäten und spezifische Untersuchungsmanöver beinhaltet (Gegeninnervation, Untersuchung in ungewöhnlicher Gelenkstellung mit eingeschränkter Koordinationsfähigkeit etc.).

In der Beurteilung der Muskeleigenreflexe ist der Seitenvergleich maßgeblich unter Beachtung des allgemeinen individuellen Reflexniveaus. Seitendifferente Befunde müssen reliabel sein. Eine mehrfache Nachuntersuchung ist obligat, um Fehlerquellen, die Einfluss auf die Reflexausprägung haben, auszuschließen (z. B. muskuläre Voranspannung, Lagerung der Extremitäten, seitendifferente Krafteinwirkung des Reflexhammers). Reflexzonenverbreiterung, Kloni oder pathologische Reflexe sind als Hinweis auf eine zentrale Läsion zu interpretieren.

4.1.2.3 Differenzierung zentraler und peripherer motorischer Läsionen

Im Kontext einer zu beurteilenden Schmerzsymptomatik ist in der klinisch-neurologischen Untersuchung häufig eine schmerzbedingte Schonhaltung von zentral-motorischen oder peripher-motorischen Läsionen zu unterscheiden. Der klinisch-neurologische Untersuchungsgang gibt Hinweise auf die topisch-anatomische Lokalisation einer entsprechenden Läsion. Eine Störung und Läsion des 1. motorischen Neurons, welches im präzentral-motorischen Kortex lokalisiert ist, führt zur fehlenden Übertragung einer entsprechenden Erregungsleitung auf die nächste Umschaltstelle der motorischen Leitungsbahn, dem Vorderhornneuron des Rückenmarks. Erfolgt die Unterbrechung der sog. Pyramidenbahn, die ihren Ausgangspunkt in der Präzentralregion nimmt, werden die Dehnungsreflexe zunächst unterdrückt und die Muskulatur ist schlaff gelähmt. Erst nach Tagen kehren allmählich die Muskeldehnungsreflexe zurück, jedoch erfolgt jetzt eine empfindlichere Regulation als vorher, insbesondere Armbeuger und -strecker weisen eine Tonuserhöhung auf. Die mittel- bis längerfristigen Folgen sind eine bewegungsabhängige Tonuszunahme der Muskulatur (Spastik), eine Hyperreflexie in Verbindung mit unerschöpflichen Kloni. Die Beurteilung des Reflexniveaus hat zum einen im Seitenvergleich zu erfolgen.

Fremdreflexe (z. B. Bauchhautreflexe) oder das Trömner-Zeichen können gleichfalls einen Seitenhinweis ergeben. Auch das sog. Babinski-Zeichen, eine tonische Dorsalextension des Großzehs mit Spreizphänomen der weiteren Fußzehen, weist auf eine Schädigung der Pyramidenbahn hin. So kann z. B. eine kleine Läsion im Bereich der inneren Kapsel, wo die Pyramidenbahnfasern sehr dicht zusammengedrängt verlaufen, eine spastische kontralateral zur Läsion lokalisierte Parese zur Folge haben. Subkortikal lokalisierte Läsionen bewirken nur eine begrenzte Lähmung, z. B. nur in einem Arm oder einem Bein, in Abhängigkeit von der somatotopischen Zuordnung der Läsion. Läsionen unterhalb der Pyramidenbahnkreuzung bedingen eine ipsilaterale Halbseitenlähmung, doppelseitige Schädigungen im Bereich des Gehirns (z. B. Meningeom im Bereich der Mantelkante oder des hohen Zervikalmarks) sind von Tetraparesen begleitet.

Das Syndrom der zentralen spastischen Lähmung lässt sich durch folgende klinische Kennzeichen festlegen (nach [2]):
► Lähmung (Parese, insbesondere auch Einbußen der Feinmotorik)
► Spastische Tonuserhöhung
► Gesteigerte Eigenreflexe, zum Teil mit unerschöpflichen Kloni
► Abschwächung bzw. Aufhebung der Fremdreflexe (Bauchhautreflexe)
► Auftreten pathologischer Reflexe (z. B. Babinski-Zeichen)
► Fehlende Muskelatrophie

Die Fasern der Pyramidenbahn enden, zum Teil begleitet von extrapyramidalmotorisch-zentralen Fasern, am α-Motoneuron im Bereich des Vorderhorns des Rückenmarks. Ausgehend von diesen Vorderhornzellen verlaufen markhaltige, schnell leitende Neuriten nach peripher. Die Vorderhornzelle mit dem Neuriten und den von ihr innervierten Muskelfasern nennt man eine motorische Einheit (nach *Sherrington*). Hierunter versteht man die gemeinsame Endstrecke der motorischen Leitungsbahn.

Die vordere Spinalwurzel kann im Rahmen einer mechanischen Läsion eine Schädigung erleiden, z. B. bei einem Bandscheibenvorfall. Da die peripheren Muskeln mehrsegmental versorgt sind, führt eine solitäre Wurzelschädigung nie zu einer Plegie (vollständige Lähmung), sondern nur zu einer Parese. Über die Nervenplexus werden brachiozervikal und lumbosakral die radikulären Segmentzuordnungen miteinander vermischt und verlassen den Nervenplexus in Form der peripheren Nerven. Bei Durchtrennung eines gemischt-peripheren Nerven, der nicht nur motorische, sondern dann auch afferente sensible Nervanteile enthält, kommt es zu einer schlaffen Lähmung. Diese schlaffe Lähmung ist auf den zugehörigen Nerv bezogen und wird von einer typischen Sensibilitätsstörung begleitet. Als weitere Folge einer Schädigung im Verlauf des 2. motorischen Neurons ist eine Muskelatrophie darstellbar.

Eine isolierte Nervenwurzelschädigung ist charakterisiert durch
► eine dem Dermatom entsprechende Schmerzausstrahlung,
► verminderte Kraft in der Kennmuskulatur,
► segmentbezogene Störungen der Muskeleigenreflexe und
► erhaltene vegetative Funktionen (Schweißsekretion, Piloarrektion, Vasomotorik).

Plexusläsionen führen zu sehr komplexen Ausfällen, da zumeist mehrere Segmente betroffen sind. Im Bereich des Plexus brachialis unterscheidet man die obere Plexuslähmung, bei der vorwiegend die 5. und 6. Zervikalwurzel beteiligt sind, von einer unteren Plexuslähmung mit einer vorwiegenden Schädigung der Wurzeln C8 und Th1.

Aufgabe der klinisch-neurologischen Untersuchung ist zunächst, eine periphere von einer zentralen Läsion zu unterscheiden. Bei einer peripheren Läsion sind radikuläre, plexusbezogene oder auf einen einzelnen Nerven zu beziehende Störungen herauszuarbeiten.

Schädigungen des autonomen Nervensystems sind entsprechend der anatomischen Lokalisation zu unterscheiden: Im Bereich des Sympathikus muss man eine zentrale Sympathikusbahn von prä- und postganglionären Fasern, bezogen auf den sympathischen Grenzstrang, differenzieren.

4.1.2.4 Sensibilität

Die Überprüfung der sensiblen Qualitäten stellt sowohl den Untersucher als auch den Patienten vor eine besondere Herausforderung. Um einen Befund dokumentieren zu können, ist der Arzt vornehmlich auf die subjektiven Angaben des Patienten angewiesen. Die orientierende Überprüfung der Oberflächensensibilität kann mit der Handinnenfläche des Untersuchers durch Bestreichen der zu untersuchenden Körperregion erfolgen, ein Wattebausch auf einem Holzträger kann die spezifischere Untersuchung einleiten.

Schmerzhafte Berührungsempfindung (Allodynie) ist Ausdruck einer morphologisch belegbaren Schmerzchronifizierung, z. B. bei neuropathischen Schmerzzuständen. Die Unterscheidung in eine statische (Pinprick) und eine dynamische (Bestreichen) Allodynie führt zu Hypothesen, deren therapeutische Relevanz derzeit im Hinblick auf mechanismenorientierte Therapieansätze klinisch nicht belegt ist.

Die Überprüfung der Kalt-/Warmempfindung im Hinblick auf dissoziierte Empfindungsstörungen bei zentralen Prozessen sind auch von Bedeutung bei neuropathischen Schmerzsyndromen, um eine Kältevon einer Wärme-/Hitzeallodynie unterscheiden zu können. Quantitativ arbeitende Untersuchungsabläufe (QST) sind in Entwicklung.

Die Überprüfung des Vibrationsempfindens mittels einer Stimmgabel und des Lagesinns im Bereich der Extremitätenenden kann Hinweise auf eine Störung der peripheren Nervenleitung und eine Mitbeteiligung spinaler afferenter Bahnsysteme (Hinterstränge) geben. Die Benutzung einer kalibrierten Stimmgabel im Bereich der

Malleolen oder der Großzehengelenke scheint eine einfache Untersuchung zu sein und wird sehr häufig im Zusammenhang mit der Diagnostik der distal-symmetrischen Polyneuropathie favorisiert.

Da mit zunehmendem Alter die Vibrationsempfindung abnimmt und häufig auch die kognitive Situation des Patienten eingeschränkt ist, besteht die Gefahr, dass die Konzentrationsfähigkeit und Wahrnehmungsverarbeitung des Patienten, nicht jedoch sein eigentlich zur Beurteilung anstehendes Vibrationsempfinden überprüft wird. Somit sind Fehleinschätzungen möglich. Reliable Untersuchungsbefunde, die sich von „rituellen Handlungen" unterscheiden, sind nur durch die Berücksichtigung der kognitiven Situation des Patienten und der Reproduzierbarkeit des Befundes im alterskorrigierten Kontext zu erreichen und von Bedeutung.

Durch die Untersuchung der diskriminierenden Oberflächenwahrnehmung im Bereich der Extremitätenenden (Bestimmung der sog. Zweipunktediskrimination mittels eines Stechzirkels) können schon sehr früh Einschränkungen festgestellt werden. Störungen der vegetativen Oberflächenfunktionen wie Schweißsekretion und Thermoregulation bedürfen bei adäquater Fragestellung der spezifischeren Diagnostik (Ninhydrin-Schweißtest, Thermographie).

Etwaige Verdeutlichungstendenzen von Seiten des Untersuchten sollten beim Untersucher nicht vorschnell zu einer negativen Bewertung führen, da Geduld und Eingehen auf den Patienten zu einer Überwindung führen kann. Häufig ist bei Patienten die Sorge führend, der Arzt könne etwas übersehen oder er ist in dieser ungewohnten Situation einfach nur unsicher und angespannt.

4.1.2.5 Extrapyramidal-motorisches System

Schmerzhafte Spontanbewegungen, die ihren Ursprung in einer Läsion im Bereich der Basalganglien haben, sind im Rahmen der Grunderkrankung zu interpretieren. Schmerzhafte Dystonien als eigenständiges Krankheitsbild oder als komplizierendes Phänomen im Rahmen der Pharmakotherapie von Parkinson-Syndromen sind hier zu nennen. Tremorformen, Myoklonien und muskuläre Verkrampfungen sind im Zusammenhang mit Schmerzsyndromen zu differenzieren und einer ätiologiebezogenen Therapie zuzuführen.

4.1.2.6 Ataxie

Unter Ataxie (aus dem griechischen „Unordnung" abgeleitet) versteht man eine Störung der Koordination von Bewegungsabläufen, wie wir sie insbesondere im Zusammenhang mit Schmerzsyndromen sehen. Hiervon zu differenzierend sind z. B. schmerzbedingte Gangstörungen. Klinisch bedeutsam ist die Unterscheidung einer Rumpf-, Stand- und Gangataxie. Eine Gang- und Standataxie beruht häufig auf einer Störung der afferenten Zuleitung sensibel-sensorischer Informationen über die betreffende Umgebung. Sowohl eine Störung peripherer Nerven (generalisiert im Sinne einer Polyneuropathie) als auch eine Störung der Hinterstrangsysteme, die über Lage- und Vibrationssinn nach zentral informierend, führt zu einer afferenten Ataxie. Hiervon zu differenzieren ist eine zerebellare Ataxie durch eine Läsion im Bereich des Kleinhirns. Zeichen sind eine Störung der Bewegungskoordination (z. B. sakkadierte Blickfolge, Bradydiadochokinese), Intentionstremor und dysmetrische Zeigeversuche (auch eine Rumpf-, Stand- und Gangataxie).

Läsionen im Bereich des Frontalhirns können zu einer sog. „frontalen Gangataxie" führen, gekennzeichnet durch ein breitbasiges, kleinschrittiges Gangbild und begleitet von Fallneigung.

Die ätiologische Komplexität, insbesondere von Gangstörungen im höheren Lebensalter, erfordert die sorgfältige Analyse der sich zum Teil synergistisch verstärkenden Einflüsse betroffener neurologischer Systeme. So findet man häufig neben peri-

pheren Läsionen im Sinne einer Polyneuropathie auch begleitende spinale (z. B. funikuläre Myelose im Rahmen einer B12-Hy-
povitaminose) oder frontale Störungen der
Bewegungskoordination (z. B. im Rahmen
einer vaskulären Enzephalopathie), die im
Zusammenhang mit einer begleitenden
Schmerzsymptomatik (radikuläre Läsion,
Arthrosen etc.) zu einer Immobilität führen
können. Die Aufgabe des neurologisch
orientierten Schmerztherapeuten ist es, behandelbare Ursachen zu erkennen, um Teilaspekte der gefährdeten bzw. eingeschränkten Mobilität behandeln zu können.

4.1.2.7 Psychopathologischer Befund

Der psychopathologische Befund rundet
die neurologische Untersuchung ab. Die
Orientierungsprüfung, das Vorliegen von
formalen oder inhaltlichen Denkstörungen
sind meist unauffällig, soweit keine gravierende psychiatrische Erkrankung vorliegt.
Die Darstellung der affektiven Situation
des Patienten ist von Bedeutung und be-
schreibend zu gestalten, durchaus unter
Darstellung seiner Mimik, Gestik, Klag-
samkeit und der Antriebslage. Die Beschreibung des Tagesablaufs ergibt einen
Einblick in die funktionellen Auswirkungen
einer zu beschreibenden Störung, insbesondere im Zusammenhang mit gutachterlichen Fragestellungen.

4.2 Elektrophysiologische Zusatzdiagnostik

Durch elektrophysiologische Zusatzdiagnostik ist es möglich, ein spezifisches Korrelat der Funktion sowohl peripherer als
auch zentraler Anteile unseres Nervensystems zu erhalten. Schmerz bleibt nach wie
vor eine subjektive Wahrnehmung, auf deren Ausprägung komplexe Einflüsse einwirken und der sich einer Messbarkeit entzieht. Somit ist auch die elektrophysiologische Zusatzdiagnostik kein valides Instrument, um das Ausmaß einer Schmerzempfindung belegbar zu machen.

Bei vielen Erkrankungen, die mit einer
morphologischen Läsion unseres Nervensystems und damit auch schmerzverar-
beitender Strukturen einhergehen, somit
der Definition neuropathischer Schmerzsyndrome entsprechen, ist es jedoch möglich, eine zugrunde liegende Läsion des
peripheren oder zentralen Nervensystems
zu erfassen, um zum einen eine Aussage
zur topischen Lokalisation, aber auch zur
quantitativen Ausprägung geben zu können. Hierdurch sind auch in prognostischer
Hinsicht Aussagen möglich, die ein Abbild
der Nervenfunktion wiederspiegeln und somit einen funktionellen Aspekt in die Diagnosestellung mit einbringen, wie wir ihn
bei der bildgebenden Diagnostik in dieser
Form nicht erheben können.

4.2.1 Elektromyographie

Bei der Elektromyographie (EMG) wird
eine sog. konzentrische Nadelelektrode in
die zu untersuchende Muskulatur eingesto-
chen. Die elektrischen Potenziale, die der
Muskel erzeugt, werden auf einem Oszillo-
skop beobachtet und gleichzeitig im Laut-
sprecher akustisch verfolgt. Durch die Ab-
leitung von Spontanaktivität und die Beurteilung von Einzelpotenzialen sowie Ent-
ladungsmustern ist eine Unterscheidung
neurogener oder myogener Affektionen
möglich.

Ein gesunder Muskel ist elektromyographisch „stumm", d. h. er zeigt im entspannten Zustand keine Spontanaktivität.
Wenn ein Nerv aufgrund einer axonalen
Läsion den Kontakt zur muskulären Endplatte verloren hat, lässt sich eine pathologische Spontanaktivität in Form von sog.
Fibrillationspotenzialen und positiven
scharfen Wellen abbilden. Diese belegen
eine „Denervation" eines Muskels im Bereich der der Untersuchung zugänglichen
motorischen Einheit und damit eine ausgeprägte Schädigung des innervierenden
Nerven. Somit ist auch eine prognostische Aussage möglich über die zu erwartende Regenerationszeit eines Nerven,
wenn z. B. Anteile der Myelinscheide noch

erhalten sind und Kontakt zur Muskulatur haben.

Die Untersuchung myotombezogener Kennmuskeln lässt eine Aussage über den Umfang radikulärer Läsionen zu. Eine akute Denervation kann jedoch erst ca. zehn Tage nach Ereigniseintritt nachgewiesen werden, da dann die retrograde Degeneration der zuführenden Nervanteile im Rahmen einer radikulären Läsion zur morphologisch belegbaren Denervation führt.

Die elektromyographische Diagnostik ist unverzichtbar in der Differenzialdiagnostik und topischen Läsionszuordnung aller peripheren Nervenläsionen (Einzelnerv, Polyneuropathie, Plexus- und Nervenwurzel- bis hin zu Vorderhornerkrankungen, die man einer zentralen Lokalisation zuordnen würde, jedoch mit peripheren Auswirkungen), aber auch von Muskelerkrankungen und Störungen der neuromuskulären Übertragung (z.B. Myasthenie).

4.2.2 Elektroneurographie

Die Messung der Nervenleitgeschwindigkeit (NLG) liefert wichtige Informationen über die Funktionsfähigkeit eines Nerven. Durch einen definierten elektrischen Reiz wird eine motorische oder sensible Reizantwort evoziert. Bei der Darstellung der motorischen Elektroneurographie wird nach Reizung eines Nervs ein Muskelsummenpotenzial mittels Oberflächenelektroden abgeleitet und über eine auszumessende Wegstrecke des Nerven unter Kenntnis der Zeitspanne (Latenz) zwischen Reiz und Reizantwort eine NLG berechnet. Für die sensible NLG wird ein analoges Vorgehen gewählt. Aus der Amplitude und der Form des Muskelsummenpotenzials sind gleichfalls Rückschlüsse möglich. Eine Verzögerung der NLG und Aufsplittungen des Muskelsummenpotenzials weisen auf eine demyelinisierende Schädigung der Myelinscheide hin, Amplitudenminderungen finden ihr morphologisches Korrelat in einer axonalen Läsion.

Die regelrechte Interpretation des elektroneurographischen Befunds setzt eine lege artis durchgeführte Untersuchungsmethodik voraus und bedarf großer Erfahrung in Kenntnis des klinischen Befundes. Die Messungen sind durch vielfältige Artefakteinflüsse und temperaturabhängige Veränderungen der NLG störbar. Auch eine Alterskorrektur und -abhängigkeit in der Normwertinterpretation sind zu berücksichtigen.

Erfasst werden nur schnell leitende Fasern, nicht jedoch die in der Schmerzafferenz bedeutsamen langsamen C- und A-δ-Fasern. Somit schließt ein elektroneurographischer Normalbefund eine Polyneuropathie nicht aus, insbesondere im Initialstadium der Erkrankung oder wenn nur die unmyelinisierten, langsam leitenden Fasern betroffen sind (small fibre neuropathy).

In der Diagnostik von Engpasssyndromen ist zu beachten, dass ein pathologischer Befund immer in Korrelation und in Abhängigkeit von der klinischen Symptomatik zu interpretieren ist. Die Diagnose eines Karpaltunnelsyndroms ergibt aus aus der typischen klinischen Situation (Brachialgia paraesthetica nocturna!). Eine noch im Normbereich liegende NLG für die sensiblen und motorischen Nervanteile des gemessenen N. medianus kann häufig nur im Vergleich mit einem anderen Unterarmnerven (N. ulnaris) eine positive Diagnose belegen. Ein primär pathologischer NLG-Befund ist keine Operationsindikation, da eine Krankheits- und Symptommanifestation nicht zwingend ist. Fehldiagnosen und falsche Operationsindikation sind nur durch die eingehende klinische Analyse zu vermeiden, die Differenzialdiagnosen z.B. eines radikulären Syndroms, einer Schultergelenkserkrankung, eines myofasziellen Schmerzsyndroms etc. sind im interdisziplinären Kontext zu erörtern. Um weiter proximal lokalisierte Läsionen erfassen zu können, muss die konventionelle Neurographie durch spezielle Untersuchungen (F-Welle, H-Reflex) ergänzt werden (Abb. 1).

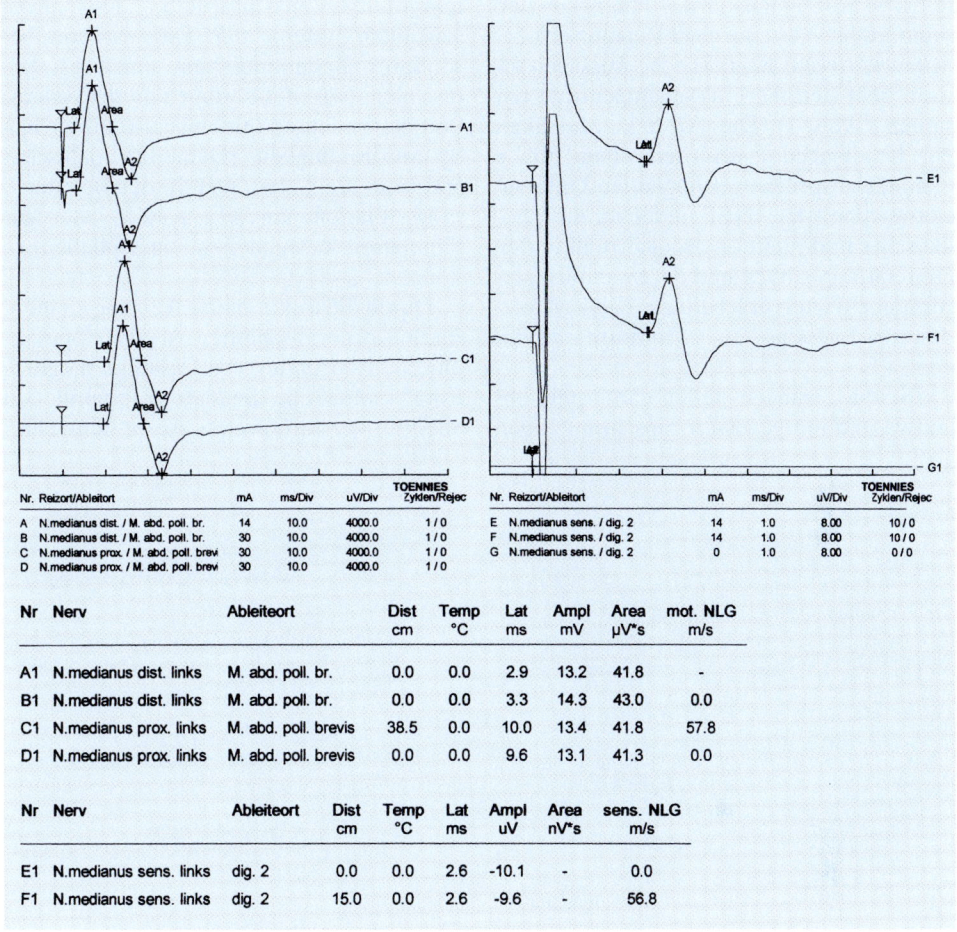

Nr.	Reizort/Ableitort	mA	ms/Div	uV/Div	TOENNIES Zyklen/Rejec
A	N.medianus dist. / M. abd. poll. br.	14	10.0	4000.0	1 / 0
B	N.medianus dist. / M. abd. poll. br.	30	10.0	4000.0	1 / 0
C	N.medianus prox. / M. abd. poll. brevi	30	10.0	4000.0	1 / 0
D	N.medianus prox. / M. abd. poll. brevi	30	10.0	4000.0	1 / 0

Nr.	Reizort/Ableitort	mA	ms/Div	uV/Div	TOENNIES Zyklen/Rejec
E	N.medianus sens. / dig. 2	14	1.0	8.00	10 / 0
F	N.medianus sens. / dig. 2	14	1.0	8.00	10 / 0
G	N.medianus sens. / dig. 2	0	1.0	8.00	0 / 0

Nr	Nerv	Ableiteort	Dist cm	Temp °C	Lat ms	Ampl mV	Area µV*s	mot. NLG m/s
A1	N.medianus dist. links	M. abd. poll. br.	0.0	0.0	2.9	13.2	41.8	-
B1	N.medianus dist. links	M. abd. poll. br.	0.0	0.0	3.3	14.3	43.0	0.0
C1	N.medianus prox. links	M. abd. poll. brevis	38.5	0.0	10.0	13.4	41.8	57.8
D1	N.medianus prox. links	M. abd. poll. brevis	0.0	0.0	9.6	13.1	41.3	0.0

Nr	Nerv	Ableiteort	Dist cm	Temp °C	Lat ms	Ampl uV	Area nV*s	sens. NLG m/s
E1	N.medianus sens. links	dig. 2	0.0	0.0	2.6	-10.1	-	0.0
F1	N.medianus sens. links	dig. 2	15.0	0.0	2.6	-9.6	-	56.8

Abb. 1: Elektroneurographie der motorischen (linkes Diagramm) sowie der sensiblen (rechts Diagramm) Nervanteile des N. medianus mit jeweils regelrechten Nervenleitgeschwindigkeiten und Amplituden.

4.2.3 Evozierte Potenziale/ somatosensibel evozierte Potenziale (SSEP)

Evozierte Potenziale sind über Verstärkungmechanismen darstellbare und auf einen definierten Sinnesreiz hin abgeleitete Potenzialänderungen der elektrischen Hirnaktivität. Hierdurch können Funktionsstörungen im Bereich der motorischen (magnetisch evozierte Potentiale, MEP), somatosensiblen (somatosensibel evozierte Potenziale, SSEP), visuellen (visuell evozierte Potenziale, VEP) und akustischen (aku-

stisch evozierte Potenziale, AEP) Leitungsbahnen des Nervensystems dargestellt werden.

In Zusammenhang mit Schmerzsymptomen sind die SSEP von besonderer Bedeutung. Nach distaler Reizung z. B. im Bereich des N. tibialis wird über der Schädelkalotte kontralateral zur Reizung im somatotopen Repräsentationsareal der Gehirnrinde ein Potenzial dargestellt. Da das entstehende Potenzial eine sehr niedrige Amplitude hat, muss der Reiz ca. 100mal appliziert werden. Die empfangenen Signale werden gemittelt. Die Konfiguration des Potenzials und seine zeitliche Latenz nach Reizung ermöglichen wertvolle diagnostische Aussagen sowohl über periphere als auch zentrale Läsionen (Abb. 2). Die Artefaktanfälligkeit der Untersuchung erfordert einen hohen Qualitätsansprüchen genügenden Untersuchungsablauf. Die SSEP finden ihr morphologisches und funktionelles Korrelat in den Hinterstrangbahnen und deren lemniskaler zentraler Weiterverarbeitung. Klinisch korrelieren Lagesinn und Vibrationsempfinden.

SSEP-Messungen stellen damit eine objektive und mit gewissen Einschränkungen quantitative Funktionsprüfung des somatosensiblen Systems dar. Dies ist von besonderer Bedeutung zum Nachweis klinisch inapparenter Läsionen dieses Systems und bei Patienten mit eingeschränkter Kooperationsfähigkeit (Demenz, apallisches Syndrom etc.), aber auch in der Begutachtungssituation, um Aggravation oder gar Simulation belegen bzw. ausschließen zu können.

Durch die fraktionierte Reizung an mehreren Körperabschnitten ist eine topographische Zuordnung von Läsionen möglich. Eine ätiologische Bedeutung kommt den SSEP in der Interpretation von demyelini-

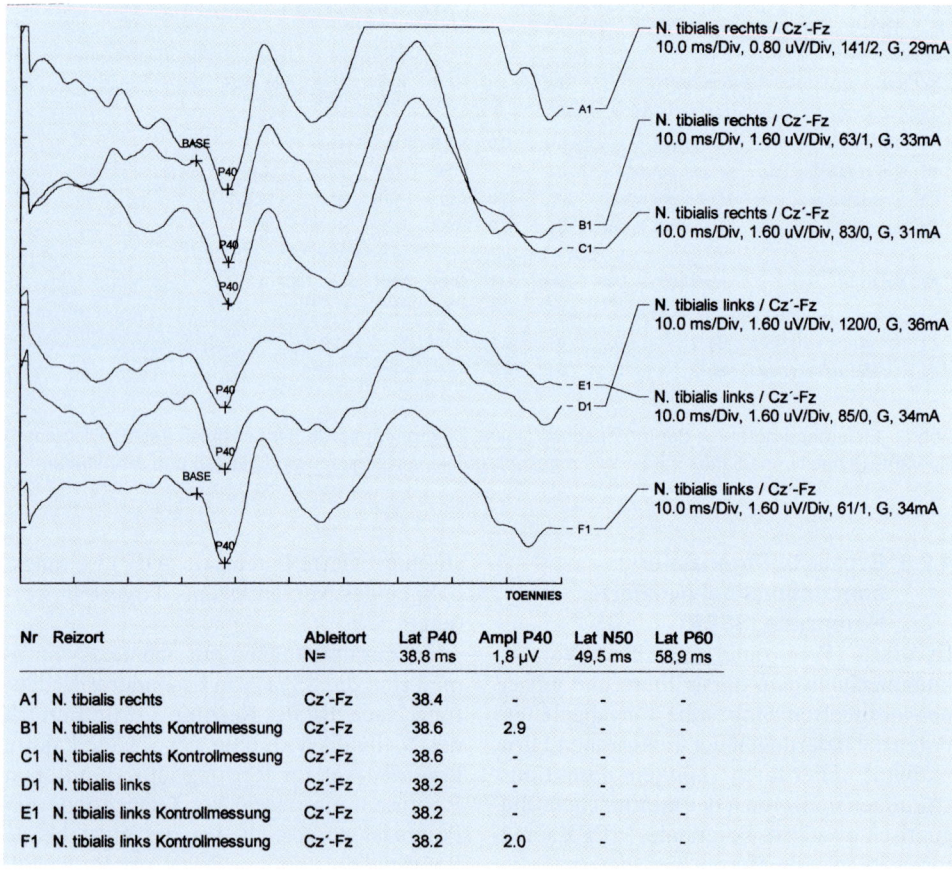

Nr	Reizort	Ableitort N=	Lat P40 38,8 ms	Ampl P40 1,8 µV	Lat N50 49,5 ms	Lat P60 58,9 ms
A1	N. tibialis rechts	Cz´-Fz	38.4	-	-	-
B1	N. tibialis rechts Kontrollmessung	Cz´-Fz	38.6	2.9	-	-
C1	N. tibialis rechts Kontrollmessung	Cz´-Fz	38.6	-	-	-
D1	N. tibialis links	Cz´-Fz	38.2	-	-	-
E1	N. tibialis links Kontrollmessung	Cz´-Fz	38.2	-	-	-
F1	N. tibialis links Kontrollmessung	Cz´-Fz	38.2	2.0	-	-

Abb. 2: Somatosensibel evoziertes Potential (SSEP), abgeleitet über den Nn. tibiales mit jeweils regelrechten Amplituden und Latenzen.

sierenden Läsionen, z. B. im Zusammenhang mit einer Multiplen Sklerose, zu. Auch sensible Hirnnerven sind untersuchbar, z. B. über den N. trigeminus evozierte Potenziale sind darstellbar.

4.3 Anmerkungen zur bildgebenden Zusatzdiagnostik

Die bildgebende Zusatzdiagnostik dient der diagnostischen Abklärung bzw. Bestätigung klinisch erhobener Differenzialdiagnosen bzw. elektrophysiologisch-topischer Diagnostik. Sie ist ausführlich in Kapitel 5 dargestellt.

Literatur

1. **Boden SD, Davis DO, Dina TS,** et al. Abnormal magnetic scans of the lumbar spine in asymptomatic subjects. J Bone Joint Surgery Am 1990; 72: 403–408.
2. **Duus P.** Neurologisch-topische Diagnostik. Stuttgart: Thieme, 1990.
3. **Jörg J, Hielscher H.** Evozierte Potentiale in Klinik und Praxis. Berlin: Springer, 1993.
4. **Kunze K.** Lehrbuch der Neurologie. Stuttgart: Thieme, 1999.
5. **Stöhr M.** Atlas der klinischen Elektromyographie und Neurographie. 4. Auflage. Stuttgart: Kohlhammer, 1998.

5 Bildgebende Verfahren beim Schmerzpatienten – Eine Darstellung anhand häufiger klinischer Fragestellungen

Axel Hoffmann, Christof Keller, Monica Andersson

5.1 Einleitung

Die radiologische Diagnostik ist in einem Gesamtkonzept der Betreuung von Schmerzpatienten von hoher Bedeutung [8, 11]. Die entsprechenden Verfahren sollten nach einer ausführlichen Anamnese und eingehenden körperlichen Untersuchung gezielt zur Anwendung kommen. Generell sind dabei die Vorgaben der Röntgen- und Strahlenschutzverordnung zu berücksichtigen.

Da (Schmerz-)Patienten meist vor dem Besuch beim Schmerztherapeuten einer radiologischen Vordiagnostik unterzogen wurden, empfiehlt es sich, vor dem Veranlassen weiterer entsprechender Untersuchungen oder eventueller Kontrollen die vorhandenen Untersuchungsbefunde zu sichten und zeitlich zu ordnen. Eine Längsschnittbetrachtung der vorliegenden Röntgenbilder sollte vorgenommen werden, da manche Veränderungen erst aus einer integrativen zeitlichen Betrachtungsweise erkennbar werden. Ein solches Vorgehen bedarf der intensiven Zusammenarbeit mit den radiologischen Fachkollegen.

Über diese skizzierten Schritte lassen sich die vorhandenen Befunde und Untersuchungen in den Kontext mit der erhobenen Anamnese und Untersuchung bringen. Auch der Verlauf, die Schnelligkeit der Entwicklung von Veränderungen von Erkrankungen und die entzündlichen Prozesse in ihrem individuellen Verlauf lassen sich nun entsprechend einordnen und abschätzen. Eine Ausnahme von diesem Vorgehen bildet sicherlich nur der Notfallpatient.

Häufig muss dem Patienten erklärt werden, dass die von ihm empfundenen Schmerzen nicht bildgebend nachgewiesen werden können und dass auch neueste Verfahren innerhalb der Radiologie und Nuklearmedizin dazu (noch) nicht in der Lage sind. Leider ist diese Tatsache nicht immer Prämisse der Diagnostik, so dass die Untersuchungen mannigfaltig sein können und die Übersichtlichkeit der Befunderhebung oft darunter leidet. Zwischen der Intensität der vom Patienten verspürten Schmerzen und dem Ausmaß der gefunden Veränderungen besteht keine Korrelation!

Andererseits kann uns die radiologische Diagnostik helfen, anatomische Strukturen und Veränderungen abzubilden. Oft ist es somit die Aufgabe des radiologischen Fachkollegen, uns entsprechende detaillierte Informationen zu ermitteln, andere schmerzverursachende Erkrankungen auszuschließen oder anatomische Veränderungen darzustellen, die mit einem Schmerzsyndrom einhergehen können. Bei vielen Erkrankungen gibt es typische radiologische Befunde, die zusammen mit der Anamnese und dem Untersuchungsbefund eine sichere Diagnose erlauben und somit eine gezielte Therapie ermöglichen können. Die Grenze zwischen normalen, altersbedingten Veränderungen und typischen, schmerzauslösenden Befunden kann unscharf und überlappend sein.

Sollte sich eine Änderung des Schmerzcharakters und/oder der neurologischen Symptome einstellen, so drängt sich der differenzialdiagnostische Verdacht auf einen Progress, auf eine Komplikation im Rahmen der Grunderkrankung oder auf mögliche therapeutische Interventionen. Auch eine zusätzlich auftretende unabhängige Erkrankung kann der Grund sein. Dies ist bei chronischen Schmerzpatienten im Einzelfall nicht immer einfach zu entscheiden.

Mögliche zusätzliche Konsile und Untersuchungen (z. B. Laboruntersuchungen) sind daher im weiteren sinnvoll und notwendig.

5.2 Radiologische Verfahren

Zu den radiologischen Verfahren mit Röntgenstrahlen zählen die

▶ konventionelle radiologische Diagnostik, die
▶ konventionelle radiologische digitale Diagnostik und die
▶ Computertomographie (CT): Einzel-/Mehrschicht-Spiral-CT.

Radiologische Verfahren ohne Röntgenstrahlen sind

▶ Sonographie,
▶ Duplexsonographie und
▶ Kernspintomographie (MRT).

Auf die sonographischen und duplexsonographischen Untersuchungsmethoden soll hier nicht näher eingegangen werden.

Nuklearmedizinische Verfahren werden bei entsprechender Indikation angefordert, besonders zur Frage der entzündlichen Aktivität (z. B. komplexes regionales Schmerzsyndrom, Spondylodiszitis):

▶ Skelettszintigraphie: Dreiphasen-Skelettszintigraphie, Weichteilszintigraphie
▶ Single-Photonen-Absorptionsmessung, duale Photonen-Absorptionsmessung
▶ Positronenemissionstomographie (PET)

Der Literaturverweis beschränkt sich auf Übersichtsartikel und Standardwerke der konventionellen radiologischen Diagnostik [4, 7, 10] sowie der bildgebenden Diagnostik mittels MRT und CT [1–3, 5, 12, 13].

5.2.1 Konventionelle radiologische Verfahren

Röntgenaufnahmen. Konventionelle Übersichtsaufnahmen sollten möglichst in zwei Ebenen angefertigt werden. In bestimmten Situationen werden spezielle Projektionen zur Abbildung gewählt bzw. Schmerzpunktaufnahmen gemacht. Die digitale radiologische Diagnostik besitzt neben der Ausspielung in Weichteil- und in Knochentechnik

auch die Möglichkeit weiterer digitaler Verarbeitungen einschließlich Vergrößerungen, Lupenvergrößerung sowie differenten Fensterungen, um dabei mehr Aussagen zu erhalten als im konventionellen Verfahren ohne PC-gestützte Bildverarbeitung. Wiederholungsaufnahmen können so vermieden werden im Sinne der Strahlendosisreduktion.

5.2.1.1 Indikationen

Die konventionelle (digitale) radiologische Diagnostik wird veranlasst, um degenerative, entzündliche, rheumatische, posttraumatische oder tumoröse Affektionen zu erfassen. Somit liegt es nahe, dass die konventionelle radiologische Diagnostik mit Übersichts- und Funktionsaufnahmen sehr häufig angefordert wird. Immer gilt es jedoch, die einleitenden Ausführungen zu berücksichtigen.

Weitere Indikationen für Nativaufnahmen sind Spondylolyse und -listhese, Skoliose sowie Fehlbildungen und weitere Skelettanomalien. Auch zum Nachweis von Fremdkörpern, knöchernen Defekten, entzündlichen Veränderungen und Traumata ist diese Form der radiologischen Diagnostik hilfreich.

5.2.1.2 Konventionelle radiologische Diagnostik unter diagnostischen und therapeutischen Spezialbedingungen

In der Ära der Kernspintomographie spielt die Diagnostik von Bandscheibenvorfällen mittels der Myelographie eine untergeordnete Rolle. Zur speziellen Abklärung der Radikulopathien wird heute diese invasive Untersuchung mit der CT-Diagnostik (Myelo-CT) verknüpft.

Bei verschiedenen schmerztherapeutischen Interventionen wird das konventionelle radiologische Verfahren herangezogen, um die regelgerechte Platzierung und Funktion eines eingebrachten Systems zu kontrollieren (z. B. Einbringen eines wasserlöslichen Kontrastmittels). Es werden dann vornehmlich Übersichtsaufnahmen angefertigt, um die Lage der eingebrachten Pumpen und Katheter zu dokumentieren. Eventuelle Abrisse oder Dislokationen lassen sich bereits anhand dieser Aufnahmen feststellen. Die Position eines intraspinalen Katheters wird durch die Röntgenuntersuchung in zwei Ebenen bestimmt.

Zum Nachweis der Durchgängigkeit eines implantierten Systems und zur Dokumentation der exakten subarachnoidalen oder epiduralen Lage ist die Injektion von Kontrastmittel in das System erforderlich. Solche Untersuchungen werden meist gemeinsam von Schmerztherapeuten und Radiologen geplant und durchgeführt. Entsprechend wird die richtige Lage von Stimulationssonden bestimmt.

Die Lagebestimmung von intrakraniellen bzw. intraventrikulären Kathetern erfolgt mittels der kranialen CT, die Dysfunktionsanalyse, z. B. bei Verdacht auf Granulationsgewebe, mittels der Kernspintomographie.

5.2.2 Computertomographie

Die Computertomographie (CT) ist ein Beispiel für den Fortschritt der verbesserten und verfeinerten Bildaufnahmetechniken und Bildverarbeitungstechniken. Heute gibt es Einzel- und Mehrschicht-CT-Geräte, die die Untersuchungszeit wesentlich abkürzen, aber auch durch die Schnittführung eine dreidimensionale Darstellung ermöglichen (Spiral-CT-Technik).

Durch die Mehrschicht-CT erreicht man erheblich höhere Auflösungen und in Zusammenhang mit dem sehr schnellen Verfahren auch die Möglichkeit der nicht invasiven CT-Angiographie (bis hin zur CT-Angiographie der Koronararterien). Die Abbildung knöcherner Veränderungen ist eine Domäne der CT. Die CT-Untersuchung mit den modernen Geräten erreicht bei vielen Erkrankungen in der diagnostischen Aussage bei kurzer Untersuchungsdauer einen sehr hohen Stellenwert, wie auch zur Verlaufsbeurteilung. Die Untersuchungskosten liegen niedriger als bei der Kernspintomographie.

Zu beachten ist in der Anwendung, dass Röntgenstrahlen zur Anwendung kommen und dass es sich um ein Schnittbildverfahren handelt. Die Kontrastmittel, die zur verbesserten Detailerkennung, Anreicherung eventuell entzündlicher oder tumoröser Prozesse und Anomalien oder auch zur Abgrenzung zu Gefäßen hin appliziert werden, sind jodhaltig und somit mit möglichen Kontraindikationen verbunden, z. B. Allergie, Hyperthyreose, Niereninsuffizienz, Gammopathie, Plasmozytom.

Eine CT-Diagnostik ist bei Patienten mit Herzschrittmacher oder Klaustrophobie in der Kernspintomographie die radiologische Methode der Wahl.

5.2.3 Kernspin- oder Magnetresonanztomographie (MRT)

In einem äußerlich angelegten Magnetfeld werden die körpereigenen Protonen angeregt. Ohne ionisierende Strahlung werden Schnittbilder gewonnen; die verwendeten paramagnetischen Kontrastmittel (Gadolinium, Gd) sollen die Schärfe der Bilder verbessern, aber auch wiederum eine Differenzierung von Anomalien, Gefäßen, entzündlichen oder tumorösen Prozessen ermöglichen. Die Kontrastmittel werden in der Regel problemlos vertragen.

Die MRT-Untersuchung eignet sich hervorragend für die Darstellung von Weichteilprozessen, jedoch auch von Knochenmarkprozessen, insbesondere bei lymphoretikulären Systemerkrankungen, aber auch neuedings des Gefäßsystems. Das Verfahren ist nicht invasiv und somit bei der Abklärung u. a. intrakranieller und intraspinaler Prozesse sowie im Rahmen der Gelenkdiagnostik heute die Untersuchungsmethode der ersten Wahl.

5.2.3.1 Methodische Grundlagen

Die MRT ist ein bildgebendes Verfahren, das auf dem Empfang von Hochfrequenz-(HF)-Signalen, also elektromagnetischen Wellen (in der Regel Radiowellen im Kurzwellen- bzw. UKW-Bereich) mittels einer Antenne innerhalb eines Magnetfeldes beruht. Im medizinischen Bereich kommt bisher fast ausschließlich die MRT mit Wasserstoffkernen (Protonen) zur Anwendung. Vor dem Empfang der HF-Signale müssen die als HF-Sender fungierenden Wasserstoffkerne durch ein HF-Signal (üblicherweise durch einen sog. 90°-HF-Impuls) angeregt werden.

Das zusätzliche Schalten von magnetischen Gradienten in x-, y- und z-Richtung während der Sende- und Empfangsphase erlaubt eine Ortskodierung der HF-Signale, was eine Rekonstruktion von ortsgetreuen Bildern des untersuchten Objekts erlaubt. Aufgrund physikalischer Bedingungen ist das HF-Signal von Festkörpern wie dem mineralsalzhaltigen Knochen oder von Weichteilverkalkungen zu kurzlebig, um als positives Signal in MRT-Bildern registriert zu werden.

Die Grauwerte eines Weichteilgewebes in einem MRT-Bild hängen einerseits vom Gewebe selbst (intrinsische Parameter) und andererseits von den gewählten Aufnahmeparametern (extrinsische Parameter) ab.

5.2.3.2 Intrinsische Parameter

T1- und T2-Relaxationszeit sind gewebespezifische Zeitkonstanten, die Relaxationsvorgänge nach Eintritt einer Störung eines sich im Gleichgewicht befindlichen Systems (Untersuchungsobjekt) beschreiben. Diese Gleichgewichtsstörung wird durch die HF-Anregungsimpulse während der Sendephase induziert.

Protonendichte. Da die Protonen in Fettmolekülen an Kohlenstoffatome und in H_2O-Molekülen an Sauerstoffatome gebunden sind, unterscheiden sich die T1- wie T2-Relaxationskonstanten von Fettgewebe und Wasser beträchtlich, was in der Regel zu einem sehr guten Bildkontrast führt.

Fluss. Das Signal von fließendem Blut erfährt u. a. durch die flussbedingte Bewegung der Protonen eine zusätzliche Information, die einerseits zu Artefakten in den Bildern führt, andererseits aber für die MR-Angiographie ausgenutzt werden kann.

5.2.3.3 Extrinsische Parameter

Repetitions-(TR)-Zeit, Inversions-(TI)-Zeit, Echo-(TE)-Zeit, Pulswinkel α. Durch die gezielte Kombination dieser Parameter in einer sog. Pulssequenz, mit der ein MR-Tomograph gesteuert wird und in der die Schaltzeiten für die Hochfrequenzelektronik und das Gradientensystem kodiert werden, sind entsprechende krankheitsrelevante Bildkontraste zugänglich, was die hohe Sensitivität und häufig auch hohe Spezifität dieser Technik erklärt.

Darüber hinaus können Kontrastmittel intravenös appliziert werden. Kontrastmittelpräparate auf der Basis von Gadolinium (Gd) (Element aus der Reihe der seltenen Erden) akkumulieren analog zur CT im Bereich einer Bluthirnschrankenstörung und verursachen eine starke T1-Zeit-Verkürzung mit dem Effekt einer starken Signalanhebung im Bereich des geschädigten Hirn- oder Rückenmarkabschnitts.

Aufnahmesequenzen mit

▶ **kurzer TR- und kurzer TE-Zeit (T1-Sequenz)** ergeben einen Kontrast, der überwiegend von den T1-Zeiten der verschiedenen Weichteilstrukturen abhängt,

▶ **langer TR- und langer TE-Zeit (T2-Sequenz)** ergeben Bilder, deren Kontrast weitgehend von den T2-Relaxationszeiten abhängt,

▶ **langer TR- und kurzer TE-Zeit (PD-Sequenz)** ergeben sog. protonengewichtete (»proton density«) Bilder.

Der Kontrast in solchen Aufnahmen kann durch Einfügen eines zusätzlichen Inversionspulses (180°-Puls) weiter modifiziert werden.

FLAIR-Sequenz. Zu diesen Sequenzen ist die sog. fluid attenuation inversion recovery-(FLAIR)-Sequenz zu rechnen. In dieser Sequenz wird der Abstand zwischen Anregungspuls und Inversionspuls so gewählt, dass wässrige Flüssigkeiten wie Liquor kein Signal zum Bild beitragen.

MR-Angiographie. Fluss, d.h. strömendes Blut in einer Arterie oder Vene, beeinflusst ebenfalls das empfangene MR-Signal. Dieser Effekt kann für die MR-Angiographie nutzbar gemacht werden, wenn entsprechende flusssensitive Sequenzen eingesetzt werden. In anderen Fällen müssen zusätzliche Gradientenschaltungen in die Sequenz eingefügt werden, um zu starke Artefakte in den MR-Tomogrammen zu unterdrücken.

Die Verbesserung der Gradientensysteme mit sehr schnellen Gradientenschaltungen hat es ermöglicht, auch im fließenden Blut den T1-Effekt eines Gd-haltigen Kontrastmittels auszunutzen. Dadurch sind kontrastmittelgestützte MR-Angiographien (CE-MRA) zugänglich geworden. Die Qualität der CE-MRA im Bereich der Aorta und hirnversorgenden Arterien kommt häufig trotz intravenöser Applikation des Gd-haltigen Kontrastmittels einer intraarteriellen digitalen Subtraktionsangiographie (DSA) nahe.

Ultraschnelle Bildgebungstechniken mit Aufnahmezeiten im Sekunden- oder Millisekundenbereich erlauben es zwischenzeitlich, bei Feldstärken ab 1 Tesla auch Diffusionseffekte sichtbar zu machen. Voraussetzung ist allerdings, dass das Gradientensystem die hierfür notwendigen Spezifikationen erfüllt.

EPI-Sequenz. Die Schädigung der intrazellulären Membranen und später auch der Zellwände im Verlauf eines Infarkts führt zu einer gezielten Diffusion entlang eines Konzentrationsgradienten. Mit entsprechenden Echo-Planar-Imaging-(EPI-)Techniken ist bereits unmittelbar nach Eintritt des Infarkts ein entsprechender Diffusionseffekt in den EPI-Aufnahmen sichtbar, der für etwa 14 Tage anhält.

5.2.4 Nuklearmedizin

Die nuklearmedizinischen Verfahren umfassen vornehmlich die Skelettszintigraphie zur Darstellung von entzündlichen, degenerativen oder metastatischen Prozessen. Das Plasmozytom wird damit nicht erfasst.

Die Dreiphasenskelettszinitigraphie wird insbesondere bei röntgenologisch negativen Befunden und zur Erkennung latenter, entzündlicher Prozesse eingesetzt. Die Knochenszintigraphie wird bei unklaren Gelenk- und Knochenprozessen, Knochentumoren, Osteomyelitis, Knochennekrosen, extraossären Ossifikationen, bei Verdacht auf Morbus Paget und komlexes regionales Schmerzsyndrom (CRPS) durchgeführt. Das Weichteilszintigramm besitzt als Hauptindikation die floride Arthritis.

Zur Diagnostik der Osteoporose werden die Single-Photonen-Absorptions-Messung mittels einer J-125 Strahlenquelle und die duale Photonen-Absorptionsmessung mit Gd-125 eingesetzt, wobei die verschiedenen Absorptionen der zwei definierten Gammastrahlen an Knochen und Weichteilen zur Bestimmung des Ausprägungsgrades der Osteoporose herangezogen werden. Anhand der Absorption wird auf die Knochendichte zurückgeschlossen.

Zum Nachweis von ZNS-Manifestationen bei primären und sekundären Vaskulitiden, der Diagnostik der Demenz, aber auch zur Tumorsuche und zum Nachweis entzündlicher Prozesse wird in speziellen Fällen auch zunehmend die Positronen-Emissions-Tomographie (PET) eingesetzt.

Die Thermographie spielt im Rahmen der Diagnostik entzündlicher Prozesse und bei der Algodystrophie heute dank verfeinerter radiologischer Verfahren eine untergeordnete Rolle.

5.3 Darstellung nach Leitsymptomen

Nachfolgend sollen die Möglichkeiten mit den beschriebenen und umrissenen radiologischen Verfahren anhand klinischer Leitsymptome dargestellt werden. Dabei sollen die Indikation zur entsprechenden radiologischen Diagnostik und der Befund herausgestellt werden unter besonderer Berücksichtigung der Schwierigkeit der Interpretation und Auswertung mit der gewählten Untersuchungstechnik.

5.3.1 Kopf- und Gesichtsschmerzen

Das Basisprogramm für die MRT-Untersuchung des Gehirns beinhaltet eine sagittale T1-Sequenz und eine transversale T2-Sequenz in Doppelechotechnik. Zusätzliche diffusionsgewichtete transversale EPI-Aufnahmen erlauben die Frühdiagnose eines Infarkts bereits innerhalb der ersten Stunde nach Eintritt der infarktbedingten Membranschädigungen. Zur besseren Differenzierung von Marklagerläsionen wird dieses Basisprogramm in der Regel durch eine koronare T2-Sequenz mit Absättigung der Liquorsignale (sog. FLAIR-Sequenz) ergänzt.

5.3.1.1 Akute, heftige Kopfschmerzen

Beim akuten heftigen Kopfschmerz ist vorrangig an eine Subarachnoidalblutung zu denken. Die zerebrale CT stellt die Methode der Wahl dar. Bei unauffälligem CT-Befund ist die weiterführende Liquordiagnostik mit Nachweis eines schon makrokopisch blutigen Liquors indiziert.

Beim sog. Donnerschlagkopfschmerz gilt es ein Aneurysma auszuschließen, was sowohl mit einer CT-Kontrastmittel-Angiographie in Spiral-CT-Technik als auch mittels der MR-Angiographie erfolgen kann. Ähnlich ist das Vorgehen bei akuten intrazerebralen Blutungen, eine rasche Abklärung mittels CT wird angestrebt.

Bei Verdacht auf eine zerebrale Ischämie sollte durch die konventionelle CT eine Blutung bzw. Raumforderung ausgeschlossen werden. In der weiteren Diagnostik kann mit der MRT-Untersuchung mit Standardaufnahmen in T1- und T2-Gewichtung zusätzlich mit der Diffusionssequenz (EPI-Sequenz) die Ischämie früh nachgewiesen werden. Bei vaskulär verursachten Hirngewebsschädigungen sollten – auch in der Verlaufskontrolle – zusätzliche Aufnahmen nach intravenöser Kontrastmittelapplikation angefertigt werden. MR-Angiographien extrakranieller Gefäße sind vorzugsweise in kontrastmittelgestützter Technik (CE-MRA) durchzuführen.

Vaskulär bedingte Demyelinisierungsherde sind in T2-Aufnahmen nachweisbar. Bezüglich ihrem Muster und Signalverhalten sind sie von anderen mikroangiopathischen Herden nicht zu unterscheiden.

Die MRT-Angiographie zum Ausschluss von Dissektionen und Thrombosen nutzt den Effekt einer Phasenverschiebung aus, die fließendes Blut während einer MRT-Aufnahme (sog. Phasenkontrastangiographie) erfährt oder setzt auf den Effekt der Signalabsättigung bei Sequenzen mit kurzen TR-Zeiten. Das stationär verbleibende Gewebe in den MRT-Bildern erscheint dunkel, fließendes Blut wird mit hoher Signalgebung wiedergegeben. Beide Techniken können mit einer 3D-Datenakquisition kombiniert werden.

5.2.1.2 Kopfschmerzen vom Migränetyp

Die konventionelle bildgebende Diagnostik bei Kopfschmerzen vom Migränetyp oder chronischen Schmerzen im Sinne eines Spannungkopfschmerzes ist in der Regel negativ. Gleiches trifft auf Kopfschmerzen mit vegetativer Begleitsymptomatik (z.B. Clusterkopfschmerz) und auf medikamenteninduzierten Kopfschmerz zu.

Bei akut einsetzenden, heftigsten Kopfschmerzen sollte das Augenmerk einer Meningitis und einer intrakraniellen Blutung gelten. Eine CT-Untersuchung sollte ins Kalkül gezogen werden, bevor die Lumbalpunktion bei Meningitis durchgeführt wird. CT oder MRT dienen dem Ausschluss einer symptomatischen Ursache oder eines zusätzlichen Befundes, der die Beschwerdesymptomatik erklären könnte (entzündlicher, vaskulärer, vaskulitischer oder tumoröser Prozess im Bereich des Schädels). Kopfschmerzen können durch intrakranielle Mikroblutungen erklärt werden; computer- oder kernspintomographisch findet man allerdings eher Mikro- oder Makroinfarkte.

5.3.1.3 Vaskulär bedingte Kopfschmerzen

Ischämie. Wegweisend für die Ischämie beim akuten Gefäßverschluss sind die unscharf begrenzte Hypodensität des betroffenen Areals, eine Abflachung der Hirnfurchenzeichnung und das sog. hyperdense artery sign, wobei die thrombosierte Arterie im Nativscan hyperdens ist. Der Gefäßverschluss kann durch die Angio-CT bestätigt werden. Bei der akuten zerebralen Ischämie im Vertebralisstromgebiet kann ein okzipitaler Kopfschmerz begleitend auftreten. Der Infarkt stellt sich zunächst hypodens mit Kontrastmittelanreicherung bzw. in der EPI-Sequenz hyperdens dar, im Spätstadium stellt sich ein liquoräquivalenter Substanzdefekt dar (siehe auch 5.3.1.1).

Sinusvenenthrombose, Blutung. Die Sinusvenenthrombose und die intrakranielle Blutung (einschließlich Subarachnoidalblutung) sind Inhalt der weiteren Differenzialdiagnose. CT- und MRT-Untersuchung zeigen den hyperdensen Thrombus im Gefäßlumen, aber auch ödematös-ischämische Veränderungen oder hämorrhagische Infarkte im Hirnparenchym. Nach Kontrastmittelgabe kontrastiert nur die Dura um den verschlossenen Sinus („empty delta sign"). Mit der dreidimensional rekonstruierten Gefäßdarstellung mittels CT oder MRT – sie ersetzt meist die Angiographie – stellt sich der Verschluss des Sinus oder der großen Venen mit intravasalen Füllungsdefekten und einem venösen Kollateralkreislauf dar.

Dissektion. Einer Dissektion der hirnversorgenden Gefäße geht meist ein lokaler Schmerz voraus. Prädilektionsstellen sind die Atlasschleifen der Vertebralarterien und der zervikale Abschnitt der A. carotis interna oberhalb der Bifurkation bis zur Schädelbasis. Hier sollte bei entsprechendem Verdacht auf ein sichelförmiges Hämatom in der Wand geachtet werden (T2-gewichtete Fettsuppression).

Blutung. Alle akuten intrakraniellen Blutungen sollten primär computertomographisch abgeklärt werden, da frische Blutungen dem kernspintomographischen Nachweis entgehen können. Die Subarachnoidalblutung ist typischerweise auf die basalen Zisternen und die Hirnfurchen begrenzt. Im CT sind diese Liquorräume im Vergleich zum Hirnparenchym hyperdens ausgefüllt. Es zeigt sich ein Aufstau des Ventrikelsystems. In der MRT entzieht sich gelegentlich die akute subarachnoidale Blutansammlung der Darstellung. Ältere oder geringfügige subarachnoidale Blutungen können fein mit dem Liquor vermischt sein, so dass sie erst durch die Lumpalpunktion bewiesen werden.

Spontane intrazerebrale Blutungen wie traumatische Hämatome imponieren initial im CT als hyperdense Raumforderungen (Dichte um ca. 70 Hounsfield-Einheiten). Dann nimmt die Dichte deutlich ab und das perifokale Ödem steht im Vordergrund. Schließlich resultiert ein liquoräquivalenter Substanzdefekt mit kompensatorischer Erweiterung der angrenzenden Liquorräume. In der MRT haben intrazerebrale Blutungen ein unterschiedliches, stadienspezifisches Signalverhalten. Sie sind im Verlauf sicherer mit dem MRT als mit der CT-Untersuchung nachweisbar.

Vaskulitiden. Im Rahmen der primären und sekundären (Kollagenosen) Vaskulitiden kommt es ebenfalls zu zerebralen Durchblutungsstörungen. Radiologisch-bildmorphologisch lassen sich diese als Mikro- oder Makroangiopathie mit multiplen, meist kleineren Infarkten erfassen. Mikroaneurysmen oder größere Aneurysmen sind eher die Ausnahme und im Rahmen seltener (zerebraler) primärer Vaskulitiden oder als Komplikation unter der Immunsuppression anzutreffen.

5.3.1.4 Thalamus-Schmerzsyndrom

Das klassische Beispiel für den zerebralen, zentralen Schmerz ist der Thalamusschmerz. Es wird angenommen, dass thalamische, aber auch extrathalamische Schädigungen des spinothalamischen Systems die Ursache sind. Die zugrunde liegende Läsion ist in der Regel ein ischämischer Infarkt, seltener eine Blutung, ein Tumor oder ein entzündlicher Prozess. Auch hier ist die MRT-Untersuchung des Schädels das Verfahren der Wahl (siehe 5.3.1.1).

5.3.1.5 Posttraumatischer Kopfschmerz

Während für die Abklärung des akuten Schädel-Hirn-Traumas die CT-Untersuchung die Methode der Wahl darstellt, kann ggf. die Diagnostik durch eine MRT ergänzt werden, falls das Ergebnis der CT-Untersuchung negativ ausfällt oder die Schmerzsymptomatik bzw. neurologische Symptomatik nicht hinreichend erklärt.

Beim posttraumatischen Kopfschmerz sind Rindenschädigungen sowohl in der subakuten als auch chronischen Phase mit der MRT sensibler als mit der CT zu erfassen. Diese belegen das abgelaufene Trauma, stehen aber nicht kausal mit dem möglichen posttraumatischen Kopfschmerz in Verbindung. In der Diagnostik des subduralen Hämatoms als Schmerzursache sind MRT und CT gleichwertig. Stadienabhängig stellt sich das subdurale Hämatom in der CT bei frischen Einblutungen hyperdens, später dann eher hydodens dar. Im Zwischenstadium ist das Hämatom isodens und dann kaum von der Hirnrinde abzugrenzen. Der raumfordernde Charakter stellt in diesen Fällen den wichtigsten Hinweis auf ein Hämatom dar. Spätfolgen sind umschriebene Substanzdefekte oder eine generalisierte oder fokale Hirnatrophie.

Ein posttraumatischer Hydrozephalus weist die Kriterien des erhöhten intrakraniellen Drucks auf: Erweiterung des Ventrikelsystems, aufgeblähte Temporal- und Frontalhörner und dilatierter 3. Ventrikel.

5.3.1.6 Chronischer Kopfschmerz durch erhöhten intrakraniellen Druck und Liquorunterdruck

Die klinische Symptomatik beim Hydrocepahlus occlusus wird durch Kopfschmerz und zusätzlich Übelkeit, Erbrechen, Schwindel, Einbuße der Hirnleistung und/oder Gangstörung beherrscht. Bei erhöhtem intrakraniellen Druck verursacht durch Tumoren stehen meist nicht Kopfschmerzen, sondern akut auftretende fokale Ereignisse im Vordergrund. Ursachen für einen Hydrozephalus sind angeborene Fehlbildungen, intrakranielle Entzündungen, in-

trakranielle Blutungen oder intrakranielle Tumoren. Kolloidzysten oder zystische Tumoranteile eines Kraniopharyngeoms kommen neben soliden Tumoren als auslösende Ursachen einer mechanischen Liquorabflussbehinderung im Ventrikelsystem infrage.

In ihrer Häufigkeit werden die Liquorzirkulationsstörungen meist unterschätzt. Man unterscheidet den Verschlusshydrozephalus (Liquoraufstau) vom Hydrophalus bei Liquorresorptionsstörung, wobei diese Unterscheidung radiologisch nicht immer möglich ist und auch beide Formen gemeinsam vorkommen. Radiologische Leitbefunde des vermehrten Hirndrucks sind vorrangig die verstrichene Hirnfurchenzeichnung, der Aufstau im Ventrikelsystem und das periventrikuläre Ödem. Gerade diese radiologischen Zeichen müssen beim ventilversorgten Hydrozephalus in der Verlaufskontrolle beachtet werden.

Beim Pseudotumor cerebri stehen Kopfschmerzen verbunden mit Sehstörungen klinisch im Vordergrund. Die CT- oder MR-Kriterien sind relativ unspezifisch und zeigen ein eher enges Ventrikelsystem kombiniert mit verstrichenen Hirnfurchen. Eine sog. Empty sella kann jedoch in der weiteren Diagnostik richtungsweisend sein.

Ein Normaldruck-Hydrocephalus kann kernspintomographisch durch einen verstärkten Flow-void des 3. und 4. Ventrikels sowie auch des Aquaeductus cerebri diagnostiziert werden. Die klinisch-neurologische Bestätigung durch Liquordruckmessung ist jedoch unerlässlich.

Das sog. spontane Liquorunterdrucksyndrom ist selten. Es geht mit lageabhängigen Kopfschmerzen und vegetativen Begleitsymptomen, z.T. auch mit Hirnnervenparesen einher. Liquordiagnostisch kann eine Pleozytose nachweisbar sein.

5.3.1.7 Kopfschmerz aufgrund einer Kompression eines oder mehrerer Hirnabschnitte

Der epileptische Anfall ist neben dem Kopfschmerz oft das erste Symptom intrazerebraler Tumoren. Seltener führt ein chronisches subdurales Hämatom bzw. Hygrom mit konsekutiver Hirnkompression zum epileptischen Anfall. Sowohl in der CT als auch in der MRT sind die Veränderungen zu diagnostizieren. Neben soliden Tumoren als Ursache für eine schmerzauslösende Hirnkompression sind intrakranielle zystische Tumoren, z. B. Hämangioblastome, zu nennen.

Wie für die CT gilt für die konventionellen MR-Verfahren, dass bei der Erstuntersuchung tumoröser Prozesse nicht immer eine direkte eindeutige Abgrenzung zwischen primärem Hirntumor, Metastase oder Lymphom möglich ist. Bei Hirnabszessen mit schmalem Ringenhancement ist eine Differenzierung gegenüber einem Glioblastom mit ausgedehnter zentraler Nekrose in Standardaufnahmen nicht immer möglich. Funktionell-dynamische MR-Techniken und die MR-Spektroskopie lassen hier zukünftig eine bessere radiologische Gewebecharakterisierung für die Zuordnung von Hirntumoren erwarten.

5.3.1.8 Intrakranielle Entzündungen
Die meningeale Reizung mit Steigerung des intrakraniellen Drucks führt zum Kopfschmerz. Indirektes Zeichen für eine meningeale Erkrankung ist eine Aufweitung des Ventrikelsystems bei gleichzeitig verstrichenen Konvexitätszisternen. Eine isolierte Meningitis lässt sich computertomographisch nicht immer nachweisen. Empfindlicher ist die MRT-Untersuchung mit dem Nachweis eines vermehrten leptomeningealen Enhancements. Eine Meningitis oder eine meningeale Infiltration lässt sich in der MRT in T1-Sequenzen nach Kontrastmittelgabe diagnostizieren.

Intrazerebrale Entzündungen imponieren initial als schlecht abgrenzbares Ödem in der Enzephalitisphase, später als umschriebene Zerebritis mit diffuser oder fleckförmiger Kontrastmittelanreicherung und schließlich als umschriebener Hirnabszess mit zentraler Nekrose und kontrastmittelanreicherndem Randsaum, wie von

einem umgebenden perifokalen Ödem. Entzündliche Veränderungen des Hirnparenchyms können bereits im Frühstadium und sicherer in der MRT als mit CT erfasst werden. Standard-T1-Aufnahmen sind in der Frühphase häufig negativ, während T2-gewichtete Aufnahmen bereits in der Ödemphase den unscharf begrenzten Entzündungsherd bzw. das entzündete Gewebeareal zeigen. Eine Differenzialdiagnose zu Metastase oder Glioblastom ist nicht immer möglich (5.3.1.7).

Die CT-Untersuchung sollte möglichst immer vor der Lumbalpunktion durchgeführt werden, um fortgeleitete Entzündungen wie Sinusitis, Otitis media, Mastoiditis oder Defekte der Schädelbasis zu erkennen.

5.3.1.9 Liquorverlustsyndrome
Es gilt den Nachweis einer Liquorrhö durch Nase oder Ohr zu sichern. Mittels enger transversaler oder koronarer computertomographischer Schichten durch die Schädelbasis – eventuell nach vorheriger intrathekaler Kontrastmittelgabe, um den Übertritt des Kontrastmittels direkt aufzuzeigen – lassen sich entsprechende knöcherne Defekte an der Schädelbasis und die Verbindung zu den Nasennebenhöhlen oder zum Felsenbein aufzeigen. Die häufigsten Ursachen für intrakranielle Luftansammlungen sind Lumbalpunktionen, Schädeloperationen, traumatische und spontane Liquorfisteln.

5.3.1.10 Trigeminusneuralgie und andere Gesichtsneuralgien
Als Ursache der idiopathischen Trigeminusneuralgie wird eine Kompression des Nervs oder der pontinen Nerveneintrittszone im Kleinhirnbrückenwinkel durch Gefäßschlingen oder Gefäßerweiterungen angenommen. Raumfordernde Prozesse als Ursache einer Trigeminusneuralgie wie Trigeminusneurinome, Meningeome und Dermoide sind selten. Bei jungen Patienten sollte eine symptomatische Trigeminusneuralgie, z. B. im Rahmen einer Encephalitis

disseminata, ausgeschlossen werden. Demyelinisierende Herde werden im pontinen Hinstamm (Eintrittszone N. trigeminus) mit der MRT sicher dargestellt, ebenso eine gefäßbedingte Kompression z. B. durch eine pathologische Gefäßschleife (pontine Zisterne) und eine tumorbedingte Kompression. Beim Verdacht auf einen Tumor der Schädelbasis kann zusätzlich eine Dünnschicht-CT-Untersuchung mit Darstellung der knöchernen Basis notwendig werden. Bei anderen Gesichtsneuralgien (N. glossopharyngeus, N. intermedius und N. laryngeus superior), Neuralgien der sensiblen Hautnerven und der Nn. occipitales major et minor, des N. auricularis magnus und der oberen Zervikalwurzeln findet sich meist keine Ursache.

5.3.1.11 Schmerzen der Gesichtsweichteile

Schädelbasismetastasen und primäre Tumoren der knöchernen Schädelbasis führen zu einer Trigeminuskompression. Um das Ausmaß der ossären Destruktion zu erfassen, sollte eine CT-Untersuchung durchgeführt werden. Bei Schmerzen nach Zahnimplantationen kann mit dem Dental-CT eine zu enge „Nachbarschaft" zwischen Canalis nervi mandibularis und einem Implantat nachgewiesen werden.

5.3.1.12 Orbitale Schmerzsyndrome

Eine schmerzhafte Ophthalmoplegie ist charaktristisch für das Tolosa-Hunt-Syndrom. Eine Verdickung des Sinus cavernosus auf der betroffenen Seite mit homogener Kontrastmittelanreicherung stellt sich computertomographisch, besser aber kernspintomographisch dar. Der Apex orbitae ist häufig mitbetroffen ebenso wie die benachbarte intrakranielle Dura mater.

Klinische Hauptsymptome beim Pseudotumor orbitae sind Schmerzen, Rötung und Schwellung. In CT und MRT findet man eine weichteildichte, unilaterale, unscharf begrenzte Infiltration des retrobulbären Orbitagewebes mit Kontrastmittelanreicherung. Dabei kann der Entzündungsprozess die Augenmuskeln mit den dazugehörigen Sehnenansätzen, das retrobulbäre Fettgewebe, den Augenbulbus, die Sehnervenscheide und die Glandula lacrimalis einbeziehen.

5.3.2 Rückenschmerzen

Rückenschmerzen lassen sich aus klinischer Sicht in folgende Gruppen gliedern [9]:
▶ Vertebrale Syndrome
▶ Vertebral radikuläre Syndrome
▶ Paravertebrale und mechanisch-statische Syndrome
▶ Entzündlicher Rückenschmerz-Spondarthritiden
▶ Extravertebrale Syndrome
▶ Schmerzen aufgrund psychosomatischer Ursachen.

Schmerzen werden sowohl durch den Befall der Wirbel selbst als auch durch Kompression der Nervenwurzeln und des Rückenmarks hervorgerufen. Bei Tumorerkrankungen droht eine spontane Querschnittslähmung durch Kompressionsfraktur des betroffenen Wirbels oder durch intraspinale Tumormassen. Mit Ausnahme der Patienten mit psychosomatisch bedingten Schmerzen sind diagnostisch relevante Befunde in der CT und/oder MRT zu erwarten. Einen Schwerpunkt der Diagnostik beim Schmerzpatienten stellt das radikuläre Syndrom dar.

Radikuläre Schmerzen. Die Kompression einer Nervenwurzel ggf. auch ohne Verlagerung löst in aller Regel eine neurologische Symptomatik aus. Schmerzen, Sensibilitätsstörungen wie auch Paresen sind klinische Leitbefunde bei radikulären Syndromen. Beim Prolaps ist zu bedenken, dass anstelle ipsilateraler Schmerzen oder Ausfälle auch kontralaterale Beschwerden vorkommen (Anonomalien des Thekalsacks).

Der Bandscheibenvorfall wurde über lange Zeit als eine rein mechanische Irritation (Kompression) einer Spinalwurzel angesehen. Heute weiß man, dass auch entzündliche Veränderungen an der Schmerzentstehung beteiligt sind (siehe auch Kapitel 1: Grundlagen der Schmerztherapie).

5.3.2.1 Wirbelsäulen-Untersuchungs-techniken mittels MRT

Standardmäßig sind sagittale T1- und T2-Sequenzen mit 3 mm Schichtdicke anzufertigen. Für transversale Schichten werden T2-Sequenzen aufgrund der kontrastreicheren Darstellung zwischen Liquor und Myelon verwendet.

Aufgrund des schrägen Verlaufs der zervikalen Neuroforamina ist bei Verdacht auf eine Foramenstenose eine zusätzliche Schrägschichtung der Halswirbelsäule (HWS) erforderlich. Diese Schrägschichten werden orthogonal zum Längsverlauf der Nervenwurzel erstellt. Alternativ, aber auch ergänzend kann eine 3D-Sequenz oder eine 3D-MR-Myelographie durchgeführt werden. Lumbal werden hochauflösende, stark T2-gewichtete Sequenzen zur Darstellung der Cauda equina und der einzelnen Segmentwurzeln verwendet. Ergänzt werden die Aufnahmen durch Schrägschichten, koronar orientierende Schichten, kontrastmittelunterstützte Sequenzen und ggf. auch durch eine 3D-Myelographie oder eine 3D-kontrastmittelunterstützte Technik.

5.3.2.2 Akutes HWS-Syndrom

Als Ursache des Inklinations-Reklinations-Traumas der HWS werden Überdehnungen der Bänder und der umgebenden Muskulatur diskutiert. Die Röntgenaufnahmen in zwei Ebenen zeigen die Steilstellung der HWS mit aufgehobener Halslordose. Auf knöcherne Defekte und Absprengungen ist zu achten.

Bis zu 20 % der Unfallopfer klagen über Beschwerden im Bereich der HWS nach einem entsprechenden Trauma. In chronischen Stadien sind allenfalls radiologische Funktionsuntersuchungen indiziert, denn nur selten können unfallbedingte Verletzungen wie z. B. abgelaufene Bandrupturen oder fixierte Subluxationen dargestellt werden. In Einzelfällen mit kurzem Abstand zum Trauma kann die MRT-Untersuchung mit speziellen fettsupprimierten Aufnahmen hilfreich sein.

Beim akuten spontanen HWS-Syndrom liegt eine schmerzhafte Bewegungseinschränkung mit reflektorischem schmerzhaften Muskelhartspann vor. Eine Subluxation kommt meist erst in den Funktionsaufnahmen zur Darstellung. Die Funktionsaufnahmen weisen eine globale oder mehr segmentale Einschränkung der Bewegung auf. Sehr häufig sind es degenerative Veränderungen an der Halswirbelsäule, die zur Gefügelockerung führen.

Anomalien im kraniozervikalen Übergang (z. B. Atlasassimilation oder Klippel-Feil-Syndrom) werden mittels der konventionellen radiologischen Diagnostik erfasst, können jedoch in der Mehrschicht-CT-Untersuchung mit entsprechenden sekundären 2D- und 3D-Rekonstruktionsaufnahmen genauer dargestellt werden.

Bei akuten Beschwerden im Rahmen entzündlich-rheumatischer Erkrankungen, bevorzugt bei rheumatoider Arthritis, ist an eine entzündliche Affektion im Atlantoaxialgelenk zu denken. Die bevorzugte Untersuchungstechnik ist dann neben der konventionellen radiologischen Diagnostik – den Funktionsaufnahmen (Dens-Abstand) – die MRT-Untersuchung mit dem Nachweis entzündlichen (frischen) Pannusgewebes mit Kontrastmittelenhancement. Kernspintomographisch sind zudem Funktionsaufnahmen, insbesondere bei Verdacht auf eine ventrale Atlasdislokation, indiziert (Abb. 1).

5.3.2.3 Chronisches HWS-Syndrom

Beim chronischen HWS-Syndrom überwiegen die degenerativen Veränderungen. Man erkennt die Spondylosis deformans radiologisch an der Randkantenbildung ventral, lateral und dorsal an den Grund- und Deckplatten der Wirbelkörper. Die Höhenminderung des Bandscheibenraums und die Sklerosierung der angrenzenden Grund- und Deckplatten sind charakteristisch für die Osteochondrosis intervertebralis. Die Verschmälerung des Gelenkspalts der Wirbelgelenke, die Randkantenbildung und die Hypertrophie der Gelenkfortsätze gehören

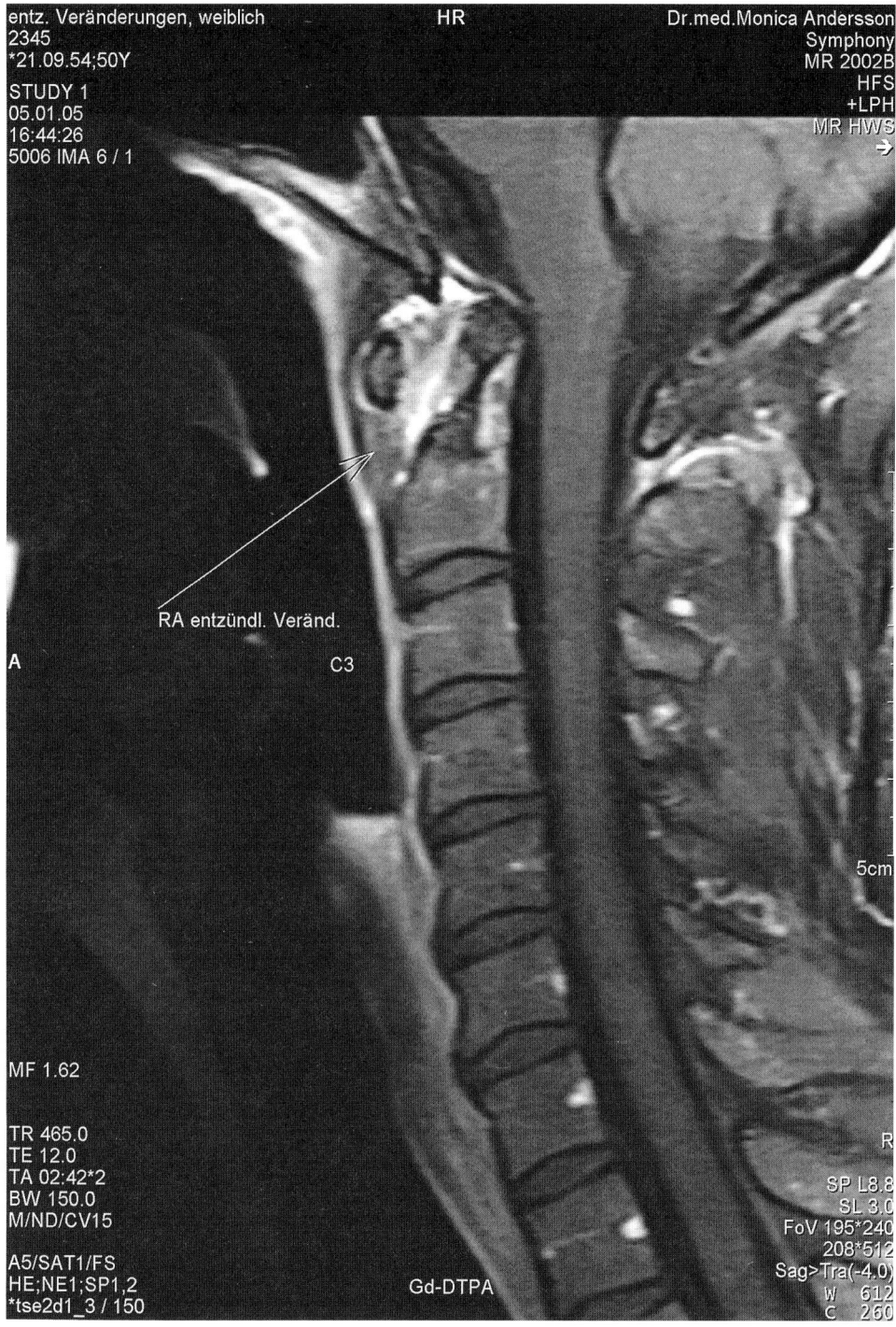

entz. Veränderungen, weiblich
2345
*21.09.54;50Y
STUDY 1
05.01.05
16:44:26
5006 IMA 6 / 1

HR

Dr.med.Monica Andersson
Symphony
MR 2002B
HFS
+LPH
MR HWS
→

RA entzündl. Veränd.

A

C3

5cm

MF 1.62

TR 465.0
TE 12.0
TA 02:42*2
BW 150.0
M/ND/CV15

A5/SAT1/FS
HE;NE1;SP1,2
*tse2d1_3 / 150

Gd-DTPA

R

SP L8.8
SL 3.0
FoV 195*240
208*512
Sag>Tra(-4.0)
W 612
C 260

Abb. 1: Rheumatoide Arthritis mit Befall des medianen Atlantookzipitalgelenks im Kernspintomogramm; fettsupprimierte, kontrastmittelunterstützte Spin-Echo-(SE)-Technik.

105

zum Bild der Spondylarthrose. Eine Sonderform degenerativer Veränderungen ist die Unkarthrose bzw. Unkovertebralarthrose an der HWS. Damit wird eine Sklerosierung und Randkantenbildung seitlich an den Halswirbelkörpern bezeichnet, die hier ohne Bandscheibe direkt in Kontakt miteinander stehen. Dadurch können die Foramina intervertebralia eingeengt werden.

5.3.2.4 Radikuläre zervikale Schmerzen

Die häufigsten Ursachen für eine Zervikobrachialgie sind myofaszialer Genese. Auch Bandscheibenvorfälle oder knöcherne Osteophyten können zur mechanischen Irritation der Nervenwurzel führen und sind klinisch zu differenzieren. Als Prämisse gilt: Die klinische Symptomatik soll ihr Korrelat im bildgebenden Verfahren besitzen und mit dem ausführlichen klinischen und neurologischen Befund in Einklang gebracht werden können. Denn radiologisch erfasste »Bandscheibenvorfälle« können vollständig asymptomatisch sein. Aus dieser Differenzierung leiten sich die therapeutischen Schritte ab, die eine Chronifizierung des Schmerzes verhindern sollen.

Für die Möglichkeit einer chirurgischen Dekompression der Nervenwurzel ist die bildgebende Diagnostik enorm wichtig. Wegen möglicher zusätzlicher Einengungen durch osteophytäre Randkanten sollten die CT-Aufnahmen am besten als Mehrschicht-CT mit Darstellung in Weichteil- und in hochauflösender Knochentechik einschließlich 2D- und 3D-Rekonstruktionsaufnahmen durchgeführt werden. Dabei erzielt man gute Ergebnisse im Bereich der oberen und mittleren HWS, die untere HWS ist jedoch bei kräftigen Patienten häufig durch Schulterartefakte überlagert.

5.3.2.5 Traumatische, entzündliche und tumorbedingte Zervikobrachialgien

Traumatische Schädigungen der Zervikalwurzeln oder des Plexus brachialis führen häufig zu Schmerzsyndromen, die einer radikulären Symptomatik ähneln können.

Die Myelographie zeigt bei zervikalem Nervenwurzelausriss den Austritt von Kontrastmittel in die leeren und erweiterten Nervenwurzeltaschen. Computer- und besser kernspintomographisch sind die Wurzeltaschen zystisch erweitert und mit Liquor gefüllt. Eine weitere Ursache von Zervikobrachialgien ist die neuralgische Schulteramyotrophie (Plexusneuritis), deren Ursache in einer viralen Affektion des Plexus brachialis gesehen wird. Die radiologische Untersuchung ergibt in diesen Fällen keinen pathologischen Befund.

Zervikobrachialgien werden weiterhin durch einen entzündlichen oder tumorösen Befall der HWS hervorgerufen. Dabei kann die Nervenwurzelkompression einmal durch den Befall des Knochens und sekundäre Kompression der neuralen Strukturen erklärt werden, z. B. Wirbelmetastasen, Lymphome, Knochentumoren, Spondylitis usw. Tumoren der Thoraxapertur wie z. B. der Pancoast-Tumor führen durch direkte Invasion des Plexus brachialis zu therapieresistenten Schulter-Arm-Schmerzen.

5.3.2.6 Thorakale Schmerzen

Schmerzen im Bereich der Brustwirbelsäule (BWS) sollten wie in den anderen Abschnitten der Wirbelsäule akzentuiert auf mögliche systemische Manifestationen von Erkrankungen differenzialdiagnostisch betrachtet werden (extravertebrale Genese). So ist gerade der akute thorakale Wirbelsäulenschmerz verdächtig auf eine entzündliche oder tumoröse Genese.

Komplikationen einer Spondylitis oder Spondylodiszitis sind intraspinal, epidural oder subdural bzw. paravertebral gelegene Abszedierungen. Untersuchungmethode bei entsprechendem Verdacht ist neben der konventionellen radiologischen Diagnostik die MRT.

Gefügelockerungen von Bewegungssegmenten aufgrund degenerativer Veränderungen und Bandscheibendegenerationen führen am häufigsten zu Beschwerden im Bereich der BWS. Konventionell radiologisch lässt sich eine Höhenminderung des

Bandscheibenraums mit Sklerosierung der angrenzenden Grund- und Deckplatten (Osteochondrosis intervertebrale) darstellen. Abstützreaktionen führen zu Randkantenbildung (Spondylosis deformans) und zu einer Überbelastung der Wirbelgelenke mit konsekutiver Hypertrophie der Gelenkflächen und Bänder (Spondylarthrose).

Die klinische Beschwerdesymptomatik beim Morbus Scheuermann (Adoleszentenkyphose) korreliert kaum mit den radiologischen Befunden. Der Nachweis von Grund- und Deckplatteneinbrüchen im Röntgenbild sollte nicht automatisch die Diagnose Morbus Scheuermann nach sich ziehen. Auch auf die Ursachen intrathorakaler Paresen beim BWS-Schmerz sei hingewiesen.

5.3.2.7 Lumbale Schmerzsyndrome

Akute oder chronische Gelenküberdehnungen, Muskelhartspann und Fehlhaltungen mit Skoliose/Lordose verursachen die Mehrzahl von Beschwerdebilder der unteren Lendenwirbelsäule (LWS). Erst wenn trotz adäquater klinischer Untersuchung eine mechanische Wurzelirritation nicht auszuschließen ist, sollte eine Abklärung mittels CT oder MRT erfolgen. Wenn keine radikulären oder medullären Ausfälle vorliegen, genügt die konventionelle radiologische Diagnostik. Bei Verdacht auf einen Tumor, eine Metastase oder einen entzündlich-infektiösen Prozess sollte der konventionellen radiologischen Diagnostik die MRT folgen. Das Ausmaß degenerativer Prozesse an der Wirbelsäule steht jedoch in keiner Beziehung zur Schmerzsymptomatik. Ausgeprägte Abstützreaktionen und knöcherne Überbauungen stabilisieren eher das Segment.

Osteoporose. Plötzlicher Schmerz (Makrofraktur) ist vorrangig, chronische Rückenschmerzen sprechen eher für Mikrofrakturen. Die radiologischen Zeichen des (fortgeschrittenen) Kalkverlustes sind vor allem bei adipösen Patienten erst spät und unsicher erkennbar. Es finden sich eine vermehrte Strahlentransparenz der Wirbelkör-per durch Abbau der Spongiosastruktur sowie Grund- und Deckplatteneinbrüche bis hin zu Kompressionsfrakturen (Abb. 2).

Spondyloarthritis. Wegweisend ist der entzündliche Rückenschmerz [6]. Bei jüngeren Patienten mit wiederkehrenden tiefen lumbalen nächtlichen oder frühmorgendlichen Rückenschmerzen mit pseudoradikulärer Ausstrahlung ist daran zu denken. Extravertebrale Symptome können Fersenschmerzen, eine wiederkehrende Uveitis anterior oder Hautveränderungen im Sinne der Psoriasis vulgaris sein. In der konventionellen radiologischen Diagnostik können Shiney Corner der vorderen Wirbelkörperkanten (unscharfe Abbildung der Wirbelkörperkanten), Spondylophyten und die Verkalkung des vorderen Längsbandes auf eine Spondyloarthritis hinweisen. Davon abzugrenzen ist die zuckergussartige Verkalkung des vorderen Längsbandes bei der Hyperostose Forrestier mit Zeichen degenerativer Veränderungen der Wirbelsäule.

Sakroiliitis. Konventionell radiologische Hinweise können Sklerosierungen der Ileosakralgelenkflächen, Pseudoerweiterungen und Usuren sein. „Gewöhnliche" AP-Aufnahmen der LWS eignen sich meist nicht zum Nachweis. Die um 30° gekippte Aufnahme (nach *Barsony*) ist dagegen ausreichend gut konventionell auswertbar. Die konventionelle radiologische Schichttomographie wird heute durch die MRT-Diagnostik abgelöst. Mit ihr gelingt der Nachweis bereits früher Stadien bzw. radiologisch unsicherer Fälle (Abb. 3).

Skoliosen und Kyphoskoliosen. Das Ausmaß der Veränderung korreliert nicht „automatisch" mit dem Schweregrad.

5.3.2.8 Lumbale radikuläre Schmerzen

Bandscheibenvorfall. Lumbale Bandscheibenvorfälle treten am häufigsten in den unteren Bandscheibenetagen auf und können akut oder chronisch einsetzen. Nach radiologischem Schweregrad unterscheidet man

▶ **Protrusion** (gleichmäßige Vorwölbung der Bandscheibe),

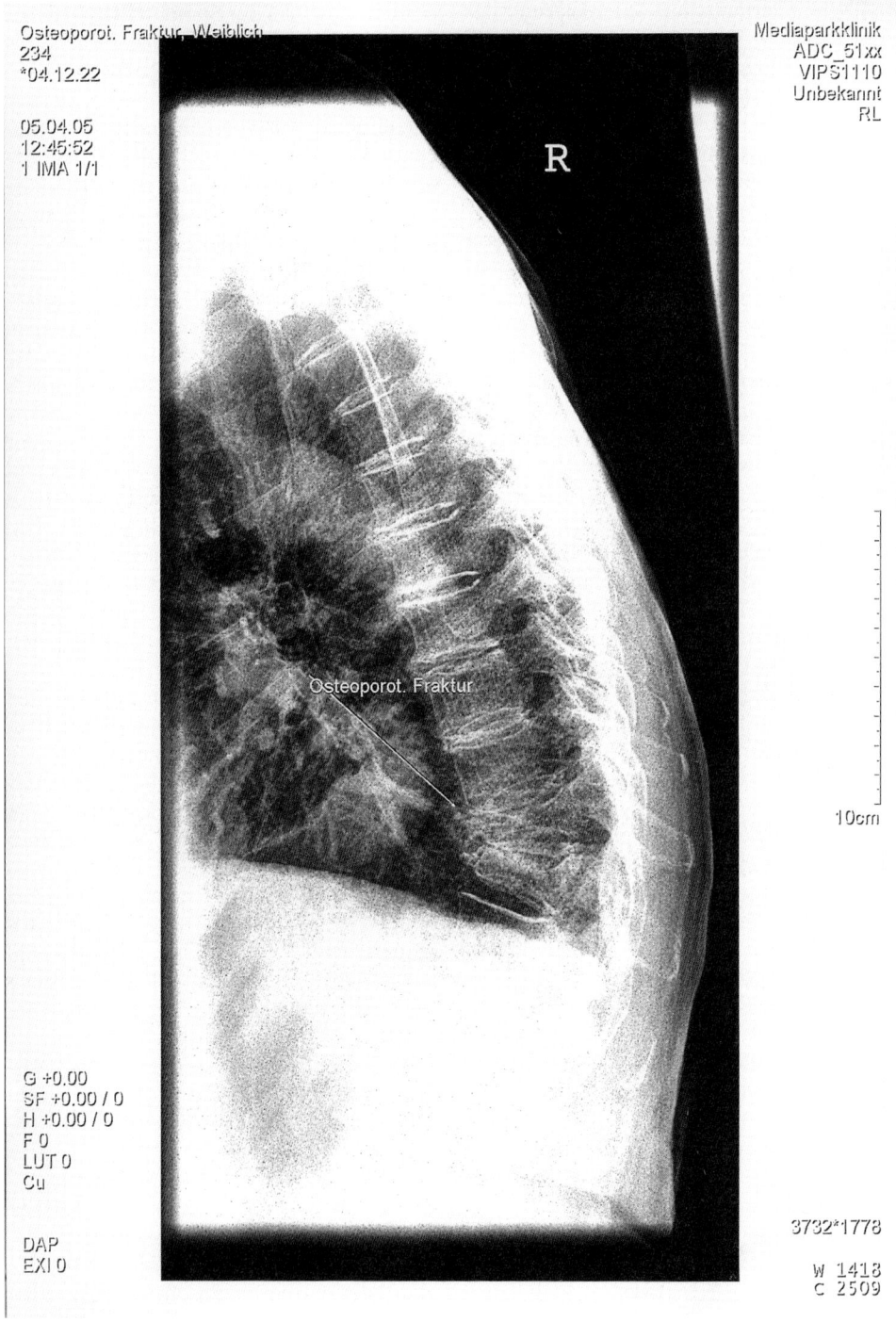

Abb. 2: Digitale Radiographie einer osteoporotischen Fraktur des 11. und 12. Brustwirbelkörpers; kein vorausgegangenes Trauma.

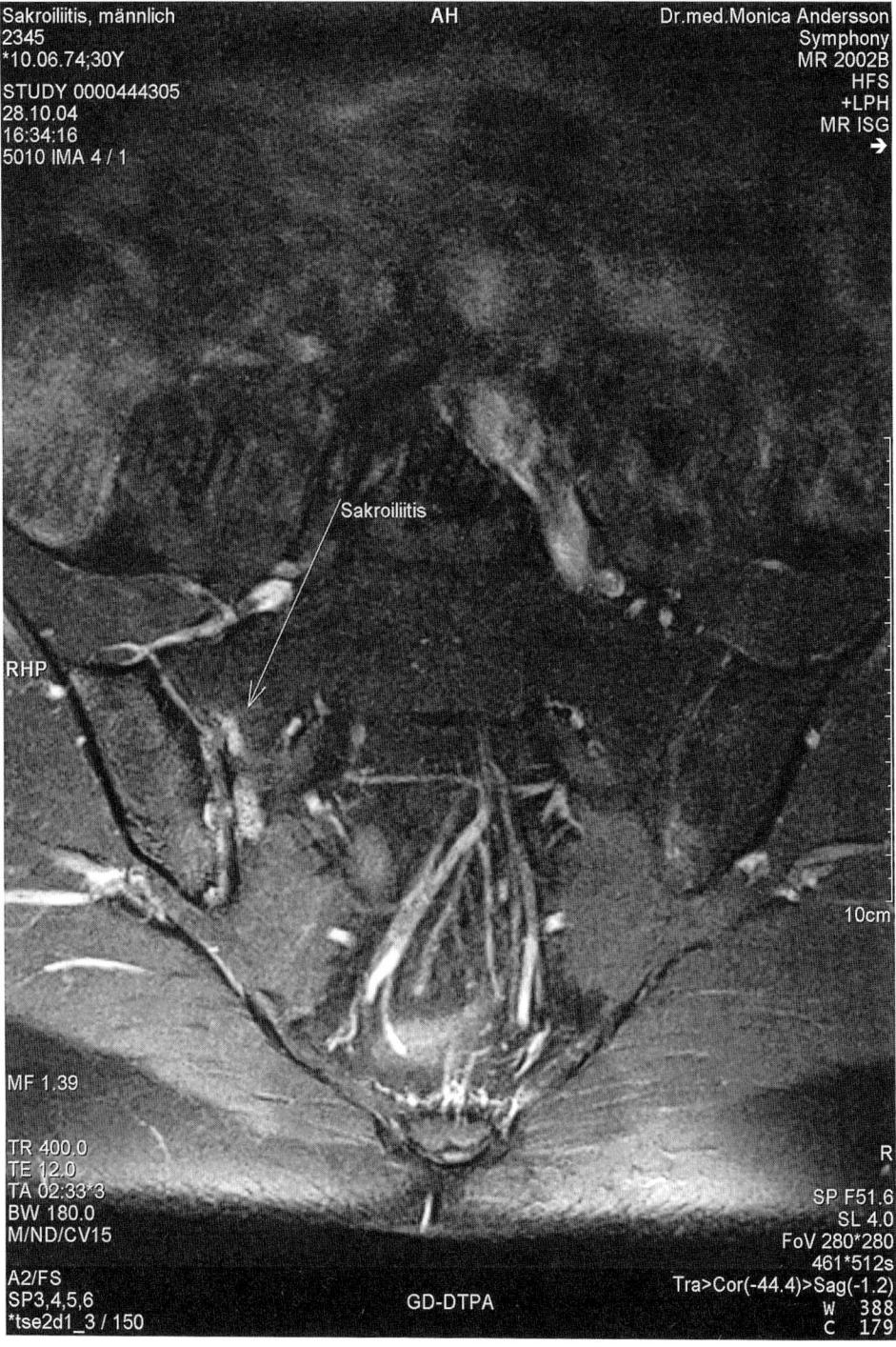

Abb. 3: Kernspintomographische Darstellung einer floriden Sakroiliitis; fettsupprimierte, kontrastmittel-unterstützte SE-Technik.

▶ **Vorfall** (umschriebene Vorwölbung über das Niveau der übrigen Bandscheibenbegrenzung und Defekt des Faserringes)
▶ **Sequester** (losgelöster Anteil der Bandscheibe innerhalb oder außerhalb des hinteren Längsbandes einschließlich innerhalb des Nervenaustrittslochs und in seltenen Fällen innerhalb des Duralsacks).

Die Ausbreitungsrichtung kann medial, mediolateral oder lateral sein. Das Vorliegen und das Ausmaß eines Bandscheibenvorfalls stehen nicht mit dem Schweregrad der Schmerzsymptomatik in Zusammenhang. Vielmehr spielen die Weite des Spinalkanals, die Menge des epiduralen Fettgewebes, die venösen Gefäße sowie Ausweichmöglichkeiten der Nervenwurzel eine wesentliche Rolle.

Bei der CT-Untersuchung muss direkt entschieden werden, welche Höhen untersucht werden sollen. Zum Nachweis von Sequester und intraspinalen Synovialzysten sowie bei der Darstellung der genauen anatomischen Lagebeziehung ist das MRT der CT überlegen. Die Abbildung der Verdickung des Ligamentum flavum gelingt.

Eine Myelographie sollte angeschlossen werden, wenn zwischen klinischer Symptomatik und radiologischem Befund eine Diskrepanz besteht bzw. wenn ein multisegmentaler Befund vorliegt. Die Myelographie sollte als Myelo-CT durchgeführt werden. Eine Einengung der Kontrastmittelsäule zeigt sich häufig erst in myelographischen Aufnahmen unter Belastung oder mit Funktion. Typische myelographische Befunde sind u. a. die Einengung des kontrastmittelgefüllten Duralsacks in Höhe des Bandscheibenraums, die Amputation der Nervenwurzeltasche und die Schwellung der betroffenen Nervenwurzel.

Spinalkanalstenose. Bei der knöchernen lumbalen Stenose des Spinalkanals müssen klinische Befunde und radiologische Diagnostik noch mehr als sonst miteinander verknüpft werden, da viele Befunde aufeinander treffen wie Bandscheibenprotrusion, knöcherne Randkanten, hypertrophierte Gelenkfortsätze, Hypertrophie oder Verkalkung der Bänder. Häufig sind hier Funktionsaufnahmetechniken erforderlich. Neben der kongenitalen Form und der sekundären degenerativen Form mit Chondrose bzw. Osteochondrose kommen Retrospondylose, Spondylarthrose, Hyperplasie der Ligamenta flava, intraspinale Synovialiszysten oder Lipomatosis epiduralis als Ursache einer Spinalkanalstenose infrage.

Claudicatio spinalis. Der typische Schmerz ist belastungsabhängig. Die Nativdiagnostik zeigt schwere degenerative Veränderungen der Lendenwirbelsäule. Die Diagnostik beinhaltet MRT, CT und CT-Myelographie, die sich in ihrer Aussage oft ergänzen.

Wirbelgleiten ist eine Sonderform des engen Spinalkanals. Man unterscheidet Wirbelgleiten bei degenerativen Veränderungen der Bandscheibe und der Wirbelgelenke von einer echte Spondylolisthesis mit Defekt in der Pars intermedia der Wirbelbögen (Spondylolyse). Wirbelgleiten ist in der MRT in den sagittalen Schichten und in der CT in sagittalen Rekonstruktionen am besten zu demonstrieren.

Synovialzysten, die vom Wirbelgelenk ausgehen und klinisch zu lokalen, aber auch radikulär ausstrahlenden Schmerzen führen, sind in der Regel mit degenerativen Erkrankungen der LWS, insbesondere einer Spondylarthrose, verbunden. Im CT oder MRT findet man rundliche, eher lateral gelegene Raumforderungen im Spinalkanal, die zystisch imponieren. Gelegentlich reichert randständiges Bindegewebe Kontrastmittel an. Manchmal sind Synovialzysten mit Luft gefüllt (Vakuumphänomen).

Auch echte Neoplasien der Nervenwurzeln, der Meningen oder direkt von der Wirbelsäule ausgehend, können zu einer radikulären Symptomatik führen. Das Neurinom kann intraspinal zwischen den Kaudafasern oder im Foramen intervertebrale als sog. Sanduhrgeschwulst vorliegen. Entzündliche Prozesse des Spinalkanals, ausgehend von einer Spondylitis oder Spondylodiszitis, können eine mechanische oder entzündliche Reizung der Nervenwurzel hervorrufen.

5.3.2.9 Postoperative Schmerzsyndrome

Postdiskektomiesyndrom. Häufig werden die Patienten nach einem Bandscheibenvorfall nicht mehr beschwerdefrei. Rezidiv, Pseudorezidiv mit Bandscheibenvorfall in einer anderen Etage, Vernarbungen entlang des Duralsacks und der Nervenwurzeln, aber auch entzündliche bakterielle Prozesse stellen mögliche Ursachen dar. Dieses differenzialdiagnostische Spektrum bestimmt die Auswahl des bildgebenden Verfahrens. Rezidivbandscheibenvorfälle und Vernarbungen lassen sich in der MRT detailliert darstellen. Die gefürchtete postoperative, bakterielle oder abakterielle Spondylodiszitis wird mit der MRT-Untersuchung früher erfasst als mit der CT (mit CT erst ab etwa zwei Wochen).

Eine Arachnopathie bildet sich nach einer Bandscheibenoperation, aber auch nach intrathekaler Kontrastmittel- oder Medikamentengabe, nach intraspinalen Entzündungen oder Blutungen aus. Im Myelogramm findet man typischerweise einen verplumpten Duralsack mit schlecht abgrenzbaren Nervenwurzeltaschen. Bei Vernarbungen findet man umschriebene, glatt begrenzte Impressionen des Duralsacks, die nicht von einem großen Bandscheibenvorfall oder -sequester zu unterscheiden sind. Das Myelo-CT und auch die transversalen T2-gewichteten Sequenzen im Kernspintomogramm zeigen eventuell verbackene Nervenwurzeln und extradurale weichteildichte Massen, die den Spinalkanal einengen können.

Eine postoperative Instabilität kann zu massiven Schmerzen führen wie z. B. bei der Kyphose nach Laminektomie und bei Fensterungsoperationen mit Entfernung von wesentlichen Anteilen der Gelenkfortsätze. Geringe Mehrbelastungen der Wirbelgelenke ohne nachweisbare Fehlstellung können zu Beschwerden führen und werden dann als sog. Facettensyndrom angesehen. Radio

logisch kann das Facettensyndrom nicht nachgewiesen werden.

5.3.3 Engpasssyndrome und komplexes regionales Schmerzsyndrom (CRPS)

Engpasssyndrome sind die Domäne der elektophysiologischen Zusatzdiagnostik, jedoch kann auch die ergänzende bildgebende Dianostik wertvolle differenzialdiagnostische Hilfestellung bei speziellen Indikationen und Fragestellungen leisten.

Für viele periphere Nerven gibt es anatomisch präformierte Engstellen, an denen es zu einer Kompression der durchtretenden Nerven und Gefäße kommen kann. Die hier auftretenden Nervenkompressionen werden in der Regel klinisch diagnostiziert, radiologisch können die Hypertrophie der Muskeln und Bänder oder knöcherne Einengungen, selten auch perineurales Narbengewebe oder ein Ödem des komprimierten Nervs sichtbar gemacht werden.

Die klinische Diagnose ist elektroneurographisch zu verifizieren. Die MRT-Diagnostik ist diesbezüglich von untergeordneter Bedeutung und allenfalls in der weitergehenden Differenzierung von Engpassursachen heranzuziehen. Im Minimum beinhaltet die MRT-Untersuchung eines möglichen Nervenengpasses orthogonal eingestellte Schichten in T1-Gewichtung und fettsupprimierter T2-Gewichtung. In aller Regel entspricht diese Schichtorientierung der axialen bzw. transversalen Schnittführung. Typische MRT-Befunde bei Nervenkompression sind eine Signalanhebung in fettsupprimierten T2-Aufnahmen als Ausdruck einer Axonschädigung und eine Schwellung des Nervs in der Umgebung der Kompressionsstelle.

5.3.3.1 Nervenkompressionen der Thoraxapertur und oberen Extremität (Auswahl)

Thorax-Auslass-Syndrom (TOS). Die Hypertonie der Scalenusmuskulatur kann zu Brachialgien, Parästhesien und Schwäche der Armmuskeln führen. Mittels MRT kann jedoch sowohl eine venöse und arterielle MR-Angiographie einschließlich Provokationsaufnahmen durchgeführt werden. Bei Vorliegen eines TOS lässt sich eine funktionelle Gefäßstenose in Höhe der Scalenuslücke nachweisen.

Ein Nervus-suprascapularis-Syndrom ist meist nur darstellbar, wenn der Nerv durch ein Ganglion oder eine sog. sublabrale Zyste bei eingerissenem Labrum (Bankart-Läsion) komprimiert wird.

Der N. radialis wird selten durch einen Knochenprozess, z. B. eine kartilaginäre Exostose, komprimiert. Meist sind konventionelle radiologische Verfahren ausreichend.

Sulcus-nervi-ulnaris-Syndrom. Engpassstellen für den N. ulnaris in Höhe des Ellbogengelenks betreffen die Passage des N. ulnaris unter dem Septum intermusculare mediale, innerhalb des Sulcus nervi ulnaris und distal des Sulcus im sog. Kubitaltunnel. Diagnoseweisend ist die starke Signalzunahme im MRT des N. ulnaris, die sich nach proximal oder distal des Engpasses erstrecken kann.

Nervus-ulnaris-Tunnel-Syndrom. Mittels Schnittführung analog der Untersuchung des Karpaltunnels können Irritationen des N. ulnaris im Bereich der Loge de Guyon erfasst werden. Leitstrukturen zum Auffinden des N. ulnaris in der Loge de Guyon sind das Os pisiforme, die Sehne des M. flexor carpi radialis und die A. ulnaris. Der Nerv zeigt im Kompressionsfall eine Auftreibung und eine Signalanhebung (fettsupprimierte Aufnahmen).

Karpaltunnelsyndrom. Der distale Abschnitt des N. medianus kann in aller Regel sehr gut gegenüber den Beugesehnen innerhalb des Karpaltunnels differenziert werden. Signalveränderungen der Thenar- und Hypothenarmuskulatur sind als indirektes Zeichen der Denervierung zu interpretieren.

5.3.3.2 Nervenkompressionen der unteren Extremität

Nervus-femoralis-Kornpressionssyndrom (Musculus-iliacus-Syndrom). Die Darstellung des N. femoralis ist bei Hämatombildung, Anuerysma spurium oder verum, postoperativ oder im Anschluss an eine invasive angiograpische Intervention von großer Bedeutung. Besteht der Verdacht auf eine (vaskuläre) Kompression des N. femoralis, ist eine MRT-Untersuchung indiziert.

Musculus-piriformis-Syndrom. Eine Schädigung im Foramen infrapiriformis nachzuweisen gelingt kaum.

Irritationen des N. tibialis. Der N. tibialis lässt sich durch das umgebende Fettgewebe gut abgrenzen. Entzündliche (Baker-Zysten), aber auch anatomische Varianten in der Fossa poplitea können Kompressionssyndrome verursachen.

Peronaeustunnelsyndrom. N. peronaeus communis, Peronaeusgabel und N. peronaeus profundus bzw. superficialis sind mittels MRT in Höhe des Kniegelenks respektive in Höhe des Fibulaköpfchens sehr gut darzustellen. Knöcherne Veränderungen, Weichteiltumore, zystische Prozesse wie auch Hämatome als Ursache einer Peronaeusläsion sind sicher nachzuweisen. Häufigste Ursache einer Peronaeuskompression in Kniegelenkshöhe stellen Ganglien dar.

Periphere Kompression des N. suralis, N. tibialis anterior und N. peronaeus superficialis. Das dünne Kaliber dieser Nerven verhindert häufig eine sichere Identifizierung.

Vorderes Tarsaltunnelsyndrom. Da der N. peronaeus profundus die Sehne des M. extensor hallucis unterkeuzt, ist diese Lokalisation Prädilektionsstelle für die Kompression.

Hinteres Tarsaltunnelsyndrom. Typisch ist die Signalverstärkung des N. tibialis posterior bzw. des proximalen Abschnitts des N. plantaris medialis und lateralis.

5.3.3.3 Metatarsalgie – Morton-Neurom

Durch eine chronische Druckschädigung eines der Nn. digitales plantares communes kommt es zu einer Nervenauftreibung. Die Nervenveränderungen mit Kaliberzunahme erlauben, ein sog. Morton-Neurom mittels MRT nachzuweisen. In aller Regel reicht auch hier die Anfertigung von transversalen T1- und T2-Aufnahmen zur Diagnosesicherung aus, ggf. mit fettsupprimierten T1-Aufnahmen. Im Zweifelsfall ist die Untersuchung mit fettsupprimierten T1-Aufnahmen nach i.v.-Kontrastmittelapplikation anzuraten.

5.3.3.4 Plexusirritation durch Tumoren, Lymphome und nach Radiatio

Plexusschädigungen sind meist Folge einer diffusen Infiltration des Plexus brachialis durch ein metastasierendes Mammakarzinom, einen Pancoast-Tumor, Lymphome, Metastasen oder ein Sarkom der oberen Thoraxapertur. Schmerzhafte Plexusschädigungen können auch als Endzustand nach einer Bestrahlung auftreten. Im MRT zeigt sich die Verdickung des Armplexus.

5.3.3.5 Periphere Neuralgien

Kleinere Tumoren der peripheren Nerven können die Ursache für Neuralgien sein. Diese sind radiologisch schwer fassbar. Häufig sind periphere Neuralgien im Rahmen eines Diabetes mellitus, einer Zosterinfektion (postentzündlich), aber auch nach Traumata und bei Infiltrationen durch Tumoren. Bildgebenden Verfahren sind zum Nachweis wenig geeignet.

5.3.3.6 Sudeck-Syndrom (CRPS I)

Bei Verdacht auf ein Sudeck-Syndrom ist mit der dreiphasigen Skelettszintigraphie die Frühdiagnose möglich. Typische Veränderungen im Röntgenbild treten erst später auf. Man untersucht radiologisch immer beide Extremitäten im Seitvergleich möglichst auf einer simultanen Folie. Hinweise auf eine Entkalkung sind typisch. Daneben findet man eine Weichteilschwellung um die Hand- oder Fußwurzel, aber auch der kleinen Zehen- und Fingergelenke auf der betroffenen Seite. Erst später kommt es zu fleckförmiger, gelenknaher Entkalkung, die im Spätstadium in eine schwere Osteopenie mit Erosionen und Periostreaktion übergeht. Kernspintomographisch lässt sich im Frühstadium ein fleckiges Knochenmarksödeme (fettsupprimierte T2-Aufnahmen) erfassen.

5.3.3.7 Deafferenzierungsschmerzen

Nach Amputation von Extremitäten besteht häufig eine Neuralgie. Mittels der MRT-Untersuchung werden Neurome erfasst. Neurome am Stumpf eines durchtrennten Nervs sind erst palpabel, wenn sie eine gewisse Größe erreicht haben. Kernspintomographisch zeigt sich eine umschriebene Auftreibung des Nerven ohne Kontrastmittelanreicherung.

Literatur (Auswahl)

1. **Beese M, Winkler G.** MRT der Muskulatur. Stuttgart: Thieme, 1997.
2. **Beyer H-K.** MRT der Gelenke und der Wirbelsäule. Heidelberg: Springer, 2003.
3. **Breitenseher M.** Der MR-Trainer – untere Extremität. Stuttgart: Thieme, 2003.
4. **Burgener F, Kormano M.** Radiologische Differentialdiagnostik in Orthopädie und Rheumatologie. Stuttgart: Thieme, 1995.
5. **Burgener FA, Meyers SP, Tan RK, Zaunbauer W.** Differentialdiagnostik in der MRT. Stuttgart: Thieme, 2003.
6. **Calin A.** Spondylarthropathies. New York: Grune Stratton, 1984.
7. **Dihlmann W.** Gelenke-Wirbelverbindungen. 3. Aufl. Stuttgart: Thieme, 1987.
8. **Friedburg H, Dietrich U.** Bildgebende Diagnostik. In: **Rosenow D, Tronnier V, Göbel**

H. Neurogener Schmerz. Heidelberg: Springer, 2005.

9. **Hoffmann A, Wambach G.** Rückenschmerzen. In: **Kaufmann W.** Internistische Differentialdiagnostik. 4. Aufl. Stuttgart: Schattauer, 1997.

10. **Köhler A, Zimmer E-A.** Grenzen des Normalen und Anfänge des Pathologischen im Röntgenbefund. 13. Aufl. Stuttgart: Thieme, 1989.

11. **Rommel O.** Apparative Diagnostik. In: **Zenz M, Jurna I.** Lehrbuch der Schmerztherapie. 2. Aufl., Stuttgart: Wissenschaftliche Verlagsgesellschaft, 2001.

12. **Stoller DW, Tirman PFJ, Bredella MA.** Diagnostic Imaging: Orthopaedics. Oxford: Elsevier, 2004.

13. **Vahlensieck M, Reiser M.** MRT des Bewegungsapparates. 2. Aufl. Stuttgart: Thieme, 2002.

6 Forensische Aspekte

Klaus Kutzer

6.1 Recht auf Schmerzbehandlung

Als Strafrichter muss ich alle diejenigen enttäuschen, die von mir etwas erwarten zu dem Recht der Arzneimittelbehandlung, der Sozialmedizin und dem Krankenkassenarztrecht. Ich kann nur einige Aspekte aus zivilrechtlicher und strafrechtlicher Sicht ansprechen. Was alle Juristen untereinander verbindet, und das verbindet uns im Übrigen auch mit den Ärzten, ist die Notwendigkeit, zuzuhören. Zu hören auf das, was die eigentlichen Anliegen der Menschen sind, und dann aus der jeweiligen Sicht des Berufes zu versuchen, einen kleinen Beitrag zu einer Konfliktlösung zu leisten. Als Jurist muss man sich den Tatsachen stellen, bevor man eine rechtliche Bewertung versucht.

6.1.1 Schmerztherapie im internationalen Vergleich

Auf dem Gebiet der Schmerzbekämpfung wird man immer wieder damit konfrontiert, dass in den angelsächsischen und skandinavischen Ländern, in der Schweiz und in weiteren Ländern der Verbrauch von Morphinpräparaten bei der Schmerzbekämpfung unvergleichlich höher ist als in Deutschland. Auch persönliche Erfahrungen aus dem Umgang mit Betroffenen belegen, dass man bei uns die medizinischen und therapeutischen Möglichkeiten zur Bekämpfung terminaler Krebsschmerzen und anderer schwerster Schmerzzustände leider nicht immer in der gebotenen Weise ausschöpft. Auch die postoperative Schmerzbekämpfung weist erhebliche Defizite auf. All dies mag unterschiedliche Gründe haben. Angebliche Anforderungen des Rechts jedenfalls eignen sich nicht als Alibi für unzureichende Bemühungen auf diesem Gebiet. Der humane Auftrag des Grundgesetzes verpflichtet die Justiz, sich gerade für Menschen einzusetzen, denen wie den Schmerzkranken keine lautstarke Lobby zur Seite steht. Durch eine entsprechende Gesetzesauslegung kann die Rechtsprechung einen Beitrag dazu leisten, dass diejenigen, die über die erforderlichen sachlichen und personellen Mittel zu entscheiden haben, einer effektiven Schmerzbekämpfung einen höheren Stellenwert als bisher einräumen. Das Bürgerliche Gesetzbuch kennt weder einen Arztvertrag noch eine ausdrückliche Verpflichtung zum Ersatz von Schäden aus ärztlichem Eingriff. Auch unser Strafgesetzbuch kennt keine spezielle Vorschrift, die Strafe gerade für ärztliches Fehlverhalten androht. So musste sich das Arztrecht auf diesen Gebieten aus der Anwendung allgemeiner Vorschriften, die in erster Linie für andere Lebensbereiche gelten, durch eine einzelfallbezogene Rechtsprechung und ihre rechtswissenschaftliche Aufarbeitung erst entwickeln. Nur wenn der Jurist um die komplexe Problematik der Schmerztherapie weiß, kann er im Streitfall die nicht auf die Schmerzbehandlung zugeschnittenen, allgemeinen Vorschriften sachgerecht auslegen.

6.1.2 Das Arztrecht folgt den medizinischen Erkenntnissen

Zwischen dem jeweiligen medizinischen Erkenntnisstand und den rechtlichen Anforderungen an den Arzt besteht eine enge Wechselbeziehung. Medizinische Forschung und Praxis räumen erst allmählich der Schmerztherapie den ihr nach den Patientenbedürfnissen zukommenden hohen Rang ein und öffnen sich hierbei auch psychosomatischen und sozialpsychologischen Erkenntnissen. So kann auch das Arztrecht erst allmählich eine entsprechende Akzentverschiebung bei der Bestimmung der rechtlich geschuldeten ärztlichen Dienstleistung berücksichtigen. Mit Recht hat es der Bundesgerichtshof daher als Bestandteil der ärztlichen Aufklärungspflicht angesehen, den Patienten auch über nicht auszuschließende erhebliche Schmerzen bei der Vornahme des ärztlichen Eingriffs oder zu erwartende schwere Schmerzen nach dem Eingriff zu informieren (BGHZ 90, 96; BGHR § 823 I BGB Arzthaftung 2). Die Schmerzbehandlung darf nicht nur als sekundäres Behandlungsziel begriffen werden, das mittelbar aus der unmittelbar geschuldeten Behandlung eines Grundleidens folgt. Schmerztherapie kann vielmehr auch vorrangig und unmittelbar aus dem Arztvertrag geschuldete ärztliche Dienstleistung sein.

Daher ist jeder Arzt verpflichtet, sich auf diesem Gebiet, das in der universitären Ausbildung bisher zu kurz gekommen ist, fortzubilden und sich über moderne Verfahren der Schmerzbehandlung umfassend zu unterrichten. Er muss sie entweder selbst beherrschen oder so viel von ihnen verstehen, dass er den Schmerzkranken an einen geeigneten Spezialisten oder an eine fachkundige Einrichtung überweisen kann. Unterlässt er dies schuldhaft, so kann er sich schadenersatzpflichtig oder wegen Körperverletzung strafbar machen. Nicht nur die wachsende Einsicht in die multifaktoriellen Entstehungsbedingungen des Schmerzes, sondern auch die rechtliche Verantwortung kann schmerztherapeutische Teamarbeit mit Ärzten unterschiedlicher Fachrichtungen und interdisziplinäres Vorgehen erfordern. Das Recht wird nicht länger hinnehmen können, dass Patienten schwersten Schmerzen nur deshalb ausgeliefert bleiben, weil der behandelnde Arzt aus Unwissenheit, Selbstüberschätzung oder Bequemlichkeit die Möglichkeiten der Schmerzbekämpfung, z. B. durch die orale Morphintherapie, nicht ausschöpft. Zur Missbrauchsverhütung nicht erforderliche bürokratische Hemmnisse ärztlicher Schmerztherapie sollten weiter abgebaut werden.

6.1.3 Krankenhäuser müssen Schmerzbehandlung gewährleisten

Jedes Krankenhaus muss eine Schmerzbehandlung nach den modernen Erkenntnissen der Anästhesie gewährleisten. Schon im Jahre 1985 hat der sechste Zivilsenat des Bundesgerichtshofs eine Stadt als Trägerin eines Universitätsklinikums wegen mangelhafter anästhesiologischer Versorgung zur Schadenersatzleistung an einen Patienten verurteilt, weil der Abschluss des Arztvertrages auch zu einer dem damaligen Standard einer großen Universitätsklinik entsprechenden, anästhesiologischen Betreuung verpflichtet hat. Den Einwand ärztlicher Unterversorgung der Anästhesie ließ der Bundesgerichtshof nicht gelten (BGHZ 95, 63). Dieses Beispiel zeigt: Wenn die rechtlichen Anforderungen erhöht werden, kann auch einmal die Rechtsprechung dazu beitragen, dass die verantwortlichen Stellen eine bessere Versorgung gewährleisten. Die rechtlichen Grenzen der Schmerztherapie sind fließend. Wichtigstes Kriterium ist das Selbstbestimmungsrecht des Patienten, das nur bei einer den Umständen des Falles angemessenen Aufklärung wirksam ausgeübt werden kann.

Wegen der Einzelheiten kann ich auf die „Empfehlungen zur Patientenaufklärung" verweisen, die der Vorstand der Bundesärztekammer beschlossen hat (Dt. Ärzteblatt 1990, 940). Ich will lediglich aus einem älteren Urteil eines Strafsenats und einem weiteren eines Zivilsenats des Bundesgerichtshofs zitieren.

Der vierte Strafsenat hat schon im Jahre 1957 ausgeführt (BGHSt 11, 111): „Das in Artikel 2, Absatz 2, Satz 1 des Grundgesetzes gewährleistete Recht auf körperliche Unversehrtheit fordert Berücksichtigung auch bei einem Menschen, der es ablehnt, seine körperliche Unversehrtheit selbst dann preiszugeben, wenn er dadurch von einem lebensgefährlichen Leiden befreit wird. Niemand darf sich zum Richter in der Frage aufwerfen, unter welchen Umständen ein anderer vernünftigerweise bereit sein sollte, seine körperliche Unversehrtheit zu opfern, um dadurch wieder gesund zu werden" oder, wie ich hinzufügen möchte, um dadurch von Schmerzen befreit zu werden.

6.1.4 Individuelle Schmerzgrenzen tolerieren

Für mich persönlich war es auch interessant zu erfahren, dass viele Menschen ein gewisses Maß von Schmerzen ertragen wollen. Das bestimmen sie aber allein und nicht der Arzt.

In einem Urteil des sechsten Zivilsenats aus dem Jahre 1984 finden sich die Sätze (BGHZ 90, 96, 99): „Für die Entscheidung eines Patienten, ob er ärztliche Eingriffe in seinen Körper vornehmen lassen will, ist es neben anderem auch von Bedeutung, was er dabei über sich ergehen lassen und was er an Schmerzen … erdulden muss. Diese Kenntnis darf ihm nicht schon deswegen, weil er ängstlich werden und den … Eingriff ablehnen oder sich verkrampfen und damit die Untersuchung für sich und den Arzt erschweren könnte, vorenthalten werden. Es wird die Sache des Arztes sein, den ängstlichen Patienten zu beruhigen und ihm die Notwendigkeit eines schmerzhaften Eingriffs so darzustellen, dass er sich des Einverständnisses und der Kooperation des Patienten sicher sein kann."

Bei einer Schmerztherapie muss der Arzt auch über mögliche Nebenfolgen medikamentöser, strahlentherapeutischer oder operativer Behandlung informieren. Manchmal, und da stimme ich vielen Ärzten in ihrer Kritik zu, hat die Rechtsprechung die Anforderungen an die ärztliche Aufklärungspflicht überspannt. Dies rechtfertigt jedoch keineswegs eine sog. Defensivmedizin zum Schaden des Patienten. Defensivmedizin ist der Fachausdruck dafür, dass die Ärzte nicht aus medizinischer Indikation handeln, sondern um sich gegen angebliche Forderungen des Rechts abzusichern, ohne Rücksicht darauf, ob ihre Maßnahmen dem Patienten wirklich nützen. Ein Patient kann auch auf die ärztliche Aufklärung ganz oder teilweise verzichten. Ein

wirksamer Verzicht setzt voraus, dass der Patient wenigstens in groben Zügen weiß, worum es geht und was mit ihm geschehen soll. Jedenfalls bei gefährlichen und lebensbedrohenden Krankheitszuständen darf eine umfassende Aufklärung auch ohne Verzicht des Patienten unterbleiben, wenn sie zu einer den Behandlungserfolg erheblich beeinträchtigenden schweren seelischen Belastung führen würde.

Kann der Patient infolge seiner Krankheit, mangels Einsichts- und Äußerungsfähigkeit nicht mehr selbst über Art, Umfang und Intensität der Schmerztherapie entscheiden, so kommt es darauf an, was er bei verständiger Würdigung seiner Lage wollen würde, wenn er noch frei entscheiden könnte. Bei schwersten Schmerzzuständen ist der mutmaßliche Wille des Patienten grundsätzlich auf den Einsatz aller dem Arzt verfügbaren Mittel gerichtet, so dass davon ausgegangen werden kann, dass er bei entsprechender Indikation auch ausreichende und regelmäßige Gaben von Opioiden wünscht.

6.1.5 Indirekte Sterbehilfe

Dazu hat der 3. Strafsenat des Bundesgerichtshofs[1] schon 1996 ausgeführt: „Eine ärztlich gebotene schmerzlindernde Medikation entsprechend dem erklärten oder mutmaßlichen Patientenwillen wird bei einem Sterbenden nicht dadurch unzulässig, dass sie als unbeabsichtigte, aber in Kauf genommene unvermeidbare Nebenfolge den Todeseintritt beschleunigen kann." Zur Begründung heißt es u.a.: „Die Ermöglichung eines Todes in Würde und Schmerzfreiheit gemäß dem erklärten oder mutmaßlichen Patientenwillen ist ein höherwertiges Rechtsgut als die Aussicht, unter schwersten, insbesondere sog. Vernichtungsschmerzen noch kurze Zeit länger leben zu müssen."

Die indirekte Sterbehilfe hat schon Papst Pius XII gebilligt. Er hat am 24. Februar 1957 auf dem IX. Nationalkongress der

---

[1] BGHSt Bd. 42 S. 301; bestätigt durch den 5. Strafsenat in BGHSt 46, 279, 284

italienischen Gesellschaft für Anästhesiologie u. a. erklärt[2]: „Wenn zwischen der Narkose und der Verkürzung des Lebens kein unmittelbarer Kausalzusammenhang besteht, der auf dem Willen der Interessierten beruht oder in der Natur der Sache liegt und wenn vielmehr die Verwendung von Narkotika an sich zweierlei verschiedene Folgen nach sich zieht, einerseits die Erleichterung des Schmerzes und andererseits die Verkürzung des Lebens, so ist sie erlaubt."

Die Güterabwägung fällt nur dann zugunsten der Schmerzunterdrückung aus, wenn die Inkaufnahme eines früheren Todes dem erklärten oder mutmaßlichen Patientenwillen entspricht. Denn der Arzt darf die indirekte Sterbehilfe dem Patienten nicht aufoktroyieren. Erforderlich ist die Zustimmung des trotz seiner Todesnähe noch entscheidungsfähigen und angemessen aufgeklärten Patienten oder die Zustimmung seines Vertreters, also seines Betreuers oder Gesundheitsbevollmächtigten, hilfsweise die Feststellung eines entsprechenden mutmaßlichen Willens. All dies muss sorgfältig dokumentiert werden.

Um den mutmaßlichen Willen ggf. sicher feststellen zu können, empfiehlt es sich, in einer Patientenverfügung auch die indirekte Sterbehilfe anzusprechen, etwa in der Form, wie sie vom Bayerischen Staatsministerium der Justiz in seiner Broschüre „Vorsorge für Unfall, Krankheit und Alter" vorgeschlagen wird. Dort heißt es u. a.: „Ich verlange lindernde pflegerische Maßnahmen, insbesondere Mundpflege zur Vermeidung des Durstgefühls sowie lindernde ärztliche Maßnahmen, im Speziellen Medikamente zur wirksamen Bekämpfung von Schmerzen, Luftnot, Angst, Unruhe, Erbrechen und anderen Krankheitserscheinungen. Die Möglichkeit einer Verkürzung meiner Lebenszeit durch diese Maßnahmen nehme ich in Kauf." Eine solche ausdrückliche, vor Eintritt der eigenen Äußerungsunfähigkeit in einer Patientenverfügung ab-

gegebene Erklärung wird es dem Arzt erleichtern, die von der Rechtsprechung verlangte ausdrückliche oder mutmaßliche Einwilligung in möglicherweise lebensverkürzende Maßnahmen festzustellen.

In der Regel wirkt allerdings eine fachgerechte Schmerzbehandlung mit Opioiden nicht lebensverkürzend, sondern wegen der dadurch bei dem Patienten eintretenden Entspannung oft sogar lebensverlängernd. Anders kann es bei präterminal Kranken oder Sterbenden liegen, bei denen in der terminalen Phase eine Schmerztherapie neu begonnen werden muss. Hier führen die pharmakologischen Folgen einer raschen Aufsättigung mit Opioiden als Nebenwirkung zu einer Eintrübung des Bewusstseins und einer Dämpfung des Atemzentrums, was einen vorzeitigen Tod verursachen kann. Entsprechendes kann für die Beeinträchtigung der Leber- und Nierenfunktionen gelten.

Auf dem Gebiet effektiver Schmerzbekämpfung scheint auch heute noch in Deutschland ein erheblicher Nachholbedarf zu bestehen. Der Rechtsanspruch des Patienten auf Ausschöpfung aller heute verfügbaren Verfahren zur Reduzierung schwerster Schmerzen wird oft nicht verwirklicht. So wird in dem Bericht der Arbeitsgruppe „Würdevolles Sterben" an die 75. Konferenz der Gesundheitsminister am 20./21. Juni 2002 der geringe Morphinverbrauch in Deutschland bemängelt. Darin heißt es u. a.: „Seit Jahren wird beklagt, dass in Deutschland die Verschreibung von Opioiden gegen chronische Schmerzen trotz steigender Tendenz auch heute noch hinter dem Standard zurückbleibt, der in europäischen Nachbarstaaten schon seit Jahren erreicht war. Diese These wird durch vorliegende Statistiken über den Morphinverbrauch in verschiedenen Ländern erhärtet, da der Morphinverbrauch pro Kopf weltweit als wichtiger Indikator für das Niveau der schmerztherapeutischen Versorgung angesehen wird … So erfolgt in Deutschland nur etwas mehr als die Hälfte der relativen Morphinverschreibung in der

---

[2] Textsammlung „Sterbehilfe" von Wolfslast/Conrads, Springer-Verlag 2001 S. 250

Schweiz, weniger als ein Drittel der Verschreibungsmenge in Italien, ein Viertel der verordneten Morphinmenge in Frankreich, ein Siebtel der österreichischen und niederländischen Pro-Kopf-Menge, etwa ein Zehntel des Morphinverbrauchs in Spanien und ein noch wesentlich geringerer Bruchteil der Verschreibungsmengen in Belgien, Großbritannien, den USA und Ungarn." Mit Recht hat daher der 106. Deutsche Ärztetag im Mai 2003 eine bessere Versorgung Todkranker durch eine ausreichende Schmerztherapie, Pflege und Zuwendung sowie durch eine deutliche Erhöhung der Anzahl der Palliativbetten und die Einrichtung neuer Hospize sowie die Aufnahme der Palliativmedizin als Querschnittsbereich in die Approbationsordnung für Ärzte und ihre Zulassung als Wahlfach für die abschließende ärztliche Prüfung gefordert.

6.1.6 Passive Sterbehilfe

Passive Sterbehilfe bedeutet, dass der Arzt mit dem Willen des Patienten auf lebenserhaltende oder lebensverlängernde medizinische Maßnahmen verzichtet und dem unabwendbaren Sterbeprozess seinen natürlichen Lauf lässt, sich ihm gegenüber also passiv verhält. Der 3. Strafsenat des Bundesgerichtshofs hat die passive Sterbehilfe in einem Urteil vom 8. Mai 1991 wie folgt umschrieben (Entscheidungen des Bundesgerichtshofs in Strafsachen 1992 Köln/ Berlin, 37. Band S. 376): „Auch bei aussichtsloser Prognose darf Sterbehilfe nicht durch gezieltes Töten (aktive Sterbehilfe), sondern nur entsprechend dem erklärten oder mutmaßlichen Patientenwillen durch die Nichteinleitung oder den Abbruch lebensverlängernder Maßnahmen geleistet werden, um dem Sterben – ggf. unter wirksamer Schmerzmedikation – seinen natürlichen, der Würde des Menschen gemäßen Verlauf zu lassen." Es ist demnach erlaubte passive Sterbehilfe, wenn auf Wunsch des tödlich erkrankten Patienten auf eine parenteral oder über eine Magensonde vorgenommene Ernährung, eine Operation, die künstliche Beatmung, die Reanimation, die Dialyse oder die Gabe von Herz und Kreislauf aktivierenden Medikamenten verzichtet wird.

Der Ausdruck „passive Sterbehilfe" ist deshalb ungenau, weil der Arzt, wenn er sich zu ihr entschließt, nicht passiv bleibt und auch nicht passiv bleiben darf. Es handelt sich nicht um den Abbruch der ärztlichen Behandlung, die den sterbenden Patienten seinem Schicksal überlässt. Es handelt sich vielmehr, wie von der Bundesärztekammer in ihren Grundsätzen zur ärztlichen Sterbebegleitung beschrieben, um eine Änderung des Therapieziels der Behandlung. An die Stelle von Lebensverlängerung und Lebenserhaltung tritt nämlich palliative medizinische Versorgung einschließlich pflegerischer Maßnahmen. Der Arzt muss also auch dann, wenn er passive Sterbehilfe gewährt, den Patienten durch aktives Tun behandeln. Er hat insbesondere durch die von der Palliativmedizin angebotenen Medikamente und Verfahren auf eine größtmögliche Linderung des Leidens hinzuwirken, also fachgerechte Schmerz- und Symptomkontrolle sicherzustellen. Auch ist er für die sog. Basisversorgung mit verantwortlich. Dazu gehören u. a. menschenwürdige Unterbringung, Zuwendung, Körperpflege, Linderung von Schmerzen, Atemnot und Übelkeit sowie Stillen von Hunger und Durst. Unter Stillen von Hunger und Durst wird die Unterdrückung der entsprechenden Empfindungen verstanden. Genauso wie der Patient verlangen kann, unter den von ihm genannten Voraussetzungen das Beatmungsgerät abzuschalten oder die künstliche Ernährung einzustellen, kann er auch verlangen, die Flüssigkeitszufuhr einzuschränken. Dies verstößt nicht gegen den Grundsatz menschenwürdigen Sterbens und das ärztliche Berufsethos, sofern sichergestellt ist, dass ein drängendes Durstgefühl während des Sterbeprozesses nicht auftritt oder durch medizinische Maßnahmen wirksam unterdrückt wird. Oft reichen die Benetzung von Mund und Lippen und das Versprühen angefeuchteter Luft aus. Besonders für alte und sterbende Menschen stellt eine Nahrungs- und Flüssigkeitszufuhr oftmals eine schwere Belastung dar, worauf die genannten Grundsätze der Bundesärztekammer ausdrücklich hinweisen. Die Zufuhr großer Flüssigkeitsmengen bei Sterbenden kann schädlich sein, weil sie zu Atemnotständen infolge von Wasseransammlung in der Lunge führen kann.

Der Begriff der passiven Sterbehilfe ist aber auch deswegen irreführend, weil er suggeriert, dass nur das Unterlassen lebenserhaltender Maßnahmen darunter fällt, nicht aber der tätige Abbruch von bereits eingeleiteten lebenserhaltenden Maßnahmen wie das Abschalten des Beatmungsgeräts oder der Abbruch der sog. PEG, also der Ernährung durch die Bauchdecke. Beides – Unterlassen von vornherein oder Abbruch nach Beginn – ist unter denselben Voraussetzungen erlaubt oder verboten, worauf schon der 3. Strafsenat des Bundesgerichtshofs in der erwähnten Entscheidung vom 8. Mai 1991 hingewiesen hat. Passive Sterbehilfe ist nur mit dem ausdrücklichen oder mutmaßlichen Willen des Patienten zulässig, es sei denn, die Fortführung der lebenserhaltenden medizinischen Maßnahmen ist schon ärztlich nicht mehr indiziert, weil sie medizinisch sinnlos geworden ist. Eine solche Sinnlosigkeit könnte beispielsweise für die Fortführung einer lebensverlängernden intensivmedizinischen Behandlung gelten, wenn der unumkehrbare Sterbeprozess bereits eingesetzt hat.

6.1.7 Einschaltung des Vormundschaftsgerichts bei Abbruch lebenserhaltender ärztlicher Maßnahmen

Der Bundesgerichtshof hat es in dem Beschluss vom 17. März 2003[3] als wünschenswert bezeichnet, dass der Gesetzgeber die streitige Rechtsfrage regele, ob und ggf. wann der Betreuer eines entscheidungsunfähigen Patienten der Beendigung lebenserhaltender ärztlicher Maßnahmen wie der PEG nur mit Genehmigung des Vormund-

schaftsgerichts zustimmen darf. Die daraufhin von der Bundesjustizministerin unter Leitung des Verfassers eingesetzte interdisziplinäre Arbeitsgruppe „Patientenautonomie am Lebensende" hat ihre Vorschläge hierzu am 10. Juni 2004 veröffentlicht[4]. Am 13. September 2004 hat die Enquete-Kommission „Ethik und Recht der modernen Medizin" des Deutschen Bundestags unabhängig hiervon eigene Empfehlungen unterbreitet[5].

Zur Reichweite von Patientenverfügungen über den Abbruch lebenserhaltender medizinischer Maßnahmen hat sich der Bundesgerichtshof in dem genannten Beschluss vom 17. März 2003 geäußert. Dieser Beschluss hat die Rechtsprobleme bei Beendigung lebenserhaltender Maßnahmen (der künstlichen Ernährung, der maschinellen Beatmung, der Dialyse, der Gabe von Herz und Kreislauf aktivierenden Medikamente, des Verzichts auf eine Reanimation u.a.) nur teilweise geklärt. In dem zur Entscheidung anstehenden, vom Bundesgerichtshof aber nicht abschließend entschiedenen Fall ging es um die Einstellung der künstlichen Ernährung eines 72-jährigen Patienten, der infolge eines Myokardinfarkts einen hypoxischen Gehirnschaden im Sinne eines apallischen Syndroms erlitten hatte und bereits drei Jahre ohne Aussicht auf eine Besserung seines Zustandes über eine PEG-(Magen-)Sonde ernährt wurde. Eine Kontaktaufnahme mit ihm war nicht möglich. Der Sohn als Betreuer des Patienten verlangte in Übereinstimmung mit der Ehefrau und der Tochter den Abbruch der PEG-Ernährung, weil sein Vater in einer Patientenverfügung für den Fall der irreversiblen Bewusstlosigkeit und schwerster Hirnschäden intensivmedizinische Behandlung und die Fortführung der künstlichen Ernährung verboten hatte. Der Bundesgerichtshof betont zunächst die recht-

---

[4] www.bmj.de/media/archive/695.pdf; Eigenverlag des Vormundschaftsgerichtstages e.V. „Betrifft: Betreuung -Band 7", 2004, S. 158 ff.

[5] BT-Drucks. 15/3700

---

[3] Neue Juristische Wochenschrift 2003 S. 1588 ff.

liche Bindungskraft einer solchen Patientenverfügung. Dies folge aus der Würde des Menschen, die es gebiete, ein in einwilligungsfähigem Zustand ausgeübtes Selbstbestimmungsrecht auch dann noch zu respektieren, wenn er zu eigenverantwortlichem Entscheiden nicht mehr in der Lage sei. Wenn ein erklärter Wille des Patienten nicht festgestellt werden könne, beurteile sich die Zulässigkeit solcher Maßnahmen nach dem individuell-mutmaßlichen Patientenwillen. Sei jedoch – wie in dem zur Beurteilung anstehenden Fall – ein Betreuer bestellt, so könne dieser seine Einwilligung in eine ärztlicherseits angebotene lebenserhaltende Behandlung nur mit Genehmigung des Vormundschaftsgerichts verweigern. Für eine Einwilligung des Betreuers und eine Zustimmung des Vormundschaftsgerichts sei kein Raum, wenn ärztlicherseits eine solche Behandlung oder Weiterbehandlung nicht angeboten würde, sei es, dass sie von vornherein medizinisch nicht indiziert, nicht mehr sinnvoll oder aus sonstigen Gründen nicht mehr möglich sei. Unabhängig hiervon dürften Arzt und Betreuer die Einstellung lebenserhaltender Maßnahmen nur beschließen, wenn Gewissheit darüber bestehe, dass die Grunderkrankung des Patienten einen irreversiblen tödlichen Verlauf angenommen habe.

Bei der Interpretation dieser Entscheidung des Bundesgerichtshofs bleibt unklar, wann davon gesprochen werden kann, dass eine irreversible Erkrankung einen die Einstellung lebenserhaltender Maßnahmen ermöglichenden tödlichen Verlauf angenommen hat. Dies ist insbesondere beim irreversiblen Wachkoma und der Demenz im fortgeschrittenen Stadium zweifelhaft. Denn wenn keine weiteren lebensbedrohenden Komplikationen eintreten, sind Wachkomapatienten oder Hochdemente weder Sterbende noch gar Hirntote, sondern chronisch Schwerstkranke, die bei ausreichender Pflege noch unbestimmt lange Zeit am Leben erhalten werden können. Legt man entgegen der Ansicht des Verfas-

sers und der bayerischen Justizministerin (FAZ vom 19.4.2005) die Entscheidung des Bundesgerichtshofs – der insoweit schweigt – dahin aus, dass Wachkoma und fortgeschrittene Demenz keine tödlichen Erkrankungen im Sinne dieser Entscheidung sind, so dürfte bei einem Hirnappalliker die PEG-Sondenernährung trotz infauster Prognose auch nach Jahren nicht abgebrochen werden, selbst wenn der Patient dies – wie in dem vom Bundesgerichtshof behandelten Fall – in seiner Patientenverfügung ausdrücklich verlangt hat. Jeder Betreuer oder Arzt würde sich sonst eines Tötungsdelikts durch Unterlassen der erforderlichen Nahrungs- und Flüssigkeitszufuhr schuldig machen, obwohl sie nur den Willen des Patienten vollziehen. Eine solche – mögliche – Folgerung aus dem Beschluss des Bundesgerichtshofs will die Arbeitsgruppe beim Bundesjustizministerium durch Gesetz verhindern. Denn diese Folgerung würde dem grundgesetzlich gewährleisteten Selbstbestimmungsrecht des Patienten widersprechen. Die AG des Bundesjustizministeriums schlägt deshalb vor, die Einstellung lebenserhaltender Maßnahmen nicht an ein bestimmtes Stadium einer irreversiblen Krankheit zu knüpfen. Sie soll zulässig sein, wenn eindeutig und zweifelsfrei festgestellt werden kann, dass die Fortsetzung lebenserhaltender Maßnahmen nicht oder nicht mehr dem Patientenwillen entspricht. Seien sich darüber behandelnder Arzt und Betreuer einig, so sollen sie ihre Entscheidung ohne Einschaltung des Vormundschaftsgerichts ausführen können. Nur bei Zweifeln oder Ungewissheit, ob eine solche sog. passive Sterbehilfe in der konkreten Situation noch dem Willen des Patienten entspricht, bedürfe es der Einschaltung des Vormundschaftsgerichts. Wird der Patient durch einen von ihm schriftlich ermächtigten Gesundheitsbevollmächtigten vertreten, so soll dieser nach der Empfehlung der AG die Entscheidung allein treffen können.

Dagegen schlägt die Enquete-Kommission des Bundestags vor, die Umsetzung einer Patientenverfügung, die den Abbruch lebenserhaltender Maßnahmen zum Ziel hat, gesetzlich nur dann zu erlauben, wenn das Grundleiden irreversibel ist und trotz medizinischer Behandlung nach ärztlicher Erkenntnis zum Tode führen wird. Diese Formulierung ist weitreichender als die vom Bundesgerichtshof gewählte Formel und soll insbesondere sicherstellen, dass für den Fall des Wachkomas und der Demenz ohne bereits eingetretene tödliche Komplikationen nicht mehr durch Patientenverfügung der Abbruch einer lebenserhaltenden Maßnahme angeordnet werden kann. Damit würden Tausende von bereits errichteten Patientenverfügungen, die gerade diese Situation regeln, unwirksam. Dieser Vorschlag zur rigorosen Einschränkung der Reichweite von Patientenverfügungen wird in der Fachöffentlichkeit mit Recht kritisiert. Ein solcher Eingriff in das Selbstbestimmungsrecht des Patienten wäre nach Auffassung des Verfassers nicht nur grundgesetzwidrig, sondern würde auch das Gefühl der Entrechtung und Entwürdigung bei denjenigen Bürgern verstärken, die durch eine Patientenverfügung gerade vermeiden wollen, dass sie infolge schwerster Hirnschädigungen jahrelang ohne Aussicht auf Besserung und auf Wiederlangung der Kommunikationsfähigkeit künstlich durch ärztliche Maßnahmen am Leben erhalten werden. Die Enquete-Kommission des Bundestags begründet ihren Vorschlag hauptsächlich damit, verhindern zu wollen, dass auf ältere und schwerkranke Menschen Druck ausgeübt werde, ihr Leben auf Grund einer Patientenverfügung beenden zu lassen. Auch könne sich inzwischen die Meinung des Patienten geändert haben. Wäre diese Begründung tragfähig, müsste sie erst recht gelten, wenn die Krankheit bereits einen tödlichen Verlauf angenommen hat. Diese Folgerung zieht die Enquete-Kommission aber gerade nicht, indem sie Patientenverfügungen für die (tödliche) Endphase einer Erkrankung zulässt. Dies allerdings nur unter einem Übermaß rechtlicher Kautelen. Denn sie lässt den auf den

Willen des Patienten gestützten Abbruch medizinisch indizierter lebenserhaltender Maßnahmen nur dann zu, wenn zuvor ein Konsil zur Beratung hinzugezogen worden ist und das Vormundschaftsgericht zugestimmt hat. Die Gerichtsentscheidung soll in einem sich ggf. durch mehrere Instanzen hinziehenden Verfahren unter Bestellung eines Verfahrenspflegers getroffen werden. Die Einschaltung des Gerichts soll entgegen dem Vorschlag der Arbeitsgruppe des Bundesjustizministeriums auch dann nicht entbehrlich sein, wenn sich Arzt und Patientenvertreter (Betreuer, Gesundheitsbevollmächtigter) darüber einig sind, dass die Einstellung der lebenserhaltenden Maßnahmen dem Willen des äußerungsunfähigen Patienten entspricht. Die angestrebte Überregulierung und Bürokratisierung ärztlicher Entscheidungen am Lebensende zeugt von Misstrauen gegenüber der Ärzteschaft und dem medizinisch aufgeklärten Bürger; außerdem überschätzt sie die Möglichkeiten der Justiz.

Das durch eine Patientenverfügung ausübbare Selbstbestimmungsrecht kann auch nicht, wie es Mitglieder der Enquete-Kommission fordern, für den Fall ausgeschlossen werden, dass die frühere Erklärung dem Verfasser einer Patientenverfügung wegen einer vollständigen Diskontinuität der Persönlichkeit normativ nicht mehr zugerechnet werden darf. Auch Demente im weit fortgeschrittenen Stadium sind rechtlich und ethisch dieselbe Person wie in gesunden Tagen. Dass sie wegen des weit fortgeschrittenen Hirnabbauprozesses keine Beziehung mehr zu ihrem früheren Leben herstellen können, rechtfertigt es nicht, ihre gerade für einen solchen Fall voraus abgegebenen Erklärungen unwirksam werden zu lassen. Der Verfasser möchte jedoch eine Ausnahme machen: Eine Patientenverfügung mit dem Verbot lebenserhaltender Maßnahmen sollte dann ihre Bindungswirkung verlieren, wenn sich aus Worten, Gesten und dem sonstigen Verhalten des einwilligungsunfähigen Kranken der sichere Schluss ziehen lässt, dass er sein reduziertes

Leben jetzt weiter leben will, weil er es akzeptiert hat. Ein solcher konkludenter Widerruf mit natürlich-kreatürlichem Willen dürfte trotz Verlustes der Einwilligungsfähigkeit rechtlich möglich sein.

6.1.8 Unbehandelte Schmerzen verletzen die Menschenwürde

Schwerste, als unerträglich empfundene Schmerzen können die Persönlichkeit des Kranken zerstören und seine Würde verletzen. Deshalb darf das Recht jedem auch nur möglicherweise erfolgreichen, medizinisch vertretbaren Versuch, schwersten Schmerzen vorzubeugen, sie zu beseitigen oder zu lindern, nicht hindernd im Wege stehen. So erscheint bei Versagen aller sonstigen palliativmedizinischen Möglichkeiten auch eine Sedierung (gezielte Dämpfung bis hin zur Ausschaltung des Bewusstseins) zulässig. Wir Juristen haben die Entscheidung des seinem ärztlichen Können, seiner sozialen Verantwortung und seinem Gewissen verpflichteten Arztes zur Schmerzbekämpfung zu respektieren und können nur dann eingreifen, wenn er ärztlich gebotene Bemühungen um eine wirksame Schmerztherapie unterlässt, sie in grob fehlerhafter Weise praktiziert oder aktive Sterbehilfe leistet.

Literatur

1. **Bioethik-Kommission des Landes Rheinland-Pfalz,** Justizministerium Rheinland-Pfalz, Ernst-Ludwig-Str. 3; 55116 Mainz, Sterbehilfe und Sterbebegleitung, Bericht vom 23. April 2004.
2. **Bundesärztekammer,** Grundsätze zur ärztlichen Sterbebegleitung, Deutsches Ärzteblatt vom 7. Mai 2004, S. B 1075 ff.
3. **Enquete-Kommission des Deutschen Bundestages** „Ethik und Recht der modernen Medizin", Zwischenbericht vom 13. September 2004, Bundestagsdrucksache 15/3700.
4. **Interdisziplinäre Arbeitsgruppe des Bundesjustizministeriums** „Patientenautonomie am Lebensende", Bericht vom 10. Juni 2004, www.bmj.de/media/archive/695.pdf; Eigenverlag des Vormundschaftsgerichtstages e.V. „Betrifft: Betreuung – Band 7", 2004, S. 158 ff.
5. **Bayerisches Staatsministerium der Justiz.** Vorsorge für Unfall, Krankheit und Alter. München: CH Beck, 2005.
6. **Robert Koch Institut.** Gesundheitsberichterstattung des Bundes. Themenheft 7: „Chronische Schmerzen".
7. **Kutzer K.** Strafrechtliche Überlegungen zum Selbstbestimmungsrecht des Patienten und zur Zulässigkeit der Sterbehilfe. Monatszeitschrift für Deutsches Recht (1985), S. 710 ff.
8. **Kutzer K.** Recht auf Schmerzbehandlung. Der Schmerz, Springer-Verlag (1991), S. 53 ff.
9. **Kutzer K.** Die Angst der Ärzte vor dem Strafrichter. Interview in der Zeitschrift für Rechtspolitik (1993), S. 404 ff.
10. **Kutzer K.** Rechtliche und rechtspolitische Aspekte einer verbesserten Schmerzbekämpfung in Deutschland. Festschrift für Hannskarl Salger, S. 663 ff., Heymanns-Verlag, Köln / Berlin / Bonn / München, (1995).
11. **Kutzer K.** Wir brauchen keine neuen Gesetze zur Sterbehilfe. Interview in Zeitschrift für Rechtspolitik (1997), S. 117 ff.
12. **Kutzer K.** Warum muß aktive Sterbehilfe ein Tabu bleiben?. Interview in Frankfurter Allgemeine Magazin vom 28. November (1997), S. 58 f.
13. **Kutzer K.** Strafrechtliche Grenzen der Sterbehilfe. Neue Zeitschrift für Strafrecht (1994), S. 110 ff.
14. **Kutzer K.** Schmerztherapie aus rechtlicher Sicht. Die Schmerzhilfe, 1. Teil: 4. Quartal 2004, 9 ff; 2. Teil: 2. Quartal 2005, 22 ff.
15. **Uhlenbruck W.** Rechtsfragen der Palliativmedizin. Gedächtnisschrift für Meinhard Heinze. München: CH Beck, 2005: 949 ff.
16. **Jage J et al.** Postoperative Schmerztherapie – eine interdisziplinäre Notwendigkeit. Dtsch Arztebl 2005; 102: 282–287.
17. **Wörz R.** Anhaltende Schmerzen und philosophische Grundfragen. In: Neurobiologie und Philosophie zum Schmerz. Göttingen: Vandenhoeck und Ruprecht, 2004: 153 ff.

Teil B:
Therapieverfahren

7 Nichtopioidanalgetika

Michael A. Überall

7.1 Einleitung

Analgetisch wirksame Antipyretika gehören weltweit zu den am häufigsten verordneten Schmerzmitteln überhaupt. Pro Jahr werden alleine in Deutschland etwa 960.000.000 Tagesdosen verordnet.

Die heute genutzten analgetischen Antipyretika entstammen im Wesentlichen den Erfahrungen und Entwicklungen des 19. Jahrhunderts, als man begann – unter dem Druck der napoleonischen Kontinentalblockade – das bis zu diesem Zeitpunkt in der Fieberbehandlung vorherrschend genutzte und aus Südamerika importierte Chinin durch alternative Wirkstoffe zu ersetzen. Aufbauend auf historischen Berichten und Erfahrungen der Volksmedizin wurden Abkochungen aus Weiden-/Pappelrinden und anderen Pflanzen an Stelle von Chinarindenextrakt eingesetzt. Schließlich gelang Mitte des 19. Jahrhunderts die Isolierung des Hauptwirkstoffs Salizylsäure aus dem Pflanzenextrakt. Die synthetische Herstellung der Salizylsäure bildete wenig später die Grundlage für die großindustrielle Produktion. Die geschmackliche Verbesserung durch Azetylierung schaffte schließlich die Voraussetzung für die weltweite Verbreitung der Azetylsalizylsäure.

Aus Acetanilid, das – irrtümlicherweise verabreicht – fiebersenkend wirkte, wurden Phenacetin und Paracetamol entwickelt, und Versuche, Chinin synthetisch herzustellen, endeten mit der Entdeckung von Phenazon.

Im klinischen Gebrauch zeigten Salizylsäure und die von ihr abgeleiteten Salze, Paracetamol und sein Vorläufer Phenacetin sowie Phenazon und seine Derivate nicht nur antipyretische, sondern auch analgetische Wirkungen. So bildeten diese drei Wirkstoffe die Grundlage der auch noch heute für die (Selbst-)Behandlung mäßiger bis mittelstarker Schmerzen genutzten Konzepte.

Azetylsalizylsäure wurde in den vergangenen dreißig Jahren durch eine Reihe pharmakologischer Derivate ergänzt. Diese Wirkstoffe, bei denen es sich ausschließlich um schwache organische Säuren handelt, werden als saure antiphlogistisch wirkende antipyretische Analgetika charakterisiert (siehe Tab. 1). Als Bezeichnung für diese – an sich doch recht heterogene – Gruppe an Präparaten ist heute die Abkürzung NSAR (nichtsteroidale Antirheumatika) oder NSAID (NonSteroidal Antiinflammatory Drugs) gebräuchlich geworden. NSAR stellen heute die Basis für die entzündungshemmende Schmerzbekämpfung bei der Behandlung von Erkrankungen aus dem rheumatischen Formenkreis und der Therapie degenerativer Gelenkerkrankungen dar.

Paracetamol und Phenazon (sowie die zugehörigen Derivate) sind im Gegensatz zu den NSAR keine Säuren. Sie hemmen in den üblicherweise genutzten analgetisch wirksamen Dosierungen Entzündungen nicht (siehe Tab. 1) und werden heute als nichtsaure antipyretische Analgetika klassifiziert.

Lange Zeit galt als gesichert, dass antipyretisch wirkende Analgetika ihre Wirkung nur lokal am Ort der Gewebeschädigung entfalten, d.h. im chirurgisch, traumatisch, infektiös oder durch infiltratives Tumorwachstum entzündlich verändertem Gewebe [55]. Diese Hypothese gilt heute sicher nicht mehr für die Gruppe der nichtsauren antipyretischen Analgetika (s.u.). Aber auch die Annahme, dass die sauren antiphlogistischen Analgetika ausschließlich am Ort des entzündlichen Geschehens wirken, muss angesichts der kontinuierlich zunehmenden Zahl an Publikationen über die

Tab. 1: Chemische Strukturklassen und pharmakologische Klassifikation der Nichtopioidanalgetika.

1. Saure antiphlogistische antipyretische Analgetika
(Nonsteroidal antiinflammatory drugs, NSAID; nichtsteroidale Antirheumatika, NSAR)

	Carbonsäuren		Heterozyklische Ketoenolsäuren	
Salizylate[a]	Arylessigsäuren	Arylpropion-säuren[b]	Oxicame	Pyrazolidindione
– Salizylsäure – Diflunisal – Salicylamid – Ethenzamid	Indolacetate – Indomethacin Fenac-Gruppe – Diclofenac – Tolmetin	Profen-Gruppe – Ibuprofen – Ketoprofen – Naproxen – Flurbiprofen – Tiaprofensäure – Fenoprofen	– Piroxicam – Tenoxicam – Meloxicam – Lornoxicam	– Azapropazon – Oxyphenbutazon – Phenylbutazon [c]
		Prodrugs		
– Azetylsalizylsäure [d] – Salsalat [e]	– Acemetacin [f] – Proglumetacin [f] – Fenbufen [g] – Nabumeton [h]		– Mofebutazon [i]	

2. Nichtsaure antipyretische Analgetika

	Aniline	Pyrazolinone
	– Paracetamol [j]	– Phenazon [k] – Propyphenazon – Metamizol [l]

3. Nichtopioidanalgetika ohne antipyretische und antiphlogistische Wirkung

	Pyridylcarbamate	Benzoxazocine
	– Flupirtin	– Nefopam

[a] Wie die Salizylate sind auch die Fenamate aromatische Carbonsäuren. I.d.R. handelt es sich bei den Fenamaten um Anthranilsäuren, z.B. Mefenaminsäure und Flufenaminsäue. Da die Substanzen dieser Gruppe unzureichend untersucht sind, wird hier nicht weiter auf sie eingegangen.

[b] Die Derivate der 2-Arylpropionsäure sind chirale, d.h. optisch aktive Substanzen, die jeweils ein S- und ein R-Enantiomer aufweisen. Gewöhnlich sind die Profene als razemische Gemische im Handel. In Deutschland sind Naproxen und Ketoprofen als reine S-Enantiomere zugelassen.

[c] Aktive Metaboliten Oxyphenbutazon und γ-Hydroxyphenylbutazon.

[d] Aktiver Metabolit Salizylsäure. Acetylsalicylsäure selbst besitzt antiphlogistische Wirkung.

[e] Aktiver Metabolit Salizylsäure.

[f] Aktiver Metabolit Indomethacin, Acemetacin ist der Glykolsäurester von Indomethacin.

[g] Aktiver Metabolit Biphenylessigsäure.

[h] Aktiver Metabolit 6-Methoxy-2-naphthylessigsäure.

[i] Aktive Metaboliten Phenylbutazon, Oxphenbutazon und γ-Hydroxyphenylbutazon.

[j] Andere Bezeichnung für Paracetamol: Aceteminophen.

[k] Andere Bezeichnung für Phenazon: Antipyrin.

[l] Prodrug, aktiver Metabolit 4-Methylaminophenazon. Andere Bezeichnung für Metamizol: Dipyron.

Rolle proinflammatorischer Zytokine und Prostaglandine bei der Entstehung von Schmerzen bezweifelt werden. So konnten in zahlreichen klinischen Studien [22, 62, 96] und experimentellen Untersuchungen [11, 17, 24, 31, 36, 45, 65, 101] Hinweise auf einen (zusätzlichen) zentralen Wirkort der NSAR und der nichtsauren antipyretischen Analgetika in Rückenmark, Hirnstamm und Großhirn gefunden werden. Die in diesen Untersuchungen beobachteten Effekte können mit großer Wahrscheinlichkeit auf eine Hemmung der Prostaglandinsynthese (Abb. 1) im Zentralnervensystem zurückgeführt werden. Dafür spricht auch der Umstand, dass die nichtsauren antipyretischen Analgetika eigentlich nur sehr schwache Hemmer der Prostaglandinsynthese sind [15], aber aufgrund ihrer Lipophilie gut die Blut-Liquor-Schranke überwinden können und chemisch sowohl im Liquor als auch im Hirngewebe nachgewiesen werden können [14]. Auch bei den NSAR zeigen einige Substanzen trotz eher geringer Hemmpotenz der Cyclooxygenase (Cox) deutliche analgetische Wirkungen bei geringer antiphlogistischer Aktivität [10], was die Hypothese unterstützt, dass (im Gegensatz zur Entzündungshemmung) zur Schmerzdämpfung eine Minderung der Prostaglandinsynthese im Zentralnervensystem ausreichen kann [88].

Mit der aus der pharmazeutischen Großherstellung folgenden weltweiten Verbreitung entzündungshemmender antipyretischer Analgetika waren jedoch nicht nur positive Aspekte der Schmerzbekämpfung verbunden. Insbesondere die durch NSAR ausgelöste Hemmung von Bildung und Sekretion des die Mukosa vor der Magensäure schützenden Sekrets führte – vor allem in den Industrienationen der westlichen Welt – zu einer explosionsartigen Zunahme kritischer Schleimhautläsionen (Ulzerationen, Perforationen, Blutungen) im Bereich des oberen Gastrointestinaltrakts. Diese Risiken waren Auslöser für die Entwicklung der sog. selektiven Cyclooxygenase-(Cox)-2-Inhibitoren, die – bei ver-

gleichbarer bis besserer analgetischer, antiphlogistischer und antipyretischer Wirksamkeit – ein deutlich besseres gastrointestinales Sicherheits- und Verträglichkeitsprofil aufweisen als die unselektiven/klassischen Entzündungshemmer. Wenn diese sehr rational entwickelte Gruppe an neuen Medikamenten heute insbesondere unter dem Druck/Zwang der primären Therapieorientierung nach ökonomischen (Kosten-) Gesichtspunkten kritisch betrachtet und hinsichtlich ihrer Nutzbarkeit (völlig irrational!) nur schwer zu definierenden (Hoch-)Risikopatienten vorbehalten bleiben soll, so muss doch konstatiert werden, dass ihre Entwicklung eigentlich ein Paradebeispiel für die Möglichkeiten einer zeitgemäßen Pharmakotherapie ist.

Neben den antipyretischen (und zum Teil auch antiphlogistischen) Analgetika mit ihren zahlreichen Monosubstanzen und der wachsenden Gruppe der selektiven Cox-2-Hemmstoffe gibt es noch einige andere, hinsichtlich des Wirkungsmechanismus weder den Opiaten bzw. Opioiden noch den antipyretisch wirkenden Analgetika zuordenbare Wirkstoffe (Flupirtin und Nefopam), die ebenfalls häufiger in der Schmerztherapie verwendet werden.

7.2 Saure antiphlogistische antipyretische Analgetika

Saure antiphlogistische antipyretische Analgetika (NSAR bzw. NSAID) stellen sowohl hinsichtlich der Zahl der derzeit verfügbaren Substanzen als auch hinsichtlich ihres Verordnungsvolumens die größte und bedeutsamste Klasse analgetischer Wirkstoffe überhaupt dar. Obwohl entsprechende Wirkstoffe bereits seit Menschengedenken für die Behandlung akuter und insbesondere auch entzündlich bedingter Schmerzen genutzt wurden, wurde ihr Wirkmechanismus erst Anfang der 1970er-Jahre ansatzweise verstanden. Im Jahre 1971 entdeckte Sir John Vane, dass Azetylsalizylsäure (wie auch die anderen NSAR) in der Lage ist, die Umwandlung der Arachidonsäure in Prostaglandine durch Blockade des hierfür notwendigen Schlüsselenzyms – der Cyclooxygenase – zu unterdrücken [91, 92] (Abb. 1). Die Cyclooxygenase (Cox-Synthase oder Prostaglandin-H-Synthase) ist ein bifunktionelles Membranprotein, das die aus dem Phospholipidbilayer von Zellmembranen hydrolytisch freigesetzte Arachidonsäure in zwei sequenziellen Reaktionsschritten in Prostaglandin H_2 überführt. In einer ersten Bisoxygenierungsreaktion (der eigentlichen Cyclooxygenase-Reaktion) entsteht aus der Arachidonsäure das zyklische Hydroperoxyendoperoxid Prostaglandin G_2, welches in der sich anschließenden Peroxidasereaktion in das Hydroxyendoperoxid Prostaglandin H_2 umgewandelt wird. Prostaglandin H_2 ist ein nur intermediär stabiles Zwischenprodukt, welches jedoch die für die Bildung weiterer biologisch aktiver Prostaglandine (PGE$_2$, PGI$_2$, PGD$_2$, PGF$_{2\alpha}$) und Thromboxane (TXA$_2$) essenzielle Grundsubstanz darstellt. Antipyretische Analgetika hemmen nur den ersten Reaktionsschritt dieser Umwandlung, die sog. Cyclooxygenasereaktion der Prostaglandin-H-Synthase und haben keinen Einfluss auf die Peroxidasereaktion.

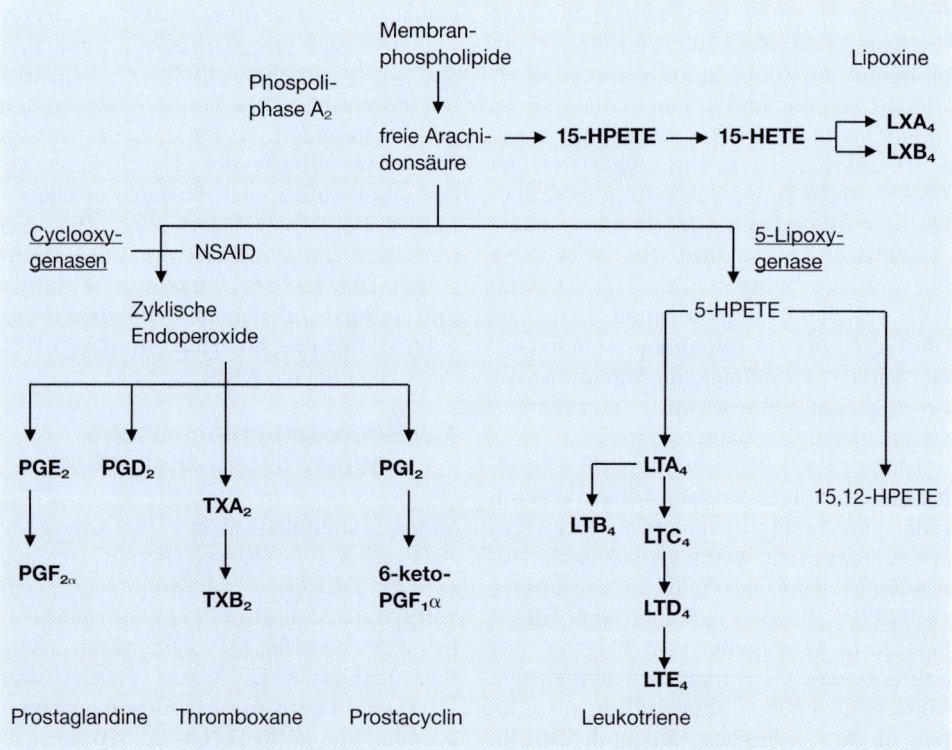

Abb. 1: Biosynsthese der Eicosanoide. Die Cyclooxygenase ist das Schlüsselenzym im Syntheseweg der Prostaglandine, des Prostacyclins und der Thromboxane. Die Synthese dieser Eicosanoide wird durch NSAID blockiert, die die Aktivität der Cyclooxygenase hemmen. Über das Enzym 5-Lipoxygenase werden Leukotriene synthetisiert. Außerdem werden mittels verschiedener Lipoxygenasen Hydroxysäuren gebildet, die zu Lipoxinen metabolisiert werden können. (HETE = Hydroxyeicosatetraensäure, HPETE = Hydroperoxyeicosatetraensäure, LT = Leukotrien, LX = Lipoxin, PG = Prostaglandin, TX = Thromboxan).

In entzündlich veränderten, d. h. durch Bakterien, ionisierende Strahlen, infiltrativ wachsende Zellverbände, Autoimmunprozesse oder Traumen geschädigten Geweben werden in erhöhtem Umfang Prostaglandine gebildet. Diese Prostaglandine fungieren u. a. als Neuromodulatoren, d. h. sie sensibilisieren periphere Nozizeptoren, so dass diese durch Schmerzmediatoren leichter erregt/aktiviert werden [32, 63]. Darüber hinaus wirken bestimmte Prostaglandine vasodilatierend und chemotaktisch, so dass nicht nur Kapillaren erweitert und der regionale Bluteinstrom in das betroffene Gebiet erhöht wird, sondern auch Blutzellen in das entzündlich veränderte Gewebe einwandern [92]. Aufgrund dieser Wirkungen sind Prostaglandine neben vielen anderen Entzündungsmediatoren wie Bradykinin, Histamin, Serotonin, Neuropeptiden (z. B. Substanz P) offensichtlich auch an der Entstehung der klassischen Symptome einer Entzündung beteiligt: Rubor, Kalor, Tumor, Dolor und Functio laesa.

Cox-Selektivität. Bis Mitte der 1980er-Jahre vermutete man, dass die Bildung von Prostaglandinen allein von der zellulären Verfügbarkeit des Ausgangssubstrats, der Arachidonsäure, und nicht von der Aktivität oder Verfügbarkeit der Cyclooxygenasen abhängig ist. Erste Hinweise auf die Existenz einer induzierbaren Cox-Isoform wurden im Jahre 1990 durch die Gruppe um Philip Needleman publiziert, die nach Stimulation humaner Monozyten und peritonealer Mausmakrophagen mit Lipopolysacchariden eine Neusynthese des Cox-Proteins nachweisen konnten [27, 61]. Diese Induktion konnte durch die Präinkubation der Zellen mit Glukokortikoiden unterbunden werden. Wenig später gelang verschiedenen Arbeitsgruppen nahezu zeitgleich die Identifizierung der neuen Isoform [47, 68, 85, 100]. Strukturanalysen zeigten, dass die beiden damals bekannten Cox-Isoenzyme in ihrer Aminosäuresequenz eine Homologie von ca. 60 % aufwiesen. Entscheidend war jedoch die Erkenntnis, dass

die von unterschiedlichen Genen kodierten Isoformen sich deutlich hinsichtlich ihrer Gewebeverteilung und Expressionsregulation unterschieden (Abb. 2). Während Cox-1 in fast allen Zelltypen, unter anderem in Niere, Magen, Thrombozyten und Gefäßendothel, konstitutiv exprimiert wird und als sog. house-keeping enzyme physiologische Adaptationsvorgänge reguliert, erfolgt die Induktion der Isoform Cox-2 im Rahmen von Gewebeschädigungen und Entzündungen durch proinflammatorische Zytokine (wie z. B. Tumornekrosefaktor α, Interleukin-[IL-]1), Mitogene und Wachstumsfaktoren. Die Induktion von Cox-2 wurde unter anderem in Makrophagen/ Monozyten, Endothelzellen, Chondrozyten und Osteoblasten beschrieben, doch fanden sich auch im Synovialgewebe von Patienten mit rheumatoider Arthritis und Osteoarthrose erhöhte Cox-2-Spiegel [19]. Diese ersten Befunde führten zunächst zu der (wie sich im nachhinein herausstellte falschen!) Hypothese, dass eine selektive Hemmung der Cox-2 zu einer Inhibition von Entzündung und Schmerz bei fehlender Beeinträchtigung der Cox-1 abhängigen Effekte auf den Magen-Darm-Trakt, die Niere und die Blutgerinnung [93] führt. Weitere Studien zeigten später, dass die Induktion der Cox-2-Expression nicht nur durch Glukokortikoide, sondern – zelltypabhängig – auch durch antiinflammatorische Zytokine (wie IL-4, IL-10 und IL-13) gehemmt werden kann [67, 69].

Zum Goldstandard für die Quantifizierung der Cox-Selektivität einer antientzündlich wirkenden Verbindung entwickelte sich Ende des 20. Jahrhunderts das von Patrono und Mitarbeitern beschriebene „Vollblutassay" [72], mit dem die Cox-1-/Cox-2-Selektivität einer Verbindung an klinisch relevanten humanen Blutzellen bestimmt werden kann, die Cox-1 (Thrombozyten) oder Cox-2 (Monozyten nach Stimulation mit Lipopolysacchariden) exprimieren. Diese Methode kann auch ex vivo zur präklinischen und klinischen Evaluierung der Cox-2-Selektivität einer Verbindung

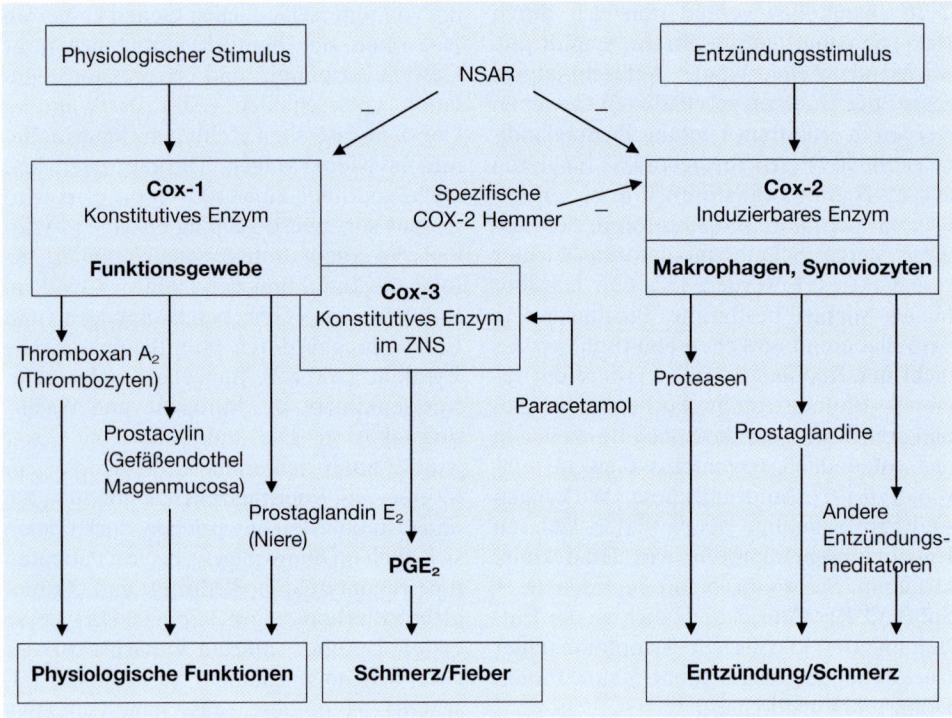

Abb. 2: Regulation der Prostaglandinsynthese durch die Isoenzyme Cox-1 und Cox-2 (nach [93]).

verwendet werden und berücksichtigt im Unterschied zu anderen Testsystemen die unterschiedliche Proteinbindung der Testsubstanzen (Übersicht zur Methode [12]). Untersuchungen von *Patrignani* et al. [73] mit diesem Versuchssystem zeigten schließlich, dass keines der bis dato therapeutisch eingesetzten sauren antipyretischen Analgetika die Cox-2 selektiv hemmt, d.h. unter therapeutischen Bedingungen die Thrombozytenaggregation intakt und die Funktion der Thromboxansynthese unbeeinflusst lässt, gleichzeitig hingegen die Bildung von Prostaglandin E_2 als Reaktion auf einen adäquaten Entzündungsstimulus hin unterdrückt.

Allerdings lässt sich das einfache Konzept, dass es sich bei Cox-2 um ein ausschließlich proinflammatorisches, reaktiv als Antwort auf bestimmte exo-/endogene Reize exprimiertes und aktiviertes Enzym handelt, nach neueren Studien nicht mehr halten. So wird das Cox-2-Isoenzym in verschiedenen Körperregionen – wie z.B. in Gehirn und Rückenmark, aber auch in den Nierenpapillen und in der Macula densa – konstitutiv exprimiert [3, 75]. Insbesondere in der für die Schmerzreizumschaltung und -weiterleitung entscheidenden „analgetischen Filterstation", dem Hinterhorn des Rückenmarks, ist Cox-2 konstitutiv vorhanden und stellt dort sogar die quantitativ vorherrschende Cox-Isoform dar [3]. In der Niere führen Salz- und Wasserentzug ebenso zu einer Hochregulation der Cox-2 in der Macula densa, wie auch die Gabe von ACE-Hemmern [34, 35], was als Hinweis auf eine Beteiligung der Cox-2 bei der Regulation des Renin-Angiotensin-Systems und der glomerulären Hämodynamik spricht. Cox-2 ist außerdem bei zahlreichen regelmäßig wiederkehrenden physiologischen Vorgängen des weiblichen Zyklus (wie z. B. dem Eisprung) beteiligt, wird weiterhin zu verschiedenen Zeitpunkten der Frühschwangerschaft im Uterusepithel exprimiert und spielt dort eine Rolle bei der Nidation der befruchteten Eizelle sowie bei der für den Aufbau der Plazenta notwendigen Angiogenese [18]. Zusätzlich mehren sich Hinweise darauf, dass die rasche und situationsadaptierte Expression von Cox-2 in Verbindung mit der nachfolgenden räumlich und zeitlich umschriebenen Erhöhung der Prostaglandinbildung innerhalb des menschlichen Organismus der bedarfsgerechten Anpassung/Regulation zahlreicher physiologischer Prozesse dient (z. B. Freisetzung zentraler Releasing-Hormone wie z. B. LH als Reaktion auf schwankende Blutspiegel der Zielhormone etc.).

7.2.1 Wirkweise

Parallel zur Entdeckung der induzierbaren Cox-2-Isoform konnten die durch diese Entdeckung stimulierten Studien der vergangenen zehn Jahre einen wesentlichen Beitrag zur Entdeckung und Charakterisierung der molekularen Grundlagen der Schmerzentstehung leisten. So gelang der Nachweis, dass nach einer lokalen Gewebeschädigung nicht nur im betroffenen Gewebe, sondern auch im Rückenmark (mit Betonung des versorgenden Spinalsegmentes), Hirnstamm und Großhirn Prostaglandine gebildet werden, die die Übertragung schmerzrelevanter Informationen aus der Peripherie (d. h. vom geschädigten Gewebe) zum Großhirn modulieren (Übersicht in [9, 16, 99]). Die aus Nervenendigungen und umliegenden Gliazellen sezernierten Prostaglandine erleichtern dabei auf Rückenmarksebene vor allem die Glutamat- und Substanz-P-mediierte synaptische Übertragung nozizeptiver Informationen von der Substantia gelatinosa des spinalen Hinterhorns auf die Neuronen des Vorderseitenstranges [58]. Es gilt heute weitgehend als gesichert, dass der Hauptangriffspunkt der sauren antiphlogistisch/analgetischen Substanzen auf eine Normalisierung

der erhöhten Empfindlichkeit peripherer Nozizeptoren im geschädigten Gewebe abzielt, weshalb die entsprechenden analgetischen Substanzen im strengen Sinne zunächst keinen direkt analgetischen Effekt ausüben, sondern durch die Modulation der Sensitivität polymodaler Nozizeptoren eigentlich „antihyperalgetisch" wirken [33, 37, 82]. In diesem Zusammenhang konnten jedoch verschiedene Studien auch nachweisen, dass parenteral applizierte Cox-Inhibitoren neben einer Blockade der Cox im entzündeten Gewebe auch zu einer dosisabhängigen Hemmung der spinalen Prostaglandinfreisetzung führen, die mit einer analgetischen Wirkung einhergeht [59]. Für eine Involvierung von Cox-2 in nozizeptive Prozesse spricht der Umstand, dass nach Induktion einer peripheren Entzündung (z. B. durch Injektion von Freud'schem Adjuvans in die Rattenpfote) im Rückenmark erhöhte Cox-2-mRNA-Spiegel registriert werden können [3]. Darüber hinaus können saure antipyretische Analgetika auch die supraspinale Prostaglandinbildung unterbinden (wenn sie die Blut-Liquor-Schranke überwinden), da tierexperimentell die intrazerebroventrikuläre Applikation derartiger Substanzen in verschiedenen Schmerzmodellen analgetische Wirkungen gezeigt hat [5, 20].

Wichtige Hinweise auf die differenzielle Bedeutung von Cox-1 und Cox-2 für die Behandlung von Schmerzen mit/ohne Entzündungsreaktionen lieferten Studien, die Ende der 1990er-Jahre durchgeführt wurden. So konnten *Smith* und Mitarbeiter zeigen, dass der selektive Cox-2-Inhibitor Celecoxib zu einer Senkung der durch eine periphere Entzündung induzierten Prostaglandin-E_2-Synthese im Liquor cerebrospinalis führt, während ein entsprechender Hemmeffekt nach Gabe eines selektiven Cox-1-Hemmstoffes (SC-560) nicht nachgewiesen werden konnte [86]. Diese Ergebnisse untermauern die schon seit längerem bestehende Vermutung, dass neben peripher generierten Prostaglandinen auch die via Cox-2 im Zentralnervensystem synthetisierten Prostaglandine eine entscheidende Rolle bei der Induktion einer Hyperalgesie spielen.

7.2.2 Dosierung

Alle in Tabelle 1 aufgeführten NSAR hemmen die Prostaglandinsynthese [15]. Allerdings sind für diesen Effekt unterschiedliche Konzentrationen der einzelnen Wirkstoffe im Gewebe erforderlich und entsprechend sind von betroffenen Patienten auch unterschiedliche Dosen der verschiedenen Pharmaka zur effektiven Therapie eines vergleichbaren entzündlich bedingten Schmerzes zu verwenden (Tab. 2). Pharma-

kologisch lässt sich durch 150 mg Diclofenac ein vergleichbarer analgetischer/antiphlogistischer Effekt erreichen wie durch 2,4 g Ibuprofen oder etwa 7 g Azetylsalizylsäure. Und so liegt auf der Hand, dass bei schweren entzündlichen Schmerzen (wie z.B. der rheumatoiden Arthritis, Metastasenschmerzen sowie Wundschmerzen nach operativen Eingriffen an Muskulatur und Skelettsystem) entsprechend potente, d.h. niedrig dosierbare NSAR (wie z.B. Indomethacin, Diclofenac) verwendet werden, nicht weil deren Nebenwirkungsrisiko bei äquipotenter Dosierung geringer wäre, sondern weil die meisten Patienten kleinere

Tab. 2: Indikationen und Dosierungsvorschläge für Nichtopioidanalgetika.

Indikation	Substanzen	Perorale Dosierung pro Tag für Erwachsene	
		Einzeldosis	Gesamtdosis
1. Saure antiphlogistische antipyretische Analgetika (NSAR)			
Akute und chronische Schmerzen, die durch Entzündungen verschiedener Ätiologie bedingt sind, Arthritiden, Tumorschmerzen[a]			
– Erkrankungen des rheumatischen	Indomethacin	50 mg	150 mg
Formenkreises (chronische Polyarthritis	Diclofenac	50 mg	150 mg
[rheumatoide Arthritis], Spondylitis	Ibuprofen	800 mg	2400 mg
ankylosans [Morbus Bechterew])	Piroxicam	20 mg	20 mg
– Akute Gicht (Gichtanfall)	Lornoxicam	4 mg	16 mg
– Schmerzen, z.B. bei Knochen-	Meloxicam	7,5 mg	15 mg
metastasen		initial für maximal 2 Tage	45 mg
Aktivierte Arthrosen, Wund- und postoperative Schmerzen			
– Akute schmerzhaft-entzündliche Schübe	Indomethacin	50 mg	100 mg
bei degenerativen Gelenkerkrankungen	Diclofenac	50 mg	150 mg
(aktivierte Arthrose, insbesondere der	Ibuprofen	600 mg	1800 mg
großen Gelenke, aktivierte Spondyl-	Piroxicam	4 mg	12 mg
arthrose)	Lornoxicam	7,5 mg	15 mg
– Schmerzen, Entzündungen, Schwellun-	Meloxicam	20 mg	20 mg
gen bei Affektionen der Weichteile des		initial für maximal 2 Tage	45 mg
Bewegungsapparates[b] („extraartikulärer			
Rheumatismus")			
– Posttraumatische Schmerzen, Schwel-	Indomethacin	50 mg	100 mg
lungen (stumpfe Verletzungen[c],	Diclofenac	50 mg	100 mg
Frakturen, Sportverletzungen)	Ibuprofen	400 mg	1200 mg
– Postoperative Schmerzen, Schwellungen (chirurgische und orthopädische Operationen[d], zahnärztliche Eingriffe)			

Tab. 2: Indikationen und Dosierungsvorschläge für Nichtopioidanalgetika (Fortsetzung).

Indikation	Substanzen	Perorale Dosierung pro Tag für Erwachsene	
		Einzeldosis	Gesamtdosis
Passagere Schmerzen mit entzündlicher Komponente			
– Dysmenorrhö	Ibuprofen	400 mg	1200 mg
	Ketoprofen	50 mg	150 mg
	Naproxen	250 mg	750 mg
– Kopfschmerzen, Migräne, Zahn-schmerzen	Ibuprofen	400 mg	1200 mg
	Azetylsalizylsäure	500–1000 mg	2500–4000 mg
– Fieber und Gelenkschmerzen bei Erkältungskrankheiten			
2. Nichtsaure antipyretische Analgetika + Nichtopioidanalgetika ohne antipyretische und antiphlogistische Wirkung			
Spastische Schmerzen (Gallenkolik, Harnwegskolik, Darmkrämpfe)	Metamizol [e]	1000 mg	5000 mg
Schwere Fieberzustände Akute und chronische starke Schmerzen (falls andere Arzneistoffe kontraindiziert sind) [f]	Metamizol	500–1000 mg	5000 mg
Tumorschmerzen [a]	Metamizol	1000 mg	4000 mg
	Flupirtin	200 mg	600 mg
Neuropathische Schmerzen	Flupirtin	100 mg	300 mg
Allgemeine Befindungsstörungen bei Virusinfektionen (Fieber und Glieder-schmerzen bei grippalen Infekten) Kopfschmerzen	Paracetamol	1000 mg	3000 mg

[a] Vergleiche den Stufenplan der WHO zur Therapie von Karzinomen
[b] z. B. Tendovaginitis, Bursitits, Epikondylitis, Periarthritis humeroscapularis, Zervikalsyndrom, Schmerzsyndrome der Wirbelsäule
[c] z. B. Verstauchungen, Zerrungen, Prellungen
[d] Nierenfunktion muss normal sein
[e] Im akuten Fall intravenöse Applikation
[f] z. B. NSAR bei Magen- und Duodenalulzera, Blutgerinnungsstörungen oder Asthma bronchiale

Dosen für ungefährlicher halten und damit zuverlässiger akzeptieren und einnehmen. Ebenso klar ist, dass die feine Dosierbarkeit im unteren Dosisbereich unter Verwendung von weniger potenten NSAR (wie z. B. Azetylsalizylsäure oder Ibuprofen) von großem therapeutischen Wert ist, wenn nur einige Stunden andauernde, nicht allzu intensive oder nur gelegentlich auftretende Schmerzzustände (wie z. B. Kopfschmerzen, Zahnschmerzen, Zyklus-/Regelschmerzen oder Schmerzen nach Bagatellverletzungen) zu behandeln sind (siehe Tab. 2). Ein weiterer wesentlicher Gesichtspunkt bei der Auswahl des geeigneten NSAR sind die pharmakokinetischen Eigenschaften

(s. u.), denn ganz offensichtlich ist es ohne Vorteil und mitunter sogar von Nachteil, lange im Organismus verweilende NSAR (wie z. B. Phenylbutazon, Piroxicam oder Tenoxicam) zur Therapie vorübergehender Schmerzen zu verwenden.

7.2.3 Pharmakokinetik

Das unterschiedliche pharmakokinetische Verhalten der NSAR ist ein entscheidendes Kriterium hinsichtlich einer optimalen differenzialtherapeutischen Anwendung. Alle im Folgenden charakterisierten Wirkstoffe haben ein eigenes, mit dem anderer Wirkstoffe nicht zu vergleichendes Verteilungsmuster im menschlichen Organismus [13]. So werden unabhängig von Art und Ort der Applikation insbesondere im entzündeten Gewebe hohe Wirkstoffkonzentrationen erreicht, eine Eigenschaft der NSAR, die partiell erwünscht ist. Leider kommt es aufgrund des Säurecharakters aber auch zur Anreicherung in zahlreichen Organen und nicht entzündlich veränderten Geweben und damit einhergehend zu möglichen unerwünschten (Neben-)Wirkungen. Neben dem sauren Charakter der NSAR spielen bezüglich dieser Besonderheit auch die hohe Eiweißbindung der Wirkstoffe sowie die Milieubedingungen im entzündeten Gewebe eine große Rolle [7]. Entzündungen führen zu Kapillarschäden und zur Extravasation von Plasmaproteinen mit daran gebundenen Pharmaka. Dadurch werden die analgetischen Säuren im Extrazellularraum zunächst angereichert. Da die Eiweißbindung reversibel ist und im Entzündungsgewebe saure pH-Werte vorherrschen, kommt es nach der Extravasation über nichtionische Diffusionen zu einer Umverteilung der analgetischen Säuren vom sauren Extrazellulärraum in den relativ alkalischen Intrazellulärraum, d. h. an den Ort möglicher pharmakologischer Wirkungen. Die sauren pH-Werte im Magensaft und im distalen Tubulus der Niere bedingen ebenfalls eine intrazelluläre Anreicherung dieser Pharmaka in den zugehörigen Kompartimenten. Hohe Konzentratio-

nen an NSAR in den Nieren treten aber nicht nur in Folge einer Rückresorption der Wirkstoffe aus dem Harn, sondern auch wegen der aktiven Sekretion von organischen Anionen in den proximalen Tubulus auf. Unverändert sind bisher keine Möglichkeiten gefunden worden, die hohen Konzentrationen an NSAR in den Geweben des Magen-Darm-Traktes, im Blut, in den Nieren und in Organsystemen, die – wie Knochenmark und Leber – in direktem Kontakt mit dem Blutplasma stehen, zu verhindern. Berücksichtigt man, dass in den genannten Organsystemen kontinuierlich gebildete Prostaglandine physiologische Regulationsaufgaben erfüllen, so wird verständlich, dass die mit der Gabe von NSAR unvermeidlich verbundene Hemmung der Prostaglandinproduktion auch in diesen Organen Ursache für eine ganze Reihe unerwünschter Arzneimittelwirkungen sein kann (s. u.).

Die pharmakokinetischen Daten der bekanntesten und wichtigsten NSAR sind in Tabelle 3 zusammengestellt [13]. Die relativ hydrophile Azetylsalizylsäure wird bereits im Magen (teil-)absorbiert. Vor, während und nach der Absorption wird aus ihr in großem Umfang esterolytisch Azetat abgespalten. Die hieraus resultierende Gefahr irreversibler Azetylierungen körpereigener Strukturen ist von immenser pharmakologischer und vor allem toxikologischer Bedeutung [78]. Im Unterschied zur Azetylsalizylsäure werden alle neueren NSAR wegen ihrer höheren Lipophilie und damit geringeren oder gar fehlenden Wasserlöslichkeit im sauren Milieu des Magenlumens fast ausschließlich erst nach der Magenpassage, d. h. aus dem Dünndarm absorbiert. Interessanterweise zeigen sie seltener gastrale Nebenwirkungen, allerdings verursachen manche dieser Substanzen häufiger Dünndarmschäden (s. u.). Bei ungünstiger galenischer Formulierung kann es zu einem Verweilen des Wirkstoffes im Magen kommen, z. B. wegen ausbleibenden Zerfalles der galenischen Form in der Magenflüssigkeit. So können säurefest ummantelte Präparate (wie z. B. viele Diclofenac-Präparate) bis zu sechzehn Stunden im Magen retiniert werden. Infolge fehlender Absorption verspürt der Patient dann auch keine Wirksamkeit, weshalb gerade in der Schmerztherapie darauf geachtet werden muss, modernere und lipophilere NSAR mit einer entsprechend optimierten Galenik zu bevorzugen (z. B. Brausetabletten oder Coxibe), die den Wirkstoff unter Schonung des Magens möglichst schnell freisetzen und so im Dünndarm zur Absorption zur Verfügung stellen.

Weitere therapeutisch relevante kinetische Probleme betreffen die Elimination der NSAR. Wie Tabelle 3 zeigt, werden einige NSAR sehr schnell und zuverlässig metabolisch eliminiert (Diclofenac, Ibuprofen); andere Substanzen können hingegen für viele Stunden, ja unter Umständen sogar über mehrere Tage im Organismus verweilen (wie z. B. Naproxen, Piroxicam, Tenoxicam oder Phenylbutazon). Für die große Spannbreite der messbaren Plasmahalbwertszeiten der NSAR bieten sich verschiedene Erklärungen an. Einerseits werden einige Wirkstoffe bei der primären Leberpassage zu einem Teil oxidativ inaktiviert und weisen deshalb mitunter nicht nur eine geringere, sondern auch eine variable Bioverfügbarkeit bei mehr oder weniger vollständiger Absorption auf (Beispiel: Diclofenac, Bioverfügbarkeit 30–80 %). Andererseits unterliegen einige Wirkstoffe einer unterschiedlich intensiven enterohepatischen Zirkulation (Indomethacin, Piroxicam, Phenylbutazon), was einerseits zwar eine gute Bioverfügbarkeit (von etwa 100 %) gewährleistet, andererseits jedoch mit einer u. U. sehr variablen Verweildauer im Organismus einhergehen kann, die von der Leber- und/oder der Nierenfunktion beeinflusst wird. Bei einer regelmäßigen Einnahme gleich hoher Dosen über einen längeren Zeitraum kann aus dieser langsamen Elimination eine Wirkstoffakkumulation entstehen, deren Ausmaß jeweils von der individuellen Eliminationsleistung des Patienten abhängt. Das Problem der Kumulation bedingt, dass alle Wirkstoffe mit lan-

ger Verweildauer im Organismus nur bei solchen Schmerzen verwendet werden sollten, die vermutlich über mehrere Tage oder gar Wochen und Monate andauern (wie z. B. rheumatische Schmerzen). Außerdem sollten regelmäßige Verlaufsuntersuchungen des Patienten erfolgen, da häufig Dosisanpassungen notwendig werden. Darüber hinaus wird vermutet, dass die ilealen und jejunalen Perforationen, die insbesondere nach Anwendung von NSAR mit langer Plasmahalbwertszeit gelegentlich zu beobachten sind, teilweise durch die intensive enteropathische Zirkulation pharmakologisch aktiver Substanzen verursacht werden können [84].

7.2.4 Unerwünschte Arzneimittelwirkungen (Nebenwirkungen; UAW)

Trotz der prinzipiellen Homogenität der unerwünschten Arzneimittelwirkungen, die durch die Hemmung der Prostaglandinsynthese und die inhomogene Verteilung im Organismus bedingt sind, gibt es einige charakteristische Unterschiede zwischen den derzeit verfügbaren NSAR, die von therapeutischer Relevanz sind.

Rainsford und Mitarbeiter konnten 1981 nachweisen, dass der Azetylrest der Azetylsalizylsäure kovalent an Membranbestandteile der Magenwand, aber auch der Gefäßwand und die Blutplättchen gebunden wird [78]. Von besonderer Bedeutung ist dieser Vorgang für die Funktion der Blutplättchen, da hierdurch Membrankomponenten der Blutplättchen – insbesondere die thrombozytäre Cox-1-Isoform – irreversibel azetyliert werden und hierdurch die Cox-1-abhängige Synthese von Thromboxan A_2 komplett unterbunden wird. Folge ist die bekannte, lang anhaltende Verminderung der Blutgerinnungsfähigkeit auch nach einmaliger Gabe von Azetylsalizylsäure. Die Azetylierung von Proteinen der Magenwand ist eine Erklärung dafür, warum Azetylsalizylsäure in so besonders hohem Maße zu Schäden an der Magenschleimhaut führt. (So konnten endoskopische Stu-

137

Tab. 3: Pharmakokinetische Daten von Nichtopioidanalgetika (nach [4, 13]). NI = Niereninsuffizienz, Nierenschäden, Urämie bei akuten oder chronischen Nierenerkrankungen; LI = Leberinsuffizienz, Leberschäden bei akuten oder chronischen Lebererkrankungen (z. B. Hepatitis, akute virale oder chronisch aggressive Hepatitis, Zirrhose); ↑ = Zunahme, EHZ = enterohepatische Zirkulation; ↓ = Abnahme.

Substanz	$T_{1/2}$ [a)] [h]	T_{max} [b)] [h]	Bioverfüg- barkeit [c)] [%-Dosis]	Protein- bindung [%]	Elimination im Urin [d)] [%-Dosis]	Elimination in den Fäzes [d)] [%-Dosis]
1. Saure antiphlogistische antipyretische Analgetika (NSAR)						
Salizylate						
Salizylsäure [c)]	2,5–4,5 Dosisabhängig ↑ Überdosierung, ↑ NI, ↑ LI	0,5–2	80–100	80–95 Dosisabhängig ↓ NI ↓ Hypalbuminämie ↓ Neugeborenes ↓ Schwangerschaft	~85 MS: 2–30 Dosisabhängig ↓ NI	~15 EHZ?
Diflunisal [f)]	9–13 Dosisabhängig ↑ NI	2–3	80–100	98–99,9 Dosisabhängig ↓ NI	~95 MS: ~5	<5
Arylessigsäuren						
Indomethacin [g)]	2–3(–11) Hohe Variabilität ↑ Neugeborenes ↑ Frühgeborenes	1–2 Hohe Variabilität	~100	90–99	50–70 MS: ~15 ↓ NI	20–40 MS: <2 ↑ NI EHZ!
Diclofenac	1–2	1–12 Hohe Variabilität	30–80 First pass	99,7	50–70 MS: <1	~35
Tolmetin	4,5–6	0,5–1	Keine Daten	99,6 ↓ NI	~100 MS: <5	

Tab. 3: Pharmakokinetische Daten von Nichtopioidanalgetika (Fortsetzung).

Arylpropionsäuren

Ibuprofen	1,5–2,5	80–100	99,5	75–85 MS: <1	~5 EHZ?
Ketoprofen	1,5–2,5(–8) ↑ Alter, ↑ NI	~100	99,2	~85 MS: <1	EHZ?
Naproxen [n]	13–15 ↑ LI	90–100	99,7 ↓ Rheumatoide Arthritis ↓ Hypalbuminämie	~100 MS: <1	~1 EHZ?
Flurbiprofen	2,5–4(–8)	Keine Daten	> 99	~95	EHZ?
Tiaprofensäure	1,5–3 ↑ Alter, ↑ NI	~100	98–99	~60	~40 EHZ?

Heterozyklische Keto-enolsäuren

Piroxicam [i]	14–160(~50) Hohe Variabilität ↑ Ältere Frauen	~100	99,3 ↓ LI	~65 MS: ~5	~35 EHZ!
Tenoxicam [j]	30–160(~70) Hohe Variabilität	~100	> 99 ↓ LI, ↓ NI ↓ Rheumatoide Arthritis	~45 MS: <1	~45 MS: 0 EHZ?
Azapropazon	9–17 ↑ NI, ↑ LI	80–95	90–99 ↓ NI ↓ LI	95 MS: 60–70	0–20 EHZ?
Phenylbutazon [k]	24–96(~75) Hohe Variabilität ↓ NI, ↑ LI ↓ Kinder ↓ Raucher	80–100	96–99 ↓ LI, ↓ NI ↓ Alter	60–70 MS: ~1	~30 EHZ!

Tab. 3: Pharmakokinetische Daten von Nichtopioidanalgetika (Fortsetzung).

Prodrugs von NSAR

Azetylsalizylsäure[l] (Salizylsäure)	~0,25	~0,25	50–70	50–70 ↓ NI	~85 MS: <2	~15
Acemetacin[m] (Indomethacin)	~4,5 Im Steady State	1–3	~100	82–94	~40	≥50 EHZ!
Fenbufen[n] 4-Biphenylessigsäure	~11 ~12	~2 6–8	Keine Daten	>99,9 99,9	~65	~10 EHZ?
Nabumeton[o] (6-Methoxy-2-naphthyl-essigsäure)	~22 ↑ Alter, ↑ NI	~6	20–50	~99	~80 ↓ NI	~10 EHZ?

2. Nichtsaure antipyretische Analgetika

Paracetamol[p]	1,5–2,5 ↑ LI, ↑ Überdosierung ↑ Neugeborenes ↓ Hyperthyreose ↓ Schwangerschaft	0,5–1,5	70–100 Dosisabhängig First pass	5–50 Dosisabhängig	~85 MS: <5	
Phenazon	11–12 ↑ Alter, ↑ LI	0,5–2	~100 Dosisabhängig	<10	90–100 MS: <5	
Propyphenazon	1–2	0,5–1	~100 Dosisabhängig	~10	Größtenteils MS: <1	
Metamizol 4-Methylamino-phenazon[q]	2–4 ↑ Alter, ↑ LI	1–2	~100	58	MS: <5	

Tab. 3: Pharmakokinetische Daten von Nichtopioidanalgetika (Fortsetzung).

3. Nichtopioidanalgetika ohne antipyretische und antiphlogistische Wirkung

Flupirtin	~10	1,5–2,5	90	~84	~70 MS: ~30	~20
Nefopam	~4	~2	Keine Daten	71–76	95 MS: ~5	~5

a) Terminale Eliminationshalbwertszeit beim Nieren- und Lebergesunden.

b) Zeit bis zum Erreichen der maximalen Plasmakonzentration nach oraler Applikation. T_{max} hängt ab vom Arzneistoff und von der galenischen Formulierung des jeweiligen Patienten.

c) Absolute Bioverfügbarkeit nach oraler Applikation. Die absolute Bioverfügbarkeit hängt ab von der systemischen Verfügbarkeit des Arzneistoffes und von der galenischen Formulierung des Präparates; Bezugsgröße ist eine intravenöse Applikationsform.

d) Ausscheidung insgesamt, d.h. von unveränderter Muttersubstanz plus Metaboliten (Phase-I und Phase-II). MS = Muttersubstanz im Urin bzw. in den Fäzes.

e) Salizylsäure zeigt eine dosisabhängige Kinetik. Die Halbwertszeit steigt bereits bei höherer therapeutischer Dosierung um ein Mehrfaches an und kann bei Überdosierung weit über 20 h betragen. Mit steigender Dosis nimmt der an Plasmaproteine gebundene Anteil ab. – Salizylsäure ist der aktive Metabolit zahlreicher Prodrugs, z.B. von Acetylsalizylsäure und Salsalat.

f) Diflunisal zeigt eine dosisabhängige Kinetik. Die angegebene Halbwertszeit entspricht einer Dosis von 500 mg. Bei höheren Plasmakonzentrationen nimmt die Halbwertszeit zu, während die Plasmaproteinbindung abnimmt.

g) Indomethacin unterliegt einer von Mensch zu Mensch unterschiedlich stark ausgeprägten enterohepatischen Zirkulation, die eine hohe interindividuelle Variabilität der Halbwertszeit bedingt. – Acemetacin und Proglumetacin sind Prodrugs von Indomethacin.

h) Naproxen zeigt eine nichtlineare Kinetik bei Sättigung der Plasmaproteinbindung. – Die Auswirkungen von Nieren- und Leberinsuffizienz auf Plasmaproteinbindung und Elimination sind komplex und nicht eindeutig beschrieben. Patienten mit eingeschränkter Nierenfunktion sollen zu niedrigeren, solche mit Leberfunktionsstörungen zu höheren Plasmaspiegeln neigen. – Das Natriumsalz (t_{max} nach 1 h) flutet schneller an als die Säure (t_{max} nach 2 h).

i) Piroxicam unterliegt wahrscheinlich einer enterohepatischen Zirkulation. Spätere Spitzen der Plasmakonzentration finden sich nach 4–8 h.

j) Für Tenoxicam konnte bisher keine enterohepatische Zirkulation nachgewiesen werden. Seine sehr lange und variable Halbwertszeit lässt eine enterohepatische Zirkulation vermuten.

k) Phenylbutazon unterliegt einer wahrscheinlich sehr hohen enterohepatischen Zirkulation, die die sehr lange und variable Halbwertszeit bedingt. – Phenylbutazon wird zu den aktiven Metaboliten Oxyphenbutazon und γ-Hydroxyphenylbutazon metabolisiert. t_{max} bezieht sich auf die aktiven Metaboliten.

l) Acetylsalizylsäure wird im Magen, in den Zellen des Gastrointestinaltraktes sowie im Plasma während und kurz nach der Absorption esterolytisch gespalten. Die entstehende Salizylsäure ist der analgetisch aktive Hauptmetabolit. Acetylsalizylsäure selbst besitzt antiphlogistische Wirkung (irreversible Azetylierung und damit Inaktivierung der Cyclooxygenase).

m) Acemetacin ist der Glykolsäureester von Indomethacin, das den aktiven Metaboliten darstellt.

n) Aktiver Metabolit Biphenylessigsäure.

o) Aktiver Metabolit 6-Methoxy-2-naphthylessigsäure.

p) Paracetamol zeigt nur für Dosen unter 2 g eine lineare Kinetik. – Bei Überdosierung (<10 g) kommt es zu einer schweren Leberschädigung, die die Metabolisation und Elimination von Paracetamol beeinträchtigen kann.

q) Metamizol wird rasch in mehrere Metaboliten umgewandelt. 4-Methylaminophenazon ist der aktive Hauptmetabolit. – Die Elimination der Metaboliten erfolgt größtenteils renal.

dien bei gesunden Probanden zeigen, dass sich bei jedem Menschen ca. 60–120 Minuten nach Einnahme von Azetylsalizylsäure im Bereich der Magenschleimhaut petechiale Blutungen zeigen.)

Die relativ gute Löslichkeit der Azetylsalizylsäure im wässrigen Milieu des Magensaftes bedingt andererseits auch ihre schnelle Absorption und damit den vom Patienten so geschätzten schnellen Wirkungseintritt. Allerdings werden die offensichtlichen Vor- und Nachteile dieses Pharmakons recht unterschiedlich gegeneinander abgewogen und bewertet. So lässt einerseits die rasch einsetzende Dämpfung akuter Schmerzen möglicherweise auftretende Magenbeschwerden in Kauf nehmen, während andererseits vor allem bei der Langzeittherapie chronischer Schmerzen die Vermeidung von gastralen Blutverlusten im Vordergrund steht und diese Profilierung einen verzögerten Wirkungseintritt (z.B. durch Verwendung neuerer NSAR) annehmbar macht. Da die kernlosen Blutplättchen nicht über die Fähigkeit verfügen, geschädigte Enzymsysteme zu regenerieren, hält bei einmal erfolgter Azetylierung der Cox-1 der aggregationshemmende Effekt der Azetylsalizylsäure zwischen fünf bis sieben Tagen an. Diese lang anhaltende Nebenwirkung der Azetylsalizylsäure steht somit im krassen Gegensatz zu ihrer sehr kurzen Plasmahalbwertszeit; denn bereits Minuten nach Absorptionsbeginn ist die Azetylsalizylsäure im Blutplasma chemisch nicht mehr nachzuweisen.

Andere Zellen im Organismus werden ebenfalls durch Azetylsalizylsäure geschädigt, können aber aufgrund ihrer Fähigkeit, geschädigte Enzyme sofort neu zu synthetisieren, den pharmakologischen Effekt infolge der Enzyminaktivierung innerhalb kurzer Zeit vollständig kompensieren. So hält die Synthesehemmung von Prostacyclin (siehe Abb. 1), das die Endothelzellen des Gefäßsystems unter anderem vor der Ablagerung von Leukozyten und Thrombozyten schützt und über potente vasodilatierende Wirkungen verfügt, nur

für wenige Minuten an. Diesen über mehrere Tage anhaltenden Hemmeffekt auf die Blutplättchenaggregation hat nur Azetylsalizylsäure, alle anderen Wirkstoffe aus der Gruppe der NSAR hemmen die Plättchenaggregation nur für die Dauer ihrer Präsenz im Blutplasma, die, wie Tabelle 3 zeigt, allerdings sehr unterschiedlich lang sein kann. Aufgrund der besonderen Hemmwirkung der Thrombozytenfunktion ergibt sich für die Azetylsalizylsäure in niedriger Dosierung (50–100 mg/Tag) eine prophylaktische Anwendung zur Verringerung des Embolie- und Thromboserisikos nach Operationen, bei Gefahr eines zerebrovaskulären Insults und nach überstandenem Myokardinfarkt (sog. Low-dose-Prophylaxe). Die Verwendung hoher Dosen (>4 g pro Tag) von Azetylsalizylsäure oder Salizylsäure, wie sie früher mitunter in der Schmerz- und Rheumatherapie üblich war, kann aufgrund der spezifischen Eliminationskinetik der Salizylsäure zu ihrer Kumulation im Organismus führen und Elektrolytstörungen, Benommenheit, akustische Halluzinationen u. a. bewirken (sog. Salizylismus).

Generell muss bei allen NSAR mit dem Auftreten bestimmter unerwünschter Arzneimittelwirkungen gerechnet werden. Sie resultieren zum Teil aus der weitgehenden Hemmung der Prostaglandinsynthese in Organsystemen mit sehr hoher lokaler Wirkstoffkonzentration, beruhen aber auch auf einem interessanten biochemischen Mechanismus. So entstehen aus Arachidonsäure nicht nur Prostaglandine, sondern auch Leukotriene, die über einen alternativen Stoffwechselweg unter Beteiligung sog. Lipoxygenasen gebildet werden können (siehe auch Abb. 1). Leukotriene führen u. a. zur Akkumulation von weißen Blutkörperchen, zur Kontraktion glatter Muskelfasern und zu vermehrter Schleimsekretion. So kann es z.B. bei Patienten mit chronischen entzündlichen Veränderungen der Haut und Schleimhäute durch die NSAR-Behandlung gerade dort zu einer intensiven Hemmung der Prostaglandinsynthese mit einer entsprechend gesteigerten Bildung von Leukotrienen kommen. Als Folge können sog. pseudoallergische Reaktionen auftreten, die sich als heuschnupfen- oder asthmaähnliche Zustände bis hin zu schweren Anfällen mit Atemnot und Schocksymptomatik darstellen. Alle NSAR können bei ausreichender Hemmung der Prostaglandinsynthese derartige pseudoallergische Reaktionen auslösen. Durch eine sorgfältige Anamnese kann man den Patienten weitgehend vor diesen unangenehmen und unter Umständen lebensgefährlichen Nebenwirkungen schützen. In Fällen fehlender Erfahrungen mit NSAR oder mangelnder Informationen über ihre Verträglichkeit sollte man Patienten mit vorbestehenden Schleimhauterkrankungen (Polypen), Asthma bronchiale, chronischer Bronchitis, Emphysembronchitis oder Hauterkrankungen mit autoimmunologischer Komponente (Neurodermitis) die ersten Dosen unter ärztlicher Kontrolle verabreichen. Kommt es hierbei nicht zu pseudoallergischen Reaktionen, ist das Auftreten solcher unerwünschter Arzneimittelwirkungen bei fortgesetzter Therapie extrem unwahrscheinlich.

Weitere unerwünschte Arzneimittelwirkungen betreffen vor allem Organsysteme, in denen sich hohe Wirkstoffkonzentrationen nachweisen lassen. Im Magen-Darm-Trakt reicht das Spektrum der möglichen Nebenwirkungen von rein funktionellen Störungen (bei bis zu 10 % aller behandelten Patienten) über leichtere und meist transiente Blutverluste (welche z. B. bei Verwendung von Azetylsalizylsäure unvermeidlich sind) bis hin zu schweren lebensbedrohlichen Blutungen (mit einer Letalität von 2–5 %). Epidemiologische Studien belegen, dass das Risiko lebensbedrohlicher gastrointestinaler Blutungen insbesondere durch die Einnahme von Azetylsalizylsäure, aber auch durch die Einnahme der übrigen NSAR deutlich (je nach Präparat, Dosis, Therapiedauer, Alter des Patienten und weiteren prädisponierenden Risikofaktoren) erhöht wird [50].

Blutungen in anderen Organsystemen, schwere Nieren- und Leberschädigungen, Knochenmarksschäden oder Hautreaktionen (Lyell-Syndrom, Stevens-Johnson-Syndrom) sind selten. Obwohl sich für die derzeit verfügbaren NSAR kein spezifisches Nebenwirkungsmuster nachweisen lässt, gibt es doch gewisse Hinweise darauf, dass Fenoprofen vor allem Nierenschäden, Diclofenac relativ häufig Leberschäden, Indomethacin relativ häufig ileale Läsionen und Phenylbutazon insbesondere Nierenschäden, lebensbedrohliche Hautreaktionen und Knochenmarksschäden auslöst. Die wenigen verfügbaren epidemiologischen Studien geben nur für die hämatologischen und gastrointestinalen Störungen zuverlässige Daten über die Inzidenz [11, 44, 50, 54]).

Als Besonderheit sei abschließend noch auf das Reye-Syndrom verwiesen. Es betrifft Kinder vor der Pubertät, die bei Infektionen mit Varizella- oder Influenzaviren zur Fiebersenkung Azetylsalizylsäure erhalten. Sie können unter den Symptomen einer rasch progredienten Hepatoenzephalopathie versterben. Das Reye-Syndrom ist eine seltene, meist jedoch tödlich verlaufende Komplikation, deren Auftreten im Zusammenhang mit der Einnahme von Azetylsalizylsäure gesichert ist [1]. Kinder vor der Pubertät, die an fieberhaften Virusinfektionen erkrankt sind, sollten daher zur Fiebersenkung nicht mit Azetylsalizylsäure, sondern alternativ mit Paracetamol oder Ibuprofen behandelt werden.

7.2.5 Arzneimittelinteraktionen

Vor allem Patienten, die über längere Zeit in höheren Dosierungen NSAR eingenommen haben, haben ein hohes Risiko, Arzneimittelinteraktionen zu entwickeln (vgl. auch Tab. 4). So verstärken hohe Dosen von Salizylaten und Phenylbutazon die Wirkung von Vitamin-K-Antagonisten (Cumarinderivate) und oralen Antidiabetika (Sulfonylharnstoffe). Von unklarer Bedeutung ist die Interaktion der NSAR mit diuretischen Wirkstoffen, die offensichtlich kein substanzspezifisches Problem darstellt, da unter allen derzeit verfügbaren NSAR eine meist milde Abschwächung der diuretischen Wirkung beobachtet wird, die zu einer Kaliumretention führen kann. Bislang nicht zu beantworten ist die Frage, ob aufgrund dieser Interaktion zwischen NSAR und Diuretika so relevante Elektrolytstörungen entstehen können, dass eine klinisch bedeutsame Kreislaufstörung resultiert. Als gesichert kann dagegen unter NSAR die Retention von Lithium sowie die

Tab. 4: Übersicht über Interaktionen von Nichtopioidanalgetika mit anderen Arzneimitteln. A = Nichtopioidanalgetika; B = Andere Arzneimittel; ASS = Azetylsalizylsäure; ↑ = Zunahme; ↓ = Abnahme.

Interaktion mit	(Geänderte) Wirkungen	Beteiligte Mechanismen	Hinweise
1. Saure antiphlogistische antipyretische Analgetika (NSAR) [a]			
Azida	A: Analgetischer Effekt ↑	Renale Clearance ↓	
Antazida	A: Analgetischer Effekt ↓	Renale Clearance ↑ bzw. Absorption ↓	
Aldosteronantagonisten	B: Diuretischer Effekt ↓	Natriurese ↓	Salizylate, Ibuprofen
Antidiabetika (orale)	B: Hypoglykämischer Effekt ↑	Plasmaproteinbindung ↓ bzw. Elimination ↓	Blutzuckerwert kontrollieren
Antihypertensiva	B: Antihypertensiver Effekt ↓	Na^+- und H_2O-Retention ↑	
Antikoagulantien (orale)	A: Thrombozytenaggregation ↓ B: Hypothrombinämischer Effekt ↑	Thromboxansynthese ↓ Plasmaproteinbindung ↓	Prothrombinzeit kontrollieren
Kortikosteroide	A/B: Ulzerogener Effekt ↑	Additiv	Vorsichtsmaßnahmen
Digoxin	B: Plasmaspiegel ↑	?	Klinische Relevanz?
Diuretika	A: Analgetischer Effekt ↓ B: Diuretischer Effekt ↓ Antihypertensiver Effekt ↓	Renale Clearance ↑ Na^+- und H_2O-Retention ↑	
Kaliumsparende Diuretika	B: Hyperkaliämie	K^+-Retention ↑	Kalium-Serumspiegel kontrollieren
Lithium	B: Toxizität ↑ Plasmaspiegel ↑	Renale Clearance ↓	Lithium-Serumspiegel kontrollieren; Dosis anpassen
Methotrexat	B: Toxizität ↑ Plasmaspiegel ↑	Renale Clearance ↓ bzw. Plasmaproteinbindung ↓	Ketoprofen kontraindiziert; Methotrexat-Dosis anpassen
Phenytoin	B: Plasmaspiegel ↑	Plasmaproteinbindung ↓	Klinische Relevanz?
Urikosurika	A: Analgetischer Effekt ↑ B: Urikosurischer Effekt ↓	Renale Clearance ↓ Renale Clearance ↑, Plasmaproteinbindung	

Tab. 4: Interaktionen (Fortsetzung).

Interaktion mit	(Geänderte) Wirkungen	Beteiligte Mechanismen	Hinweise
2. Nichtsaure antipyretische Analgetika			
Paracetamol Antiepileptika Barbiturate Rifampicin	A: Hepatotoxizität ↑	Toxische Metaboliten ↑ (Enzyminduktion)	Kombination vermeiden
Chloramphenicol	B: Toxizität ↑	Halbwertszeit ↑	
Antikoagulantien (orale)	B: Hypothrombinämischer Effekt ↑	?	Prothrombinzeit kontrollieren
Phenazon Antiepileptika Barbiturate	A: Wirkungsdauer ↓ Analgetischer Effekt ↓	Metabolismus ↑ (Enzyminduktion)	
Cimetidin Disulfiram Betarezeptorenblocker	A: Kumulationsrisiko ↑	Elimination ↓	
Warfarin	B: Hypothrombinämischer Effekt ↑		Prothrombinzeit kontrollieren
3. Zentral wirkende Nichtopioidanalgetika			
Flupirtin Diazepam	B: Sedierender Effekt ↑	Plasmaprotein-bindung ↓	
Warfarin	B: Hypothrombinämischer Effekt ↑	Plasmaprotein-bindung ↓	
Nefopam Trizyklische Antidepressiva	A: zentraler Effekt ↑	Zelluläre Aufnahme von Monoaminen ↓	
Anticholinergika	A/B: Harnverhaltung ↑	Additiv	

[a] Die Arzneimittelinteraktionen der NSAR sind hier zusammenfassend aufgeführt. Trotz eines relativ homogenen Spektrums der Arzneimittelinteraktionen müssen Besonderheiten von Monosubstanzen beachtet werden. Unterschiede bestehen vor allem zwischen den Salizylaten und den übrigen NSAR. Insbesondere sei auf Phenylbutazon (und andere Butazone) hingewiesen, für das eine Vielfalt von Wechselwirkungen mit anderen Pharmaka bekannt ist; wegen seiner stark eingeschränkten Indikationen wird auf eine Auflistung verzichtet.

verminderte renale Elimination von Methotrexat gelten, weshalb unter Einwirkung von NSAR mit erhöhten Plasmaspiegeln und einer gesteigerten Toxizität dieser Pharmaka gerechnet werden muss. Häufige, aber in der Regel harmlose Interaktionen sind mit Antazida sowie anderen Wirkstoffen beschrieben worden. Aufgrund der großen therapeutischen Breite der betroffenen Präparate scheinen diese Wechselwirkungen jedoch von keinen nennenswerten klinischen Komplikationen begleitet zu werden.

7.3 Nichtsaure antipyretische Analgetika

Die Gruppe der nichtsauren antipyretischen Analgetika setzt sich zusammen aus dem Anilinderivat Paracetamol sowie den Pyrazolinonen Phenazon, Propyphenazon und Metamizol (Tab. 1).

7.3.1 Wirkweise

Die Wirkungsweise von Paracetamol, Phenazon und der Phenazonderivate Propyphenazon und Metamizol wurde lange Zeit – mehr empirisch vermutet als wissenschaftlich abgesichert – auf eine zentrale Hemmung der Prostaglandinsynthese zurückgeführt. Die Belege für diesen Mechanismus waren schwach und beruhten auf der Beobachtung, dass es unter Anwendung der genannten Präparate in analgetisch wirksamen Dosierungen zu keiner nachweisbaren Hemmung der peripheren Prostaglandinproduktion kam. Insbesondere in entzündetem oder entzündlich verändertem Gewebe konnte keine messbare Hemmung der Prostaglandinproduktion nachgewiesen werden. Auch fehlte eine Anreicherung der Präparate in betroffenen Kompartimenten [14]. Konsequenterweise zeigten diese Pharmaka bei analgetischer Dosierung auch keine nachweisbare antiphlogistische Wirkung. Erste Hinweise auf die zentrale Wirkung der nichtsauren antipyretischen Analgetika ergaben sich durch die Untersuchungen von *Neugebauer* et al. [66], die in elektrophysiologischen Studien an anästhesierten Katzen nachweisen konnten, dass intravenös appliziertes Metamizol die infolge einer peripheren Entzündung erhöhte Aktivität neuronaler C-Fasern und spinaler Neurone senken konnte. Ob dieser Effekt mit einer Reduktion der Prostaglandinsynthese im Zentralnervensystem in Verbindung zu bringen ist, muss in künftigen Studien geklärt werden. Für Paracetamol konnte indes mittlerweile in tierexperimentellen Studien eine zentrale und supraspinale analgetische Wirkung nachgewiesen werden, die auf einer Hemmung der Aktivität der Cox-Isoform 3 (eines Subtyps der Isoform 1) beruht [95]. Zusätzlich wurde eine Interferenz von Paracetamol mit der N-Methyl-D-Aspartat- und Substanz-P-mediierten spinalen Analgesie beobachtet [6]. Darüber hinaus gibt es zahlreiche Hinweise auf eine „stimmungshebende" Wirkung von Paracetamol [26], die in Verbindung mit neueren Daten zur funktionellen Bedeutung zentral exprimierter Cox-Isoformen für die Regulation von Stimmung, Appetit und Tag-Nacht-Rhythmus durchaus die Hypothese untermauern, dass die Wirkung dieser Präparategruppe (zumindest die von Paracetamol) auf einer zentralen Hemmung einer Cox-3-vermittelten Synthese von Prostaglandinen beruht. Zusätzlich weisen Phenazon und seine Derivate eine geringe, klinisch aber möglicherweise bedeutsame relaxierende/tonusreduzierende Wirkung auf glatte Muskelzellen auf. Wie dieser sog. spasmolytische Effekt zustande kommt, ob er auch bei anderen zentral/peripher wirkenden Cox-Hemmstoffen auftritt und ob er klinisch überhaupt relevant ist, ist nach wie vor ungeklärt. Doch hat allein der Glaube an den möglichen therapeutischen Nutzen dieser Wirkung, vor allem bei spastischen Schmerzen wie z.B. Nieren- oder Darmkoliken dem Phenazonderivat Metamizol eine therapeutische Nische beschert, die ihresgleichen sucht. Andererseits mag der relaxierende Effekt auf die glatte Muskulatur aber auch die mögliche Erklärung für die gelegentlich nach einer Metamizolbehandlung zu beobachtenden schockartigen Reaktionen sein, die insbesondere nach (zu) schneller intravenöser Injektion beobachtet werden (weshalb das nur als hypertone Lösung stabile und in Ampullenform im Handel befindliche Präparat eigentlich auch nur als Kurzinfusion verabreicht werden sollte).

7.3.2 Dosierung

Empfehlungen zur Dosierung ergaben sich aus den Angaben in Tabelle 2. Zu beachten ist, dass das Anilinderivat Paracetamol, wenn es alleine und in zu geringer Initialdosis gegeben wird, nur eine häufig unzureichende analgetische Wirksamkeit entfaltet. Infolge des Ausbleibens eines suffizienten analgetischen Effekts wird dieses Pharmakon häufig sequenziell zu hoch dosiert. Daher ist es wichtig, neben einer sinnvollen Indikationsstellung für dieses Präparat auch auf eine ausreichend hohe Initialdosis zu achten und schrittweise Nachdosierungen nur unter Berücksichtigung der pharmakokinetisch sinnvollen Rahmenbedingungen vorzunehmen, um toxische Wirkungen zu verhindern (s. u.). Zur Behandlung leichterer und nur gelegentlich auftretender Schmerzen ohne nennenswerte entzündliche Komponente kann Paracetamol durchaus mit befriedigendem Erfolg eingesetzt werden. Ob das Präparat – welches seit kurzem auch in einer intravenösen Form in Deutschland für die parenterale Behandlung akuter postoperativer Schmerzen verfügbar ist – in dieser speziellen Darreichungsform auch für die Behandlung stärkerer Schmerzen geeignet ist, muss sich noch zeigen. Im Gegensatz zu Paracetamol ist das Dosierungsspektrum der Pyrazolinone (Phenazon, Propyphenazon und Metamizol) relativ breit (siehe Tab. 2). Einzeldosen können für Erwachsene zwischen 0,5 und 2,5 g liegen, die Tagesdosis sollte aber 8 g nicht überschreiten.

7.3.3 Pharmakokinetik

Die bekannten pharmakokinetischen Daten sind in Tabelle 3 zusammengestellt. Berücksichtigt werden muss, dass Paracetamol erst im Dünndarm absorbiert wird und bei herabgesetzter Magen-Darm-Peristaltik, Magenentleerungsstörungen oder Pylorospasmen durch die orale Gabe von Paracetamol kein nennenswerter Behandlungserfolg erwartet werden sollte. Die für Paracetamol mögliche rektale Applikation wäre als Alternative denkbar, doch sollte bei der Wahl dieses Applikationsweges berücksichtigt werden, dass die zur Erreichung vergleichbarer Plasmakonzentrationen zu verabreichenden rektalen Dosierungen ca. das zweifache der oralen Dosierungen betragen

sollten. Phenazon wird auch bei Patienten mit normaler Leber- und Nierenfunktion häufig nur sehr langsam und variabel eliminiert, wodurch sich die schwankenden Halbwertszeiten von 5 bis 25 Stunden erklären. Bei Mehrfachapplikation drohen somit Kumulation und Arzneimittelinteraktionen. Metamizol muss nach Applikation zunächst zu den aktiven Wirkstoffen 4-Methylaminophenazon und Aminophenazon metabolisiert werden, um wirken zu können. Die Elimination dieser Wirkstoffe kann beim Leberkranken oder bei nennenswerten Funktionseinschränkungen der hepatischen Eliminationsleistung deutlich verzögert erfolgen. Leider fehlen – mit Ausnahme von Metamizol – für Pyrazolinonderivate viele der wesentlichen pharmakokinetischen Daten [53, 94].

7.3.4 Unerwünschte Arzneimittelwirkungen (Nebenwirkungen, UAW)

In den üblichen therapeutischen Dosierungen ist das Risiko für die Entwicklung unerwünschter Arzneimittelwirkungen unter einer Behandlung mit Paracetamol, Phenazon, Propyphenazon oder Metamizol als gering einzuschätzen. Allerdings kann Paracetamol sowohl bei akuter Überdosierung (s. u.), im Falle einer vorgeschädigten Leber jedoch auch bereits bei Gabe der zugelassenen und empfohlenen Dosierungen zu einer lebensbedrohlichen Leberzellschädigung führen, da neben harmlosen Glukuron- und Schwefelsäurekonjugaten auch reaktive Benzochinone entstehen können. Diese toxischen Metabolite können zwar mit Hilfe von Glutathion zu Mercapturaten abgebaut werden. Reicht jedoch die Glutathionreserve nicht aus (Leberkranke) oder werden nach Induktion der mischfunktionellen Oxidasen des Cytochrom P-450-Enzymsystems bereits primär vermehrt Benzochinone gebildet (was z. B. bei alkoholkranken Menschen der Fall sein kann [57], so droht eine fulminante Leberzerstörung. Einzeldosen über 10 g Paracetamol pro Tag verursachen beim Erwachsenen ohne rechtzeitige Intervention mit nahezu an Sicherheit grenzende Wahrscheinlichkeit lebensbedrohliche Leberschäden (Antidot: Azetylzystein). Kinder sind diesbezüglich grundsätzlich weniger gefährdet als Erwachsene, da sie zum einen in aller Regel über relativ große Glutathionreserven verfügen und bei ihnen Paracetamol nur langsam zu Benzochinonen metabolisiert wird [80]. Allerdings stellt dieser natürliche „Schutz" jüngerer Patienten keine Rechtfertigung für die gerade in Deutschland übliche Fehlnutzung von Paracetamol dar. So konnten eigene Untersuchungen nachweisen, dass Paracetamol in der Kurzzeitbehandlung akuter Schmerzen bei Kindern aus Angst vor möglichen Nebenwirkungen häufig unterdosiert wird, es gleichzeitig jedoch wegen seines hohen Bekanntheitsgrades (als bereits bei Säuglingen und Kleinkindern nutzbares und in nahezu jedem Haushalt verfügbares Antipyretikum) in der Langzeitbehandlung häufig kumulativ überdosiert wird. Nach Untersuchungen von *Agnelli* und *Cosmi* [1] begünstigt die chronische Applikation von Paracetamol möglicherweise die Entstehung von Harnwegstumoren, doch fehlen diesbezüglich noch bestätigende Untersuchungsbefunde. Auch sind harmlose allergische Reaktionen unter Paracetamol nicht ungewöhnlich.

Phenazon, Propyphenazon und Metamizol können – wenn auch selten – zum Auslöser einer viel diskutierten Agranulozytose werden. Nach den Ergebnissen der International Agranulocytosis and Aplastic Anemia Study [44] erhöht bereits die Kurzzeitapplikation von Metamizol über einen Tag bis vier Tage das Risiko eines Patienten, an einer Agranulozytose zu erkranken, um den Faktor 20. (Anmerkung: Die Inzidenz der Agranulozytose in Mitteleuropa liegt bei fünf Fällen pro einer Million erwachsener Einwohner und Jahr.) Neben der Agranulozytose können die Pyrazolinone sehr selten schwere allergische Hauterkrankungen (Lyell-Syndrom) oder Blutdruckabfälle (s. o.) verursachen, die sich in Form lebensbedrohlicher Schocksymptomatiken mani-

festieren können. Epidemiologische Daten zur Inzidenz dieser seltenen, aber bei Manifestation besonders dramatischen Ereignisse liegen bisher nicht vor. Wichtig ist zwischen schockartigen bzw. sog. pseudoallergischen Reaktionen und echten immunologischen Überempfindlichkeitsreaktionen zu unterscheiden. Letztere sind sehr selten und durch gängige Testmethoden in aller Regel nicht vorhersehbar [23, 74] (siehe auch 7.2.4). Die für NSAR typischen Nebenwirkungen im Bereich des Magen-Darm-Trakts fehlen den nichtsauren antipyretischen Analgetika, jedoch sind sie durchaus auch in der Lage die Cox-1 abhängige Bildung von Thromboxan in Thrombozyten und damit die Thrombozytenfunktion dosisabhängig vorübergehend zu unterbinden [28]. Wie die sauren antipyretischen Analgetika [51] können somit auch Paracetamol und Metamizol – insbesondere bei längerer Anwendung oder bei Nutzung zur Behandlung postoperativer Schmerzen – Blutungsprobleme auslösen.

7.3.5 Arzneimittelinteraktionen

Die Arzneimittelinteraktionen von Paracetamol und den genannten Pyrazolinonen mit wichtigen anderen Wirkstoffen sind selten von klinischer Bedeutung und können der Übersicht in Tabelle 4 entnommen werden.

7.4 Selektive Cox-2 Hemmstoffe (Coxibe)

Celecoxib (Celebrex®) hemmt Cox-2 375fach ausgeprägter als Cox-1. Nach oraler Applikation sind maximale Plasmaspiegel zwei bis drei Stunden nach Gabe erreicht. Die Eliminationshalbwertszeit liegt bei zehn bis zwölf Stunden. Celecoxib wird vom menschlichen P450-Enzym CYP2C9 metabolisiert. Es wird zu 99 % biliär über die Fäzes und zu 1 % in Form des unveränderten Wirkstoffs mit dem Urin eliminiert. Der Hauptmetabolit ist inaktiv und erscheint zu 18 % der Dosis im Urin und zu

52 % im Stuhl. Ein Steady State im Plasma ist in vier bis fünf Tagen erreicht. Plasmakonzentrationen und AUC verhalten sich dosisproportional. Die Bioverfügbarkeit ist linear zur angewandten Dosis. Mit dem Essen gegeben, verlängert sich die Zeit bis zum Erreichen der maximalen Plasmaspiegeln um 40 %. Celecoxib hat ein Verteilungsvolumen von 2–3 l/kg. Seine relative Bioverfügbarkeit nach oraler Gabe liegt bei 99 %. Es ist im Plasma zu 90–97 % an Albumin und α-1-saures Glykoprotein gebunden. Celecoxib ist plazentagängig und erscheint in der Muttermilch.

In zahlreichen Studien wurde Celecoxib, welches als weltweit erster selektiver Cox-2-Inhibitor am 31.12.1998 in den USA zugelassen wurde, einem umfangreichen klinischen Sicherheitsprogramm unterzogen. Auch bei bis zu 16-fach über den empfohlenen therapeutischen Tagesdosierungen liegenden Behandlungen über einen längeren Zeitraum, wurden durch Celecoxib keine Schäden am Magen-Darm-Trakt verursacht. Celecoxib ist in Deutschland in 100-mg- und 200-mg-Kapseln verfügbar. Kontraindikationen sind Sulfonamidallergie, Patienten unter 18 Jahre, Schwangere, Stillende und Patienten mit Laktuloseintoleranz (Laktulose ist ein Hilfsstoff in den Kapseln), aktive, peptische Ulzerationen oder gastrointestinale Blutungen, allergische Reaktionen auf NSAR oder Coxibe, schwere Leberfunktionsstörungen (Serum-Albumin < 25 g/l oder Child-Pugh ≥ 10), Nierenfunktionsstörungen (Kreatinin-Clearance < 30 ml/min), entzündliche Darmerkrankungen, Herzinsuffizienz (NYHA II–IV), klinisch gesicherte koronare Herzkrankheit und/oder zerebrovaskuläre Erkrankungen. In mehreren Studien bei rheumatoider Arthritis und Osteoarthrosepatienten erwiesen sich 200–400 mg Tag Plazebo hoch signifikant überlegen und vergleichbar wirksam wie 1000 mg Naproxen bzw. 150 mg Diclofenac. Interaktionen (Fluconazol, Glibenclamid) waren klinisch nicht relevant oder (Methotrexat) bestanden nicht. Celecoxib wird in einer täglichen Do-

sis zwischen 200–400 mg für die Behandlung degenerativer Gelenkerkrankungen im Rahmen der Osteoarthrose und der rheumatoiden Arthritis empfohlen. Gastrointestinale Nebenwirkungen wie Erosionen oder Ulzera entwickeln sich „im Plazebobereich". An unerwünschten Wirkungen zeigten sich flüchtige, klinisch nicht relevante Minderungen der renalen Natriumausscheidung und Nebenwirkungen am Respirationstrakt (die unter Plazebo vergleichbar häufig gesehen wurden). Celecoxib beeinflusst weder die Plättchenaggregation noch die Blutungszeit oder die glomeruläre Filtrationsrate (siehe auch Tab. 5).

Abgesehen von seinen guten analgetischen, gastroprotektiven und die Thrombozytenfunktion nicht beeinflussenden Eigenschaften verfügt Celecoxib zusätzlich über einige spezielle pharmakodynamische Charakteristika. So wird es als alternative Substanz bei NSAR-sensitiven, d.h. mit (Pseudo-)Allergien reagierenden Patienten empfohlen. Als additive Therapie verbesserten 400 mg Celecoxib/Tag, zusätzlich zu 2–6 mg Risperidon/Tag bei Patienten mit akut exazerbierender Schizophrenie den totalen Score positiver und negativer Symptome signifikant. Nur Celecoxib hemmte die Proliferation synovialer Fibroblasten und bietet damit einen ersten Ansatz für eine kausale Therapie rheumatoider Gelenkdestruktionen. Zusätzlich hat Celecoxib mittlerweile ein umfangreiches neues klinisches Zulassungsprogramm hinter sich und ist in den USA und Deutschland unter dem Namen Onsenal® für die Prävention und Behandlung familiärer Dickdarmpolypen im Rahmen der familiären Adenomatosis coli im Handel. Weitere Studien zur Ausweitung der Indikation auf ZNS-, Lungen- und Hals-Tumoren sind in Vorbereitung.

Parecoxib (Dynastat®) ist das wasserlösliche Prodrug von Valdecoxib. Es kann postoperativ entweder intravenös oder intramuskulär gegeben werden. Pharmakokinetik: Parecoxib verfügt substanzspezifisch

Tab. 5: Pharmakokinetische Daten selektiver COX-2-Hemmer.

Substanz	$T_{1/2}$[a)] [h]	T_{max}[b)] [h]	Bioverfügbarkeit [%-Dosis]	Proteinbindung [%]	Einzeldosis [mg] (max. Tagesdosis)
Celecoxib	11	2–4	60–80	94–98	100–200 (200–400)[c)]
Etoricoxib	8–11	2	83	98	60, 90, 120[d)]
Parecoxib	22	2	80	?	40 (80)

[a)] Eliminationshalbwertszeit
[b)] Zeit bis zum Erreichen der maximalen Plasmakonzentration nach Applikation
[c)] Die empfohlenen Tagesdosen für Osteoarthritis liegen bei 100–200 mg (Celecoxib). Für die Therapie der chronischen Polyarthritis wird Celecoxib in einer Tagesdosis von 200–400 mg empfohlen.
[d)] Dosis indikationsabhängig: 60 mg Osteoarthritis, 90 mg Rheumatoide Arthritis, 90 mg Gicht.

über eine 100%ige Bioverfügbarkeit, wird nach parenteraler Gabe innerhalb von ca. 30 Minuten vollständig zu Valdecoxib metabolisiert und wird zu 70 % in Form inaktiver Metaboliten ausgeschieden. Nur 5% werden unverändert im Urin eliminiert. Die Eliminationshalbwertszeit von Parecoxib beträgt 30 Minuten, die von Valdecoxib etwa acht Stunden. Nach intravenöser/intramuskulärer Applikation von Parecoxib wird die C_{max} von Valdecoxib nach 0,5/1,0 Stunden erreicht. Die Elimination erfolgt intensiv hepatisch: über die P-450-Isoenzyme (CYP) 3A4 und 2C9 sowie unabhängige Glukuronidierungsreaktionen an der Sulfonamid-Untereinheit (siehe auch Tab. 5). Pharmakodynamik: Parecoxib (Valdecoxib) ist der erste parenteral i.v./i.m. applizierbare und explizit für die Behandlung postoperativer Schmerzen zugelassene Cox-2-Inhibitor. Es lindert postoperative Schmerzen nach oralchirurgischen Eingriffen sowie allgemeinchirurgischen, gynäkologischen, orthopädischen und kardiochirurgischen Operationen.

Indikation: Kurzzeitbehandlung postoperativer Schmerzen. Kontraindikationen: Allergische Reaktion auf konventionelle NSAR oder Coxibe, bekannte Sulfonamidallergie, drittes Trimenon der Schwangerschaft, Stillzeit, Leberfunktionsstörungen (Child-Pugh-Score ≥ 10 oder Serum-

Albumin < 25 g/l), entzündliche Darmerkrankungen, Herzinsuffizienz, (NYHA II–IV), Behandlung postoperativer Schmerzen nach einer koronaren Bypass-Operation (CABG), klinisch gesicherte koronare Herzkrankheit und/oder zerebrovaskuläre Erkrankungen, aktive peptische Ulzerationen sowie Patienten unter 18 Jahren. Übereinstimmend lag der analgetische Wirkeintritt in allen Untersuchungen mit Parecoxib bei 7–18 Minuten. Nach der initialen Gabe von 40 mg (i.v./i.m.) können bedarfsweise alle sechs bis acht Stunden 20 oder 40 mg Parecoxib nachgegeben werden. Die Tageshöchstdosis sollte 80 mg nicht überschreiten. Engmaschige Kontrollen bzw. eine Reduktion der initialen Parecoxibdosis sollten bei älteren Patienten, die weniger als 50 kg wiegen, erwogen werden. Bei intravenöser Applikation von Parecoxib im Rahmen präoperativer Behandlungskonzepte konnten zwischen 20, 40 und 80 mg keine signifikanten Verträglichkeitsunterschiede beobachtet werden. Nebenwirkungen mit über 5 % Häufigkeit waren Kopfschmerzen, Verwirrtheit sowie Übelkeit.

Ziel der Entwicklung von Parecoxib war es, klassische Nebenwirkungen der konventionellen NSAR wie Magen-Darm-Ulzerationen und -Blutungen – gerade in der postoperativen Phase – zu vermeiden bzw. vermindern, Opioide (und deren Nebenwirkungen) einzusparen und eine schnell einsetzende Analgesie bei ausreichend langer Wirkdauer zu erreichen. Der theoretische Vorteil des problemlosen Übergangs von der intravenösen Applikation zur oralen Gabe (Valdecoxib) wurde durch die Marktrücknahme von Valdecoxib hinfällig. Ein sehr interessanter Ansatz ist der der präventiven Analgesie.

Valdecoxib (Bextra®) ist der aktive Metabolit des Prodrugs Parecoxib und war seit März 2003 bis April 2005 auch als eigenständiges Präparat für die orale Behandlung verfügbar. Die Entwicklung von Valdecoxib erfolgte überaus rational und unter Berücksichtigung der klinischen Erfahrungen mit Celecoxib. Valdecoxib hat (in vitro) eine 33.000fache Selektivität für Cox-2. Die Substanz wird zu 83 % absorbiert und ist im Plasma zu 98 % an Eiweiß gebunden. Das überwiegend hepatisch eliminierte Valdecoxib hat eine Plasmaeliminationshalbwertszeit zwischen acht bis elf Stunden, seine pharmakodynamische Wirkdauer beträgt etwa 24 Stunden. Durch eine konstante Dissoziationskonstante ($13,8 \times 10^{-1}$ min) und eine Enzym-Substrat-Dissoziationshalbwertszeit von 98 Minuten wurden die Grundlagen für eine intensivere und schnellere Bindung von Valdecoxib an die Cox-2-Bindungsstelle, eine raschere Cox-2-Inhibition sowie eine verlängerte Inaktivierung des Cox-2 Enzym-Komplexes bei insgesamt höherer Selektivität geschaffen. Valdecoxib hat keinen Einfluss auf die Thromboxanbildung. Das kardiovaskuläre und renale Sicherheitsprofil war dem konventioneller NSAR ähnlich (siehe auch Tab. 5).

Etoricoxib (Arcoxia®) ist in Deutschland seit dem Herbst 2004 zugelassen. Die Substanz gilt als der bisher selektivste verfügbare Cox-2-Inhibitor, stellt jedoch keine echte Neuentwicklung dar, sondern leitet sich von einer bereits seit mehreren Jahren bekannten Verbindung ab, deren Markteinführung erst jetzt – deutlich zeitverzögert –

vorgenommen wurde. Nach oraler Einmalgabe werden Plasmaspitzenkonzentrationen nach ca. 1,5–2 Stunden erreicht. Die Bioverfügbarkeit beträgt ca. 80 %. Etoricoxib hat eine Halbwertszeit von etwa 22 Stunden und wird zu 90 % metabolisiert und dann renal und fäkal eliminiert. In klinischen Studien wurde Etoricoxib in unterschiedlichen Dosen (60, 90 und 120 mg) und bei verschiedenen Indikationen untersucht und war dabei Plazebo immer signifikant überlegen und den verwandten Vergleichssubstanzen (Naproxen, Indomethacin, Paracetamol, Diclofenac und Ibuprofen) gleichwertig (siehe auch Tab. 5).

Indikation: Degenerative und entzündliche Gelenkerkrankungen (Arthrose und rheumatische Arthritis), akute Gichtarthritis. Kontraindikationen: Alter < 16 Jahren, bekannte Überempfindlichkeit gegenüber NSAR oder Coxiben, aktive peptische Ulzerationen oder aktive gastrointestinale Blutungen, Schwangerschaft und Stillzeit, schwere Leberfunktionsstörungen (Serum-Albumin < 25 g/l oder Child-Pugh ≥ 10), Niereninsuffizienz (Kreatinin-Clearance < 30 ml/min), entzündliche Darmerkrankungen, Herzinsuffizienz (NYHA II–IV), nicht ausreichend kontrollierte Hypertonie, klinisch gesicherte koronare Herzkrankheit und/oder zerebrovaskuläre Erkrankungen.

Etoricoxib wird in drei Dosierungen angewendet: Arthrose: 60 mg/Tag; rheumatische Arthritis: 90 mg/Tag; akute Gichtarthritis: 120 mg/Tag.

Lumiracoxib (Prexige®) wird wahrscheinlich erst im Frühjahr 2007 in Deutschland zugelassen werden. Im Gegensatz zu den anderen derzeit verfügbaren und in absehbarer Zeit eingeführten Cox-2-Inhibitoren ist Lumiracoxib eine saure Verbindung, die eine sehr enge molekulare Beziehung mit Diclofenac (z. B. Voltaren®) aufweist. Ob sich dieser Unterschied wirklich als kompetitiver Vorteil oder vielleicht doch eher als Nachteil erweisen wird, bleibt abzuwarten. In den derzeit zugänglichen Veröffentlichungen zum klinischen Studienprogramm zeigen sich zumindest derzeit für Lumira-coxib keine nennenswerten Wirksamkeits-unterschiede verglichen mit den aktuell verfügbaren nichtsauren Coxiben.

Nebenwirkungen

Trotz umfangreicher klinischer Studienpro-gramme und einer mittlerweile weit ver-breiteten Anwendung scheinen die selek-tiven Cox-2-Hemmer keine spezifischen oder bislang von NSAR nicht bekannten Nebenwirkungen aufzuweisen. Wie unter der Behandlung mit unselektiven NSAR, kann es auch unter der Therapie mit selekti-ven Cox-2-Inhibitoren zu Durchfällen, Übelkeit, Bauchschmerzen oder Flatulenz kommen. Im Einklang mit Befunden der letzten Jahre, die für eine Beteiligung des Cox-2-Isoenzyms bei der Regulation des Renin-Angiotensin-Aldosteron Systems sowie der glomerulären Hämofiltration sprechen, sind auch nach Gabe selektiver Cox-2-Inhibitoren gelegentlich Wasser- und Elektrolytretentionen (Ödembildung) re-gistriert worden. Des weiteren gibt es Hypothesen, dass die zur Therapie post-operativer Schmerzen eingesetzten selekti-ven Cox-2-Inhibitoren möglicherweise die Wundheilung über Hemmung der Angio-genese verzögern könnten. So ergaben tier-experimentelle Studien, dass selektive Cox-2-Inhibitoren die Wundheilung chronischer Ulzera bei Maus und Ratte verzögern [64, 83], eine Beobachtung, die derzeit damit er-klärt wird, dass Cox-2 während des Ulzera-tionsvorgangs – möglicherweise als Folge der begleitenden Entzündungsreaktion – induziert wird und damit eine physiologi-sche und notwendige Funktion beim Wund-heilungsprozess ausübt. Weiterhin lässt sich, wenngleich bisher keine am Menschen er-hobenen Befunde vorliegen, auf der Basis von Versuchen mit Mäusen, denen man das Cox-2-Gen deletiert hat, eine Beeinträchti-gung der fetalen Entwicklung oder weibli-chen Fertilität durch selektive Cox-2-Hem-mer nicht ausschließen (Übersicht in [38]). Eine endgültige Beurteilung möglicher Ri-siken spezifischer Cox-2-Hemmstoffe wird

auch dadurch erschwert, dass die Rolle der Cox-Isoformen bei einer Reihe physiolo-gischer Prozesse (z. B. Kontrolle des Gefäß-tonus) nicht vollständig aufgeklärt ist. Während die nichtselektiven NSAR über Hemmung der Cox-1-abhängigen Synthese von proaggregatorischem Thromboxan der Blutplättchen bei gleichzeitiger Suppres-sion der Cox-2-abhängigen Bildung von an-tiaggregatorischem endothelialem Prosta-cyclin die Balance der Bildung beider Eico-sanoide unbeeinflusst lassen, könnten se-lektive Cox-2-Inhibitoren bei Hemmung des protektiven Cox-2-Prinzips das pro-thrombotische Potenzial des thrombozytären Cox-1-Isoenzyms mehren. In diesem Zu-sammenhang sind kardiovaskuläre Kom-plikationen nach Applikation spezifischer Cox-2-Hemmstoffe theoretisch denkbar.

Seit Herbst 2004 vorgelegte klinische Studien legen nahe, dass mit der Langzeit-anwendung von Arzneimitteln aus der Klasse der selektiven Cox-2-Inhibitoren, verglichen mit Plazebo ein erhöhtes Risiko für thrombotische und thromboembolische Ereignisse (insbesondere Myokardinfarkt und Schlaganfall) verbunden sein kann. Re-aktiv wurden Rofecoxib und Valdecoxib vom Markt genommen und alle übrigen Vertreter dieser Gruppe einer neuen Nut-zen-Risiko-Bewertung unterzogen. Dabei zeigte sich, dass nach den derzeit verfügba-ren Daten die Langzeitanwendung aller antiphlogistisch wirkenden Nichtopioid-analgetika verglichen mit Patienten unter einer Plazebotherapie bzw. ohne Behandlung mit einem erhöhten Risiko für die Entwick-lung kardiovaskulärer Komplikationen ein-hergeht. Direkte „head-to-head"-Vergleiche verschiedener NSAR/Cox-2-Inhibitoren lie-gen derzeit nur für Rofecoxib vs. Naproxen (Risiko unter Rofecoxib hochsignifikant er-höht) bzw. für Celecoxib vs. Diclofenac und Celecoxib vs. Ibuprofen (keine signifikan-ten Unterschiede) bzw. für Celecoxib vs. Naproxen (drei Studien, eine ohne Unter-schied, eine mit einen erhöhten Risiko un-ter Celecoxib und eine mit einem erhöhten Risiko unter Naproxen) vor. Aufgrund der uneinheitlichen Datenlage und als Ergebnis umfangreicher Diskussionen in der Öffentlichkeit und diversen Fachgremien bzw. Zulassungsbehörden wird empfohlen, Coxibe und NSAR grundsätzlich in der niedrigsten wirksamen Dosis über einen möglichst kurzen Zeitraum zu verabreichen, da das kardiovaskuläre Risiko einer Therapie mit Coxiben/NSAR scheinbar mit Dosis und Behandlungsdauer ansteigt. Grundsätzlich sollte die Therapienotwendigkeit sowie das Ansprechen auf die Behandlung unter entzündungshemmend wirkenden Analgetika regelmäßig überprüft werden. Patienten mit erheblichen Risikofaktoren für das Auftreten kardiovaskulärer Ereignisse (z.B. Bluthochdruck, Hyperlipidämie, Diabetes mellitus, Rauchen) oder peripherer arterieller Verschlusskrankheit sollten nur nach sorgfältiger Nutzen-Risiko-Abwägung mit Coxiben/NSAR behandelt werden.

Mögliche neue Indikationen

Eine Reihe von Untersuchungen der letzten Jahre spricht dafür, dass selektive Cox-2-Inhibitoren potenzielle Therapeutika für eine ganze Reihe weiterer pathologischer Störungen sind. So soll nicht nur die Degeneration großer Gehirnareale bei der Alzheimer'schen Krankheit unter Beteiligung der Cox-2 geschehen [89], sondern auch das Wachstum kolorektaler Adenokarzinome. Hinweise hierfür liefert der Nachweis, dass in bis zu 80% humaner Kolonkarzinomgewebe erhöhte Cox-2-Spiegel registriert wurden [97], deren Aktivität zu einer verstärkten Synthese von Prostaglandin E_2 führt, welches über die Stimulation der Epithelproliferation den Prozess der Kolonkarzinogenese zu verstärken vermag [70]. Neben der Synthese prokarzinogener

Prostaglandine scheint Cox-2 auch in die Aktivierung potenzieller xenobiotischer Verbindungen zu DNA-bindenden Karzinogenen involviert zu sein, die die Kolonkarzinogenese unterhalten [52]. In tierexperimentellen Studien und in mittlerweile umfangreichen klinischen Studien an erkrankten Patienten erwies sich der selektive Cox-2-Hemmer Celecoxib im Vergleich zu konventionellen sauren antipyretischen Analgetika als deutlich potenterer Inhibitor der Kolonkarzinogenese [46], so dass in wenigen Jahren neben der Zulassung zur Behandlung adenomatöser Darmpolypen bei familiärer adenomatöser Polyposis (FAP) auch die Zulassung dieses Produkts zur Prophylaxe und Therapie von Kolonkarzinomen erwartet werden kann. Unlängst publizierte Daten zeigen, dass auch Magen-, Brustkrebs- und ZNS Tumorgewebe erhöhte Cox-2-Expressionsraten aufweisen [71, 79], so dass selektive Cox-2-Hemmer theoretisch (und zum Teil schon tierexperimentell belegt) auch bei diesen Tumoren von therapeutischem Wert sein könnten. Als weitere mögliche Indikation für die selektiven Cox-2-Hemmer wird ihr Einsatz bei vorzeitigen Wehen diskutiert. So ist seit längerem bekannt, dass Prostaglandine in die Induktion der Uteruskontraktion bei Wehen involviert sind. *Gibb* und *Sun* konnten bereits in ihren ersten Untersuchungen 1996 einen signifikanten Anstieg der Cox-2 mRNA in Amnion und Plazenta unmittelbar vor und nach Einsetzen der Wehen registrieren [29], und *Sawdy* konnte kurze Zeit später nachweisen, dass selektive Cox-2-Inhibitoren eine Reduktion der Prostaglandin-Synthese in isolierten fetalen Membranen induzieren können [81].

Literatur

1. **Agnelli G, Cosmi B.** Antipyretic analgesics. In: **Dukes MNG, Aronson JK** (eds). Side Effects of Drugs, Annual 15. Elsevier, Amsterdam / London / New York / Tokyo, pp 85–91, 1991.

2. **Barnes PJ, Adcock L.** Anti-inflammatory actions of steroids: molecular mechanisms. Trends Pharmacol Sci 14, 436–441 (1993).

3. **Beiche F, Scheuerer S, Brune K, Geisslinger G, Goppelt-Struebe M.** Upregulation of cyclooxygenase-2 mRNA in the rat spinal cord following peripheral inflammation. FEBS Lett 390, 165–169 (1996).

4. **Benet LZ, Williams RL.** Design and optimization of dosage regimens; pharmacokinetic data. In: **Goodman Gilman A, Rall TW, Nies AS, Taylor P** (eds). The Pharmacological Basis of Therapeutics, 8th ed. Pergamon Press, New York / Oxford / Beijing / Frankfurt / Sao Paulo / Sydney / Tokyo / Toronto, pp 1650–1735, 1990.

5. **Björkman R, Hallman KM, Hedner J, Hedner T, Henning M.** Acetaminophen blocks spinal hyperalgesia induced by NMDA and substance P Pain 1994; 57: 259–264.

6. **Björkman R, Hedner J, Hedner T, Henning M.** Central, naloxone-reversible antinociception by diclofenac in the rat. Naunyn Schmiedebergs Arch Pharmacol 342, 171–176 (1990).

7. **Brune K.** How aspirin might work: a pharmacokinetic approach. Agents Actions 4, 230–232 (1974).

8. **Brune K.** Knorr and Filehne in Erlangen. In: **Brune K** (ed). 100 years of pyrazolone drugs. Agents Actions Supplements, Vol. 19, pp 19–29. Birkhduser, Basel / Boston / Stuttgart 1986.

9. **Brune K.** Spinal cord effects of antipyretic analgesics. Drugs 47 (Suppl 5), 21–27 (1994).

10. **Brune K, Beck WS, Geisslinger G, Menzel-Soglowek S, Peskar BM, Peskar BA.** Aspirin-like drugs may block pain independently of prostaglandin synthesis inhibition. Experientia 47, 257–261 (1991).

11. **Brune K, Fenner H, Kurowski M, Lanz R, members of the SPALA group.** Adverse reactions to NSAID: consecutive evaluation of 30,000 patients in rheumatology. In: **Rainsford KD, Velo G.** (eds). Side-Effects of Anti-inflammatory Drugs 3, Inflammation and Drug Therapy Series, Vol. 5. Kluwer, Dordrecht / Boston / London, pp 33–42, 1992.

12. **Brune K, Hinz B.** Selektive Cyclooxygenase-2 Hemmer: Glaube, Hoffnung, Wahrheit! Akt Rheumatol 23, 1–5 (1998).

13. **Brune K, Lanz R.** Pharmacokinetics of nonsteroidal anti-inflammatory drugs. In: **Bonta IL, Bray MA, Parnham MA** (eds). Handbook of inflammation, Vol 5. Elsevier, Amsterdam, pp 413–449, 1985.

14. **Brune K, Rainsford, KD, Schweitzer A.** Biodistribution of mild analgesics. Br J Clin Pharmacol 10 (Suppl 2), 279–284 (1980).

15. **Brune K, Rainsford KD, Wagner K, Peskar BA.** Inhibition by antiinflammatory drugs of prostaglandin production in cultured macrophages - Factors influencing the apparent drug effects. Arch Pharmacol 315, 269–276 (1981).

16. **Brune K, Zeilhofer HU, Hinz B.** Cyclooxygenase inhibitors: new insights. In: **Emery P** (ed). Fast Facts – Rheumatology Highlights 1998–99. Health press, Oxford, pp 18–24, 1999.

17. **Carlsson KH, Monzel W, Jurna L.** Depression by morphine and the non-opioid analgesic agents, metamizol (dipyrone), lysine acetylsalicylate, and paracetamol of activity in rat thalamus neurones evoked by electrical stimulation of nociceptive afferents. Pain 32, 313–326 (1988).

18. **Chakraborty L, Das SK, Wang J, Dey SK.** Developmental expression of the cyclooxygenase-I and cyclooxygenase-2 genes in the periimplantation mouse uterus and their differential regulation by the blastocyst and ovarian steroids. J Mol Endocrinol 16, 107–122 (1996).

19. **Crofford LJ.** Expression and regulation of COX-2 in synovia] tissues of arthritic patients. In: **Vane JR, Botting JH, Botting RM** (eds). Improved non-steroid antiinflammatory drugs. COX-2 enzyme inhibitors. Kluwer and William Harvey Press, London, pp 133–146, 1996.

20. **De Beaurepaire R, Suaudeau C, Chair A, Cimetiere C:** Anatomical mapping of brain sites involved in the antinociceptive effects

of ketoprofen. Brain Res 536, 201–206 (1990).

21. **DeWitt DL.** Cox-2 selective inhibitors: the new super aspirins. Mol Pharmacol 55, 625–631 (1999).

22. **Fabbri A, Crucu G, Sperti P, Ridolfi M, Ciampani T, Leardi MG, Ferracuti S, Bonifacio V.** Piroxicam induced analgesia: evidence for a central component which is not opioid mediated. Experientia 48, 1139–1142 (1992)

23. **Fabro L, Wuthrich B, Walti M.** Acetylsalicylic acid and pyrazole allergy or pseudoallergy? Z Hautkr 1987; 62: 470–478.

24. **Ferreira SH, Lorenzetti BB, Correa FMA.** Central and peripheral antialgesic action of aspirin-like drugs. For J Pharmacol 53, 39–48 (1978).

25. **Flower RJ, Vane JR.** Inhibition of prostaglandin synthetase in brain explains the antipyretic activity of paracetamol (4-acetamidophenol). Nature New Biol 240, 410–411 (1972).

26. **Forster C, Magerl W, Bec, A, Geisslinger G, Gall T, Brune K, Handwerker HO.** Differential effects of dipyrone, ibuprofen and paracetamol on experimentally induced pain in man. Agents Actions 35, 112–121 (1992).

27. **Fu JY, Maferrer JL, Seibert K, Raz A, Neddleman P.** The induction and suppression of prostaglandin H2 synthase (cyclooxygenase) in human monocytes. J Biol Chem 265, 16737–16740 (1990).

28. **Geisslinger G et al.** The effects on platelet aggregation and prostanoid biosynthesis of two parenteral analgesics: ketoroloac tromethamine and dipyrone. Thromb Haemost 76(4): 592–597 (1996).

29. **Gibb W, Sun M.** Localization of prostaglandin H symnase type 2 protein and mRNA in term human fetal membranes and decidua. J Endocrinol 150, 497–503 (1996).

30. **Gierse JK, Hauser SD, Creely DP, Koboldt C, Rangwala SH, Isakson PC, Seibert K.** Expression and selective inhibition of the constitutive and inducible forms of human cyclooxygenase. Biochem J 305, 479–484 (1995).

31. **Gropetti A, Braga PC, Biella G, Parenti M, Ruscom L, Mantegazza P.** Effects of aspirin on serotonin and metenkephalin in brain: correlation with the antinociceptive activity

of the drug. Neuropharmacology 27, 499–505 (1988).

32. **Handwerker HO.** Influences of algogenic substances and Prostaglandins on the discharges of myelinated cutaneous nerve fibres identified as nociceptors. In: **Bonica JJ, Albe-Fessard D** (eds). Advances in Pain Research and Therapy, Vol. 1. Raven Press, New York, pp 41–45, 1976.

33. **Handwerker HO, Reeh PW.** Pain and inflammation. In: **Bond M, Charlton JE, Wool, C** (eds). Proceedings of the Vth World Congress on Pain, pp. 59–70. Pain Research and Clinical Management, Vol. 5, Elsevier, North Holland 1991.

34. **Harris RC.** Potential roles of COX-2 in kidney physiology and disease. Second International Workshop on COX-2, July 28–31, 1998, Kapalua, Maui, Hawaii (Presentation Summaries) 1998.

35. **Harris RC, McKanna JA, Akai Y, Jacobson HR, Dubois RN, Breyer MD.** Cyclooxygenase-2 is associated with the macula densa of rat kidney and increases with salt restriction. J Clin Invest 94, 2504–2510 (1994).

36. **He XY, Yang SY, Schulz H.** Inhibition of enoyl-CoA hydratase by long-chain L-3-hydroxyacyl-CoA and its possible effect on fatty acid oxidation. Arch Biochem Biophys Nov 1; 298(2), 527–531 (1992).

37. **Heppelmann B, Pfeffer A, Schaible HG, Schmidt RF.** Effects of acetylsalicylic acid and indomethacin on single groups II and IV sensory units from acutely inflamed joints. Pain 26, 337–351 (1986).

38. **Hinz B, Brune K.** Spezifische COX-2-Inhibitoren: Perspektiven einer Therapie mit neuen analgetischen und antiinflammatorischen Wirkstoffen. Wien Klin Wochenschr Ill, 103–112 (1999).

39. **Hinz B, Brune K.** New insights into physiological and pathophysiological functions of cyclooxygenase-2. Curr. Opin. Anaesthesiol. (2000).

40. **Hinz B, Brune K, Pahl A.** Prostaglandin E2 upregulates cyclooxygenase-2 expression in lipopolysaccharide- stimulated RAW 264.7 macrophages. Biochem. Biophys Res Commun 272, 774–748 (2000a).

41. **Hinz B, Dorn CP, Shen TY, Brune K.** Anti-inflammatory -Antirheumatic Drugs. In:

Ullmann's Encyclopedia of Industrial Chemistry. Sixth Edition, 2000, Electronic Release, Wiley-VCH, Weinheim 2000b.

42. **Hinz B, Hirschelmann R.** Neuere Erkenntnisse zur endogenen Regulation der Glucocorticoide. Pharmazie 52, 655–669 (1997).

43. **Hunskaar S, Fasmer OB, Broch OJ, Hole K.** Involvement of central serotonergic pathways in nefopam-induced antinociception. Fur J Pharmacol 138, 77–82 (1987).

44. **International Agranulocytosis and Aplastic Anemia Study.** Risks of agranulocytosis and aplastic anemia. A first report of their relation to drug use with special reference to analgesics. J Am Med Ass 256, 1749–1757 (1986).

45. **Jurna L.** Acetylsalicylic acid and related compounds depress nociceptive activity in the thalamus by a central action: indications for the involvement of prostaglandins. In: **Jurna I, Yaksh TL** (eds) Central Analgesic Action of Acetylsalicylic Acid and Related Compounds. Progress in Pharmacology and Clinical Pharmacology (1992).

46. **Kawamori T, Rao CV, Seibert K, Reddy BS.** Chemopreventive activity of celecoxib, a specific cyclooxygenase-2 inhibitor, against colon carcinogenesis. Cancer Res 58, 409–412 (1998)

47. **Kujuba DA, Herschmann HR.** Dexamethasone inhibits mitogen induction of the TIS 10 prostaglandin synthase/cyclooxygenase gene. J Biol Chem 267, 7991–7994 (1992).

48. **Kurumbail RG, Stevens AM, Gierse JK, McDonald JJ, Stegemann RA, Pak JY, Gildehaus D, Miyashiro JM, Penning TD, Seibert K, Isakson PC, Stallings WC.** Structural basis for selective inhibition of cyclooxygenase-2 by antiinflammatory agents. Nature 384, 644–648 (1996).

49. **Lanz R, Polster P, Brune K.** Antipyretic analgesics inhibit prostaglandin release from astrocytes and macrophages similarly. For J Pharmacol 130, 105–109 (1986).

50. **Laporte JR, Carn6 X, Vidal X, Moreno V, Juan J.** Upper gastrointestinal bleeding in relation to previous use of analgesics and non-steroidal antinflammatory drugs. Lancet 337, 85–89 (1991).

51. **Leese PT et al.** Ann Rheum Dis 2001; 60 Suppl. 1 & Amer J Emer Med 2002; 20: 275–281.

52. **Levy GN.** Prostaglandin H synthases, nonsteroidal antiinflammatory drugs, and colon cancer. FASEB J 11, 234–247 (1997).

53. **Levy M, Flusser D, Zylber-Katz E, Granit L.** Plasmakinetics of dipyrone metabolites in rapid and slow acetylators. Eur J Clin Pharmacol 27, 453–458 (1984).

54. **Levy M, Miller DR, Kaufmann DW, Siskind V, Schwingl P, Rosenberg L, Strom P, Shapiro S.** Major upper gastrointestinal bleeding. Relation to the use of aspirin and other non-narcotic analgesics. Arch Intern Med 148, 281–285 (1988).

55. **Lim RK.** Pain. Annu Rev Physiol 32, 269–288 (1970).

56. **Luong C, Miller A, Barnett J, Chow J, Ramesha C, Browner MF.** Flexibility of the NSAID binding site in the structure of human cyclooxygenase-2. Nature Struct Biel 3, 927–933 (1996).

57. **Maddrey WC.** Hepatic effects of acetaminophen – Enhanced toxicity in alcoholics. J Clin Gastroenterol 9, 180–185 (1987).

58. **Malmberg AB, Yaksh TL.** Hyperalgesia mediated by spinal glutamate or substance P receptor blocked by spinal cyclooxygenase inhibition. Science 257, 1276–3921 (1992).

59. **Malmberg AB, Yaksh TL.** Cyclooxygenase inhibition and the spinal release of prostaglandin E2 and amino acids evoked by paw formalin injection: a microdialysis study in unanaesthetized cats. J Neurosci 15, 2768–2776 (1995).

60. **Masferrer JL, Seibert K, Zweifel B, Needleman P.** Endogenous glucocorticoids regulate an inducible cyclooxygenase enzyme. Proc Nad Acad Sci USA 89, 3917–3291 (1992).

61. **Masferrer JL, Zweifel BS, Seibert S, Needleman P.** Selective regulation of cellular cyclooxygenase by dexamethasone and endotoxin in mice. J Clin Invest 86, 1375–1379 (1990).

62. **McCormack K, Brune K.** Dissociation between the antinociceptive and antiinflammatory effects of the nonsteroidal antiinflammatory drugs – A survey of their analgesic efficacy. Drugs 41, 533–547 (1991).

63. **Mense S.** Sensitization of a group IV muscle receptors to bradykinin by 5-hydroxytryptamine and prostaglandin E. Brain Res 225, 95–105 (1981).

64. **Mizuno H, Sakamoto C, Matsuda K, Wada K, Uchida T, Noguchi H, Akamatsu T, Kasuga M.** Induction of cyclooxygenase 2 in gastric mucosal lesions and its inhibition by the specific antagonist delays healing in mice. Gastroenterology 112, 387–397 (1997).

65. **Neugebauer V, Schaible HG.** Evidence for a central component in the sensitization of spinal neurons with joint input during development of acute arthritis in cat's knee. J Neurophysiol 64, 299–311 (1990).

66. **Neugebauer V, Schaible HG, He X, Lucke,T, Gundling P, Schmidt RF.** Electrophysiological evidence for a spinal antinociceptive action of dipyrone. Agents Actions 41, 62–70 (1994).

67. **Niiro H, Otsuka T, Izuhara K, Yamaoka K, Ohshima K, Tanabe T, Hara S, Nemoto Y, Tanaka Y, Nakashima H, Niho Y.** Regulation by interleukin-10 and interleukin-4 of cyclooxygenase-2 expression in human neutrophils. Blood 89, 1621–1628 (1997).

68. **O'Banion MK, Sadowski HB, Winn V, Young DA.** A serum- and glucocorticoid-regulated 4-kilobase mRNA encodes a cyclooxygenase-related protein. J Biol Chem 266, 23261–23267 (1991).

69. **Onoe Y, Miyaura C, Kaminakayashiki T, Nagai Y, Noguchi K, Chen QR, Seo H, Ohta H, Nozawa S, Kudo I, Suda T.** IL-13 and IL-4 inhibit bone resorption by suppressing cyclooxygenase-2-clependent prostaglandin synthesis in osteoblasts. J Immunol 156, 758–764 (1996).

70. **Oshima M, Dinchuk JE, Kargman SL, Oshima H, Hancock B, Kwong E, Trzaskos JM, Evans JF, Taketo MM.** Suppression of intestinal polyposis in Apc A716 knockout mice by inhibition of cyclooxygenase-2 (COX-2). Cell 87, 803–809 (1996).

71. **Parrett ML, Harris RE, Joarder FS, Ross MS, Clausen KP, Robertson FM.** Cyclooxygenase-2 gene expression in human breast cancer. Int J Oncol 10, 503–507 (1997).

72. **Patrignani P, Panara MR, Greco A, Fusco O, Natoli C, Iacobelli S, Cipollone F, Ganci A, Creminon C, Maclouf J, Patrono C.** Biochemical and pharmacological characterization of the cyclooxygenase activity of human blood prostaglandin endoperoxide synthase. I Pharmacol Exp Ther 271, 1705–1712 (1994).

73. **Patrignani P, Panara MR, Sciulli MG, Santini G, Renda G, Patrono C.** Differential inhibition of human prostaglandin endoperoxide syntha-1 and -2 by nonsteroidal antiinflammatory drugs. J Physiol Pharmacol 48, 623–631 (1997).

74. **Paul E, Hellwich M.** Die Wertigkeit des intracutanen Hauttests bei Analgetika-Unverträglichkeit im Vergleich zur oralen Provokation. Z Hautkr 62, 704–714 (1987).

75. **Peri KG, Hardy P, Li DS, Varma DR, Chermob S.** Prostaglandin G/H synthase-2 is a major contributor of brain prostaglandins in the newborn. J Biol Chem 270, 24615–24620 (1995).

76. **Picot D, Loll PJ, Garavito RM.** The X-ray crystal structure of the membrane protein prostaglandin H, synthase-1. Nature 367, 243–249 (1994).

77. **Pornmer W, Glaeske G, Molzahn M.** The analgesic problem in the Federal Republic of Germany: analgesic consumption, frequency of analgesic nephropathy and regional differences. Clin Nephrol 26, 273–278 (1986).

78. **Rainsford KD, Schweitzer A, Brune K.** Autoradiographic and biochemical observations on the distribution of nonsteroid antiinflammatory drugs. Arch Int Pharmacodyn Ther 250, 180–194 (1981).

79. **Ristimäki A, Honkanen N, Jönkold H, Sipponen P, Harkonen M.** Expression of cyclooxygenase-2 in human gastric carcinoma. Cancer Res 57, 1276–1280 (1997).

80. **Rumack BH.** Acetaminophen overdose in children and adolescents. Pediatr Clins North Am 33, 691–701 (1986).

81. **Sawdy R, Slater D, Fisk N, Edmonds DK, Bennett P.** Use of a cyclooxygenase type-2-selective nonsteroidal antiinflammatory agent to prevent preterm delivery. Lancet 350, 265–266 (1997).

82. **Schaible HG, Grubb BD.** Afferent and spinal mechanisms of joint pain. Pain 55, 5–54 (1993).

83. **Schmassmann A, Peskar BM, Stettler C, Netzer P, Stroff T, Flogerzi B, Halter F.** Effects of inhibition of prostaglandin endoperoxide synthase-2 in chronic gastrointestinal ulcer models in rats. Br J Pharmacol 123, 375–804 (1998).

84. **Schneider HT, Nuernberg B, Dietzel K, Brune K.** Biliary elimination of non-stero-

idal anti-inflammatory drugs in patients. Br J Clin Pharmacol 29, 127–131 (1990).

85. **Sirois J, Richards JS.** Purification and characterisation of a novel, distinct isoform of prostaglandin endoperoxide synthase induced by human chorionic gonadotropin in granulosa cells of rat preovulatory follicles. J Biol Chem 267, 6382–6388 (1992).

86. **Smith CJ, Zhang Y, Koboldt CM, Muhammad J, Zweifel BS, Shaffer A, Talley JJ, Masferrer JL, Seibert K, Isakson PC.** Pharmacological analysis of cyclooxygenase-1 in inflammation. Proc Natl Acad Sci USA 95, 13313–13318 (1998).

87. **Szelenyi L, Nickel B, Borbe HO, Brune K.** Mode of antinociceptive action of flupirtine in the rat. Br J Pharmacol 97, 835–842 (1989).

88. **Taiwo YO, Levine JD.** Prostaglandins inhibit endogenous pain control mechanisms by blocking transmission at spinal noradrenergic synapses. J Neurosci 8, 1346–1349 (1988).

89. **Tocco G, Freire-Moar J, Schreiber SS, Sakhi SH, Aisen PS, Pasinetti GM.** Maturational regulation and regional induction of cyclooxygenase-2 in rat brain: implications for Alzheimer's disease. Exp Neurol 144, 339–349 (1997).

90. **Travers AF.** A fatality after antipyrine administration. Clin Pharmacol Ther 49, 695–696 (1991).

91. **Vane JR.** Inhibition of prostaglandin synthesis as a mechanism of action for aspirin-like drugs. Nature New Biol 231, 232–237 (1971).

92. **Vane J.** The evolution of non-steroidal anti-inflammatory drugs and their mechanisms of action. Drugs 33 (Suppl. 1), 18–27 (1987).

93. **Vane J.** Towards a better aspirin. Nature 367, 215–216 (1994).

94. **Vlahov V, Badian M, Verho M, Bacracheva N.** Pharmacokinetics of metamizol metabolites in healthy subjects after a single oral dose of metamizol sodium. Eur. J. Clin. Pharmacol. 38, 61–65 (1990).

95. **Warner TD, Mitchell JA.** Cyclooxygenase-3 (COX-3): Filling in the gaps to-ward a cox continuum? PNAS 99(21): 13371–13373 (2002).

96. **Willer JC, De Broucker T, Busse B, Roby-Brami A, Harrewyn JM.** Central analgesic effect of ketoprofen in humans: electrophysiological evidence for a supraspinal mechanism in a double-blind and cross-over study. Pain 38, 1–7 (1989).

97. **Williams CS, Smalley W, DuBois RN.** Aspirin use and potential mechanisms for colorectal cancer prevention. I Clin Invest 100, 1–5 (1997).

98. **Wolhoff H, Altrogge G, Pola W, Sistovaris N.** Metamizole – a case of acute overdosage with suicidal intent. Dtsch Med Wschr 108, 1761–1764 (1983).

99. **Woolf CJ, Max MB.** Mechanism-based pain diagnosis: issues for analgesic drug development. Anesthesiology. 95(1), 241–249 (2001).

100. **Xie W, Chipman JG, Robertson DL, Erikson RL, Simmons DL.** Expression of a mitogen-responsive gene encoding prostaglandin synthase is regulated by mRNA splicing. Proc Natl Acad Sci USA 88, 2692–2696 (1991).

101. **Yaksh TL.** Central and peripheral mechanisms for the antialgesic action of acetylsalicylic acid. In: **Barnett HJM, Hirsh J, Mustard J** (eds). Acetylsalicylic Acid: New Aspects for an Old Drug. Raven Press, New York, pp 137–151, 1982.

8 Opioide

Uwe Junker, Ilka Kniesel

8.1 Opioidanalgetika

8.1.1 Einleitung

Opioide sind die potentesten Analgetika. Sie stammen alle von der Kernsubstanz Morphin ab, dem früheren Morphium. Morphin ist der wichtigste Bestandteil des aus 20 Alkaloiden bestehenden Opiums, das aus dem getrockneten Milchsaft unreifer Schlafmohnkapseln produziert wird. Schlafmohn, ursprünglich nur in Kleinasien verbreitet, wird mittlerweile auf der ganzen Welt legal oder illegal angebaut. Opium ist seit 6000 Jahren als Abhängigkeit verursachendes Rauschmittel bekannt, wird aber ebenso lange bei Durchfall, Schlaflosigkeit und zur Bekämpfung unterschiedlichster Schmerzen eingesetzt. So nutzten die Sumerer bereits 4000 v. Chr. Opium zur Linderung von Schwermut, Angst und Gereiztheit. Auch der römische Kaiser *Mark Aurel* griff gern auf die Substanz zurück, um seiner Depressionen Herr zu werden. Der englische Arzt *Sydenham* konstatierte im Jahre 1680, dass kein Heilmittel so universal wirksam sei wie das Opium. 1806 gelang es dem Apotheker *Sertürner* aus Einbeck, Morphin aus Opium zu isolieren, das er nach Morpheus benannte, dem Sohn des griechischen Schlafgottes Hypnos. Morphin wurde als Analgetikum sowohl im amerikanischen Bürgerkrieg (1861–1865), als auch im preußisch-französischen Krieg (1870-–1871) systematisch eingesetzt.

Heute sind Opioide als wesentlicher Bestandteil der medikamentösen Schmerztherapie anerkannt, wenngleich sie aus übertriebener Angst vor psychischer Abhängigkeit bzw. Unsicherheit im Umgang mit der Betäubungsmittelverordnung häufig noch zu zögerlich verordnet werden. In den letzten Jahren sind weitere, sowohl oral (z. B. Hydromorphon) als auch transdermal (z. B. Fentanyl) applizierbare, zuverlässig retardierte Präparate erschienen, die bei sachgemäßer Anwendung die Gefahr psychischer Abhängigkeit im Sinne von Sucht weitestgehend minimieren.

8.1.2 Opioidrezeptoren

Bis zur Entdeckung der Opioidrezeptoren und ihrer endogenen, morphinähnlich wirkenden Peptide, den Endorphinen und Enkephalinen in den 1970er-Jahren war der genaue Wirkmechanismus der Opioide nicht bekannt. Das Wechselspiel zwischen Opioid auf der einen und Rezeptor auf der anderen Seite wird durch Affinität und intrinsische Aktivität bestimmt.

Affinität bezeichnet die Bindungsstärke einer Substanz am Rezeptor nach dem Schlüssel-Schloss-Prinzip, d. h. je besser eine Substanz in die Bindungsstelle passt, umso größer ist die verursachte Wirkung.

Intrinsische Aktivität. Morphinderivate bewirken die funktionelle Umwandlung des Rezeptormoleküls durch Öffnung eines Ionenkanals. Diese Funktionsänderung wird als intrinsische Aktivität bezeichnet und ist neben der Bindungsstärke ganz wesentlich für die Stärke der Analgesie.

So verfügt beispielsweise Naloxon als reiner Antagonist über eine hohe Rezeptoraffinität, zugleich aber auch über eine nur sehr schwach ausgeprägte intrinsische Aktivität. Bildlich gesprochen bedeutet dies, dass der Schlüssel im Schloss steckt, sich aber nicht drehen lässt. Naloxon besetzt den Rezeptor im Sinne einer kompetitiven Hemmung, ohne eine Analgesie zu bewirken (Tab. 1). Die durch die Opioidrezeptoren im ZNS und in der Peripherie vermittelten Wirkungen der einzelnen Opioidanalgetika sind in Tabelle 2 dargestellt.

Anstatt der früher gebräuchlichen Bezeichnung Opiate sollte heute der Begriff Opioide benutzt werden, da er alle Substanzen erfasst, die an Opioidrezeptoren wirken

Tab. 1: Affinität und intrinsische Aktivität von Opioidanalgetika (nach [10])

	μ-Rezeptor	δ-Rezeptor	κ-Rezeptor
Reine Agonisten			
Morphin, Oxycodon u. a.	+++	+	+
Methadon	+++	–	–
Pethidin	++	+	+
Fentanyl	+++	+	–
Partial-Agonisten			
Buprenorphin	(+++)	–	xx
Pentazocin	x	+	++
Reine Antagonisten			
Naloxon	xxx	x	xx
Naltrexon	xxx	x	xxx

+ Affinität und intrinsische Aktivität (Agonist); ( ) Partial-Agonist
x Affinität und keine intrinsische Aktivität (Antagonist)
– Keine oder nur schwache Affinität

Tab. 2: Opioidrezeptoren und durch sie vermittelte Wirkungen (nach [10])

	Analgesie	μ-Rezeptor	δ-Rezeptor	κ-Rezeptor
Expression	Supraspinal	+++	–	–
	Spinal	++	++	+
	Peripher	++	–	++
Wirkung	Atemdepression	+++	++	–
	Miosis	++	–	+
	Obstipation	++	++	+
	Euphorie	+++	–	–
	Dysphorie	–	–	+++
	Sedierung	++	–	++
	Physische Abhängigkeit	+++	–	+

und deren Wirkung durch Naloxon aufgehoben werden kann. Dazu gehören neben den Opioidanalgetika die Endorphine und Enkephaline ebenso wie die synthethischen Opioidpeptidanaloga.

8.1.3 Klassifikation der Opioide

In der Literatur wird die Klassifikation der Analgetika vom Opioidtyp nicht einheitlich gehandhabt. Aufgrund ihrer unterschiedlichen Affinität zu einzelnen Rezeptoren haben die Opioide im Vergleich zu Morphin kein einheitliches Wirkungs- und Nebenwirkungsspektrum. Für den klinischen Alltag hat sich daher die Einteilung in mittelstarke und starke Opioidanalgetika als hilfreich erwiesen, wobei Morphin als Referenzsubstanz gilt.

8.1.3.1 Mittelstarke Opioide (WHO-Stufe II)

Zu dieser Gruppe gehören Codein, Dihydrocodein, Tramadol und Tilidin/Naloxon. Die große Verbreitung dieser Opioide der WHO-Stufe II ist nicht zuletzt der Tatsache zu verdanken, dass sie nicht der

Betäubungsmittelverordnung unterliegen. Hiervon profitiert auch die Kombination Tilidin/Naloxon, die bezüglich ihrer Wirkstärke eher zu den hochpotenten Opioiden gezählt werden kann.

Tramadol und Tilidin/Naloxon. Die Bedeutung von Codein und Dihydrocodein nimmt in Deutschland kontinuierlich ab, nicht zuletzt, weil Tramadol, insbesondere aber Tilidin/Naloxon deutlich geringer obstipierend wirken. Dafür scheint eine antagonistische Wirkung des Naloxons an Opioidrezeptoren im Darm verantwortlich zu sein. Tilidin/Naloxon zeichnet sich gegenüber den anderen Wirkstoffen dieser Gruppe durch seine fehlende Kumulation bei Niereninsuffizienz aus. Bei Leberinsuffizienz ist die Substanz dagegen kontraindiziert, da die Aktivierung der Prodrug Tilidin zum analgetisch wirksamen Nortilidin einer intakten hepatischen Metabolisierung bedarf. Unter Tramadol treten tendenziell eher Übelkeit und Erbrechen auf, während unter Tilidin/Naloxon etwas häufiger zentralnervöse Symptome wie Schwindel oder auch Euphorie beobachtet werden können.

8.1.3.2 Starke Opioide (WHO-Stufe III)

Morphin ist nach wie vor der Goldstandard für die Schmerztherapie mit starken Opioiden und in vielen Applikationsformen verfügbar. Aufgrund ihrer weiten Verbreitung liegen für die Substanz auch die meisten Erfahrungen und wissenschaftlichen Daten hinsichtlich Effektivität und Nebenwirkungsrate vor.

Buprenorphin verfügt über eine hohe Rezeptoraffinität bei gleichzeitig geringer intrinsischer Aktivität. Somit ist Buprenorphin ein partieller Antagonist, der sich zwar einerseits durch eine lange Wirkdauer auszeichnet, andererseits aber die Probleme der Nichtantagonisierbarkeit mit Naloxon im Fall einer Intoxikation sowie eines „Ceiling-Effekts" in sich birgt. Letzterer ist hinsichtlich einer befürchteten Atemdepression vorteilhaft, impliziert aber auch, dass eine Steigerung der Dosis auf mehr als ca. 4 mg/Tag keine Verbesserung der analgetischen Wirkung mehr mit sich bringt. Von Vorteil sind die variablen Applikationsformen: Buprenorphin ist intravenös, sublingual und transdermal verfügbar. Bei transdermaler Anwendung wird kein „Ceiling-Effekt" beobachtet.

Levomethadon wird in Deutschland hauptsächlich zur Substitution bei Drogenabhängigkeit eingesetzt, erfreut sich aber in letzter Zeit auch in der Schmerztherapie wachsender Beliebtheit. Es stellt hier eine wichtige Alternative zu Morphin speziell bei Patienten mit therapieresistenten Morphinnebenwirkungen dar. Die Substanz bietet jedoch einige Besonderheiten, die sie in der Hand des schmerztherapeutisch Unerfahrenen gefährlich machen: Die Eliminationshalbwertszeit von etwa 72 Stunden überdauert die zwischen sechs bis zwölf Stunden variierende analgetische Wirkung deutlich. Interindividuell stark unterschiedliche Plasmaspiegel aktiver Metabolite bergen das Risiko einer Kumulation, so dass nach drei bis sieben Tagen eine Dosisreduktion um 20–30 % versucht werden sollte. Wesentlicher Nachteil von Levomethadon ist zudem das Fehlen einer retardierten galenischen Zubereitung, so dass die stark variierenden Einzeldosen dreimal täglich gegeben werden müssen. Vorteile der Substanz gegenüber anderen Morphinderivaten sind die geringere Histaminausschüttung (Juckreiz, Morphinasthma) und die schwächer ausgeprägte obstipierende Wirkung.

Oxycodon ist doppelt so stark analgetisch wirksam wie Morphin. Die retardierte Darreichungsform weist ein klinisch vorteilhaftes biphasisches Resorptionsmuster mit einer schnellen initialen Resorption innerhalb der ersten halben Stunde und einer verzögerten Freisetzung von zwölf Stunden auf. Daraus resultiert ein rascher Wirkungseintritt bei zugleich langer Wirkdauer. Vorteile der Substanz sind außerdem ihre hohe orale Bioverfügbarkeit und – aus Patientensicht – ihr Name, dem das Morphinstigma fehlt. Einige Arbeiten konnten eine im Vergleich zu anderen Opioiden bessere Wirksamkeit von Oxycodon bei neuropathischen Schmerzen zeigen.

Hydromorphon zeichnet sich wie Oxycodon durch eine hohe orale Bioverfügbarkeit aus. Ein entscheidender Vorteil gerade bei multimorbiden Patienten ist die geringe Plasmaeiweißbindung und die sich daraus ergebende fehlende Kumulationsgefahr. Hydromorphon ist etwa um den Faktor 8 stärker analgetisch wirksam als Morphin. Es steht in moderner Retardgalenik zur Verfügung, wobei die Kapseln sondenfähig sind.

Fentanyl spielt als intravenös zu applizierendes Analgetikum, das ca. 200fach analgetisch potenter ist als Morphin, in der Anästhesie eine überragende Rolle. Aufgrund seiner nur kurzen Wirkdauer von 30–45 Minuten ist es für die Behandlung chronischer Schmerzen ungeeignet. Daher wurde das transdermale Fentanylsystem entwickelt, das in den letzten Jahren weite Verbreitung gefunden hat. Durch eine Kontrollmembran wird mittels passiver Diffusion gleichmäßig Wirkstoff abgegeben, die Dosis ist dabei von der Größe des Pflasters abhängig. Stabile Plasmaspiegel werden nach ca. zwölf Stunden erreicht und über bis zu 72 Stunden aufrecht erhalten. Sowohl transdermales Fentanyl als auch das Buprenorphin-Pflaster verursachen tendenziell weniger Obstipation als orale Morphinderivate. Beide Opioidpflaster stellen wertvolle Bereicherungen unseres therapeutischen Arsenals dar, sind leicht zu handhaben, erleichtern die Patientencompliance und sind von Vorteil bei Schluck- und Passagestörungen. Bedingt durch ihre träge Kinetik und begrenzte Klebeflächen sind Pflastersysteme weniger geeignet für die Therapie von Schmerzsyndromen mit hohem Opioidbedarf und häufigen Durchbruchsschmerzen.

8.1.4 Opioidtherapie in der Praxis

Für die Wirksamkeit von Opioiden ist der Pathomechanismus primär nicht entscheidend. Da es somit keine Prädiktoren dafür

gibt, welche Schmerzen auf Opioide reagieren, ist ein individueller Behandlungsversuch zur Testung der Opioidsensitivität in aller Regel unerlässlich.

▶ **Opioidsensitive Schmerzen** lassen sich mit Opioiden ausreichend lindern, ohne dass limitierende unerwünschte Wirkungen auftreten.

▶ **Opioidpflichtige Schmerzen** sind solche opioidsensitiven Schmerzen, bei denen Nichtopioide wegen ihrer Nebenwirkungen unzumutbar sind, allein unzureichend wirken oder für sie eine Kontraindikation besteht.

Ob ein Schmerz auf Opioide anspricht, kann durch sorgfältige Dokumentation mittels Schmerztagebüchern unter Mitwirkung des Patienten ermittelt werden. Erweist sich ein Schmerzsyndrom als opioidsensitiv, gibt es – anders als bei den Nichtopioidanalgetika – keine allgemein verbindlichen Dosisempfehlungen. Die notwendige Dosis richtet sich ausschließlich nach analgetischem Effekt und Verträglichkeit. Zur Austestung und Dosistitration sollten vorzugsweise orale Retardpräparate eingesetzt werden, es sei denn, stärkste Schmerzen erfordern eine rasche Aufsättigung. Der früher von einigen Autoren empfohlene „i.v.-Morphintest" hat sich nicht bewährt, weil die Dosis bei oraler Gabe oft deutlich niedriger ist als in Umrechnungstabellen angegeben. Die rasche intravenöse Gabe birgt zudem einerseits Gefahren, andererseits ist ihre Plazebowirkung nicht zu unterschätzen.

8.1.4.1 Indikationsstellung

Im Unterschied zur Akutschmerztherapie ist die Entscheidung zum Einsatz eines Opioids gerade beim chronischen Nichttumorschmerz nicht immer einfach. Erhalten Patienten mit nicht opioidsensitiven Schmerzen oder vorrangig psychischen Problemen fälschlicherweise ein Opioid, kann daraus eine Abhängigkeitsproblematik und letztlich eine komplexe Chronifizierung des gesamten Krankheitsbildes resultieren. Mit fünf einfachen, gezielten Fragen lassen sich erste Hinweise darauf gewinnen, ob ein Patient von einer Opioidtherapie profitieren wird oder ob sich diese z. B. aufgrund einer mehr im Vordergrund stehenden somatoformen Schmerzstörung eher verbietet:

▶ Ist die Schmerzursache klar?
▶ Passt die Schmerzstärke zur Krankheit?
▶ Ist der Patient psychisch unauffällig?
▶ Sind Kontraindikationen für Opioide ausgeschlossen?
▶ Falls der Patient Vorerfahrung mit Opioiden hat: Waren diese zumindest zeitweilig wirksam?

Lassen sich alle fünf Fragen mit „ja" beantworten, kann der Hausarzt oder Facharzt die Morphintherapie beginnen. Ergibt sich kein klares Bild, sollte der Patienten zuvor in einer interdisziplinären Schmerzkonferenz vorgestellt werden. Bei primären Kopfschmerzen, allen funktionellen, somatoformen und anderen psychischen Störungen sowie bei Schmerzattacken mit freien Intervallen ist von der Therapie mit Opioiden abzuraten.

8.1.4.2 Aufklärung und realistische Zielsetzung

Ist die Entscheidung für den Einsatz eines Opioids gefallen, muss zusammen mit dem Patienten ein realistisches Therapieziel besprochen werden. Dabei ist wichtig, eine eventuell aufkommende, allein auf die Opioidtherapie fokussierte Erwartungshaltung zu dämpfen. Viele Untersuchungen konnten zeigen, dass die schmerzreduzierende Wirkung von Opioiden bei opioidsensitiven Schmerzen in der Regel weniger als 50 % beträgt. Die Opioidtherapie muss dem Patienten als wesentlicher Bestandteil eines multimodalen Therapiekonzepts verständlich gemacht werden, innerhalb dessen er aktiv mitarbeiten muss. Dabei können beispielsweise Aspekte wie Physiotherapie, Gewichtsreduktion und dosierte sportliche Betätigung oder das Erlernen schmerzdistanzierender Verfahren (autogenes Training, Muskelentspannung nach Jacobson) oder auch eine begleitende Psychotherapie mehr oder weniger in den Vor-

dergrund rücken. Wesentliche Ziele der Therapie sind die Verbesserung der Alltagstauglichkeit und bei Berufstätigen die Rückkehr an den Arbeitsplatz.

Vor Therapiebeginn müssen opioidtypische Nebenwirkungen besprochen werden (s. u.), unerlässlich ist darüber hinaus die Aufklärung darüber, dass

▶ kognitive Einschränkungen wie z. B. Konzentrationsstörungen insbesondere in der Einstellungsphase auftreten können,
▶ in der Einstellungsphase, bei Dosisveränderungen oder Opioidwechsel Fahruntüchtigkeit gegeben ist,
▶ ein Versuch, die Dosis zu reduzieren oder das Opioid langsam abzusetzen unternommen wird, wenn Änderungen der Grundkrankheit oder die Wirkungen anderer Therapiemaßnahmen dies sinnvoll erscheinen lassen,
▶ die Opioidtherapie bei mangelhafter Kooperation des Patienten z. B. in Form von eigenmächtiger Dosiseskalation oder zusätzlicher Einnahme nicht verordneter Medikamente oder Non-Compliance hinsichtlich begleitender Therapiemaßnahmen beendet wird.

8.1.4.3 Dosisfindung und Verlaufskontrolle

Für Opioide existieren keine allgemeingültigen Dosierungsempfehlungen, d. h. letzten Endes bestimmt der Patient per positiver oder negativer Rückkopplung die Dosis selbst. Dazu sind in der Einstellungsphase regelmäßige Vorstellungen des Patienten und das Führen eines Schmerztagebuchs, in dem Schmerzreduktion und unerwünschte Wirkungen der Therapie gleichermaßen dokumentiert werden, unerlässlich (s. auch Kapitel 3: Schmerzmessung und -dokumentation). Gleiches gilt für die eventuell erforderlich werdende Umstellung auf ein anderes Opioid. Gängige Tagesdosen sind in Tabelle 3 zusammengestellt. Die Verordnung des verwendeten Opioidanalgetikums sollte nur durch einen einzigen Arzt erfolgen.

Ganz wesentlicher Bestandteil einer modernen Opioidtherapie ist der frühest-

Tab. 3: Tagesdosen der Opioide (nach [3])

	Wirkstoff	Tagesdosierung [mg]	Wirkungsdauer [1 h]
WHO-Stufe II	Tilidin/Naloxon retard	2–3 × 50–100–150–200	8–12
	Tramadol retard	2–3 × 100–200	8–12
WHO-Stufe III oral	Morphin retard	2–3 × 10–500	8–12
	Oxycodon	2–3 × 10/20/40	8–12
	Hydromorphon	2–3 × 4/8/12/16/24	8–12
	L-Methadon	1–2 × 5–100	ca. 12 (variabel)
	Buprenorphin sl	3–4 × 0,2–1,2	6–8
WHO-Stufe III transdermal	Fentanyl TTS	0,3–2 (transdermal!)	48–72
	Buprenorphin TTS	0,84–1,68 (transdermal!)	48–72

mögliche und konsequente Einsatz von Retardpräparaten im Sinne einer Schmerzprophylaxe. Damit werden stark schwankende Plasmaspiegel mit der Gefahr von Unterdosierung mit Schmerzdurchbrüchen bzw. Überdosierung mit Nebenwirkungen weitgehend verhindert.

Bei bisher opioidnaiven Patienten mit höchstens mittlerem Schmerzniveau kann die Einstellung mit einem Opioid der WHO-Stufe II versucht werden. Zunächst wird im Abstand von zwölf Stunden morgens und abends eine Retardkapsel verabreicht. Zusätzlich wird dem Patienten eine unretardierte Escape-Medikation mitgegeben (Tropfen oder Tabletten), die er bei Schmerzdurchbrüchen einnehmen soll. Wie oft die Bedarfsmedikation gebraucht wurde, wird im Tagebuch dokumentiert. Beim nächsten Besuch wird die ermittelte Zusatzdosis in retardierter Form der bisherigen Tagesdosis zugeschlagen.

Bei bereits mit Opioiden vorbehandelten Patienten, die auf ein anderes Präparat umgestellt werden sollen, können Umrechnungstabellen mit entsprechenden Äquivalenzdosen zur Dosisfindung herangezogen werden (siehe auch Kapitel 31: Tumorschmerztherapie). Allerdings unterliegen solche Umrechnungsfaktoren einer großen individuellen Streuung. Besonders bei Umstellung im Hochdosisbereich liegt die optimale Opioiddosis häufig niedriger als

pharmakologische Daten erwarten lassen. Um Überdosierung zu vermeiden, sollte man daher mit der Hälfte der errechneten Dosis beginnen. Der Patient erhält wiederum eine unretardierte Bedarfsmedikation, die Dosierung des neuen Opioids wird – falls erforderlich – später angepasst. Ziel sollte immer sein, die niedrigste analgetisch effektive Dosis zu finden. Tabelle 4 gibt einige Anhaltspunkte hinsichtlich einer differenzierten Indikation für bestimmte Opioide bzw. eines symptombezogenen Opioidwechsels. Bei Nieren- oder Leberinsuffizienz muss – von wenigen Ausnahmen abgesehen – in der Regel die Dosis nach unten korrigiert werden (Tab. 5).

Vor einem Opioidwechsel – besonders bei Dosiseskalation – sollte zunächst noch geprüft werden, ob eine Dosiserhöhung des „alten Präparats" nicht doch einen Benefit für den Patienten bringt, ob eventuelle Nebenwirkungen nicht noch effektiver bekämpft werden können und ob generell die Indikation für die Opioidtherapie überhaupt stimmt.

In seltenen Fällen mit schwersten Schmerzzuständen kann die Dosis intravenös titriert werden, z.B. mittels patientenkontrollierter Analgesie über eine PCA-Pumpe. Nach Ermittlung der wirksamen i.v.-Gesamtdosis kann anschließend die Therapie mit 50–75 % dieser Dosis in redardierter Form fortgesetzt werden.

Tab. 4: Differenzialindikation und symptombezogene Opioidwechsel (nach [3])

Symptom/Erkrankung	Mittel der Wahl
Obstipation	Methadon, Fentanyl TTS, Tilidin + Naloxon
Übelkeit, Erbrechen	Methadon (Fentanyl TTS)
Dysphagie	Transdermale Systeme/Morphingranulate (sondengängig)
Juckreiz	„trial and error" nach analgetischer Wirksamkeit
Verwirrtheit u.a.	„trial and error"
Histaminliberation, Analgetika-Asthma	Methadon
Eiweißmangel oder Komedikation mit hoher Eiweißbindung	Hydromorphon
Niereninsuffizienz	Buprenorphin, Tilidin/Naloxon
Leberfunktionsstörung	Hydromorphon, Fentanyl

Tab. 5: Dosisanpassung von Opioiden bei Nieren- oder Leberfunktionseinschränkung (nach [7])

Substanz	Nieren-funktion	Leber-funktion
Tilidin/Naloxon	↔	!
Tramadol	D↓	D↓
Morphin	D↓	D↓
Hydromorphon	?	D↓
Fentanyl	Alternativen erwägen	↔
Oxycodon	D↓	D↓
Buprenorphin	↔	keine Daten

D↓ = Dosisreduktion
! = bei ausgeprägter Funktionseinschränkung vermeiden
↔ = normale Dosierung

Generell sollte gemäß den Empfehlungen der WHO die Dosisfindung oral erfolgen. Es gelingt nicht immer, ausschließlich mit retardierter Medikation im gesamten Tagesverlauf den Schmerz ausreichend zu lindern. Zum Beispiel kann bei Patienten mit komplexen Schmerzsyndromen des Bewegungssystems ein morgendlicher „Anlaufschmerz" auftreten, der eine zusätzliche unretardierte und schnell wirksame Opioideinnahme erfordert. Diese sollte kontrolliert – am besten zu fest vorgegebener Zeit – erfolgen, da rasch anflutende Opioide im Gegensatz zu retardierten ein hohes Abhängigkeitspotenzial haben. Auch für die beiden transdermalen Opioidsysteme stehen mit Buprenorhin-Sublingualtabletten bzw, transmukosalem Fentanyl wirkstoffgleiche, unretardierte Präparate zur Verfügung (siehe auch Kapitel 31: Tumorschmerztherapie).

8.1.4.4 Opioidtypische Nebenwirkungen

Opioidtypische Nebenwirkungen wie Übelkeit und Obstipation müssen von Beginn an konsequent mittherapiert werden, um die Compliance des Patienten zu erhalten (siehe hierzu ausführlich Kapitel 8.2). Hinsichtlich der opioidinduzierten Übelkeit entwickelt sich in aller Regel nach ca. 14 Tagen eine Toleranz, die auch bei Erhöhung der Dosis anhält. Manche Autoren empfehlen, eine antiemetische Ko-Therapie nur bei solchen Patienten durchzuführen, die anamnestisch postnarkotisch oder im Rahmen einer Chemotherapie Erbrechen angeben. Eigene Erfahrungen zeigen jedoch, dass ambulante Patienten besser zu führen sind, wenn mit Beginn der Opioidtherapie für zwei Wochen zugleich mit einem Antiemetikum behandelt wird. Demgegenüber müssen Laxanzien solange verabreicht werden, wie die Opioidtherapie andauert.

Opioide allein lösen nicht alle Schmerzprobleme, sind aber im therapeutischen Gesamtkonzept moderner Schmerztherapie nicht zuletzt wegen ihrer fehlenden Organtoxizität häufig unverzichtbar.

8.1.5 Kasuistik

Die folgende Kasuistik eines Postnukleotomiesyndroms zeigt, wie es gelingen kann, durch ein multimodales Therapiekonzept, in dem initial effektive Analgesie mittels eines Opioids eine wichtige Rolle spielt, die Lebensqualität – hier einer jungen Patientin – entscheidend zu verbessern.

Die 32-jährige Patientin stellt sich mit ziehend-elektrisierenden Rückenschmerzen, die sie als teilweise auch krampfartig beschreibt, in der Schmerzambulanz unserer Klinik vor. Die Intensität ihrer Schmerzen gibt sie auf der numerischen Ratingskala (NRS) mit Werten zwischen 6 bis 8 an, sie geht mithilfe einer Krücke, nimmt eine deutliche Schonhaltung ein und ist depressiv-trauriger Stimmung. Zum Zeitpunkt der Erstvorstellung ist sie bereits seit einem Jahr in ihrem Beruf als Fleischfachverkäuferin arbeitsunfähig. Es besteht eine intakte Partnerschaft, sie hat einen Sohn.

Anamnese. Vor einem Jahr war wegen eines Bandscheibenvorfalls im Bereich von L5/S1 mit Nervenwurzeleinengung im Bereich S1 ein Sequester entfernt worden, nachdem präoperativ während sechs Monaten zunehmende Schmerzen in der rechten Gesäßhälfte mit sich ebenfalls kontinuierlich intensivierenden Kribbelparästhesien bis in die Zehen bestanden hatten. Postoperativ war die Patientin kurze Zeit deutlich schmerzgelindert, aber nie ganz schmerzfrei. Die Krankengymnastik musste sie trotz hoher Eigenmotivation – sie hatte vor der Erkrankung in ihrer Freizeit auf Regionalliganiveau Handball gespielt – schmerzbedingt immer wieder abbrechen. Als die Patientin sich bei uns vorstellt, besteht orthopädischerseits eine medikamentöse Therapie mit 8-stündlich Diclofenac-Supp., ergänzt durch transkutane elektrische Nervenstimulation, die die Patientin häuslich regelmäßig durchführt. Bis vor kurzem sind zahlreiche Infiltrationen vorgenommen worden, immer nur mit geringer schmerzreduzierender Wirkung. Der vorbehandelnde Kollege erklärte ihr, für Morphin sei sie noch zu jung.

Therapie. In einem ausführlichen Erstgespräch erläutern wir der Patientin, dass nur ein vielschichtig angelegtes Therapiekonzept zum Erfolg führen könne, wobei nicht vollständige Schmerzfreiheit, sondern zunächst die Wiederherstellung der krankengymnastischen Beübbarkeit und schließlich eine wie auch immer geartete Wiederaufnahme einer Berufstätigkeit stehen müsse. Medikamentös verordnen wir zunächst retardiertes Tilidin/Naloxon in einer Dosis von 12-stündlich 100 mg und als Koanalgetikum Gabapentin 12-stündlich 300 mg. In der Folgezeit wird die analgetische Therapie nach Schmerztagebuch angepasst, nach vier Wochen ist die Intensität der Schmerzen unter 8-stündlich 150 mg Tilidin/Naloxon und 8-stündlich 400 mg Gabapentin auf NRS 3 im Durchschnitt gesunken, die eine Woche zuvor begonnene Physiotherapie kann zunehmend intensiviert werden. Begleitend erlernt die Patientin progressive Muskelentspannung nach *Jacobson*. Unter laufender Therapie beginnt sie mit einer Umschulung zur Industriekauffrau, da die ständig stehende Tätigkeit als Fleischereifachverkäuferin für sie nicht mehr in Frage kommt.

Nach etwa einem halben Jahr, in dem die autochthone Rückenmuskulatur konsequent auftrainiert wird, ist die anfänglich ausgeprägte Schonhaltung vollends verschwunden. Die Patientin ist guter Stimmung, da sie ihre Umschulung erfolgreich abgeschlossen hat. Die Schmerzintensität liegt stabil bei NRS 2–3. Wir besprechen gemeinsam, die Analgetika schrittweise zu reduzieren. Dies gelingt ohne Schmerzzunahme nach einem weiteren halben Jahr, in dem die Patientin erfreulicherweise eine sie befriedigende berufliche Teilzeittätigkeit aufgenommen hat. Sie nimmt täglich noch 12-stündlich 50 mg Tilidin/Naloxon und 12-stündlich 300 mg Gabapentin ein. Die erlernten krankengymnastischen Übungen führt sie zu Hause konsequent weiterhin durch.

8.2 Nebenwirkungen der Opioidanalgetika

Die Nebenwirkungen der Opioide sind vielfältig. Das Gute daran ist, dass sie im Wesentlichen dosisabhängig sind. Es lassen sich zentral bedingte, peripher bedingte und sonstige Nebenwirkungen unterscheiden.

8.2.1 Zentral bedingte Nebenwirkungen

8.2.1.1 Sedierung

Initial kann bei einer Schmerzbehandlung mit Opioiden eine sedativ hypnotische Wirkung im Sinne einer Müdigkeit auftreten. Der Grund dafür liegt in einer Reduktion des Aktivierungssystems der Formatio reticularis mesencephali. In der Regel entwickelt der Körper dagegen eine Toleranz. Erst sehr viel höhere Dosen als die analgetisch wirksamen bewirken schließlich eine Narkose.

8.2.1.2 Atemdepression

Als akute Nebenwirkung am meisten gefürchtet ist die Atemdepression. Allerdings ist diese Gefahr bei einer an der Schmerzintensität titrierten Dosierung von Opioiden gering. Schmerz ist ein physiologischer Antagonist der atemdepressiven Wirkung der Opioide. Die schmerzbedingt gesteigerte Atmung kann mittels ausreichender Schmerzreduktion durch Opiate normalisiert werden, im Sinne einer Vertiefung einzelner Atemzüge und Reduktion der Atemfrequenz. Selbst hohe Opiatdosen, individuell titriert an der Schmerzintensität eines Patienten, erzeugen nicht zwangsläufig eine Atemdepression. Zwingend erforderlich, um auch relative Überdosierungen zu vermeiden, ist eine gute Symptomkontrolle. Wird z. B. eine stabile Schmerzbehandlung mit Opioiden ergänzt mit invasiven Verfahren (Kathetertechniken, Blockaden), kann eine Dosisanpassung notwendig werden. Patienten müssen in diesem Fall beobachtet, Atemfrequenz sowie Vigilanz müssen gezielt dokumentiert werden. Ebenso sollte bei älteren Patienten oder solchen mit reduziertem Allgemeinzustand besonders in der Einstellungsphase mit einem hochwirksamen Opioid eine geringere Dosis als die übliche oder ein längeres Zeitintervall gewählt werden, damit Sedierung und Atemdepression vermieden werden. Entsprechendes gilt, wenn ein Patient zusätzlich Substanzen erhält, die die Vigilanz beeinträchtigen können (z. B. Neuroleptika). Tritt jedoch eine manifeste Atemdepression auf, kann diese mit geringen Dosen (0,02 mg ggf. repetitiv) intravenös applizierten Naloxons antagonisiert werden. Niedrige Dosen heben die Atemdepression auf, ohne die analgetische Wirkung vollständig abzuschwächen oder sogar Entzugssymptome auszulösen.

8.2.1.3 Übelkeit und Erbrechen

Übelkeit selbst ist ein unangenehmes Gefühl, häufig von vegetativen Reaktionen wie Blässe oder kaltem Schweiß begleitet. Erbrechen ist demgegenüber das plötzliche Hervorbringen von Mageninhalt durch den Mund. Auslöser für Übelkeit und Erbrechen sind afferente Impulse aus dem oberen Gastrointestinaltrakt auf das Brechzentrum in der Medulla oblongata innerhalb der Blut-Hirn-Schranke, Erregung von Chemorezeptoren in der Area postrema außerhalb der Blut-Hirn-Schranke am Boden des vierten Ventrikels sowie Vestibularisreize, Hirndrucksteigerung oder psychische Reize. Über die Erregung von Chemorezeptoren in der Area postrema lösen Opioide Übelkeit und Erbrechen aus. Nach etwa 14 Tagen stellt sich eine verminderte Erregbarkeit ein. Das emetische Potenzial der Opioide lässt sich durch Neuroleptika (Haloperidol), Domperidon, Metoclopramid oder andere Substanzen behandeln (siehe auch Kapitel 32: Tumorschmerztherapie).

8.2.1.4 Hustendämpfung

Nebenwirkungen können auch therapeutisch genutzt werden. Es ist bekannt, dass Opioide die reflektorische Aktivierbarkeit des Hustenzentrums unterdrücken. In Dosen, die niedriger als die für die analgetische Wirkung notwendigen sind, kann unproduktiver Husten behandelt werden (z. B. Kodeinpräparate).

8.2.1.5 Orthostasesyndrom

Über eine dämpfende Wirkung auf den Sympathikus können Opioide eine Vasodilatation sowie Abnahme der Herzfrequenz auslösen, so dass der Blutdruck abnimmt. Diese Sympathikusdämpfung kann für die orthostatische Dysregulation verantwortlich sein. Demgegenüber ist die eher periphere blutdrucksenkende Wirkung der Opioide histaminvermittelt und nur von kurzer Dauer. Nach wiederholten Injektionen ist sie zu vernachlässigen.

8.2.1.6 Miosis

Für die opioidbedingte Miosis scheint die Enthemmung im Edinger-Westphal-Kern (Nucleus oculomotorius) verantwortlich zu sein.

8.2.2 Peripher bedingte Nebenwirkungen

8.2.2.1 Obstipation

Die Obstipation ist die häufigste sowie gleichzeitig hartnäckigste durch Opioide hervorgerufene Nebenwirkung. Unterschiedliche Pathomechanismen sind daran beteiligt. Opioide erhöhen den Muskeltonus der glatten Muskulatur des Magen-Darm-Trakts. Aufgrund einer Erregung des Magenpylorus verlängert sich die Magenpassage für Nahrung. Durch eine direkte Hemmung der Freisetzung von Azetylcholin im Plexus myentericus im Dünndarm und Dickdarm nimmt die propulsive Motorik ab, die segmentalen Kontraktionen als segmentale Einschnürungen nehmen zu. Gleichzeitig wird der Defäkationsreiz gedämpft und der Stuhldrang unterdrückt. Insgesamt ist die opiattypische Obstipation gekennzeichnet durch ihre spastische Komponente. Für eine Opiattherapie ist deshalb die konsequente medikamentöse Behandlung dieser typischen Nebenwirkung von Anfang an und für die gesamte Dauer uner-lässlich (siehe auch Kapitel 31: Tumorschmerztherapie).

8.2.2.2 Harnverhalt

Für den opiatbedingten Harnverhalt liegen die Ursachen ebenfalls in einer Erhöhung des Muskeltonus glatter Muskulatur der Harnleiter sowie des Sphinktertonus. Gleichzeitig sind der Detrusortonus erniedrigt und der Harndrang abgeschwächt. Normalerweise tritt diese Nebenwirkung zu Beginn der Therapie auf und ist zeitlich begrenzt. Medikamentös lässt sich der Harnverhalt mit Carbachol (z. B. Doryl® in einer Dosierung von $^1/_2$–1 Ampulle s.c. bis zu 3 × täglich bei Erwachsenen oder $^1/_4$–$^1/_2$ Ampulle s.c. bis zu 2 × täglich bei Kindern) behandeln. Bei Erwachsenen können als Mittel gegen Harnretention neben Methylnaltrexon (MNTX, USA), einem peripher wirksamen Opioidantagonisten, auch Naloxon titriert (0,2–0,8 mg) oder der α2-Agonist Phenoxybenzamin eingesetzt werden. Eine Alternative zur Medikation stellt die Einmalkatheterisierung dar.

8.2.2.3 Juckreiz

Insbesondere unter einer Morphintherapie kann quälender Juckreiz auftreten. Eine intradermale Histaminfreisetzung aus den Mastzellen ist ursächlich daran beteiligt. Der Therapieversuch mit einem H1-Rezeptor-Antihistaminikum bringt nicht immer den gewünschten Erfolg. Aus der Palliativmedizin ist bekannt, dass z. B. eine Ganzkörperwaschung mit Essig gelegentlich kurzfristige Linderung bringt.

8.2.2.4 Myoklonien

Besonders im Hochdosisbereich von Opioiden treten selten bei Patienten Myoklonien auf. Als Ursache vermutet man eine Hemmung des GABAergen Systems. Therapeutisch besteht zum einen die Möglichkeit über eine Dosisreduktion der Opiate dieser Nebenwirkung zu begegnen, zum anderen Myotonolytika oder Benzodiazepine einzusetzen.

8.2.3 Mythos der Opioide

Nach wie vor ist hierzulande der Opioidmythos mit der Angst vor einer Abhängigkeit weit verbreitet. Dabei wird vergessen, dass das Abhängigkeitspotenzial insbesondere durch die Galenik (retardiert/unretardiert, nach festem Zeitschema) und die Pharmakodynamik (schnelle/langsame Anflutung im ZNS) definiert ist. Aus diesem Grund ist es besonders wichtig zwischen physischer und psychischer Abhängigkeit zu differenzieren.

8.2.3.1 Abhängigkeit

Physische Abhängigkeit beschreibt den Zustand der körperlichen Gewöhnung des Organismus an die dauerhafte Anwesenheit oder Zufuhr eines Wirkstoffs zur Aufrechterhaltung seiner normalen Funktionen. Entzugssymptome wie z. B. Tachypnöe, Schweißausbruch, Frieren, Angst, Unruhe etc. treten auf, wenn die Rezeptoren für diese Substanz plötzlich, z. B. durch abruptes Absetzen, nicht mehr besetzt werden. Eine Therapie mit Opiaten muss immer durch schrittweises sowie ausschleichendes Reduzieren beendet werden, damit keine Entzugssymptome provoziert werden.

Unter **psychischer Abhängigkeit** wird auch heute noch die eigentliche Sucht verstanden. Die Substanz wird wegen ihrer psychischen Effekte, z. B. einen Zustand der Euphorie zu erreichen, eingenommen. Schmerzpatienten, die eine zeitkontingente sowie an den geltenden Leitlinien orientierte wirksame Opiattherapie erhalten (oral, retardiert, nach festem Zeitplan etc.), scheinen kein höheres Suchtpotenzial zu haben als die Normalbevölkerung. Wissenschaftliche Untersuchungen zu dieser Fragestellung sind allerdings sehr spärlich.

8.2.3.2 Toleranz

Toleranz beschreibt das Phänomen, dass eine Substanz in immer höherer Dosierung verabreicht werden muss, um die erwünschte Wirkung, in diesem Fall die Analgesie, zu erzielen. Der zugrunde liegende Pathomechanismus bei den Opioiden ist noch nicht vollständig geklärt. Im Falle einer Toleranzentwicklung auf ein bestimmtes Opioid lohnt sich häufig der Wechsel auf ein anderes der gleichen Stufe, da die Praxis gezeigt hat, dass selten komplette Kreuztoleranzen bestehen.

8.3 Betäubungsmittel-Verschreibungsverordnung (BtMVV) und ihre Regularien

Mit der Betäubungsmittel-Verschreibungsverordnung werden das Verschreiben, die Abgabe und der Nachweis des Verbleibs von Betäubungsmitteln geregelt. Die zehnte Betäubungsmittelrechts-Änderung (10. BtMÄndV) vom Februar 1998 schuf die Grundlage, adäquate Schmerztherapie mit Opioiden zu betreiben, ohne den verordnenden Arzt allzu sehr durch rechtliche Bestimmungen einzuengen. Seitdem dürfen

- ▶ an einem Tag mehr als ein Betäubungsmittel verschrieben werden,
- ▶ bei begründeter Indikation die festgesetzten Verschreibungsmengen für alle Betäubungsmittel überschritten werden,
- ▶ Betäubungsmittel über einen längeren Zeitraum als 30 Tage rezeptiert werden,
- ▶ Apotheker in begründeten Fällen Korrekturen am Rezept vornehmen,
- ▶ Rettungsdienste jetzt Betäubungsmittel führen.

Weitere Erleichterungen der 10. Novelle der BtMVV besagen, dass

- ▶ bis zu zwei Betäubungsmittel auf dem gleichen Rezept verordnet werden können (z. B. ein Retardopioid und ein unretardiertes Präparat als Bedarfsmedikation bei Durchbruchschmerzen),
- ▶ Rezeptformulare per Drucker ausgefüllt werden können; nur die Unterschrift und ggf. der Zusatz „i. V." müssen handschriftlich vermerkt werden,
- ▶ die Wiederholung der Tablettenzahl in Worten nicht mehr nötig ist,

- die Darreichungsform, Art und Menge des Opioids nicht gesondert angegeben werden müssen, wenn die Arzneimittelbezeichnung diese schon ausreichend verdeutlicht,
- die Meldung von mit „A" (Ausnahme) gekennzeichneten Rezepten an die Landesbehörde entfällt bei Überschreiten des Verordnungszeitraums von 30 Tagen,
- die Verschreibung von Tageshöchstmengen entfällt, wobei aber die Höchstmenge für die Verschreibung innerhalb von 30 Tagen bestehen bleibt,
- in Notfällen die Verschreibung auf einem Normalrezept oder einem beliebigen Stück Papier möglich ist; diese Verordnung ist dann mit dem Zusatz „Notfallverschreibung" zu kennzeichnen, ein gleichlautendes BtM-Rezept mit dem Vermerk „N" muss nachgereicht werden,
- die früher geltenden Anwendungsbeschränkungen für Fentanyl aufgehoben wurden; Fentanyl kann nun auch für die ambulante Schmerztherapie eingesetzt werden.

Höchstmengen ausgewählter Opioide gem. § 2, Abs.1 der BtMVV

Zwei Betäubungsmittel dürfen unter Beachtung der nachfolgend genannten Höchstmengen verordnet werden:

Buprenorphin	850 mg
Codein (nur für BtM-Abhängige)	30.000 mg
Dihydrocodein (nur für BtM-Abhängige)	30.000 mg
Dronabinol	500 mg
Fentanyl	340 mg
Hydromorphon	5.000 mg
Levomethadon	1.500 mg
Methadon	3.000 mg
Morphin	20.000 mg
Oxycodon	15.000 mg
Pentacozin	15.000 mg
Pethidin	10.000 mg
Pritramid	6.000 mg
Tilidin	18.000 mg

Praxisbedarf

Die o. g. Substanzen und alle weiteren der in § 2, Absatz 1 der BtMVV genannten und darüber hinaus Alfentanil, Cocain zur Lokalanästhesie bei Eingriffen am Kopf als Lösung bis zu einem Gehalt von 2 vom Hundert oder als Salbe bis zu einem Gehalt von 2 vom Hundert, Pentobarbital, Remifentanil und Sufentanil darf der Arzt bis zur Menge seines durchschnittlichen Zweiwochenbedarfs verschreiben. Die Vorratshaltung sollte dabei den Monatsbedarf nicht überschreiten.

Stationsbedarf

Für den Stationsbedarf darf nur der Arzt verordnen, der ein Krankenhaus oder eine Zeileinheit eines Krankenhauses leitet oder den Leiter während dessen Abwesenheit vertritt. Es gelten die gleichen Vorgaben wie beim Praxisbedarf. Stationsbedarf darf auch ein Belegarzt verordnen, sofern die ihm zugeteilten Betten räumlich und organisatorisch eigenständig sind.

Essenzielle Angaben auf dem Betäubungsmittelrezept

- Name, Vorname und Anschrift des Patienten
- Ausstellungsdatum
- Arzneimittelbezeichnung
- Menge des verschriebenen Arzneimittels in Gramm oder Milliliter, Stückzahl oder Größe und Anzahl der Packungseinheiten
- Gebrauchsanweisung mit Einzel- und Tagesabgabe oder – einfacher – der Hinweis „gemäß schriftlicher Anordnung", wenn eine solche dem Patienten z.B. in Form unmissverständlicher Eintragung in einem Schmerztagebuch vorliegt
- Name des verschreibenden Arztes, seine Berufsbezeichnung und Anschrift einschließlich Telefonnummer
- Unterschrift des verschreibenden Arztes, im Vertretungsfall außerdem der Vermerk „i. V."

Essenzielle Angaben auf dem Betäubungsmittelanforderungsschein für Stationsbedarf

▶ Name oder die Bezeichnung und die Anschrift der Einrichtung, für die der Stationsbedarf bestimmt ist
▶ Ausstellungsdatum
▶ Bezeichnung der verschriebenen Arzneimittel
▶ Menge der verschriebenen Arzneimittel
▶ Name des verschreibenden Arztes einschließlich seiner Telefonnummer
▶ Unterschrift des verschreibenden Arztes, im Vertretungsfall zusätzlich der Vermerk „i. V."

Insgesamt ist der Umgang mit der Betäubungsmittelverordnung durch deren letzte Novellierung erheblich vereinfacht worden, so dass sie per se keinen Grund mehr darstellt, einem opioidsensitiven Patienten mit starken Schmerzen ein Opioid der WHO-Stufe III (also ein BtMVV-pflichtiges) vorzuenthalten. Im Interesse der zunehmenden Zahl von alten und oftmals polymorbiden Patienten mit chronischen Schmerzen muss jedoch die Verordnungsfähigkeit auch von starken Opioiden auf einem Normalrezept das Ziel engagierter Schmerztherapeuten sein.

Literatur

1. **Brons M et al.** (2003) Handbuch Schmerz. Schmerztherapie für die tägliche Praxis. MediMedia, Neu-Isenburg.
2. **Dertwinkel R et al.** (1998) Opioids in chronic pain. Bailler's Clin Anaaethesiol 12: 39–52.
3. **Diener HC, Maier C** (2003) Das Schmerztherapiebuch. Urban & Fischer, München und Jena.
4. **Freye E** (1995) Opioide in der Medizin, Wirkung und Einsatzgebiete zentraler Analgetika. Springer, Berlin.
5. **Jage J, Jurna I** (1993) Opioidanalgetika. In: **Zenz M, Jurna I** (Hrsg) Lehrbuch der Schmerztherapie. Grundlagen, Theorie und Praxis für Aus- Und Weiterbildung. 137–154. Wissenschaftliche Verlagsgesellschaft, Stuttgart.
6. **Harati Y et al.** (2001) Maintenance of the longterm effectiveness of tramadol in treatment of the pain of diabetic neuropathy. J Diabetes Complications 14: 65–70.
7. **Maier C et al.** (2002) Morphine responsiveness, efficacy and tolerability in patints with chronic non-tumor associated pain – results of a double-blind placebo-controlled trial (Montas). Pain Jun 97(3): 223–233.
8. **Papagallo M, Campbel JN** (1994) Chronic opioid therapy as alternative treatment for postherpetic neuralgia. Ann Neurol 35: 54–56.
9. **Polso PM et al.** (2000) Double blind randomized placebo controlled release codein in the treatment of oteoarthritis of the hip or knee. J Rheumatol 27: 764–771.
10. **Rang, Dale, Ritter, Moore:** Pharmacology, 5th edition, Churchill Livingstone 2003.
11. **Roth SH et al.** (2000) Around-the-clock, contolled-release oxycodone therapy for osteoarthritits-related pain: placebo-controlled trial and long-term evaluation. Arch Intern Med Mar 27, 160: 853–860.
12. **Sabatowski R et al.** (2003) Opioide und Fahrsicherheit – Ein unlösbares Problem? Dtsch Med Wochenschr 128: 337–341.
13. **Schnitzer TJ et al.** (2000) Efficacy of tramadol in treatment of chronic low back pain. J Rheumatol Mar 27(3): 772–778.
14. **Schulzeck S et al.** (1993) Morphintabletten bei chronischen nicht-tumorbedingten Schmerzen. Anästhesist 42: 545–556.
15. **Sorgatz H et al.** (2002) Langzeitanwendung von Opioiden bei nicht-tumorbedinten Schmerzen. Dtsch Ärztebl 33: A 2180–2185.
16. **Strumpf M, Willweber-Strumpf A** (2003) Opioid-Therapie bei Nicht-Tumorschmerzen: Indikationen und Behandlungsempfehlungen. MMW – Fortschr Med 16: 43–46.
17. **Strumpf M et al.** (1999) Neue Daten zur sicherheitsrelevanten bei Patienten unter chronischer Opiidtherapie. Schmerz 13 (Suppl.1): 76.

18. **Watson CP et al.** (2003) Contolled-release oxycodone relieves neuropathic pain: a randomized controlled trial in painful diabetic neuropathy. Pain 105: 71–78

19. **Willweber-Strumpf A et al.** (1995) Leitlinien zur Therapie chronischer Schmerzen mit Opioiden. Anästhesist 44: 719–723.

20. **Wörz R** (2001) Differenzierte medikamentöse Schmerztherapie, Urban & Fischer, München und Jena.

21. **Zenz M et al.** (1990) Orale Opiodtherapie bei Patienten mit „nicht-malignen" Schmerzen. Schmerz 4: 14–21.

22. **Zenz M et al.** (1992) Long-term-opioid therapy in patients with chronic nonmalignant pain. J Pain Symptom Manage 7: 69–77.

9 Cannabinoide

Uwe Junker

9.1 Einleitung

Seit Jahrhunderten wird Hanf (Cannabis) als Heilpflanze und Droge benutzt. Von Zentralasien breitete sich die Kultivierung der Pflanze über China und Indien in der gesamten islamischen Welt aus, bevor sie im Mitteleuropa des frühen 19. Jahrhunderts zunächst in Künstlerkreisen populär wurde. Stängel, Blatt- und Blütenstände der weiblichen Pflanze enthalten Drüsen, die das Cannabisharz sezernieren, in dem bisher 483 Inhaltsstoffe identifiziert wurden, darunter 66 Cannabinoide. Hauptwirkstoff mit psychoaffektiven Wirkungen ist Delta-9-Tetrahydrocannabinol.

9.2 Cannabinoidrezeptoren und Endocannabinoide

Es existieren zwei spezifische Cannabinoidrezeptoren, der CB1- und der CB2-Rezeptor. Die Lokalisation von CB1-Rezeptoren im periaquäduktalen Höhlengrau und im Hinterhorn des Rückenmarks lässt vermuten, dass diese Rezeptoren antinozizeptive Effekte vermitteln. Außerdem sind sie an der GABAergen Neurotransmission beteiligt. Der CB2-Rezeptor beeinflusst wahrscheinlich immunologische Funktionen, da er in lymphatischen Geweben (Milz, Lymphozyten, Makrophagen) vorkommt.

Endocannabinoide wie beispielsweise das Anandamid konnten 1992 isoliert werden. Ihre physiologische Bedeutung ist noch unklar, sie scheinen zentrale Schmerzbahnen, das Gedächtnis und die Bewegungsregulation zu beeinflussen. Außerdem gibt es Hinweise darauf, dass Opioidabhängigkeit durch Interaktionen zwischen endogenem Cannabinoid- und Opioidsystem entstehen könnte.

9.3 Pharmakologie und Stellenwert in der Schmerztherapie

9.3.1 Pharmakologie

Cannabinoide sind sehr lipophile 21C-Terpene. Die Bioverfügbarkeit von Delta-9-Tetrahydrocannabinol (Delta-9-THC) liegt aufgrund eines hohen First-Pass-Effektes in der Leber zwischen 10–20 %. In der Leber entstehen mehr als 20 Metaboliten, darunter der Hauptmetabolit 11-OH-THC, der wie Delta-9-THC psychotrope Wirkungen hat. Die Eliminationszeit im Plasma beträgt mehr als sieben Tage, wobei 25 % der Metaboliten renal und 65 % über den Darm ausgeschieden werden. Bei chronischen Konsumenten verläuft die Verstoffwechslung mehr als doppelt so schnell. Bei regelmäßigem Konsum tritt eine Kumulation insbesondere von THC-COOH auf, das auch bei Abstinenz noch für Wochen oder Monate im Urin nachweisbar ist.

Cannabinoide haben analgetische, muskelrelaxierende und antientzündliche Wirkungen, außerdem konnten anxiolytische, hypnotische und antidepressive Effekte nachgewiesen werden. Die Analgesie wird wahrscheinlich über eine Dämpfung der im Rahmen der Schmerzchronifizierung eine wesentliche Rolle spielenden neuronalen Übererregbarkeit bewirkt.

In den letzten Jahren wurde in verschiedenen Publikationen über den Einsatz von Cannabinoiden bei unterschiedlichen Indikationen wie chronischen Schmerzen, Übelkeit und Erbrechen, Appetitsteigerung und Kachexie berichtet. Fokussiert man auf die Indikation Schmerz, sind die Ergebnisse einer Umfrage zur medizinischen Verwendung von Cannabis im deutschen Sprachraum bemerkenswert, die u. a. von der Arbeitsgemeinschaft „Cannabis als Medizin" durchgeführt wurde. Dabei wurden als Gründe für die Einnahme von Cannabis angegeben:

► Depression (12 %)
► Multiple Sklerose (10,8 %)
► HIV-Infektion (9 %)
► Asthma (6 %)
► Chronische Schmerzen (5,4 %)
► Hepatitis C (4,8 %)
► Schlafstörungen (4,8 %)
► Epilepsie (3,6 %)
► Spastik (3,6 %)
► Kopfschmerzen (3,6 %)
► Alkoholismus (3 %)
► Glaukom (3 %)
► Nausea (3 %)
► Bandscheibenvorfall (2,4 %)
► Rückenmarksverletzungen (2,4 %)

Nur fünf der 128 Patienten wurden Cannabinoide verschrieben, die übrigen verschafften sich die Substanz selbst. Chronische Schmerzen spielten als Grund für die Einnahme eine untergeordnete Rolle, Hauptmotivation war eher der Wunsch nach psychotropen Effekten wie Euphorie oder „High-Gefühl". Vergleichbare Ergebnisse zeigte eine australische Arbeit: Von 268 Langzeit-Cannabiskonsumenten gaben 61 % an, Cannabis zur Entspannung eingenommen zu haben, 27 %, um sich besser zu fühlen.

9.3.2 Nebenwirkungen

Bisher gesicherte Nebenwirkungen von Cannabinoiden sind:
► Stimmungsänderungen
  • Euphorie
  • „High-Gefühl"
  • Dysphorie, Depression
► Kognitive Nebenwirkungen
  • Müdigkeit
  • Konzentrationsstörungen
► Psychotische Nebenwirkungen
  • Paranoia
  • Halluzinationen
► Kardiovaskuläre Nebenwirkungen
  • Arterielle Hypotension

Darüber hinaus sind Einzelfälle beschrieben, bei denen es nach der Einnahme von Cannabinoiden zur Erstmanifestation einer Schizophrenie, einer schwerwiegenden Tachykardie oder einer kardialen Ischämie kam. Nach Inhalation kann nach derzeitiger Datenlage die Auslösung einer Bronchitis ebenso wenig ausgeschlossen werden wie eine kanzerogene Komponente. Ob Immunsuppression, Infertilität oder Kanzerogenität bei Kindern nach Konsum in der Schwangerschaft relevante Aspekte sind, kann heute noch nicht abschließend beurteilt werden.

9.3.3 Indikationen

Vor dem Hintergrund dieses beachtlichen Nebenwirkungsspektrums kann ein breiter Einsatz von Cannabinoiden in der Schmerztherapie derzeit nicht empfohlen werden. Aktuelle Untersuchungen und eigene Erfahrungen lassen jedoch einige wichtige Indikationen für spezifische Fälle erkennen, bei denen etablierte Therapiealgorithmen keinen zufriedenstellenden Erfolg gezeigt haben.

Bei neuropathischen Schmerzsyndromen, die auf Opioide und Koanalgetika nur unzureichend ansprechen, kann der Einsatz von Cannabinoiden für den Patienten einen Benefit bedeuten. Positive Erfahrungen liegen außerdem bei querschnittsgelähmten oder Multiple-Sklerose-Patienten mit spastischen Schmerzphänomenen vor.

Die wesentliche Zielgruppe sind derzeit jedoch Palliativpatienten, die von der appetitsteigernden, antiemetischen und häufig stimmungsaufhellenden Wirkung des Delta-9-THC deutlich profitieren können.

9.3.4 Rezeptierung und Dosierung

Seit 1998 darf in Deutschland Delta-9-THC unter dem internationalen Freinamen Dronabinol auf einem Betäubungsmittelrezept verschrieben werden. Die interindividuelle Varianz hinsichtlich des Ansprechens auf Dronabinol ist groß. Deshalb sollte zur Vermeidung unerwünschter Wirkungen und zur Ermittlung der Wirkdosis eine einschleichende Dosierung beginnend mit z. B. zwölfstündlich 2,5 mg pro Tag, erfolgen. Marinol®, das nur in den USA arzneimittelrechtlich zugelassen und das einzige Fertigarzneimittel ist, das Delta-9-THC enthält, kann in Deutschland nur über Apotheken bezogen werden, die eine entsprechende Importerlaubnis haben.

Wesentlich preiswerter ist jedoch die Verschreibung dronabinolhaltiger Rezepturen, die über die beiden deutschen Hersteller THC Pharm oder Delta 9 Pharma bezogen werden können. Die geltenden Rezepturvorschriften lassen die Herstellung von Dronabinolkapseln zu 2,5, 5 oder 10 mg und von öligen 2,5 % Dronabinoltropfen zu. Ein Gramm der Tropfen in mittelkettigen Triglyzeriden entspricht 30 Tropfen, ein Tropfen enthält 0,833 mg Dronabinol. Der Text auf dem Betäubungsmittel kann beispielsweise lauten: „Ölige Dronabinoltropfen 2,5 %, 10 ml (entsprechend 250 mg Dronabinol), Dosierung einschleichend beginnen mit zwölfstündlich 3 Tropfen (entsprechend zwölfstündlich 2,5 mg)".

Literatur

1. **Adams IB, Martin BR** (1996) Cannabis: pharmacology and toxicology in animals and humans. Addiction 91: 1585–1614.
2. **Ameri A** (1999) The effects of Cannabis on the brain. Prog Neurobiol 58: 315–348.
3. **Ashton CH** (2001) Pharmacology and effects of cannabis: a brief review. Br J Psychiatr 178: 101–106.
4. **Grotenthermen F** (1999) Hanf und Hanfprodukte in der Medizin. Intern Prax 39: 385–396.
5. **Grotenthermen F, Bialas B** (2003) Cannabinoide in der Medizin. Rheinisches Ärzteblatt 12: 21–22.
6. **Pallenbach E** (2003) Haschisch und Marihuana. Deutsche Apothekerzeitung 19: 49–58.
7. **Radbruch L, Nauck, F** (2003) Cannabinoide – Nebenwirkungen und Komplikationen. Schmerz 17: 274–279.
8. **Reilly D, Didcott P, Swift W, Hall W** (1998) Longterm cannabis use: characteristics of users in an Australian rural area. Addiction 93: 837–846.
9. **Rice A** (2001) Cannabinoids and pain. Current opinion in Investigational Drugs 2(3): 399–414.
10. **Schnelle M, Grotenhermen F, Reif M, Gorter RW** (1999) Results of a standardized survey on the medical use of cannabis products in the German-speaking area. Forsch Komplementarmed 6: 28–36.
11. **Soyka M** (2003) Cannabinoide und mental health. Schmerz 17: 268–273.
12. **Walsh D, Nelson, Kristin A, Mahmoud FA** (2003) Established and potential therapeutic applications of cannabinoids in oncology.
13. **Ware MA, Doyle CR, Woods R, Lynch ME, Clark AJ** (2003) Cannabis use for chronic non-cancer pain: results of a prospective survey. Pain 102: 211–216.

10 Koanalgetika und Adjuvanzien

Ilka Kniesel

Koanalgetika und Adjuvanzien zählen nicht zu den herkömmlichen Analgetika, sondern sind Wirkstoffe, die zur Einsparung von Analgetika und damit zur Reduktion möglicher Nebenwirkungen beitragen sowie eine Wirkverstärkung der eigentlichen Analgetika herbeiführen können. Koanalgetika sind beispielsweise die trizyklischen Antidepressiva, Antikonvulsiva, Neuroleptika, Kortikosteroide, Kalziumstoffwechselregulatoren, Clonidin und zentrale Muskelrelaxanzien (siehe auch Kapitel 31: Tumorschmerztherapie).

10.1 Antidepressiva

Schmerztherapeutisch besitzen trizyklische Antidepressiva neben der antidepressiven Wirkung bedeutsame analgetische Eigenschaften, die insbesondere bei neuropathischen Schmerzmustern genutzt werden. Die analgetische Wirkkomponente ist den Opioiden jedoch weit unterlegen. Es handelt sich bei den trizyklischen Antidepressiva um eine Substanzgruppe, die als Re-Uptake-Inhibitoren (Wiederaufnahmehemmer) die Wiederaufnahme der Neurotransmitter Noradrenalin und Serotonin (5-HT = 5-Hydroxytryptan) in die Neurone hemmen und damit einen synergistisch antinozizeptiven Effekt bewirken (Tab. 1). Dadurch erhöhen sie einerseits die Konzentration dieser Transmitter im ZNS und andererseits verstärken sie die körpereigene Schmerzhemmung über die deszendierenden Hemmbahnen. Unabhängig von dem später einsetzenden antidepressiven Effekt, der zudem höhere Dosierungen der Substanzen erfordert, stellt sich die analgetische Wirkung bereits nach sieben Tagen ein. Gleichzeitig führen sie in niedriger Dosierung zu einer affektiven Schmerzdistanzierung. Zusätzlich üben sie einen lokalanästhetischen Effekt aus und wirken je nach Rezeptorspezifität an weiteren Rezeptoren wie z. B. den cholinergen Rezeptoren.

Mögliche Nebenwirkungen, die unter der Behandlung mit Antidepressiva auftreten und ihren Einsatz auch limitieren können, sind zumeist anticholinerger Natur. Häufig ist eine Mundtrockenheit zu beobachten, Akkomodationsstörungen mit Sehstörungen können auftreten, Miktionsstörungen (cave Prostatahypertrophie), Störungen des Reizleitungssystems am Herzen (EKG vor Therapiebeginn, da Kardiotoxi-

Tab. 1: Antidepressiva

Substanz	Bioverfügbarkeit (%)	Eiweißbindung (%)	Renale Elimination (%)	Schmerzdosierung [mg/d]
Amitriptylin	30–70	83–96	70–90	20–100
Clomipramin	50	98	70	20–100
Desipramin	40	85–90	0,5–5 (unverändert)	30–100
Doxepin	13–45	75	60	30–150
Imipramin	30–75	80–95	1–2 (unverändert)	50–150

zität durch Natriumkanäle), Obstipation und das Herabsetzen der zerebralen Krampfschwelle können die Behandlung begrenzen. Ein Substanzwechsel kann unter Umständen versucht werden.

Am eindeutigsten belegt ist die analgetische Wirkung von Amitriptylin [4]. In niedriger Dosierung sollte die Behandlung mit 10–25 mg abends beginnen, da Amitriptylin gleichzeitig schlafinduzierend und sedierend wirkt (ggf. 25 mg pro Woche bis auf 75 mg steigern). Clomipramin und Imipramin sind eher antriebssteigernd und können morgens oder mittags verordnet werden, initial 10–25 mg, nach einer Woche ggf. steigern auf 25 mg.

Ein viel versprechender Noradrenalin-/Serotonin-Wiederaufnahmehemmer ist Mirtazapin (Remergil®). Das pharmakologische Wirkprinzip basiert auf einer präsynaptischen Alpha-2-Blockade am noradrenergen Neuron und wird begleitet von einer antihistaminergen Wirkung. Zusätzlich wird über die Alpha-2-Blockade am serotonergen zentralen Neuron ebenfalls die Serotoninkonzentration im synaptischen Spalt erhöht. Mirtazapin ist frei von anticholinergen Nebenwirkungen und somit weniger kardiotoxisch. Die Anfangsdosis liegt bei 15 mg oral als Einmaldosis zur Nacht, die dann je nach Wirkung bis auf 45 mg gesteigert werden kann.

Trizyklika haben weder ein Suchtpotenzial noch führen sie zu einer Gewöhnung.

10.2 Antikonvulsiva

Bei neuropathischen Schmerzen mit einschießendem, elektrisierenden Charakter haben sich Antikonvulsiva bewährt. Dieser Schmerztypus ähnelt stark epileptiformer Aktivität, so dass der Wirkmechanismus am ehesten vergleichbar ist mit einer Krampfhemmung im Sinne einer Stabilisierung der Nervenmembran. Substanzen wie Phenytoin oder Carbamazepin (chemisch den Trizyklika ähnlich) bewirken insgesamt eine Membranstabilisierung. Phenytoin reduziert den Natrium- und Kalziumstrom durch die Zellmembran.

Carbamazepin war bis vor kurzem Mittel der Wahl, wurde aber inzwischen von Gabapentin abgelöst. Der Wirkmechanismus von Gabapentin ist noch nicht endgültig geklärt. Strukturell ähnelt die Substanz der Gamma-Aminobuttersäure (GABA), einem inhibitorischen Neurotransmitter. Vermutet wird u. a. eine Potenzierung des GABAergen Systems, Gabapentin beeinflusst den Glutamatstoffwechsel (den wichtigsten erregenden ZNS-Transmitter) und bindet an die spannungsgesteuerten Kalziumkanäle, so dass der Kalziumioneneinstrom in die Zelle verringert wird. Schlussendlich resultiert daraus eine reduzierte elektrische Erregbarkeit in den Hinterhornzellen des Rückenmarks.

Gabapentin zeichnet sich durch sein günstiges Nebenwirkprofil aus. Es wird nicht hepatisch metabolisiert, sondern unverändert renal ausgeschieden. (Cave Niereninsuffizienz, dann Dosis reduzieren!) Die Bioverfügbarkeit liegt bei ca. 60 %. Gabapentin wird nicht an Plasmaproteine gebunden. Zu Beginn einer Behandlung können Benommenheit, Müdigkeit, Schwindel, Übelkeit und Diarrhö auftreten. Die erforderliche Zieldosis zur Therapie neuropathischer Schmerzen liegt bei etwa 1200 mg/Tag (Höchstdosis 3600 mg). Die Therapie muss einschleichend beginnen und die Gesamtdosis sollte auf drei Einzeldosen verteilt werden (Tab. 2).

Eine weitere viel versprechende Substanz scheint Pregabalin zu sein. Es ist ein GABA-Analogon, das als zentral wirksame Substanz analgetische, anxiolytische und antikonvulsive Eigenschaften besitzt. Unterschiedliche Wirkmechanismen sind bekannt. Pregabalin moduliert den Kalziumeinstrom durch Bindung an die Alpha-2-Delta-Untereinheit der spannungsabhängigen Kalziumkanäle, so dass exzitatorisch wirksame Neurotransmitter wie z. B. Glutamat, Substanz P etc. im ZNS und den Synapsen reduziert freigesetzt werden. Es

Tab. 2: Antikonvulsiva

Substanz	Bioverfügbarkeit (%)	Eiweißbindung (%)	Renale Elimination (%)	Schmerzdosierung [mg/d]
Carbamazepin	70	72–83	1–2 (unverändert)	2 × 100–1200
Clonazepam	72–76	47–82	2 (unverändert)	3 × 0,3
Phenytoin	90	90	65–80	100–300
Valproinsäure	–	84–95	–	3 × 200–1200
Gabapentin	–	–	–	300–3600 (max)

scheint potenter zu sein als Gabapentin und sein Wirkeintritt ist schneller. Die Bioverfügbarkeit liegt bei etwa 90 %, es flutet rasch an, macht weder eine Enzyminduktion noch bindet es an Plasmaeiweiße. Pregabalin wird zu 95 % unverändert über die Nieren ausgeschieden, d. h. bei einer Niereninsuffizienz sollte eine Dosisreduktion erfolgen. Der therapeutische Dosisbereich liegt zwischen 150–600 mg Tageshöchstdosis, die auf zwei Einzeldosen verteilt werden sollte. Als Nebenwirkungen treten am häufigsten Müdigkeit und Schwindel auf bei einem insgesamt günstigen pharmakokinetischen Profil.

10.3 Neuroleptika

Neuroleptika werden in der chronischen Schmerztherapie meist wegen ihrer schmerzdistanzierenden und antiemetischen Wirkung zur Behandlung der opiatbedingten Emesis eingesetzt. Sie haben weder eine eigene analgetische Wirkung noch lassen sich durch ihre Anwendung Analgetika einsparen [9]. Allerdings scheinen sie den analgetischen Effekt von z. B. Opioiden zu potenzieren. Die Wirkung der Neuroleptika entfaltet sich größtenteils durch ihre Blockade an D2-Rezeptoren im ZNS (Dopamin-2-Rezeptoren). Ihre Nebenwirkungen sind anticholinerger Natur wie z. B. Mundtrockenheit, Obstipation, Harnverhalt und Herzrhythmusstörungen, die ihren Einsatz limitieren können.

10.4 Kortikosteroide

Die Indikationen für Kortikosteroide in der Schmerztherapie sind vielfältig. Als Hemmer der Phospholipase-A2 entfalten Kortikosteroide ihre antiinflammatorische Wirkung und reduzieren darüber die prostaglandinvermittelte Sensibilisierung von Schmerzrezeptoren. Gleichzeitig wirken sie antiödematös, so dass sie zur Verminderung peritumoröser Ödeme bei Hirnmetastasen, tumorbedingter Nervenkompression, Leberkapselspannungsschmerz und Weichteilinfiltration eingesetzt werden. In der Tumorschmerztherapie nutzt man den appetitanregenden und stimmungsaufhellenden Nebeneffekt der Kortikosteroide. Es sollten allerdings diejenigen Kortikosteroide eingesetzt werden, deren glukokortikoide die mineralkortikoide Wirkung übertrifft, um Nebenwirkungen wie Natriumretention und Ödembildung zu vermeiden. Geeignet ist z. B. Dexamethason (Fortecortin®) mit einer 25-fachen Glukokortikoidwirkung in einer Dosierung von 8–4–0 mg. Die Erhaltungsdosis beträgt 1,5–3 mg täglich. Nebenwirkungen sind Blutzuckeranstieg, Osteoporose, Magen-Darm-Ulzera, Nebennereninsuffizienz und eine Schwächung des Immunsystems.

10.5 Regulatoren des Kalziumstoffwechsels

Zur Regulation des Kalziumstoffwechsels, z. B. bei Knochentumoren oder auch Knochenumbauvorgängen bei osteolytischen Metastasen Mammakarzinom, Prostatakarzinom) können Bisphosphonate und Kalzitonin wirksam eingesetzt werden. Die Bisphosphonate binden an Hydroxylapatit und werden in die Knochenmatrix aufgenommen. Die Osteoklastenaktivität wird gehemmt und die Kalziumfreisetzung wird reduziert. Die Häufigkeit von Spontanfrakturen wird vermindert und die Serumkalziumkonzentration wird gesenkt (Serumkalziumspiegelkontrollen). Wegen der geringen oralen Bioverfügbarkeit sollte zur Aufsättigung mit einer intravenös applizierbaren Substanz begonnen werden, die dann später auf eine orale Substanz umgestellt wird (Tab. 3).

Der Knochenschmerz kann dabei zu Behandlungsbeginn verstärkt werden. Mögliche Nebenwirkungen sind meistens gastrointestinaler Natur, u. a. Durchfälle sowie Übelkeit.

Kalzitonin als Gegenspieler des Parathormons hemmt ebenfalls die Osteoklastenaktivität, steigert die renale Kalziumausscheidung und vermindert die intestinale Kalziumresoption. Eine analgetische Wirkung wird diskutiert, vermutlich vermittelt über spezifische zentrale wie auch periphere Rezeptoren.

Als Nebenwirkungen können Flushsymptomatik und Übelkeit hervorgerufen werden. Die Dosierung beträgt 100 i.E. Kalzitonin (Karil®) über zwei Stunden intravenös, dann alle drei Tage 100 i.E. subkutan.

10.6 Clonidin

Clonidin ist ein A2-Adrenorezeptoragonist, der antihypertensiv (über eine Dämpfung des Sympathikus mit Reduktion des Blutdrucks und der Herzfrequenz) und antinozizeptiv wirkt. Dabei wirkt Clonidin systemisch wie auch topisch analgetisch. Im Rückenmark greift es im selben nozizeptiven System an wie Morphin, allerdings an einem anderen Rezeptor. Viele Untersuchungen haben den Nutzen von Clonidin zur Behandlung neuropathischer Schmerzphänomene belegt. Die empfohlene Dosierung liegt bei 0,15–0,45 mg/Tag. Es wirkt nicht neurotoxisch. Die analgetische Wirkung setzt nach etwa 20 Minuten ein, die durchschnittliche Wirkdauer beträgt vier bis fünf Stunden. Kontraindikationen stellen die periphere arterielle Verschlusskrankheit oder auch Erkrankungen der Reizleitungssystems des Herzens dar (z. B. Sick-Sinus-Syndrom).

Tab. 3: Medikamentöse Regulation des Kalziumstoffwechsels

Substanz	Dosierung
Pamidronsäure (Aredia®)	30–90 mg i.v. langsam einmal alle drei Monate bei Osteoporose; 30–90 mg i.v. langsam einmal alle vier Wochen bei Tumorerkrankungen
Clodronsäure (Ostac®)	2–4 Kapseln pro Tag (1 Kps. = 400 mg), max. 3200 mg/Tag
Alendronsäure (Fosamax®)	70 mg p. o. einmal pro Woche

10.7 Zentral wirksame Muskelrelaxanzien

Im Rahmen von Schmerzsyndromen, die mit einem pathologisch erhöhten Muskeltonus einhergehen, können zentral wirksame Muskelrelaxanzien wie Baclofen oder Benzodiazepine erfolgreich eingesetzt werden. Die aus der Peripherie einströmenden nozizeptiven Afferenzen werden auf der Rückenmarksebene im Hinterhorn umgeschaltet und nach zentral weitergeleitet oder sie erlangen Kontakt zu den Alpha-Motoneuronen im Vorderhorn. Deren Erregung führt dann zu reflektorischer Erhöhung des Muskeltonus, die schmerzhaft ist und den Circulus vitiosus unterhält. Insgesamt bewirken Substanzen wie Baclofen und Benzodiazepine eine Hemmung der mono- und polysynaptischen Reflexaktivität durch Verstärkung der präsynaptischen Hemmung. Sie entfalten ihre Wirkung über das präsynaptische GABAerge System.

Baclofen bindet an GABA-B-Rezeptoren im Rückenmark. Dadurch wird weniger exzitatorisch wirksames Glutamat ausgeschüttet. Baclofen wird zu 85 % renal ausgeschieden. Nebenwirkungen sind Übelkeit, Schwindel, Benommenheit und Leberfunktionsstörungen. Cave Niereninsuffizienz!

Diazepam bindet an GABA-A-Rezeptoren und verstärkt die inhibitorische Wirkung von GABA. Eine Suchtproblematik stellt eine Kontraindikation dar.

Literatur

1. **Block F.** Gabapentin zur Schmerztherapie. Nervenarzt 2001; 72: 69–77.
2. **DIVS (Deutsche Interdispiläre Vereinigung für Schmerztherapie):** Leitlinien zur Tumorschmerztherapie. Tumordiagn Ther 1999; 20: 105–129.
3. **Ettinger AB, Portenoy RK.** The use of corticosteroids in the treatment of symptoms associated with cancer. J Pain Symptom Manage 1988; 3: 99–103.
4. **Feuerstein TJ.** Antidepressiva zur Therapie chronischer Schmerzen. Metaanalyse. Schmerz 1997; 3: 1–13.
5. **Kaiser H.** Praxis der Cortisontherapie. 4. Auflage. München, Wien, Baltimore: Urban u. Schwarzenberg, 1996.
6. **Keller C.** Schmerz und Depression. 1. Auflage. Bremen-London-Boston: Uni-Med Verlag AG, 2004.
7. **Kulka PJ.** A2 Adrenorezeptoragonisten zur Therapie chronischer Schmerzen. Schmerz 1996; 10: 65–70.
8. **Motsch J, Kamler M.** Alpha-Adrenorezeptor-Agonisten zur Therapie chronischer Schmerzen. Der Schmerz 1997; 11: 339–344.
9. **Nix WA.** Was ist gesichert in der Schmerztherapie? Haben Neuroleptika eine analgetische Potenz? Eine Metaanalyse. Der Schmerz 1998; 12: 30–38.
10. **Portenoy RK, Foley KM.** Chronic use of opioid analgetics in non malignant pain. Pain 1986; 25: 171–186.
11. **Sator H, Thoden U.** Antikonvulsiva zur Therapie chronischer Schmerzen. Schmerz 1997; 11: 411–417.
12. **Wörz R, Basler HD.** Schmerz und Depression. Köln: Dtsch Ärzte-Verlag, 1991.
13. **Wüster C, Heilmann P.** Bisphosphonat-Therapie der Osteoporose. Fortschr Med 1997; 115: 37–42.
14. **Zenz M, Jurna I.** Lehrbuch der Schmerztherapie. 2. Ausgabe. Stuttgart: Wiss. Verlagsges., 2001.
15. **Zenz M, Strumpf M, Willweber-Strumpf A.** Orale Opiattherapie bei Patienten mit „nicht-malignen" Schmerzen. Schmerz 1990; 4: 14–21.

11 Botulinumtoxin A

Hartmut Göbel

11.1 Botulinumtoxin A in der Schmerztherapie

Botulinumtoxin A hat sich in zahlreichen Studien der letzten Jahre als wirksame Therapieform in der Behandlung von verschiedenartigsten Erkrankungen mit ausgeprägten Schmerzen erwiesen. Diese umfassen zahlreiche neuromuskuläre Erkrankungen, myofasziale Schmerzen, neuropathische Schmerzen sowie insbesondere primäre und sekundäre Kopfschmerzen. Bereits im Jahr 1987 berichteten *Brin* et al., dass bei der Behandlung der zervikalen Dystonie Schmerzen früher und ausgeprägter ansprechen als die muskuläre Hyperaktivität. Neue Studien zeigen, dass Botulinumtoxin A nicht nur durch die Exozytosehemmung von Acetylcholin klinisch wirksam ist. Vielmehr können zahlreiche Neurotransmitter und Neuropeptide in ihrer Aktivität inhibiert werden, die im Rahmen der Schmerzchronifizierung und Ausbildung des Schmerzgedächtnisses sowohl eine periphere als auch zentrale Sensitivierung bedingen. Neueste Studien belegen, dass Botulinumtoxin A u. a. die Freisetzung von Substanz P, Glutamat und CGRP (calcitonin gene-related peptide) hemmen kann. Die Aktivierung von Wide-dynamic-range-(WDR-)Neuronen sowie die Expression von C-Fos im Hinterhorn werden gehemmt (siehe auch Kapitel 1: Grundlagen). Botulinumtoxin A ist daher über die bisher bekannte Chemodenervation von Skelettmuskeln hinaus in der Lage, die Neurotransmission von Schmerzsignalen von der Peripherie bis zum Kortex zu inhibieren. Damit eröffnet die Substanz mannigfaltige Möglichkeiten, spezifisch und gezielt in Schmerzchronifizierungsprozesse einzugreifen. Die United States Food and Drug Administration (FDA) hat Botulinumtoxin A bereits im Jahre 2000 für die Behandlung von Schmerzen in Verbindung mit der kranialen Dystonie zugelassen. Diese Kopfschmerzursache ist auch in der aktuellen 2. Auflage der Kopfschmerzklassifikation der International Headache Society (2004) aufgenommen. Mittlerweile wird Botulinumtoxin A bei vielen Schmerzerkrankungen eingesetzt.

Botulinumtoxin A lässt sich jedoch nicht wie sonstige Arzneimittel einfach einnehmen. Seine Anwendung setzt spezielle neuroanatomische Kenntnisse voraus. Die Aufbereitung, Dosierung, Verdünnung, Auswahl der Injektionsareale und Injektionstechnik erfordern eingehendes Wissen und umfangreiche praktische Erfahrung. Die zugrunde liegenden Schmerzerkrankungen müssen sorgfältig differenzialdiagnostisch geklärt und sämtliche pathogenetischen Faktoren in einem umfassenden Behandlungsprogramm adressiert werden. Nur ein versierter und erfahrener Anwender kann eine gezielte und effektive Behandlung realisieren, bei falscher Applikation bleibt die Wirkung aus. Auch kann der therapeutische Effekt nicht nach einigen Stunden beobachtet werden, teilweise stellt er sich erst nach mehreren Behandlungszyklen ein.

Seit rund 20 Jahren wird Botulinumtoxin A bei zahlreichen Erkrankungen eingesetzt, die durch eine unangemessen hohe Muskelkontraktion charakterisiert sind. Eine Zulassung für im Rahmen der speziellen Schmerztherapie relevante Erkrankungen besteht in Deutschland derzeit für den Torticollis spasmodicus, den Blepharospasmus, den Spasmus hemifacialis, den spastischen Spitzfuß bei idiopathischer Zerebralparese und die Armspastik nach Schlaganfall. Aktuelle Forschungsanstrengungen konzentrieren sich auf neue Einsatzgebiete von Botulinumtoxin A in der speziellen Schmerztherapie. Einen Über-

Tab. 1: Wirkmechanismen von Botulinumtoxin A in der Schmerztherapie.

Mechanismus	Effekt
Blockade der cholinergen Innervation	▶ Hemmung der muskulären Hyperaktivität für 3–6 Monate ▶ Vermeidung degenerativer Veränderungen des Bewegungsapparates des Kopfes und des Halses ▶ Dekompression nozizeptiver Afferenzen der perikranialen Muskeln ▶ Vaskuläre Dekompression von Blutgefäßen der perikranialen Muskeln ▶ Auflösung von Trigger- und Tenderpoints der perikranialen Muskeln
Normalisierung der Muskelspindelaktivität	▶ Normalisierung des Muskeltonus ▶ Modulation zentraler Kontrollmechanismen der Muskelaktivität ▶ Beseitigung der oromandibulären Dysfunktion ▶ Beseitigung muskulärer Stressfaktoren
Retrograde Aufnahme in das ZNS	▶ Aktivierung der Expression von Substanz P im Rückenmark ▶ Aktivierung der Expression von Enkephalin im Rückenmark ▶ Aktivierung der Expression von Substanz P im Nucleus raphe
Hemmung steriler Entzündung	▶ Blockade der neurogenen Entzündung als pathophysiologisches Substrat primärer Kopfschmerzen ▶ Prävention der Sensibilisierung des nozizeptiven Systems mit Erhöhung der Migräneattackenfrequenz ▶ Prävention medikamenteninduzierter Kopfschmerzen
Hemmung der Glutamat-Freisetzung	▶ Inhibierung peripherer Sensibilisierung ▶ Reduktion von Allodynie und Hyperpathie
Hemmung der Substanz-P-Freisetzung	▶ Inhibierung peripherer Sensibilisierung ▶ Reduktion von Allodynie und Hyperpathie
Hemmung der WDR-Neuronen im N. trigeminus caudalis	▶ Inhibierung zentraler Sensibilisierung ▶ Reduktion von Allodynie und Hyperpathie
Hemmung der c-fos-Expression	▶ Inhibierung zentraler Sensibilisierung ▶ Reduktion von Allodynie und Hyperpathie
Hemmung der CGRP-Freisetzung	▶ Inhibierung zentraler Sensibilisierung ▶ Reduktion von Allodynie und Hyperpathie
Beseitigung muskulärer Triggerpunkte	▶ Beseitigung kompressionsbedingter Ischämie ▶ Beseitigung der Endplattendysfunktion ▶ Vorbeugung der Muskeldegeneration ▶ Hemmung von Entzündungsmediatoren

WDR: wide dynamic range
CGRP: calcitonin gene related peptide

blick über die Wirkmechanismen gibt Tabelle 1 [27–30].

11.2 Einsatz in der speziellen Schmerztherapie

Zervikale Dystonie mit Schmerzen

Die zervikale Dystonie äußert sich klinisch in Form von unfreiwilligen Muskelkontraktionen von Halsmuskeln, welche zu abnormen Hals- und Kopfbewegungen bzw. -positionen führen, die häufig mit Schmerzen verbunden sind [10, 34, 43, 48, 49]. Wie bereits oben näher ausgeführt hat Botulinumtoxin A sich dabei als Therapie der ersten Wahl etabliert [54]. Die Schmerzlinderung kann sich dabei auch bereits vor der Verbesserung der unfreiwilligen Muskelkontraktionen von Halsmuskeln einstellen.

Dystoner Faustkrampf

Auch Schmerzen bei dystonem Faustkrampf unterschiedlicher Ätiologie (kortikobasale Degeneration, Morbus Parkinson, komplexes regionales Schmerzsyndrom) bessern sich bedeutsam durch Behandlung mit Botulinumtoxin A. Interessanterweise findet sich eine Schmerzreduktion häufiger als eine funktionelle Verbesserung [15].

Dystonie nach Elektrounfall

Paresen, Muskelatrophie, sensorisches Defizit und komplexes regionales Schmerzsyndrom nach Elektrounfall können durch Botulinumtoxin-A-Behandlung gebessert werden [75].

Schreibkrampf

Schmerzen bei Schreibkrampf sind häufig. In Studien fand sich eine signifikante Reduktion der Schmerzen nach Behandlung mit Botulinumtoxin A [5, 61, 66, 71, 96].

Schmerzhafte Dystonie bei Morbus Parkinson

Die „Off"-Dystonie nach chronischer Einnahme von L-Dopa zur Behandlung des Morbus Parkinson äußert sich durch schmerzhafte unfreiwillige Fußbewegungen besonders am frühen Morgen. In einer Studie mit 30 Patienten, bei denen sich eine dopaminerge Behandlung als ineffektiv erwies, konnte durch die EMG-geführte Injektion von Botulinumtoxin A bei allen Patienten eine Schmerzverbesserung innerhalb von zehn Tagen erzielt werden. Bei 21 Patienten remittierte der Schmerz innerhalb von vier Monaten sogar komplett [57].

Spinaler Myoklonus mit Schmerzen

Polo et al. beschreiben eine Patientin mit therapieresistenten Schmerzen nach Rückenmarksinfarkt im Rahmen einer pulmonalen Gefäßanomalie bei Scimitar-Syndrom. Sie entwickelte eine Plegie des rechten Beins mit therapieresistenten schmerzhaften Verkrampfungen und unfreiwilligen Bewegungen des linken Oberschenkels. Durch Behandlung mit Botulinumtoxin A stellte sich eine komplette Schmerzremission ein [59].

Temporomandibuläre Dysfunktion und schmerzhafte Hypertrophie des M. masseter

Die schmerzhafte Hypertrophie des M. masseter und andere temporomandibuläre Dysfunktionen konnten in mehreren Studien durch Botulinumtoxin A-Behandlung gebessert werden [8, 20, 22, 23, 26, 52, 65, 81].

Bruxismus

Bruxismus mit nächtlichem Zähneknirschen oder Zähnepressen zeigt sich in neueren Studien als mögliche Behandlungsindikation mit Botulinumtoxin A [7, 65]. Von Vorteil ist dabei besonders die Langzeiteffektivität. Die Studienlage ist jedoch noch sehr limitiert.

Faziale Muskelspasmen

Erkrankungen mit fazialen Muskelspasmen wie z. B. Blepharospasmus, Spasmus hemifacialis und Meige-Syndrom gehen häufig mit Schmerzen einher und können durch

Botulinumtoxin A effektiv behandelt werden [46].

Schmerzhafte Dystonie bei kortikobasaler Degeneration

Dystonie bei kortikobasaler Degeneration kann mit sehr schmerzhafter Rigidität und fixierten Kontrakturen einhergehen, die zu großer Behinderung führt. In mehreren Fallserien konnte eine effektive Schmerzlinderung der ansonsten therapieresistenten Beschwerden berichtet werden [78, 79].

Kopfschmerzen

Die Beeinflussung von Kopfschmerzen durch eine Behandlung mit Botulinumtoxin A wurde zunächst im Rahmen von klinischen Fallbeschreibungen publiziert. Behandelt wurden myofasziale Schmerzsyndrome [1, 13], Störungen im Bereich des Kiefergelenks [52], Gesichtsschmerzen [26] sowie Kopfschmerzen vom Spannungstyp [88]. Die Fallzahlen waren klein und die Ergebnisse widersprüchlich. Aufgrund zunehmender Evidenz zur Wirksamkeit wurden in den letzten Jahren auch plazebokontrollierte, doppelblinde und randomisierte Studien mit größeren Fallzahlen durchgeführt.

Migräne. Interessanterweise belegen die Studien durchgehend eine gute und konsistente Wirksamkeit von Botulinumtoxin A in der Therapie der Migräne. Besonders hervorzuheben sind die kontrollierte Studien von *Brin* et al. [11] und *Silberstein* et al. [73]. Bei diesen konnte sowohl eine Abnahme der Intensität der Migräneattacken als auch eine Abnahme der Attackenhäufigkeit beobachtet werden. Die benötigten Botulinumtoxin-A-Dosen waren dabei insbesondere bei der Arbeit von *Silberstein* et al. [73] mit 25 MU Botox® relativ niedrig. In den Studien zeigte sich auch, dass ein individuelles Vorgehen bei der Auswahl der Injektionsstellen aufgrund des klinischen Befundes von entscheidender Bedeutung ist. Bewährt hat sich dabei die gezielte Injektion in muskuläre Trigger- und Tenderpunkte. Die nicht signifikante klinische

Wirksamkeit von 75 MU in der Studie von *Silberstein* et al. [73] erklärt sich durch einen möglichen Randomisierungsfehler aufgrund der standardisierten Auswahl der Injektionsareale. Unabhängig davon gilt für die Kopfschmerzprophylaxe in der Regel, dass im Allgemeinen niedrige Dosen wirksam sind, während hohe Dosen meist nicht signifikante Therapieergebnisse bewirken. Ein typisches Beispiel dafür ist die Dosierung der Antidepressiva in der Schmerztherapie.

Clusterkopfschmerz. Es liegen nur einzelne Fallberichte vor, die noch keine Aussage zur Wirksamkeit von Botulinumtoxin A erlauben. Dennoch zeigt sich auch hier bei bisher therapierefräktärem Verlauf eine bedeutsame Besserung. Größere Studien werden zurzeit durchgeführt, um den Therapieeffekt besser einordnen zu können.

Spannungskopfschmerz. Die größte Zahl an klinischen Studien liegt für den Kopfschmerz vom Spannungstyp vor. Erste Studien wählten ein standardisiertes Design mit festgelegten Injektionsstellen und relativ niedrigen Dosierungen. Eine individuelle Auswahl von Triggerpunkten erfolgte aus Standardisierungsgründen nicht. In der Regel wurden nur Patienten mit therapierefräktären langjährigen Verläufen in die Studien aufgenommen. Als Folge konnte eine signifikante Wirksamkeit von Botulinumtoxin A in diesen Studien nicht festgestellt werden [28, 67, 88]. Auf diesen Erfahrungen aufbauende Studien zeigen eine signifikante klinische Wirksamkeit von Botulinumtoxin A bei diesem Krankheitsbild [45, 63, 69, 74, 83]. Auch in der Langzeitanwendung [64] über 15 Monate zeigt sich ein anhaltender Effekt. Dabei ist von Bedeutsamkeit, dass sich bei den Wiederholungsinjektionen ein treppenförmiger Therapieeffekt einstellt und bei jeder Injektion der konsekutive Therapieeffekt auf dem vorhergehend erzielten Effekt aufbaut.

Bedeutsames Ergebnis bisheriger Erfahrungen mit Botulinumtoxin A in der

Schmerztherapie ist, dass die Injektion am Ort des Schmerzes oder der Triggerpunkte erfolgen sollte, nicht jedoch standardisiert. So wie bei der Behandlung von Dystonien die Injektion gezielt in den betroffenen Muskel erfolgt, muss dies auch bei der Behandlung von Schmerzen geschehen. Ein mangelnder Therapieeffekt von Botulinumtoxin A bei Torticollis spasmodicus bei einem bilateralen standardisierten Injektionsschema würde nicht verwundern – gleiches gilt für die Behandlung des Kopfschmerzes vom Spannungstyp. Dieser entscheidende Punkt sollte bei zukünftigen kontrollierten Studien und der offenen Anwendung aufgrund der nun vorliegenden Erfahrung beachtet werden. Betrachtet man die Streuung der eingesetzten Dosen von Botulinumtoxin A, die bei positiven Studien zwischen 15 und 100 MU Botox® bzw. 160 bis 200 MU Dysport® lagen, so erscheint die injizierte Gesamtdosis eher zweitrangig. Auch die Injektion hoher Dosen führt nicht zu einer Wirksamkeit, wenn der Wirkstoff in pathophysiologisch nicht beteiligte Muskelareale injiziert wird. Hervorzuheben ist auch, dass eine besonders gute Wirksamkeit zu resultieren scheint, wenn sowohl eine Migräne als auch ein Kopfschmerz vom Spannungstyp besteht [45]. In den meisten Studien wurde entweder das eine oder das andere Krankheitsbild behandelt. Die vorgenannten Punkte erklären die unterschiedlichen Ergebnisse vieler Studien und müssen bei deren Bewertung berücksichtigt werden.

Zervikogener Kopfschmerz. Eine kontrollierte Studie [24, 25] konnte die positiven Ergebnisse offener Studien untermauern. Es kam sowohl zur Abnahme der Schmerzintensität als auch zur Zunahme der Kopfbeweglichkeit nach Injektion von 100 MU Botox®.

Spastik

Die Behandlung der Spastik unterschiedlicher Genese ist ein etabliertes Einsatzgebiet von Botulinumtoxin A [6, 17, 62]. Eine

Schmerzreduktion findet sich bei bis zu 90% der behandelten Patienten. Auch in plazebokontrollierten Studien fanden sich ähnliche Ergebnisse [4, 33]. Spastik nach Schlaganfall geht mit eingeschränkter Gelenkbeweglichkeit und Schmerzen einher. In mehreren Studien zeigte sich eine signifikante Reduktion der Schmerzen und Verbesserung der Beweglichkeit.

Thalamusschmerz

Läsionen des Thalamus, z. B. nach einem Thalamusinfarkt, können mit extremen zentralen Schmerzen assoziiert sein. Einzelfallbeobachtungen zeigen eine Effektivität einer Behandlung mit Botulinumtoxin A [53].

Zerebralparese

Die Behandlung der spastischen Zerebralparese zielt auf die Verbesserung der motorischen Funktion, der Schmerzlinderung und der Pflege. Plazebokontrollierte Studien haben die lokale und funktionelle Besserung durch eine Botulinumtoxin-A-Behandlung bestätigt [4, 19, 31, 32, 44, 56, 77, 80, 85]. Ob die Langzeitbehandlung auch die motorische Entwicklung fördern und Kontrakturen vorbeugen kann, wird derzeit noch analysiert.

Rückenmarksverletzungen mit Schmerzen und Spastik

Einzelfallbeobachtungen beschreiben die Wirksamkeit von Botulinumtoxin A in der Behandlung von Spastik und Schmerz nach Rückenmarkstrauma [2]. Interessanterweise konnte eine Besserung erzielt werden, obwohl eine intrathekale Behandlung mit Baclofen erfolglos war.

Multiple Sklerose

Spastik ist bei Multipler Sklerose ein sehr häufiges Problem, das zu starken Schmerzen führen kann. Ein aktuelles Cochrane-Review zu diesem Einsatzgebiet kommt jedoch zum Ergebnis, dass die Wirksamkeit und Verträglichkeit von Substanzen zur Behandlung der Spastik bei Multipler Sklerose nur sehr schlecht dokumentiert sind und Verschreibungsempfehlungen nicht ausgesprochen werden können [70]. In einer neueren vierarmigen plazebokontrollierten Studie fand sich jedoch eine deutliche Schmerzreduktion und Muskeltonusverminderung unter Behandlung mit Botulinumtoxin A [36].

Achalasie

Die Hyperaktivität des unteren Ösophagusspinkter geht mit einer Störung der Ösophagusbeweglichkeit und mit Brustschmerzen einher. Die Meinungen zur Pathophysiologie und Therapie differieren noch sehr weit. In einer Einzelfallstudie wurde gezeigt, dass die Injektion von Botulinumtoxin A in den unteren Ösophagusspinkter zu einer Remission der klinischen Symptomatik in Form von Dysphagie und Brustschmerzen führt. Manometrisch zeigt sich eine Normalisierung des unteren Ösophagusdrucks [47]. Auch der Einsatz bei diffusser Ösophagusspastik führte zu einer effektiven und langanhaltenden Symtomlinderung.

Chronische viszerale Schmerzen im rechten oberen Quadranten

Die Ursachen chronischer viszeraler Schmerzen im rechten oberen Quadranten ohne Vorliegen von Gallensteinen können in zwei Gruppen aufgeteilt werden: Gallenblasendyskinesien und Dysfunktion des Spinkter Oddi. Liegt eine Papillenstenose oder ein erhöhter Druck des Spinkter Oddi nicht vor, schlagen *Shrestha* et al. einen Therapieversuch mit Botulinumtoxin A-Injektionen vor Aufnahme einer invasiven endoskopischen Therapie vor [35, 72].

Chronischer Prostataschmerz

Chronischer Prostataschmerz kann möglicherweise durch eine permanente Hyperaktivität der Beckenbodenmuskulatur entstehen und zu einem abnormen afferenten Input des ZNS führen. Eine Behandlung des Urethraschließmuskels mit Botulinumtoxin A führte zu einer deutlichen Schmerzlinderung und Symptomverbesserung [86, 87].

Anismus und Analfissur

Die Behandlung von Analschmerz mit Botulinumtoxin A führt zu uneinheitlichen Studienergebnissen und es wird deutlich, dass nur ein Teil der Patienten – wie auch bei anderen muskulären Dystonien – auf eine Therapie mit Botulinumtoxin A anspricht [14, 68]. Im Hinblick auf die gute Verträglichkeit und auf die einfache ambulante Anwendung ohne Gefahr einer strukturellen Läsion des Kontinenzorgans empfiehlt sich die Anwendung vor invasiven Therapiemaßnahmen [35, 38–41]. Von Vorteil könnte dabei die antispastische und entzündungshemmende Aktivität von Botulinumtoxin A sein [9]. Einzelfallberichte beschrieben auch eine Wirksamkeit bei Proctalgia fugax [42].

Persistierende unilaterale Hypertrophie des M. tibialis anterior mit Myalgien

In einer Beobachtung von zwei Patienten mit persistierender unilateraler Hypertrophie des M. tibialis anterior mit Myalgien wird eine Reduktion des erhöhten Muskelvolumens und eine Remission der Muskelschmerzen beschrieben [55].

Myofasziale Schmerzsyndrome

In einer plazebokontrollierten Studie zur Behandlung von chronischen lumbalen Rückenschmerzen in die paravertebrale lumbale Muskulatur fand sich eine Besserung von 66,7 % unter Verum und 18,8 % unter Plazebo [21]. Bei einer CT-gesteuerten Behandlung des M. piriformis-Syndroms mit Botulinumtoxin A beschreiben *Fanucci* et al. bei 26 von 31 Patienten eine Symptombesserung innerhalb von fünf bis sieben Tagen [18]. Chronischer Rückenschmerz im Rahmen eines „Stiff-man-Syndromes" konnte bei paravertebraler Injektion von Botulinumtoxin A in einer Einzelfallbeobachtung bedeutsam gebessert werden [16]. Das Piriformis-Syndrom und einige Formen des Thoracic-outlet-Syndromes können ebenfalls erfolgreich behandelt werden [37, 51, 82]. Porta konnte eine signifikant stärkere Abnahme der Schmerzintensität nach Injektion von Botulinumtoxin A (80–150 MU Botox®) im Vergleich zur Injektion von Methylprednisolon zeigen [60]. Darüber hinaus hielt die erzielte Wirkung länger an.

Wheeler et al. untersuchten in einer randomisierten doppelblinden Studie den Effekt von Botulinumtoxin A in der Behandlung von therapierefraktären myofaszialen Rückenschmerzen. Es wurden drei Gruppen mit 50 MU Botox®, 100 MU Botox® oder Plazebo verglichen. Als Ergebnis fand sich kein signifikanter Unterschied zwischen den drei Gruppen nach der ersten Injektion, allerdings fand sich nach Durchführung einer zweiten Injektion ein hoher Anteil an Patienten mit kompletter Symptomfreiheit [83]. In einer weiteren kontrollierten Studie der Autoren fand sich kein signifikanter Effekt einer Behandlung mit Botulinumtoxin A von Nackenschmerzen. Die Autoren schlussfolgern, dass eine einzelne Behandlung mit Botulinumtoxin A ohne Physiotherapie in der Therapie chronischer Nackenschmerzen ineffektiv ist [84].

Fibromyalgie

Die Fibromylagie kann durch Botulinumtoxin A nicht erfolgreich behandelt werden [3]. Bei diesem pathophysiologisch nur sehr unzureichend geklärten Krankheitsbild überlagern sich generalisierte Muskelschmerzen mit psychopathologischen Befunden. Eine Behandlung mit Botulinumtoxin A sollte daher bei dieser generalisierten Erkrankung ohne Identifikation spezifisch betroffener Zielmuskeln nicht erfolgen [58].

Schmerzhafte Muskelhernie

Burg et al. beschreiben die erfolgreiche Behandlung einer Muskelhernie nach iatrogenem Defekt der Fascia lata. Es entwickelte sich eine große Muskelhernie mit extremen Schmerzen während des Laufens. Botuli-numtoxin-A-Injektionen in den M. vastus lateralis führte zu einer Schmerzreduktion und ermöglichte beschwerdefreies Laufen [12].

Schmerzhafte Korneaepithel-Defekte

In der Augenheilkunde kann Botulinumtoxin A zu Erzielung einer therapeutischen Ptosis eingesetzt werden, etwa zu Behandlung einer schmerzhaften Korneepithel-Defekts [50].

11.3 Ausblick

Die Wirksamkeit von Botulinumtoxin A in der Behandlung von Schmerzen bei muskulärer Hyperaktivität, insbesondere aufgrund von Dystonie und von Spastik, ist empirisch gut belegt. Myofasziale Schmerzen und muskuläre Triggerpunkte können bei Beachtung individueller klinischer Ausprägungen erfolgreich behandelt werden. Auch die Analfissur und die Achalasie sind gut begründete Indikationen für eine Anwendung von Botulinumtoxin A. Bei anderen Einsatzgebieten, insbesondere bei primären Kopfschmerzen, differieren noch die Ansichten zu Dosierung, Injektionsarealen und methodischem Vorgehen (Plazebokontrolle, Zielparameter etc.). Die Erwägung des Einsatzes von Botulinumtoxin A im Rahmen der speziellen Schmerztherapie stellt für Patienten und Ärzte eine neue Option dar. Der Einsatz erfordert jedoch genaue funktionell-anatomische Kenntnisse sowie umfangreiche Erfahrung und Expertise in der Anwendung.

Literatur

1. **Acquadro MA, Borodic GE.** Treatment of myofascial pain with botulinum A toxin. Anesthesiology, 80 (1994) 705–706.
2. **Al-Khodairy AT, Gobelet C, Rossier AB.** Has botulinum toxin type A a place in the treatment of spasticity in spinal cord injury patients? Spinal Cord, 36 (1998) 854–858.
3. **Asherson RA, Pascoe L.** The use of botulinum toxin-A in the treatment of patients with fibromyalgia. J Rheumatol, 28 (2001) 1740.
4. **Barwood S, Baillieu C, Boyd R, Brereton K, Low J, Nattrass G, Graham HK.** Analgesic effects of botulinum toxin A: a randomized, placebo-controlled clinical trial. Dev Med Child Neurol, 42 (2000) 116–121.
5. **Behari M.** Botulinum toxin in the treatment of writer's cramp. J Assoc Physicians India, 47 (1999) 694–698.
6. **Benecke R.** Botulinum toxin treatment in spasticity of lower extremities. In: **Hallet M** (Ed), Therapy with Botulinum Toxin, Marcel Dekker, New York, 1994, pp 463–473.
7. **Biondi DM.** Headaches and their relationship to sleep. Dent Clin North Am, 45 (2001) 685–700.
8. **Blitzer A, Sulica L.** Botulinum toxin: basic science and clinical uses in otolaryngology. Laryngoscope, 111 (2001) 218–226.
9. **Borodic GE, Acquadro M, Johnson EA.** Botulinum toxin therapy for pain and inflammatory disorders: mechanisms and therapeutic effects. Expert Opin Investig Drugs, 10 (2001) 1531–1544.
10. **Brin MF, Lew MF, Adler CH, Comella CL, Factor SA, Jankovic J, O'Brien C, Murray J., Wallace JD, Willmer-Hulme A, Koller M.** Safety and efficacy of NeuroBloc (botulinum toxin type B) in type A-resistant cervical dystonia. Neurology, 53 (1999) 1431–1438.
11. **Brin MF, Swope, DM, O'Brian C, Abbasi S, Pogoda JM.** Botox for migraine: double-blind, placebo-controlled region-specific evaluation. Cephalalgia, 20 (2000) 421–422.
12. **Burg D, Schnyder H, Buchmann R, Meyer VE.** Effective treatment of a large muscle hernia by local botulinum toxin administration. Handchir Mikrochir Plast Chir, 31 (1999) 75–78.
13. **Cheshire WP, Abashian SW, Mann JD.** Botulinum toxin in the treatment of myofascial pain syndrome. Pain, 59 (1994) 65–69.
14. **Christiansen J, Bruun E, Skjoldbye B, Hagen K.** Chronic idiopathic anal pain: analysis of ultrasonography, pathology, and treatment. Dis Colon Rectum, 44 (2001) 661–665.
15. **Cordivari C, Misra VP, Catania S, Lees AJ.** Treatment of dystonic clenched fist with botulinum toxin. Mov Disord, 16 (2001) 907–913.
16. **Davis D, Jabbari B.** Significant improvement of stiff-person syndrome after paraspinal injection of botulinum toxin A. Mov Disord, 8 (1993) 371–373.
17. **Dressler D, Argyrakis, A. Schonle PW, Wochnik G, Ruther E.** Botulinum toxin therapy in rehabilitation neurology. Nervenarzt, 67 (1996) 686–694.
18. **Fanucci E, Masala S, Sodani G, Varrucciu V, Romagnoli A, Squillaci E, Simonetti G.** CT-guided injection of botulinic toxin for percutaneous therapy of piriformis muscle syndrome with preliminary MRI results about denervative process. Eur Radiol, 11 (2001) 2543–2548.
19. **Feve A, Decq P, Filipetti P, Keravel Y.** Treatment of spasticity with injections of botulinum toxin. Review of the literature. Neurochirurgie, 44 (1998) 192–196.
20. **Finn S, Ryan P, Sleeman D.** The medical management of masseteric hypertrophy with botulinum toxin. J Ir Dent Assoc, 46 (2000) 84–86.
21. **Foster L, Clapp L, Erickson M, Jabbari B.** Botulinum toxin A and chronic low back pain: a randomized, double-blind study. Neurology, 56 (2001) 1290–1293.
22. **Freund B, Schwartz M, Symington JM.** The use of botulinum toxin for the treatment of temporomandibular disorders: preliminary findings. J Oral Maxillofac Surg, 57 (1999) 916–920; discussion 920–921.
23. **Freund B, Schwartz M, Symington JM.** Botulinum toxin: new treatment for temporomandibular disorders. Br J Oral Maxillofac Surg, 38 (2000) 466–671.
24. **Freund BJ, Schwartz M.** Treatment of chronic cervical-associated headache with botuli-

num toxin A: a pilot study. Headache, 40 (2000a) 231–236.

25. **Freund BJ, Schwartz M.** Treatment of whiplash associated neck pain [corrected] with botulinum toxin-A: a pilot study. J Rheumatol, 27 (2000b) 481–484.

26. **Girdler NM.** Use of botulinum toxin to alleviate facial pain. Br J Hosp Med, 52 (1994) 363.

27. **Göbel H.** Botulinum Toxin in der speziellen Schmerztherapie. Uni-Med-Verlag, Bremen, 2004.

28. **Göbel H, Deuschl G.** Dauerkontraktionen kranialer oder zervikaler Muskel – Wenn Dystonien Kopfschmerzen bereiten. Münchener Medizinische Wochenschrift, 139 (1999) 30–31.

29. **Göbel H, Heinze A, Heinze-Kuhn K, Austermann K.** Botulinum toxin A in the treatment of headache syndromes and pericranial pain syndromes. Pain, 91 (2001) 195–199.

30. **Göbel H, Lindner V, Krack P, Heinze A, Gaartz N, Deuschl G.** Treatment of chronic tension-type headache with botulinum toxin. Cephalalgia, 19 (1999) 455.

31. **Gooch JL, Sandell TV.** Botulinum toxin for spasticity and athetosis in children with cerebral palsy. Arch Phys Med Rehabil, 77 (1996) 508–511.

32. **Gordon N.** The role of botulinus toxin type A in treatment—with special reference to children. Brain Dev, 21 (1999) 147–151.

33. **Grazko MA, Polo KB, Jabbari B.** Botulinum toxin A for spasticity, muscle spasms, and rigidity. Neurology, 45 (1995) 712–717.

34. **Hilker R, Schischniaschvili M, Ghaemi M, Jacobs A, Rudolf J.** Health related quality of life is improved by botulinum neurotoxin type A in long term treated patients with focal dystonia. J Neurol Neurosurg Psychiatry, 71 (2001) 193–199.

35. **Hoogerwerf WA, Pasricha PJ.** Botulinum toxin for spastic gastrointestinal disorders. Baillieres Best Pract Res Clin Gastroenterol, 13 (1999) 131–143.

36. **Hyman N, Barnes M, Bhakta B, Cozens A, Bakheit M, Kreczy-Kleedorfer B, Poewe W, Wissel J, Bain P, Glickman S, Sayer A, Richardson A, Dott C.** Botulinum toxin (Dysport) treatment of hip adductor spasticity in multiple sclerosis: a prospective, randomised, double blind, placebo controlled, dose ran-

ging study. J Neurol Neurosurg Psychiatry, 68 (2000) 707–712.

37. **Jordan SE, Ahn SS, Freischlag JA.** Selective botulinum chemodenervation of the scalene muscles for treatment of neurogenic thoracic outlet syndrome. Ann Vasc Surg, 14 (2000) 365–369.

38. **Jost WH.** One hundred cases of anal fissure treated with botulin toxin: early and long-term results. Dis Colon Rectum, 40 (1997) 1029–1032.

39. **Jost WH.** Botulinum toxin type B in the treatment of anal fissures: first preliminary results. Dis Colon Rectum, 44 (2001) 1721–1722.

40. **Jost WH, Schimrigk K.** Therapy of anal fissure using botulin toxin. Dis Colon Rectum, 37 (1994) 1321–1324.

41. **Jost WH, Schrank B.** Repeat botulin toxin injections in anal fissure: in patients with relapse and after insufficient effect of first treatment. Dig Dis Sci, 44 (1999) 1588–1589.

42. **Katsinelos P, Kalomenopoulou M, Christodoulou K, Katsiba D, Tsolkas P, Pilpilidis I, Papagiannis A, Kapitsinis I, Vasiliadis I, Souparis T.** Treatment of proctalgia fugax with botulinum A toxin. Eur J Gastroenterol Hepatol, 13 (2001) 1371–1373.

43. **Kelm S, Gerats G, Chalkiadaki A, Hefter H.** Reduction of pain and muscle spasms by botulinum toxin A. Nervenarzt, 72 (2001) 302–306.

44. **Kirschner J, Berweck S, Mall V, Korinthenberg R, Heinen F.** Botulinum toxin treatment in cerebral palsy: evidence for a new treatment option. J Neurol, 248 Suppl 1 (2001) 28–30.

45. **Klapper JA, Mathew NT, Klapper A, Kailasam J.** Botulinum toxin type A (BTX-A) für the prophylaxis of chronic daily headache. Cephalalgia, 20 (2000) 291–292.

46. **Kowal L, Davies R, Kiely PM.** Facial muscle spasms: an Australian study. Aust N Z J Ophthalmol, 26 (1998) 123–128.

47. **Lacy BE, Zayat EN, Crowell MD.** Case report: botulinum toxin in hypertensive lower esophageal sphincter: a manometric case study. Dysphagia, 17 (2002) 75–80.

48. **Lew MF, Brashear A, Factor S.** The safety and efficacy of botulinum toxin type B in the treatment of patients with cervical dystonia: summary of three controlled clinical trials. Neurology, 55 (2000) S29–35.

49. **Lindeboom R, Brans JW, Aramideh M. Speelman, HD, De Haan RJ.** Treatment of cervical dystonia: a comparison of measures for outcome assessment. Mov Disord, 13 (1998) 706–712.

50. **Maini R, Sullivan L, Snibson GR, Taylor HR, Loughnan MS.** A comparison of different depth ablations in the treatment of painful bullous keratopathy with phototherapeutic keratectomy. Br J Ophthalmol, 85 (2001) 912–915.

51. **Monsivais JJ, Monsivais DB.** Botulinum toxin in painful syndromes. Hand Clin, 12 (1996) 787–789.

52. **Moore AP, Wood GD.** The medical management of masseteric hypertrophy with botulinum toxin type A. Br J Oral Maxillofac Surg, 32 (1994) 26–28.

53. **Motoi Y, Hattori Y, Miwa H, Shina K, Mizuno Y.** A case of post-hemiplegic painful dystonia following thalamic infarction with good response to botulinus toxin. Rinsho Shinkeigaku, 37 (1997) 881–886.

54. **Naumann M, Yakovleff A, Durif F.** A randomized, double-masked, crossover comparison of the efficacy and safety of botulinum toxin type A produced from the original bulk toxin source and current bulk toxin source for the treatment of cervical dystonia. J Neurol, 249 (2002) 57–63.

55. **Nix WA, Butler IJ, Roontga S, Gutmann L, Hopf HC.** Persistent unilateral tibialis anterior muscle hypertrophy with complex repetitive discharges and myalgia: report of two unique cases and response to botulinum toxin. Neurology, 42 (1992) 602–606.

56. **Nolan J, Chalkiadis GA, Low J, Olesch CA, Brown TC.** Anaesthesia and pain management in cerebral palsy. Anaesthesia, 55 (2000) 32–41.

57. **Pacchetti C, Albani G, Martignoni E, Godi L, Alfonsi E, Nappi G.** „Off" painful dystonia in Parkinson's disease treated with botulinum toxin. Mov Disord, 10 (1995) 333–336.

58. **Paulson GW, Gill W.** Botulinum toxin is unsatisfactory therapy for fibromyalgia. Mov Disord, 11 (1996) 459.

59. **Polo KB, Jabbari B.** Effectiveness of botulinum toxin type A against painful limb myoclonus of spinal cord origin. Mov Disord, 9 (1994) 233–235.

60. **Porta M.** A comparative trial of botulinum toxin type A and methylprednisolone for the treatment of tension-type headache. Curr Rev Pain, 4 (2000) 31–35.

61. **Poungvarin N.** Writer's cramp: the experience with botulinum toxin injections in 25 patients. J Med Assoc Thai, 74 (1991) 239–247.

62. **Reichel G.** Botulinum toxin for treatment of spasticity in adults. J Neurol, 248 (Suppl 1) (2001) 25–27.

63. **Relja MA.** Treatment of tension-type headache by local injection of botulinum toxin. Eur J Neurol, 4 (Suppl. 2) (1997) 71–73.

64. **Relja MA.** Treatment of tension-type headache with botulinum toxin: 1-year follow-up. Cephalalgia, 20 (2000) 336.

65. **Rijsdijk BA, van ER, Zonneveld FW, Steenks MH, Koole R.** Botulinum toxin type A treatment of cosmetically disturbing masseteric hypertrophy. Ned Tijdschr Geneeskd, 142 (1998) 529–532.

66. **Rivest J, Lees AJ, Marsden CD.** Writer's cramp: treatment with botulinum toxin injections, Mov Disord, 6 (1991) 55–59.

67. **Rollnik JD, Tanneberger O, Schubert M, Schneider U, Dengler R.** Treatment of tension-type headache with botulinum toxin type A: a double-blind, placebo-controlled study. Headache, 40 (2000) 300–305.

68. **Ron Y, Avni Y, Lukovetski A, Wardi J, Geva D, Birkenfeld S, Halpern Z.** Botulinum toxin type-A in therapy of patients with anismus. Dis Colon Rectum, 44 (2001) 1821–1826.

69. **Schulte-Mattler WJ, Wieser T, Zierz S.** Treatment of tension-type headache with botulinum toxin: a pilot study. Eur J Med Res, 4 (1999) 183–186.

70. **Shakespeare DT, Boggild M, Young C.** Antispasticity agents for multiple sclerosis (Cochrane Review). Cochrane Database Syst Rev, 4 (2001) CD001332.

71. **Sheean GL, Murray NM, Marsden CD.** Pain and remote weakness in limbs injected with botulinum toxin A for writer's cramp. Lancet, 346 (1995) 154–156.

72. **Shrestha S, Pasricha PJ.** Chronic Visceral Right Upper Quadrant Pain Without Gallstones. 4 (2001) 123–131.

73. **Silberstein S, Mathew N, Saper J, Jenkins S.** Botulinum toxin type A as a migraine preventive treatment. For the BOTOX Migraine

Clinical Research Group. Headache, 40 (2000) 445–450.

74. **Smuts JA, Barnard PWA.** Botulinum toxin type A in the treatment of headache syndromes: a clinical report of 79 patients. Cephalalgia, 20 (2000) 332.

75. **Tarsy D, Sudarsky L, Charness ME.** Limb dystonia following electrical injury. Mov Disord, 9 (1994) 230–232.

76. **Turjanski N, Pirtosek Z, Quirk J, Anderson TJ, Rivest J, Marsden CD, Lees AJ.** Botulinum toxin in the treatment of writer's cramp. Clin Neuropharmacol, 19 (1996) 314–320.

77. **Ubhi T.** Treatment of paediatric cerebral palsy with Dysport. Hosp Med, 61 (2000) 718–721.

78. **Vanek Z, Jankovic J.** Dystonia in corticobasal degeneration. Mov Disord, 16 (2001) 252–257.

79. **Vanek ZF, Jankovic J.** Dystonia in corticobasal degeneration. Adv Neurol, 82 (2000) 61–67.

80. **Verheyden J, Blitzer A, Brin MF.** Other non-cosmetic uses of BOTOX. Semin Cutan Med Surg, 20 (2001) 121–126.

81. **Von Lindern JJ.** Type A botulinum toxin in the treatment of chronic facial pain associated with temporo-mandibular dysfunction. Acta Neurol Belg, 101 (2001) 39–41.

82. **Wheeler,AH.** Botulinum toxin A, adjunctive therapy for refractory headaches associated with pericranial muscle tension. Headache, 38 (1998) 468–471.

83. **Wheeler AH, Goolkasian P, Gretz SS.** A randomized, double-blind, prospective pilot study of botulinum toxin injection for refractory, unilateral, cervicothoracic, paraspinal, myofascial pain syndrome, Spine. 23 (1998) 1662–1666; discussion 1667.

84. **Wheeler AH, Goolkasian P, Gretz SS.** Botulinum toxin A for the treatment of chronic neck pain. Pain, 94 (2001) 255–260.

85. **Wong V.** Use of botulinum toxin injection in 17 children with spastic cerebral palsy. Pediatr Neurol, 18 (1998) 124–131.

86. **Zermann D, Ishigooka M, Schubert J, Schmidt RA.** Perisphincteric injection of botulinum toxin type A. A treatment option for patients with chronic prostatic pain? Eur Urol, 38 (2000) 393–399.

87. **Zermann DH, Ishigooka M, Doggweiler-Wiygul R, Schubert J, Schmidt RA.** The male chronic pelvic pain syndrome. World J Urol, 19 (2001) 173–179.

88. **Zwart JA, Bovim G, Sand T, Sjaastad O.** Tension headache: botulinum toxin paralysis of temporal muscles. Headache, 34 (1994) 458–462.

12 Substanzabhängigkeit und Entzugbehandlung

Johannes Horlemann, Albert Hein, Wolfgang Sohn

12.1 Einführung und Geschichte

Mohn wird seit mindestens 6000 Jahren von Menschen als Rauschmittel eingesetzt. Morphine lösen im Prinzip die gleichen Körperreaktionen aus wie Opium. Die kurzfristige Euphorie ist unerreicht, daneben Schmerzreduktion, Schlaf und Entspannung.

„… ich wollte mich konzentrieren, und nur der feine Rauch des Opiums konnte meine Gedanken sammeln und mir Ruhe spenden. Ich rauchte, was mir noch an Opium geblieben war, damit diese wunderwirkende Droge mir alle Hindernisse und Schleier von den Augen nehme, all die aufgetürmten fernen und aschgrauen Erinnerungen vertreibe. Und der Zustand, auf den ich wartete, kam in noch stärkerem Maße als erhofft: Langsam nahmen meine Gedanken eine große Schärfe, eine zarte Reinheit an. Ich fiel in einen Zustand, der halb Schlaf war und halb Ohnmacht. …" [3]

12.2 Definition Sucht

Die Weltgesundheitsorganisation (WHO) beschreibt bereits seit 1965 Sucht (Toxikomanie) als überwältigendes Verlangen oder echtes Bedürfnis (Zwang), eine Substanz fortgesetzt einzunehmen und sie auf jede Weise in die Hand zu bekommen, mit der Tendenz, Dosen zu steigern, mit seelischer und körperlicher Abhängigkeit und Auftreten von Abstinenzsymptomen bei Konsumunterbrechung. Die schädlichen Folgen für den Einzelnen und die Gesellschaft sind Teil des Suchtgeschehens.

Man kann nach den Substanzen verschiedene Formen der Abhängigkeit definieren:

▶ Opioid-, Cannabis-, Amphetamin-, Alkohol-, Sedativa-, Hypnotika-, Kokaintyp

▶ Sonstige Stimulanzien inkl. Koffein
▶ Halluzinogene, z. B. LSD
▶ Nikotin
▶ Flüchtige Lösungsmittel, z. B. Benzin, Klebstoffe
▶ Sonstige psychotrope Substanzen, z. B. Feuerzeuggas

Dennoch sind kaum klare Grenzen zu ziehen, weil viele Patienten polytoxikomanes Verhalten zeigen.

Stoffe ganz unterschiedlicher chemischer Struktur haben ähnliche Wirkungen auf Hirnfunktionen im Sinne einer Narkose, die mit Analgesie und (muskulärer) Erregung beginnt. Mit dem Verlust der Schmerzempfindung geht meist ein Verlust an Selbstkritik und Realitätsorientierung einher. Die Verwendung von Rauschdrogen strebt die Euphorie bei leichter Bewusstseinstrübung an mit dem Ziel, persönliche Probleme und emotionale Spannungen einzuebnen. Grundsätzlich kann jede Substanz, die in der Lage ist, Schmerzen, Konflikte, Depressionen und Ängste abzuflachen, zu Missbrauch und Sucht verführen.

12.3 Missbrauch und Abhängigkeit

Pragmatisch lassen sich Missbrauch und Abhängigkeit unterscheiden. Beim Missbrauch liegt außerhalb des Substanzkonsums eher der Normalzustand der Befindlichkeit vor. Der Abhängige hingegen nimmt seine Substanz nicht ein, um sich gut zu fühlen im Sinne der emotionalen Stabilisierung, sondern um die Unerträglichkeit innerer Anspannung auszugleichen. Ihn quälen Intervalle ohne Substanzwirkung, er stellt emotionale Ausgeglichenheit (den „Normalzustand", wenn auch keine Euphorie) gerade erst durch die Substanzeinnahme her. Im Verlauf der Abhängigkeitserkrankung treten psychische Grundlagen der Substanzabhängigkeit meist weit hinter den Substanzhunger mit seinen Folgen zurück.

Physische Abhängigkeit betrifft eine Person, die im Verlauf eines kontinuierlichen Drogenkonsums nach abruptem Substanzentzug ein Entzugsyndrom entwickelt. Als physische Abhängigkeit wird der zwanghafte Drang zum Drogenkonsum definiert.

Psychische Abhängigkeit strebt nach der „Belohnung" durch die Substanzwirkung im Sinne der (lerntheoretischen) „Verstärkung".

Gemäß ICD 10 liegt Abhängigkeit bei folgenden Merkmalen vor:

► Starker Wunsch oder Zwang, Substanzen zu konsumieren (craving)
► Kontrollverlust bezüglich des Konsums
► Substanzgebrauch zur Abmilderung von Entzugssymptomen
► Körperliche Entzugssymptomatik
► Nachweis von Toleranz, d. h., die Wirkung der Substanzen lässt bei wiederholter Zufuhr nach. Man unterscheidet eine pharmakokinetische Toleranz (die Substanz wird durch verstärkten enzymatischen Umsatz schneller eliminiert, z. B. Barbiturate) von einer pharmakodynamischen Toleranz (für den gleichen Effekt der Substanz muss eine Dosissteigerung vorgenommen werden).
► Eingeengtes Verhaltensmuster beim Konsum
► Verlust von Interessen, Persönlichkeitsveränderung durch Fokussierung auf die Umstände und Wirkung des Substanzgebrauchs
► Anhaltender, evtl. gesteigerter Konsum trotz sichtbarer und nachweisbarer schädlicher Folgen.

Die Diagnose der Abhängigkeit gilt als gesichert, wenn wenigstens drei der genannten Symptome in den letzten zwölf Monaten – zumindest phasenweise – bestehen.

Die gesundheitliche Situation der Betroffenen wird durch sekundäre Symptome kompliziert: körperliche Erkrankungen, psychische Auffälligkeiten (depressive Krankheitsbilder, Veränderungen des Kommunikationsstils etc.) und soziale Komplikationen (Verwahrlosung, Kriminalität, Rückzug in die „Szene").

Die Situation der Abhängigen wird häufig von einer Infektion mit dem HI-Virus (Durchseuchungsrate ca. 15 %) und/oder Hepatitisviren (Hepatitis B 50–90 %, Hepatitis C 70–95 %), von dermatologischen Erkrankungen, erheblichen Veränderungen des Zahnstatus, Veränderungen des Hormonhaushalts und einer Verschlechterung des Allgemeinzustandes begleitet. Die sozialen Folgen umfassen regelmäßig den Verlust des Arbeitsplatzes und den Bruch familiärer Bindungen. Prostitution und Beschaffungskriminalität sind häufig. Das Suizidrisiko ist deutlich erhöht.

Viele Menschen, die Rauschdrogen kennenlernen, bleiben nicht dabei. Es gibt ältere Menschen, die trotz dauernden Konsums, auch höherer Dosen, bis ins hohe Alter gesund und leistungsfähig bleiben. Deshalb gilt: Es gibt Substanzen, die als Suchtmittel eingesetzt werden, aber entscheidend ist die Persönlichkeit des Konsumenten, der innere Konflikte mit Substanzabhängigkeit inadäquat löst. Die Definition einer eigenständigen „Suchtpersönlichkeit" gelingt jedoch nicht.

Epidemiologie

Die Verbreitung legaler Drogen wie Tabak, Alkohol und Medikamente ist schwer einschätzbar, löst jedoch hohe Kosten innerhalb des Gesundheitswesens aus. 10–15 % der dialysepflichtigen Patienten müssen ihre Nierenschädigung auf den Missbrauch von Schmerzmitteln zurückführen. Etwa 350.000 Menschen pro Jahr werden wegen Suchtmittelmissbrauchs stationär in Krankenhäusern behandelt. Etwa 250.000 bis 300.000 Menschen benutzen harte Drogen, darunter bis 150.000 Menschen in einer intravenösen Verwendungsform. Es gibt in Deutschland etwa 2 Millionen Cannabiskonsumenten, davon 270.000 mit regelmäßigem Konsum. Bei bis zu 2 Millionen Menschen muss von Medikamentenabhängigkeit ausgegangen werden, wobei Frauen doppelt so häufig betroffen sind wie Männer. Die Prävalenz von Abhängigkeitserkrankungen bei Patienten mit chronischen Schmerzen liegt bei 3,2–16 %, wobei Benzodiazepine und Mischpräparate den größten Anteil der gebrauchten Medikamente darstellen. Analgetische Mischpräparate werden zum größten Teil „over the counter", d. h. unkontrolliert, frei verkäuflich angeboten.

Ein Behandlungsziel bei schmerztherapeutisch betreuten Patienten sollte sein, dass nicht gegen jede Störung der Befindlichkeit sofort ein Medikament einzusetzen ist.

12.4 Opioidtherapie und Abhängigkeit

Opioide werden sowohl gegen Tumorschmerzen als auch nicht tumorbedingte Schmerzen eingesetzt. Ihr Einsatz orientiert sich an den bekannten Regeln der WHO, die eine klare Indikationsstellung voraussetzen. Bei interdisziplinärer Abklärung der Indikation und der Verwendung retardierter Opioide besteht kein grundsätzlicher Einwand gegen eine Langzeittherapie. Bis heute ist kein Fall von Missbrauch retardierter Opioide bei einer lege artis durchgeführten Schmerztherapie bekannt geworden.

Je unklarer die somatischen Grundlagen von Schmerzen jedoch sind, desto zurückhaltender sollte man mit der Verordnung von Opioiden auch in der Schmerztherapie sein. Gravierende Nebenwirkungen auf zentralnervöse Strukturen sind typisch für nicht opioidsensitive Schmerzzustände. Wenn also kausal-kurative Methoden oder Prävention in der Schmerztherapie möglich sind, ist die rein medikamentöse Behandlung mit Opioiden ein Fehler.

In Einzelfällen haben fehlindizierte Verschreibungen und Überversorgung Miss-

brauch möglich gemacht, indem die Galenik des retardierten Opioids Oxycodon durch Zermörserung zerstört wurde oder in eine i.v. injizierbare Substanz mit hohem Abhängigkeitspotenzial und hoher Toxizität umgewandelt wurde. Diese illegalen Wege mit Abgabe und Verkauf der Substanz an Dritte spielen in Europa (noch) keine Rolle, sie zeigen jedoch, dass bei psychischer Komorbidität erhöhte Wachsamkeit im Verschreibungsverhalten erforderlich ist.

Low-dose-Abhängigkeit. Auch in niedriger Dosis und bei unregelmäßiger Einnahme, vor allem auf WHO-Stufe II, kann Opioidabhängigkeit entstehen, insbesondere wenn eine Galenik gewählt wird, die kein Tagesplateau, sondern kurzfristigen Substanzanstieg, eventuell bis in den toxischen Bereich, zulässt. Euphorie und Sedierung durch Opioide hängen von der Anflutungsgeschwindigkeit und Lipidlöslichkeit der Substanz ab. Die Euphorie führt zur psychischen Abhängigkeit und löst Verlangen nach der nächsten Medikamentengabe aus. Eine Low-dose-Abhängigkeit führt zur vollen Entzugssymptomatik.

Iatrogene Abhängigkeit. Wenn auch psychische Abhängigkeit und Missbrauch unter Opioiden eher selten sind, sind Patienten, die beispielsweise Tramadol oder Tilidin in Tropfenform gebrauchen, besonders gefährdet. Die Patienten erleiden durch ein entsprechendes Verordnungsverhalten eine „iatrogene Abhängigkeit".

Eine Neueinstellung mit Opioiden sollte

▶ eine schnell anflutende Galenik vermeiden,

▶ mit möglichst wenig Bedarfsmedikamenten auskommen,

▶ von derselben Substanz maximal zwei Applikationen pro Tag verwenden (12-Stunden-Retardierung),

▶ einen Medikamentenplan (Dosis- und Uhrzeitangaben) ständig verwenden (bei Arzt und Patient),

▶ regelmäßige Arzt-Patienten-Kontakte vorsehen (keine „Dauerverschreibung", gar auf Wunsch des Patienten) und

▶ enge Absprachen zwischen Hausarzt und Facharzt treffen (Vermeiden der Mehrfachverschreibung).

Eine Opioidtherapie bei Patienten mit Missbrauch und Sucht bedarf der besonderen, stets individuellen Abwägung. Selbst ehemaligen „Junkies" können erforderliche Opioide nicht vorenthalten werden, jedoch wird die Beobachtung und Aufklärung des Patienten sowie die Verschreibungskontrolle intensiviert werden müssen. Für aktuell abhängige Patienten ist eine Opioidtherapie nach WHO-Standard wirkungslos und daher nicht geeignet.

12.5 Psychiatrische Komorbidität

Psychiatrische Erkrankungen können sowohl Ursache als auch Folge einer Abhängigkeit sein. Stets stellen sie einen wesentlichen Grund für den Rückfall nach erfolgreichem Substanzentzug dar.

Etwa 50–60 % der abhängigen Patienten leiden unter einer Persönlichkeitsstörung, wobei antisoziale und Borderline-Störungen vorrangig sind. 40–50 % der Patienten leiden unter Angststörungen. Schwere affektive Störungen und Schizophrenien kommen ebenfalls vor.

Patienten, die im Rahmen einer psychischen Erkrankung bereits von einer Substanz abhängig sind, haben ein deutlich erhöhtes Risiko für eine Abhängigkeit von anderen Substanzen („Kreuzabhängigkeit"). Daher sollten vor einer schmerztherapeutischen Einstellung stets andere Abhängigkeiten erfragt werden. Die häufigste Kreuzabhängigkeit besteht mit Alkohol, darüber hinaus mit Spielsucht. Beim Entzug beispielsweise von Opioiden kann Kreuzabhängigkeit zu einer Suchtverschiebung führen (z. B. Alkohol als Ersatzdroge).

Psychiatrische Begleiterkrankungen beeinträchtigen wesentlich den Umgangsstil mit Lebenskrisen und die Möglichkeiten der Stressbewältigung. Aktive Coping-Strategien sind daher häufig für diese Patienten nicht realisierbar. Deshalb stellen situative

Faktoren ebenso wie anamnestisch bekannte Abhängigkeitserkrankungen Belastungsfaktoren dar, die zu kritischer Zurückhaltung gegenüber einer Opioidtherapie führen können. Selbstverständlich ist auch die „floride" Abhängigkeit des Lebenspartners ein Risikofaktor für den Schmerzpatienten, jedoch wiegen die Persönlichkeitsfaktoren am schwersten: Dissoziale, Borderline- und narzisstische Störungen erhöhen das Risiko für eine Abhängigkeit bei/durch Opioidtherapie erheblich.

Auch Substanzmissbrauch und Abhängigkeit bereits bei den Eltern eines Patienten, männliches Geschlecht, ein sog. hyperkinetisches Syndrom in der Jugend, ausgeprägte Störungen des Sozialverhaltens in der Kindheit und Jugend, Deprivation und erhebliche familiäre Konflikte, Missbrauch in der Vorgeschichte sowie schwere Kindheitstraumen können das Risiko für eine Abhängigkeit erhöhen [2].

Hinweise auf eine Abhängigkeit bei opioidbehandelten Schmerzpatienten im Zusammenhang mit psychischer Komorbidität ergeben sich durch

▶ Kontrollverlust bezüglich der Opioideinnahme (auch Mehrverschreibung über andere Praxen),
▶ Verlangen nach mehr Opioiden trotz adäquater Analgesie,
▶ verstärkte Nebenwirkungen, die auf Opioide zurückzuführen sind.

Zu den Nebenwirkungen, die schmerztherapeutisch aufmerksam verfolgt werden sollten, zählen insbesondere zunehmende Somnolenz und Sedation. Ein Opioidgebrauch über schmerztherapeutische Begründungen hinaus zeigt sich außerdem an zunehmendem Alkoholbeikonsum, Meldungen über den Verlust von Rezepten, zunehmende psychische, insbesondere Angstsymptomatik, Neuauftreten familiärer Konflikte, Verlust des Arbeitsplatzes etc., also insgesamt Konflikte in der sozialen Integration.

Wenn Schmerzpatienten unterdosiert sind, ist ein pseudoabhängiges Verhalten möglich. Die auf die Beschaffung von

Opioiden zentrierten Verhaltensmuster lösen sich jedoch auf, wenn eine adäquate Analgesie erreicht ist („Pseudoabhängigkeit").

12.6 Alkoholmissbrauch und Abhängigkeit

Besonderes Augenmerk verdient der Beikonsum von Alkohol im Rahmen der Schmerztherapie sowie die Alkoholabhängigkeit im Allgemeinen. Die Deutsche Hauptstelle für Suchtfragen (DHS) geht derzeit von 1,6 Millionen Alkoholabhängigen in Deutschland aus, bei 3 bis 5 Millionen mitbetroffenen Angehörigen. „Nur" ca. 250.000 bis 300.000 Menschen konsumieren harte Drogen.

Im Bereich der Schmerztherapie wird Alkohol zur Sedierung und Analgesie bewusst (und unbewusst) eingesetzt. Die betroffene Patientengruppe besteht hauptsächlich aus Männern, die mit Alkohol schmerzfrei durch die Nacht kommen wollen. Die zugrunde liegenden Erkrankungen sind meist degenerativ und betreffen die Wirbelsäule und großen Gelenke. Alkohol spielt zudem eine Rolle als Wirkverstärker eingenommener Analgetika, besonders Opioide.

Der historische Begriff „Elendsalkoholismus" bekommt in der Schmerztherapie somit einen neuen Sinn. Alkohol als äußerst kostengünstiges Analgetikum ist unter den Bedingungen familiärer Verstärkungen und Familienmodellen weit verbreitet, seine Verwendung vollzieht sich meist im Verborgenen [1].

12.7 Entzugsbehandlung

Voraussetzung jeder Entzugsbehandlung ist eine tragende Arzt-Patienten-Beziehung, die das Thema Abhängigkeit in aller Offenheit thematisiert. Entscheidend für den Erfolg einer Entzugsbehandlung ist einerseits die Motivation des Patienten, andererseits

die Berücksichtigung psychiatrischer Komorbidität seitens des Arztes. Die Entzugsbehandlung sollte mit einer eingehenden Dokumentation der vorangegangenen Medikamenten-Einnahmegewohnheiten beginnen.

Eine Entgiftung alleine ist nahezu nie dauerhaft erfolgreich. Vielmehr handelt es sich um ein „Entzugskonzept" in vier Schritten: Kontaktphase – Entgiftung – Entwöhnung – Nachsorge.

Die Symptome eines Opioidentzugs sind Niesen, Nasenlaufen, Gähnen, Frösteln, Durchfall, Angst, Unruhe, Tachykardie, Blutdruckschwankungen, Blasenkrämpfe, Gliederschmerz, Bauchschmerz. Ein Teil der Entzugssymptomatik ist psychogen. Entzugsschmerz wird betont, um Medikamente oder gar Suchtmittel in Reinform zu erhalten.

Nichtopioide, Ergotamine und Triptane können mit Beginn des Entzugs komplett abgesetzt werden, während Opioide und Benzodiazepine langsam zurückdosiert werden müssen. Gegen Entzugskopfschmerzen bei medikamentös induziertem Kopfschmerz können nichtsteroidale Antirheumatika ein bis zwei Wochen lang eingesetzt werden, falls vorher kein NSAR-Missbrauch stattfand.

Entzugsschmerzen (insbesondere Glieder- und Bauchschmerz),aber auch Übelkeit und Schlaflosigkeit werden mit Clonidin, Doxepin und Antiemetika behandelt. Die Dosierung richtet sich nach dem Ausprägungsgrad der Symptomatik und ist individuell. Unterstützungsangebote, insbesondere innerhalb von Gruppen, und spätere verhaltenstherapeutische Therapie sollten die medikamentöse Therapie stets begleiten.

In der Kontrolle der Entzugssymptomatik erscheint Clonidin als das am besten belegte Medikament. Es wirkt antihypertensiv und analgetisch. Als alpha2-Adrenozeptoragonist hemmt es nozizeptive Afferenzen. Die Wirkung von Opioiden, aber auch von Alkohol, Barbituraten und Benzodiazepinen wird durch Clonidin verstärkt. Die gleichzeitige Gabe von trizyklischen Antidepressiva kann die Wirkung von Clonidin mindern.

Bei weniger ausgeprägter Abhängigkeit ist die Unterstützung mit einer abendbetonten Gabe von Doxepin als Monotherapeutikum ebenfalls häufig erfolgreich. Sowohl Clonidin als auch Doxepin müssen nach längerer Anwendung ausgeschlichen werden.

12.7.1 Ambulanter Entzug

Eine ambulante Behandlung setzt voraus:
- die hohe Motivation des Patienten, der die Zusammenhänge der Entzugsbehandlung verstanden hat,
- die Einbindung des Patienten in ein soziales Netz (Familie, Freunde),
- den nachhaltigen Verzicht des Patienten auf die Einnahme frei verkäuflicher Medikamente.

Für Patienten, die über längere Zeit psychotrope Medikamente (Barbiturate, Tranquilizer oder Codein) eingenommen haben, ist eine ambulante Entzugsbehandlung meistens nicht geeignet.

12.7.2 Stationärer Entzug

Ein stationärer Substanzentzug kommt in Betracht, wenn folgende Vorgaben bestehen:

- Psychotrope Substanzen werden über Jahre eingenommen.
- In der Vorgeschichte sind Entzugsbehandlungen erfolglos geblieben.
- Es besteht ein Beikonsum an Alkohol oder Nikotin.
- Es liegen ungünstige soziale Umstände vor.
- Es liegt eine hohe psychiatrische Komorbidität vor.

Eine psychotherapeutische Mitbehandlung sowohl nach ambulantem als auch stationärem Entzug verbessert die Compliance des Patienten wesentlich. Möglichst sollte eine Verhaltenstherapie zur Vermeidung erneuten Missbrauchs eingeleitet werden. Entscheidend für den Langzeiterfolg ist nicht die etwa ein bis zwei Wochen dauernde Entgiftung, sondern die anschließende Rehabilitationsphase! Zur Rehabilitation gehören Stressbewältigungstraining, Jacobson-Training, die Motivation zu regelmäßiger sportlicher Betätigung und Stabilisierung des Arzt-Patienten-Verhältnisses, das sich auf anbahnende Verschlechterungen frühzeitig einstellt. Wenn die Bedingungen für eine ambulante Entzugsbehandlung gegeben sind, erscheinen die aus der therapeutischen Kontinuität entwickelten Nachbehandlungen eher therapeutisch erfolgversprechend.

Literatur

1. **Faust V** (Hrsg). Suchtgefahren in unserer Zeit. Stuttgart: Hippokrates, 1983.
2. **Reissner V, Banger M.** Opioidabhängigkeit und chronischer Schmerz. In: **Egle, Hoffmann, Lehmann, Nix** (Hrsg). Handbuch chronischer Schmerz. Stuttgart, New York: Schattauer, 2002:140-9.
3. **Schmidbauer W, von Scheidt J** (Hrsg). Handbuch der Rauschdrogen. Frankfurt: Fischer Taschenbuch, 1995.

Weitere Quellen beim Autor

13 Sympathikusblockaden

Winfried Hoerster

13.1 Grundlagen und Indikationen bei sympathisch unterhaltenen Schmerzsyndromen

Das sympathische Nervensystem ist ein Teil des autonomen Nervensystems und besteht aus zentralen und peripheren Anteilen. Die Zellkörper des sympathischen Nervensystems liegen in der Pars intermedia der Rückenmarksegmente Th1 bis L2. Der sympathische Grenzstrang mit seinem Geflecht von Nervenfasern und Ganglien liegt paarig beidseits ventrolateral der Wirbelsäule und erstreckt sich von der Schädelbasis bis zum Steißbein.

Die Verbindung von den Zellkernen im Rückenmark zum Grenzstrang besteht in teilweise markhaltigen Axonen, die über die Vorderwurzel und den Ramus communicans albus als präganglionäre Neurone zu den Ganglien im Grenzstrang ziehen (Abb. 1). Dort werden die Impulse auf die postganglionären Neurone umgeschaltet, deren marklose Nervenfasern zu den Erfolgsorganen (innere Organe, Blutgefäße, endokrine und exokrine Drüsen) ziehen. Weitere sympathische Fasern führen über den Ramus communicans griseus über den Spinalnerv zu ihrem jeweiligen peripheren Innervationsgebiet in dem dazugehörigen Dermatom.

Dieses *efferente* Nervensystem wird von *afferenten sensiblen* Nervenfasern begleitet. Der sympathische Grenzstrang ist durchwoben von sensiblen Fasern aus der Körperoberfläche, dem Körperstamm und den Extremitäten. Diese sensiblen Axone gelangen über den Ramus communicans albus zu ihren Zellkernen im Spinalganglion oder in der Hinterwurzel. Ein großer Teil dieser sensiblen Neurone übermittelt Schmerzinformationen.

Der sympathische Anteil des autonomen Nervensystems steuert die Gefäßweite und damit die Durchblutung der zugehörigen Körperabschnitte, die Funktion innerer Organe und die Drüsensekretion. Darüber hinaus ist der Sympathikus entscheidend an der Entstehung chronischer Schmerzzustände beteiligt. Das efferente sympathische Nervensystem ist unter physiologischen Bedingungen komplett vom sensiblen Nervensystem getrennt. Die schmerzhaften Funktionsstörungen des Sympathikus entstehen durch zahlreiche Kurzschlüsse zwischen den efferenten sympathischen und afferenten sensiblen Neuronen im peripheren System, aber auch im Rückenmark.

Nach Sensibilisierung verschiedenster Nozizeptoren durch periphere Traumen mit und ohne Nervenläsion, durch chronische Erregung viszeraler oder somatischer Afferenzen, aber auch durch zentrale Läsionen kommt es über eine Veränderung afferenter Neurone zu einer veränderten Informationsverarbeitung im Rückenmark, die zu einer starken Erhöhung des nozizeptiven Inputs führt. Inbesondere die Wide-Dynamic-Range-Neurone werden sensibilisiert. So kommt es nicht nur zu einer Veränderung der Aktivität von Motoneuronen, was zu Bewegungsstörungen führt, sondern auch zur Schmerzempfindung in übergeordneten Zentren nach Weiterleitung der nozizeptiven Reize über aufsteigende Bahnen im Rückenmark. Darüber hinaus verändert sich die efferente sympathische Reflexaktivität: Durch Veränderung der neurovaskulären Regulationsmechanismen entstehen autonome Störungen in der Durchblutung, Schweißsekretion und der Trophik. Durch Kopplung afferenter nozizeptiver Neurone an postganglionäre adrenerge Axone, bedingt durch die Aussprossung sympathischer Fasern um das zugehörige Spinalganglion unter dem Einfluss einer Kaskade von Neurotransmittern

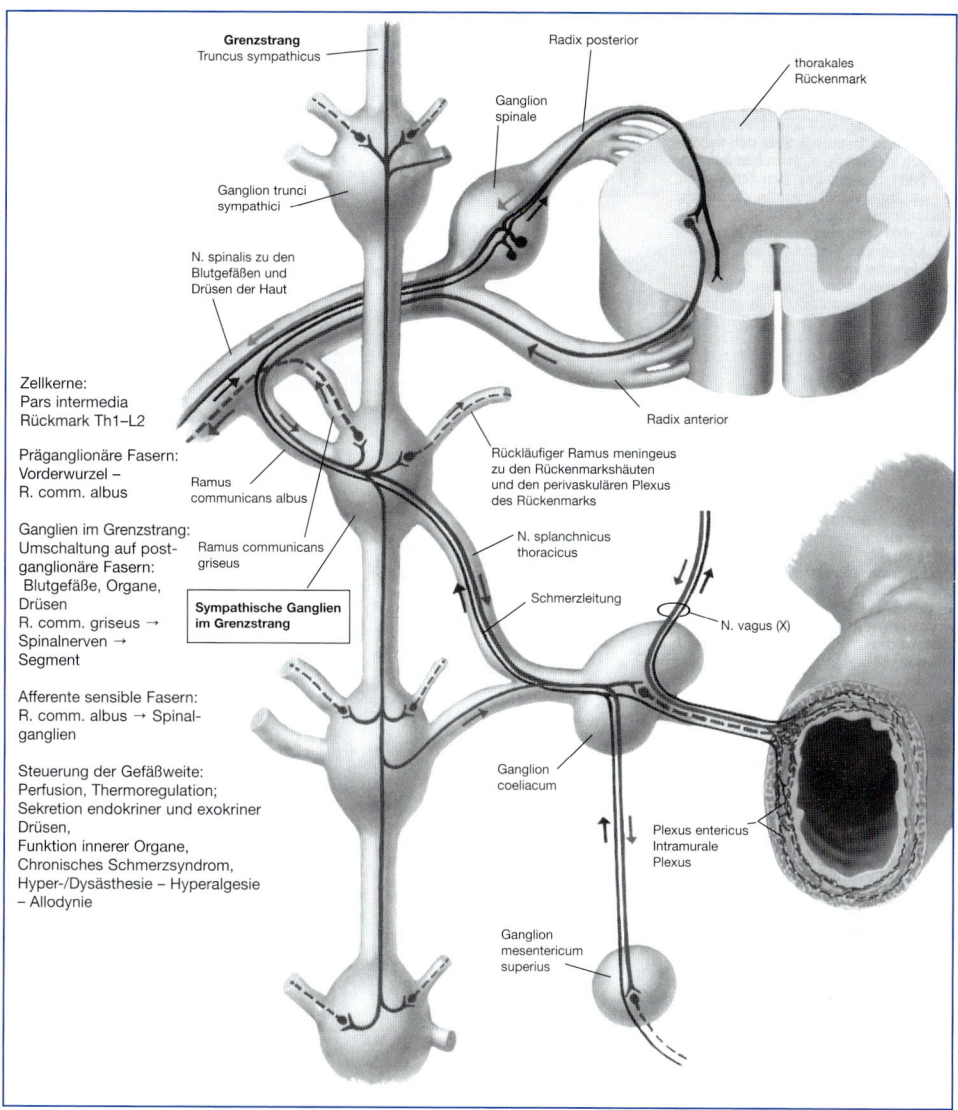

Abb. 1: Vegetative (autonome) Reflexbahnen: Schema Sympathikus – Grenzstrang (mod. n. *Netter*, 1987).

(Interleukin 6, Nerve Growth Factor – NGF), kommt es zu einer Übertragung efferenter sympathischer Erregung auf afferente sensible Nervenfasern. Die Übertragungssubstanz Noradrenalin reagiert mit neu gebildeten adrenergen Rezeptoren im sensiblen System. Auf diesem Wege wird der Sympathikus an chronischen Schmerzsyndromen beteiligt (Abb. 2).

Auf Rückenmarksebene kommt es über eine sekundäre Hyperalgesie durch repetitive Stimulation der C-Fasern zu einer Aktivierung der Wide-Dynamic-Range-Neurone im Hinterhorn (Wind-up-Phämonen).

Dabei wird nicht nur das gesamte nozizeptive System sensibilisiert, sondern es kommt auch zu einer Übertragung der über Aβ-Fasern einlaufenden mechanischen Reize auf C-Fasern, was zu chronischen Schmerzen führt.

Typische Charakteristika der sympathisch induzierten oder unterhaltenen Schmerzen sind der brennende Charakter, die begleitenden Sensibilitätsstörungen mit Hyper- oder Dysästhesie, Hyperalgesie und Allodynie, trophische Störungen und die Störung der Temperaturregulation. Diese pathologischen Veränderungen sind beim Komplexen regionalen Schmerzsyndrom (CRPS) Typ 1, früher als sympathische Reflexdystrophie bezeichnet, beim Komplexen regionalen Schmerzsyndrom (CRPS) Typ 2, früher als Kausalgie bezeichnet, aber auch bei Post-Zoster-Neuralgie, posttraumatischen Neuropathien, Phantom-Deafferenzierungs- oder Stumpfschmerz und viszeralen Schmerzsyndromen in unterschiedlicher Ausprägung zu finden.

Die sympathische Beteiligung bei chronischen Schmerzsyndromen ist unterschiedlich ausgeprägt (Tab. 1). Beim sympathikusabhängigen Schmerz (SMP) liegt eine primäre Hyperalgesie vor, die durch periphere Sensibilisierung nozizeptiver Neurone und Anastomosenbildung zwischen sensiblen und sympathischen Nervenfasern hervorgerufen wird.

Beim sympathikusunabhängigen Schmerz (SIP) besteht eine sekundäre Hyperalgesie durch zentrale Sensibilisierung nozizeptiver Neurone. Hier können durch Sympathikusblockaden keine positiven Effekte hervorgerufen werden. Dagegen lässt sich beim sympathikusabhängigen Schmerz durch Unterbrechung der sympathischen Erregungsleitung der Circulus vitiosus der sympathogenen Schmerzverstärkung unterbrechen und eine Rückkehr zur physiologischen Durchblutungsregulation erreichen. Durch Blockade der Sympathikusaktivität kommt es zur Reduktion von Schmerzen und vegetativen Begleitsymptomen.

Da die marklosen postganglionären Axone eine im Verhältnis zu ihrem kleinen Axoplasmavolumen große Membranoberfläche haben, wirken Lokalanästhetika besonders rasch und intensiv. Zur Sympathikusblockade werden daher nur relativ kleine Volumina in niedriger Konzentration benötigt. Bei jeder Sympathikusblockade werden auch immer nozizeptive sensible Fasern betäubt. Damit wird neben dem durchblu-

---

Anastomosenbildung zwischen sensiblen und sympathischen Nervenfasern

permanente Schädigung peripherer Nerven

Freisetzung neurotropher Substanzen:
Prostaglandine (PGE$_2$ u. PGI$_2$)
Neuronaler Wachstumsfaktor (NGF)

Aktivierung und Aussprossung adrenerger Synapsen
Ausbildung kollateraler Verbindungen zwischen
afferenten und sympathischen Fasern

Reizübertragung durch Noradrenalin von sympathischer
Erregung auf afferente sensible Fasern

Reizübertragung von z.B. Aβ-Fasern auf C-Fasern
Hyperalgesie, Allodynie

Abb. 2: Sympathisch-afferente Kopplung bei der Schmerzchronifizierung.

Tab. 1: Die sympathische Beteiligung beim Komplexen chronischen Schmerzsyndrom (CRPS).

SMP (sympathically maintained pain) = sympathikusabhängiger Schmerz
► Anastomosenbildung zwischen sensiblen und sympathischen Nervenfasern
► primäre Hyperalgesie durch periphere Sensibilisierung nozizeptiver Neurone

SIP (sympathically independent pain) = sympathikusunabhängiger Schmerz
► sekundäre Hyperalgesie durch zentrale Sensibilisierung nozizeptiver Neurone

tungsfördernden Effekt auch eine deutliche Schmerzlinderung bis hin zur Schmerzfreiheit erzielt.

13.2 Schmerztherapie mit Sympathikusblockaden

Zur Schmerztherapie mit Sympathikusblockaden stehen verschiedene Möglichkeiten zur Verfügung. Neben der allgemeinen Hemmung der Freisetzung von Neurotransmittern und damit einem Wind-down-Phänomen des aktivierten nozizeptiven Systems können wir die Reizübertragung in adrenergen Synapsen unterdrücken. Die wirksamste Methode sind Nervenblockaden mit Unterbrechung der Impulsweiterleitung. Aber auch adrenerge Antagonisten, z. B. Clonidin und Phentolamin, unterbrechen die Reizübertragung auf adrenerge Synapsen. Letztlich kann durch Hemmung der Noradrenalinaufnahme in den Speichervesikeln adrenerger Synapsen mit Hilfe von Guanethidin eine Unterdrückung der Reizübertragung im sympathischen System erfolgen (Tab. 2).

Sympathikusblockaden können als direkte Blockade der Reizweiterleitung auf afferenten und efferenten Bahnen mit Lokalanästhetikum durchgeführt werden. Verschiedenste Methoden in allen Abschnitten des peripheren und zentralen Nervensystems stehen dazu zur Verfügung. Auch die intravenöse Guanethidinblockade ist eine echte Blockade sympathischer Erregungsweiterleitung, indem Noradrenalin als Impulsübertragungsstoff nicht mehr in genügender Menge zur Verfügung steht.

Durch ganglionäre lokale Opioidapplikation (GLOA) oder durch direkte elektrische Stimulation des Rückenmarks (SCS = Spinal Cord Stimulation) kann eine Modulation der sympathischen Erregung durchgeführt werden. Letztlich können sympathische Nervenfasern operativ, chemisch oder thermisch zerstört werden.

Die in klassischer Weise mit Lokalanästhetika durchgeführten Sympathikusblo-

Tab. 2: Schmerztherapie durch Sympathikusblockaden.

Blockade:	▶ Lokalanästhetikum
	▶ i.v. Guanethidin-Blockade (Noradrenalin als Neurotransmitter)
Modulation:	▶ GLOA (Ganglionäre Opioid-Applikation)
	▶ SCS (Spinal Cord Stimulation)
Destruktion:	▶ chemische oder thermische Denervation
	▶ OP

ckaden richten sich nach der Lokalisation der Schädigung. Von der Internationalen Konsensuskonferenz der „International Association for the Study of Pain" (IASP) in Orlando am 4.11.1993 wurden folgende Blockaden im Grenzstrang des Sympathikus empfohlen: Ganglion cervicale superior, Ganglion stellatum, lumbaler und sakraler Grenzstrang, entweder als Einzelblockade oder als Dauerblockade mit Katheter; als seltene Variante auch die chemische oder thermische Destruktion zu lang anhaltenden Sympathikusblockaden (Tab. 3).

Als Variante der direkten Grenzstrangblockade für den Rumpfbereich und die untere Extremität wird die Periduralanästhesie mit und ohne Katheter empfohlen, für Affektionen im Extremitätenbereich die axilläre Plexus-brachialis-Blockade und für die untere Extremität die inguinale Plexuslumbalis-Blockade oder die kontinuierliche Ischiadikusblockade. Eine kontroverse Diskussion über die Wirksamkeit der Sympathikusblockade mit Guanethidin erbrachte keine eindeutige Empfehlung. Ein Versuch mit der intravenösen regionalen Sympathikusblockade mit Guanethidin ist zumindest im Einzelfall zu empfehlen.

Die Wirkung einer Sympathikusblockade muss auf jeden Fall kontrolliert und dokumentiert werden: die erzielte Schmerzreduktion anhand einer visuellen Analog-

Tab. 3: Empfehlungen für Sympathikusblockaden der International Association for the Study of Pain (IASP), 1993.

1. Ganglion cervicale superior
2. Ganglion stellatum
3. (thorakaler,) lumbaler, sakraler Grenzstrang
   ▶ Einzelblockade
   ▶ Dauerblockade mit Katheter:
     Lokalanästhetikum oder Buprenorphin
   ▶ chemische/thermische Destruktion
4. Periduralanästhesie mit Katheter
5. Plexusanästhesie mit Katheter
     axilläre Plexus-brachialis-Blockade
     inguinale Plexus-lumbalis-Blockade
     kontinuierliche Ischiadikusblockade
6. Intravenöse regionale Sympathikusblockade
   mit Guanethidin:
   Noradrenalinentspeicherung und Wiederaufnahmehemmung
   (kontroverse Diskussion über Wirksamkeit)

Tab. 4: Kontrolle und Dokumentation bei Sympathikusblockaden (nach *Bonica*).

▶ Hauttemperatur
▶ Schmerzreduktion, z.B. VAS
▶ Minderung der Hyperalgesie und Allodynie
▶ Blockade sympathischer Reflexe:
  psychogalvanischer Reflex
  Provokationstest mit intrakutaner
  Injektion von Noradrenalin oder Phenylephrin

▶ therapeutische Blockadeserie nach
  3 diagnostischen Blockaden
  1 Plazebokontrolle

hohe Pneumothoraxrate zu gefährlich erscheint. Im lumbalen Bereich und für sympathische Beteiligung schmerzhafter Veränderungen an der unteren Extremität werden Blockaden des lumbalen Grenzstranges, alternativ die Periduralanästhesie oder Paravertebralblockaden empfohlen. Bei Veränderungen im Sakralbereich kommt als Alternative die Kaudalanästhesie in Frage.

13.2.1 Grenzstrangblockaden

13.2.1.1 Blockade des Ganglion cervicale superior

Das Ganglion cervicale superior ist das oberste Ganglion des sympathischen Grenzstranges. Es ist 2,2 cm lang und liegt

skala (VAS), die Änderung der Hauttemperatur und die Blockade sympathischer Reflexe durch geeignete Messmethoden. Die Minderung der Hyperalgesie und Allodynie wird untersucht und beschrieben.

Alle Sympathikusblockaden erfordern, wie jede invasive Technik der Schmerztherapie, einige Sicherheitsvorkehrungen zur Prophylaxe von Nebenwirkungen und Komplikationen, die auch für andere Methoden der Regionalanästhesie selbstverständlich sind.

Die Auswahl der Sympathikusblockaden richtet sich nach der Lokalisation der pathologischen Veränderungen (Tab. 5). Zur Unterbrechung der sympathischen Beteiligung bei schmerzhaften Veränderungen im Kopf- und Gesichtsbereich wird das Ganglion cervicale superior blockiert. Bei Affektionen im Bereich der oberen Extremität und im oberen Thoraxbereich wird der Zugang zum Ganglion stellatum gewählt. Im Bereich des mittleren und unteren Thorax von Th4 bis Th12 werden Paravertebralblockaden oder die thorakale Periduralanästhesie der thorakalen Grenzstrangblockade vorgezogen, da diese durch eine

Tab. 5: Auswahl der Sympathikusblockaden in Abhängigkeit von der Lokalisation.

C1–C3:	Ganglion-cervicale-superior-Blockaden (GLOA)
C4–Th3:	Ganglion-stellatum-Blockaden
Th4–Th12:	Paravertebralblockaden (thorakaler Grenzstrang zu gefährlich, hohe Pneumothoraxrate) thorakale PDA interpleurale Anästhesie
L1– L5:	lumbaler Grenzstrang Periduralanästhesie Paravertebralblockaden
S1–S5:	Kaudalanästhesie

knapp 2 cm unter der Schädelbasis zwischen dem M. longus capitis und dem M. digastricus posterior ventral vor dem Querfortsatz des zweiten Halswirbels. Zwei Zugangswege haben sich bewährt (Tab. 6, Abb. 3 und 4):

▶ von oral mit einer Führungskanüle als Abstandhalter und Verwendung einer Kanüle zur Spinalanästhesie mit Pencil-Point-Schliff oder

▶ von lateral zwischen der Spitze des Mastoids und dem Kinnwinkel.

Die Auflegeplatte des Abstandhalters wird lateral der Rachenmandel im oberen Winkel des Gaumensegels auf die Rachenhinterwand gesetzt. Durch den Abstandhalter wird die Spinalkanüle auf den Querfortsatz von C2 vorgeschoben, so dass die Kanülenspitze etwa einen Zentimeter in den Raum zwischen Gaumensegel und Querfortsatz des zweiten Halswirbels vordringt. Bei dieser Technik verwenden wir eher kein Lokalanästhetikum, sondern die ganglionäre lokale Opioidapplikation GLOA mit Buprenorphin 0,03 mg, verdünnt mit physiologischer Kochsalzlösung auf 2 ml Volumen.

Externer Zugang (Abb. 5): Beim alternativen externen Zugang von lateral wird die Kanülenspitze in denselben Raum platziert. Eine Verbindungslinie von der Mastoidspitze bis zum Kinnwinkel wird halbiert. Der Mittelpunkt dieser Linie ist der Insertionspunkt, er liegt vor dem Muskelbauch des M. sternocleidomastoideus. Von dort wird eine Kanüle der Größe 17 in Richtung auf das Mastoid der Gegenseite bis zum Querfortsatz des zweiten Halswirbels vorgeschoben. Nach sorgfältiger Aspiration in drei bis vier Ebenen werden hier entweder 2 ml Lokalanästhetikum oder als GLOA 0,03 mg Buprenorphin in 2 ml physiologischer Kochsalzlösung injiziert.

Wenige Minuten nach Injektion ist eine sanfte Erwärmung der betroffenen Gesichtshälfte zu verspüren, ein diskretes Horner-Syndrom beweist die Wirkung der Ganglienblockade. Bei der Opioidapplikation ans Ganglion kommt es nicht zu einer Phrenikus- oder Rekurrensparese.

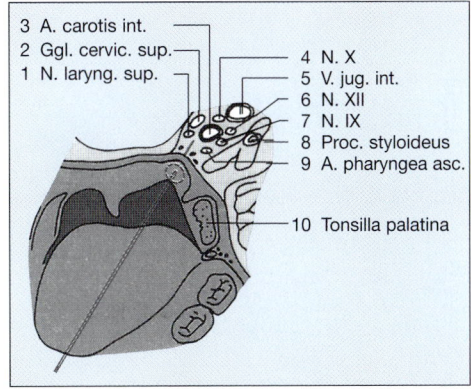

Abb. 3: Schematische Darstellung der Punktion des Ganglion cervicale superior, oraler Zugang.

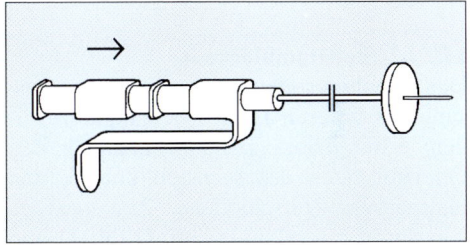

Abb. 4: Kanüle und Abstandhalter zur Blockade des Ganglion cervicale superior.

Tab. 6: Blockade des Ganglion cervicale superior.

Lage:	2,5 cm lang, 2 cm unter Schädelbasis zwischen M. longus capitis und M. digastricus posterior
Zugang:	von oral mit Führungskanüle + Spinalkanüle, z.B. nach Sprotte 25 G, mit Abstandhalter
Insertion:	lateral der Rachenmandel und unterhalb des hinteren Gaumensegels
Punktion:	auf Querfortsatz C2 zu, kein Lokalanästhetikum, sondern Opioid, z.B. Buprenorphin 0,03 mg, verdünnt mit 2 ml NaCl 0,9 %

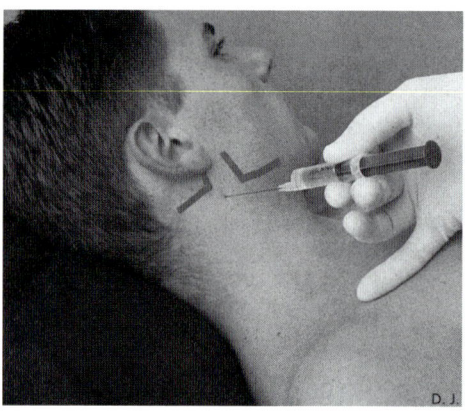

Abb. 5: Technik der Blockade des Ganglion cervicale superior, Zugang von lateral (Foto: *D. Jankovic*).

13.2.1.2 Stellatumblockade

Das Ganglion stellatum, die Zusammenfassung des unteren Halswirbelganglions mit dem ersten Thoraxganglion, liegt vor den Querfortsätzen des sechsten und siebten Halswirbels. Verschiedene Zugangswege von dorsal, lateral und ventral (Tab. 7) sind beschrieben worden, wir bevorzugen den Zugang von ventral. Der Insertionspunkt zum Ganglion stellatum liegt 2 cm lateral vom Ringknorpel. Mit zwei Fingern wird

der M. sternocleidomastoideus mit der darunter verlaufenden A. carotis und der V. jugularis nach lateral abduziert (Abb. 6). Die Punktion mit einer Kanüle der Größe 14 oder 16 erfolgt zwischen den beiden abduzierenden Fingern senkrecht durch die Haut in leicht kaudaler Stichrichtung auf den Querfortsatz des sechsten Halswirbels zu. Nach Knochenkontakt wird die Kanüle 2–3 mm zurückgezogen und nach sorgfältiger Aspiration die Injektion von 5 ml Lokalanästhetikum vor die Faszie des M. longus colli vorgenommen. Die Durchführung der Punktion erfolgt beim reklinierten Kopf und der leicht angehobenen Lagerung des Schultergürtels auf einer festen Unterlage (Abb. 7). Alternativ zum Lokalanästhetikum, beispielsweise Ropivacain 2 mg/ml oder Bupivacain 0,125 %, wird auch die Injektion von Buprenophin 0,03 mg, verdünnt in physiologischer Kochsalzlösung auf 5 ml, als ganglionäre lokale Opioidapplikation (GLOA) empfohlen.

Neben dem Horner-Syndrom mit Ptosis, Miosis und Enophthalmus kommt es zu einer konjunktivalen Injektion mit Tränenfluss, einer Schleimhautschwellung mit verstopfter Nase und Rhinorrhö sowie zur Gesichtshälftenhyperämie. In 30 bis 50 % der Fälle entsteht eine Rekurrensparese

Tab. 7: Übersicht über einige bekannte Zugangswege beim Ganglion stellatum.

Via	anterior	antero-lateralis	lateralis	supero-lateralis	posterior
Autor:	*Findley Herget*	*Lerche* (1934)	*Goinard* (1934)	*Arnulf*	*Mandl* (1925)
Einstich:	3 cm über der Articulatio sterno-clavicularis 1,5 cm lateral der Trachea	2 cm über dem Mittelpunkt der Clavicula 45° gegen Sagittalebene geneigt	vor dem Trapeziusrand	Tuberculum Chassigny (Processus transversus cervicale VI)	4 cm lat. d. Processus spinosus VI, 25° gegen sagittal 15° gegen transversal (nach unten)
Nadellänge:	5–8 cm	8 cm	8 cm	8 cm	8 cm
Mindestmenge:	5 ml	5 ml	5 ml	5 ml	5 ml

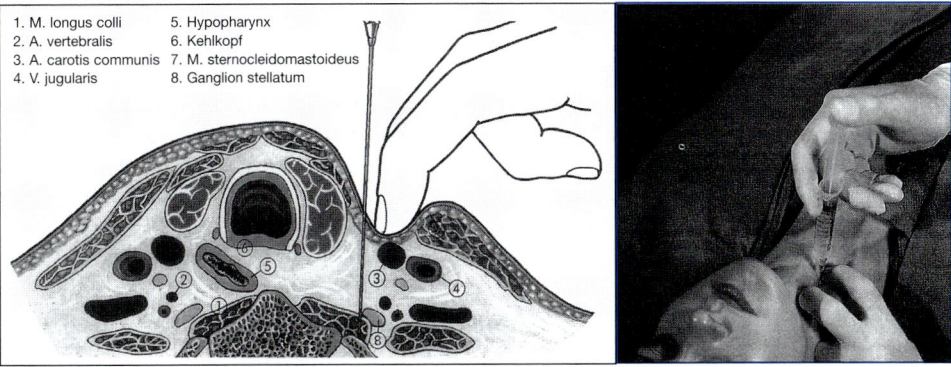

1. M. longus colli
2. A. vertebralis
3. A. carotis communis
4. V. jugularis
5. Hypopharynx
6. Kehlkopf
7. M. sternocleidomastoideus
8. Ganglion stellatum

Abb. 6: Topographie und ventraler Zugang (Querschnitt der Blockadeebene am Ganglion stellatum) (nach *Hankemeier*, 1988; *Scott*, 1998).

mit vorübergehender Stimmbandlähmung, Heiserkeit und Schluckstörung, in 12 bis 35 % aber auch eine Phrenikusparese mit Zwerchfelllähmung, Atem- und Hustenstörung. Auf diese möglichen Nebenwirkungen muss der Patient hingewiesen werden; eine Lungenaffektion der kontralateralen Seite verbietet die Durchführung der Stellatumblockade (Tab. 8).

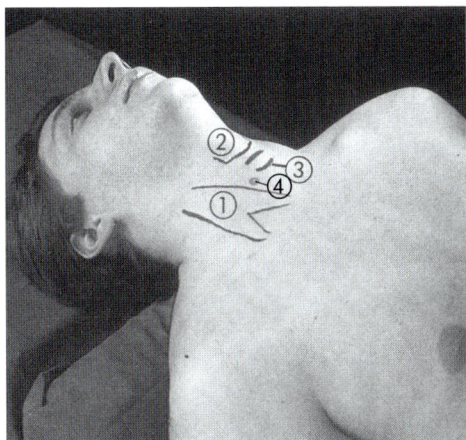

Abb. 7: Ganglion stellatum, Lagerung und Markierung der Leitstrukturen.
1. M. sternocleidomastoideus
2. Kehlkopf
3. Cricoid
4. Insertionspunkt

13.2.1.3 Lumbale Grenzstrangblockade

Von einer Grenzstrangblockade im Bereich der Brustwirbelsäule wird wegen der Gefahr, einen Pneumothorax zu provozieren, generell abgeraten. Statt dessen wird die Spinalnervenblockade im betroffenen Segment oder alternativ die thorakale Epiduralblockade empfohlen.

Im lumbalen Bereich wird der Grenzstrang in seiner Lage vor den Querfortsätzen der Wirbelkörper Th12 bis L3 aufgesucht. Hier liegt er zwischen den Lendenwirbelkörpern und dem M. psoas. Nach geeigneter Lagerung des Patienten in Seiten-

Tab. 8: Begleiterscheinungen und Nebenwirkungen der Stellatumblockade.

Horner-Syndrom:	Ptosis Miosis Enophthalmus
Konjunktivale Injektion:	Tränenfluss, Schnupfen
Gesichtshälftenhyperämie	
Rekurrensparese:	Stimmbandlähmung, Heiserkeit, Schluck- störung
Phrenikusparese:	Zwerchfelllähmung Atemstörung, Hustenstörung

205

lage mit Hyperlordose der LWS und Ausgleich der lagerungsbedingten seitlichen Verbiegung werden die Dornfortsätze von L1 bis L3 getastet und markiert (Abb. 8). Je nach topographischen Verhältnissen liegt der Insertionspunkt 5 bis 7 cm lateral von der Medianlinie. Eine 12 bis 15 cm lange Kanüle wird auf den Querfortsatz des ersten bis dritten Lendenwirbelkörpers vorgeschoben. Nach Knochenkontakt und Änderung der Stichrichtung um 25–35° wird die Kanüle um 3–5 cm am Querfortsatz vorbei bis zum Wirbelkörper vorgeschoben. Nach erneutem Knochenkontakt lässt man die Kanüle am Wirbelkörper vorbeigleiten, und nach 2 cm Vorschub wird der Grenzstrang erreicht. Bei einmaliger Punktion werden 10 ml Lokalanästhetikum injiziert, meistens werden aber zwei bis drei Punktionen durchgeführt, wobei jeweils 5 ml Lokalanästhetikum pro Punktion injiziert werden. Die Durchführung der lumbalen Sympathikusblockade wird entweder unter Kontrolle mit Bildwandler oder einem Computertomographen durchgeführt. Die Lage der Kanülenspitze wird mit Röntgenkontrastmittel verifiziert und dokumentiert. Nach diesen Sicherheitsvorkehrungen werden 5 bzw. 10 ml Lokalanästhetikum injiziert. Den langwirkenden Lokalanästhetika ist dabei der Vorzug zu geben. Alternativ kommt auch die Injektion von 0,03 mg Buprenorphin, verdünnt mit physiologischer Kochsalzlösung auf 10 ml Volumen, in Frage. Als mögliche Gefahr kann die Verletzung innerer Organe bei unsachgemäßer Durchführung oder eine Gefäßverletzung mit intravenöser oder intraarterieller Injektion genannt werden. Der Effekt der Sympathikusblockade besteht in einer geröteten warmen trockenen Haut mit deutlicher Gefäßfüllung. Die Schmerzreduktion wird durch die visuelle Analogskala (VAS) erfasst, die Temperaturdifferenz zur nicht betroffenen Seite wird gemessen und dokumentiert, die übrigen Veränderungen erfragt und beschrieben. Die Sympathikusblockade kann mit Hilfe des psychogalvanischen Reflexes oder der Laserdoppelfluometrie festgestellt werden.

13.2.1.4 Blockade des Plexus coeliacus

Bei schmerzhaften Affektionen im Oberbauchbereich, beispielsweise bei ausgedehntem Tumorwachstum ausgehend von Magen, Pankreas oder Gallenwegen, ist die Blockade des Plexus coeliacus eine sehr wirksame Maßnahme, um die oft unerträglichen Schmerzen im Oberbauchbereich, die häufig in den Rücken ausstrahlen, erfolgreich zu behandeln.

Der Plexus coeliacus ist ventral vor der Bauchaorta, vor den Abzweigungen der A. lienalis, A. mesenterica superior und A. renalis, in einem weit gefächerten Geflecht ausgebreitet (Abb. 9). Der früher übliche Zugang von dorsal, ähnlich wie bei der lumbalen Grenzstrangblockade, ist heute zugunsten des ventralen Zuganges verlassen worden. Mit Feinnadeltechnik wird unter

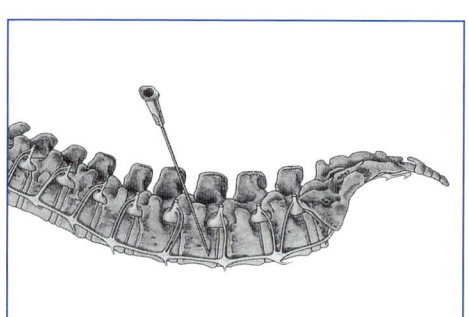
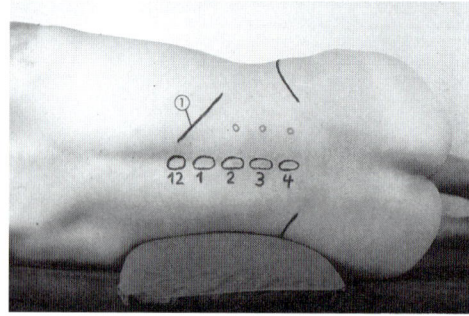

Abb. 8: Lumbale Grenzstrangblockade (links Topographie, rechts Durchführung).

Tab. 9: Lumbale Grenzstrangblockade, Zusammenfassung.

Lage:	neben Wirbelkörper Th12–L3 zwischen LWK und M. psoas
Insertion:	Mitte Abstand 2. Rippe – Beckenkamm 5–7 cm lateral Medianlinie
Punktion:	Kanüle 12–15 cm 80° medioventral 1. Knochenkontakt 2–5 cm Querfortsatz 2. Knochenkontakt 3–5 cm Wirbelkörper nach lateral abgleiten, 2 cm Vorschub: Grenzstrang
Dosis:	10 ml Lokalanästhetikum oder 10 ml NaCl 0,9 % + 0,03 mg Buprenorphin
Durchführung:	Bildwandler oder CT erforderlich Rö-Kontrolle der Ausbreitung mit Rö-KM
Gefahren:	Gefäßverletzung: i.v./i.a. Injektion
Effekt:	Sympathikusblockade: Haut trocken, warm, gerötet, deutliche Gefäßfüllung, psychogalvanischer Reflex positiv

Sonographiekontrolle eine geeignete Kanüle durch die Bauchdecke hindurch auf die Aorta zu vorgeschoben und die Kanülenspitze unmittelbar vor die Aorta platziert, mit Röntgenkontrastmittel kontrolliert und dokumentiert (Abb. 10). Anschließend wird die Blockade mit Lokalanästhetikum, z.B. 5 ml Bupivacain 0,125 % oder Ropivacain 2 mg/ml, durchgeführt. Bei einer Indikation zu langanhaltender Blockade wird mit der Instillation von 3 ml 96%igem Alkohol oder 3 ml Phenol 7,5–10%ig eine Neurodestruktion des Plexus coeliacus durchgeführt. Mit Hilfe dieser langanhaltenden Plexusblockade kann eine Schmerzfreiheit von ein bis vier Monaten erreicht werden.

13.2.2 Sympathikusblockaden durch rückenmarksnahe Anästhesien, Plexusblockaden und periphere Nervenblockaden

Als Alternative zu den direkten Blockaden des sympathischen Grenzstrangs bieten sich eine Reihe anästhesiologischer Methoden zur Unterbrechung sympathischer Nervenfasern an. Welche der Methoden im Einzelfall zur Anwendung kommt, richtet sich nach der Lokalisation der Nervenschädi-

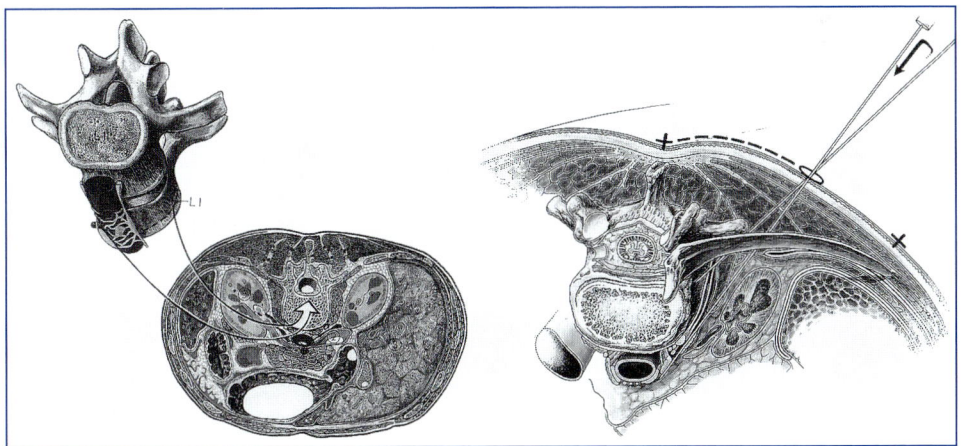

Abb. 9: Plexus-coeliacus-Blockade (links Topographie, rechts Durchführung) (nach *Hankemeier*, 1988; *Scott*, 1998).

gung, den Wünschen und Bedingungen des Patienten und dem Verlauf der Erkrankung. So können im Kopf-, Gesichts- und Nackenbereich Blockaden gemischter sensibler und sympathischer Nerven durchgeführt werden: als Spinalnervenblockaden im Bereich der Halswirbelsäule und als periphere Nervenblockaden, zum Beispiel des Trigeminus (Tab. 10).

Im thorakalen Bereich kommen die Blockaden der Interkostalnerven, insbesondere bei Erkrankung der Thoraxwand, zur Anwendung, im inguinalen Bereich die Blockaden der Nervi ilioinguinalis und iliohypogastricus. Die Blockade der Spinalnerven im jeweiligen erkrankten Gebiet ermöglicht nicht nur die Blockade sensibler Nerven, sondern natürlich auch die Blockade efferenter sympathischer Nervenbahnen, um neben der gewünschten Schmerzfreiheit auch die Beteiligung des Sympathikus zu unterbrechen. Im thorakalen und lumbalen bzw. sakralen Bereich können ebenfalls sympathische Blockaden durch peridurale Injektion von Lokalanästhetikum erzielt werden. Bei krankhaften Veränderungen an der oberen oder unteren Extremität lässt sind als alternative Verfahren durch Plexusblockaden sehr erfolgreich

die sympathische Beteiligung an chronischen Schmerzen unterbrechen. Die Methoden der Wahl sind für die obere Extremität perivaskuläre oder axilläre Blockaden des Plexus cervicobrachialis, für die untere Extremität der Psoas-Compartment-Block als dorsaler Zugang bzw. die inguinale 3-in-1-Blockade als ventraler Zugang zum Plexus lumbosacralis. Weiter peripher können sympathische Nervenfasern im Ver-

Tab. 10: Spinalnervenblockade.

Zielpunkt:	Foramina intervertebralia
Insertion:	Oberrand Dornfortsatz 3 cm lateral, 3 cm kaudal
Punktion:	senkrecht bis Knochenkontakt in 2–3 cm Tiefe Querfortsatz nach kaudal unterfahren oder kranial umgehen, Vorschub 2–3 cm leicht nach medial
Dosis:	5 ml Lokalanästhetikum
Effekt:	Sensibilitätsverlust, motorische Schwäche, Sympathikusblockade im betroffenen Segment

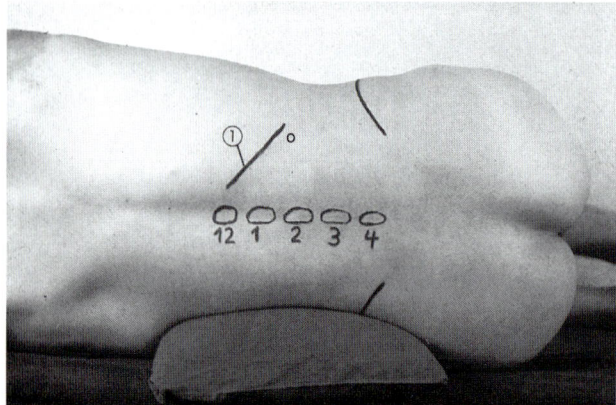
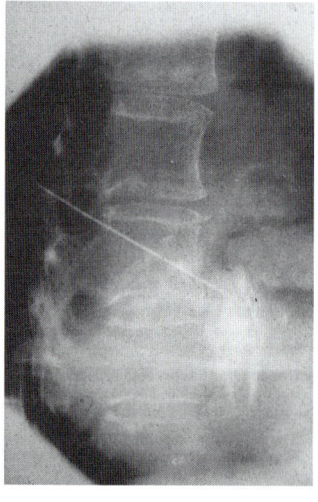

Abb. 10: Plexus-coeliacus-Blockade (links Durchführung, rechts radiologische Lagekontrolle).

lauf des Nervus medianus an der oberen Extremität und im Verlauf des Nervus tibialis an der unteren Extremität aufgesucht werden.

13.2.3 Intravenöse Sympathikus-blockade mit Guanethidin

Die sympathische Beteiligung bei schmerzhaften Erkrankungen an der oberen oder unteren Extremität kann auch durch Blockade der adrenergen Rezeptoren erreicht werden. Dazu dient die intravenöse Applikation von Guanethidin. Guanethidin führt zur Entspeicherung der Noradrenalin-Vesikel und zur Hemmung der Wiederaufnahme von Noradrenalin in seinen Speichern. Durch Reduzierung des Impulsübertragungsstoffs Noradrenalin wird die sympathische Innervation gehemmt. Damit die Durchführung nicht nur wirksam, sondern auch ungefährlich für den Patienten ist, muss durch geeignete Technik sichergestellt werden, dass das Guanethidin mindestens 20 Minuten in der betroffenen Extremität verbleibt. Dazu ist eine sichere Blutsperre unverzichtbar (Abb. 11).

Zur Vorbereitung wird ein sicherer venöser Zugang an der kontralateralen Seite angelegt und eine Monitorüberwachung angeschlossen. Nach Anlage einer Venenverweilkanüle, möglichst peripher an der zu behandelnden Extremität, wird eine Blutleeremanschette am Oberarm bzw. am Oberschenkel angelegt und gesichert. Mit einer Esmarch-Binde wird die betroffene Extremität blutleer gewickelt und die Druckmanschette mit mindestens 100 mm-Hg über dem systolischen Blutdruck aufgeblasen. Anschließend wird Guanethidin 20 mg für die obere Extremität und 30 mg für die untere Extremität, verdünnt mit 20 ml 0,5 %igem Prilocain für die obere Extremität und 40 ml 0,5 %igem Prilocain für die untere Extremität langsam über die Venenverweilkanüle intravenös injiziert. Die Einwirkzeit an der jeweiligen Extremität beträgt 20 Minuten. Anschließend wird der Druck der Blutleeremanschette intermittierend abgelassen, der Blutdruck engmaschig kontrolliert und der Patient noch für eine Stunde überwacht. Die Wirkungsdauer der Sympathikusblockade beträgt drei bis sieben Tage. Die Wiederholung der Guanethidin-Blockade erfolgt je nach Wirkungsdauer alle drei bzw. sieben Tage bis zum Eintritt des anhaltenden gewünschten Erfolges. Guanethidin, Handelsname Ismelin®, ist in Deutschland nicht im Handel und muss über eine Internationale Apotheke bezogen werden. Die Wirkungsweise der intravenösen Guanethidin-Injektion wird weiterhin kontrovers beurteilt, die Konsensuskonferenz der IASP in Orlando 1993 konnte sich nicht zu einer übereinstimmenden Auffassung durchringen, auch aktuelle Veröffentlichungen finden keine allgemeingültigen Regelungen. Nach unserer Auffassung ist bei entsprechender Indikation

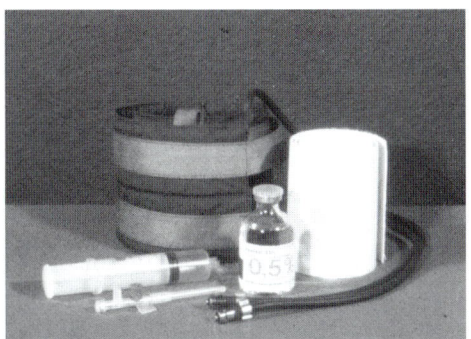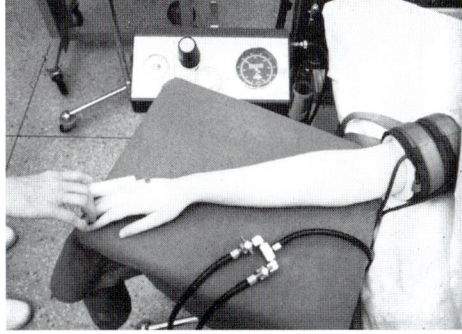

Abb. 11: Intravenöse Sympathikusblockade mit Guanethidin (links Equipment, rechts Durchführung).

und Ablehnung anderer Sympathikus-blockaden ein Versuch mit Guanethidin mehr als gerechtfertigt, unsere Erfahrungen mit dieser Technik sind überwiegend positiv.

13.3 Schlussbemerkungen

Bei der Planung einer wirksamen Therapie chronischer Schmerzsyndrome mit sympathischer Beteiligung ist grundsätzlich zu beachten, dass die Blockade sympathischer Nervenfasern, ob im Bereich des Grenzstrangs oder im Bereich peripherer Nerven, nur ein Teil der Gesamttherapie sein kann. Grundsätzlich ist im multimodalen Thera-pieplan die sympathische Blockade ein wichtiger Baustein. Bei aller Freude über die wirksame Sympathikusblockade darf nicht vergessen werden, dass wesentliche andere Therapiemaßnahmen ebenfalls zum Einsatz kommen. So wie beim CRPS unbedingt eine vorsichtige, aber wirksame Krankengymnastik mit Basisanalgesie und Psychotherapie zum Gesamtkonzept der Schmerztherapie gehört, ist auch bei anderen Erkrankungen mit sympathischer Beteiligung die jeweilige Basistherapie unverzichtbar. Unter Berücksichtigung dieser Grundsätze können bei sympathisch unterhaltenen Schmerzsyndromen mit wirksamen Sympathikusblockaden ausgesprochen positive Wirkungen erzielt werden.

Literatur

1. **Hankemeier U.** Sympathikusblockaden. In: Hörster W, Kreuscher H, Niesel HC, Zenz M. Regionalanaesthesie. 3rd ed. Stuttgart, 1988: 223, 224, 236.
2. **Maier C.** Ganglionäre lokale Opioidanalgesie. In: Zenz M, Jurna I. Lehrbuch der Schmerztherapie. 2nd ed. Stuttgart: Wissenschaftliche Verlagsgesellschaft, 2001: 481.
3. **Netter FH.** Farbatlanten der Medizin. Vol 5: Nervensystem I: Neuroanatomie und Physiologie. Stuttgart: Thieme, 1987: 71.
4. **Scott B.** Techniken der Regionalanaesthesie. 3rd ed. Stuttgart: Thieme, 1998: 205, 209, 211.

14 Invasive Therapieverfahren

Djamschid Akbarpour, André Seeliger, Günther Schütze

14.1 Neuromodulative Verfahren

Bei den neuromodulativen Verfahren handelt es sich – im Gegensatz zu den destruktiven Verfahren – um eine reversible Beeinflussung der neuronalen Transmission. Folgende Möglichkeiten stehen zur Verfügung:
▶ die Neurostimulation (Abb. 1) und
▶ die intrathekale Pharmakotherapie (Abb. 2).

Voraussetzungen für beide Verfahren sind:
▶ Durchführung einer klinischen, neurologischen und funktionellen Untersuchung sowie ggf. einer bildgebenden Diagnostik
▶ Ausschöpfung aller kausalen und konservativen Therapiemethoden
▶ Vorliegen einer psychologischen Evaluation. Wenn diese von Psychologen oder Psychiatern vorgenommen werden, sollten diese spezielle Kenntnisse über chronische Schmerzen haben.
▶ sorgfältige Aufklärung des Patienten über das geplante Verfahren und die praktischen Konsequenzen einschließlich der möglichen Nebenwirkungen
▶ verfahrensspezifischen Austestung und Dokumentation einer für den Patienten ausreichenden Schmerzreduzierung
▶ qualifizierte kontinuierliche Langzeitbetreuung des Patienten einschließlich Dokumentation des Behandlungsverlaufs und
▶ ausreichende Compliance des Patienten.

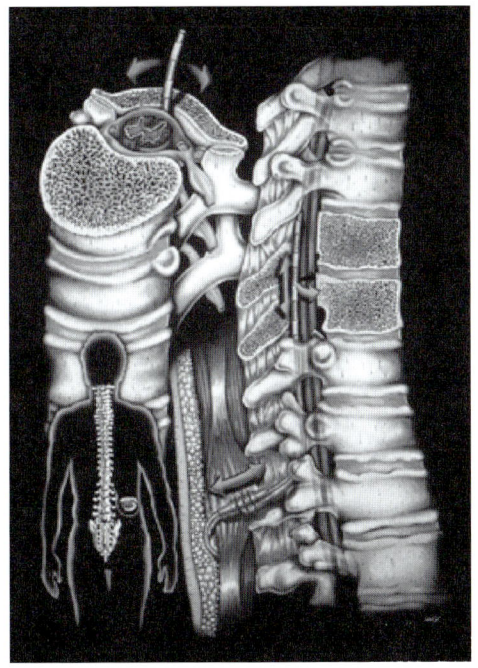

Abb. 1: Neurostimulation.

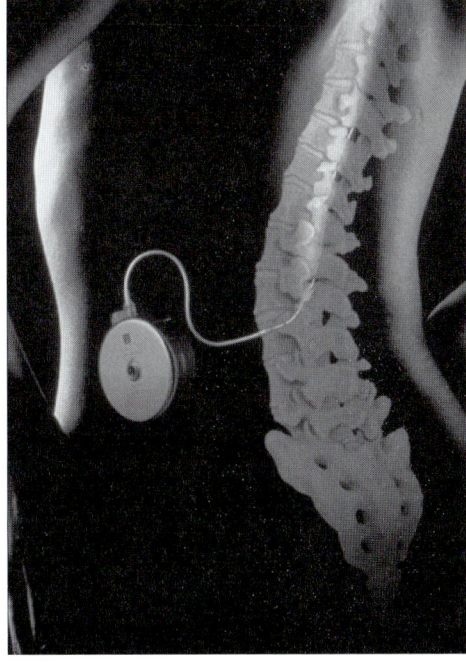

Abb. 2: Intrathekale Pharmakotherapie.

Als **Kontraindikationen** für neuromodulative Verfahren gelten:

▶ Therapie mit Antikoagulanzien inklusive ASS
▶ Koagulopathien
▶ floride Infektionen
▶ bekannte Allergien gegen einzusetzende Substanzen oder Materialien.

Grundsätzlich sind verfahrensspezifische apparative, personelle und **Sicherheitsstandards** einzuhalten.

Bei Neurostimulation stellen Herzschrittmacher und implantierbare Defibrillatoren keine absolute Kontraindikation dar (Rücksprache mit den Geräteherstellern erforderlich, die Unversehrtheit der hinteren Wurzeleintrittszone und der Hinterstrangbahnen ist eine wichtige Voraussetzung.

14.1.1 Neurostimulation

Bei diesem Verfahren handelt es sich um eine Beeinflussung der neuronalen Transmission durch elektrische Impulse. Dies ist auf verschiedenen Ebenen des Nervensystems möglich, beispielsweise auf der Ebene des peripheren Nervs, des Ganglion trigeminale und/oder der Trigeminuswurzel, des Rückenmarks, des Thalamus und des motorischen Kortex. Unter den verschiedenen Verfahren der Neurostimulation ist die epidurale Rückenmarkstimulation (SCS = Spinal Cord Stimulation) die am häufigsten angewandte und am meisten anerkannte Methode.

14.1.1.1 Epidurale Rückenmarkstimulation (SCS)
14.1.1.1.1 Geschichtlicher Überblick
Seit der Antike wird Elektrizität in der Behandlung von chronischen Schmerzen eingesetzt. Bereits 46 v. Chr. wurden die elektrischen Eigenschaften des Zitterrochens dazu genutzt, die Schmerzen gichtgeplagter Menschen zu behandeln. Diese Erfahrungen wurden 160 n. Chr. durch *Claudius Galen* fortgesetzt. Im 18. Jahrhundert setzte *Benjamin Franklin* die neu entwickelten elektrostatischen Generatoren in der Schmerztherapie ein. Die wissenschaftlichen neurophysiologischen Grundlagen der SCS lieferten *Melzack* und *Wall* 1965 mit ihrer so genannten „Gate-Control-Theory", die besagt, dass die elektrische Aktivierung dick myelinisierter Nervenfasern, die nichtschmerzhafte sensorische Impulse weiterleiten, die nozizeptive Aktivität dünn und nicht myelinisierter Fasern im Hinterhorn des Rückenmarks hemmt. Die klinischen und experimentellen Untersuchungen der letzten Jahren haben inzwischen gezeigt, dass durch die Rückenmarkstimulation Neurotransmitter (z. B. GABA, Substanz P) im Hinterhorn des Rückenmarks freigesetzt werden, die eine Schmerzhemmung und Verlängerung des Reizeffektes bewirken. 1967 entwickelten *Shealy* et al. das erste System zur Rückenmarkstimulation, 1980 stellte Medtronic das erste programmierbare Neurostimulationssystem vor, und 1982 wurde der erste vollimplantierbaren Impulsgenerators (Itrel®) implantiert.

14.1.1.1.2 Indikationen
▶ neuropathischer Schmerz mit erkennbarem morphologischem Korrelat
▶ Radikulopathien und inkomplette Plexusläsionen (ausgenommen Wurzelausriss)
▶ inkomplettes Querschnittsyndrom
▶ Phantomschmerz und Stumpfschmerz
▶ Complex Regional Pain Syndrome (CRPS)
▶ gemischte Schmerzsyndrome mit vorwiegend neuropathischer Komponente, z. B. Failed Back Surgery Syndrome (FBSS)
▶ therapierefraktäre Angina pectoris der Klasse III–IV entsprechend den Kriterien der Canadian Cardiovascular Society
▶ Periphere arterielle Verschlusskrankheiten (AVK) Stadium III und IV nach *Fontaine*
▶ vasospastische Verschlusskrankheiten, z. B. Raynaud-Syndrom

14.1.1.1.3 SCS-Systeme (Hardware)

Das System zur Rückenmarkstimulation besteht aus den drei Hauptkomponenten Elektrode, Verlängerung und Energiequelle.

Elektrode: Derzeit sind zwei Typen von Elektroden verfügbar: perkutan zu implantierende Stabelektroden (Abb. 3 und 4) sowie chirurgisch durch Flavotomie zu implantierende Plattenelektroden (Abb. 5 und 6).

Verlängerung: ein dünner Leiter mit Konnektoren zum elektrischen Anschluss der Energiequellen an die Elektrode.

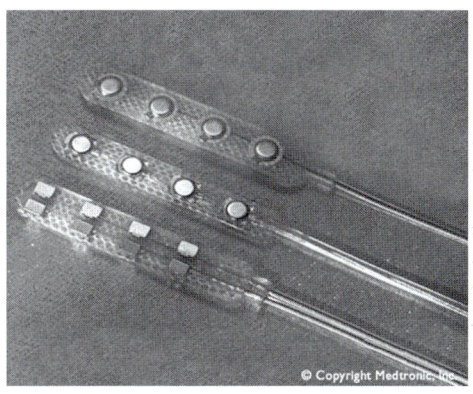

Abb. 5: Plattenelektroden.

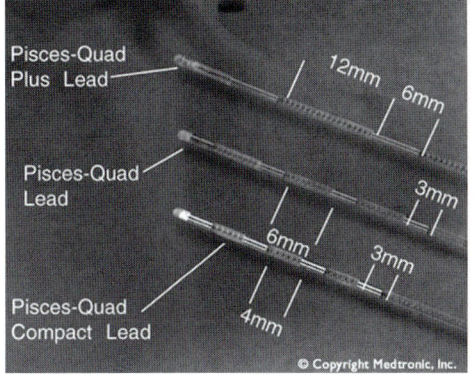

Abb. 3: Stabelektroden.

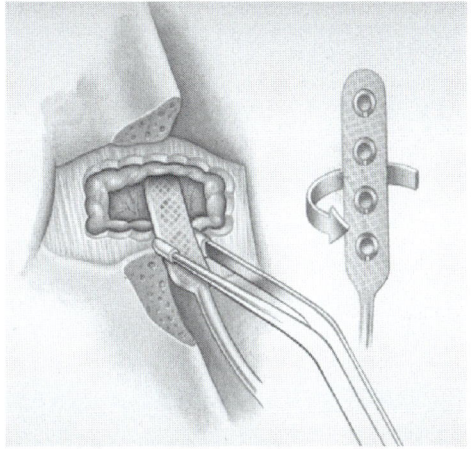

Abb. 6: Chirurgische Implantation einer Plattenelektrode.

Energiequelle: Als Quelle der elektrischen Stimulationsimpulse sind Vollimplantate mit Einkanalsystem (Abb. 7) und Zweikanalsystem (Abb. 8) verfügbar.

Weitere erforderliche Systemkomponenten sind Teststimulator (Abb. 9) und Programmiergerät (Abb. 10 und 11).

14.1.1.1.4 Implantationstechnik
Perkutane Elektrodenimplantation
► Vorbereitung: sorgfältige Patientenselektion und Indikationsüberprüfung,
► schriftliche Aufklärung mit Erwähnung der folgenden Risiken:

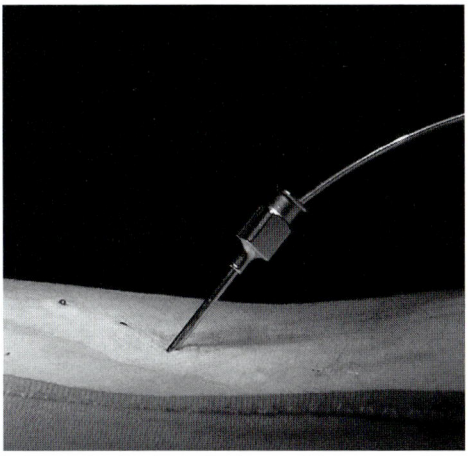

Abb. 4: Perkutane Implantation einer Stabelektrode.

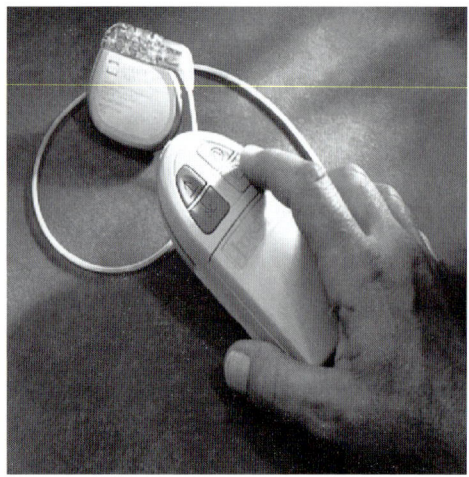

Abb. 7: Einkanalsystem, das vier Pole ansteuern kann (Itrel 3).

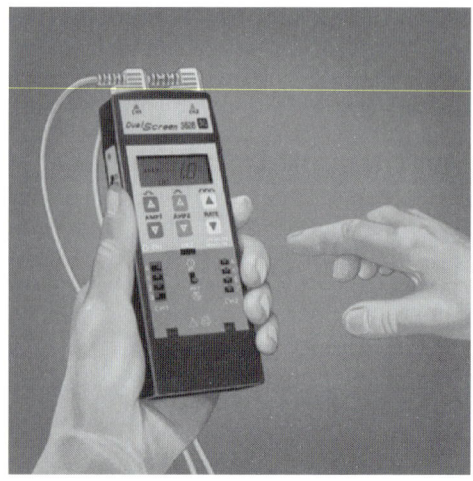

Abb. 9: Teststimulator, der zur intraoperativen Teststimulation und zum Prüfscreening als temporäre externe Energiequelle eingesetzt wird.

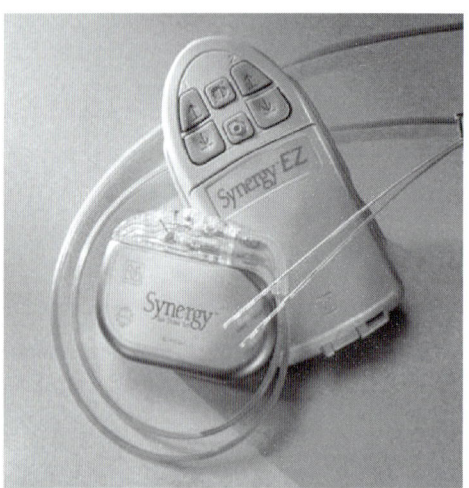

Abb. 8: Zweikanalsystem, das zwei unabhängige vierpolige Elektroden ansteuern kann (Synergy). Mit dem Zweikanal-Impulsgeber Genesis (nicht abgebildet) können maximal acht Pole unabhängig angesteuert werden.

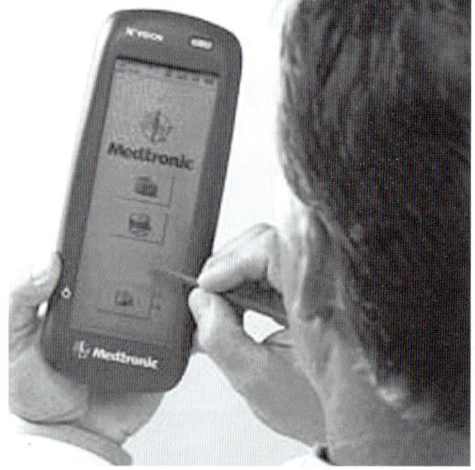

Abb. 10: Programmiergerät, mit dem der Arzt und der Patient bei einem vollständig implantierten System nichtinvasiv Stimulationsparameter und Stimulationsbetriebsarten einstellen können.

- Elektrodenbruch oder -dislokation
- Infektionen (Meningitis)
- Materialfehler
- epidurale Blutung mit Kompression des Rückenmarks oder der Cauda equina

- Durapunktion mit Liquorverlustsyndrom
- Verletzung von Nervenwurzeln oder Rückenmarksgewebe
- fehlende Schmerzlinderung, Schmerzverstärkung

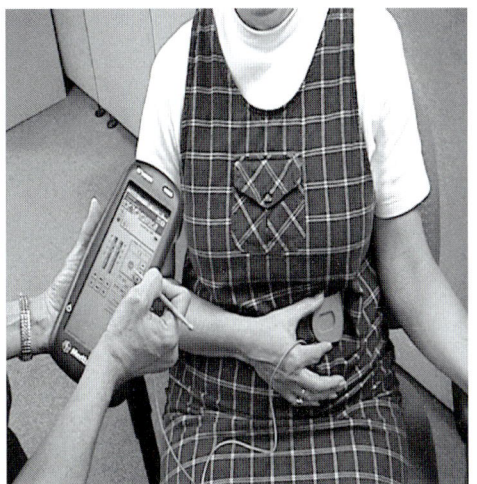

Abb. 11: N'Vision ist ein neues Programmiergerät, mit dem die Parameter bei Neurostimulator und programmierbarer Medikamentenpumpe (Synchromed) eingestellt werden können.

▶ Antibiotikaschutz
▶ sterile Bedingungen eines Operationssaales
▶ Eingriff in Lokalanästhesie oder Standby
▶ Implantation unter Bildwandlerkontrolle
▶ Punktion (s. Abb. 4): In Bauch- oder Seitenlage, Betäuben der Einstichstelle, Einführen der Tuohy-Kanüle paramedian und tangential zur Haut (60°-Winkel) ca. 1 Wirbelkörper unterhalb des geplanten Eintritts der Nadel durch das Ligamentum flavum nach „Loss of Resistance"-Methode. Unter Durchleuchtungskontrolle Platzierung der Elektrode dorsal epidural. Zur Stimulation des Kreuzbereichs und der unteren Extremitäten in Höhe Th9 bis Th12, des Rumpfs bei Angina pectoris oder postzosterischer Neuralgie je nach betroffenem Dermatom Th1 bis Th10, Arm und Hand je nach Dermatom C5 bis C8, Hinterhaupt, Kieferwinkel, Hals- und Schulterregion C2 bis C4 ipsilateral zur Schmerzseite und bei bilateralen Schmerzen medial dorsal (oder Zweielektrodensystem).

Chirurgische Implantation

Zur Implantation von Plattenelektroden (s. Abb. 6) ist eine chirurgische Intervention im Sinne einer Flavektomie notwendig. Die Austestung und Festlegung der Elektrodenlage erfolgt perkutan mittels Stabelektrode wie oben beschrieben. Zur Platzierung der Plattenelektrode wird die Flavektomie im Lumbalbereich ein Segment und zervikal zwei Segmente tiefer in Vollnarkose vorgenommen.

Die Indikation zur Implantation von Plattenelektroden besteht:
▶ bei mehrfacher Dislokation der Stabelektrode
▶ bei Änderung des Stimulationsareals abhängig von der Körperhaltung
▶ wenn die Stimulationsintensität verringert werden muss
▶ bei unangenehmen lokalen Nebenwirkungen durch Stimulation mit Stabelektrode

Intra- und postoperative Teststimulation

Der Therapieerfolg hängt davon ab, ob es gelingt, intraoperativ das Schmerzareal vollständig mit Parästhesien zu maskieren. Dies setzt eine exakte Elektrodenlage und passende Kombination der Stimulationsparameter voraus. Nach erfolgreicher Austestung mit Maskierung des schmerzhaften Areals muss die Elektrodenlage unter Röntgendurchleuchtung kontrolliert und dokumentiert werden. Die Elektrode wird entweder direkt an der Haut oder nach Bildung einer sukutanen Tasche im Bereich der Einstichstelle fixiert und mit Hilfe eines Verlängerungskabels an den Teststimulator angeschlossen. Vor der Implantation des Neurostimulators ist eine mindestens einwöchige Teststimulation mit Dokumentation der Schmerzreduktion und Verträglichkeit der Parästhesien anhand eines Schmerztagebuchs erforderlich.

Implantation des Stimulators

Nach erfolgreicher Teststimulation wird der Impulsgeber in Anästhesie-Standby, einer Kurznarkose oder Lokalanästhesie implantiert. Bei der Auswahl der Position der subkutanen Tasche ist Folgendes zu beachten:

► bevorzugte Lage aufgrund der anatomischen Gegebenheiten links drei Querfinger unterhalb des Rippenbogens
► Patient muss den Impulsgeber mit seinem Steuergerät gut erreichen
► bevorzugte Schlafseite vermeiden
► nicht in Höhe des Gürtels oder des Rock- bzw. Hosenrandes implantieren
  Der Stimulator wird in die subkutane Tasche eingebracht, mit dem subkutan verlegten Verlängerungskabel verbunden und an der Faszie fixiert.

14.1.1.1.5 Risiken und Komplikationen

Für die Elektrodenimplantation gelten dieselben chirurgisch-technischen Komplikationen wie beim epiduralen Katheterverfahren bzw. der Periduralanästhesie:

► Blutung mit Gefahr einer epiduralen Hämatombildung
► Infektion: lokal oder systemisch, Meningitis bzw. Enzephalitis
► Duraverletzung mit Liquorverlust und Hirnunterdrucksymptomatik
► neurologische Ausfälle mit Lähmung und Sensibilitätsstörung

14.1.1.1.6 Wertigkeit

In Anbetracht seiner Effektivität sollte dieses Verfahren bei den oben genannten Indikationen vorrangig eingesetzt werden. Literatur über ein langfristig günstiges Kosten-Nutzen-Verhältnis liegt vor.

14.1.1.2 Periphere Nervenstimulation (PNS)
(Abb. 12)

14.1.1.2.1 Indikation

Inkomplette Läsion peripherer Nerven

14.1.1.2.2 Einschlusskriterien

► Unversehrtheit der Afferenzen
► positives Ergebnis geeigneter Screeningtests

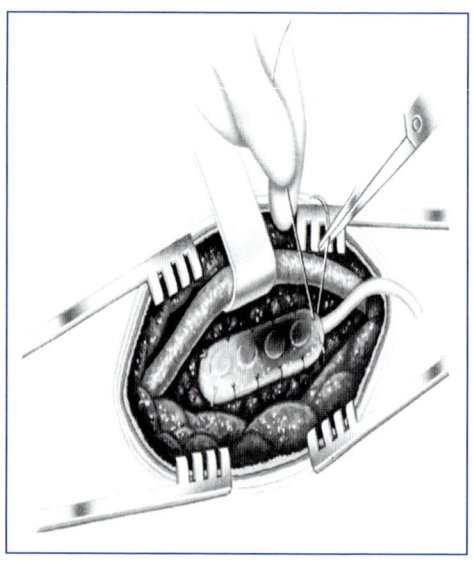

Abb. 12: Periphere Nervenstimulation (PNS).

14.1.1.2.3 Kontraindikationen, Hardware und Stellenwert

► wie bei epiduraler Rückenmarkstimulation

14.1.1.3 Stimulation des Ganglion Gasseri

Die Stimulation des Ganglion Gasseri stellt eine Sonderform der peripheren Nervenstimulation dar, bei der retroganglionäre afferente Fasern und Neurone im Ganglion trigeminale stimuliert werden.

14.1.1.3.1 Indikationen

► Trigeminusneuropathien
► atypische Trigeminusneuralgie (durch Verletzung, Infektion, Entzündung, z.B. im Rahmen einer Multiplen Sklerose)

14.1.2 Die intrathekale Pharmakotherapie

Bei diesem Verfahren wird die neuronale Transmission durch Pharmaka beeinflusst, die kontinuierlich oder als Bolusgabe spinal subarachnoidal oder intraventrikulär appliziert werden und die Transmitterfunktionen abschwächen.

14.1.2.1 Geschichtlicher Überblick

Seit über 20 Jahren wird die intrathekale Pharmakotherapie eingesetzt, um chronische, schwer behandelbare Schmerzen aufgrund benigner oder maligner Grunderkrankungen zu behandeln.

1979 führten *Wang* et al. erstmals erfolgreiche Bolusinjektionen von Opioiden durch. Seit den 80er Jahren stehen implantierbaren Pumpen zur Verfügung. 1982 wurde die erste voll implantierbare Pumpe klinisch eingesetzt.

14.1.2.2 Auswahlkriterien

▶ Ausschöpfung kausaler Behandlungsmöglichkeiten
▶ Erfolglosigkeit von weniger invasiven Therapien
▶ unzureichende Wirkung oraler Opiate
▶ intolerable Nebenwirkungen
▶ deutlicher Schmerzrückgang bei der kontinuierlichen intrathekalen Austestung

14.1.2.3 Indikationen

▶ degenerative/entzündliche Gelenkerkrankungen
▶ Osteoporose
▶ Tumorschmerz
▶ neuropathischer Schmerz
▶ Thalamus-Schmerz-Syndrom
▶ postzosterische Neuralgie
▶ Schmerzen bei AVK

14.1.2.4 Kontraindikationen

Es gibt keine verfahrensspezifischen Kontraindikationen. Medikamentenabhängigkeit in der Anamnese stellt keine absolute Kontraindikation für die intrathekale Pharmakotherapie dar. Die Patientenselektion und Testphase sollte jedoch besonders kritisch und sorgfältig durchgeführt werden.

14.1.2.5 Ports

Im Gegensatz zu Pumpen sind Ports Kammersysteme ohne Pumpenfunktion, die subkutan implantiert werden. Der Katheter, an den der Port angeschlossen wird, kann nach intravenös, intraarteriell, peri-dural oder intrathekal eingeleitet werden. Unter strenger Sterilität kann der Port bei Bedarf punktiert werden oder zur kontinuierlichen Gabe an eine externe Pumpe angeschlossen werden.

14.1.2.6 Pumpentypen

Man unterscheidet externe und implantierbare Pumpen.

14.1.2.6.1 Externe Pumpen

Eine externe Pumpe kann entweder vor der Implantation in der Testphase vorübergehend oder über längere Zeit unter streng sterilen Kautelen eingesetzt werden. Die Bedienung ist einfach. Der Patient kann die eingestellte Bolusgabe selbst vornehmen.

14.1.2.6.2 Implantierbare Pumpen

▶ **Gasgetriebene Pumpen:** Das Analgetikum wird in einem dehnbaren Reservoir gespeichert, das von einer Druckkammer umgeben ist. Das Gas in der Kammer der Pumpe treibt durch ein Komprimieren des Reservoirs eine konstante Dosis langsam und kontinuierlich vom Reservoir durch einen Kapillarschlauch in den Intraspinalkatheter. Die Firmen bieten Pumpen mit verschiedenen Füllungsvolumina und Flussraten an, die werkseitig eingestellt werden (Abb. 13).
▶ **Programmierbare Pumpen:** Die programmierbaren Pumpen, die es zurzeit auf dem Markt gibt, sind die SynchroMed Pumpe mit Reservoirgrößen 10 und 18 ml sowie die SynchroMed II Pumpe mit Reservoirgrößen 20 und 40 ml (Abb. 14). Sie werden mit Hilfe eines externen Programmiergeräts abgefragt und programmiert (Abb. 14). Dabei kann die Dosis – als einfacher oder periodischer Bolus, kontinuierlich oder kontinuierlich komplex mit tagesabhängigen Dosisunterschieden – individuell angepasst werden. Der größte Vorteil ist, dass Programmierung und Dosisanpassung nichtinvasiv erfolgen. Die SynchroMed II Pumpe ist mit ihrem größeren Reservoirvolumen 30 % flacher und 20 % leichter als der

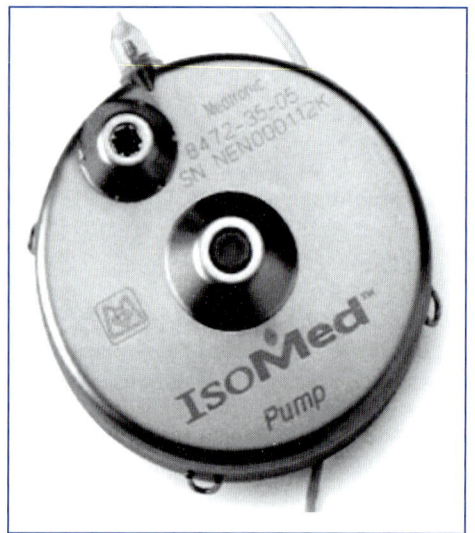

Abb. 13: Implantierbare Pumpe (Isomed, Fa. Medtronic).

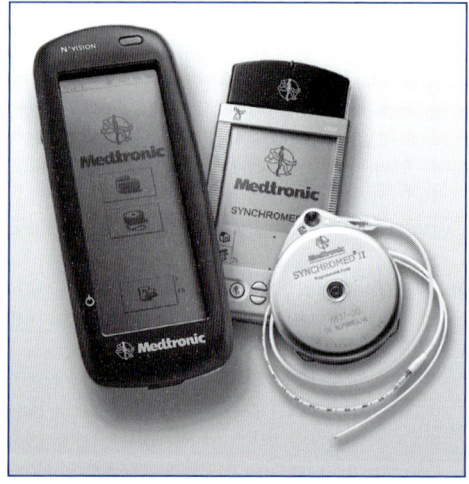

Abb. 14: N'SynchroMed Programmiergerät, Patienten-Therapiemanager, Programmierbare Synchro-Med II Pumpe.

Vorgänger. Mit der „Flex"-Dosierungsoption kann die Arzneimittelabgabe an den individuellen Bedarf des Patienten angepasst werden. Die wichtigen Therapiedaten in der Pumpe werden gespeichert und können in jedem Nachsorge-

zentrum kontrolliert werden. Mit dem Therapiemanager (Abb. 14) kann der Patient im Rahmen der vom Arzt programmierten Sicherheitsmechanismen abhängig von seinen Symptomen zusätzliche Boli anfordern. Das im Therapiemanager integrierte Tagebuch erfasst zur optimalen Therapiekontrolle die Nutzungsdaten.

14.1.2.7 Implantationstechnik und Nachsorge

Die Behandlung chronischer Schmerzen durch eine intrathekale Arzneiapplikation mit einer Pumpe verläuft in drei Schritten:
► 1. Titration (Testphase)
► 2. Implantation des Pumpensystems
► 3. Nachsorge

14.1.2.7.1 Titration/Testphase

Der erste und wichtigste Schritt vor der Pumpenimplantation ist die Testinfusion. Die Test- bzw. Titrationsphase dient der Selektion von Kandidaten und der sorgfältigen Dosisfindung, um den größten Effekt mit den geringsten Nebenwirkungen zu erzielen.

Morphin ist immer noch Goldstandard zur intrathekalen Therapie. Die Applikation kann als Bolusinjektion intrathekal oder kontinuierlich mit einem Katheter erfolgen. Die kontinuierliche Applikation mit Katheter sollte bevorzugt angewandt werden, da die Dosis schrittweise gesteigert und den Bedürfnissen des Patienten angepasst werden kann. Bei opioidnaiven Patienten ohne Vorbehandlung mit Analgetika der Stufe III sollte eine Anfangsdosis von 1mg/d nicht überschritten werden. Während der Testphase ist eine Kotherapie der Nebenwirkungen erforderlich.

14.1.2.7.2 Implantation des Pumpensystems

Nach erfolgreicher Testinfusion, Titration und Erreichen einer für den Patienten zufriedenstellenden Schmerzreduktion mit entsprechender Dokumentation im Schmerztagebuch kann die Indikation zur

Pumpenimplantation zur Dauertherapie gestellt werden. Bei der Auswahl des Pumpentyps sind folgende Regeln zu beachten:

▶ Bei Patienten mit unproblematischer Einstellung und promptem Ansprechen auf Morphin als Monotherapie kann die Implantation einer programmierbaren Pumpe in Erwägung gezogen werden.
▶ Bei Patienten mit komplizierten Schmerzbildern, bei denen eine Kombination von Morphin oder Buprenorphin mit Clonidin bzw. Bupivacain erforderlich sein könnte, sind die großvolumigen gasgetriebenen Pumpen mit einem Flow zwischen 1,5 und 2,5 ml/24 h zu empfehlen.

Ist der intrathekale Katheter seitlich ausgeleitet worden, kann die Pumpe in Rückenlage in Anästhesie-Standby, einer Kurznarkose oder Lokalanästhesie implantiert werden.

Vor der Implantation ist die Pumpe entsprechend den Anweisungen des Herstellers mit dem während der Testphase ermittelten Medikament zu füllen. Bei der Auswahl der Position der subkutanen Tasche ist Folgendes zu beachten:

▶ bevorzugte Lage aufgrund der anatomischen Gegebenheiten links drei Querfinger unterhalb des Rippenbogens
▶ bevorzugte Schlafseite vermeiden
▶ nicht in Höhe des Gürtels oder des Rock- bzw. Hosenrandes
Die Pumpe wird in die subkutane Tasche eingebracht, mit dem subkutan verlegten intrathekalen Katheter verbunden und an der Faszie fixiert.

14.1.2.7.3 Nachsorge

Bei der Entlassung wird dem Patienten ein Pass ausgehändigt mit Angaben über das Implantationszentrum, den verantwortlichen Arzt, den Pumpentyp, den Hersteller, die Flussmenge und die Kapazität der Pumpe. Ein Termin zur Wiederauffüllung der Pumpe wird vereinbart. Bei der Wiederbefüllung sind aus Sicherheitsgründen die vom Hersteller ausgewiesenen Auffüllsets zu verwenden.

14.1.2.8 Risiken und Komplikationen
Pharmakologische Risiken und Komplikationen:

▶ Medikamentennebenwirkungen: Übelkeit, Obstipation, Harnretention, Libidoverlust
▶ Medikamentenüberdosierung mit lebensgefährlichen Komplikationen, Atemdepression, Sedierung bis hin zum Koma
▶ Medikamentenunterdosierung (z. B. bei Katheterdislokation oder -obstruktion) mit Entzugssymptomatik

Chirurgische und technische Risiken und Komplikationen:

▶ Blutung mit Gefahr einer epiduralen Hämatombildung
▶ Infektion, lokal oder systemisch, Meningitis bzw. Enzephalitis
▶ Duraverletzung mit Liquorverlust und -fistel und Hirnunterdrucksymptomatik
▶ neurologische Ausfälle mit Lähmung und Sensibilitätsstörung

14.1.2.9 Wertigkeit

Die intrathekale Medikamentenapplikation kann bei guter Patientenselektion und sorgfältiger, technisch einwandfreier Implantation auch bei sehr komplizierten Schmerzbildern mit Chronifizierungsgrad III nach *Gerbershagen* erfolgreich eingesetzt werden. Literatur über das langfristig günstige Kosten-Nutzen-Verhältnis dieses Verfahrens liegt vor (*Winkelmüller*, 1981).

14.2 Ablative Verfahren/ Denervationsverfahren

Seit langer Zeit werden neurodestruktive Verfahren zur Behandlung chronischer Schmerzen eingesetzt. Ziel ist es, die schmerzleitenden Strukturen im Bereich des peripheren und zentralen Nervensystems zu unterbrechen.

Voraussetzungen:

▶ Durchführung einer klinischen, neurologischen und funktionellen Untersuchung sowie ggf. einer bildgebenden Diagnostik

▶ sorgfältige Aufklärung des Patienten über das geplante Verfahren und die praktischen Konsequenzen einschließlich der möglichen Nebenwirkungen

▶ Dokumentation einer für den Patienten ausreichende Schmerzreduzierung im Rahmen einer verfahrensspezifischen Austestung

Kontraindikationen:

▶ Therapie mit Antikoagulanzien inklusive ASS, Koagulopathien, floride Infektionen

Grundsätzlich sind verfahrensspezifische apparative, personelle und Sicherheitsstandards einzuhalten. Die Wirkdauer beider Verfahren ist zeitlich begrenzt, erneute Behandlungen sind eventuell notwendig.

14.2.1 Neurochirurgische neurodestruktive Verfahren

14.2.1.1 Perkutane Chordotomie

Bei der offenen Chordotomie, die erstmals von *Spiller* und *Martin* (1912) sowie *Förster* und *Tietze* (1913) durchgeführt wurde, musste das Rückenmark operativ freigelegt werden. Die neuen neurophysiologischen Erkenntnisse zum Schmerzleitungssystem (Gate-Controll-Theorie) und die zunehmend enttäuschenden Ergebnisse sowie erhebliche operative Komplikationen führten ab den 60er Jahren zur Verfeinerung der operativen Techniken und zur Reduzierung der Eingriffe bis auf wenige Indikationen.

Die neue Technik zur Unterbrechung des Spinothalamikus ist die perkutane Chordotomie, die zuerst von *Mullan* (1963) beschrieben wurde und von *Rosomoff* durch Eingabe von emulgiertem Kontrastmittel und von *Organ* durch elektrophysiologische Testung am wachen Patienten erheblich modifiziert wurde.

14.2.1.1.1 Indikationen

Die Hauptindikation für diesen Eingriff sind chronische einseitige Schmerzen bedingt durch maligne Tumoren und therapieresistente Schmerzen anderer Genese, wenn sämtliche konservativen und operativen Maßnahmen versagt haben.

14.2.1.1.2 Operationstechnik

Beim wachen Patienten wird in Lokalanästhesie (oder Ultrakurznarkose) und Rückenlage zervikal in Höhe C1/2 von lateral unter Bildwandlerkontrolle mit entsprechender Technik unter Berücksichtigung der neuroradiologischen und physiologischen Kriterien punktiert. Spezielle Strukturen des Rückenmarks werden durch Kontrastmitteleingabe dargestellt. Unter Mitarbeit des Patienten wird durch elektrophysiologische Testung die Lage der Elektrode im Tractus spinothalamicus kontralateral zur Schmerzseite ausgetestet. Durch Hochfrequenzläsion wird mit dieser Methode selektiv die Schmerz- und Temperaturempfindung unter Erhaltung der normalen Sensibilität unterbrochen.

14.2.1.1.3 Komplikationen

Paresen, Blasenstörung, Atemstörungen, schmerzhafte Dysästhesien als Spätfolgen nach mehreren Monaten (Deafferenzierungsphänomene bei 1–5 % der Patienten, *Bogduk* u. *Long*, 1980)

14.2.1.1.4 Wertigkeit

Da das Verfahren mit erheblichen Komplikationen und zum Teil irreversiblen neurologischen Ausfällen einhergehen kann, ist die Indikation sehr streng zu stellen. Bei entsprechender Indikationsstellung hat die perkutane Chordotomie ihren Platz in der Behandlung schwerster Schmerzen bei malignen und nicht malignen Grunderkrankungen nicht verloren, sollte aber ausschließlich von geübter Hand durchgeführt werden.

14.2.1.2 DREZ-Läsion (Dorsal Root Entry Zone Lesion) (Abb. 15)

Die erste Durchtrennung der hinteren Nervenwurzel wurde 1888 von *Bennett* durchgeführt. Eine Läsion im Bereich der Hinterwurzeleintrittszone im Rückenmark zur Behandlung von Deafferenzierungsschmerzen nach Wurzelausriss oder Querschnittssyndrom wurde 100 Jahre später (1979) von *Nashold* et al. entwickelt. Die Wirkung ei-

Abb. 15:
Läsion der hinteren
Wurzeleintrittszone.

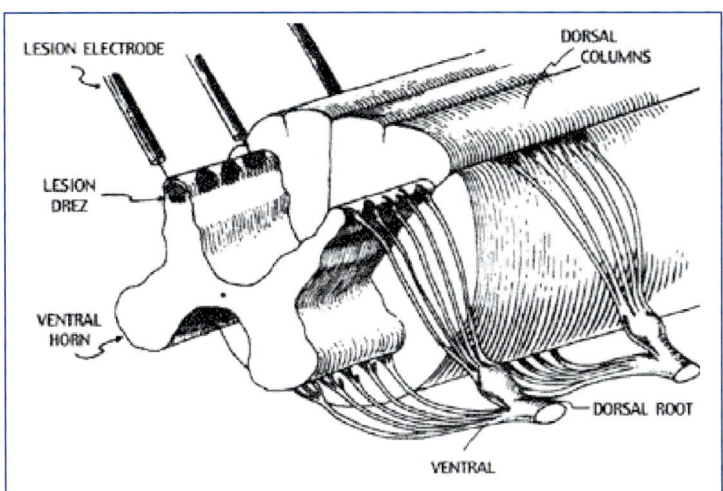

ner Läsion basiert darauf, dass der Schmerz nach einer Deafferenzierung durch Spontanaktivität hyperaktiver Neurone im Bereich der Substantia gelatinosa ausgelöst wird. Die thermische Läsion dieses Systems im Bereich der Hinterwurzeleintrittszone kann den Schmerz beseitigen.

14.2.1.2.1 Indikationen
Deafferenzierungsschmerzen nach zervikalem Wurzelausriss oder nach kompletter sensomotorischer Querschnittslähmung.

14.2.1.2.2 Operationstechnik
Darstellung der Hinterwurzeleintrittszone nach Laminektomie oder Hemilaminektomie mit paramedianer Eröffnung der Dura. Die Hochfrequenzläsionen werden in 2 mm Abstand in rostrokaudaler Richtung mit einer Koagulationstemperatur von 75 bis 80 °C gesetzt.

14.2.1.2.3 Komplikationen
Ipsilaterale Paresen, Sensibilitäts- und Miktionsstörungen.

14.2.1.2.4 Wertigkeit und Ergebnisse
Bei strenger Indikation und Selektion beträgt die Erfolgsrate nach *Nashold* und *Fiedman* (1972) bei zervikalem Wurzelausriss etwa 82 % und bei kompletter Quer-

schnittslähmung 60 % (*Wiegand* und *Winkelmüller*, 1985).

14.2.2 Offene spinale Rhizotomie
Bei diesem Verfahren handelt es sich um die komplette Durchtrennung der Hinterwurzel mit Unterbrechung von Schmerz-, Temperatur- und Berührungsreizen aus der Peripherie des versorgenden Segments zum Hinterhorn des Rückenmarks.

14.2.2.1 Indikationen
Schmerzen im Bereich der Thorax- oder Bauchwand bei Malignom.

14.2.2.2 Operationstechnik
Zur Gewährleistung der Identifikation der für die Schmerzleitung verantwortlichen Nervenwurzel durch die Elektrostimulation sollte die Eröffnung des Wirbelkanals über den betroffenen Segmenten in Lokalanästhesie erfolgen. Nach Duraöffnung werden die in das Rückenmark eintretenden Filamente der Hinterwurzel durchtrennt.

14.2.2.3 Komplikationen
Allgemeine operative Risiken, Liquorfistel, epidurale Nachblutung.

14.2.3 Perkutane spinale Rhizotomie

Radiofrequenzläsion der Hinterwurzeln unter Bildwandlerkonrolle und in Lokalanästhesie mit Temperaturen zwischen 50 und 70 °C über 120 Sekunden.

14.2.4 Radiofrequenzläsion

Die Radiofrequenztherapie ist ein neurodestruktives Verfahren, bei dem durch radiofrequenten Strom eine kontrollierte Thermoläsion erfolgt (Abb. 16).

14.2.4.1 Einschlusskriterien

Signifikante Schmerzlinderung nach mindestens zweimaliger selektiver Blockade der relevanten Nervenstrukturen.

14.2.4.2 Indikationen

Therapieresistente Facettgelenkschmerzen (nicht radikuläre, einem Bewegungssegment zuzuordnende Schmerzen, die auf wiederholte diagnostische Blockaden ansprechen). Ein radiologischer Nachweis der degenerativen Veränderungen des Gelenkes ist keine Voraussetzung. Für die Diagnose sind die Blockaden obligatorisch.

14.2.4.3 Operationstechnik (Abb. 17, 18)

Ziel der Behandlung ist eine Denervation des medialen Astes des Ramus dorsalis in zwei bis vier Höhen. Dabei werden in Lokalanästhesie und unter Bildwandler-

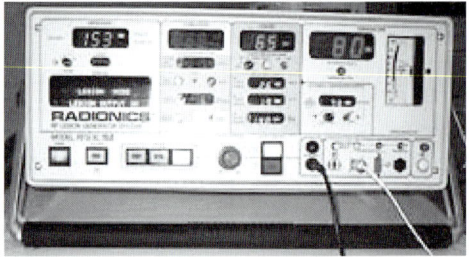

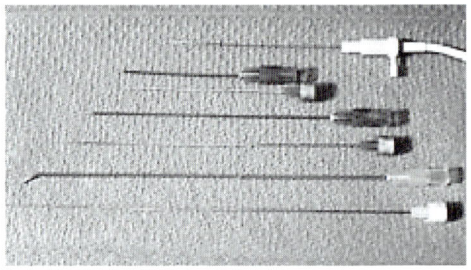

Abb. 17 und Abb. 18: Gerät und Instrumente für die Radiofrequenzläsion.

kontrolle 10 cm lange 22-G-Elektroden mit einer 5-mm-aktiven Spitze über dem Querfortsatz am Übergang zum Processus articularis superior platziert. Nach Lokalisation des Nervenastes nach einer Probestimulation erfolgt die Läsion mit einer Temperatur von 80 °C.

14.2.4.4 Komplikationen

Allgemeine operative Risiken, bei fehlerhafter Positionierung der Elektrode Läsion der Nervenwurzel.

14.2.4.5 Stellenwert

Die Wirksamkeit der Methode ist wissenschaftlich belegt. Wegen der Risiken gewebe- und neurotoxischer Substanzen ist die Radiofrequenztherapie der pharmakologischen Neurodestruktion vorzuziehen.

14.2.5 Perkutane kontrollierte Thermokoagulation des Ganglion Gasseri nach *Sweet*

Bei Trigeminusneuralgie handelt es sich um triggerbare unerträgliche Schmerzattacken vorwiegend im zweiten und dritten Trigemi-

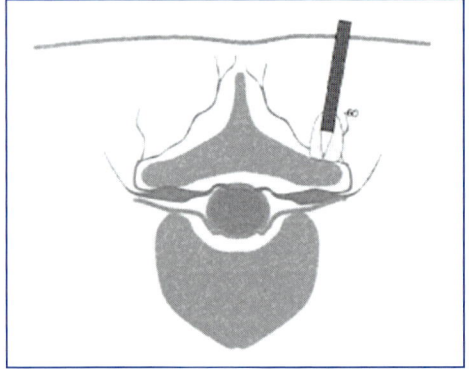

Abb. 16: Prinzip der Radiofrequenzläsion.

nusast. Seit 1858 werden verschiedene destruierende Verfahren zur Behandlung eingesetzt. Die 1931 von *Kirschner* eingeführte Elektrokoagulation wurde in den 70er Jahren von *Sweet* durch die thermokontrollierte Hochfrequenzläsion des Ganglion Gasseri abgelöst.

14.2.5.1 Indikation und Einschlusskriterien
Nicht pharmakotherapeutisch einstellbare Trigeminusneuralgie, Ausschluss einer intrakraniellen Raumforderung im Kleinhirnbrückenwinkel mittels bildgebender Verfahren.

14.2.5.2 Technik
Rückenlage; in Kurznarkose und unter Bildwandlerkontrolle wird die Elektrode ca. 2,5 cm lateral vom Mundwinkel eingeführt und in Richtung Foramen ovale vorgeschoben. Die richtige Lage der Elektrode wird durch Elektrostimulation beim wachen Patienten kontrolliert. Anschließend, in erneuter Narkose, erfolgt die Radiofrequenzläsion mit einer Temperatur von 65–70 °C über 40 bis 60 Sekunden.

14.2.5.3 Komplikationen
Anästhesia/Hypalgesia dolorosa, Anästhesie der Cornea, in seltenen Fällen bakterielle Meningitiden, intrakranielle Blutungen.

14.2.5.4 Kontraindikationen
Atypischer Gesichtsschmerz, traumatische oder iatrogene Neuropathien des N. trigeminus, postzosterische Neuralgie.

14.2.6 Kryoläsion
Seit Jahrhunderten ist die schmerzlindernde Wirkung von Kälte in der medizinischen Literatur bekannt, jedoch ermöglichte erst die Entwicklung spezieller Kryosonden die gezielte Anwendung des Kälteeffektes in der Schmerztherapie.

Das Prinzip der Kälteläsion mit Kryosonden basiert auf dem sog. Joule-Thomson-Effekt, nach dem sich Gase unter Druck beim Austritt durch eine kleine Öffnung ausdehnen und abkühlen.

Ein komplettes Kryosystem besteht aus dem Grundgerät SL2000 Neurostat mit integriertem elektrischem Nervenstimulator und einer oder mehreren Kryosonden (Abb. 19), je nach Anwendung und Patientenaufkommen. Mit dünnen, isolierten Kryosonden können die Eingriffe perkutan durchgeführt werden. Die Lage der Sondenspitze zum Nerv lässt sich mit Hilfe des integrierten Stimulators und eines C-Bogens genau bestimmen.

Als Medium wird medizinisches CO_2 benutzt. Das Gerät wird entsprechend der verwendeten Sonde eingestellt und kühlt

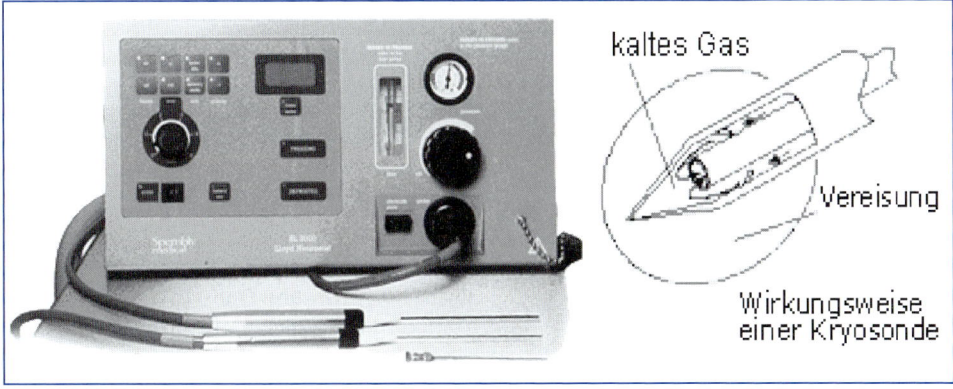

Abb. 19: Grundgerät SL2000 Neurostat mit integriertem Nervenstimulator (links) und Wirkungsweise einer Kryosonde (rechts).

unter kontrollierten Bedingungen den Nerv für die gewünschte Zeit.

14.2.6.1 Indikationen und Einschlusskriterien

Wie in Kapitel 14.2.4.1 und 14.2.4.2, zusätzlich neuralgiforme oder triggerbare Schmerzen nach partieller peripherer Nervenläsion, soweit keine periphere Nervenstimulation möglich ist. Postthorakotomieschmerz, Postherniotomieschmerz, Epikondylitis, Insertionsmyotendinosen.

14.2.6.2 Operationstechnik

Siehe Abschnitt 14.2.4.3.

14.2.6.3 Komplikationen

Siehe Abschnitt 14.2.4.4.

14.2.6.4 Stellenwert

Siehe Abschnitt 14.2.4.5. Während die oben erwähnte Radiofrequenzläsion (Abschnitt 14.2.4) auf wirbelsäulennahe Eingriffe beschränkt ist, kann die Kryotherapie auch bei peripheren Nerven angewendet werden. Bezüglich der Wirkdauer beider Verfahren gibt es in der Literatur widersprüchliche Angaben.

14.2.7 Gepulste Radiofrequenztherapie

Bei der gepulsten Radiofrequenztherapie wirkt in kurzen Impulsen ein elektrisches Feld auf den betroffenen Nerv ein und führt langfristig zu einer Unterdrückung der Schmerzübertragung. Während der Behandlung spüren die Patienten allenfalls ein leichtes Pulsieren. Im Vergleich zur Thermoläsion wird hier das Nervengewebe nicht durch Hitzeeinwirkung zerstört. Hinsichtlich der Indikationen, Kontraindikationen und Operationstechnik wird auf Abschnitt 14.2.2 verwiesen.

14.3 Neurochirurgische dekomprimierende Verfahren

14.3.1 Mikrovaskuläre Dekompression des N. trigeminus nach *Jannetta*

Bei der mikrovaskulären Dekompression des N. trigeminus handelt es sich um eine nicht destruktive neurochirurgische Kausaltherapie, die erstmalig 1959 von *Gardner* durchgeführt und von *Jannetta* weiterentwickelt wurde. Die theoretischen Grundlagen des Verfahrens basieren auf den Beobachtungen von *Dandy* im Jahre 1934 zur arteriellen Kompression der Trigeminuswurzel am Hirnstamm.

14.3.1.1 Indikation

Typische Trigeminusneuralgie mit Tic douloureux.

14.3.1.2 Operationstechnik

Die Operation erfolgt in Vollnarkose. Der Zugang zur Trigeminuswurzel im Kleinhirnbrückenwinkel erfolgt über eine subokzipitale osteoklastische Kraniotomie. In der Regel komprimiert eine elongierte Gefäßschlinge der A. cerebelli superior parapontin die Trigeminuswurzel, wodurch der Tic douloureux ausgelöst wird. Unter Sicht des Operationsmikroskops wird das komprimierende Gefäß gelöst und mobilisiert. Die Dekompression erfolgt durch Interposition von Muskelstückchen oder alloplastischem Material in der Form, dass das Gefäß nach rostral verlagert wird und so der Kontakt zum Gefäß aufgehoben wird.

14.3.1.3 Komplikationen

Ipsilaterale Hypo-/Anakusis, Liquorfistel, Blutung, Fazialisparese, Kleinhirninfarkt.

14.3.1.4 Wertigkeit

Für den Erfolg der Operation ist die exakte Indikationsstellung von außerordentlicher Bedeutung. Nach *Winkelmüller* (1990) kann bei korrekter Indikation in 94% der Fälle der Tic douloureux ausgeschaltet werden.

14.4 Intradiskale Verfahren

Es handelt sich um minimalinvasive Verfahren, die trotz Anwendung unterschiedlicher Energieformen bei weitgehend ähnlicher Operationstechnik das gleiche Ziel verfolgen. Der Behandlungserfolg wird durch Volumenreduzierung und Druckentlastung in der Bandscheibe und Ausschaltung der nozizeptiven Schmerzentstehung im Bereich des Faserrings erzielt. Neben ihrer Rolle in der kausalen Behandlung gewinnen diese Verfahren dadurch zunehmende Bedeutung in der Schmerztherapie, insbesondere beim sog. diskogenen Schmerz.

14.4.1 Perkutane Laserdiskusdekompression (PLDD)

Dieses Verfahren wurde erstmals von *Choy* und *Ascher* 1986 beschrieben. Das Laserlicht erzeugt Wärme, Vaporisation, Karbonisation und Geweberverdichtung der Bandscheibe. Dies führt zu einer Druckminderung und Volumenreduzierung im Nucleus pulposus sowie infolge des Shrinking-Effekts zu einer zirkulären Faserretraktion im Anulus fibrosus. Durch die Verfestigung des Faserrings wird die Grundstabilität der Bandscheibe wiederhergestellt. Durch die Erhitzung der Bandscheibe werden nozizeptive Nervenenden verödet, entzündliche und degenerative Substanzen und Enzyme denaturiert und damit auch die chemische Nozizeption verringert. In der Regel wird die Behandlung mit Neodym-YAG- oder Dioden-Lasergeräten durchgeführt.

14.4.1.1 Indikationen
▶ über mehrere Wochen anhaltende Ischialgie trotz intensiver konservativer Therapie
▶ positive Wurzelzeichen im Sinne sensibler und/oder motorischer Störungen
▶ therapieresistentes diskogen getriggertes nozizeptives Schmerzsyndrom = diskogener Schmerz
▶ Nachweis von Fissuren im Faserring, Bandscheibenvorwölbungen und -vor-

fällen bei intaktem hinterem Längsband im CT oder MRT
▶ geschlossene Bandscheibe im Diskogramm
▶ Höhenminderung der Bandscheibe um weniger als 30 %

14.4.1.2 Einschlusskriterien
▶ reproduzierbare Schmerzprovokation im Rahmen der Diskographie
▶ Schmerzreduktion durch intradiskale Injektion von Lokalanästhetika mit oder ohne Zusatz von Kortikoiden

14.4.1.3 Ausschlusskriterien
▶ schwere degenerative Veränderungen im Bewegungssegment mit hochgradiger Osteochondrose
▶ sequestrierte Bandscheibenvorfälle

14.4.1.4 Kontraindikationen
Keine verfahrensspezifischen

14.4.1.5 Technik
▶ Behandlung weitgehend ambulant
▶ Operationssaalstandard
▶ Seiten- oder Bauchlage mit entsprechenden Lagerungskissen zum Öffnen des Intervertebralraums
▶ Lokalanästhesie und Standby durch einen Anästhesisten
▶ Punktion und Lagekontrolle der Nadel mittels Bildwandler oder Computertomogramm, Dokumentation
▶ Obligate Diskographie mit positivem Provokationstest und Nachweis einer noch geschlossenen Bandscheibe
▶ Applikation der Laserenergie bei ständigem Kontakt zum Patienten und wiederholte Lagekontrolle der Nadel mit Sonde

14.4.1.6 Vorteile
▶ risikoarme minimalinvasive ambulante Behandlung
▶ Lokalanästhesie
▶ geringe Traumatisierung und Ausschluss von epiduralen Verwachsungen
▶ keine Beschränkung hinsichtlich des Patientenalters

▶ keine Klinik- und Reha-Aufenthalte
▶ Wiederholung der Therapie möglich

14.4.2 Nucleoplasty

Durch Zuführung einer kontrollierten thermischen Energie von ca. 50–60 °C an einer
bipolaren Elektrode wird ein sog. Plasma-
feld erzeugt (Abb. 20). Hierdurch erfolgt
eine Vereinigung von Ablations- und Koa-
gulationsvorgängen. Die sog. Koblation
(Koagulation + Ablation) beinhaltet eine
Demolekularisierung und Verdampfung
des Nucleus pulposus und eine Schrump-
fung ähnlich wie bei der Laseranwendung.
Aufgrund der niedrigeren Behandlungs-
temperatur soll die thermische Gewebsschädigung geringer sein als beim Laserver-
fahren.

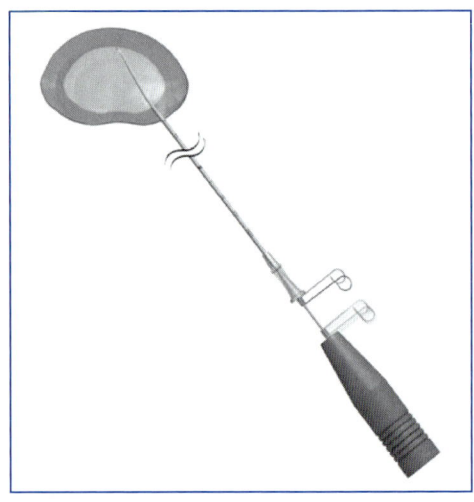

Abb. 20: Nucleoplasty.

14.4.2.1 Indikation und Selektionskriterien
Siehe Abschnitt 14.3.1.1

14.4.2.2 Technik
▶ siehe Abschnitt 14.3.1.2
▶ Einführen der Arthrocare-Sonde und
Markieren der maximalen Eindringtiefe
▶ Lagekontrolle und Dokumentation unter Bildwandler
▶ Anlage von 6 bis 8 Kanälen im Band-
scheibenfach durch wechselweise Ablation und Koagulation im Uhrzeigersinn

14.4.2.3 Vorteile
Siehe Abschnitt 14.4.1.6

14.4.3 Intradiskale elektrothermale Therapie (IDET)

Dieses Verfahren basiert auf einer intradiskalen Wärmezufuhr über einen steuerbaren
Katheter, der mit großer Genauigkeit in
den Bereich der internen Diskusrupturen
platziert werden kann (Abb. 21). Diese Behandlung kommt daher bevorzugt bei dis-

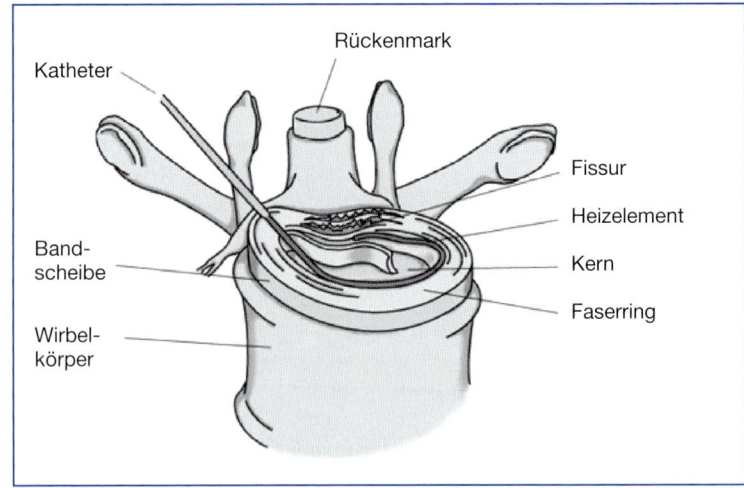

Abb. 21:
Intradiskale elektro-
thermale Therapie
(IDET).

Rückenmark
Katheter
Fissur
Heizelement
Band-
scheibe
Kern
Wirbel-
körper
Faserring

kogen getriggerten nozizeptiven Schmerzsyndromen zur Anwendung. Aufgrund der Arbeitstemperaturen von maximal 65°C werden Druck- und Volumenreduzierung sowie der damit verbundene weitere Substanzverlust wie bei Laser und Nucleoplasty weitgehend ausgeschlossen.

14.4.3.1 Indikation
Bevorzugt bandscheibenbedingte (diskogene) nichtradikuläre Rückenschmerzsyndrome.

14.4.3.2 Selektionskriterien
Siehe Abschnitt 14.4.1.2 und 14.4.1.3.

14.4.3.3 Technik
▶ Siehe Abschnitt 14.4.1.5
▶ Einführung eines steuerbaren Katheters über eine Introducerkanüle
▶ Platzierung der aktiven Katheterspitze am Übergang vom Nucleus zum Anulus im Bereich der zuvor diagnostizierten Faserringrupturen und Dokumentation der Lage mittels Bildwandler
▶ kontrollierte Wärmezufuhr über 15–17 Minuten

14.4.3.4 Vorteile
Siehe Abschnitt 14.4.1.6.

14.5 Epidurale Verfahren/ Kathetertechniken

14.5.1 Epidurale Pharmakotherapie mit und ohne Katheter

Unter Berücksichtigung der allgemeinen Voraussetzungen und Kontraindikationen, die für die Anwendung invasiv-interventioneller schmerztherapeutischer Verfahren gelten, kann die epidurale Pharmakotherapie als „Single-Shot" oder in Kathetertechnik erfolgen.

Folgende Pharmaka kommen vorwiegend zum Einsatz: Lokalanästhetika, Opioide, Kortikoide und Kochsalz. Die epidurale Pharmakotherapie kann nicht zur dauerhaften Schmerzbehandlung eingesetzt werden.

Ohne Katheter sind wiederholte Applikationen von Pharmaka erforderlich. Je nach Substanz ist eine mehrstündige Überwachung mit Kontrolle der Vitalparameter notwendig. Bei Patienten mit einer kontinuierlicher Schmerzbehandlung über mehreren Wochen empfiehlt sich die Implantation eines Katheters. Da es sich um eine kurzzeitige Applikation (maximal zwölf Wochen) handelt, kann der Katheter direkt ausgeleitet werden.

14.5.1.1 Indikationen
Topisch zuzuordnende Schmerzsyndrome, z.B. vertebragene, diskogene, radikuläre Schmerzen, Complex Regional Pain Syndrome (CRPS) Typ I und II, postoperativer Schmerz, terminaler Malignomschmerz (in diesem Fall sollte die Implantation eines Ports in Erwägung gezogen werden).

14.5.1.2 Operationstechnik
Zur Operationstechnik siehe Abschnitt 14.1.1.1.4: Perkutane Eleltrodenimplatation.

14.5.1.3 Risiken und Komplikationen
Zu Risiken und Komplikationen siehe Abschnitt 14.1.2.8.

14.5.1.4 Wertigkeit
Die epidurale Pharmakotherapie ist ein in der Schmerztherapie häufig angewendetes Verfahren. Für eine Langzeittherapie ist die Methode jedoch nicht geeignet. Hier ist eine intrathekale Applikation vorzuziehen.

14.5.2 Racz-Katheterverfahren

Bei dem Racz-Katheterverfahren handelt es sich um eine epidurale Pharmakotherapie, bei der ein spezielles Kathetersystem, das Anfang der 80er Jahre von dem amerikanischen Anästhesisten *Racz* entwickelt wurde, zum Einsatz kommt.

14.5.2.1 Indikationen
Siehe Abschnitt 14.5.1.1.

14.5.2.2 Technik

Für die Einführung des Katheters gibt es zwei Zugangswege:

▶ kaudal über den Canalis sacralis für krankhafte Veränderungen im Bereich der LWS bis zur mittleren BWS

▶ paramedian durch das Ligamentum flavum (s. Abschnitt 14.1.1.1.4)

14.5.2.3 Wertigkeit

Nach den vorliegenden Daten bietet das von *Racz* beschriebene epidurale Katheterverfahren keine klinisch relevanten Vorteile gegenüber anderen epiduralen Kathetertechniken bzw. periradikulären Applikationen.

14.5.3 Epiduroskopie

Bei der Epiduroskopie handelt es sich um eine perkutane minimalinvasive endoskopische Untersuchung des Epiduralraums, mit deren Hilfe auch therapeutische Interventionen möglich sind.

14.5.3.1 Instrumentarium

Als endoskopische Systeme werden zwei unterschiedliche Epiduroskope verwendet (Abb. 22): die flexible kathetergesicherte epiduroskopische Einheit und das flexible Epiduroskop.

14.5.3.1.1 Flexible kathetergesicherte epiduroskopische Einheit

Für den interlaminaren zervikalen thorakalen oder lumbalen Zugang ist die flexible

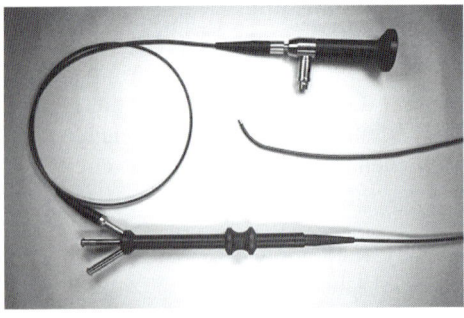

Abb. 22: Epiduroskope.

kathetergesicherte epiduroskopische Einheit mit einem Außendurchmesser von 1,2 mm entwickelt worden. Die endoskopische Untersuchungseinheit besteht aus einem ultradünnen Fiberskop (Durchmesser außen 0,75 mm) mit einem Katheter-Schutz und -Spülsystem in Verbindung mit einer videotechnischen Einrichtung.

14.5.3.1.2 Flexibles Epiduroskop

Dieses für den sakralen Zugang konzipierte Epiduroskop mit einem Außendurchmesser von 2,5 mm beeindruckt vor allem durch seinen großen Blickwinkel, die Flexibilität des steuerbaren distalen Endes (120° aufwärts, 170° abwärts) und einen Arbeitskanal von 1,2 mm Durchmesser.

14.5.3.1.3 Zusatzausstattung

Zur Darstellung der endoskopischen Bilder und zur S-VHS-Videoaufzeichnung werden die Epiduroskope mit der Karl-Storz-Endovision-Videokamera (Telecam [r] SL) und einem Farbmonitor mit angeschlossenem Videorecorder verbunden. Das endoskopische Equipment kann durch eine Röntgen-Fernseh-Durchleuchtungskette mit S-VHS-Aufzeichnungsmöglichkeit ergänzt werden.

14.5.3.2 Untersuchungstechnik

Die Epiduroskopie wird nicht in Allgemeinanästhesie, sondern in Lokalanästhesie durchgeführt. Dadurch kann Kontakt zum Patienten gehalten werden, um frühzeitig rückenmarksnahe Komplikationen zu erkennen und ggf. eine zeitgerechte Therapie einzuleiten.

Wegen der vorgegebenen rückenmarksnahen Anatomie bietet sich für den zervikalen, thorakalen und lumbalen epiduralen Zugangsweg die Verwendung der flexiblen kathetergesicherten epiduroskopischen Einheit an. In Lokalanästhesie wird der Epiduralraum des Patienten mit einer 14 G-Hustead-Kanüle z. B. in „Loss-of-Resistance-Technik" punktiert. Über diese Kanüle kann die flexible kathetergesicherte epiduroskopische Einheit unter Sicht in den Epiduralraum eingeführt werden.

Bei Verwendung des flexiblen steuerbaren Epiduroskops ist der sakrale Zugangsweg zum Epiduralraum sinnvoll. Nach der Lokalanästhesie wird mit Hilfe der Seldinger-Punktionstechnik ein Introducer-System in den Sakralkanal eingeführt. Über diese sakrale Zugangstechnik kann das Epiduroskop sicher in den Epiduralraum eingeführt werden.

Die kontinuierliche Spülung mit einer 0,9%igen NaCl-Lösung ermöglicht die Aufzeichnung hochwertiger endoskopischer Farbbilder.

14.5.3.3 Indikationen
Diagnostische Indikationen:
▶ Radikulopathien
▶ Differenzierung pathologisch-anatomischer Verhältnisse (z.B. Epiduralfibrose nach invasiven Prozeduren)

Therapeutische Indikationen:
▶ gezielte topische Pharmakotherapie
▶ Platzierung von Kathetern und Elektroden unter direkter Sicht bei epidural problematischer Passage oder wenn bei radiologischen Verfahren eine Platzierung nicht möglich oder für den Patienten zu risikoreich ist

14.5.3.4 Risiken und Komplikationen
Zu Risiken und Komplikationen siehe Abschnitt 14.1.2.8.

14.5.4 CT- oder bildwandlergesteuerte periradikuläre Therapie
Bei dieser Methode wird unter CT- oder Bildwandlerkontrolle eine Interventionsnadel zur Applikation von Pharmaka an der betroffenen neuralen Struktur im Bereich der gesamten Wirbelsäule exakt platziert. Die zu erwartende periradikuläre Ausbreitung der Pharmaka (Kortikosteroide und/oder Lokalanästhetika) wird mittels Kontrastmittelinjektion visualisiert.

Ein Behandlungszyklus sollte drei bis fünf Einzeltherapien nicht überschreiten. Wenn drei Behandlungen wirkungslos waren, ist von weiteren Behandlungen abzusehen.

14.5.4.1 Indikationen
▶ radikuläre Schmerzsyndrome bei Bandscheibenprotrusionen und Bandscheibenvorfällen
▶ Stenosen des Spinalkanals oder der Neuroforamina
▶ postoperative epidurale Fibrosen

14.5.4.2 Risiken und Komplikationen
Zu Risiken und Komplikationen siehe Abschnitt 14.1.2.8.

Literatur

Bennett WH (1888). Cited by Abbe R. Acute spasmodic pain in the left lower extremity. Med Chir Trans 1989: 72: 329–348.

Bogduk N, Long DM. Percutaneous lumbar medial branch neurotomy. A modification of facet denervation. Spine 1980; 5: 193–200.

Bogduk N. The innervation of the lumbar spine. Spine 1983; 8: 286–293.

Dandy WE. Concerning cause of trigeminal neuralgia. Am J Surg 1934; 24: 447–455.

Gardner WJ, Miklos MV. Response of trigeminal neuralgia to decompression of sensory root. JAMA 1959; 170: 1773–1776.

Jannetta PJ. Neurovascular compression in cranial nerve and systemic disease. Ann Surg 1980; 192: 518–523.

Jannetta PJ. Arterial compression of the trigeminal nerve at the pons in patients with trigeminal neuralgia. J Neurosurg 1967; 26: 159–162.

Melzack R, Wall PD. Pain mechanisms: a new theory. Science 1965, 150: 971–978.

Nashold BS Jr, Ostdahl RH. Dorsal root entry zone lesions for pain relief. J Neurosurg 1979; 51: 59–69.

Nashold BS, Fiedman AH. Dorsal column stimulation for control of pain – preliminary report on 30 patients. J Neurosurg 1972; 36: 590–597.

Schuh F. Über Gesichtsneuralgien und über die Erfolge der dagegen vorgenommenen Nervenresectionen. Wien: Seidel, 1858.

Shealy CN, Mortimer JT, Reswick J. Electrical inhibition of pain by stimulation of the dorsal column: preliminary clinical reports. Anesth Analg 1967; 46: 489–491.

Sindou M, Fischer G, Mansuy L. Posterior spinal rhizotomy and selective posterior rhizotomy. In: Maspes PE, Sweet WH, eds. Progress in neurological surgery, vol 7. Basel: Karger, 1976: 201–250.

Sluijter ME, Cosman ER, Rittmann WB. The effects of pulsed radiofrequency fields applied to the dorsal root ganglion – a preliminary report. The Pain Clinic 1998; 11/2: 109–117.

Sweet WH. Trigeminal neuralgias . In: Alling CC, ed. Facial pain. Lea & Febiger: Philadelphia, 1968: 89–106.

Sweet WH. Treatment of trigeminal neuralgia by percutaneous rhizotomy. In: Youmans, JR, ed. Neurological Surgery. 3rd ed. Philadelphia: Saunders, 1988.

Wiegand H, Winkelmüller W. Behandlung des Deafferentierungsschmerzes durch Hochfrequenzläsion der Hinterwurzeleintrittszone. Dt Med Wochenschr 1985; 110: 216–220.

White JC, Sweet WH. Anterolateral cordotomy: open versus closed compression of end results. Adv Pain Res Ther 1979; 3: 911–919.

Winkelmüller W. Experience with the control of low back pain by the dorsal column stimulation (DCS) system and by the peridural electrode system (PISCES). In: Hosobuchi Y, Corbin T eds. Indications for spinal cord stimulation. Amsterdam: Excerpta Medica, 1981: 34–41.

15 Die transkutane elektrische Nervenstimulation (TENS)

Oliver Emrich

15.1 Einleitung

Die transkutane elektrische Nervenstimulation (TENS) kann definiert werden als „das Anlegen von Stromimpulsen an die Haut, um durch Reizung der darunter liegenden Nervenstrukturen eine Schmerzlinderung oder Schmerzbefreiung zu erreichen." Sie ist ein fest etabliertes schmerztherapeutisches Verfahren bei chronischen Schmerzen des Bewegungsapparates oder des Nervensystems, weniger bei akuten oder postoperativen Schmerzen. TENS hat den besonderen Vorteil, dass der Patient nicht an den Besuch einer Arztpraxis oder Schmerzambulanz gebunden ist und dass es zu den „aktivierenden" Therapien gehört, die die Autonomie des Patienten fördern. Es ist deshalb sinnvoll, TENS frühzeitig im Rahmen eines multimodalen Schmerztherapie-Konzeptes einzusetzen und auf Wirksamkeit hin zu prüfen.

15.2 Geschichte

Der Einsatz von TENS in der Schmerztherapie begann als Testverfahren vor der operativen Implantation von DCS-Systemen („Dorsal Column Stimulators"), um deren Wirksamkeit zu bestimmen. *Wall* und *Sweet* (1967) führten die TENS als schmerztherapeutisches Verfahren ein (12). Sie setzten die Theorie von *Wall* und *Melzack* von 1965 („Gate-Control") in praktische Therapie um: Das „Schmerztor" mit Input aus Aδ- und C-Fasern kann beeinflusst werden, wenn man Nerven mit höherem Durchmesser (Aβ) reizt (Abb. 1).

Man fand viele Patienten, die alleine durch die transkutane Stimulation schon eine ausreichende Schmerzlinderung erlebten und deshalb keine zentralnervöse Stimulation benötigten. Seitdem wurde TENS in vielen Studien untersucht, deren Ergebnisse und Schlussfolgerungen zur Wirkung und Wirkdauer von TENS allerdings unterschiedlich sind (2). Nach den derzeit entwickelten gültigen Standards der Qualitätskontrolle in der Medizin muss man sagen, dass weder die Wirkweise der TENS-Therapie bis dato umfassend geklärt noch deren Wirksamkeit nach den „harten" Kriterien der „Evidence Based Medicine" endgültig bewiesen ist. Wohl aber gibt es eine Vielzahl von Erfahrungsberichten (1–6, 8, 10, 11, 14) und weit überwiegend einen tradierten Expertenkonsensus, nach dem TENS ein unverzichtbarer Bestandteil des algesiologischen Multimodal-Repertoires ist. TENS ist bei Behandlung vorwiegend nozizeptiver Schmerzen genauso einsetzbar wie bei neuropathischen Schmerzen bzw. „Mixed Pain". Bei neuropathischen Schmerzqualitäten (Hyperalgesie, Allodynie) sind in der Regel allerdings weniger „reizende" Stimulationsparameter zu wählen, und die Elektroden sollten zudem nicht gerade im „hyperpathischen" Areal platziert werden.

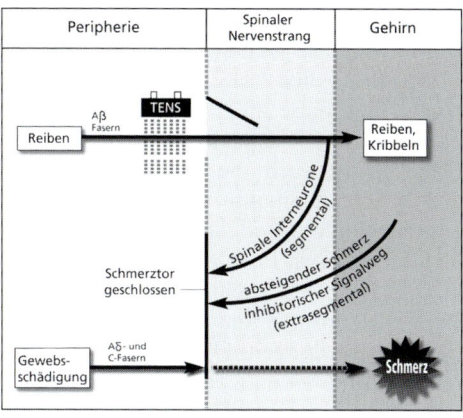

Abb. 1: TENS und Gate-Control (nach 8).

15.3 Wirkungsweise von TENS

Mit hoher Wahrscheinlichkeit wird neben lokalen Effekten vorwiegend die Transduktion nozizeptiver Impulse im Sinne eines Gegenirritationsverfahrens moduliert. Die theoretischen Annahmen über die Wirkungsweise der transkutanen elektrischen Nervenstimulation basiert auf *vier Hypothesen* bzw. beobachteten und zum Teil nachgewiesenen Effekten (5, 8, 10, 11):

▶ Hemmung der Übertragung (Transduktion) von Schmerzimpulsen über Neuromodulation durch Stimulation von Aβ-Faser-Input auf der Hinterhornebene (Dorsal Root Entry Zone und WDR-Neurone) des Rückenmarks und im Bereich übergeordneter ZNS-Strukturen

▶ Aktivierung endogener Endorphine und Enkephaline

▶ Förderung der lokalen und regionalen Durchblutung

▶ Blockade der axonalen Nervenzellmembran und/oder der „peripheren Nozizeptoren" durch Membrandepolarisation

15.4 Nutzung der Parameter

Die Parameter Frequenz (1–1250 Hz), Impulsbreite oder -dauer (150–400 msec) und Impulsintensität (1–60 mAmpere) sind neben Applikationsmodulationen (Burst, Amplituden moduliert, kontinuierlich u. a.) bei den meisten TENS-Geräten differenziell einstellbar (Abb. 2). Um die TENS-Therapie möglichst effektiv nutzen zu können, sollten diese möglichen Behandlungsparameter differenziell genutzt werden. Daneben ist auch die Behandlungsdauer der einzelnen Sitzung und insgesamt von entscheidender Bedeutung für den Behandlungserfolg. Tabelle 1 gibt einen Überblick zu den 2 wichtigsten postulierten Wirkmechanismen und die entsprechenden Geräteeinstellungen. Die dargestellten Parameter sind bei einigen modernen TENS-Geräten zur besseren Handhabung bereits vorprogrammiert.

15.4.1 Neurophysiologische Grundlagen

Dicker myelinisierte Nervenfasern mit größerem Durchmesser wie Aα- (ca. 15 µm motorisch) oder Aβ-Fasern (ca. 8 µm, Berührung/Druck) haben niedrigere Reizschwellen als ihre schwach myelinisierten Pendants Aδ- (<3 µm, Nozi-/Mechano-/Thermorezeptoren) oder die gar nicht myelinisierten C-Fasern (ca. 1 µm, Nozi-/Mechano- / Thermorezeptoren/sympathisch postganglionär).

Grundsätzlich gilt: Die zur Nervenreizung erforderliche Stromstärke bzw. Amplitude sinkt mit der Zunahme von Impulsbreite und Impulsfrequenz. Für eine differenzielle Aktivierung von Aβ-Fasern mit möglichst schwacher Aktivierung von Nozizeptoren wäre demnach eine vergleichsweise niedrige Stromstärke (sensibel überschwellig) mit Frequenzen um 50–100 Hz und einer Impulsbreite zwischen 100 und 200 µs eine optimale Wahl (konventionelle TENS). Die praktische Erfahrung zeigt, dass noch bessere Effekte erzielt werden, wenn man deutlich über den „sensibel überschwelligen" (gerade spürbaren) Bereich hinaus in den „gerade noch erträglichen" Bereich geht (14).

Um vorzugsweise humorale bzw. lokale Effekte zu erzielen, ist demgegenüber eine niedrige Frequenz unter 4 Hz mit höherer Stromamplitude zu wählen (Akupunkturähnliche TENS). Die Variation der Impulsbreite ist nicht entscheidend und richtet sich nach dem persönlichen Komfort. Noch stärkere lokale Effekte sind mit punktförmiger TENS (PuTENS) zu erzielen, bei der die Stromdichte über eine sehr kleine Elektrode gezielt appliziert werden kann. Je kleiner die Elektrode, umso höher ist die applizierte Stromdichte. Um größere Areale zu behandeln, sollten demnach größere Flächenelektroden eingesetzt werden.

15.4.2 Elektrodenplatzierung

Abbildung 3 zeigt gebräuchliche Elektrodenplatzierungen. In jedem Einzelfall ist die richtige Lage der Elektroden und die

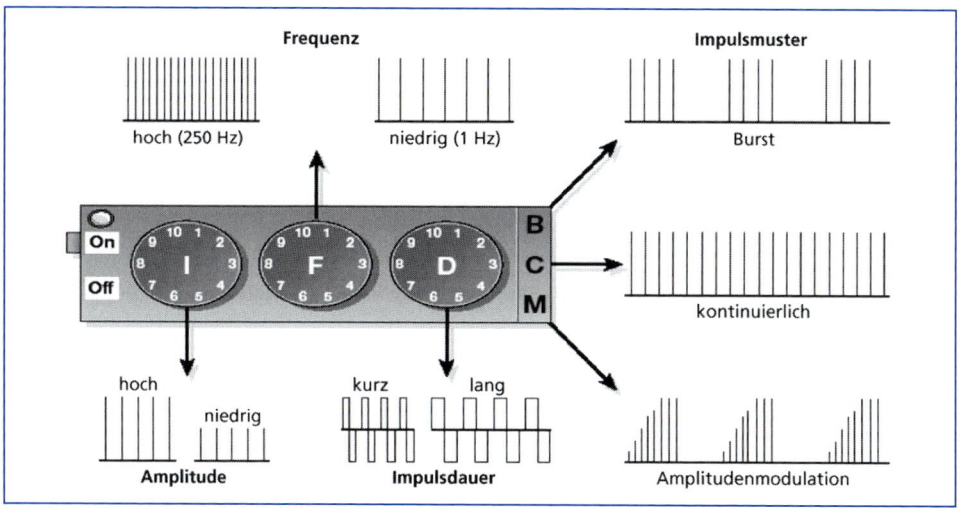

Abb. 2: Stimulationsparameter (aus 8).

Tab. 1: Behandlungsparameter bei der konventionellen und der akupunkturähnlichen TENS.

Wirkmechanismus TENS-Parameter	„Konventionelle TENS" Modulation der Nozizeption/ Nozitransduktion	„Akupunkturähnliche TENS" Endorphin-/Enkephalin- aktivierung, lokale Effekte
Stimulierte Nervenfasern	Aβ-Fasern	Aδ-, C-Fasern und motorische Fasern (Aα)
Frequenz	50–150 Hz	0,5–4 Hz
Intensität	sensibel-überschwellig	hoch, gerade noch erträglich
Impulsbreite	150 μsec	150–400 μsec
Muskelkontraktion	nein	erwünscht
Behandlungsdauer	3 x 15 min. bis permanent	3–5 x 30 min.
Einsetzen der Schmerzlinderung	schnell	langsam (20–60 min.)
Andauer der TENS-Wirkung nach Behandlungsende	kurz (5–15 min.)	lang (30 min.–12 Std.)
Wirkung	Stimulation der Druck- und Vibrationssensoren der Haut, der Propriozeptoren der Muskeln und primären Muskelspindeln; Aktivierung hemmender Inter- neurone im Hinterhorn	Endorphinausschüttung; Vasoaktivierung (Haut- erwärmung, Steigerung der Durchblutung)

233

Geräteeinstellung besonders zu Anfang in kurzen Abständen zu überprüfen und ggf. zu ändern. Auf diese Weise werden Compliance und Wirksamkeit deutlich erhöht. Die algesiologischen Standards der modernen Schmerztherapie empfehlen Schmerzmessungs- und Erfolgskontrollen ohnehin für jedes schmerztherapeutische Therapiesetting. Die intensive Geräteeinweisung des Patienten ist unverzichtbar. Sie ist grundsätzlich eine ärztliche Leistung und ggf. mehrfach erforderlich. Zurzeit wird diese Einweisung zur Selbstanwendung von den Kostenträgern im GKV-Bereich bis zu fünfmal im Krankheitsfall vergütet.

15.5 Weitere Empfehlungen für die Praxis

Für die Praxis sollten allgemein die folgenden technischen Voraussetzungen und therapeutischen Einstellungen beachtet werden, um eine möglichst hohe Wirksamkeit der TENS-Behandlung zu erreichen:

► **Intensität:** Die wirksamste Stimulation wird mit hoher, gerade noch für den Patienten erträglicher Intensität erreicht (10, 14).

► **Frequenz:** Hohe Frequenzen (100 Hz) aktivieren differenziell Aβ-Fasern und beeinflussen direkt die Nozitransduktion. Niedrige Frequenzen (AL-TENS) und Burst-Modulationen wirken vergleichsweise stärker schmerzlindernd, und man erreicht deutliche Antigewöhnungseffekte (10).

► **Stromform:** Die bisher in Deutschland am häufigsten eingesetzten Stimulatoren arbeiten mit monophasischen (Rechteck-)Impulsen. Mittlerweile gibt es auch TENS-Geräte mit biphasischen Strömen. Der Vorteil biphasischer Ströme liegt darin, dass diese bei sehr langer Anwendung über Stunden weniger Hautirritationen durch Galvanisationseffekte hervorrufen und auch bei tiefer liegenden Metallimplantaten eingesetzt werden können.

Die Behandlungsdauer ist bei biphasischen Impulsen fast nicht limitiert (14).

► **Programme:** Einfache Stimulatoren bieten in der Regel 3 Programmvarianten: kontinuierliche Impulse, Burst (Impulsgruppen gleicher Stromform) und Impulsmodulation.
Neuere TENS-Geräte haben über diese Modulationen hinaus Antigewöhnungsprogramme, akupunkturähnliche TENS sowie verschiedene indikationsspezifische Programmvarianten bis hin zur Muskelstimulation (bereits voreingestellt). Viele Patienten scheinen modulierte Programme und Burst den kontinuierlichen Impulsen vorzuziehen.

► **Elektroden:** Mittlerweile haben sich Selbstklebeelektroden aufgrund der im Vergleich zu Gummielektroden für den Patienten deutlich einfacheren Handhabung und der sehr guten Hautverträglichkeit durchgesetzt. Diese sind als Hilfsmittel verordnungsfähig.
Elektroden können auf verschiedene Weise platziert werden. Die gebräuchlichsten Klebetechniken sind:
● lokal um den Schmerz herum
● im Verlauf der Schmerzausstrahlung
● segmental an der Wirbelsäule
● auf Akupunkturpunkten
● kontralateral
● Mischformen aus den oben genannten Techniken sind in der Praxis durchaus üblich. Aus diesem Grund empfiehlt sich der Einsatz von 2-Kanal-Geräten.

► **Auswertung:** Zur Therapiekontrolle und -steuerung bieten sich TENS-Geräte mit Auswertefunktionen an. Neben der einfachen Dokumentation von Behandlungsanzahl und -dauer sind heute Systeme verfügbar, die zusätzlich Aufschluss über die Wirksamkeit der TENS-Therapie geben können (implementierter Pain-Recorder).

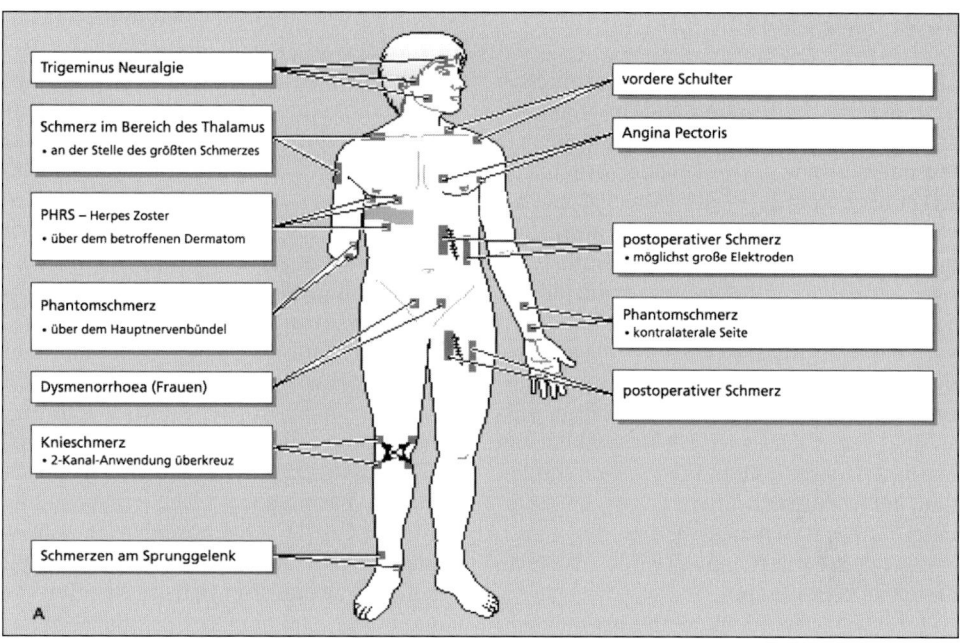

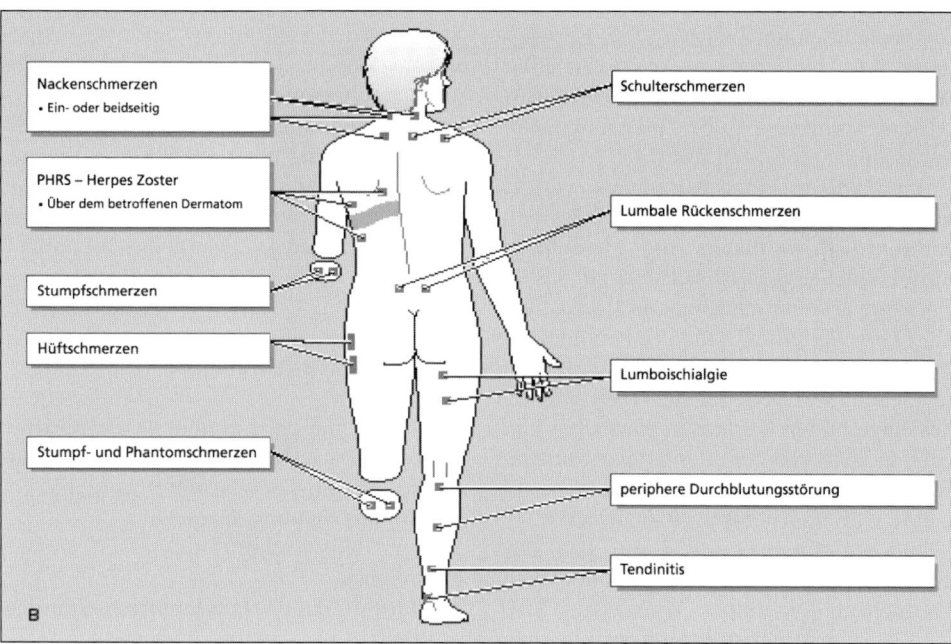

Abb. 3: Gebräuchliche Elektrodenplatzierungen (nach 8).

235

15.6 Studienlage

Die Literatur zu TENS ist ausgesprochen umfangreich. Leider sind aber bislang kontrollierte, evidenzbasierte Arbeiten eher die Ausnahme bzw. zeigen widersprüchliche Ergebnisse gerade in der Anwendung bei chronischem Schmerz. *Caroll* et al. (2) haben im Jahr 2005 108 Studien untersucht und dabei 15 randomisiert-kontrollierte Studien von hoher Qualität gefunden und vergleichend analysiert. In 10 dieser Studien war TENS signifikant wirksam. Allerdings konnten die Autoren keine Ergebnisse über die differenzielle Wirksamkeit von niedrigen oder hohen Frequenzen finden und keine Aussage über die Wirksamkeit einer Langzeittherapie treffen. Es wurde dringend gefordert, neue, evidenzbasierte Daten zu generieren.

Literatur aus dem deutschsprachigen Raum, die international zitiert würde, liegt leider kaum vor. Deshalb haben 2004 die regionalen Schmerzzentren DGS Ludwigshafen und Heidelberg zunächst eine Pilotstudie zu TENS vorgelegt, die in eine EBM-basierte multizentrische, plazebokontrollierte Studie einführen soll (14):

Im Rahmen einer Katamnese wurden bei insgesamt 113 Patienten aus 2 Studienzentren (Ludwigshafen und Heidelberg) mittels eines Fragebogens Daten zur TENS-Therapie erhoben und statistisch ausgewertet. Diese Patienten haben seit mindestens 4 Wochen TENS eingesetzt. Ziel dieser Untersuchung war es, neben der Bedienbarkeit des eingesetzten Gerätes in häuslicher Umgebung die von den Patienten verwendeten Behandlungsparameter sowie die Wirksamkeit der TENS-Therapie zu analysieren.

In der Untersuchung zeigte sich, dass TENS-Programme mit gepulsten oder Burst-Frequenzen gegenüber konstanten Strömen bevorzugt wurden. Höhere Intensitäten zeigten eine deutlich Reduzierung der Beeinträchtigungen durch den Schmerz.

Die häufigste Schmerzreduktion durch TENS lag zwischen 3 und 5 Stufen auf einer 10-stufigen VAS-Skala. Nur 12,4 % der Patienten gaben keinen Schmerzlinderung an. Von 57 der arbeitsunfähig gemeldeten Patienten gaben 30 an, durch TENS wieder ihre Arbeit aufnehmen zu können. Die Beeinträchtigung durch den Schmerz konnte in verschiedenen Lebensbereichen (z. B. häusliche/familiäre Aktivitäten, soziale Unternehmungen, Haus- und Berufsarbeit) durch TENS um mehr als 30 % reduziert werden.

Es wurde deshalb der Schluss gezogen, dass TENS einen wichtigen Beitrag zur Behandlung chronischer Schmerzpatienten im Rahmen eines multimodalen ambulanten Schmerztherapie-Konzepts leisten kann Es haben sich deutliche Hinweise auf eine hohe Patientencompliance und die schmerzlindernde Wirkung von TENS ergeben (14).

Für spezielle Diagnosen, z. B. Knieschmerzen bei Arthrose, ist die Wirkung von TENS zweifelsfrei belegt (10). Bei 148 Patienten in 7 randomisierten, plazebokontrollierten Studien fand sich eine signifikante Wirkung auf Schmerz und Kniesteifigkeit. Starke Burst-Einstellung und AL-TENS waren doppelt so effektiv wie konventionelle Hochfrequenz-TENS. Mehrmals tägliche Anwendung war effektiv, einmal tägliche Anwendung blieb auf Plazebo-Niveau, eine Behandlungszeit unter 4 Wochen war nicht effektiv. Die Signifikanz begann erst bei einer Mindestanwendungszeit von 4 Wochen.

15.7 Kontraindikationen

TENS ist eine nahezu nebenwirkungsfreie Therapieform. Die nachfolgenden Kontraindikationen müssen beachtet werden:

▶ fehlende Schmerzdiagnose
▶ Herzschrittmacher
▶ Epilepsie
▶ transthorakale, transzerebrale Stimulation
▶ Stimulation über dem Sinus caroticus
▶ Schwangerschaft
▶ in hyperpathischen/allodynischen Hautarealen
▶ auf nicht intakter Haut

15.8 Verordnung

TENS ist eine im Hilfsmittelverzeichnis unter Produktgruppe 09 gelistete Therapieform und kann im Rahmen der GKV verordnet werden. Im Rahmen der GKV-Abrechnung ist TENS mit Ziffer 30712 (EBM 2005) bis zu 5-mal je Patient und Krankheitsfall mit 180 Punkten abrechenbar, im Rahmen der GOÄ 1996 ohne Begrenzung der Häufigkeit mit Ziffer 551 (Anwendung niederfrequenter Ströme) ggf. mit Ziffer 3211 analog (Anleitung in 13).

In der Regel erfolgt nach einer erfolgreichen Einweisung und Erprobung in der Praxis oder Klinik eine Erstverordnung für bis zu 12 Wochen. Bei nachgewiesener Patientencompliance und Wirksamkeit können entsprechende Verlängerungsrezepte ausgestellt werden. Die Rezepte sind entweder dem Patienten auszuhändigen oder über die Krankenkasse zur Hilfsmittelversorgung vorzulegen. Einige Anbieter haben auch Verträge mit diesen Krankenkassen, so dass auch darüber die Distribution erfolgen kann. Auf der Verordnung ist die Diagnose anzugeben.

Da die Anwendung von TENS in der Praxis an die besonderen Kenntnisse des Arztes und des Praxispersonals gebunden ist, bieten sich qualifizierende Fortbildungsmaßnahmen an.

15.9 Zusammenfassung

TENS ist eine in der Schmerztherapie breit angewendete und nicht mehr wegzudenkende Therapieoption geworden. Die Erfahrung lehrt, dass der Erfolg einer TENS-Therapie vom praktischen und theoretischen Kenntnisstand des Therapeuten und vom Verständnis des Patienten gleichermaßen abhängt. Die breite klinische Erfahrung mit TENS sollte noch stärker in kontrollierten klinischen Studien nachvollzogen werden.

Literatur

1. **Bonica JJ.** The Mangement of Pain. Philadelphia: Lea Felbiger, 1990: Volume II 1850 ff.
2. **Carroll D, Moore A, Tramer M, et al.** Transcutaneous electrical nerve stimulation (TENS) for chronic pain. Cochrane Library 2005, Issue 1.
3. **Chabal C, Fishbain DA, Weaver M, Heine LW.** Longterm transcutaneous electrical nerve stimulation (TENS) use: impact on medication utilization and physical therapy costs. Clinical Journal of Pain 1998; 14: 66–73.
4. **Chabal C, et al.** A double blinded, randomized, placebo controlled Pilot Evaluation of TENS on chronic low back pain. Poster on 9th World Congress on Pain, Vienna, 1999.
5. **Gadsby G, Flowerdew M.** The effectiveness of transcutaneous electrical nerve stimulation (TENS) and acupuncture-like transcutaneous electrical nerve stimulation (ALTENS) in the treatment of patients with chronic low back pain. Cochrane Library 1997; 1: 1–139.
6. **Fishbain DA, Chabal C, et al.** TENS treatment outcome in long term users. Cli J Pain 1996; 12: 201–214.
7. **Flöter T.** TENS: Wirksamkeit der Heimtherapie in Abhängigkeit von der Anwendungshäufigkeit. Therapiewoche 1986; 36 (43): 4456–4459.
8. **Johnson MI.** Transcutaneous electrical nerve stimulation. In: Kitchen SH. Electrotherapy, 4th ed. Edinburgh: Churchill Livingstone, 2001: 259–286.
9. **Melzack R, Wall P.** Pain mechanisms: a new theory. Science 1965; 150: 971–979.
10. **Osiri M, Brosseau L, Mc Gowan J, et al.** Transcutaneous nerve stimulation for knee osteoarthritis. Cochrane Review 2005, Issue 1.
11. **Sandkühler J.** Long-lasting analgesia following TENS and acupuncture: Spinal mechanisms beyond gate control. In: Devor M, Rowbotham MC, Wiesenfeld-Mallin Z, eds. Proceedings of the 9th World Congress on

Pain: Progress in Pain Research and Management, vol. 16. Seattle: IASP Press, 2000: 359–369.

12. **Wall PD, Sweet WH.** Temporary abolition of pain in man. Science 1967; 155: 108–109.

13. **Wetzel H, Liebold R.** Handkommentar BMÄ, E-Go und GOÄ. Sankt Augustin: Asgard, 2004.

14 **Zöller B, Emrich O.** Neue Strategien für die transkutane elektrische Nervenstimulation, Schmerztherapie 2004; 20(3): 21.

16 Neuraltherapie

Oliver Emrich, Edwin Klaus

16.1 Einleitung

Die Neuraltherapie könnte laut EBM 2005 die „Behandlung mit Lokalanästhetika" (Ziffer 02360) „zur Behandlung funktioneller Störungen und/oder zur Schmerzbehandlung" sein. Wenn auch eine zumindest fragwürdige Regelung mit dem Erfordernis von mindestens drei Arzt-Patienten-Kontakten im Behandlungsfall und nur eine geringe Leistungsbewertung von 250 Punkten einmal im Behandlungsfall damit verknüpft sind, so zeigt diese mögliche Definition doch zwei wichtige Facetten der Neuraltherapie auf:

▶ die Schmerzbehandlung
▶ die Behandlung „funktioneller Störungen"

Bonica hat die Anwendung von Lokalanästhetika in der Schmerzbehandlung als regionale Anästhesie mit dem primären Ziel der „Linderung von Schmerz" bezeichnet. Die Anwendung von Lokalanästhetika ergab empirisch, dass deren Injektion lang anhaltende schmerzlindernde und Symptommodulierende Eigenschaften haben kann. Daraus entstand die „Lehre von der Anwendung von Lokalanästhetika" und schließlich die diagnostisch-therapeutische Lokalanästhesie (D)TLA. Dies beschreibt aber nicht die ganze Bandbreite der Neuraltherapie.

Der Begriff „Neuraltherapie" wurde von den Gebrüdern *Huneke* geprägt. Ein weniger gebräuchlicher Ausdruck dafür ist auch „Heilanästhesie". Nach einer Definition aus komplementärer Sicht ist die Neuraltherapie (nach *Huneke*) „eine moderne Regulationstherapie und eines der bekanntesten Naturheilverfahren". Postuliert werden „Entdeckungen" der Gebrüder *Ferdinand* und *Walter Huneke*: 1925 konnte *Ferdinand Huneke* eine „Migräne" durch die Instillation von Procain auslöschen, und 1940 wurde ein sog. „Sekundenphänomen" beschrieben, das in der Behandlung einer Osteomyelitis eine Sofortwirkung zeigte. Beleuchtet man allerdings die Geschichte der Anwendung von Lokalanästhetika genauer, wird klar, dass es sich weder um eine neue Entdeckung noch um die Erstbeschreibung eines Sekundenphänomens handelte. Diese muss man wohl *R. Leriche* zuschreiben, wobei bis dato schulmedizinisch leider kein wissenschaftlicher Beweis geführt werden konnte (randomisiert, kontrolliert), so dass die Neuraltherapie als Bindeglied zwischen Naturheilkunde und Schulmedizin, als Segmenttherapie und zur Störfeldausschaltung zunehmend und bedauerlicherweise zum Nährboden für wachsende Kritik an der Wirksamkeit von Lokalanästhetika für therapeutische Zwecke geworden ist. Somit ist die klassische Neuraltherapie nach *Huneke* dem IGeL-Bereich und den komplementären Behandlungsformen zuzuordnen.

Die „diagnostisch-therapeutische Lokalanästhesie" ist heute ein fester Bestandteil des Managements akuter und chronischer Schmerzen, und die Neuraltherapie wird zur Behandlung funktionell-vegetativer Störungen eingesetzt. Nicht ohne Grund ist z.B. der Schriftzug „diagnostisch therapeutische Lokalanästhesie" der früheren „Akademie für Neuraltherapie" (heute DAfNA – Deutsche Akademie für Neuraltherapie und Akupunktur) angefügt worden. Damit wollte man dem Stellenwert der Lokalanästhesie als Methode der Schmerztherapie Rechnung tragen. Weitere sehr wichtige (Schwester-)Gesellschaften, die sich der Verbreitung der Methode verschrieben haben, sind die „Internationale medizinische Gesellschaft für Neuraltherapie nach Huneke Regulationsmedizin e.V." und die DGfAN, in der DDR gegründet und vorwiegend in den neuen Bundesländern verwurzelt, jetzt „Deutsche Gesellschaft für Akupunktur und Neuraltherapie e.V."

Die ersten „Schmerztherapeuten" nach gegenwärtiger Definition in Deutschland waren (unter anderen) Chirurgen und nach dem Zweiten Weltkrieg zunehmend die neue Fachrichtung der Anästhesisten, die ihre Möglichkeiten der „Blockierung" von Schmerzimpulsen in ein therapeutisches Konzept einbetteten. Die modernen Standards der Lokalanästhesie sind inzwischen als Methode der Schmerzbehandlung fest etabliert, und ihre führenden Protagonisten haben diese Erkenntnisse in die Lehre eingebracht (*Niesel, Jankovic*).

Leider mehrt sich aber auch Kritik an der Methode: extensiver Gebrauch bei schwacher Wirkungsevidenz. RCTs (randomisierte kontrollierte Studien) fehlen für die therapeutische Lokalanästhesie weitgehend. Die Grundlage solcher Studien wäre die Einheitlichkeit der Indizierung von Lokalanästhesie für definierte Krankheitszustände und die Einheitlichkeit der Durchführungs- und Evaluationsbedingungen. Es wäre enorm wichtig, dass bei der Planung und Durchführung von regionaler und lokaler Schmerztherapie konsentierte Standards eingehalten würden. Diese aber fehlen bislang weitgehend, bzw. vorliegende Standards werden nicht gehalten. Aus diesen Gründen ist z.B. in den Leitlinienempfehlungen der Deutschen Gesellschaft für Allgemeinmedizin (DEGAM) 2003 die Lokalanästhesie im Rahmen der Akutschmerzbehandlung und Behandlung von chronischen Rückenschmerzen sehr kritisch bewertet worden. Es liegen kaum neuere Evidenz-basierte Untersuchungen und Studien vor, die die Wirksamkeit von Lokalanästhesie belegen. Da Lokalanästhetika nur wenig Unterstützung aus dem Bereich der staatlichen Forschung und forschenden Industrie erhalten, wird hierzu auch nur wenig geforscht. Gleichwohl benötigen wir dringend kontrollierte und randomisierte Multicenterstudien zum Einsatz von Lokalanästhesie im Bereich der Akut-

schmerztherapie und der Therapie von chronischen Schmerzzuständen. Dies wäre eine der vorrangigsten Aufgaben der relevanten Fachgesellschaften.

Für die Durchführung von Anästhesieleistungen zur regionalen und lokalen Schmerztherapie werden Strukturqualität (Ausbildung, Fachkunde, technische Voraussetzungen), Prozessqualität (Durchführung nach den Regeln der ärztlichen Kunst, Dokumentation und Notfallmanagement) und Ergebnisqualität (Erhebung des Ist-Zustands und Messung des Therapieverlaufs) zunehmend für wichtig gehalten und sind vielfach schon Voraussetzung für die Abrechnung solcher Leistungen.

16.2 Geschichte

Geschichtlich ist die Neuraltherapie zweifellos eng mit der Entwicklung von Neuraltherapeutika/Lokalanästhetika verknüpft. Sie begann mit der Demonstration von *Koller* zur lokalanästhetischen Wirkung von Kokain in Heidelberg am 15.9.1884. Etwa zur gleichen Zeit erfand *Rynd* die Hohlnadel (1845) und *Pravaz* die Spritze (1850). Diese Erfindungen waren mindestens ebenso wichtig für die Neuraltherapie wie die Entdeckung des Kokains.

1855 hatte *Gaedecke* einen Stoff aus Koka-Blättern isoliert, den *Niemann* 1860 Kokain nannte und beschrieb, dass diese Substanz die Zunge betäubt. 1875 wurde Kokain erstmals von französischen Wissenschaftlern lokal zur Schmerztherapie bei Krebs und Tuberkulose eingesetzt. Zunächst wurde die Lokalanästhesie vorwiegend bei chirurgischen Interventionen eingesetzt. Der Erste, der wissenschaftlich die Wirkung in der Schmerztherapie beschrieb, war *Corning* in „Local Anaesthesia" 1886 und „Headache and Neuralgia" 1888.

Hochwirksame systemische Analgetika waren damals Mangelware (1900 Aspirin, 1921 Novalgin), wenig erforscht und hatten erhebliche systemische Nebenwirkungen. Die Abhängigkeitswirkung des schon 1804 von *Sertürner* isolierten Morphins war seit der breiten Anwendung in den Lazaretten des amerikanischen Sezessionskrieges allgemein bekannt worden. Man brauchte dringend eine nebenwirkungsarme Schmerztherapie. Dies schien nun mit den Entdeckungen um Kokain, später Procain und Tetracain, möglich zu sein. *Bier* „kokainisierte" 1899 das Rückenmark, *Sellheim* erfand 1906 die Paravertebralanästhesie. Eine stürmische Entwicklung in Lehre, Forschung und Therapie nahm ihren Anfang. Meilensteine waren die neurophysiologischen Studien von *Head* (1893), der die sensorische Beziehung innerer Organe zu den Segmenten der Spinalnerven darstellen konnte. In Deutschland und Österreich studierten deshalb zahlreiche namhafte Wissenschaftler (z. B. *Lawen* 1922 und *Mandl* 1924) diagnostisch-therapeutische Lokalanästhesie und wendeten sie zur Schmerzaufhebung an.

Der aber wohl wichtigste Meilenstein im kausalen Verständnis der Lokalanästhesie im Sinne der modernen multimodalen Schmerztherapie waren die Leistungen des französischen Chirurgen *Ferdinand Leriche*, der 1925 über die Ausschaltung von Schmerzen mit Procain bei Angina pectoris, Kausalgie und anderen posttraumatischen Reflexdystrophien berichtete. Dies war auch das Jahr, in dem *Ferdinand Huneke* seine „Entdeckung" machte. 1934 beschrieb *Leriche* die Stellatumblockade. 1931 führte *Dogliotti* die „peridurale segmentale Anästhesie" ein. Ebenfalls 1934 erschienen die ersten wissenschaftlichen Abhandlungen über „diagnostische, prognostische und therapeutische Blockaden" (*Ruth*), die schließlich in Lehrbücher zum Thema mündeten (*Bonica* 1953, *Moore* 1953).

Die Bedeutung der Lokalanästhetika in der Schmerzbehandlung stieg kontinuierlich bis in die 40er Jahre des 20. Jahrhunderts an. Mit dem Aufkommen moderner Inhalationsanästhetika sank die Bedeutung der Lokalanästhesie dann wieder, und das „golden age of nerve blocks" (erste Hälfte des 20. Jahrhunderts) ist heute Geschichte.

Seit etwa 20 Jahren nimmt die Bedeutung perioperativer Blockadetechniken, kontinuierlicher Blockaden und Blockaden für therapeutische Zwecke wieder zu. Die Neuraltherapie und die diagnostisch-therapeutische Lokalanästhesie sind heute unverzichtbare Bestandteile des auf vielen Gebieten deutlich erweiterten Repertoires der modernen Schmerztherapie.

Zahlreiche wissenschaftliche Abhandlungen und Lehrbücher existieren zur Anwendung von Lokalanästhethika bei operativen Eingriffen und in der postoperativen Schmerztherapie. Hier hat sich die Lokalanästhesie endgültig etabliert, gerade auch unter dem Gesichtspunkt der kompletten Auslöschung repetitiver Schmerzinformation an das ZNS und damit als wirksame Prophylaxe von chronischen postoperativen Schmerzen. Im Bereich der Behandlung chronischer Schmerzzustände ist die Datenlage weniger klar. Hier wird die Wirksamkeit im Behandlungssetting für Nozizeptor-/neuropathische Schmerzen dringend vermutet, konnte aber noch nicht wissenschaftlich bewiesen werden.

Die Grundlage für einen wissenschaftlichen Konsens kann nur in der Standardisierung von Vorgehensweisen bestehen. Lehrbücher über die handwerklich richtige Durchführung von Lokalanästhesie und deren Indikation und Gefahren sind unabdingbarer Fundus des aktuellen wissenschaftlichen Standes. In diesem Zusammenhang zu erwähnen sind im deutschsprachigen Raum die Lehrbücher von *Jankovic* und *Niesel*, die beide 2004 in Neuauflage erschienen sind, mittlerweile in fast alle Sprachen übersetzt werden und den „State of the Art" repräsentieren.

16.3 Indikationen

Klassische Indikation für diagnostische Blockaden ist bei unklaren Untersuchungsbefunden die Detektion des eigentlichen oder hauptsächlichen Schmerzgenerators bei unklaren Schmerzzuständen oder von sog. Störfeldern bzw. Irritationszonen. Bei erfolgreichem Auffinden von schmerzauslösenden Strukturen kann danach entweder eine Serie von schmerzdämpfenden Blockaden durchgeführt werden, oder es ergeben sich andere Konsequenzen aus dem schmerztherapeutischen interventionellen oder konservativen Repertoire. Im besten Falle ist eine solche diagnostische Blockade schon die Therapie gewesen, wenn ein sog. Sekundenphänomen beobachtet wird. Nach unserer Beobachtung ist dies bei chronischen Schmerzzuständen aber ein eher seltenes Ereignis.

Indikationen für z.B. rückenmarksnahe Blockaden/Einbringung adjuvanter Medikamente liegen bei Schmerzzuständen vor, bei denen eine „periphere" Beeinflussung der Schmerzempfindung noch möglich ist, oder bei „deafferenzierten" Schmerzen im Bereich des Zentralnervensystems. Dies gilt auch für die Beeinflussung von Reflexzonen und Störfeldern, z.B. Narben und anderen „Herden", die reflektorisch einen Schmerzzustand oder eine Funktionsstörung unterhalten können. Prinzipiell macht es zunächst keinen Unterschied, ob ein Schmerz eher ein Nozizeptorschmerz, ein neuropathischer Schmerz oder ein sog. „mixed pain" – häufig bei schwer chronifizierten Schmerzzuständen oder sog. frühneuropathischen Schmerzbildern (Herpes Zoster) – ist.

Das Wirkprinzip ist vorwiegend eine Natriumkanalblockade, die zu einer passageren Mindererregbarkeit oder zur Ausschaltung der Erregbarkeit von Nozizeptoren, Nervenleitungen oder zentralnervösen Strukturen führt. Je nach Art, Konzentration und Menge des Lokalanästhetikums können Wirkstärke und Wirkdauer differenziell bestimmt werden. Auch hier gibt es eindeutige und wissenschaftlich konsentierte Empfehlungen für den therapeutischen Einsatz.

Ein zweites Wirkprinzip kann in einem „Auswaschphänomen" von schmerzunterhaltenden Neuropeptiden und inflammatorischen Substanzen am Schmerzort gesehen

werden. Die jüngere neurophysiologische Forschung hat hier ganz neue Sichtweisen der Nozizeption, Nozitransduktion und Noziperzeption eröffnet, was zumindest theoretisch die Lokalanästhesie wieder sehr viel bedeutsamer erscheinen lässt und unsere Beobachtung der Wirksamkeit erklärbar macht.

Die Neuraltherapie ist von „einfachen" bis hin zu komplizierten und komplikationsträchtigen Instillationen eine Therapiemethode, die hohe Präzisionsarbeit und ein standardisiertes Vorgehen erfordert. Dieses Vorgehen sollte nach unserer Auffassung in einem Befähigungsnachweis diagnostisch/therapeutische Lokalanästhesie nachgewiesen und erlernt werden. Misserfolge und Nebenwirkungen sind wahrscheinlich darin begründet, dass während des Studiums und in der Facharztausbildung in diesem Bereich wenig bis gar kein Wissen vermittelt wird, häufig selbst bei Anästhesisten nicht.

16.4 Neuraltherapeutika/Lokalanästhetika

Im Jahr 1905 gelang es *Einhorn*, das synthetische Procain aus einem Derivat des Kokains zu synthetisieren.

Früher wurde in Ermangelung anderer Lokalanästhetika ausschließlich das esterstrukturierte Procain verwendet. Mittlerweile sind mittellang wirkende Lokalanästhetika mit Amidstruktur, z.B. Lidocain, Mepivacain, oder langwirkende, z.B. Bupivacain oder Ropivacain, gebräuchlicher. Lange Zeit vermutete man eine erhöhte allergene Potenz der esterstrukturierten Verbindungen. Diese konnte jedoch nicht bewiesen werden, und die substanzbezogene Toxizität von Procain liegt deutlich unter der aller anderen Lokalanästhetika. Somit ist die Verwendung von Procain bei diagnostischen Blockaden oder im ambulanten Bereich wegen der kurzen Halbwertzeit als sinnvoll zu betrachten.

Grundsätzlich ist eine Sensibilisierung gegenüber einem Lokalanästhetikum nie völlig ausgeschlossen. Zudem werden die sehr seltenen (!) Allergien häufig nicht von dem Lokalanästhetikum selbst ausgelöst, sondern von dessen Stabilisatoren (z. B. Parabene und anderen Inhaltsstoffen). Man sollte deshalb bei angeblicher „Allergie" gerade diese Austestung gezielt vornehmen und beachten, dass es je nach Hersteller und Präparat Zubereitungsformen mit und ohne Stabilisatoren gibt. Andere Zusätze, wie z. B. Vasokonstriktoren vom Adrenalintyp zur Wirkungsverlängerung, gelten heute als obsolet.

16.5 Praxis der Lokalanästhesie

Weder kann ein Internist ausschließlich aus Laborbefunden eine Behandlungsstrategie ableiten, noch ein Neurochirurg oder operativ tätiger Orthopäde/Chirurg eine OP-Indikation aus einer reinen Bildgebung stellen. Selbst mit modernsten Methoden wie CT, MRT, PET oder deren Kombination bleiben die meisten chronischen Schmerzzustände völlig im Dunkeln. Bei Schmerzen im Bewegungsapparat wie auch im Nervensystem, sogar bei Tumorschmerzen, ist deshalb eine vollständige Erfassung der geklagten Beschwerden mit standardisierten Methoden erforderlich, die den bio-psycho-sozialen Komplex möglichst vollständig abbildet. Nur so kann ein erfolgreiches Behandlungssetting komponiert werden.

Zur Diagnostik kann neben einer eingehenden neuroorthopädischen Untersuchung auch eine Lokal- und Leitungsanästhesie beitragen. Schmerzgenerierende Strukturen werden so eingegrenzt und erfasst: periphere sensible und autonome Nerven, Nervenwurzeln, Ligamente, Gelenkstrukturen oder muskuläre Triggerpunkte, häufig auch in Kombination. Radikuläre und pseudoradikuläre Schmerzen müssen differenziert werden. Hier ist neben der Exploration das Ergebnis gezielter Blockaden auswertbar und hat neben der diagnostischen auch eine prognostische Aussagekraft.

Wie stellt sich dies in der Therapie dar? Bei chronischen Schmerzen sehen wir häufig im Segment der Schmerzempfindung und nicht selten darüber hinausgehend Zeichen sympathisch unterhaltener Schmerzen mit den typischen Zeichen Brennschmerzen bei unterkühlter, trophisch gestörter Region. Da dies nicht immer mit pathophysiologisch hochgeregelten sympathischen Efferenzen einhergeht, spricht man von SIP (sympathically independent pain) und SMP (sympathically maintained pain), bei CRPS I (complex regional pain syndrome ohne Nervverletzung) und CRPS II (complex regional pain syndrome mit Nervverletzung) als Diagnose. Selbstverständlich ist diese Unterscheidung wichtig, da die Sympathikusblockade im einen Fall sicher wirkungslos bleiben wird.

In vielen Fällen ist es sinnvoll, die Schmerzbahnen, d. h. die peripheren und/oder zentralen Strukturen, eine gewisse Zeit zu hyp- bzw. analgesieren. Das Zentralnervensystem regelt seine Schmerzempfindlichkeit bei Dauereinstrom nozizeptiver Impulse hoch (Wind-up-Phänomen). Daher sind Blockadeserien zur Deregulation (Wind-down) zumindest theoretisch sinnvoll, müssen aber immer in ein therapeutisches Gesamtkonzept mit Erfassung aller anderen Bedingungen des Schmerzerlebens eingebettet werden. Diese lösen gleichermaßen einen therapeutischen Auftrag aus: Physiotherapie, Psychotherapie u. a. Nur ein solches interdisziplinäres und multimodales Vorgehen hat die Chance, eine Chronifizierung zu verhindern und die Folgen abzumildern.

Grundsätzlich gilt: „Beginne mit dem Einfachen, gehe von peripher nach zentral". Hierfür brauchen wir konsentierte Leitlinien, die im Einzelfall modifizierbare, effektive Methoden in Abhängigkeit von ihrer Schädlichkeit definieren. Dies bedeutet zum Beispiel, dass wir nicht als Erstes eine Operation durchführen, wenn sich der Schmerzzustand auch durch eine medikamentöse Therapie oder Injektionsverfahren beheben lässt (*E. Klaus*).

16.6 Neuraltherapeutische Methoden

(von Edwin Klaus)

16.6.1 Segmenttherapie

Die Segmenttherapie zählt zu den Gegenirritationsverfahren. Sie nutzt das von dem Neurologen *Head* beobachtete Phänomen, dass Erkrankungen innerer Organe immer wieder zu Veränderungen, z. B. Dysästhesien, in definierten Dermatomen führen. Diese Tatsache kann dazu benutzt werden, auf innere Organe durch Reizungen im peripheren, definierten Segment Einfluss zu nehmen (Erklärung für den viszerokutanen Reflex). Zugrunde liegend ist das Phänomen, dass zwischen inneren Organen und zugehörigem äußerem Dermatom eine entwicklungsgeschichtliche Kohärenz besteht: Auch nach dem Auseinanderwachsen der ursprünglich zusammengehörigen Organe während des Entwicklungsstadiums bleibt eine gemeinsame Afferenz zum Rückenmark.

Die Reizung im peripheren Nervenbereich, z. B. durch Quaddeln, kann offensichtlich zu einer Gegenregulation im viszeralen Bereich führen, induziert durch noch nicht ausreichend verstandene und bekannte Vorgänge im Zentralnervensystem. Die Segmenttherapie orientiert sich an den acht zervikalen, zwölf thorakalen und den je fünf lumbalen und sakralen Dermatomen. Eine Verbesserung dieser Therapie kann nach dem Vorschlag von *Hopfer*, Wien, durch Quaddeln in der Nähe von Akupunkturpunkten erreicht werden (Neural-Akupunktur).

Die Indikationen sind chronische und viele funktionelle Schmerzzustände. Die Ergebnisse sind, zumindest nach eigener Erfahrung, ermutigend.

16.6.2 Störfeldtherapie

Die Störfeldtherapie ist eine Hauptform der klassischen Neuraltherapie. Sie wird durch Irritationszonen definiert, die in Form chronischer Entzündungen (Fokus) im Narbenbereich zu finden sind. Bevor-zugt befallene Bereiche sind die Nasenneben- und Stirnhöhlen, die Zahnwurzeln, die Tonsillen, aber auch alle am Körper auffindbaren Narben, weiterhin Prostata und gynäkologischer Bereich. In der Praxis sind Erfolge durch diese einfache Methode durchaus vorhanden, so dass diese Therapie nicht einfach modeabhängig verworfen werden sollte.

Modellhaft könnte der Deafferenzierungsschmerz mit Neurombildung nach einer Amputation zu Hilfe genommen werden: Hypothetisch wird postuliert, dass ein unkoordiniertes Zusammenspiel, z. B. sensibler und motorischer Nervenendigungen, stattfindet (früher: Ephapsenbildung), was dann zu unkoordinierten Reizantworten führen könnte. Ein ähnlicher Vorgang könnte generell in chronisch entzündeten Geweben stattfinden, wobei es zur Fibrosierung kommt, die ggf. mit Störungen im Bereich der Nerven verbunden ist.

Historisch betrachtet wurde die Störfeldtherapie durch *Huneke* genial erkannt, nachdem einmal bei Narbeninjektionen und einmal bei einer intravenösen Injektion mit Procain Heilungen beschrieben wurden.

16.6.3 Muskuläre Triggerpunkte

Muskuläre Triggerpunkte sind definiert als umschriebene, aktiv oder latent schmerzhafte Muskelbereiche, die zumeist eine Fernwirkung in einer oft typischen Referenzzone in Form eines pseudoradikulären Phänomens zeigen. Viele dieser Phänomene haben einen eigenständigen Krankheitscharakter.

Im Bereich der Literatur herrscht eine nosologische Konfusion: Es wird von rheumatischer Myositis, Fibrositis, Nervenknötchen, Fibromyositis, Myogelosis, Muskelverhärtung, Muskelhartspann, hyperpathischem Syndrom usw. gesprochen. Gemeint sind immer tastbare Verhärtungen im muskulären Bereich, die schmerzauslösend sind. Im Mikrobereich bestehen neurogene Entzündungen, die als Folge mangelnder Durchblutung angesäuert sind. Angereichert sind Protonen, Laktat, Histamine, Bradykinin, Substanz P und andere Mediatoren und Modulatoren der Nozizeption. Viele dieser schmerzhaften Bereiche finden sich auch im Übergangsbereich von Muskeln zu Sehnen.

Es gibt zwar eigenständige muskuläre Erkrankungsbilder, zumeist liegen jedoch sekundäre muskuläre Veränderungen vor, z. B. bei Blockierungen oder bei degenerativen Veränderungen im Gelenksbereich, ggf. muss begleitend eine manuelle Therapie erwogen werden.

Bei Triggerpunkten tritt gehäuft eine sog. „Giving-way-Symptomatik" auf, d. h. ein wenige Sekunden anhaltendes Schwächephänomen (im Gegensatz zur echten Parese!).

Vor der Therapie ist natürlich eine gründliche neuroorthopädische Untersuchung, ggf. ergänzt durch eine radiologische Abklärung, wichtig. Zu unterscheiden sind funktionelle Schwächen von echten, neurologisch bedingten oder ausgeprägten Paresen usw.

Ward empfiehlt, sich den Begriff MAIN mnemotechnisch einzuprägen. Er verlangt die Untersuchung der **M**echanik, der **A**natomie, der **I**mmunologie und der **N**eurologie. Die Anatomie sollte funktionell durch Provokationstests oder später durch diagnostische Blockaden abgeklärt werden. Im immunologischen Bereich sind Phänomene mit auto-aggressivem/immunologischem Verhalten abzuklären, ggf. durch Rheumatologen. Neurologisch müssen Reflexe peripherer oder zentraler Art sowie radikuläre oder pseudoradikuläre Phänomene abgeklärt werden. Ebenso ist die Nutrition zu prüfen, da Vitamin-B-Mangel oder eine Intoxikation (Alkohol, Nikotin oder Diabetes) zu ähnlichen Phänomenen führen kann.

Wichtig ist ein interdisziplinäres Vorgehen. Beispielhaft haben *Travell* und *Simons* (1983) in den USA diese Phänomene beschrieben. Zur Therapie sollten zunächst physikalische Maßnahmen eingesetzt werden, z. B. Spray and Stretch, also Kälte und Dehnungsübungen. Im Prozedere sollte diagnostisch und therapeutisch in den Bereich der Triggerpunkte infiltriert werden, um einen „Wash-out-Effekt" zu erzielen. Die Injektion muss gezielt in den Triggerpunkt erfolgen, nicht nur um den Triggerbereich (!). *Travell* und *Simons* empfehlen, weder Kortison noch langwirkende Lokalanästhetika zu verwenden, da hierbei die Gefahr einer Nekrosebildung besteht. Diese Empfehlung muss man nach heutigem Kenntnisstand aber eher differenziert sehen. Nach neuesten neurophysiologischen Erkenntnissen kann es theoretisch doch sinnvoll sein, Kortikoide und Opioide mit langanhaltender Rezeptorbindung (z. B. Buprenorphin) mitzuapplizieren, Lokalanästhetika auch transdermal anzuwenden und/oder andere transdermale Therapien zu kombinieren (Capsaicin usw.). Valide Daten über potenzierende Effekte derartiger Therapie-Regime liegen allerdings noch nicht vor.

16.6.4 Periphere Nerven

Häufig ist die Injektion im Bereich peripherer Nerven eine sehr sinnvolle Indikation für die Lokalanästhesie. Zuvor ist jedoch abzuklären, ob hinter dem Schmerzphänomen eine pseudoradikuläre oder eine radikuläre Störung steht oder aber übertragene Schmerzen aus dem Bereich innerer Organe, so dass dann eine kausale Therapie im Vordergrund stehen muss. Häufig sehen wir diese Schmerzen bei Einklemmungssituationen (Engpasssyndromen), z. B. bei Karpaltunnelsyndrom (CTS), bei Meralgie u. a., z. B. Foramenstenosen. Zu beachten ist, dass der Nerv nicht direkt infiltriert werden darf, sondern dass die Injektion um den Nerven gegeben wird, um mögliche Komplikationen, z. B. eine Kausalgie (CRPS II) zu vermeiden.

Wir müssen also perineural, nicht intraneural infiltrieren.

Häufige Anwendungsgebiete einer Injektion im Bereich peripherer Nerven und Ganglien sind die Okzipitalregion, der Trigeminusbereich, untere und obere Extremitäten und die Nerven im Thoraxbereich.

16.6.5 Bänder

Bänder oder Gelenkkapseln sind mitunter einer großen Belastung unterworfen. Diese Überlastung führt oft zu pseudoradikulär ausstrahlenden, seltener lokalen Schmerzereignissen. Bänder haben die Funktion eines Scharniers, um z. B. die Bewegungen eines Gelenks zu kontrollieren, d. h. im Grenzbereich auch zu bremsen. Bänder sind ursprünglich elastische, aktive Kollagengewebe, die degenerativ ihre Elastizität teilweise verlieren und somit auch anfälliger werden. Histologisch bestehen bei Degeneration mikroskopisch nachweisliche Veränderungen, z. B. mit verstärkter Kalkeinlagerung, makroskopisch grobe, tastbare Knötchenbildungen, z. B. „Copeman'sche Knoten" im Bereich der iliolumbosakralen Bänder. Ähnlich den muskulären Triggerpunkten beobachten wir pseudoradikuläre Phänomene, aber auch lokale Schmerzen. Gerade bei diesen Schmerzzuständen sind Injektionen mit einem Lokalanästhetikum eine sinnvolle Maßnahme. Einige bandbedingte Schmerzphänomene zeigen jedoch eine eher schlechte Heilungstendenz (z. B. Epicodylitis radialis).

Stets sollte die primäre Therapie durch Physiotherapie (z. B. Krankengymnastik) ergänzt werden, um die gestörten Bindegewebe durch muskuläre Strukturen zu kompensieren.

Die wichtigsten Injektionsorte sind die iliolumbosakralen Bänder, gelegentlich die supra- und interspinalen Bänder, weiterhin das Ligamentum acromioclaviculare, auch das Ligamentum coraco-acromiale, das beim Impingement-Syndrom gereizt sein kann. Wichtige Bandstrukturen sind am Knie der Pes anserinus superficialis und der Tractus iliotibialis.

16.6.6 Gelenke

Schmerzzustände degenerativ oder traumatisch veränderter Gelenke lassen sich mit Hilfe der Lokalanästhesie häufig verbessern. Im therapeutischen Prozedere sollte die intraartikuläre Injektion nicht als erste Maßnahme eingesetzt werden. Sie ist primär aber unumgänglich z. B. bei Punktionen von Ergüssen oder bei rheumatischem Geschehen im aktiven Stadium, wo wir auch mit Kortisonpräparaten eingreifen.

Prinzipiell lassen sich häufig durch Injektionen im periartikulären Bereich Besserungen erreichen. Wir berücksichtigen dabei „Kennmuskeln" oder stabilisierende Bänder in der Umgebung des Gelenkes (z. B. Pes anserinus superficialis bei Gonarthrose oder M. piriformis bei Coxalgie). Der „3-in-1-Block" nach *Winnie* wird erfolgreich zur Schmerztherapie bei Coxalgie-Gonalgie eingesetzt zur Blockade der sensiblen Afferenzen. Dieses Prinzip kann auf alle Gelenke des Körpers übertragen werden, z. B. Spinalnerv C3–5 bei Affektion des Schultergelenks usw.

Alle diese „konservativen Maßnahmen" sollten zusammen mit physikalischer Therapie/Physiotherapie und medikamentöser Therapie im Rahmen eines multimodalen Konzepts konsequent vor invasiveren Techniken, etwa operativen Interventionen, eingesetzt werden.

Literatur

1. **Bonica JJ.** The Management of Pain. 1st ed 1953. Philadelphia: Lea & Febiger, 1990.
2. **Buckup K.** Klinische Tests an Knochen, Gelenken und Muskeln. Stuttgart: Thieme, 1995.
3. **Dvorak JV.** Manuelle Medizin. 1st ed. Stuttgart: Thieme, 1985.
4. **Flöter T.** Grundlagen der Schmerztherapie. München: Urban & Vogel/Medizin & Wissen, 1998.

5. **Gross D.** Therapeutische Lokalanästhesie. Stuttgart: Hippokrates, 1972.

6. **Jankovic D.** Regional Nerve Blocks & Infiltration Therapy. Berlin: Blackwell, 2004.

7. **Klaus E.** Systematik der Injektionsverfahren (Video). Erlangen: Perimed, 1993.

8. **Moore CC.** Regional Block. Springfield, Illinois: CC Thomas, 1978.

9. **Niesel HC.** Lokalanästhesie, Regionalanästhesie, regionale Schmerztherapie. Thieme: Stuttgart, 2003.

10. **Petersen Kendall F, Kendall MC, Creary E.** Muskeln: Funktionen und Test. 2nd ed. Stuttgart: Gustav Fischer, 1988.

11. **Schmid J.** Neuraltherapie. Wien: Springer, 1960.

12. **Travell JG, Simons DG.** Myofascial Pain and Dysfunction. The Trigger Point Manual. Volume 1 and 2. Baltimore: Williams & Wilkins, 1983.

13. **Winkel, Vleeming, Fisher, Mejer, Vroege.** Nichtoperative Orthopädie und Manualtherapie, Diagnostik und Therapie der Wirbelsäule, Part 1–4. Stuttgart. Gustav Fischer, 1993.

17 Naturheilverfahren in der Schmerztherapie

Günther Bittel

17.1 Ganzheitliche Betrachtungsweise

Kennzeichnend für den Betrachtungsansatz ganzheitlicher Regulationsmedizin ist eine mehrdimensionale Sichtweise. Sie erfasst individuell und konkret:

▶ biologische, anatomische und konstitutionelle Eigenschaften und Besonderheiten eines Menschen (vegetativer Regulationstyp, Konstitutionstyp, Ausmaß an Bewegung und sportlicher Betätigung, Sauerstoffaufnahme, Gewebstypus, Haltung, Flüssigkeits- und Säure-Basen-Haushalt, Darmflora, immunologischer Status)

▶ das Ausmaß seiner toxischen Belastungen (Fehlernährung, Nikotin, Alkohol und andere Drogen, Umweltgifte, Pharmaka, elektromagnetische Belastung)

▶ regulative Hindernisse wie Infektionsherde (entzündete Zähne, Tonsillen, Nebenhöhlen) und Narben sowie Regulationsblockaden (z.B. durch psychische Ausnahmesituationen, psychiatrische Krankheiten, Gifte und gewisse Pharmaka mit starker Toxizität)

▶ emotionale/psychosomatische Belastungen und Prägungen, wobei gerade in der Schmerztherapie die posttraumatische Belastungsstörung (PTBS) von zunehmendem Interesse ist

▶ Betrachtung Mensch – Umwelt – Gesellschaft, Mensch als soziales Wesen, Einwirkung von Beruf, Lebensweise, Umfeld, Umweltbedingungen (z.B. Lärm, Reizüberflutung, Süchte, Abhängigkeiten, aber auch Stütze, Rückhalt, Ablenkung, kulturelle Bereicherung)

Gleichzeitig ist es das Ziel dieser Betrachtungsweise, bei jedem Menschen nicht nur das Ausmaß seiner konkreten Belastungen und Schwächen zu erfassen, sondern auch die positiven Faktoren, Kräfte und Ressourcen, auf die sich die Therapie stützen kann. Hier gilt es, Einheit und Widerspruch der verschiedenen Seiten sowie das jeweilige Hauptkettenglied und die Entwicklungsrichtung des Prozesses zu ermitteln.

Aus diesem Anspruch heraus hat sich der Begriff „ganzheitliche Regulationsmedizin" entwickelt, der eine Integration von Naturheilverfahren, psychosomatischer Medizin, Physiotherapie, Ernährungsmedizin und regulationsmedizinischen bzw. reflexmedizinischen Verfahren wie Neuraltherapie, Akupunktur und manueller Therapie verlangt.

Dem gegenüber steht die einseitige Betrachtungsweise mancher im Bereich der Naturheilverfahren angesiedelter Schulen und Verfahren, die nicht nur eine Dominanz ihrer Methode dogmatisch reklamieren, sondern auch versuchen, mit esoterischen oder anthroposophischen manipulativen Vorgaben das Weltbild und die Grundüberzeugungen des Patienten in ihre Richtung zu beeinflussen.

In einer ganzheitlichen Schmerztherapie werden sich die Naturheilverfahren nur in der aktiven Kritik an solchen Auswüchsen und unter Beachtung ihrer Möglichkeiten und Grenzen behaupten können. So gehandhabt, sind sie aber unverzichtbar und kommen dem dringlichen Wunsch von ca. 80 % unserer Patienten entgegen, mit solchen Verfahren behandelt zu werden.

Es empfiehlt sich, den Patienten bereits am Anfang der Behandlung zu seiner Einstellung zu den verschiedenen Verfahren und Ansätzen in der Medizin zu befragen. Bei chronisch Kranken und einem langfristigen Arzt-Patienten-Verhältnis ist diese Information unverzichtbar.

17.2 Das System der Grundregulation

Ein großer Anteil unseres Körpers besteht aus Bindegewebe und Wasser (intrazellulär und extrazellulär). Unter hohem Energieaufwand hält der Organismus dieses innere Milieu mithilfe komplexer Regulationssysteme in einem gewissen Rahmen konstant.

Biochemisch bildet die Grundsubstanz ein Maschenwerk aus hochpolymeren Zucker-Protein-Komplexen, in denen die Proteoglykane überwiegen, gefolgt von den Strukturproteinen (Kollagen, Elastin, Fibronektin, Laminin u.a.). Proteoglykane und Strukturproteine bilden ein Molekularsieb, durch das der gesamte Stoffwechsel von der Kapillare zur Zelle und umgekehrt stattfindet (Transitstrecke).

Neben einer normalen Gewebsstruktur werden die fettige Degeneration und die Eiweißdegeneration abgegrenzt (Amyloid). Auch die Überschüttung des Bindegewebes durch nicht eingearbeitete Faserbestandteile (Kollagen, Elastin) durch Überstimulation der Fibroblasten beim Fibromyalgiesyndrom spielt hier eine Rolle.

Quintessenz: Kein Nährstoff und keine Information erreicht eine Zelle, ohne dass vorher ein Transport durch Bindegewebe stattfinden musste. Freie Nervenendigungen, Sinneszellen, Lymphbahnen und Kapillaren münden oder beginnen in diesem System. Das Gleiche gilt für den Weg zurück (Schlackenstoffe, Information).

Die Qualität dieser „Transitstrecke" ist also ganz entscheidend! Ihre Zusammensetzung und Regulation positiv zu beeinflussen, ist erklärtes Ziel aller naturheilkundlichen Verfahren. Bei Krankheitsprozessen, die das Bindegewebe, den Flüssigkeitshaushalt und das Säure-Basen- und Mineralstoffsystem betreffen, sind Signalübertragung und Information gestört.

17.3 Diagnostische Methoden

Anamnese: familiäre, vegetative und psychosoziale Anamnese, Ernährung, Trinkgewohnheiten, Lebensweise, Bewegung, Sport, Süchte usw.

Klinische Untersuchung: Turgor, Bindegewebsdiagnostik (z.B. Gelosen, Triggerpunkte, wo? Bezug zu welcher Headschen Zone bzw. welchem Dermatom, Somatotom, Meridian), Haltung, Blockierungen, Degenerationszeichen, Haut und Schleimhäute, Temperaturregulation, vegetative Zeichen (Frieren, Schwitzen, Zittern), toxische Inkorporationen (toxische Zahnmetalle, Piercings, Tätowierungen usw.), Narbenstatus werden intensiv in einen umfassenden Ganzkörperstatus, neuroorthopädischen und psychiatrischen Status eingebaut.

Besondere Labormethoden: einfach: Speichel- und Urin-pH-Metrie (Teststreifen).

Hauttest (Weißverfärbung ja oder nein) bei Kontakt mit verdünntem H_2O_2 = Hinweis auf Störung des antioxidativen Potenzials, evtl. Selenmangel.

Mikrobiologie/Mikroökologie: Abstriche und Stuhl auf Pilze, bakterielle Darmflora (Kyberstatus).

Virologie, Parasitologie: Zunehmend wichtig ist der Lymphozyten-Transformations-Test = LTT, z.B. auf Borrelien. Es gibt interessante Arbeiten von Professor *Sprotte*, Universität Würzburg, zur Bedeutung von Viren bei chronischen Schmerzsyndromen (allgemein bekannt beim Varizella-Zoster-Virus) (6a).

Orthomolekulare Diagnostik: Bestimmung von Mineralstoffen und Vitaminen, oftmals reichen Serumuntersuchungen nicht aus und Vollblutanalysen sind erforderlich.

Toxikologische Diagnostik: Viele Polyneuropathien, bei denen oftmals vorschnell ein Alkoholabusus unterstellt wird, weil weder ein Diabetes mellitus noch eine Hypothyreose gefunden wird, sind paraneoplastisch, durch eine Autoimmun-erkrankung oder toxisch bedingt. Hier spielen vor allem Schwermetalle eine große Rolle (Stahlarbeiter, metallurgische Chemie, zahnärztliches Personal).

Relevante Verfahren zur Schwermetall-belastung:

▶ DMPS-Test (3 mg/kg KG DMPS i.v., Messung des innerhalb der ersten Stunde nach vorheriger Blasenleerung gewonnenen Urins auf Schwermetalle).

▶ DMSA-Test (Stuhlprobe vom 3. Tag nach oraler DMSA-Gabe).

Serumuntersuchungen sind für die Erfassung chronischer Belastungen völlig ungeeignet. Angezeigt sind sie nur in den ersten Stunden einer akuten Vergiftung, danach sind Schwermetalle und andere Noxen umverteilt in Fettgewebe, Organe und ZNS.

Allergologische Diagnostik: Epikutan- und Intrakutan-Testung, LTT, Rotations- und Auslass-Diäten mit Reexposition, kinesiologische Testung

Testung des Regulationssystems auf Belastungen

Wichtige Erkenntnisse verdanken wir hier der Wiener Pathologenschule (*Pischinger*) und dem Anatomen *Heine* (Universität Witten-Herdecke). Nach jedem Reiz, der die Pufferkapazität des Grundsystems überschreitet, kommt es zu einer klassischen Reaktion, die in Form einer Schock- und Gegenschockphase sinusförmig verläuft und sich dann zum Ausgangszustand „auspendelt". Diese Reaktion dauert etwa sieben Tage und deckt sich z.B. mit den klassischen Phasen der Wundheilung. Verfolgen lässt sie sich auch am Verlauf der Elektrolyte Kalzium, Kalium, Magnesium und der Leukozyten (Abb. 1).

Schulz-Arndt-Regel:

▶ Leichte Reize stimulieren.

▶ Starke Reize sedieren.

▶ Sehr starke Reize blockieren!

Die definierte Reizstärke muss also individuell abgeglichen werden; sie richtig zu bestimmen, die richtigen Intervalle zu

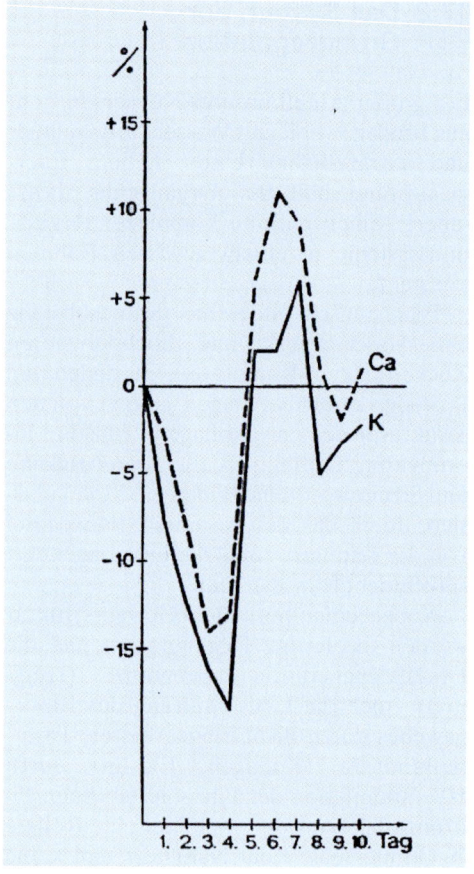

Abb. 1: Elektrolytverhalten bei akuten Entzündungen.

wählen und die jeweilige Reaktion des Patienten immer exakt zu erfassen, gehört mit zu der erforderlichen ärztlichen Kunst in der Regulationsmedizin. Wahlsatz 1: dem Patienten zuhören. Wahlsatz 2: ihm glauben, wenn Behandlungen nicht wie erwartet wirken. Dahinter steckt immer eine wichtige Information.

Während die akute Verletzung, der Infekt usw. normalerweise in der Ausheilung endet, geht aus der anhaltenden Gegenschockphase die chronische Entzündung hervor (z.B. Rheuma, Multiple Sklerose, Colitis ulcerosa/Morbus Crohn), aus der anhaltenden Schockphase die degenerativen chronischen Erkrankungen (z.B. Arthrose, Bandscheibendegeneration) und aus der Regulationsstarre ein Teil der Neoplasien. Nach diesem Bild ist jede chronische Erkrankung eine nicht ausgeheilte Akuterkrankung.

In den Mittelpunkt des Interesses rückt dann die Suche nach den Hindernissen, die die Ausheilung verhindern. Dieses Bild ist gerade auch beim chronisch Schmerzkranken, der ja oft eine erhebliche Komorbidität zu anderen chronischen somatischen und psychischen Erkrankungen aufweist, von großer Bedeutung.

Aufgabe des Arztes ist es also, den Gesamtzusammenhang zu sehen, wesentliche Heilhindernisse zu beseitigen und parallel dazu die Patienten zu einem gesünderen Leben anzuhalten. Wenn dies nicht gelingt, scheitert der ganze Ansatz (z.B. sind Akupunktur und Homöopathie bei Kettenrauchern oder Alkohol- und Koffein-Abhängigen sinnlos).

Dementsprechend verlangt eine Regulationsdiagnose die Beantwortung folgender Fragen:

▶ Welche Abweichung von der natürlichen Regulation liegt vor?
▶ Welche Heilhindernisse liegen vor?
▶ In welchem Krankheits- und Therapiestadium befindet sich der Patient?

Dabei wird unterschieden:

Phase 1: Akutphase oder akute Exazerbation („das „Haus brennt"). Gerechtfertigter Einsatz von Antiphlogistika, Antibiotika, Kortikoiden. Liegt eine Regulationsblockierung vor, muss sich erst alles auf deren Behebung konzentrieren, sonst ist jede weitere Therapie zwecklos.

Phase 2: Phase der chronisch gestörten Grundregulation. Hauptziel: Normalisierung des Säure-Basen-, Nährstoff-, Vitamin- und Mineralstoffhaushaltes, Entgiftung. In diese Phase gehören: Ernährungstherapie, Entgiftung, Beendigung von Süchten und Fehlverhalten, Entschlackung, roborierende Therapien, Sauerstoff-Therapien, Azidoseausgleich (Ernährung, Getränke, Pro-

cain-Baseninfusionen), vorsichtige Physio- und Bewegungstherapie, orthomolekulare Medizin (hochdosierte Gabe von Spurenelementen und Vitaminen). Behebung von Erschöpfung, Überforderung und Reizüberflutung, Versorgung mit Hilfsmitteln, Erlernen von Entspannungsverfahren.

Phase 3: Erst jetzt kann die Konfrontation mit Herden (z.B. notwendige Zahnsanierung bei toten Zähnen, Kieferostitis, HNO-Operationen usw.) gewagt werden. Sanierungsphase! Psychotraumatherapie Phase 3 (s.u.).

Phase 4: Es folgt die Phase der Rehabilitation und Regeneration, in der aktive und Eigenbehandlungstechniken in den Vordergrund treten. Erst in diese Phase gehört zum Beispiel auch die Akupunktur, zumindest wenn sie mit dem Ziel eines langanhaltenden Heilungsanspruches betrieben wird.

Parallel zu sehen sind auch die 4 Phasen der Psychotraumatherapie:
Phase 1: Stabilisierung
Phase 2: Vorbereitung auf die Konfrontation
Phase 3: Konfrontationstherapie
Phase 4: erneute Stabilisierung und Rehabilitation

In Tabelle 1 sind spezielle Regulationstests zusammengestellt.

Ziel all dieser Methoden ist es, eine individuelle „Belastungslandkarte" und einen Stadienplan zu erstellen, um dann definierte Verfahren nicht willkürlich, sondern zum geeigneten Zeitpunkt einsetzen zu können.

„Schmerztherapie" wird so zur Genesungsmedizin und erhält positive Ziele, wie das Absetzen von Opioiden und Ko-Analgetika spätestens in den Phasen 3 oder 4. Der chronische Schmerz wird nicht als isoliertes Geschehen betrachtet, sondern als Teilaspekt eines ganzheitlichen Geschehens.

Tab. 1: Spezielle Regulationstests.

Methode	Vorteil und Möglichkeit	Nachteil und Grenzen
Elpimed-Test nach *Pischinger* und *Perger* (Wiener Schule): nach Elpimed-Injektion Bestimmung von Leukos und Elektrolyten zu definierten Zeitpunkten, Aufzeichnung als Kurve	Es lassen sich die verschiedenen gestörten Regulationstypen abgrenzen: • hypererge Reaktion (Typ chronische Entzündung) • hyperge Reaktion • anerge Reaktion (Regulationsstarre)	aufwendiges Verfahren, durch Kassenmedizin nicht abgedeckt; Aussagefähigkeit erschöpft sich auf die Bestimmung des Regulationstyps
Segment-Elektrografie (SEG, Decoder) und verwandte Testmethoden (VEGA-Test usw.)	reproduzierbare Ergebnisse, unabhängig von der Person des Untersuchers, erlauben schon relativ allseitigen Einblick in den Energiehaushalt	aufwendiges apparatives Verfahren, braucht unbelasteten Untersuchungsraum frei von elektromagnetischen Störquellen; kostenintensive Privatleistung
Regulations-Thermografie	Aufdeckung von Herden, Entzündungsprozessen, Hinweise auf Tumoren und Metastasen, regulative Erkenntnisse; untersucherabhängig	etwas störanfällig, verlangt gute Umgebungsbedingungen und gute Vorbereitung; zeit- und kostenintensiv
Kinesiologische Reflextestung (sympathikusabhängiger Muskelspindel-Reflex), RAC	schnell, einfach, apparateunabhängig, in Kassenmedizin integrierbar; schnelle Therapie-Erfolgskontrolle; erleichtert wie die TCM die Öffnung für psychosomatische Krankheitsmodelle und den Einstieg in notwendige Psychotherapie	stark von subjektiven Voraussetzungen, Erfahrung und Selbstkritikfähigkeit des Untersuchers abhängig, deswegen auch großes Risiko der Fehlinterpretation

17.4 Heilen über Naturkräfte und moderne Weiterentwicklungen dieser Ansätze

Das Ziel ist die Rückkehr zu einer gesunden Lebensweise und einem gesunden Stoffwechsel. Dazu werden Naturkräfte wie Wärme, Kälte, Wasser, Licht und Strom benutzt sowie die Bewegung und Berührung als physikalischer Reiz, aber auch eine natürliche Ernährung und Flüssigkeitszufuhr.

Genetisch ist der Mensch noch ein Savannenläufer, der pro Tag Dutzende Kilometer auf Jagd, Nahrungssuche und Flucht zurücklegte, seinen Stress in Bewegung und Aktivität umsetzte und dabei einen ca. 10-fachen Sauerstoff-Umsatz pro Tag hatte wie der heutige Durchschnittsmensch in Industrieländern.

Die Basis dieses Therapieansatzes bilden Einstellung ungesunder Lebensweise und Ernährung und Aufbau gesunder Ernährung (kann nur individuell entschieden werden) sowie die Behebung von Defiziten: orthomolekulare Therapie mit Vitaminen und Mineralien, ausreichende Trinkmenge (Exsikkose beheben, Azidose ausgleichen, also alkalische Mineralwässer und Kräutertees). Eine Zusammenstellung von Sondermaßnahmen zur Ernährungsmedizin enthält Tabelle 2.

Eine Bedeutung für chronisch Kranke, insbesondere auch für Schmerzkranke, hat die ausreichende Versorgung mit antioxidativen Vitaminen, Zink, Selen, Kalium und Magnesium sowie mit B-Vitaminen.

Die Procain-Basen-Infusion führt nicht nur zu einem Azidoseausgleich, sondern auch zu einer elektrophysiologischen Stabilisierung gestörter Zellpotenziale. Deswegen ist ihr versuchsweiser Einsatz bei Polyneuropathien, Fibromyalgiesyndrom und chronisch entzündlichen Schmerzerkrankungen gerechtfertigt.

Die Sauerstofftherapie wird mit verschiedenen konkurrierenden Verfahren betrieben (Sauerstoff-Mehrschritt-Therapie

Tab. 2: Sondermaßnahmen der Ernährungsmedizin.

Maßnahme	Vorteile und Ziele	Grenzen und Kontraindikationen
Fasten, Saftfasten, Gemüsefasten	Stoppt fast jeden Rheumaschub! Gute Entschlackungs- und Entgiftungsmethode, stärkt auch die mentalen Kräfte. Günstig in Gruppen, Anleitung und Kontrollen erforderlich.	Bei schwerkranken und schwachen Patienten kontraindiziert! Ebenfalls bei chronisch vergifteten und Mykose-Patienten obsolet!
Mayr-Diät, Mayr-Medizin (Darmreinigung, Darmkräftigung durch Bauchmassage, Mayr-Diät)	Bei chronisch degenerativen Erkrankungen und chronisch-entzündlichen Erkrankungen, die nicht in der akuten Exazerbation sind, gute Entschlackung. Durch Kauschulung, ruhiges Essen, Abschirmung usw. auch guter psychosomatischer Einstieg.	Nicht für Milch- und Weizenallergiker machbar! Nicht bei massiveren Candidosen! Nicht bei Schwerkranken!
Rotations- und Weglassdiäten (für wirkliche Nahrungsmittelallergiker, bei Nahrungsmittelintoleranzen)	Als Diagnostikum befristet. Bei wirklichen Nahrungsmittelallergien- und -unverträglichkeiten sinnvoll.	Vorsicht vor Selbstdiagnosen und Übergang in autoaggressive Selbstkasteiung. Vorsicht bei Gift- und Pilzphobikern. Vorsicht vor Mangelernährung. Wenn Ernährung zum Stress wird, kann der Mensch nicht gesunden!
„Anti-Pilz-Diäten", Symbioselenkung, mikrobiologische Therapie. Einsatz probiotischer Präparate (Pro Symbioflor, Symbioflor 1 und 2, Paidoflor, Mutaflor, Omniflora, Lactobazillen), Antimykotika (Nystatin usw.) und antiparasitärer Mittel in Verbindung mit gewissen Ernährungs-Regimes	Auf fundierter Grundlage mit exakter Labordiagnostik und klar befristeten Therapiehasen berechtigt. Immer als adjuvanter Therapieeinsatz eingebettet in ein Gesamtkonzept unter strenger Betrachtung psychosomatischer Kriterien und des „Nihil nocere"!	Achtung: Darmkandidosen werden genauso verharmlost wie als Mode-Diagnosen hochgeputscht. Können zum Objekt neurotischer und phobischer Fehlentwicklung werden. Candida ist die „Erkrankung des Erkrankten", psychosomatisch entspricht sie einer Auszehrung durch parasitäre Kräfte.

nach *v. Ardenne*, UVB-HOT-Therapie, Ozontherapie). Bei der Ozontherapie ist kritisch anzumerken, dass daraus für Patient und Praxispersonal eine erhebliche Belastung mit toxischem Ozon entstehen kann und das Verfahren sehr kritisch eingesetzt werden muss. Ozonwasser-Behandlung schlecht heilender Wunden in hypoxischem Milieu hat sich jedenfalls bewährt, z. B. bei varikösem Ulcus cruris oder AVK.

Die Ausnützung der übrigen Naturkräfte führt zur Balneo- und Hydrotherapie (Kneipp-Güsse, Jetmassage, Thermalquellen, Sauna, Sole, Wechselduschen, Bewegungsbäder, Stangerbäder, medizinische Bäder mit Zusatz von Gas usw.), Thermo- und Kryotherapie (Fango, Thermalbäder, Moor, Heißluft, Eis, Mikrowelle, Ultraschall usw.), der Elektrotherapie (TENS- oder Mittelfrequenzgerät), Inhalationstherapie, Massage, Lymphdrainage, Bewegungstherapie.

17.5 Regulationstherapien und „ausleitende Verfahren"

Akupunktur: siehe Kapitel 18
Neuraltherapie: siehe Kapitel 16
Homöopathie: siehe Abschnitt 17.7
Schröpfen: Unterschieden werden unblutiges und blutiges Schröpfen. Gut zu handhaben sind Schröpfkellen aus unzerbrechlichem Glas mit Gummisauger.

Das „blutige Schröpfen" lässt sich gut mit der Neuraltherapie verbinden (Quaddel, Segmenttherapie, tiefe Injektion).

Blutegel: Bestellung unter www.blutegel.de (Firma Zauner). Sehr gute Erfolge bei Arthrosen, aber auch bei anderen Indikationen. Bei Gonarthrose liegen Studien der Klinik für Naturheilverfahren in Essen vor, die zeigen, dass es in vielen Fällen sogar bei einmaliger Therapie zu monatelangen Remissionen ohne jeden Analgetikabedarf kommen kann.

Kanthariden-Pflaster, Braunscheittieren: relativ derbe Verfahren zur absichtlichen und definierten Herbeiführung einer Ent-

zündungsreaktion. Hier setzen auch die sog. Fiebertherapien, Überhitzungsbäder und Wechselbäder an.

Magnetfeldtherapien: Stehen in einem gewissen Bezug zur Elektrotherapie, wirken aber vorwiegend über definierte Magnetfelder und ihre Schwingungen, was natürlich im Organismus wiederum zur elektromagnetischen Induktion führt.

Bewährt hat sich die Anwendung tragbarer Heimgeräte bei Phantom- und Stumpfschmerzen, die sich unter TENS verschlechtern. Außerdem stellt die Therapie von Arthrosen, Neuralgien und Neuropathien sowie schlecht heilenden Verletzungen eine Indikation dar. Für völlig Erschöpfte und Überreizte ist die Magnetfeldmatte mit einem Phasenprogramm über mehrere Wochen ein guter Ansatz. Gehört dann in die „Phase 1" (s. o.).

Eigenblut und Eigenurin: Einsatz mehr bei Allergien, Hautkrankheiten und chronischen Entzündungen, wie z. B. chronischer Sinusitis. Da diese Krankheitsbilder oft Schmerzen verursachen, eine extrem einfache und kostengünstige Behandlung.

Auch der therapeutische Aderlass kann bei einer Schmerzkrankheit manchmal sinnvoll eingesetzt werden.

17.6 Phytotherapeutika in der Schmerztherapie

Streng genommen gehören Morphium und Dronabinol auch zur Phytotherapie! Phytotherapie heißt also nicht unbedingt „schwach und harmlos". Auch Botulinumtoxin gehört bei pedantischer Betrachtung zu den „Naturheilverfahren", bei denen gerne „Gifte" verwendet werden (Ameisensäure, Schlangengift = Lachesis, Strychnin = Nux vomica und Arsen in der Homöopathie). Wie schon *Paracelsus* lehrte, entscheidet die Dosis, ob etwas Gift oder Heilmittel ist. Phythotherapeutische Standardmittel in der Schmerztherapie sind in Tabelle 3 zusammengestellt.

Tab. 3: Phytotherapeutische Standardmittel in der Schmerztherapie.

Medikament	Indikation und Möglichkeiten	Grenzen, Warnhinweise
Weidenrindenextrakt (Salizylsäure, z. B. Assplant), Birkenrinde und andere pflanzliche Antiphlogistika (z. B. Phytodolor, z. B. Urtika = Brennnessel)	rheumatische Erkrankungen, posttraumatische Schmerzen	weniger magenschädlich als ASS, aber nicht 100 % frei von gastrointestinalen Neben-wirkungen
Johanniskraut (Hypericin, z. B. Jarsin, Texx)	Neuralgien, Nervenschmerzen, milde Depressionen	Vorsicht im Sommer oder in tropischen Ländern: schwere Photodermatosen!
Baldrian, Hopfen (z. B. Sedariston)	milde Sedativa, keine Hinweise auf Abhängigkeitspotenzial	Begrenzung auf mittlere und leichte Krankheitsbilder
Teufelskralle (Harpagophytum)	Arthrosen, Rheuma	
Weihrauch (Boswellia)	Rheuma, gewisse Tumoren	
Pestwurz (Petadolex)	Rheuma, Arthrosen, Migräneprophylaxe	Migräneprophylaxe bleibt schwierig
Ameisensäure (z. B. in Formicain gemischt mit Procain)	Rheuma, Arthrosen, Reiztherapie	Dosisbegrenzung! Vorsicht bei Durchstechflaschen! Konservierungsmittel! Para-Gruppen-Allergien!
pflanzliche Spasmolytika und Magen-Darm-Therapeutika (z. B. Iberogast®, Fenchel, Anis, Kümmel, Kamille)	teilweise indiziert, oft vor allem in der Therapie von Nebenwir-kungen, die wir mit Analgetika und Laxanzien anrichten	
Enzyme: hier gibt es pflanz-liche aus Ananas, Papaya usw. wie Bromelain, Papaverin, aber auch tierische Enzym-präparate (Proteasen)	Traumatologie, Rheuma Tumorschmerzen	Das postulierte Wirkprinzip der Beseitigung von Entzündungs-proteinen und Fibrin ist wissen-schaftlich noch nicht bewiesen.
Mistel: Gesamtextrakt mit oder ohne Zusatz (z. B. Helixor®, Iscador®), Mistellektin (z. B. Cefalektin®)	erfahrungsheilkundlich bewährtes Kotherapeutikum bei Tumorerkrankungen, hilft auch Analgetika einsparen	Keine falschen Heilungs-erwartungen bei fortge-schrittenen Erkrankungen! Dort ist es Palliativmedizin!

17.7 Homöopathie, traditionelle chinesische Medizin und andere außereuropäische Medizinschulen

Vor allem die Hochpotenz-Homöopathie wird wegen ihrer Konfrontation mit der Avogadro-Konstante immer wieder ver-spottet und belächelt („gar nichts drin", „reine Plazebotherapie"). In der Tat fehlen bis heute wissenschaftliche Grundlagen der Homöopathie. Es häufen sich jedoch inter-essante Studien und Forschungsansätze, die sowohl die naturwissenschaftliche Wirkung als auch den klinischen Erfolg begründen (*Fritz Popp* und *Cyril Smith* lieferten von

Seiten der Physik und Atomphysik interessante Forschungsergebnisse und Theorien, wie die Homöopathie als Informationstherapie über Schwingungen und Imprägnationen im Lösungsmittel wirken könnte). Einzelne Doppelblindstudien und prospektive Studien (Lehrstuhl für Naturheilverfahren, Berlin) belegen klinische Erfolge.

Bezogen auf das Phasenmodell zeigt die Erfahrung, dass der Einsatz der Homöopathie in Phase 1 und 2 nur begrenzt und am ehesten syndromorientiert mit Tiefpotenzen möglich ist. Erfolgversprechend ist er bei Kindern, Jugendlichen und toxisch nicht belasteten Erwachsenen.

Regulationsblockaden lassen sich in Einzelfällen gut mit Nosoden behandeln. Eine Nosode ist die homöopathische Gegenpotenz eines Giftes, das ausgeschieden werden soll bzw. zu dessen Ausscheidung der Organismus angeregt werden soll. Nosoden gibt es für Bakterientoxine bis hin zu toxischen Schwermetallen.

Die Hochpotenztherapie (sprich Konstitutionsmitteltherapie) ist immer sehr eng an die Psychosomatik angelehnt und bahnt ihr oftmals den Weg. Allein das würde ihren Einsatz in vielen Fällen rechtfertigen.

Die traditionelle chinesische Medizin und Medizinschulen des indischen Subkontinents wie Ayurveda erfreuen sich einer gewissen Popularität, entsprechende „Therapie-Reisen" werden bereits über Reiseveranstalter organisiert. Vorteilhaft erscheint, dass für viele Menschen, die objektiv vor der Anforderung stehen, ihr ungesundes und belastendes Leben von Grund auf zu ändern, die Konfrontation mit diesen Kulturkreisen, ihren Erfahrungen und medizi-

nischen Schatzkammern sehr vorteilhaft und einschneidend sein kann.

Dennoch muss vor leichtgläubiger Hingabe an diverse Gurus und Beutelschneider dringend gewarnt werden. Asiatische Phytotherapeutika, die oft für teures Geld marktschreierisch im Internet feilgeboten werden, enthalten bei pharmakologischer Analyse bedenkliche Mengen an Pestiziden, anderen Umweltgiften und teilweise Kortison. Die Herausforderung, in einer zunehmend internationalen Welt voneinander zu lernen und sich auszutauschen, ist spannend und verspricht auch einen Zugang zu den vielen pharmazeutischen Schätzen, die in den verbliebenen Tropenwäldern dieser Erde noch schlummern und auf ihre Entdeckung warten.

So ist die Naturheilkunde auch dem Schutz der natürlichen Umwelt verpflichtet und hilft dem Patienten bei der Entwicklung eines ökologischen und ressourcenbewussten Verständnisses, das er nicht nur auf die Umwelt, sondern auch auf sich selbst anwenden lernt.

Der Verfasser kann persönlich dafür bürgen, dass sich alle aufgelisteten Verfahren mit Ausnahme der diesbezüglich kritisch bewerteten apparativen Verfahren gut in eine kassenärztliche Praxis für Allgemeinmedizin und Anästhesiologie/spezielle Schmerztherapie integrieren lassen.

Wichtig ist die Beschränkung auf Methoden, die man wirklich beherrscht, ihre kritische Anwendung und die Einbettung in ein ganzheitliches System der Diagnostik und Therapie und ein partnerschaftliches Arzt-Patienten-Verhältnis.

Literatur

1. **Bayer W.** Vitamine in Prävention und Therapie. Stuttgart: Hippokrates, 1991.
2. **Bigus G, Bittel G.** Ganzheitliche Schmerztherapie. In: Flöter T. Grundlagen der Schmerztherapie. München: Urban & Vogel/ Medizin & Wissen, 1998.
3. **Burgerstein L.** Heilwirkung von Nährstoffen, Richtlinien für Gesundheit bis ins hohe Alter. 7th ed. Heidelberg: Haug, 1994.
4. **Enders N.** Enders' Handbuch Homöopathie. Heidelberg: Haug, 2002.

5. **Dosch P.** Lehrbuch der Neuraltherapie nach Huneke. Heidelberg: Haug, 1995.

6. **Fintelmann V, Menßen HG, Siegers CP.** Phytotherapie Manual. Stuttgart: Hippokrates, 1998.

6a. **Goebel A, Stock M, Deacon R, Sprotte G, Vincent A.** Intravenous immunoglobulin response and evidence for pathogenic antibodies in a case of complex regional pain syndrome 1. Ann Neurol 2005; 57(3); 463–464.

7. **Heine H.** Lehrbuch der biologischen Medizin. 2nd ed. Stuttgart: Hippokrates, 1997.

8. **Perger F.** Kompendium der Regulationspathologie und -therapie. Stuttgart: Sonntag, 1990.

9. **Pischinger A.** Das System der Grundregulation. 8th ed. Heidelberg: Haug, 1990.

10. **Schmidt KH, Bayer W, Dumrese J, Neumeyer G.** Immunologie in der Praxis. Stuttgart: Hippokrates, 1993.

18 Akupunktur

Friedrich Fischer

18.1 Einleitung

Im letzten Jahrzehnt wurde die Akupunktur, parallel zur rasanten Entwicklung der Schmerztherapie, eine anerkannte Methode vor allem in der Schmerzbehandlung. Zur Annäherung an das Verständnis der Akupunktur gibt es zurzeit zwei differierende Tendenzen. Die Fortschritte im neurobiologischen Verständnis von Schmerz und der Akupunkturanalgesie ermöglichen dem westlich-naturwissenschaftlichen Medizinverständnis eine Integration von damit erklärbaren Teilen der Akupunktur. Hierbei wird auf den traditionellen Aspekt der Akupunktur als Teil der traditionellen chinesischen Medizin (TCM) verzichtet, ja dieser als nicht wissenschaftlich und überholt abgelehnt. Diese Akupunktur wird vor allem zur Behandlung von Triggerpunkten und muskuloskelettalen Schmerzen als trockene Punktion eingesetzt. Eine Anamnese, die gründliche manuelle Untersuchung und die Beobachtung der Körperreaktionen auf die Palpation ergeben die zur Nadelung sinnvollen Punkte. Eine weitergehende TCM-Diagnose unterbleibt.

Der Arzt *Sun Su Mo* (581–673 n. Chr.) stellte in seinen Werken über Akupunktur und Moxibustion (Erwärmen mit Beifußkraut) die Nadelung „empfindlicher" Punkte, er bezeichnete sie als Ah-Shi-Punkte, als besonders wirksam heraus. Diese Ah-Shi-Akupunktur ist die traditionelle Grundlage der sog. „Triggerpunkt-Akupunktur" und „Periost-Akupunktur".

Myofasziale Triggerpunkte sind durch eine neuronale Hyperaktivität die häufigste Ursache muskuloskelettaler Schmerzen. Dabei sind die Schmerzen keineswegs auf die unmittelbare Umgebung begrenzt, sondern ereichen benachbarte Zonen und überschreiten dabei das Muster der segmentalen Innervation. Durch die sekundäre Aktivierung weiterer, nicht primär betroffener myofaszialer Triggerpunkte ist dabei eine erhebliche Ausbreitung möglich, ebenso eine Projektion auf viszerale Organe. Diese Übertragung von Schmerzen ist für das Akupunkturverständnis insofern von Bedeutung, als solche charakteristischen Ausbreitungsmuster eine deutliche Nähe zu den anatomisch nicht eindeutig zuzuordnenden chinesischen Meridianen haben.

Im induktiv-synthetischen Charakter der chinesischen Wissenschaft sind solche durch funktionelles Geschehen erfassbaren Beobachtungen fest verankert. Sie kann somit unsere kausal-analytische Wissenschaft, für die eine eindeutige Definition von Erfahrungsdaten (Messung) notwendig ist, geradezu perfekt ergänzen.

Der Erfolg der „Triggerpunkt-Akupunktur/Ah-Shi-Akupunktur" hängt von der manuellen Fertigkeit bei der Untersuchung und von der exakten Nadelung der aktiven Punkte ab. Unberücksichtigt bleibt in der westlichen Variante die Vielzahl klinisch relevanter Informationen, die bei gleichzeitiger Anwendung des traditionellen chinesischen Diagnosesystems erfassbar sind.

Die zweite Variante fordert eine Akupunktur auf der Basis der traditionellen chinesischen Medizin/Wissenschaft. Dabei handelt es sich bei dem Begriff TCM nicht um eine einheitliche, geschlossene Lehre, sondern diese ist durch verschiedene Interpretationen und Schulen geprägt. Auch gibt es sowohl in China selbst als auch in Nachbarländern (z. B. Korea, Vietnam, Japan) verwandte Akupunkturformen mit regionalen Besonderheiten und Deutungen.

Auf der Basis einer langjährigen persönlichen Erfahrung in der Anwendung der Akupunktur zur Behandlung chronischer

Schmerzen und einer damit verbundenen Lehrtätigkeit möchte ich folgende Leitkriterien zur Akupunktur formulieren:

▶ Die Akupunktur kann in der Schmerztherapie nicht auf die Fundamente der traditionellen chinesischen Medizin verzichten.

▶ Der originäre, ursprüngliche Anteil der Akupunktur, das Fühlen, Tasten und Stechen am Akupunkturpunkt, muss durch praxisbezogene Ausbildung gleichzeitig gestärkt werden, die Parallelität zu den westlichen Triggerpunktmodellen sollte intensiv genutzt werden.

▶ Überschneidungen mit bei uns gebräuchlichen Therapien (z. B. therapeutische Lokalanästhesie, manuelle Medizin, „Applied Kinesiology", Osteopathie u. a.) sind im Sinne der Synergie stärker herauszuarbeiten.

▶ Eine unzureichend durchgeführte Akupunktur fördert die Chronifizierung des Schmerzes.

▶ Art und Umfang einer Akupunkturbehandlung sollten notwendige Standards erfüllen (s. Praxis der Akupunktur).

Im Weiteren werde ich aufzeigen, wie gute Kenntnisse der chinesischen Wissenschaft über das Wirken von Akupunkturpunkten, Meridianen und den Organsystemen das Erkennen einer Vielzahl am chronischen Schmerz beteiligter Faktoren erheblich erleichtern können, angefangen vom Auffinden aktiver und latenter Triggerpunkte (Ah-Shi-Akupunktur-Punkte), dem Erkennen beteiligter Faktoren aus dem vegetativen Nervensystem, der Interpretation funktioneller oder anatomischer Organstörungen bis hin zum Erkennen psycho-algogener Prozesse.

Literatur

1. **Baldry PE.** Akupunktur, Triggerpunkte und muskuloskelettale Schmerzen. Uelzen: ML Verlag, 1997.
2. **Flöter T, ed.** Grundlagen der Schmerztherapie. München: Urban & Vogel, 1998.
3. **Irnich D, Beyer A.** Neurobiologische Grundlagen der Akupunkturanalgesie. Schmerz 2002; 16: 93–102.
4. **Kaptchuk TJ.** Das große Buch der Chinesischen Medizin. München: Barth, 1988.
5. **Mann F.** Die Revolution der Akupunktur. Gießen: A.M. Verlag, 1996.
5. **Porkert M.** Die chinesische Medizin. Düsseldorf: Econ,, 1986.
6. **Seem M.** Akupunktur und myofasziale Lösung. Uelzen: ML Verlag, 1999.
7. **Stux G, Stiller N, Pomeranz B.** Akupunktur Lehrbuch und Atlas. Heidelberg: Springer, 2003.
8. **Stux G.** Leitlinien zur Akupunktur bei chronischen Schmerzen. Schmerz 1997; 11: 126–127.

18.2 Grundlagen

Traditionelle chinesische Medizin (TCM)

Die über 2.500 Jahre alte traditionelle chinesische Medizin hat im Verlauf ihrer Geschichte nie den induktiv-synthetischen Charakter verloren, das heißt, der präzisen Beobachtung und Deutung der Abläufe des Phänomens „Leben" (funktionelles Geschehen) wird als Qualitätskriterium höchste Priorität eingeräumt. Beobachtungen reichen vom Makro- bis zum Mikrokosmos, mit dem Menschen als einem Teil dieser Vorgänge und Veränderungen.

Philosophie und Soziologie als intellektuelle Deutung der Beobachtungen hatten schon in der Frühphase dieser naturheilkundlichen medizinischen Wissenschaft einen hohen Stellenwert. Nahezu von Beginn an stand die gleichzeitige Betrachtung von Körper, Geist und Seele gleichberechtigt nebeneinander mit dem Ziel, „Lebensregeln" zum Erwerb und Erhalt der körperlichen und geistigen „Energie" (=Qi) im Einklang mit den Naturgesetzen zu entwickeln. Dabei ist die TCM kein einheitliches, geschlossenes medizinisches System, sondern zeigt eine große Meinungsvielfalt. Dies hat im Westen zu erheblichen Missverständnissen zwischen den Vertretern der einzelnen Schulen geführt.

Voraussetzung für die Integration der Akupunktur in unser westlich geprägtes naturwissenschaftliches Denken ist ein Wissen über die Deutungsvorgänge von Gesundheit und deren Störungen in der TCM. Dank den Übersetzungen und inhaltlichen Deutungen durch *Porkert* und *Unschuld* können diese tiefsinnigen chinesischen Betrachtungen der Lebensvorgänge unsere übertechnisierte Denkweise bereichern. In der chinesischen Terminologie versteht man unter „Leber" eben nicht nur die durch Faszien begrenzte Organstruktur Leber, sondern verbindet damit ein ganzes System von Funktionen. Manches überschneidet sich direkt mit unseren anatomischen und biophysikalischen Erkenntnissen (z. B. Blutgerinnung), anderes bedarf der eigenen Überprüfung durch Beobachtung (z. B. „Leberkopfschmerz").

Auf dieser Basis können wissenschaftliche Erkenntnisse aus verschiedenen Kulturen und Epochen zusammenfließen, erlebtes Wissen (=Erfahrung) wird hierzu den Weg freimachen. Ziel dieses Beitrags ist es, aufzuzeigen, welche besondere Bedeutung die Akupunktur als komplementäres Verfahren im Verständnisprozess des Phänomens Schmerz hat.

Lerninhalte zum Akupunkturverständnis

Die im Folgenden dargestellten Lerninhalte sollen frei von dogmatischer Enge, jedoch mit der Konsequenz ihrer inneren Lo-

gik vermittelt werden. Das schließt eine enge Vernetzung mit den uns vertrauten medizinischen Systemen ein. Dieses Konzept wurde seit 1992 im Rahmen der Kölner Akupunkturtage und in Zusammenarbeit mit dem STK umgesetzt und auf seine Praktikabilität im Lernprozess hin durch Kritik und Mitarbeit der Lernenden geprüft. Dabei wurde der Schwerpunkt auf die klinische Relevanz mit Beispielen aus der Praxis gelegt, weniger auf die Vollständigkeit einzelner Aspekte.

18.2.1 Grundbegriffe der Akupunktur-Therapie

Regelgrößen eines induktiv-synthetischen Medizinsystems:

„Es gibt auf der Welt nichts, was nicht zu einem anderen in einem Wechselverhältnis steht."

18.2.1.1 Prinzip der Philosophie des DAO (TAO)

„Das Tao, das man benennen kann, ist nicht das echte, ewige TAO …, man schaut danach, ohne es zu sehen."

„Nur von einem Teil ausgehend, kann man das nicht erkennen. Erst aus dem Wissen vom anderen kommt diese Erkenntnis.

Darum sage ich: das eine geht aus dem anderen hervor, das eine wird durch das andere bedingt. Das ist die Lehre der Erzeugung des einen durch das andere (Yin-Yang-Dualität).

Wenn nun demnach auch Leben und Tod, Möglichkeit und Unmöglichkeit, Bejahung und Verneinung einander bedingen, so folgt doch derjenige, der dies erkannt hat, nicht diesem Gedankengang, sondern betrachtet die Dinge im Licht der Ewigkeit.

Dann sieht er: das eine ist zugleich auch das andere, und jedes schließt einen Gegensatz in sich ein …" (5)

Als „der ausgeglichene harmonische Weg" (TAO) gilt die Schulung des Geistes durch Üben und Ausführen verschiedenster Künste bis hin zu deren vollkommenen Beherrschung.

Um ca. 700 n. Chr. kommt es zu einer Verbindung von TAO mit dem Buddhismus, die in der Lehre des ZEN mündet. Dabei kommt dem Moment der Gegenwart größte Bedeutung zu: die Aufmerksamkeit auf das Jetzt zu sammeln, lässt uns jedes Geschehen viel intensiver erleben.

Zitat des Zen-Meisters *Kenranlime Ki*:

„Das Aufgehenlassen von TAO ist allein auf dem aller Beschreibung spottenden Weg von Herz zu Herz möglich. Diesen Weg zu bewahren, gibt es der praktischen Mittel viele. Und doch sind sie, in der rechten Weise verwandt und geübt, alle Verwirklichungsformen des TAO …"

„Der Kopf (= I – Verstand) verneigt sich vor dem Herzen (= Shen – Geist)." (5)

Mit anderen Worten ist TAO eine Erfahrung beziehungsweise Wahrnehmung jenseits der analytischen rationalen Wissenschaft, seine Realität ist nicht an Struktur gebunden.

Wie kann ich die Philosophie des TAO in meiner täglichen Arbeit als Akupunkteur begreifen?

Die Verbindung von pragmatischem Handeln, dem *Tun*, und dem zugrunde liegenden Notwendigen, dem *sinnvollen Auftrag zum Tun*, basiert bei der Akupunkturtherapie auf der *erlebten Wirkung* der Akupunktur, weniger auf der Beweisbarkeit anatomischer Gegebenheiten oder einer statistischen Varianzanalyse messbarer Parameter oder gesellschaftspolitischen medizinfremden Vorgaben. So sollte ein Akupunkteur gleichfalls durch „Üben des Qi" seine Wirkung und Bedeutung erfahren. Dazu sind viele Wege möglich, z. B. Meditation, Sport, Yoga, Qi Gong, Akupressur, Methode nach *Feldenkrais*, Muskelentspannung nach *Jacobson*, Hypnotherapie.

Wichtig sind die dabei gemachten Erfahrungen, um die folgenden Begriffe und Gedanken richtig werten und an den Patienten weitergeben zu können.

Hier sei angemerkt, dass die komplexen Erfahrungen und Kenntnisse der Schmerz-forschung der letzen Jahre mit ihrer Fülle sich bedingender Variablen viele Ähnlichkeiten mit den Grundgedanken des TAO haben.

18.2.1.2 Die Dualität von Yin und Yang

Geprägt vom Taoismus mit seiner eindeutigen Feststellung der „Zweiseitigkeit aller Dinge" steht in der chinesischen Medizin das Begriffspaar Yin und Yang: *„Alle Dinge haben einen Yin- und einen Yang-Aspekt, jeder Yin- und jeder Yang-Aspekt kann wiederum in Yin und Yang unterteilt werden, theoretisch ist eine Differenzierung ad infinitum möglich." (4)*

Yin und Yang
- ▶ gehen auseinander hervor
- ▶ kontrollieren sich gegenseitig
- ▶ verwandeln sich ineinander

Beispiele:

Yin	Yang
dunkel	hell
Ruhe	Aktivität
Erde	Himmel
Raum	Zeit
materiell	immateriell
Kontraktion	Expansion
absinken	aufsteigen
unten	oben
Wasser	Feuer
Materie	Energie
langsam	schnell
(Bradykardie)	(Tachykardie)
Stagnation,	schneller Sympto-
Blockade	menwechsel
Kälte	Hitze
Ruhe	Bewegung
verschlechtert	verschlechtert
Schläfrigkeit,	Unruhe,
lustlos	schlaflos,
	überdreht
leise, ruhige	heftige, laute
Atmung	Atmung
blasse Zunge,	rote Zunge,
weißer Belag	gelber Belag
Parasympathikus	**Sympathikus**

18.2.1.3 Die „Lebensenergie" Qi

Wenn das TAO die alles umfassende Grundordnung von Lebensvorgängen, gleichsam die Matrix ist und Yin und Yang die universellen Begriffe zur kommunikativen Beschreibung dieser Lebensvorgänge darstellen, ist das Qi die Realisierung der daraus erwachsenden Energie und Kraft. Qi wird entsprechend seinen physiologischen Aufgaben differenziert, wobei vordergründige Abstraktionen klinisch konkretisiert werden. Qi steht sowohl für Energie = nichtmateriell als auch für Materie = verdichtete Energie.

Physiologische Erscheinungsformen von Qi

Ursprungs-Qi/Yuan Qi: Grundlage aller Yin- und Yang-Energie (analog Sexualhormone, Nebennierenhormone u. a.); *Blase 23, Blase 22, Niere 3, Ren Mai 6; schwacher Rücken mit Schmerzen, sexuelle Dysfunktion, Angst und Panik, Versagensgefühl*

Nahrungs-Qi/Gu Qi: vom Körper aus der Nahrung durch Aufnahme und Transformation gewonnene Energie; *Magen 36, 21, Ren Mai 12, Milz Pankreas 6; Müdigkeit und Erschöpfung, Bindegewebsschwäche, Antriebsschwäche, Depression*

Sammel-Qi/Zhong Qi: Verfeinerung durch Luft, Oxygenierung; *Ren Mai 17, Lunge 1, Lunge 7, 9; Atemnot, Asthma, Bedrücktheit, Trauer*

Wahres Qi/Zhen Qi: reinste Form von Qi, die Synthese von Yuan Qi und Zhen Qi, wirkt als **Nähr-Qi in den Meridianen** und Organen oder als **Abwehr-Qi (Wei Qi)** gegen krankheitsauslösende Faktoren (siehe dort)

Die kursiv gesetzten Akupunkturpunkte stehen als Beispiele zur Beeinflussung der jeweiligen Qi-Formen, die Symptome exemplarisch für die mögliche Klinik.

Neben dem Qi werden mit folgenden Begriffen weitere biologische und physiologische Beobachtungen im klinischen Alltag beschrieben:

Essenz/Jing = substanzieller genetischer Code; *Du Mai 4, Blase 23, Ren Mai 5*

Blut/Xue = Transportmedium der einzelnen Qi Formen (geniale Vorstellung über die Funktion von Herz, Kreislauf und Blut vor 2000 Jahren!); *Ren 4, Blase 17, Milz-Pankreas 10*

Säfte/Jin-Ye = Sammelbegriff für alle anderen Flüssigkeiten des Körpers, ob intrazellulär oder extrazellulär; *Niere 7, Milz Pankreas 9, Magen 40*

Zur differenzierten Beschreibung der Körperfunktionen werden diese Grundbegriffe in ihrer Wirkweise mit den Organen (Zhang-Fu), den Meridianen und Akupunkturpunkten verknüpft. Diese Verknüpfung mündet in die Funktionskreise, einer Synthese von Organ-, Meridian- und Akupunkturpunktwirkung. Krankheit wird verstanden als Folge einer Ansammlung von pathogenem Qi, einer Blockade des Qi-Flusses (Stagnation) oder eines Mangels von Qi.

18.2.1.4 Akupunktur

„Akupunktur" ist ein Sammelbegriff für eine Therapie, deren dokumentierter Ursprung in China vor ca. 2.500 Jahren liegt; in seiner ursprünglichen Bedeutung ist darunter das Einstechen von Nadeln in definierte Punkte auf der Körperoberfläche mit dem Ziel einer Heilwirkung zu verstehen.

Zu Beginn stand die klinische Erfahrung, dass durch Manipulation (Drücken, Pressen, Reiben und „Stechen" mit spitzen Steinen, Erwärmen) spezieller Punkte körperliche Missempfindungen, wie z. B. Schmerzen oder Übelkeit, behandelt werden können. Mit der Entwicklung der Philosophie als Deutung der Vielfältigkeit von Leben wurde die Akupunktur systematisch aus der Empirie in ein logisches und reproduzierbares Medizinsystem integriert. Therapeutische Wirkungen werden als Wiederherstellung des Gleichgewichts zwischen Yin und Yang sowie als Einfluss auf die Lebensenergie Qi und das balancierte Zusammenwirken der Organe und Funktionskreise verstanden. Kräuterheilkunde, Diätetik und eine hochentwickelte Form der Körpertherapie, auch im Sinne bewusster Lebensführung, sind weitere Wirkelemente im diesem Kontext.

Die *Akupunkturpunkte* (Foramina = Öffnungen, Löcher) sind die Stellen auf der Körperoberfläche, über die gezielt auf die Lebens- und Körperenergie/-Funktionen (chin. Qi) Einfluss genommen werden kann. Als „Öffnungen ins Innere des Körpers" sind sie, anatomisch gesehen, häufig über kleinen Vertiefungen gelegen, korrelieren oft mit den Triggerpunkten und sollen zu einem hohen Prozentsatz (80 %) mit der Perforation von Gefäß-Nerven-Bündeln durch die oberflächliche Körperfaszie korrelieren (3). Die Akupunkturpunkte sind in der westlichen Welt, anders als im chinesischen Original, nach den Organen benannt, zu denen eine Wirkbeziehung besteht. Bei der Auswahl der Akupunkturpunkte wird zwischen dem Symptom, z. B. Schmerz = Zweig, und der Ursache, z. B. Entzündung = Wurzel, differenziert. *Lokale Akupunkturpunkte* und Ah-Shi-Punkte (reaktive Punkte) liegen über dem Symptomgebiet, *Fernpunkte* sind deutlich vom Symptom entfernt und wirken übergeordnet auf das Akupunktursystem (Wurzel = Ursache).

18.2.1.5 Meridiane (Leitbahnen)

Die Meridiane sind eine auf der Basis der chinesischen Medizintheorie begründete systematische Verbindung der Akupunkturpunkte zu einem Transportmedium für die Lebensenergie Qi. Diese hat kein eindeutiges materielles anatomisches Korrelat, ist jedoch von einem spürbaren Impuls gekennzeichnet.

Es gibt zwölf *Hauptmeridiane*, sechs Yin- und sechs Yang-Meridiane. Die Meridiane sind zu Yin-Yang-Paaren und durch *Meridianachsen* klinisch relevant gekoppelt und in Meridianumläufen vernetzt. Sie tragen die Namen der Organe, mit denen sie als *Funktionskreise* wirksam und durch ihre inneren Äste verbunden sind. Daneben gibt es die außerordentlichen Meridiane, durch die das Ursprungs-Qi zu den zwölf Hauptmeridianen transportiert wird, und ein Netz

von kleineren Verbindungsgefäßen, den Luo, die jeweils eine Verbindung zwischen den Yin- und Yang-Leitbahnen herstellen und als Netzwerk die verschiedenen Gewebe durchdringen.

Die Analogie zu den muskuloskelettalen Triggerpunkten wird über die tendinomuskulären Meridiane hergestellt, durch die der Bewegungsapparat mit Qi versorgt wird (das Verständnis der „Körperkommunikation" in der TCM vor 2.000 Jahren war derart modern, dass es bis heute nichts an Aktualität eingebüßt hat).

18.2.1.6 Meridianumläufe

Die Meridianumläufe beschreiben den Fluss von Qi im Körper in 24 Stunden. Als Teil des Biorhythmus der Funktionskreise hat jeder Meridian jeweils für zwei Stunden ein energetisches Maximum, in dem seine Funktionen besonders aktiv und reaktiv sind. In den klassischen Texten finden sich sowohl Beschreibungen zu den klinischen Bildern der Meridiane und Meridianumläufe als auch zu den Organfunktionskreisen.

Die Umläufe folgen einem festen, einheitlichen Ablauf (Abb. 1): Der Qi-Fluss beginnt jeweils im Brustbereich mit einem Yin-Meridian und zieht von hier über die Innenseite der Arme zu den Fingern, wo eine Umschaltung in den Yang-Meridian erfolgt. Dieser zieht an der Außenseite der Arme zum Kopf, wo eine erneute Umschaltung auf den gekoppelten Yang-Meridian erfolgt. Dieser zieht über den ganzen Körper zu den Füßen, wo er an den Zehen endet und auf die abschließende aufsteigende Yin-Leitbahn umgeschaltet wird. Diese endet wieder im Brustbereich, und der Kreislauf des Qi-Flusses wird im nächsten Umlauf fortgesetzt.

Jeweils vier Meridiane bilden einen Umlauf, dabei sind zwei Yin-Yang-Paare miteinander in einer festen Reihenfolge vernetzt.

Vertikale Meridianachse

Die vertikale Meridianachse ist die klinisch wichtige Beziehung von jeweils zwei Yin-

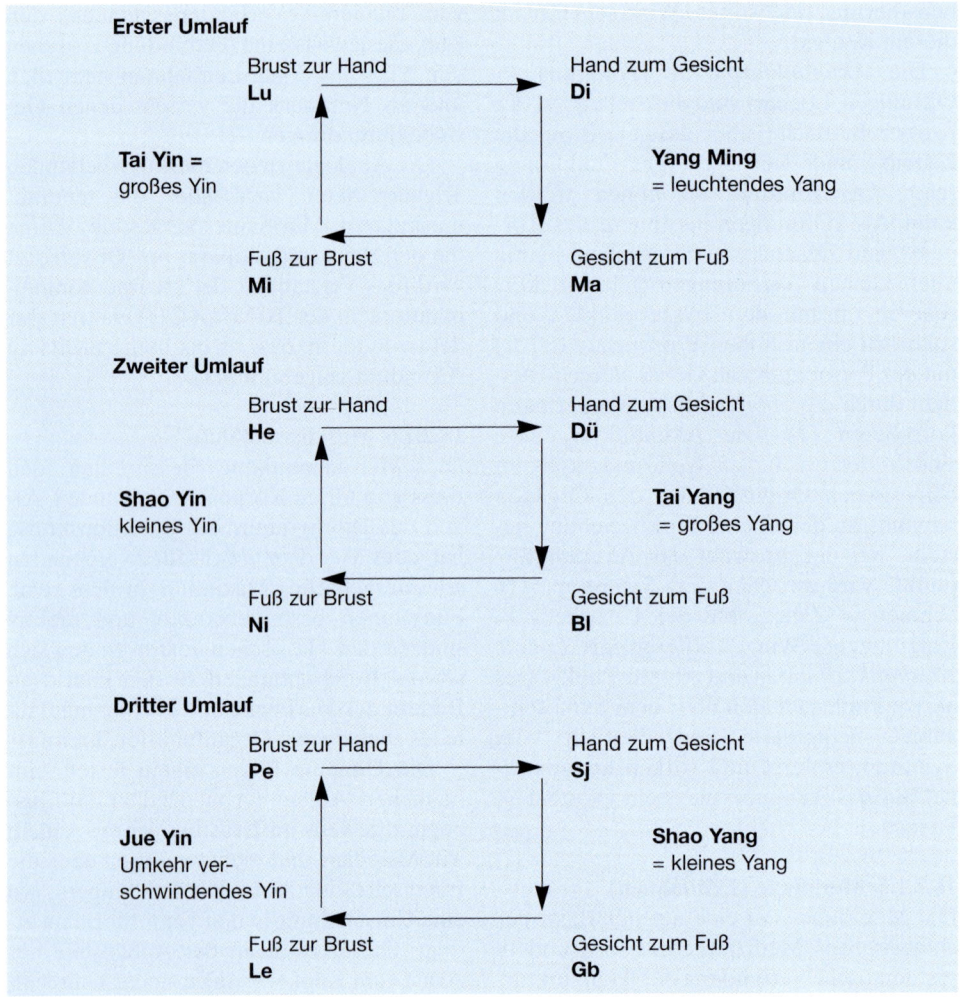

Abb. 1: Meridianumläufe.
Abkürzungen: Lu = Lunge; Di = Dickdarm; Ma = Magen; Mi = Milz Pankreas; He = Herz; Dü = Dünndarm; Bl = Blase; Ni = Niere; Pe = Perikard; Sj = San Jiao; Gb = Gallenblase; Le = Leber

Meridianen oder zwei Yang-Meridianen eines Meridianumlaufs. Die chinesischen Achsenbezeichnungen beinhalten als Information sowohl die Qualität als auch die Quantität des ihnen zugrunde liegenden Qi. So sind z.B. im Tai-Yang (großes/starkes Yang) die Meridiane Bl und Dü als erste (starke) Abwehrreaktion beim Eindringen von pathogenen Faktoren gefordert (steifer Nacken = Bl und rauer Hals/Dü bei Kälteexposition). Durch die Bezeichnung Shao-Yin (kleines Yin) mit seinen Meridianen He und Ni wird u.a. dem Umstand Rechnung getragen, dass zwei Yin-Meridiane durch ihre Dynamik (Herz) Yang-Qualitäten haben (Shao Yin).

Synergieeffekte lassen sich therapeutisch nutzen, aus der Meridianachse gewählte Punktkombinationen ergänzen und beeinflussen einander:

Magenmeridian und Dickdarmmeridian = Yang Ming/leuchtendes Yang

Beispiel: Schmerzen im Bereich der vorderen Schulter (Dickdarm-M.) können durch Punkte auf derselben Achse = Magen M. (Ma 38 bekannt als Spezialpunkt für die Schulter am Unterschenkel) behandelt werden.

Lungen-Meridian und Milz-Pankreas-Meridian = Tai Yin/großes Yin

Beispiel: Nässe/Schleim in der Lunge kann durch einen Punkt im Mi-Meridian (Mi 9) mitbehandelt werden.

Horizontale Meridianachse
Jeweils ein Yin- und ein Yang-Meridian bilden eine Funktionseinheit, d. h., sie sind durch ein Luo-Verbindungsgefäß miteinander verbunden, was therapeutisch genutzt werde kann.

Yin-Yang-Ausgleichstherapie:

Lungen-Meridian/Yin – Dickdarm-Meridian/Yang

Beispiel: Hitze im Dickdarmmeridian (hochfiebrige Sinusitis) = Yin-Mangel wird unterstützend durch einen Lungenpunkt Lu 1 (stärkt das Yin) mitbehandelt.

Milz-Pankreas-Meridian/Yin – Magenmeridian/Yang

Beispiel: Gesichtsschmerzen von neuralgischem Charakter im Verlauf des Magenmeridians (über NAP2/N. maxillaris = Yang), kann durch einen Mi-Punkt Mi 3 mitbehandelt werden.

18.2.1.7 Zang (Yin-Organe) und Fu (Yang-Organe): die „Organlehre" in der chinesischen Medizin
Die chinesische Organlehre fußt nicht auf einer unserem westlichen System vergleichbaren Anatomie. So wird z. B. unter dem Organ Leber weniger seine physische Struktur als sein funktionelles Wirken in Bezug auf die fundamentalen Substanzen (Qi, Blut, Säfte, Yin, Yang) verstanden. Basierend auf der Philosophie des Tao ist nicht die Struktur, sondern die Wirkung entscheidend. Die vielen Übereinstimmungen basieren in der Richtigkeit beider Medizinsysteme, dabei sollte man nicht versuchen, Parallelen zu erzwingen. Durch eigene Be-

obachtung werden die „chinesischen Organfunktionen" rational und reproduzierbar. So ist ein Leberkopfschmerz in der chinesischen Medizin weit mehr als der Kater nach übermäßigem Alkoholgenuss, sondern beschreibt eine Blockade des Leber-Qi mit schmerzhaften Auswirkungen in den zugehörigen Meridianen Leber und Gallenblase. Auch können Nachbarorgane wie der Magen und die Bauchspeicheldrüse (Übelkeit, Durchfall) mitbetroffen sein. Dabei sind die vielfältigen Organfunktionen umfassend „anders" als in unserem westlichen Medizinsystem. Eine Systematik hierzu finden wir in den Funktionskreisen.

18.2.1.8 Die Funktionskreise und Wandlungsphasen (Elemente)
Ursprünglich ist hierunter das Wirken der „Zang-Fu", der Organlehre der TCM zu verstehen. Sie besteht vor allem in der systematischen und wissenschaftlichen Analyse von zusammenhängenden Körperfunktionen (Physiologie) und Krankheitsabläufen (Pathophysiologie), basierend auf Beobachten, konstanter Wiederholung der Befunde, hohen Fallzahlen, langer Beobachtungszeit, medizintheoretischer Deutung, Dokumentation, stabiler Tradition sowie politischer und sozialer Akzeptanz.

Diese Datenverknüpfung wurde zur Grundlage der Lehre von den Wandlungsphasen („Elemente"), durch die die erhobenen Befunde zusammengefasst und mit anderen naturwissenschaftlichen Erkenntnissen erweitert wurden (Tab. 1).

Wie können wir die Fülle von Informationen über Befindlichkeiten und Gefühle in therapeutisch sinnvolles Handeln mit Akupunktur integrieren?

Am Beispiel der Wandlungsphase Holz will ich erläutern, wie eine Interpretation in unseren Denkmustern möglich ist.

Da der Mensch Teil seiner Umwelt ist, wurden Phänomene der Naturbeobachtung und Bilder aus Soziologie, Psychologie und politischer Realität zur Beschreibung von Körperfunktionen verwendet. Zur Wand-

Tab. 1: Die Wandlungsphasen („Elemente").

Wandlungsphase Feuer:

Yin-Organ	Herz	stimmlicher Ausdruck	Lachen
Yang-Organ	Dünndarm	Farbe	Rot
Sinnesorgan	Zunge	Jahreszeit	Sommer
Körperschicht	Blutgefäße	klimatischer Faktor	Hitze
Emotion	Freude	Richtung	Süden
Geschmack	bitter	Entwicklungsstufe	Wachstum

Wandlungsphase Erde:

Yin-Organ	Milz/Pankreas	stimmlicher Ausdruck	Singen
Yang-Organ	Magen	Farbe	Gelb
Sinnesorgan	Mund	Jahreszeit	Spätsommer
Körperschicht	Bindegewebe	klimatischer Faktor	Feuchtigkeit
Emotion	Mitgefühl, Sorge	Richtung	Mitte
Geschmack	süß	Entwicklungsstufe	Wandlung

Wandlungsphase Metall:

Yin-Organ	Lunge	stimmlicher Ausdruck	Weinen
Yang-Organ	Dickdarm	Farbe	Weiß
Sinnesorgan	Nase	Jahreszeit	Herbst
Körperschicht	Haut/Haar	klimatischer Faktor	Trockenheit
Emotion	Traurigkeit	Richtung	Westen
Geschmack	scharf	Entwicklungsstufe	Ernte

Wandlungsphase Wasser:

Yin-Organ	Niere	stimmlicher Ausdruck	Stöhnen
Yang-Organ	Blase	Farbe	Schwarz
Sinnesorgan	Ohren	Jahreszeit	Winter
Körperschicht	Knochen	klimatischer Faktor	Kälte
Emotion	Furcht	Richtung	Norden
Geschmack	salzig	Entwicklungsstufe	Sammlung

Wandlungsphase Holz:

Yin-Organ	Leber	stimmlicher Ausdruck	Rufen
Yang-Organ	Gallenblase	Farbe	Grün
Sinnesorgan	Augen	Jahreszeit	Frühling
Körperschicht	Muskeln u. Sehnen	klimatischer Faktor	Wind
Emotion	Zorn	Richtung	Osten
Geschmack	sauer	Entwicklungsstufe	Geburt/Pubertät

lungsphase Holz gehören die Organe/ Meridiane Leber und Gallenblase, die Emotion Zorn, der Frühling, Geburt und Pubertät, der Wind usw.

Gibt es hier einen roten Faden? Hilft uns besagte „Laus …" oder die „überlaufende Galle" weiter? Oder ein Blick in die Pubertät unserer Kinder? Das Bild der aufblühenden und aufstrebenden Natur im Frühjahr?

Es ist die *Dynamik*, die hier beschrieben wird, der *„Zorn, der zur Entscheidung und zum Handeln drängt"*, der *Wind, der uns aktiv werden lässt*, die Empfindlichkeit und *Gereiztheit*, wenn noch keine innere Festigkeit den Stürmen des Lebens trotzt. Durch die Verknüpfung von Muskeln und Sehnen, den Augen und den Leber/Galle-Funktionen mit der Erhaltung des geschmeidigen und freien Flusses von Blut und Qi bekommt die Diagnose *„gestautes Leber-Qi"* für Muskelkrämpfe, Dysmenorrhoe, Gereiztheit, *myofasziales Schmerzsyndrom* *und Spannungskopfschmerz* u.v.m. eine bildhaft vorstellbare Realität. Eine Epilepsie wurde als Folge von Wind und Windblockaden gesehen, ebenso bestimmte Formen von Neuralgien.

Zur Beschreibung von Krämpfen, Zuckungen und Tremor diente die Vorstellung „so als ob Wind in eine Baumkrone fährt", auch Unruhe und Schlaflosigkeit kann Wind hervorrufen.

Interessant ist in diesem Kontext, dass wir in der Befragung von Patienten viele dieser „beschreibenden Daten" abfragen. Alleine die affektiven Items zur Beschreibung von Schmerzen ist der „So als ob es so wäre"-Information der TCM sehr ähnlich.

18.2.2 Pathophysiologische Faktoren in der TCM-Akupunktur

Eine Diagnose bedarf der Wahrnehmung einer Pathologie, einer sog. Heteropathie oder Schrägläufigkeit von Funktionen. Dazu bedarf es einer Vorstellung von krankheitsauslösenden Faktoren, die kausal mit dieser Heteropathie in Zusammenhang stehen. In der chinesischen Medizin wurde zwischen zwei grundlegenden Faktoren der Krankheitsentstehung unterschieden.

18.2.2.1 Äußere pathogene Faktoren
Hier besteht ein enger Bezug zu klimatischen Einflüssen und deren Auswirkungen auf bestimmte Funktionskreise

Wind: Muskelspannung, Neuralgie, Fazialisparese, Migräne, heller Schmerz; Funktionskreis Leber/Galle, Muskulatur; Yang

Kälte: Steifheit, Verhärtung, dumpf bohrender Schmerz, Arthrose; Funktionskreis Niere/Blase, Knochen; Yin

Nässe: schwer, dumpf, Anlaufschmerz, Ödeme, Bindegewebsschwäche; Yin; Funktionskreis Milz/Pankreas/Magen, Bindegewebe

Hitze: Unruhe, Entzündung, heller, brennender Schmerz, Arthritis; Yang; Funktionskreis Herz/Dünndarm, Gefäße (inkl. Mikrozirkulation)

Die Terminologie der äußeren Faktoren wird sowohl als Causa als auch als Zustandsbeschreibung verwendet. So ist bei einer Migräne nicht zwingend Wind beteiligt, aber die Symptome treten „so als ob" auf: Licht- und Lärmempfindlichkeit, einschießende Schmerzen, Lokalisationswechsel möglich, Aktivität verschlechtert. Ebenso kann ein regnerischer Tag bei einer Fibromyalgie verstärkend wirksam sein, oder die Symptome können auch nur „so als ob" vorhanden sein: Bindegewebsschwellung, Anlaufschmerz, deprimierte Stimmung, Antriebsarmut.

Die Pathologien werden also getriggert von Faktoren, die dem klinischen Erscheinungsbild ähnlich sind, dabei führt die Bildhaftigkeit (z. B. Wind/Hitze) plastisch in die Empfindungen des Patienten, beschreibt gleichsam ein Syndrom in seinem individuellen Erleben.

Ein Patient mit chronischen Rückenschmerzen berichtet über einen dumpf drückenden Schmerz im Kreuz, der bei Bewegung und Massage besser, aber in Ruhe, vor allem beim Sitzen und in der Nacht, unerträglich wird, begleitet von Kältegefühl im Körperinnern (= Yin-Schmerz). Die Diagnostik zeigt Ansammlung innerer Kälte, die durch äußere Kälte (Klima) verstärkt wird.

18.2.2.2 Innere pathogene Faktoren
Da in der TCM bei der Beurteilung von Pathologien die „Auswirkungen auf das Qi" im Mittelpunkt stehen, werden die „körperlichen" und „seelischen" Ursachen nicht dialektisch/alternativ sondern synthetisch/parallel gesehen. Dabei ist allerdings die Wertigkeit hin zu den seelisch-emotionalen Faktoren verschoben.

Für die Grundgefühle gilt dann eine pathologische Wirkung, wenn sie aus ihren natürlichen Mittellagen verschoben sind (Tab. 2).

Erfährt eine der Grundemotionen in der Biographie des Patienten eine ungenügende Entwicklung oder eine übersteigerte Prägung, führt dies zu einer Veränderung in

267

Tab. 2: Grundgefühle, physiologisch und pathologisch.

Physiologie	Pathologie
Angst: Wille, Schutz und Ehrfurcht vor dem Sein	▶ Lähmung – Panik
Wut: Phantasie, Antrieb und Abwarten	▶ Aggression – Blockade
Freude: emotionale Intelligenz und Liebe	▶ Manie – Gefühlskälte
Sorge: analytische Intelligenz und Reflexion	▶ Grübeln – Unsicherheit
Trauer: körperliches Fühlen/Erleben	▶ Nicht-Loslassen, Begrenztheit

dem gesamten Funktionskreis. Bei uns bekannte sprichwörtliche Redewendungen, die dies einfach beschreiben, sind:

„Vor Angst in die Hose machen"
▶ Nieren-Blasen-Funktionskreis
„Vor Wut geht mir die Galle über"
▶ Leber-Galle-Funktionskreis
„Das Herz springt mir vor Freude"
▶ Herz-Dünndarm-Funktionskreis
„Es ist mir was auf den Magen geschlagen"
▶ Milz-Pankreas-Magen-Funktionskreis
„Mir hat es den Atem verschlagen"
▶ Lunge-Dickdarm-Funktionskreis

Die chinesische Medizin ist in ihrer Grundstruktur tief psychosomatisch. Dabei ist sie jedoch nicht psychoanalytisch orientiert, sondern richtet ihre Wahrnehmung auf die Folgen für den Patienten und damit den Zustand seines Qi. Im Rahmen von klinischen Beispielen (s. folgende Seiten) wird dieser Zusammenhang deutlich.

In der Denkweise der TCM wird das Schmerzerleben des Patienten von vornherein psychosomatisch oder somatopsychisch gesehen, so dass einer weiteren Chronifizierung entgegengewirkt wird.

Literatur

1. **Cheng Xinnong.** Essentials of Chinese Acupuncture. Beijing: Foreign Language Press, 1980.
2. **Hammer L.** Dragon rises, red bird flies. New York: Station Hill Press, 1990.
3. **Heine H.** Akupunkturtherapie – Perforation der oberflächlichen Korperfaszien durch kutane Gefäß-Nervenbündel. Therapeutikon 1988; 4: 238–244.
4. **Kaptchuk TJ.** Das große Buch der Chinesischen Medizin. Bern: Scherz/Barth, 2003.
5. **Kiesewetter M.** Der Taoismus als Lehre vom Sein und als Weisheitslehre. Beiträge zu 10 Tagungen der Arbeitsgemeinschaft für Traditionelle chinesische Medizin. München: Verlag T. Marzell, 1980: 109–115.
6. **Maciocia G.** Die Grundlagen der Chinesischen Medizin. Kötzting: Verlag für Ganzheitliche Medizin, Dr. Erich Wühr, 1994.
7. **Porkert M.** Die chinesische Medizin. Berlin: Econ, 1986.
8. **Unschuld PU.** Die Praxis des traditionellen Chinesischen Heilsystems. Wiesbaden: Steiner, 1973.
9. **Wendling D.** Traditionelle chinesische Akupunktur bei orthopädischen Erkrankungen. Stuttgart: Hippokrates, 1999.

18.3 Praxis der Akupunktur

18.3.1 Diagnostik

Um aus der Theorie praxisrelevante Daten zu bekommen, bedarf es einer klaren quantitativen und qualitativen Wertung der erhobenen Befunde. Die Diagnostik der TCM bietet hierzu die notwendigen Grundlagen. Sie fußt auf vier Säulen:

▶ Anamnese/Befragung
▶ allgemeine körperliche Untersuchung mit den vier Sinnen
▶ Zungendiagnostik
▶ Pulsdiagnostik

18.3.1.1 Anamnese

Bei der Frage nach den Leitsymptomen (z.B. Schmerzen) sind v.a. auch deren Modalitäten von Bedeutung, um eine Yin-Yang-Dysbalance, eine Störung im Meridiansystem und eine Störung der Funktionskreise oder der Wandlungsphase zu erfassen (Tab. 3).

Nachdem die Modalitäten der Leitsymptome erhoben wurden, folgt die Allgemeinanamnese mit folgenden wichtigen Fragenkomplexen:

▶ Hitze-/Kältegefühl
▶ Durst/Hunger/Appetit
▶ Schlafgewohnheiten
▶ Ausscheidung von Stuhl und Urin
▶ allgemeine Vitalität /Stimmung
▶ Sexualität/Schwangerschaften/Zyklus

In der TCM ist der Gesamtzusammenhang für das Entstehen einer Krankheit von entscheidender Bedeutung für das therapeutische Vorgehen. So ist eine Yin-Erkrankung durch Yang stärkende Maßnahmen und umgekehrt zu behandeln. Bleiben wir beim Rückenschmerz, so ist der *Yin-Typ* (Kältegefühl, Verschlechterung im Herbst und Winter, kein Durst, weiche Stühle, reichlich klarer Urin, sexuelle Dysfunktion, Müdigkeit, vorwiegend im Blasen- und Nieren-Orbis lokalisierte Erkrankung) durch Auswahl vieler lokaler Akupunkturpunkte mit Moxibustion, wärmende Nahrungsmittel (Ingwer), angepasste Physiotherapie mit Mobilisation und allgemein aktive Zuwendung zu behandeln (*Yang-Maßnahmen*).

18.3.1.2 Untersuchung

Die Untersuchung beginnt mit der genauen *Beobachtung* des Patienten: Verhalten, Gang, Gesichtsfarbe, Klang der Stimme, Haut und Schleimhäute, Körperbau, Haarfarbe u.v.m.

Dabei ist eine Zuordnung nach Yin- oder Yang-Kriterien der Leitfaden, z.B.:

▶ fester Händedruck, kräftige Stimme, rotes oder gerötetes Gesicht, dynamisches, aktives Verhalten → Yang-Zeichen
▶ schwacher, „lascher" Händedruck, blassbläuliche Gesichtsfarbe, passives, schüchternes Verhalten → Yin-Zeichen

Tab. 3: Anamnese, Beispiel Rückenschmerz.

Anatomische Struktur	Funktionskreis/Orbis
Knochen	→ Nieren/Blase (z.B. sexuelle Dysfunktion, Angst)
Bänder und Muskeln	→ Leber/Galle (z.B. Muskelspannung, Wut)
Modalität des Schmerzes	
Bewegung und Wärme (inkl. Wetter) lindert	→ Yin-Schmerztyp, Yin zu viel oder Yang zu wenig
Kälte oder Ruhe hilft	→ Yang-Schmerztyp, Yang zu viel oder Yin zu wenig
Schmerzverlauf	
Akut	→ Yin- oder Yang-Fülle (Eindringen von Kälte oder Hitze/Überlastung, Wind und Feuchtigkeit)
Chronisch	→ Mangel an Yin oder Yang oder beidem (durch zu hohe körperliche Beanspruchung, Verschleiß der Strukturen, Spondylarthrose usw.)

Tab. 4: Zungendiagnostik.

Zungenbelag (ZB)	▶ Hinweis auf den Verdauungstrakt und Schleimhäute allgemein, äußere Krankheitszeichen
ZB weiß	▶ Kälteansammlung (zu viel Rohkost, Milch oder kalte Getränke, müde und abgeschlagen) ▶ Yin-Überschuss
ZB gelblich	▶ Hitzeansammlung (zu viel Kaffee, Nikotin, scharfe Speisen Stress, Unruhe) ▶ Yang-Überschuss
Zungenkörper (ZK)	▶ ein „präparierter" hautfreier Muskel, kann als eine Art „Hochrechnung" auf die allgemeine Stoffwechsellage in den anderen Muskeln und Bindegeweben dienen, Hinweis auf eine innere Heteropathie
ZK blass, geschwollen	▶ Ansammlung von Nässe und Kälte im Körper, Hypofunktion, Ödeme, z. B. Hypothyreose, Mangel an Yang/Qi und/oder ein Zuviel an Yin
ZK rot, kleiner als normal	▶ zu viel Hitze trocknet die Säfte; Dauerstress, Hyperfunktion, z. B. Infektion, Mangel an Yin und/oder ein Zuviel an Yang

Als Besonderheit in der TCM ist darüber hinaus die **Zungendiagnostik** ein wesentlicher Pfeiler der Inspektion. Die Tiefe der Zungenbeobachtung lässt sich erst mit der Erfahrung erkennen, Tabelle 4 soll einen Eindruck vermitteln.

Diese sehr vereinfachte Darstellung soll nur exemplarisch den Sinn der Zungendiagnostik verdeutlichen. Die erhobenen Befunde müssen untereinander abgeglichen werden, um eine valide Diagnose zu erhalten.

Bei der *körperlichen Untersuchung* steht neben dem Bewegungsapparat und der Bauchdeckendiagnostik die Untersuchung der Meridiane und Akupunkturpunkte im Vordergrund. Wo ist das Leitsymptom lokalisiert? Welcher Meridian und welche Akupunkturpunktregion ist involviert? Ist Fülle oder Leere vorhanden (s. später)? Fühlt sich der Körper kühl oder warm an? Wie ist der Geruch des Körpers und seiner Absonderungen?

Als Besonderheit schließt sich in der TCM die *Kunst der Pulstastung* an. Dabei wird über der Arteria radialis loco typico mit drei Fingern eine Bewertung der Pulswelle vorgenommen. Neben uns bekannten Kriterien wie Geschwindigkeit, Rhythmus und Pulsstärke wird in der TCM noch weiter differenziert. Dabei bewerten die drei

tastenden Finger nicht nur den Zustand des Herz- und Gefäßsystems, sondern haben auch Bezug zu allen anderen Funktionskreisen. Es mag rational nicht zu begründen sein, wie z. B. ein Finger die Herzfunktion, ein anderer die des Leberfunktionskreises beschreiben soll, aber es funktioniert. Analogien mögen hier versöhnlich wirken: So ist bei einer Zosterinfektion, die in der TCM viel mit dem Leber-Orbis zu tun hat, oft der Puls schneller und gespannter als normal, und diese Auswirkungen werden in der Pulstastung der Chinesen weiter in seine Untergruppen Herz- und Leberpuls differenziert. Dabei ist zu beachten, dass die Pulstastung als echte medizinische Kunst einer täglichen Übung bedarf.

18.3.1.3 Diagnose nach den acht Leitkriterien Ba Gang

Die erhobenen Befunde müssen zur therapeutischen Auswertung in ihrer Quantität und damit Relativität zueinander bewertet werden:

Hitze – Kälte	Aktivität	Wie
außen – innen	Lokalisation	Wo
Fülle – Leere	Intensität	Wie viel
Yang – Yin	Therapeutischer Leitfaden	

„Außen" steht vereinfacht für die Körperhülle, bestehend aus Haut, Schleimhäuten, Muskulatur, Bindegewebe und in der TCM den Meridianen und Akupunkturpunkten, einschließlich dem kompletten Innervations- und Versorgungssystem.

„Innen" steht demgegenüber für die inneren Organfunktionskreise und deren komplexe Bedeutung für das physiologische Gleichgewicht, in der TCM auch für die inneren Meridianverläufe.

Innen und Außen bilden eine funktionelle Einheit und stehen in ständiger Kommunikation miteinander, in der TCM wird dieser Tatsache durch Kopplung der Meridiane und Organe Rechnung getragen.

Störmuster mit der Qualität „außen" sind bei chronischen Krankheiten selten als Leitkriterium relevant, als Ursache zur Symptomverschlechterung im Inneren können sie aber eine gewisse Bedeutung erlangen. Ebenso zeigen sich innere Störmuster regelmäßig über ihre Innen-außen-Kopplung an der Oberfläche und können von hier aus beeinflusst werden.

Beispiel Wind (= Zugluft, Klima, Wetterwechsel, Föhnluft): Ein äußerer pathogener Faktor mit Yang-Qualität ist sicher nicht die Ursache für eine Migräne oder Neuralgie, kann aber sehr wohl bei Vorliegen einer inneren Dysbalance mit Yang-Überschuss, z. B. Stress mit Schlafmangel, innerer Unruhe, Alkoholgenuss, familiärer Disposition, additiv wirksam werden.

So finden sich regelmäßig im Migräneanfall neben der Dysbalance im Inneren (meningeale Reizzustände, Übelkeit, Erbrechen, existenzielles Schmerzempfinden) äußere Zeichen wie Muskeltriggerpunkte, gerötete Augen, Schmerzen an der „Oberfläche" v. a. im Verlauf des entsprechenden Meridians oder über Akupunkturpunktregionen.

Über Ba Gang, die acht Leitkriterien zur Beschreibung des individuellen Erscheinungsbildes einer Diagnose, kann eine reproduzierbare, einheitliche rationale Therapieplanung vorgenommen werden. Im folgenden Kapitel Akupunkturtherapie wird dieses Procedere vertieft.

Literatur

1. **Kirschbaum B.** Atlas und Lehrbuch der chinesischen Zungendiagnostik. Bd. 1. Kötzting: Verlag für Traditionelle Chinesische Medizin, Dr. Erich Wühr, 2002.

2. **Maciocia G.** Die Grundlagen der Chinesischen Medizin. Kötzting: Verlag für Ganzheitliche Medizin, Dr. Erich Wühr, 1994.

3. **Porkert M.** Die chinesische Medizin. Berlin: Econ, 1986.

18.3.2 Akupunkturtherapie

Ziel einer Akupunkturbehandlung ist es, durch gezielte Auswahl der wirksamen Punkte und deren diagnoseabhängige Stimulation eine bestimmte Körperreaktion zu provozieren. Darunter ist in der Akupunktur im Allgemeinen ein Yin-Yang-Gleichgewicht zu verstehen. Untergruppen sind: den Fluss von Qi anregen, Blockaden auflösen, Einfluss auf den Säfte- und Blutstoffwechsel nehmen, die Meridiane und v. a. ihre Vernetzung untereinander und mit den Funktionskreisen anregen.

Klinisches Beispiel:

Schmerzen bei Herpes zoster, loco typico re Th8

Modalitäten:

gerötete Pusteln (Hitze →Yang) mit gelb-weißlichem Exsudat (Hitze → Nässe); starker Juckreiz (Yang) und stechende (Yang) Schmerzen entlang den Spinalnerven (seitliche Körperregion → Gallenblasenmeridian); Erschöpfungsgefühl (Leere), Gewichtsverlust (Yin-Mangel), Unruhe und Schlafstörung (Yin-Mangel), rote Zunge ohne Belag v.a. an den Rändern (Hitze und „Wind" im Leber-Galle-Orbis), trockener Stuhl (Yin/Flüssigkeitsmangel), gelber Urin (Hitze, Yang-Fülle bei Yin-Leere)

Pathogene Faktoren

Anamnestisch bestand im Vorfeld eine hohe emotionale Belastung mit großem Ärger am Arbeitsplatz (Stagnation des Leber-Orbis mit Hitzeentwicklung, die über den Gallenblasen-Meridian an die Körperoberfläche kommt → Innen-außen-Kopplung).

Die **Diagnose** nach TCM lautet: feuchte Hitze im Leber-Funktionskreis mit Leber-Qi-Stagnation, Yang-Fülle im Gallenbla-sen-Meridian mit Hitze und Wind (heller, einschießender, stechender Schmerz), allgemein Yin-Mangel im Inneren, der durch „emotionale" Hitze im Leber- (Ärger) und Herz-Funktionskreis (Schlafstörung, Unruhe) entstanden ist.

Therapeutische Prinzipien:

Yang und Hitze ableiten (Auswahl von entsprechend wirksamen Akupunkturpunkten und deren Behandlung mit einer sedierenden Nadeltechnik, Minze zum Kühlen und Beruhigen von Wind), Schwerpunkt im Gallenblasen-Meridian. Yin im Inneren stärken (entsprechende Auswahl der Akupunkturpunkte, Ruhe und Entspannung, Flüssigkeitszufuhr, Diätetik, Kräutertherapie).

Als geeigneter Zugang zur Therapieplanung nach den Gesetzen der TCM, v. a. der Auswahl der geeigneten Akupunkturpunkte, eignen sich die drei Umläufe der Meridiane, denn ein stures Auswendiglernen von Punktkombinationen wäre vergleichbar der Anwendung einer Sprache ohne Grammatik, manchmal stimmt ein Wort und steht an der richtigen Stelle, für eine Reproduzierbarkeit der Therapie fehlt aber eine hinreichende Systematik.

Betonen möchte ich erneut, dass Akupunktur steht für *sehen, fühlen, tasten*, eben durch *persönliche Zuwendung behandeln*, wozu neben der Kenntnis der „Grammatik" die Praxiserfahrung gehört. *Chronische Schmerzpatienten dürfen nur dann genadelt werden, wenn dies im Einklang mit ihrer persönlichen Situation steht.* Dabei ist das Befühlen von Akupunkturpunkten auf ihre Aktivität dem Auffinden aktiver Triggerpunkte ähnlich, die differenzierte Diagnostik der TCM ist bei der Eingrenzung der Möglichkeiten eine unschätzbare Hilfe.

18.3.2.1 Übersicht Diagnose und Therapie

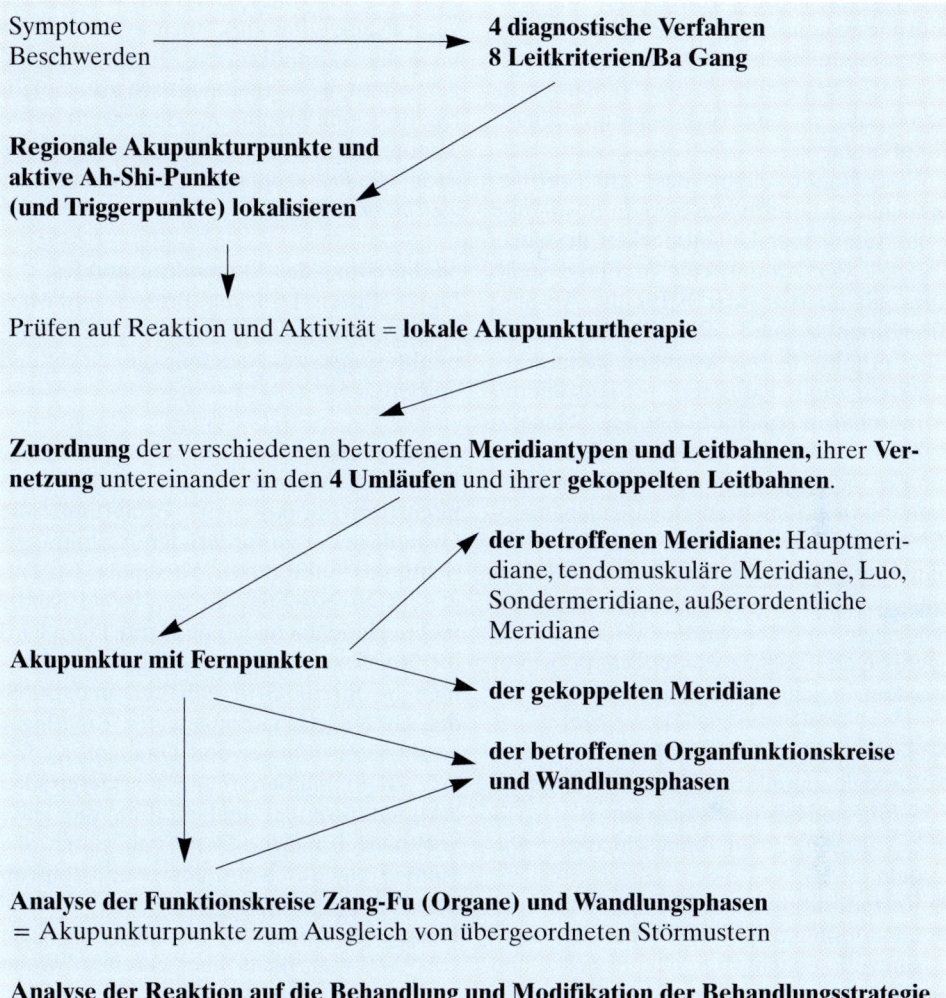

Symptome
Beschwerden → **4 diagnostische Verfahren**
8 Leitkriterien/Ba Gang

Regionale Akupunkturpunkte und aktive Ah-Shi-Punkte (und Triggerpunkte) lokalisieren

Prüfen auf Reaktion und Aktivität = **lokale Akupunkturtherapie**

Zuordnung der verschiedenen betroffenen **Meridiantypen und Leitbahnen,** ihrer **Vernetzung** untereinander in den **4 Umläufen** und ihrer **gekoppelten Leitbahnen.**

der betroffenen Meridiane: Hauptmeridiane, tendomuskuläre Meridiane, Luo, Sondermeridiane, außerordentliche Meridiane

Akupunktur mit Fernpunkten

der gekoppelten Meridiane

der betroffenen Organfunktionskreise und Wandlungsphasen

Analyse der Funktionskreise Zang-Fu (Organe) und Wandlungsphasen = Akupunkturpunkte zum Ausgleich von übergeordneten Störmustern

Analyse der Reaktion auf die Behandlung und Modifikation der Behandlungsstrategie

18.3.2.2 Praxis der Akupunktur

Auswahl der Punkte

Auswahl der Akupunkturnadel unter Beachtung der Sensibilität und Empfindsamkeit der Patienten auf der Basis der Diagnosekriterien.

Die Grundlage der Akupunkturwirkung ist das Auslösen einer Nadelsensation, genannt „De-Qi-Gefühl". Allgemein formuliert ist darunter eine Veränderung am Akupunkturpunkt zu verstehen, die einerseits durch den Akupunkteur wahrgenommen wird, andererseits eine Empfindung des Patienten ist, seine individuelle Antwort auf den Nadelreiz. Für den Akupunkteur zeigt sich das „Ankommen des Qi" durch einen geringen Widerstand beim Vorschieben der Nadel, so als ob sie vom Gewebe festgehalten, „ergriffen" würde. Der Patient spürt ein Gefühl von Schwere und dumpfen Druck, der sich ausgehend vom Akupunkturpunkt entlang dem Meridian ausbreitet (Aktivierung von Druck- und Berührungsrezeptoren und nervaler Nervenweiterleitung über A-Beta, A-Delta und C-Fasern). Dabei gibt es eine große Variationsbreite in der Wahrnehmung dieser Empfindungen.

Festzuhalten bleibt, dass eine oft gebräuchliche Unsitte, die Nadeln hastig und ohne Aufmerksamkeit zu stechen, die ganze Qualität der Akupunktur in Frage stellt. Dies gilt im Besonderen für die Ah-Shi-, Triggerpunkt- und Periost-Akupunktur. Eine erhöhte Aufmerksamkeit beim Akupunkteur und Patienten in entspannter Atmosphäre vermeidet unnötige Schmerzreize und steigert den Akupunktureffekt um ein Vielfaches. Vor der Nadelung sollte man mit dem Patienten kleine entspannende Atemübungen machen und den Akupunkturpunkt manuell stimulieren. Es ist ein medizinischer Fehler, z. B. einen erschöpften und überreizten Patienten mit aggressiver, falscher Nadeltechnik weiter aus dem Gleichgewicht zu bringen.

Nadelmaterial und Stichtechnik

▶ Einmalakupunkturnadeln mit feinstem Schliff und aus Edelstahl obligat
▶ beschichtete oder unbeschichtete Nadeln
▶ Resterilisation nicht zu empfehlen
▶ Hautdesinfektion aus forensischer Sicht sinnvoll, obligat bei der Periost- und gelenknahen Akupunktur und der Ohrakupunktur

Anzahl der zu nadelnden Punkte

8 bis 15 Akupunkturpunkte (Ausnahme: sehr schwache Patienten, die oft nur 3 bis 6 Nadeln vertragen). Lokale Punkte wie über Narben (Nukleotomie-Narben) können als eine Punktgruppe zusammengefasst und als „eine Nadel" gezählt werden.

Dauer der Sitzungen

Je nach Nadeltechnik 15 bis 40 Minuten, wobei auch verschiedene Nadeltechniken und Positionen nacheinander erfolgen können (z. B. erst Punkte dorsalseitig im Sitzen oder in Bauchlage, dann in Rückenlage ventralseitige Punkte). Auch wenn zur Wirkung der Akupunktur kürzere Zeiten möglich wären, ist es therapeutisch zu empfehlen, dass eine Sitzung mindestens 20 bis 30 Minuten dauert. Diese Entspannungsphase ist für die stressgeplagten Patienten unserer Zeit notwendig.

Vorbereitung des Akupunkturpunktes

Durch Tasten, Drücken, Pressen und Markieren mit dem Fingernagel wird der Akupunkturpunkt zur Nadelung untersucht und vorbereitet.

Stichtechniken

Die manuelle Fingerfertigkeit bedarf einer intensiven praktischen Erfahrung, die Grundlage der zu fordernden Ausbildungsrichtlinien sein muss. Allgemein ist Folgendes zu beachten: In der Regel ist die rechte Hand die nadelnde Hand. Dazu wird die Nadel zwischen Zeigefinger und Daumen an ihrem Griff gehalten und durch den am Nadelschaft angelegten Ringfinger gestützt. Zeigefinger und Daumen der linken Hand palpieren und markieren den Akupunkturpunkt und straffen die Haut vor dem Einstich. Der Stich durch die Haut erfolgt durch eine zügige und kontrollierte Kippbewegung aus dem rechten Handgelenk und sollte zunächst eine Tiefe von 2–3 mm nicht überschreiten. Wenn nötig, wird dann die Nadel bis zum Erreichen des Qi vorgeschoben (Endtiefe ca. 0,3–1,5 cm). Alternativ kann das Einstechen nach einer japanischen Nadeltechnik mittels Führungsröhrchen erfolgen, dies ist nach meiner Erfahrung die schmerzloseste Form der Punktion. Zu beachten ist hierbei, dass sich durch diese Erleichterung ein Mangel an Konzentration einschleicht und damit die Bewegung des Qi übersehen wird.

Nadelmanipulationen

Je nach der energetischen Ausgangslage des Patienten kann durch Anwendung bestimmter Nadeltechniken die Akupunkturwirkung gesteuert werden:

Leere/Schwäche wird gestärkt und angeregt (syn. Tonisieren)

Regeln zum Stärken: dünne Nadeln, schneller Einstich beim Ausatmen des Patienten, Stichrichtung entlang dem Meridianverlauf, Vorschieben der Nadel bis zum De-Qi-Gefühl, Drehen der Nadel im Uhrzeigersinn (max. Halbkreis), zum Schluss schnelles Ziehen der Nadel durch die Haut beim Einatmen des Patienten, Verschließen der Einstichstelle

Fülle/Stärke wird zerstreut und abgeleitet (syn. Sedieren)

Regeln zum Ableiten (Sedieren): stärkere Nadel, Einstich bei der Einatmung, entgegen der Meridianverlaufsrichtung, langsames Vorschieben bis zu De Qi, schnelles Zurückziehen bis unter die Haut, zum Ende der Behandlung mit der Ausatmung langsames Ziehen der Nadel durch die Haut und Offenlassen der Einstichstelle.

Besteht Unklarheit über die sinnvolle Stichtechnik, ist eine neutrale Technik ohne Nadelstimulation zu empfehlen, dabei wird die Nadel schnell durch die Haut gestochen und bis zum Qi-Gefühl sanft vorgeschoben. Nach Erreichen des Qi wird die Nadel etwas zurückgezogen und mit Ende der Behandlung zügig gezogen. Tritt etwas Blut aus, wird zwei- bis dreimal abgetupft, dann komprimiert (Ausnahme ist das bewusste Blutenlassen).

Überwachung

Patienten, die ohne Erfahrung mit Akupunktur sind, müssen bei der ersten Behandlung eine gewisse Zeit beobachtet werden und sich während der Ruhephase jederzeit melden können. Die erste Behandlung ist bei sensiblen Patienten nur im Liegen durchzuführen.

Ziehen der Nadeln

In der Regel durch den Akupunkteur oder dessen Assistenten, der die Behandlungsstrategie und den Patienten kennt. Keine Nebensache!

Literatur

1. **Baldry PE.** Akupunktur, Triggerpunkte und muskuloskelettale Schmerzen. Uelzen: Medizinisch Literarische Verlagsgesellschaft, 1996.
2. **Birch S, Junko I.** Japanische Akupunktur. Uelzen: Medizinisch Literarische Verlagsgesellschaft, 2001.
3. **Chan Gunn C.** Die Behandlung chronischer Schmerzen nach Gunn. Uelzen: Medizinisch Literarische Verlagsgesellschaft, 1996.
4. **Cheng Xinnong.** Essentials of Chinese Acupuncture. Beijing: Foreign Language Press, 1980.
5. **Denmei S.** Einführung in die Meridiantherapie. Uelzen: Medizinisch Literarische Verlagsgesellschaft, 2003.
6. **Kirschbaum B.** Die 8 außerordentlichen Gefäße in der traditionellen chinesischen Medizin. Uelzen: Medizinisch Literarische Verlagsgesellschaft, 1995.

18.3.2.3 Klinische Beispiele unter Anwendung der Umläufe

Klinisches Beispiel zum ersten Umlauf: Chronische Schulterschmerzen, Patient, 42 Jahre

Lokalisation: ventraler Schulterbereich (Lu, Di) mit Ausstrahlung nach distal bis zum Epicondylus lat. (Di), nach proximal subklavikulär (Lu), Druckschmerz über dem M. deltoideus ventraler Rand (Di14), M. coracobrachialis (Lu 2) und M. pectoralis major (Lu 1) und über dem Extensor carpi radialis (Di 11).

Die Schmerzen bei Bewegung, v.a. bei der Abduktion, sind von stechendem Charakter (Yang), in der Nacht (ca. 3.00 h bis 5.00 h), beim Liegen auf der Seite und Drehen im Bett deutlich stärker, dann dumpf und bohrend (Yin, Stagnation).

Physiotherapie ist zu Beginn schmerzverstärkend, wirkt aber gegen Ende der Behandlungsstunde lindernd, jedoch nur für kurze Zeit. Wärme lindert (Yang-Mangel oder -Stagnation), nass-kaltes Wetter (Yin-Fülle, Nässe, Schleim) verstärkt die Schmerzen.

→ **äußere pathogene Faktoren**

An **Allgemeinsymptomen** bestehen ein Erschöpfungsgefühl, dünne, breiige Stühle, ein atopisches Ekzem und eine rezidivierende Sinusitis.

Psychologischer und sozialer Status: Der 42-jährige Jurist steht unter einer hohen beruflichen Anspannung, die infolge einer als Versagen erlebten Scheidung vor zwei Jahren im Privatbereich keine Entspannung erfährt.

Überwiegend geistige Tätigkeit und ein hohes Maß an Gedankenkreisen (Grübeln) sowie der Trennungsschmerz führten zur Überlastung der Funktionskreise von Mi und Lu.

→ **innere pathogene Faktoren**

Diagnose:
- lokal betroffene Meridiane: Lu und Di
- nach den 8 Leitkriterien: Kälte-Akkumulation (Yin) bei Qi- und Yang-Mangel, Stagnation des Qi-Flusses, Kälte, innen Yang-Leere,

- Kopplung der betroffenen Umläufe: Di-Ma/Yang Ming; Lu-Mi/Tai Yin
- nach den Wandlungsphasen (Funktionskreisen): Erde und Metall Element

Begründung: Der Verlauf der Schmerzen mit Ah-Shi-Punkten (Trigger-P.) ist entlang dem Lu/Di-Meridian, auf Lu und Di deuten auch die Sinusitis und das atopische Ekzem hin. Zur Wandlungsphase Metall mit den Funktionskreisen Lu und Di gehören neben der Haut und den Nasenschleimhäuten auch das darmassoziierte Immunsystem (Dickdarm). Der Hauptcharakter der Schmerzen ist Yin-betont (nachts schlimmer, Wärme lindert) und hat Zeichen von Nässe (Anfangsschmerz, Erschöpfungsgefühl, breiige Stühle). Dieser Aspekt bringt die Kopplung Lu-Mi (chin. Tai-Yin-Achse) in die Überlegung, in der Nässe ein Leitsymptom für eine Schwäche des Qi im Mi-Funktionskreis ist und damit auf die Wandlungsphase Erde hinweist. Die emotionalen Belastungsfaktoren Grübeln (Mi) und Trauer/„nicht loslassen können" (Lu) sind als schwerwiegende innere Krankheitsfaktoren an der Chronifizierung mitbeteiligt.

Aufgrund der inneren Schwäche können pathogene Faktoren wie Nässe, Wind und Kälte leicht in das Meridiansystem eindringen und Schmerzen auslösen.

Therapie

Lokale Therapie: Neben der gezielten Behandlung der Ah-Shi-Punkte mittels ableitender Nadeltechnik (Qi-Stagnation und Nässe bewegen) Zufuhr von Wärme durch Moxibustion (Yang stärken).

Übergeordnete Therapie: Der Weg zur genauen Punktwahl ist den entsprechenden Lehrbüchern zu entnehmen, hier sind einige Punkte beispielhaft genannt.

Die Punkte sind nach folgenden Kategorien auszusuchen:
- Meridian-Qi bewegen und stärken (Di 4, 20; Lu 9, 6; Ma 38, 36, Le 3, Gb 34)
- Nässe, Grübeln, Sinusitis, Trauer (Yin) → Schleim bewegen, ableiten und umwandeln (Mi 9, Ma 40, Mi 3, Lu 5, Lu 1, Di 20, Di 25)

▶ Wegen Qi-Mangel der Milz Mi und Lu stärken (Bl 13/42; Bl 20/49, Ma 36, Mi 2, Lu 9, Bl 23, 22)

Die erweiterte Behandlung unter Einbeziehung der übergeordneten Diagnoseprinzipien erbrachte den gewünschten längerfristigen Behandlungserfolg. Interessant war die Tatsache, dass sich zu Beginn der Schmerz nicht wesentlich besserte, der Patient sich aber allgemein wohler fühlte. Nach vier Sitzungen veränderte sich der Schmerz derart, dass der Bewegungsschmerz (äußerer Teil/Zweig) verschwand, der Nachtschmerz (innerer Teil/Wurzel) aber noch bestand. Die beginnende Stärkung des Meridian Qi (hier Wei Qi = Abwehr-Qi) verhinderte das Eindringen pathogener Faktoren in die Meridianebene. Erst mit der beginnenden Entspannung der emotionalen Situation in Bezug auf Schleim (Grübeln) und Trauer (Akzeptieren der Situation, freier Atmen) lösten sich die Schmerzen auf der tieferen Funktionskreis- und Organebene.

Klinisches Beispiel zum Zweiten Umlauf: Rückenschmerzen, Patientin, 29 Jahre, Schmerzanamnese seit 12 Jahren

Lokalisation untere LWS und Sakralbereich (L5/S1/S2); Druck- und Bewegungsschmerz, Iliosakralgelenks-Blockierung mit positivem Vorlauftest und positivem Spine-Test rechts, funktionelle Beinlängendifferenz rechts > links, die Vorwärtsbeugung ist schmerzhaft eingeschränkt (Fuß-Boden-Abstand und Schober), der Bereich fühlt sich kühl an, wirkt blass-bläulich (Kälte und Qi-Stagnation), lokale Fülle (Kälte) bei Mangel an Yang;

Zungenkörper: leichte Blässe und livide Verfärbung im hinteren Teil und an den Rändern, kleine Delle im hinteren Zungenteil, die Zungenspitze ist leicht gerötet; Zungenbelag ohne Befund.

Im Verlauf der Hämstrings und der Glutealmuskeln bds. deutliche Schmerzpunkte, Piriformisprovokation rechts positiv (Ah-Shi-Punkte, Triggerpunkte).

Die Schmerzen strahlen in den dorsalen Oberschenkel re, in die Leiste und werden als dumpf drückend (Yin) und messerstichartig (Kälte, Stagnation) beschrieben; prämenstruell (Le, Ni) werden die Schmerzen stärker, ebenso Schmerztrigger durch Geschlechtsverkehr (Ni, Le).

Röntgen: kein Befund, CT: Protrusio L5 ohne Kontakt zur Wurzel

Nebenbefunde: Seit der Menarche mit 14 Jahren prämenstruelles Syndrom mit heftigen Unterbauchschmerzen; am Tag vor der Periode (Le) häufiges Wasserlassen von reichlich klarem Urin (Kälte Ni, Bl), kalte Füße (Kälte Ni/Le Qi Stagnation); immer wieder Knieschmerzen beidseits, besonders im Winter (Ni).

Psychosozialer Status (innere pathogene Faktoren)

Abgeschlossenes BWL-Studium, arbeitet in einer Bank als Betriebswirtin in verantwortlicher Stellung, beschreibt sich als ehrgeizig (Ni, Le) und erfolgsorientiert, lebt in fester Partnerschaft, aber als Wochenendbeziehung.

Der Erfolgsdruck war schon in der Schule sehr hoch, Versagensangst (Ni) begleitete die Patienten, „solange sie denken konnte". Erfolg war im Rahmen einer als dominant erlebten Mutter der „einzige Weg zur Anerkennung", zum Vater bestand seit der Scheidung (Patientin war sieben Jahre) wenig Kontakt, erst seit vier Jahren wieder mehr.

Als belastend beschreibt die Patientin eine Art von Panik, wenn sie im Rahmen ihres Berufes Vorträge halten muss (Ni), sowie Konzentrations- und Schlafstörungen (He).

Diagnose:

▶ lokal betroffene Meridiane und Funktionskreise: Bl, Ni, Gb(Le)

▶ nach den acht Leitkriterien: Kälte im Bl-Meridian, Ni-Essence(Jing)-Schwäche

▶ lokale Fülle (Kälte) im Gb- und Bl-Meridian (Ah-Shi-Punkte), Stagnation von Qi (und Blut) im Leberfunktionskreis

▶ betroffene Meridiane nach den Umläufen: Ni-He Shao Yin, Bl-Dü Tai Yang und Gb-Sj Shao Yang; nach den Wandlungsphasen: Wasser, Holz und Feuer

Begründung:
Schmerzverlauf dorsal über dem Bl-Meridian. Die Schmerzen in der Glutealmuskulatur und der Leiste sind dem Gb-Meridian zuzuordnen, ebenso der Piriformis-Schmerz. Die ISG-Blockade ist Teil des Gb- und Le-Funktionskreises (Muskeln und Bänder). Das prämenstruelle Syndrom ist durch die Blockade im Le-Funktionskreis und durch die Kälte im Ni-Funktionskreis verursacht, Gleiches gilt für die Schmerzen bei und nach Geschlechtsverkehr.

Als emotionale Pathogenese ist die schon sehr frühe innere Anspannung mit Angst zu versagen bei hohem innerem Leistungsdruck zu interpretieren. Vor allem sind der Le- und der Ni-Funktionskreis hiervon betroffen, denn beide sind an einer „entspannten" Realisation des „Ich" maßgeblich beteiligt. Durch die Überbeanspruchung des Ni Qi konnte sich Kälte in den Meridianen ausbreiten und den Fluss von Qi und Blut blockieren (Stagnation). Die innere Spannung führte in der Außenschicht zu einer dauerhaften Muskelverkürzung („Schutzpanzer") mit der Bildung von multiplen Triggerpunkten. Die innere Panik durch Überspannung führte in den gekoppelten Meridianen zu Folgereaktionen wie Schlafstörungen (He) und Problemen mit Panik bei offener Rede (Dü) → Zungenspitze gerötet.

Therapieprinzip:
▶ Bewegen des Qi- und Blutflusses
▶ Wärmen der Meridiane (Ni, Bl)
▶ Lösen von Ah-Shi-Punkten/Triggerpunkten
▶ sanfte Nadeltechniken

Hier möchte ich weniger die diversen Punkte diskutieren als die Art der Nadeltechnik. Da die Patientin schon unter hohem Druck und Anspannung steht, wäre eine „harte" Akupunktur mit kräftiger Na-

delstimulation zu Beginn kontraindiziert, ja es bestünde die Gefahr einer Verstärkung der schon schweren Chronifizierung. Zarte Manipulationen an dünnen Nadeln (z. B. japanische Nadeltechnik mit Führungsröhrchen) werden nach meiner klinischen Erfahrung sehr gut vertragen und sind in solchen Fällen zum Anregen des Qi-Flusses anzuwenden. Auch gilt hier der obligate Einsatz von Moxibustion, der Wärmetherapie mit Beifußkraut. Die Patienten spüren den sofortigen Entkrampfungsprozess und die Akupunktur wirkt deutlich besser.

Nachdem eine Entkrampfung eingetreten ist, können einzelne lokale Akupunkturpunkte durch kräftigere Stimulation mit Ausstrahlung in den Meridianverlauf angewendet werden. Entspannungsübungen, Verhaltenstherapie, ausgiebige Physiotherapie ohne Leistungsdruck, aber mit vielen Dehn- und Atemübungen, sowie Selbstanwendung von z.B. Qi Gong oder Yoga sind ergänzend sehr hilfreich.

Durch das Verständnis der komplexen Variablen am Schmerzgeschehen mittels Akupunktur ist zu betonen, dass eine Kontrolle der Physiotherapie und der Selbstanwendungen durch den Akupunkteur obligat ist.

Klinische Beispiele zum Dritten Umlauf
Zur Verdeutlichung der Diagnosestellung in der TCM möchte ich zwei unterschiedliche Migränetypen gegenüberstellen. Beide haben die westliche Diagnose Migräne, der eine Typ (Typ A) ist ein Kombinationskopfschmerz (Migräne und Spannungskopfschmerz), der andere (Typ B) eine normale Migräne ohne Aura.

Typ A Kombinationskopfschmerz (Migräne und Spannungskopfschmerz): nahezu täglich leichte bis mittelschwere Spannungskopfschmerzen, ca. alle 14 Tage Migränekopfschmerzen, die in der Regel an freien Tagen oder bei Entspannung auftreten. Käse und fette Speisen können triggern, die Lokalisation ist parieto-temporal und der Charakter pochend mit höchster Intensität. Erbrechen lindert in der Regel den Schmerz, Kaffee mit Zitrone oder rechtzeitiges Aufstehen mit Bewegung können den Anfall verhindern.

Emotional gehemmter/blockierter Leistungsdruck (Le-Qi-Stagnation) greift auf Milz und Magen über. Sowohl Kaffee mit Zitrone als auch eine leichte Aktivität oder das Erbrechen reduzieren Yin, entlasten die gestaute Leber und den Magen, so dass es nicht zur Umkehrreaktion in Yang = Migräne kommt. In der Schulter-Nacken-Region finden sich massive muskuläre Spannungen mit Ah-Shi-Punkten (Triggerpunkten), daher lokale Ah-Shi-Akupunktur*(z. B. Gb 20, 21, Bl 10)* und lokale Punkte im Kopfbereich (z. B. Extra 2, Gb 4–7, Ma 8). Zur Prophylaxe eignet sich ein leichtes Ausdauertraining;

TCM-Diagnose: Yin-Fülle (Nässe Blut) bei Le-Qi-Stagnation als Grundlage der Spannungskopfschmerzen, im Migräneanfall „entlädt" sich diese Anspannung über den Gb-Meridian als Yang-Fülle (interne Umwandlung von aufgestautem Yin in Yang; ist möglich, da der Le-Meridian zum Jue Yin gehört = Umkehr Yin).

Therapie: Im Anfall Yang ableiten durch Fernpunkte auf den betroffenen Meridianen (Gb 41, Sj 5). Zur Prophylaxe: Qi-Stagnation lösen (Di 4, Le 3), Ah Shi (Triggerpunkte) lösen; Magen harmonisieren (Ren 12, Ma 36, Bl 21) und Nässe ableiten (Mp 9, Ma 40). Ausdauertraining, Abbau aufgestauter innerer Spannung („Wuttraining"). Pestwurz kann zur Prophylaxe hilfreich sein, Amitriptylin wirkt auf den Spannungskopfschmerz. Diätetisch sind fette Speisen, ein Zuviel an Süßigkeiten und zu viele kalte Nahrungsmittel zu vermeiden. Weizen vermeiden, dafür Hirse und Dinkel. Qi-Tonika mit bitter-saurem (süßem) und scharfem Geschmack.

Typ B: normale Migräne ohne Aura: oft alle vier bis acht Tage Migräneanfälle, die sich aus einer direkten Stresssituation ganz plötzlich einstellen und sich durch eine unbestimmte Unruhe andeuten. Auslösend wirksam sind Schlafmangel und plötzlicher Wetterwechsel, Alkohol, körperliche Über-

anstrengung und psychische Überforderungen (Stress).

Emotionale, unkontrollierte Verausgabung, „erfüllender" Leistungsdruck: Der heftige temporale Schmerz ist von vernichtendem Charakter, ein abgedunkeltes Zimmer und völlige Reizabschirmung sind erforderlich, Erbrechen bringt keine Linderung, oft eine Verschlechterung. Zur Vorbeugung sind ein geregelter Schlaf, auch vor Mitternacht, und der Verzicht auf Kaffee, Nikotin und Alkohol erforderlich. Eigene Belastungsgrenzen müssen erkannt und akzeptiert werden. Entspannungstraining ist zur Prophylaxe hilfreich, Betablocker helfen in der Regel. Diätetisch sind Yin-Tonika wie Birnen und Äpfel, Weizen und Salate (scharf und bitter meiden) sowie süße, leicht saure und salzige Geschmacksrichtungen zu bevorzugen.

TCM-Diagnose: Le/Pe Yin-Mangel mit Yang-Überschuss; Le Hitze steigt auf und erzeugt reaktive Hitze im Gb-Meridian (als Folge der inneren Hitze und der Innen-außen-Kopplung Le-Gb)

Akupunkturprinzip: Le und Pe Yin (Blut) stärken und Hitze ableiten, Anfallstherapie wie oben mit Meridianfernpunkten, die die aktuelle Yang-Fülle zerstreuen.

Zwei völlig verschiedene Migräneformen aus Sicht der TCM mit diametral entgegengesetzten Therapieansätzen. Ein einheitliches Rezept wäre gering bis nicht wirksam.

Ausblick

Abschließend sei bemerkt, dass die chinesische Wissenschaft über eine Jahrtausende alte dokumentierte Tradition verfügt, die von jedem geprüft werden kann, wozu ich ausdrücklich ermutigen möchte. In nahezu unvorstellbarer Weise könnte die chinesische Medizin mit ihrem Verständnis von Heilung die durch Spaltung in Körper und Geist entstandene Begrenztheit der westlichen modernen Medizin aufbrechen und die notwendige metaphysische Seite des Lebens in der Medizin stärker beleben. Um in den unausweichlichen gesellschaftspolitischen Veränderungen unserer Zeit ein sozial gerechtes und bezahlbares medizinisches Handeln zu gewährleisten, bedarf es mehr als einer Umverteilung knapper Geldmittel.

18.4 Therapieintervalle, Komplikationen, Kontraindikationen und Indikationen

18.4.1 Anzahl und Dauer der notwendigen Akupunktursitzungen

Generell kann man sagen, dass mit zunehmendem Grad der Chronifizierung der Beschwerden die Anzahl der Therapiesitzungen steigt. In meiner Schmerzschwerpunktpraxis mit einer Klientel vorwiegend chronischer Schmerzpatienten sind zehn Sitzungen die unterste Grenze, im Durchschnitt sind es als erste Serie 12 bis 15 Akupunktursitzungen bei ein bis zwei Sitzungen pro Woche. Als sinnvoll hat sich nach ca. 12 Sitzungen eine Therapiepause von zwei bis drei Wochen erwiesen, in der sich im Schmerzverlauf eine deutliche Besserung feststellen lässt (Ausnahmen: Non-Responder, bei denen hier die Akupunkturbehandlung abgebrochen wird). Aussagen darüber, dass nach fünf Sitzungen schon absehbar ist, ob Akupunktur wirkt oder nicht, treffen für chronisch Schmerzkranke mit vielen Begleiterkrankungen nicht zu.

Empfehlungen für die Dauer:
▶ chronisches Krankheitsbild mit „Leere-Störungen": 30–40 Min. Dauer, 2- bis 3-mal anregende Stimulationen, Moxa-Therapie häufig
▶ akute Erkrankungen oder chronische Erkrankungen mit akuter Fülle-Symptomatik (z.B. Blockierung L5): 15–20 Min., 1- bis 2-mal kräftige ableitende Stimulationen der Nadel, selten Moxa.

18.4.2 Komplikationen und Kontraindikationen

Am häufigsten sind mangelnde Ausbildung und mangelnder Kenntnisstand des Therapeuten für Komplikationen verantwortlich. Außerdem können bei der Akupunktur folgende **Komplikationen** auftreten:
▶ Kreislaufschwäche, z.T. mit kurzer Bewusstlosigkeit, tritt je nach vegetativem Tonus und emotionalem Zustand des Patienten in 3–5 % der Fälle auf. Dem kann vorgebeugt werden, indem die ersten Sitzungen im Liegen durchgeführt werden; dabei vorsichtiges, einfühlsames Arbeiten und genaue Beobachtung der Reaktion auf die Akupunktur unter Einschluss der Pulstastung (nach westlichen und chinesischen Kriterien).
Ist im Vorfeld der Behandlung ein vegetativ labiler Tonus oder ein energetischer Schwächezustand diagnostiziert worden und wird dies berücksichtigt, lässt sich diese Komplikation auf 0,1–1 % reduzieren.
▶ Infektionen. Als Standard muss heute die Verwendung steriler Einmalnadeln empfohlen werden, wobei eine lokale Infektion extrem selten ist. Eine Übertragung von Infektionskrankheiten kann so weitgehend ausgeschlossen werden.
Die Punktion der Ohrmuschel darf nur nach besonders gründlicher Hautdesinfektion mit Einhaltung der Einwirkzeit durchgeführt werden, da der Ohrknorpel besonders empfindlich ist.
▶ schwere Schmerzreaktionen (traumatische Akupunktur). Bei schlechtem Nadelmaterial und ungenügenden stichtechnischen Fertigkeiten kann die Akupunktur unzumutbare Schmerzen verursachen, was gerade bei chronischen Schmerzpatienten die Chronifizierung verstärken würde. Auch hier gilt, dass schwere Krankheitsbilder in die Hände von Geübten gehören.
▶ Schwere Verletzungen innerer Organe oder Neuritiden nach Akupunktur sind beschrieben worden und meist Folge ungenügender Sachkenntnis, keinesfalls Folgen der Methode selbst.

Kontraindikationen:

▶ Eine absolute Kontraindikation stellt die Ablehnung der Methode durch den Patienten dar.

▶ schwere Bewusstseinsstörungen

▶ relative Kontraindikationen in Abhängigkeit von der Erfahrung des Therapeuten: schwere, akute Schmerzzustände (z.B. Migräne oder Trigeminusneuralgie), bei denen eine Verschlimmerung induziert werden kann; Therapie mit Antikoagulanzien (spezielle Nadeltechnik in Ausnahmen möglich)

▶ Eine Sonderstellung nimmt die Akupunktur in der Schwangerschaft ein. Zu fordern sind besondere Kenntnisse der Pathophysiologie in der Schwangerschaft aus westlicher und chinesischer Sicht sowie genügende theoretische und manuelle Fertigkeiten in der Akupunkturbehandlung. Sind diese Bedingungen gegeben, ist hier die Akupunktur gut einsetzbar. Schwangerschaftserbrechen, Kopfschmerzen, emotionale Labilität, Rückenschmerzen, Lagekorrektur bei Steißlage und Geburtseinleitung sind mögliche Indikationen.

18.4.3 Spezielle Anwendung der Akupunktur bei Patienten mit chronischen Schmerzen

Wird die Akupunktur im organisatorischen Rahmen einer Schwerpunktpraxis in den Behandlungsplan integriert, ist sie in ihrer ganzen Vielfalt gefordert. Erfolg und Misserfolg hängen entscheidend von der richtigen chinesische Syndromdiagnose ab. Zunächst gilt es, eine erneute Anamnese und Untersuchung unter Beobachtung der vier klassischen Diagnosekriterien durchzuführen. Für die Vielfalt und Menge der klinischen Bilder ist gerade die chinesische Diagnose ein ausgezeichnetes Ordnungsinstrument. Dieser Leitfaden begleitet den weiteren therapeutischen Prozess sowohl in Bezug auf die Akupunkturtherapie als auch hinsichtlich weiterer Therapieansätze, z.B. Differenzierung von Entspannungsverfah-

ren wie autogenes Training, Muskelentspannung nach *Jacobson* oder bewegungsintensivere Alternativen wie Qi Gong (entsprechend vom „Yang-Typ" mehr zum „Yin-Typ").

Die im Folgenden vorgestellten westlichen Diagnosen stellen einen Rahmen dar, selbstverständlich sind auch so genannte Begleiterkrankungen therapeutisch anzugeben.

18.4.4 Indikationen in der Schmerzpraxis (analog WHO-Liste)

▶ Kopfschmerzen

▶ Migräne

▶ Trigeminusneuralgie, atypischer Gesichtsschmerz

▶ Gesichtsnervenlähmung

▶ periphere Nervenstörungen

▶ Neuralgien, Zosterneuralgien

▶ sympathische Reflexdystrophie

▶ Schulter-Arm-Syndrom

▶ Entzündung der Schultergelenkkapsel

▶ Tennisellenbogen

▶ Ischialgie, Lumbalgie, Postnukleotomiesyndrom

▶ rheumatoide Arthritis, Arthroseschmerz allgemein

▶ Muskel- und Bindegewebsschmerzen,

▶ Fibromyalgie, postinfektiöse Schmerzen

▶ Phantomschmerzen

▶ psychosomatische, vegetative Schmerzsyndrome (selten isoliert anzutreffen, oft Teil der obigen Diagnosen)

▶ Somatisierungsschmerz und Konversionsschmerz (nur bei großer Erfahrung!)

18.4.5 Akupunktur zur Behandlung schmerzbegleitender Störungen

Psychovegetative Faktoren: Schlafstörungen, Unruhezustände, Erschöpfungsgefühl, reaktive depressive Stimmungslage, Angstzustände

Medikamenteninduzierte Nebenwirkungen: Übelkeit, Obstipation, Harnretention, vermehrtes Schwitzen, Analgetikaabusus. (Entzugsbehandlung)

Der vorliegende Leitfaden stellt eine Diskussionsbasis dar. Die grundlegenden Elemente sind in der Praxis erfolgreich erprobt. Er soll dazu beitragen, der Methodik in der Schmerztherapie den Stellenwert zuzuordnen, den komplexe Krankheitsbilder von uns verlangen. Der Autor schließt keineswegs noch komplexere und weitergehende Überlegungen zur der Akupunkturweiterbildung in der Schmerztherapie aus, da im Schmerz die ganze Fülle von Störungen im körperlichen Gleichgewicht offenbar wird.

Literatur

1. **Porkert M.** Die chinesische Medizin. Düsseldorf: Econ Verlag, 1986.
2. **Eckert A.** Das Tao der Akupressur und Akupunktur. Stuttgart: Haug, 2002.

19 Plazebo in der Schmerztherapie

Roland Wörz

19.1 Definition

Definition Plazebo: Im weiten Sinne ist Plazebo (lat.: ich werde gefallen) ein unspezifisches Therapieprinzip. Im engen Sinne ist es definiert als ein Scheinmedikament, das äußerlich mit dem Originalpräparat (Verum) identisch ist, jedoch keinen Wirkstoff enthält (27).

19.2 Historische Aspekte

Plazebo wurde als unspezifische, gering geschätzte Methode seit dem 18. Jahrhundert in der medizinischen Literatur erwähnt (8, 22). Plazeboeffekte wurden aber schon viel früher in Riten und Heilverfahren primitiver Kulturen, mit Hilfe von Extrakten, Amuletten und magischen Symbolen genutzt. Noch *Paracelsus* (1493–1541) suchte in Form und Farbe von Pflanzen ihre Verwendungsmöglichkeiten und empfahl die Walnuss gegen Kopfschmerzen, offenbar wegen ihrer gehirnähnlichen Form.

Die „Bach-Blüten" gehen auf *Dr. Edward Bach* (1886–1936) zurück. Er entdeckte „… rein intuitiv bei langen Streifzügen durch die Natur wild wachsende Blüten, die die Eigenschaften haben, die gefühlsmäßigen und geistigen Konflikte im Menschen zu heilen, die Krankheit und Leiden zugrunde liegen. Durch reine Sensibilität fand er 38 Mittel, 37 Blüten und reines Quellwasser als 38., aus denen mit der sog. Sonnenmethode Heilmittel hergestellt werden. Die Sonnenmethode ist ein Potenzierungsverfahren, d.h., sie verstärkt und konzentriert die Kraft der Blüten. Dazu werden an einem sonnigen Tag die Blüten vorsichtig gepflückt und zu möglichst vielen auf eine Schüssel mit Quellwasser gelegt …" (29).

Als inerte Substanz wurde Plazebo vereinzelt im 19. Jahrhundert verwendet, in systematischer Hinsicht als Kontrollsubstanz in Studienplanungen aber erst in den 1930er Jahren gefordert (17). *Beecher* (1955) stellte die Ergebnisse von sieben eigenen und von acht fremden Untersuchungen vorwiegend an Schmerzzuständen in seiner berühmten Übersicht „The powerful placebo" vor. Effekte zeigten sich im Durchschnitt bei 35,2 %, die Variationsbreite reichte allerdings von nahezu 0 bis nahezu 100 %. In der experimentellen Versuchsanordnung ergaben sich niedrigere Effekte als in klinischen Studien, besonders hoch waren sie bei Kopfschmerzen (52 %) und Seekrankheit (58 %), während eine zufriedenstellende Linderung bei starkem postoperativem Wundschmerz (21–31 %) deutlich seltener eintrat. Kritisch betonte er, dass Plazebos nicht nur „eine bemerkenswerte therapeutische Kraft, sondern auch toxische Effekte" haben können, sowohl subjektiver als auch objektiver Art (2).

Das von ihm hervorgehobene starke Wirkpotenzial wurde durch eine Metaanalyse von *Hróbjartsson* und *Gotzsche* (2001) mit der Schlussfolgerung, „außerhalb des Settings klinischer Versuche gibt es keine Rechtfertigung für den Gebrauch von Plazebo", prinzipiell in Frage gestellt. Die Autoren untersuchten Studien, in denen Plazebo mit keiner Behandlung und oft zusätzlich mit Verum verglichen wurde. Das Ergebnis war binär (z. B. Tod – Überleben), objektiv (z. B. Gewicht), kontinuierlich (z. B. Blutzuckerwerte) und/oder subjektiv (z. B. Schmerzintensität). 32 Studien mit binärer Ergebnisdarstellung zeigten keinen signifikanten Unterschied, 82 Studien mit kontinuierlichem Ergebnis eine Überlegenheit von Plazebo gegenüber keiner Behandlung, insbesondere solche mit Bezug auf Schmerz. Dürfen die Ergebnisse verallgemeinert werden? Sicherlich nicht.

Bei Gesunden ergaben viele experimentelle Studien mit Bestimmung von Schmerzschwellen und -toleranz, dass Plazebo besser als keine Therapie ist. *Pöllmann* und *Pöllmann* (2001) bestimmten durch Kälteanwendung an einem Frontzahn die protopathische Schwelle bei Gesunden. Sie registrierten, dass Plazebodragees von Vormittag bis Nachmittag (ergotrope Phase) weit stärkere Effekte entfalteten als in der Nacht (trophotrope Phase) (20). Wurden gelbe Pillen mit der Deklaration eines „guten Schmerzmittels" verabreicht, so trat eine deutliche Anhebung der Schwellenwerte ein, bei der Information eines „schmerzsteigernden Mittels" kam es zu einer Schwellensenkung, eine als durchblutungsfördernd deklarierte Pille ergab keine signifikanten Veränderungen. Der Versuch lässt allerdings erkennen, wie eng der Spielraum zwischen therapeutisch nützlicher Verwendung auf der Grundlage von Vertrauen und Unwahrhaftigkeit ist.

Tierexperimentell und bei Probanden konnten klassische Konditionierungen der Beziehung Schmerzmittel – Plazebo erzielt werden. In manchen Untersuchungen nahmen sie allerdings bei wiederholten Anwendungen von Plazebo im Sinne eines Verlernens wieder ab. Daneben ist die Bedeutung von Lernprozessen mit Bildung einer Erwartungshaltung wirksam (18, 26).

19.3 Wirkmechanismen

19.3.1 Ausschüttung endogener Opioide

Levine et al. (1978) stellten fest, das die Plazebo-Antwort auf postoperativen Zahnschmerz durch die Anwendung von Naloxon verringert bis aufgehoben wurde und dass Naloxon den postoperativen Schmerz signifikant erhöhte. Bei schmerzfreien, opioidnaiven Probanden und bei Plazebo-Nonrespondern ist Naloxon nach der vorliegenden Datenlage inaktiv.

Klinisch besonders interessant ist, dass die Wirkung von Analgetika durch die Begleitumstände der Zufuhr verändert wird: In einer umfangreichen postoperativen Studie bekam eine Patientengruppe nach Thorakotomie Ketorolac oder Metamizol und solche mit Thorakotomie und Resektion von Muskeln, was mit starken Schmerzen verbunden ist, Buprenorphin oder Tramadol über ein vorprogrammiertes Infusionsgerät. Erfolgten die Injektionen offen, nahm der Schmerz jeweils rascher und signifikant stärker ab als bei verborgener Zufuhr (1). Unter Verwendung des Ischämie-Schmerztests am Arm wurde festgestellt, dass wiederum die offene Injektion von Ketorolac wirkungsvoller war als die heimliche. Wurde aber Naloxon bei den offenen Injektionen zu Ketorolac hinzugefügt, so wurde der Zusatzeffekt aufgehoben, was für eine unspezifische Aktivierung des Endorphin-Enkephalin-Systems durch Plazebo spricht.

Benedetti et al. (1998) studierten bei 33 Patienten mit postoperativem Schmerz nach Thorakotomie und Lobektomie wegen Lungenkrebs den Plazeboeffekt. Nach der Operation bekamen die Patienten im 30-Minuten-Intervall einen Bolus von 0,1 mg Buprenorphin bis zur individuell angemessenen Schmerzverringerung. Wenn der Schmerz am darauffolgenden Tag wieder stark geworden war, bekamen sie Kochsalzlösung injiziert. Der Schmerz ging wieder zurück, während sich die Intensität bei den Patienten ohne Behandlung weiterhin erhöhte. Interessante Ergebnisse waren, dass die Plazebo-Response bei jenen Patienten niedriger war, die nur eine geringe Buprenorphin-Dosis benötigt hatten und dass beim Rückgang des Schmerzes jeweils auch eine Verringerung der Respiration festzustellen war.

19.3.2 Wirken weitere physiologische Mechanismen mit?

Während die Beteiligung der endogenen Opioide beim Plazeboeffekt gut abgesichert ist (15, 21), gilt das noch nicht für die denkbare Wirkung über die nordadrenergen und serotonergen Hemmsysteme. Bei Migränepatienten ergaben viele Studien eine Effektivität im Anfall, aber auch in der Prophylaxe über mehrere Monate hinweg. Im Allgemeinen wirkt Plazebo bei Kindern stärker als bei Erwachsenen.

Es gibt auch Hinweise auf eine Beteiligung der Hypothalamus-Hypophysen-Nebennierenrindenachse. Da auch bei organischen Krankheiten mit funktionellen Beeinträchtigungen wie Multipler Sklerose, Ulkusleiden, Diabetes mellitus und bei vielen weiteren Störungen wie Insomnie, Angst und Depression Plazeboeffekte beobachtet wurden, müssen weitere Mechanismen im Spiel sein.

Studien bei Schmerzen nach Extraktion des dritten Molaren am Unterkiefer, verbunden mit Schwellung, eingeschränkter Mundöffnung, Angst und Kortisolerhöhung, ergaben, dass Ultraschallmassagen am Kiefergelenk den Trismus und die Schwellung verringerten, überraschenderweise aber auch nachfolgende Plazeboanwendungen (12). Der Rückgang von Entzündungszeichen und tonischen Beugereflexen am Kiefergelenk zeigte, dass es sich also nicht nur um analgetische und auch nicht nur um psychologische Effekte handeln kann.

19.4 Plazebo kann zur Heilung beitragen

Die Information über eine Therapie übt nach einigen Untersuchungen selbst einen therapeutischen Effekt aus. Auf psychologischer Ebene kann dies über kognitive Prozesse erfolgen. Nach *Uexküll* ist Information im Sinne von „In-Form-Bringen" das Herstellen einer Übereinstimmung zwischen dem Organismus und seiner Umgebung, d. h. mit der physikalischen und sozialen Umwelt. Da die Bedeutung von Situation zu Situation wechselt, ist der Plazeboeffekt auch intraindividuell keine Konstante, was mit den experimentellen Ergebnissen übereinstimmt (2, 26). Unsicherheit und Hilflosigkeit machen für Plazebo anfällig (24). Als bei Freiwilligen Creme mit der In-

formation auf die Haut aufgetragen wurde, es handele sich um eine starke anästhetische Salbe, waren bei einem Teil der Probanden Schmerzschwelle und -toleranz auf elektrische Reize erhöht (17).

19.4.1 Der Kontext gestaltet die Bedeutung

Art und Umstände der Anwendung bestimmen die Plazebowirkung mit (3, 10). So sind intravenöse Applikationen wirksamer als intramuskuläre und letztere wirkungsvoller als die orale Zufuhr. Gefärbte und große Pillen sind effektiver als kleine und weiße Tabletten. Die Teilnahme an einer Studie, was die Zustimmung erfordert und den Probanden bzw. Patienten eine gewisse Bedeutung verleiht, hat bereits Auswirkungen. Kritisch eingestellte Probanden bzw. Patienten sprechen im Experiment auf Plazebo schlechter an als solche, die sich eine Schmerzlinderung versprechen (2, 25).

In einer randomisierten Doppelblindstudie in einer Notfalleinrichtung wurden Ketorolac, Pethidin oder Kochsalzlösung jeweils mit sehr guter Wirkung bei akuten Kopfschmerzkrisen injiziert, ohne signifikante Unterschiede zwischen den drei Behandlungsarten. Überraschend war, dass in Voruntersuchungen Verum jeweils wirkungsvoller als Plazebo war, sodass die mit der Institution verbundene Erwartung offenbar eine Rolle spielte (11).

19.4.2 Erwartungshaltung entscheidend wichtig

Plazebo ist weniger durch die Art der Reizanwendung als vielmehr durch die Reaktionsbereitschaft der Patienten mit ihrer Einstellung bestimmt (3, 25). Da jeweils nur bei einem Teil der Probanden bzw. Patienten eine nicht genau vorhersehbare Reaktion zu erwarten ist, sollten die Effekte möglichst immer dokumentiert werden, auch bei wenig belastenden Beschwerden wie einer vorübergehenden Einschlafstörung oder episodischem Spannungskopfschmerz.

Weniger gut als bei Medikamenten wurden Plazeboeffekte bei physikalischen Therapieformen wie TENS, Elektrokrampftherapie, Magnetstimulation und Ultraschall evaluiert. Bei der Akupunktur wurde die Anwendung an spezifischen versus unspezifischen Punkten verglichen.

Bei den vielen Formen der psychotherapeutischen Gesprächsführung sollten spezifische von unspezifischen Effekten getrennt werden, um gezielte Differenzialtherapien zu ermöglichen. Hier gilt als gesichert, dass die „Droge Arzt" von erheblicher Bedeutung ist. In experimentellen Situationen übt ein unbeteiligter, kühl und verschlossen wirkender Versuchsleiter weniger Plazeboeffekte aus als eine einfühlend warm wirkende, verständnisvolle und verständlich redende Person (26).

19.4.3 Operationen und Plazebo

Wahrscheinlich die stärkste Plazebowirkung haben operative Eingriffe, worauf Studien über die früher oft durchgeführten Unterbindungen der A. mammaria interna bei Angina pectoris hinwiesen. Die Vorstellung, dass die Blutversorgung des Herzens durch eine Kapillaraussprossung aus diesen Arterien in die Herzmuskulatur die Zirkulation verbessere, erwies sich als falsch: Scheinoperationen waren bezüglich Brustschmerz und Gehstrecke im Beobachtungszeitraum von sechs Monaten ebenso wirkungsvoll wie Ligaturen (6, 7). Laut *Beecher* (1972) wurde durch diese Prozedur von enthusiastischen Operateuren viermal häufiger eine völlige Heilung von Angina pectoris erreicht als von Skeptikern. Denkbar ist also, dass bei vielen nicht kausal ansetzenden Operationen Plazeboeffekten eine erhebliche Rolle zukommt. Eine vergleichende Studie, in der zervikale Hinterwurzelganglien nach Lokalanästhesie mit 67 °C koaguliert wurden, ergab nach Ablauf von drei Monaten keinen Unterschied gegenüber der Anwendung von 40 °C. In beiden Gruppen sprach etwa die Hälfte der Patienten gut an (23).

In einer weiteren niederländischen Multicenterstudie wurden nach Screening von 1.001 Patienten 83 identifiziert, bei denen mindestens sechs Monate lang persistierende Schmerzen in den Beinen stärker waren als im Rücken. 45 Patienten wurden mit Hilfe einer Radiofrequenznadel am beteiligten Spinalganglion behandelt, 38 erhielten eine Plazebobehandlung. Bei der Auswertung nach drei Monaten konnten 44 „Verumbehandelte" befragt werden. Sieben (16 %) berichteten von einer erfolgreichen Behandlung, während in der Kontrollgruppe 9 von 36 Probanden (25 %) einen Erfolg schilderten. Die unerwünschten Ereignisse waren in beiden Gruppen vergleichbar (9).

Eine kontrollierte dreiarmige Studie bei 180 Patienten mit Gonarthrose stellte die häufig durchgeführte arthroskopische Chirurgie bei dieser Indikation prinzipiell in Frage: Drei randomisierte Gruppen wurden mit arthroskopischer Lavage, arthroskopischem Debridement und Plazebochirurgie mit Hautinzision ohne Einführung des Arthroskops behandelt.

Die Lavage wurde mit mindestens 10 Liter Flüssigkeit durchgeführt. Beim Debridement wurde in Verbindung mit einer Lavage rauer Gelenkknorpel geglättet, degenerierte oder verdrehte Meniskusfragmente wurden beseitigt. In den Wochen nach der Operation und im Verlauf bis zu zwei Jahren waren die Parameter der Plazebogruppe denen mit arthroskopischer Lavage bzw. Debridement nicht unterlegen (19).

Bedenkt man, dass nach einer Serie von Verlaufsuntersuchungen verschiedene Formen sog. Bandscheibenoperationen zu ähnlichen Ergebnissen führen und dass die Langzeitergebnisse bei konservativem Vorgehen ähnlich sind, so muss sich die Frage unspezifischer Wirkungen erheben, also aufwendiger Plazebohandlungen im weiten Sinne der Definition.

Bei Würdigung der Möglichkeiten von Plazebo als Scheintherapie ist jedoch festzuhalten, dass es bei quoad vitam bedrohlichen Krankheiten selbstverständlich auszuschließen ist, wenn wirkungsvollere Therapieformen zur Verfügung stehen. Da Plazebomaßnahmen aber bei entsprechender

Information und angemessenem Auftreten des Arztes besser als keine Therapie sind, ist das „Ut aliquid fiat"-Vorgehen gerechtfertigt, wenn keine kurative Alternative besteht. In solchen Situationen wäre es natürlich sinnlos, dem Patienten mitzuteilen, dass Plazebo verabreicht wird. Dies wird hingegen nach den heute gültigen Standards bei Medikamentenprüfungen gefordert, selbstverständlich auch bei plazebokontrollierten chirurgischen Maßnahmen, welche nur bei informierten Freiwilligen erlaubt sind.

Die frühere Auffassung, dass diagnostische Lokalanästhesien Aufschluss über die Somatogenese oder Psychogenese von Schmerzsyndromen erbringen könnten, ist in Anbetracht der bekannten Erfahrungen und Untersuchungen über die Mechanismen überholt. Das gilt speziell auch für die sog. Cherry-Blockade (5). Sie wurde als Alternative zu diagnostischen lokalanästhetischen Epiduralblockaden vorgestellt: Dabei wird via Epiduralkatheter Kochsalzlösung, danach Fentanyl und später Naloxon in Abhängigkeit von den vorangehenden Ergebnissen injiziert, darauffolgend ein Lokalanästhetikum. Wenn der VRS-Score nach Fentanyl und danach auf Naloxon entsprechende Änderungen zeigte, wird von einer „vorwiegend physischen Basis" ausgegangen. Bei wenig Änderungen wird eine „vorwiegend emotionale Basis" des Schmerzes angenommen. Da sowohl somatisch als auch psychisch bedingte Schmerzen auf Plazebo ansprechen können, kommt diesem Test nur eine geringe Beweiskraft zu.

19.5 Fazit

▶ Plazebo wurde besonders gut in der Schmerzforschung und -therapie untersucht. Wirkungen treten dabei interindividuell und intraindividuell nicht konstant auf, sondern in Abhängigkeit von Situation und Einstellung.

▶ Die Ausschüttung endogener Opioide erklärt einen Teil der Effekte auf physiologischer Ebene.

▶ Das Ausmaß der Plazeboeffekte ist von der Applikation (i.v., i.m., oral) und dem Setting (ambulante/stationäre Behandlung, Studienteilnahme, Forschungsanordnung) abhängig.

▶ Ethisch nicht vertretbar ist Plazebo im engen Sinn der Definition bei bedrohlichen Krankheiten oder schweren Leidenszuständen, wenn überlegen wirkungsvolle Maßnahmen zur Verfügung stehen. Ist das nicht der Fall, so ist das „Ut aliquid fiat" gerechtfertigt, da es besser als Nichtstun ist.

▶ Information ist eine gesichert effektive Einflussgröße auf den Therapieerfolg.

▶ Die Erwartungshaltung ist ein wesentlicher Faktor, ob ein Plazeboeffekt eintritt oder nicht. Sie lässt sich durch Befragung erheben.

▶ Unklar ist, in welchem Umfang Notfalldienste über unspezifische Effekte arbeiten. Werden dabei Injektionen verabreicht, so erhöht die aufgebaute Reaktionsbereitschaft das Eintreten erwünschter Effekte.

▶ Mit Operationen verbundene Plazebowirkungen wurden wenig erforscht. Möglicherweise sind bei vielen „Bandscheibenoperationen" unspezifische Handlungen wesentliches Prinzip. Immerhin sind die Langzeitergebnisse bei operativen und konservativen Vorgehensweisen ähnlich.

Literatur

1. **Amanzio M, Pollo A, Maggi G, Benedetti F.** Response variability to analgesics: a role for non-specific activation of endogenous opioids. Pain 2001; 90: 205–215.

2. **Beecher HK.** The powerful placebo. JAMA 1955; 159: 1602–1606.

3. **Beecher HK.** Die Plazebowirkung als unspezifischer Wirkungsfaktor im Bereich der Krankheit und der Krankenbehandlung. In: Janzen R, Keidel WD, Herz A, Steichele C, Hrsg. Schmerz. Grundlagen – Pharmakologie – Therapie, Stuttgart: Thieme, 1972: 189–193.

4. **Benedetti F, Amanzio M, Baldi S, et al.** The specific effects of prior opioid exposure on placebo analgesia and placebo respiratory depression. Pain 1998; 75: 313–319.

5. **Cherry DA, Gourlay GK, McLachlan M, Cousin MJ.** Diagnostic epidural opioid blockade and chronic pain: preliminary report. Pain 1985; 21: 143–152.

6. **Cobb LA, Dillard DH, Merendino KA, Bruce RA.** An evaluation of internal mammary ligation by a double-blind technique. N Engl J Med 1959; 20: 1115–1118.

7. **Dimond EK, Kittel CF, Crockett JE.** Evaluation of internal mammary ligation and sham procedure in angina pectoris. Circulation 1958; 18: 712–713.

8. **Gauler TC, Weihrauch TR.** Placebo. Ein unwirksames und ungefährliches Medikament? München: Urban & Schwarzenberg, 1997.

9. **Geurts JW, van Wijk RM, Wynne HJ, et al.** Radiofrequency lesioning of dorsal root ganglia for chronic lumbosacral radicular pain: a randomised, double-blind, controlled trial. Lancet 2003; 361: 21–26.

10. **Grevert P, Albert LH, Goldstein A.** Partial antagonism of placebo analgesia by naloxone. Pain 1983; 16: 129–143.

11. **Harden RN, Gracely RH, Carter T, Warner G.** Placebo effect in acute pain management. Headache 1996; 36: 1–6.

12. **Ho KH, Hashish I, Salmon P et al.** Reduction of postoperative swelling by a placebo effect. J Psychosom Res 1988; 32: 197–205.

13. **Hróbjartsson A, Gotzsche PC.** Is the placebo powerless? An analysis of clinical trials comparing placebo with no treatment. N Engl J Med 2001; 344: 1594–1602.

14. **International Association for the Study of Pain.** Ethical guidelines for pain research in humans. Pain 1995; 63: 277–278.

15. **Levine JD, Gordon NC, Fields HL.** The mechanisms of placebo analgesia. Lancet 1978; 2: 654–657.

16. **Lewis JA, Jonnson B, Kreutz G et al.** Placebo controlled trials and the Declaration of Helsinki. Lancet 2002; 359: 1337–1340.

17. **Martini P.** Methodenlehre der therapeutischen Untersuchung. Berlin: Springer, 1932.

18. **Montgomery GH, Kirsch I.** Classical conditioning and the placebo effect. Pain 1997; 72: 107–113.

19. **Moseley JB, O'Malley K, Petersen NJ, et al.** A controlled trial of arthroscopic surgery for osteoarthritis of the knee. N Engl J Med 2002; 347: 81–88.

20. **Pöllmann L, Pöllmann B.** Chronobiologische Befunde zum Placebo-Problem. Marburg: Görich & Weiershäuser, 2001.

21. **ter Riet G, de Craen AJ, de Boer A, Kessles AG.** Is placebo analgesia mediated by endogenous opioids ? A systematic review. Pain 1998; 76: 273–275.

22. **Schonauer K.** Das Plazeboproblem: Geschichte und Klinik eines Begriffs. Dt Ärztebl 1992; 89 (48): 21–22.

23. **Slappendel R, Crul BJ, Braak GJ, et al.** The efficacy of radiofrequency lesioning of the cervical spinal dorsal root ganglion in a double-blind randomised study. No difference betweeen 40 °C and 67 °C. Pain 1997; 73: 159–163.

24. **von Uexküll T.** Psychosomatische Medizin. 5. Aufl. München: Urban & Fischer, 1997: 363–369.

25. **Voudouris NJ, Peck CL, Coleman G.** The role of conditioning and verbal expectancy in the placebo response. Pain 1990; 43: 121–128.

26. **Wall PD.** The placebo and the placebo response. In: Wall PD, Melzack R, eds. Textbook of Pain. 4th ed. Edinburgh: Churchill Livingstone: 1999: 1419–1430.

27. **Wörz R.** Wundermittel Plazebo. Warum es gerade in der Schmerztherapie so gut wirken kann. MMW-Fortschr Med 2003; 145: 61–64.

28. **World Medical Association Declaration of Helsinki.** Ethical Principles for Medical Research Involving Human Subjects. Ferney-Voltaire: World Medical Association, 2000.

29. **www.wissens-center.de.** Bach-Blütentherapie: Bachblüten durch Harmonisierung des Bewusstseins.

20 Manuelle Medizin in der Schmerztherapie

Wolfgang Bartel, Frank Bartel

Im Zeitalter modernster technischer Möglichkeiten zur Diagnostik von Krankheiten und Funktionsstörungen wird zunehmend der Ruf nach einer gezielten, systematischen und vor allem praktikablen Möglichkeit einer ganzheitlich orientierten Untersuchungstechnik laut.

Die manuelle Medizin als eine Methode der Reflexmedizin stellt dabei das Bindeglied zu vielen anderen Therapieformen dar. Der Vorteil manualtherapeutisch geschulter Ärzte und Physiotherapeuten besteht in der Fähigkeit, Funktionsstörungen im Bewegungssystem zu erkennen und gezielt zu behandeln. Damit ist die manuelle Medizin eine der ökonomischsten und nebenwirkungsärmsten Therapiemöglichkeiten bei der Behandlung von Funktionsstörungen im Bewegungssystem, die in unserer hochtechnisierten Zeit eine Massenerkrankung darstellen.

Die manuelle Medizin befasst sich mit den schmerzhaften Funktionsstörungen des Bewegungssystems. Wir sprechen deshalb auch von der *funktionellen Pathologie des Bewegungssystems*.

Die Funktionsstörungen des Bewegungssystems sind eine Massenerkrankung. Die manuelle Medizin ist hier eines der *wirksamsten und ökonomischsten Mittel*. Manuelle Medizin besteht aus manueller Diagnostik (Chirodiagnostik) und manueller Therapie (Chirotherapie). Sie hat zwei Aufgaben:

▶ Sie korrigiert die gestörte Gelenkfunktion.
▶ Gleichzeitig ist sie, besonders an der Wirbelsäule, eine sehr wirksame Form der Reflextherapie.

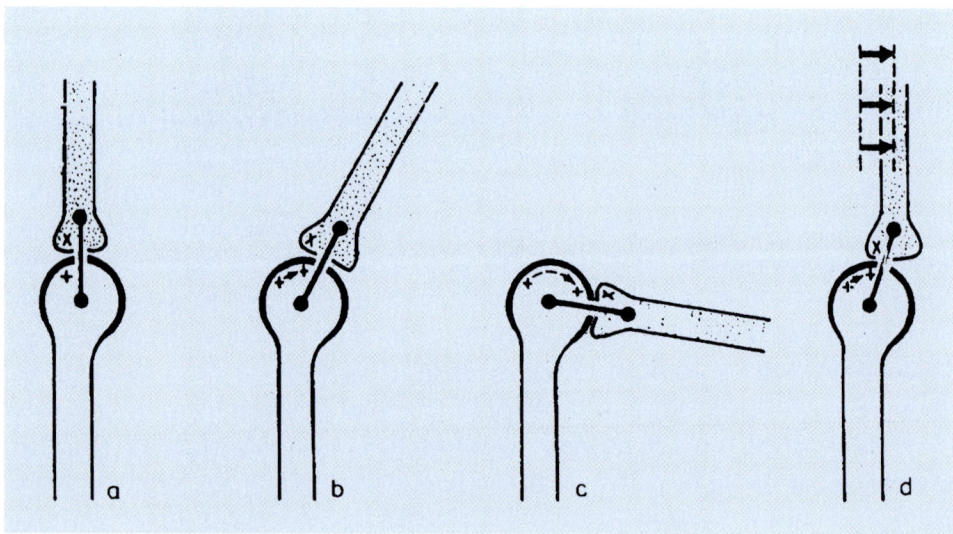

Abb. 1: Schematische Darstellung der Funktionsbewegung und des Gelenkspiels eines Scharniergelenks. a) Ausgangsstellung, b) Beugung mit kleinem Winkel zeigt eine kurze Verschiebestrecke der Gelenkflächen x → x, c) Endstellung der Beugung mit großer Strecke des durchlaufenen Gleitens x ⟶ x, d) Nachahmung des Gleitens der Gelenkfläche (entsprechend b) durch eine Parallelverschiebung des distalen Gelenkpartners (Gelenkspiel)

Die manuelle Therapie ist also eine Mechano- und Reflextherapie!

Wichtiger Bestandteil der manuellen Medizin ist die Untersuchung und Behandlung von reversiblen Gelenkfunktionsstörungen mit Hilfe gezielter Handgriffe, die zur Erkennung bzw. Wiederherstellung des Gelenkspieles (Abb. 1 und 2) geeignet sind.

Das *Gelenkspiel* ist Bestandteil jeder *Funktionsbewegung* und ist damit eine unabdingbare Voraussetzung einer ungestörten Funktionsbewegung.

Die manuelle Medizin ist keine exklusive Therapiemethode, sondern neben Neuraltherapie, Akupunktur und anderen Therapieverfahren integrierter Bestandteil

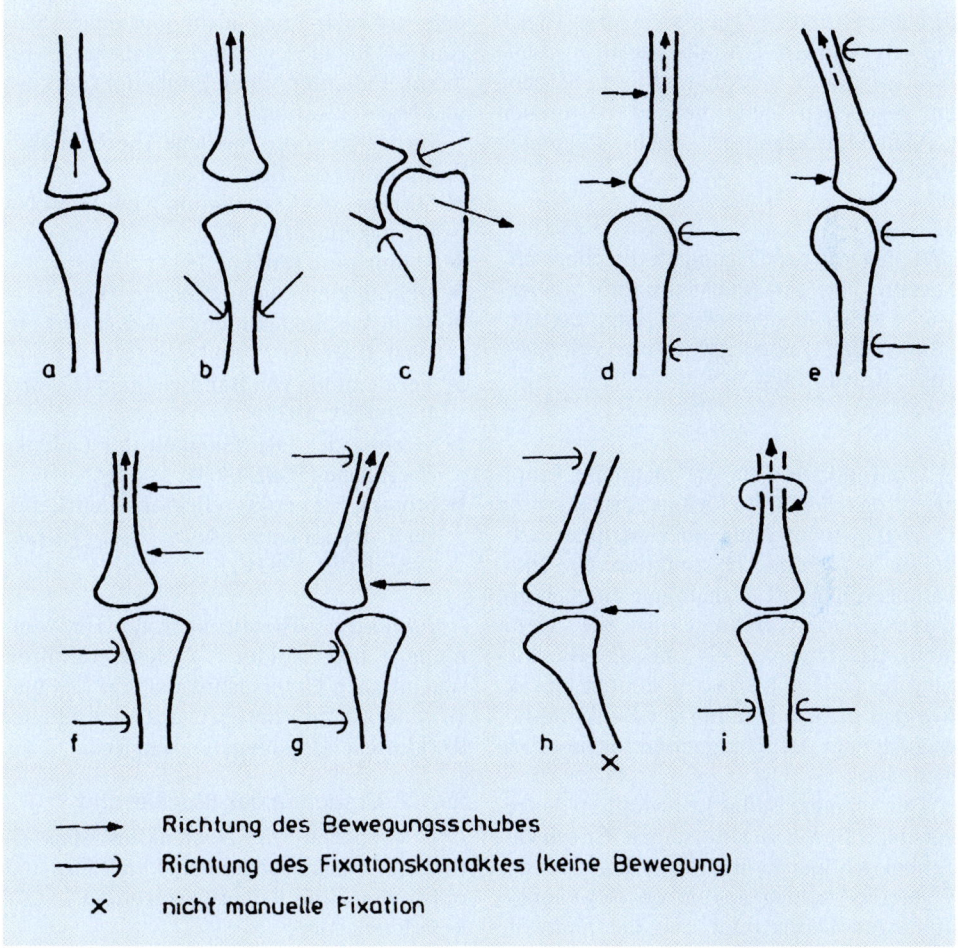

Richtung des Bewegungsschubes

Richtung des Fixationskontaktes (keine Bewegung)

✕ nicht manuelle Fixation

Abb. 2: Schematische Darstellung der Möglichkeiten des Gelenkspiels in den 4 typischen Richtungen: Traktion, anteroposteriore (a-p-) und laterale Verschiebung und Rotation. Der Traktionszug (a, c) führt oft zur Distraktion der Gelenkflächen (b). Die Bewegungen in der a-p-Richtung (in Seitenansicht) werden als Parallelverschiebung nach dorsal (d) oder als a-p-Neigungsschub nach dorsal (e) ausgeführt. Die Bewegung in lateraler Richtung (Aufsicht von vorn): laterolaterale Parallelverschiebung (f), lateraler Neigungsschub (g) und Seitfederung (h). Die Rotation wird in der Aufsicht dargestellt (i). Die Gelenkflächen wurden bewusst schematisiert konvex dargestellt.

reflexmedizinischer Behandlungsmethoden. Manualmedizin fordert interdisziplinäres Denken, Werten und Handeln.

Gegenstand unserer Untersuchung und Therapie ist die *Funktionsstörung im Bewegungssystem* mit ihren reflektorischen Auswirkungen. Die Indikationen für die manuelle Therapie lassen sich nicht aus Krankheitsdiagnosen ableiten.

Zusammenfassend ist zu, sagen, dass weder die Diagnose noch die einzelnen Befunde allein Grundlage einer adäquaten Therapie sein können. Erst die *pathogenetische Analyse* erlaubt uns, die wichtigste Störung im gegebenen Zeitpunkt zu bestimmen („Aktualitätsdiagnose" nach *Gutmann,* 1975).

> Wer nur ein paar Handgriffe mechanisch gelernt hat, eine Funktionsstörung aber nicht sicher diagnostizieren kann, begeht Pfusch und diskreditiert die manuelle Medizin (*Lewit,* 1997).

Die Indikation für die manuelle Therapie ist das blockierte Gelenk, das heißt die reversible segmentale oder peripher artikuläre hypomobile Dysfunktion. Die Indikationsstellung ist deshalb nur möglich mit Untersuchungsverfahren, die die Hemmung des Gelenkspiels und die Blockierung des Gelenkes erfassen können. Die aktive und passive Prüfung der Funktionsbewegung oder das Röntgenbild reichen dazu nicht aus.

Der Schmerz ist das Leitsymptom der reversiblen Bewegungsstörungen. Er schwindet bei richtiger Indikationsstellung mit der Wiederherstellung des vollen Bewegungsumfanges. Darin zeigt sich die manuelle Therapie als Form der Reflextherapie. Ein befundadäquates Vorgehen ist ohne Kenntnis der Funktion des Bewegungssystems nicht möglich.

20.1 Wesen, Substrat und Ursache der Blockierung

20.1.1 Substrat der Blockierung

Das Substrat der Blockierung muss im Gelenk selbst gesucht werden. Es muss in der Lage sein, die Gleitvorgänge im Gelenk reversibel zu hemmen oder aufzuheben, wobei die Reversibilität auch bei jahrelangem Bestehen erhalten bleibt.

Dass die Blockierung ihrem Wesen nach eine artikuläre und nicht muskuläre Störung ist, zeigte *Lewit* an der Halswirbelsäule von Patienten unter Intubationsnarkose und Myorelaxation.

Es bestehen verschiedene Theorien über das Substrat der Blockierung:

- ▶ Störung der Zirkulation von Gewebsflüssigkeit (*Still,* 1908)
- ▶ Subluxation (*Palmer,* 1933)
- ▶ Nerveinklemmung (*Palmer,* 1933)
- ▶ Meniskuseinklemmung (*Zuckschwert,* 1960; *Dörr,* 1962)
- ▶ Verklemmen von Bandscheiben (*Cyriax,* 1969; *Fink,* 1977)
- ▶ Störung der Gleitfähigkeit der Gelenkoberfläche (*Wolf,* 1969)
- ▶ Störung der nervös-reflektorischen Steuerung des Gelenks (*Korr,* 1975; *Dvorak,* 1983; *Wolff,* 1983)

Emmingers Theorie über die Einklemmung meniskoider Gelenkstrukturen scheint nach Untersuchungen von *Kos* und *Wolf* derzeit am ehesten in der Lage zu sein, die klinschen Phänomene zu klären.

20.1.2 Ursachen der Blockierung

Die Ursachen von Gelenkfunktionsstörungen (Blockierungen) sind vielfältig und müssen im Einzelfall eruiert werden:

- ▶ Fehlbelastung
- ▶ Trauma
- ▶ reflektorische Vorgänge
- ▶ Ruhigstellung
- ▶ strukturelle Veränderungen

Die Fehlbelastung (Missbrauch) ist die häufigste Ursache für die Gelenkblockierung. Diesen Missbrauch straft der Organismus mit dem Phänomen *Schmerz = Warnsignal!* Bei den Traumen handelt es sich meist um Bagatelltraumen (vor allem im Sport). Ein weiterer Ursachenkomplex hängt mit den reflektorischen Vorgängen im Segment zusammen. Wirbelblockierungen können in zeitlicher und ursächlicher Folge außerhalb der Wirbelsäule liegender Erkrankungen entstehen, z.B. durch innere Erkrankungen (viszerose-vertebragene Verkettungen).

20.1.3 Symptome der Blockierung

Die Symptome der Blockierung sind:
▶ Bewegungseinschränkung
▶ hartes Endfedern
▶ reflektorische Veränderungen im Segment
▶ Schmerz
▶ gestörtes Gelenkspiel

20.1.4 Beweglichkeitsgrade am Gelenk nach *Stoddard*

Stadium 0 – Ankylose
Stadium I – schwerste Blockierung
Stadium II – mittelschwere Blockierung (Gegenstand unserer Behandlung)
Stadium III – normale Beweglichkeit
Stadium IV – Hypermobilität

20.2 Manualtherapeutische Untersuchungs- und Behandlungstechniken

20.2.1 Diagnostik

Die Diagnostik verläuft nach dem Prinzip Anamnese – Ausziehen – Anschauen – Anfassen und umfasst folgende Schritte:
▶ Anamnese
▶ Zeigetest
▶ Inspektion
▶ Palpation
▶ Funktionsuntersuchung
▶ Umgebungsuntersuchung
▶ Zusatzuntersuchungen

Untersuchungsablauf im Einzelnen:
1. Inspektion des Gelenkes
   zum Ausschluss organischer Gelenkerkrankungen, die eingehendere Diagnostik erfordern, am äußerlich unauffälligen Gelenk.
2. Aktive Bewegungen (Funktionsbewegungen)
   schmerzhaft am Bewegungsende oder als Schmerzwinkel (painful arc) schmerzhaft gehemmt.
3. Passive Funktionsbewegungen
   schmerzhaft
   – ohne Bewegungsbehinderung
   – mit Bewegungsbehinderung
   – ohne Kapselmuster, macht immer eingehende Diagnostik erforderlich
   – mit Kapselmuster (capsula pattern) (Tab. 1)
   schmerzlose Bewegungseinschränkung
   – ohne Kapselmuster, dann immer eingehende klinische Untersuchung
   – mit Kapselmuster
4. Isometrische Spannung (gegen Widerstand)
   Die schmerzprovozierende Richtung weist auf den betreffenden Muskel (dessen Sehne) hin.
5. Muskeluntersuchung
   Aktiv-gehemmte, gelähmte Muskulatur schmerzfrei! Passiv-verkürzte Muskulatur *(Janda)* schmerzlos oder Spannungsgefühl

Tab. 1: Kapselmuster.

Schultergelenk:	Abduktion – Außenrotation – Innenrotation
Hüftgelenk:	Innenrotation – Hyperextension – Abduktion – Außenrotation – Flexion
Kniegelenk:	Flexion – Extension
Talokruralgelenk:	Dorsalextension – Plantarflexion
Ellenbogengelenk:	Flexion – Extension
Radiokarpalgelenk:	Palmarflexion
Mediokarpalgelenk:	Dorsalextension

6. Untersuchung des Gelenkspiels (joint play)
Erschwert? Eingeschränkt? Gelockert? Schmerzhaft?

Die passiven Untersuchungen sowohl der Funktionsbewegungen als auch des Gelenkspiels sind für die Diagnostik der Funktionsstörungen des Bewegungssystems das entscheidende Kriterium. Bei dieser Untersuchungsmethode sind zwei Phasen zu beachten:
1. die exakte Bewegungsführung und der Gegenhalt am nicht bewegten Partner
2. das Tasten der Spannungsänderung

Das *Bewegungsende* am Gelenk oder im Bewegungssegment (Wirbelsäule) ist die diagnostisch und therapeutisch entscheidende Phase:
▶ weich-elastisch   = Muskelstopp, Sehne
▶ fest-elastisch   = Bänderstopp
▶ hart-elastisch   = Knorpelstopp
▶ hart-unelastisch = Knochenstopp

Für eine exakte Untersuchungs- und Behandlungstechnik sind die nachfolgenden Grundsätze unbedingt zu beachten:
1. Stellung des Patienten: bequem, entspannt
2. Stellung des Behandlers: sicher, bequem, locker
3. Gelenkstellung: entspannt, nie Endstellung
4. Kontakt der fixierenden und der mobilisierenden Hand: nahe dem Gelenkspalt, geeignete Abstützung
5. Bewegungsausführung: Impuls aus dem Arm oder Körper, Hand in der Verlängerung des Unterarmes
6. Die Mobilisation erfolgt durch rhythmischen Druck gegen den pathologisch erhöhten Widerstand im Gelenkspiel.
7. Die Manipulation geht von der durch Mobilisation erreichten Spannung aus und überwindet sie mit einem zusätzlichen Stoß.

Einigkeit besteht in der großen Verantwortung gegenüber unseren Patienten in Bezug auf die Exaktheit der Ausführung unserer Techniken unter Beachtung der absoluten und relativen Kontraindikationen:
Absolute Kontraindikation:
▶ reflektorische Abwehrspannung und Schmerz (das blockierte Gelenk muss sich schmerzfrei einstellen lassen)
Relative Kontraindikationen:
▶ pathologisch-anatomische Veränderungen
▶ hochgradige Osteoporose
▶ juvenile Osteochondrose
▶ Anomalien
▶ akute Lumbago
▶ Tumoren
▶ Entzündungen
▶ Hypermobilität
▶ bei Manipulationen an der HWS das Odontoideum und die basiläre Impression

Grundsätzlich muss sich der Behandler von der Unversehrtheit der anatomischen Strukturen *vor* der Behandlung überzeugen, wofür ihm unterschiedliche *Zusatzdiagnostik* zur Verfügung steht.

20.2.2 Indikation

Die Indikation zur manuellen Therapie (Mobilisation und/oder Manipulation) ist allein die klinisch diagnostizierte Blockierung der Gelenkfunktionen. Dabei ist die Manipulation allein in der manuellen Therapie *ausgebildeten* Ärzten vorbehalten. In unseren therapeutischen Bemühungen müssen wir immer den aktuellen Befund überprüfen (pathogenetische Aktualitätsdiagnose nach *Gutmann*). Manuelle Therapie wird nie zu einer monotonen Routine!

20.2.3 Behandlung

Zu Beginn der Behandlung sind folgende Fragen zu stellen:
▶ Was war primär?
▶ Was ist sekundär?
▶ Was steht aktuell im Vordergrund?

Das therapeutische Vorgehen richtet sich *streng* nach dem aktuell erhobenen Befund = *pathogenetische Aktualitätsdiagnose (Gutmann)*.

Die Reihenfolge der Behandlung ist: Wurzel – Gelenk – Muskulatur – Schmerzpunkt.

Der eigentliche Gegenstand unserer Behandlung ist die *Blockierung*. Hierfür stehen uns grundsätzlich zwei Möglichkeiten zur Verfügung:

▶ die Mobilisation und
▶ die Stoßmanipulation.

Die Basistherapie ist heute die *Mobilisation* mit Hilfe von

▶ Muskelfazilitations- und
▶ Muskelinhibitionstechniken.

Sie sind risikolos und außerdem schonender und wirkungsvoller als andere Mobilisationstechniken (Druckmobilisation; aktiv- und passiv-repetitive Mobilisationen). Sie können so oft wie nötig wiederholt werden und eignen sich zur Selbstbehandlung.

Voraussetzung für alle Behandlungsmethoden ist, dass die *Vorspannung* und die *Verriegelung* gelingen.

Die *Manipulation* ist nur noch in Ausnahmefällen nötig! Voraussetzung jeder Behandlung ist, dass sich Vorspannung und Entspannung des Patienten ohne Schwierigkeiten erreichen lassen.

Eine Übersicht über die Behandlungsmöglichkeiten bietet Tabelle 2.

20.2.4 Die postisometrische Relaxationstechnik (PIR)

Die postisometrische Relaxationstechnik als Teil der „muscle energy" wird vor allem zur Behandlung von Bewegungseinschränkungen an der Wirbelsäule, zur Behandlung von Muskelverspannungen und zur Schmerzpunktlösung eingesetzt (*Mitchell* u. *Lewit*).

Es handelt sich hierbei nicht um die postisometrische Hemmung nach *Sherrington*, da wir die Entspannung am besten mit minimalen Widerständen erreichen und

Tab. 2: Behandlungsmöglichkeiten (Übersicht).

Mobilisation	Manipulation
1. passiv-repetitive Mobilisation	Stoßmanipulation
2. aktiv-repetitive Mobilisation	
3. Fazilitations- und Inhibitionsmethoden	

  ▶ aktive Maximalkraftanspannung
  ▶ postisometrische Relaxation (PIR)
  ▶ Antigravitationsrelaxation
     (Anspannung gegen die Schwerkraft, gut
     für Selbstbehandlung)
  ▶ Atemphasen
     (Ein-/Ausatmungssegmente und Aus-/Ein-
     atmungssegmente)
  ▶ Blickfolgebewegungen
  ▶ Kombinationsmöglichkeiten:
     postisometrische Relaxationstechnik (PIR)
     und Atmung
     Blickwendung und Atmung

verhältnismäßig lange Latenzzeiten auftreten. Dabei ist es ein grober technischer Fehler, wenn wir den Beginn der Entspannung nicht abwarten und sofort versuchen, den Bewegungsausschlag zu vergrößern. Es ist anzunehmen, dass es sich bei der postisometrischen Relaxation um einen polysynaptischen Prozess zentraler Integration handelt, der deshalb eine entsprechend lange Latenzzeit hat.

Was geschieht bei der postisometrischen Hemmung? Während der isometrischen Phase lassen wir nur minimal Widerstand leisten, d. h., wir induzieren Hemmung. In der nun folgenden Entspannungsphase dürfen wir nur so weit das Bewegungsausmaß vergrößern, wie dies ohne Widerstand möglich ist. Wir sprechen vom *Phänomen des Tauens*.

Da diese Technik offenbar auf die Muskulatur abzielt, wenden wir sie auch zur Behandlung muskulärer Verspannungen und zur Schmerzpunktlösung an. Den analgetischen Effekt der postisometrischen Relaxation können wir auch mit Hilfe der Gate-Theorie nach *Melzack* und *Wall* (1965) interpretieren:

295

„Während der isometrischen Anspannung kommt es zu einer intensiven propriozeptiven Stimulation dicker A-alpha-Fasern, wodurch vor allem nozizeptive C-Fasern gehemmt werden."

Wenn wir auch nicht die eigentlichen physiologischen Mechanismen kennen, so ist zu sagen, dass wir bei dieser Methode in all ihren Phasen eine *Hemmung* setzen und jeglicher *Reizung* ausweichen.

Wir rufen mit der PIR eine zielbewusste Reaktion hervor, die uns auch bei anderen Methoden der Reflextherapie (Nadelung, Lokalanästhesie) geläufig sind. Wir beobachten, sobald sich Schmerzlinderung einstellt, regelmäßig eine Hypotonie dort, wo zuvor eine Verspannung bestanden hat.

Der Schmerz im Bewegungssystem hängt offenbar eng mit der Spannung zusammen. Die biologische Bedeutung dieser Tatsache liegt auf der Hand: Die *erhöhte Spannung* ist ein Zeichen der *Überlastung.* Die Gefahr einer Schädigung infolge von Überlastung wird somit zum nozizeptiven Impuls. Der Schmerz warnt rechtzeitig, nicht mit einer bestimmten Tätigkeit fortzufahren, die zur Überlastung führt.

> Allgemein formuliert: Die Funktionsstörung im Bewegungssystem, die zum Schmerz führt, äußert sich in einer vermehrten Spannung. Diese Spannungsveränderung zu tasten, ist wichtiger Bestandteil unserer Untersuchungstechnik.

20.2.5 Technisches Vorgehen bei der PIR

Bei Blockierung in einer Richtung sind die Muskeln verspannt, die ihren Zug in entgegengesetzter Richtung ausüben. Sie müssen deshalb durch *isometrische Kontraktion* gehemmt werden. Das geschieht durch Anspannung in einer der Blockierung entgegengesetzten Richtung gegen *minimalen Widerstand* (im Gegensatz zu *Kabat*). Der Patient drückt also nur leicht gegen unsere

Hand, ca. 10 bis 20 Sekunden. Danach fordern wir den Patienten auf, „lockerzulassen" (Phänomen des Auftauens). Wir müssen die völlige Entspannung abwarten und führen dann die Bewegung in Richtung der Bewegungseinschränkung weiter, bis wir einen Widerstand fühlen. Von dieser erreichten Stellung wiederholen wir den ganzen Vorgang, in der Regel drei- bis fünfmal.

Unsere Gelenktechniken sind pragmatisch entstanden, haben sich empirisch bewährt, sind reproduzierbar und lehrbar.

> Bei der Therapie sollte nicht nach der „DAWOS-Methode" (da wo es weh tut) behandelt werden, sondern nur die *genaue Diagnose* ermöglicht eine *gezielte Therapie,* deren Ergebnisse dann keine Zufallserfolge sind.

20.2.6 Mindestprogramm der Untersuchung (bei Störungen im Bewegungssystem)

Um eine einheitliche Untersuchung der Patienten in den verschiedenen Praxen und Kliniken zu gewährleisten, sind Untersuchungsstandards notwendig, wie zum Beispiel das Mindestprogramm. Häufig fehlt auch die Zeit, alle Regionen detailliert zu untersuchen, um zu einer genauen Diagnose zu kommen.

Wie in der Praxis vorgehen, um in möglichst kurzer Zeit zu brauchbaren Ergebnissen zu kommen und dabei Fehler so weit wie möglich zu vermeiden?

Drei Fragen stehen bei schmerzhaften Erkrankungen im Vordergrund:
▶ Ist das Bewegungssystem gestört oder ein anderes Organsystem?
▶ Ist die Struktur oder ihre Funktion gestört?
▶ Welcher Anteil des Bewegungssystems ist betroffen?

Das Mindestprogramm der Untersuchung bei Störungen im Bewegungssystem umfasst:

▶ HWS und Kopfgelenke orientierend im Sitzen
▶ Atemwelle in Bauchlage – BWS
▶ Patrick
▶ gebeugte Adduktion
▶ Fußrotation nach *Gaymanns*
▶ LWS (Vor-, Rück-, Seitbewegung)
▶ Beckenpunktpalpation
▶ Muskulatur

Das Mindestprogramm ersetzt keine gezielte Untersuchung, gibt aber wertvolle orientierende *Hinweise für das weitere diagnostische und therapeutische Vorgehen* bei Funktionsstörungen des Halte- und Bewegungssystems.

Am Beispiel des Schulter-Arm-Schmerzes möchten wir nachfolgend unser manualtherapeutisches Konzept in Diagnostik und Therapie darstellen.

20.3 Beispiel: Nacken-Schulter-Arm-Schmerzen

Akute und chronische Schmerzen des Bewegungssystems sind in den Industrieländern zur Epidemie geworden. Effektive, direkt überall nutzbare Behandlungsprogramme und Prophylaxemaßnahmen sind daher unbedingt erforderlich.

Akute und chronische Beschwerden im Nacken-Schulter-Arm-Bereich sind differenzialdiagnostisch schwer abzugrenzen. Gründe hierfür sind:
▶ anatomische Besonderheiten
▶ Schulter als Reflexorgan (innere Erkrankungen und Erkrankungen der Wirbelsäule)
▶ pathomorphologische Erkrankungen
▶ Depression und Schulterschmerz

Bei Schulterschmerzen und Bewegungsstörungen des Schultergürtels können Gelenkfunktionsstörungen, Muskelfunktionsstörungen, Enthesiopathien und pathomorphologische Gelenkerkrankungen mit Störungen der Halswirbelsäule, der oberen Brustwirbelsäule und der oberen Rippen verflochten sein.

20.3.1 Diagnostik

Die Diagnostik von Schultererkrankungen umfasst folgende Punkte:
▶ Anamnese!
▶ Inspektion
▶ Palpation
▶ aktive Bewegungen (painful arc)
▶ passive Bewegungen (joint play)
▶ isometrische Anspannung (Muskulatur)
▶ Umgebungsdiagnostik:
  ● Halswirbelsäule
  ● zervikothorakaler Übergang
  ● Brustwirbelsäule
  ● Rippen
  ● Akromioklavikulargelenk (immer beteiligt)
  ● Sternoklavikulargelenk
  ● Ellenbogen
  ● Handgelenk
  ● Daumengelenk
  ● Karpalknöchelchen
  ● Muskulatur

An den Bewegungen des Armes sind immer alle Schultergürtelverbindungen beteiligt:
▶ Glenohumoralgelenk
▶ Sternoklavikulargelenk
▶ Akromioklavikulargelenk (ACG)
▶ skapulothorakales Gleitlager
▶ Subakromialgelenk

Differenzialdiagnostisch kann Schulterschmerz nicht nur auf lokale Störungen des Gelenks oder Funktionsstörungen des Bewegungssystems zurückzuführen sein, sondern auch auf innere oder neurologische Erkrankungen. Wegen der Möglichkeit einer lebensbedrohlichen schulterfernen Erkrankung, z. B. eines Herzinfarkts, ist es dringend erforderlich, jeden Patienten mit Schulterschmerzen zu untersuchen.

Die Schultergegend ist eine bevorzugte Region für Ausstrahlungsschmerzen. Fast alle inneren Organe übertragen Schmerzen außer in ihre organspezifischen Segmente auch in das Dermatom C4 (Tab. 3).

Schmerzen und Bewegungsstörungen im Schulter-Arm-Bereich können den Sym-

Tab. 3: Segmentzugehörigkeit der verschiedenen Strukturen des Schultergelenks.

I. „Passiver Bewegungsapparat"	
(Prüfung durch passive Bewegungen)	
Schultergelenkkapsel	C5
Bursa subdeltoidea	C5
Akromioklavikulargelenk	C4
Bizepssehne (langer Kopf)	
(Dehnungsschmerz)	C5, C6

II. „Aktiver Bewegungsapparat"	
(Prüfung durch isometrische Kontraktion)	
Supraspinatussehne	C5
Infraspinatussehne	C5, C6
Subscapularissehne	C5, C6
Bizepssehne (langer Kopf)	C5, C6

ptomen der inneren Organe vorauslaufen, deshalb müssen die reflektorisch-algetischen Krankheitszeichen (RAK) besonders untersucht und beachtet werden (Tab. 4).

Anamnese und klinische Untersuchung ermöglichen in ca. 70 bis 80 % eine genaue Diagnosestellung. Dabei sind folgende Schritte erforderlich:
► Anamnese
► Zeigetest
► Inspektion
► Palpation
► Funktionsuntersuchung
► Umgebungsuntersuchung
► Zusatzuntersuchungen

Obwohl verschiedene Ursachen zu ähnlichen Beschwerdebildern führen können, lassen sich die einzelnen Krankheitsursachen doch zu charakteristischen Gruppen zusammenfassen. 90 % der Schulter-Arm-Beschwerden sind funktionell bedingt, in 10 % finden sich pathomorphologische Befunde (s. o.: Differenzialdiagnose des Schulterschmerzes).

20.3.2 Pathomorphologische Erkrankungen

Der schwerste lokale Krankheitsprozess der Schulterregion ist der Pancoast-Tumor, der durch eine Röntgenuntersuchung der Lunge diagnostiziert wird.

Tab. 4: Reflektorisch-algetische Krankheitszeichen (RAK).

Reflektorisch-algetische Zone der Haut (HEAD)
► Spannungsvermehrung im Bereich der kutanen RAK
► Spannungsvermehrung im Bereich der subkutanen RAK
► segmentale Veränderungen der Vasomotorik
► segmentale Veränderungen der Piloarrektorenreflexe
► segmentale Veränderungen der Hautfeuchte (Palpation)

Reflektorisch-algetische Zone der tiefen Gewebe (Bewegungssystem)
► eeflektorische Verspannungen in Muskeln der betroffenen Segmente (Muskelbündel oder umschriebene kleine Areale)
► palpable „Verquellungen" an Gelenken, Bändern, Muskel- und Sehnenansätzen, Periostpunkten
► bei inneren Krankheiten sekundäre Bewegungsblockierungen der zugeordneten Wirbelsegmente

Veränderungen der segmental zugeordneten Eigen- und Fremdreflexe
► Muskeleigenreflexe meistens lebhafter
► Fremdreflexe meistens abgeschwächt

Schmerz und Hyperalgesie
► Übertragungsschmerz mit Hyperalgesie der Haut in der RAK
► erhöhte Schmerzempfindlichkeit („Druckhyperalgesie") der tiefen RAK

Eine Reihe neurologischer Erkrankungen äußern sich primär in Schmerzen oder Bewegungsstörungen im Schulter-Arm-Bereich:
► Tunnelsyndrome
► Parsonage-Turner-Syndrom
► zervikale Myelopathie
► Syringomyelie
► depressives Syndrom

Die wichtigsten Tunnelsyndrome werden in Tabelle 5 beschrieben. Die Ursachen und Therapie dieser Thoracic-outlet-Syndrome sind vielfältiger Art. Wir verweisen auf die einschlägige Literatur.

Tab. 5: Die Engpässe bei den wichtigsten Tunnel-syndromen (Thoracic-outlet-Kompressionssyn-drome).

▶ **Hintere Scalenuslücke,**
zwischen den Mm. scalenus anterior und medius. Hier kann eine Kompression des Plexus brachialis und der A. subclavia ent-stehen.

▶ **Kosto-klavikulare Lücke**
Hier können der Plexus, die A. subclavia und die V. subclavia komprimiert werden.

▶ **Thorako-korako-pektorale Lücke**
An dieser Stelle gehen der Plexus, die Arte-rie und die Vene direkt distal des Processus coracoideus unter dem M. pectoralis minor hindurch.

Tab. 6: Muskulatur.

Die Muskeln, die die wichtigste Rolle bei der aktiven Bewegung der Schulter spielen, sind:
▶ M. supraspinatus (primäre Funktion ist Abduktion)
▶ M. infraspinatus (primäre Funktion ist Außenrotation)
▶ M. subscapularis (primäre Funktion ist Innenrotation)
▶ M. teres minor (primäre Funktion ist Außen-rotation und Retroflexion)

An zweiter Stelle:
▶ M. deltoideus (primäre Funktionen sind Anteflexion, Abduktion und Retroflexion)
▶ M. pectoralis major und minor (primäre Funktionen sind Anteflexion und Abduktion)
▶ M. latissimus dorsi (primäre Funktionen sind Anteflexion, Retroflexion, Abduktion und Adduktion)
▶ M. teres major (primäre Funktionen sind Extension und Adduktion)

Pathomorphologische Erkrankungen im Schultergelenk sind selten und meist trau-matisch oder entzündlich bedingt. Reine Arthrosen im Schultergelenk sind selten, ebenso Tumoren und Knochenmetastasen.

20.3.3 Funktionelle Störungen

Die häufigste Ursache für Schmerzen im Nacken-Schulter-Arm-Bereich sind Funk-tionsstörungen in der Halswirbelsäule, der Brustwirbelsäule, den oberen Rippen und der sog. akzessorischen Schultergelenke (s. o.: Schultergürtelverbindungen) sowie der Muskulatur (Tab. 6 und Tab. 7).

Nur die manuell-segmentale Untersu-chung dieser Regionen erlaubt eine genaue Diagnose.

Schwierig ist dabei die Differenzierung zwischen artikulären, kapsulären Erkran-kungen einerseits und periartikulären Lä-sionen andererseits.

Zur Auswertung der Untersuchung und Differenzialdiagnostik werden die Befunde folgenden Gruppen zugeordnet:
▶ passive Bewegungseinschränkungen *mit* Kapselmuster
▶ passive Bewegungseinschränkungen *oh-ne* Kapselmuster
▶ passive volle Beweglichkeit mit isome-trischem Muskelkontraktionsschmerz

Tab. 7: Rotatorenmanschette.

1. M. supraspinatus = Abduktion
U.: Fossa supraspinata scapulae
A.: Tuberculum majus humeri

2. M. infraspinatus = Außenrotation
U.: Fossa infraspinata scapulae
A.: Tuberculum majus humeri

3. M. subscapularis = Innenrotation
U.: Facies costalis scapulae
A.: Tuberculum minus humeri

4. M. teres minor = Außenrotation
U.: Margo lateralis scapulae
A.: Tuberculum majus humeri

+ Bursa subacromialis
zusätzlich
M. biceps brachii

▶ passive volle Beweglichkeit mit Muskel-schwäche

Typisch für Störungen (funktionell oder pathomorphologisch) im Schultergelenk sind die Schmerzprojektion in das Segment C 5, ein positives Kapselmuster (Abduktion

Außenrotation – Innenrotation) und ein gestörtes Gelenkspiel (erschwert oder schmerzhaft).

20.3.4 Therapie beim Nacken-Schulter-Arm-Syndrom

Vor Beginn der Therapie muss eindeutig unterschieden werden zwischen:
▶ geschädigter bzw. zerstörter Struktur mit typischer Pathomorphologie und
▶ reiner Funktionsstörung.

Nur die genaue Diagnose ermöglicht eine gezielte Therapie, deren Ergebnisse dann keine Zufallserfolge sind (befundadäquate Therapie). Problematisch bei Schulterschmerzen ist, dass die Diagnose oft zu spät gestellt wird und die Therapie dadurch ebenfalls zu spät eingeleitet wird.

> Es gibt keine Schmerztherapie von der Stange! Die Schmerztherapie ist komplex, dynamisch und zielbewusst.

Die Therapieziele sind:
▶ Beseitigung der Funktionsstörung
▶ Beseitigung oder Linderung der Schmerzen
▶ Begrenzung psychischer und sozialer Folgen.

Die Therapie ist oft mehrschichtig und ergibt sich aus dem jeweiligen aktuellen Befund (pathogenetische Aktualitätsdiagnose, *Gutmann*).

Geeignete Therapiemethoden beim Nacken-Schulter-Arm-Schmerz sind neben der medikamentösen Therapie die verschiedenen Methoden der physikalischen Therapie, die manuelle Therapie, die Neuraltherapie und die Akupunktur, Entspannungsverfahren, operative Verfahren u. a. Die einzelnen Methoden sind in den jeweiligen Kapiteln dargestellt.

> Beachte! Schon bei der Initialbehandlung akuter Schmerzen der Chronifizierung vorbeugen.
>
> Gute Therapie ist nicht nur der Wunsch des Patienten, sondern auch eine Herausforderung für den Arzt!

Zwei häufig gestellt Diagosen sind die Periarthropathia humeroscapularis (PHS) und die Frozen shoulder.

20.3.5 Periarthropathia humeroscapularis (PHS)

Bei der Periarthropathia humeroscapularis handelt es sich nicht um ein Krankheitsbild, sondern um eine Differenzialdiagnose. Dementsprechend muss auch die Therapie differenziert durchgeführt werden. Wir verstehen darunter nur Störungen, die durch Erkrankungen der Bursa subdeltoacromialis und/oder der Rotatorenmanschette verursacht werden. *Lewit* schreibt dazu: „An der Diagnose Periarthritis humeroscapularis erkennt man lediglich die Inkompetenz dessen, der sie stellt".

Klinik
Typische Befunde sind:
▶ painful arc
▶ gestörtes Gelenkspiel
▶ Schmerzen bei der isometrischen Anspannung der einzelnen Muskeln der Rotatorenmanschette
▶ im Röntgenbild charakteristische fleckige Verkalkungen.

Therapie:
▶ Schultermobilisation (Wiederherstellung des Gelenkspiels)
▶ Lokalanästhesie der Bursa und der Rotatorenmanschette
▶ Muskeltechniken (z. B. postisometrische Relaxation)
▶ Lithotripsie
▶ Operation
▶ Selbstbehandlung

20.3.6 Frozen shoulder (Schultersteife)

Bei dieser Erkrankung handelt es sich um ein eigenständiges pathologisches Geschehen, das wir an keinem anderen Gelenk kennen. Es bestehen weder Gelenkentzündungen noch grobe arthrotische Veränderungen. Die genauen Ursachen sind nicht bekannt. Neurotropische Einflüsse spielen eine wichtige Rolle. Die Erkrankung befällt vorwiegend Frauen im Alter von 45 bis 65 Jahren.

Klinik

▶ in der Anamnese häufig ein Zervikalsyndrom
▶ Kapselmuster der Schulter
▶ Gelenkspiel anfänglich normal
▶ Verspannung des M. subscapularis (Muskel der Frozen shoulder)
▶ intensive Schmerzen, besonders während der Nachtruhe
▶ vegetative Zeichen (Ödem, Zyanose der oberen Extremität)
▶ Röntgenbild: Atrophie des Knochens, Osteopenie
▶ typischer Verlauf in 3 Stadien (nach *Cyriax*):

- 1. Stadium = 4 Monate
  Zunahme der Beschwerden
- 2. Stadium = 4 Monate
  Bewegungseinschränkung bleibt konstant, Schmerzen nehmen ab
- 3. Stadium = 4 Monate
  Stadium der Abheilung

Therapie

Der Spontanverlauf ist nur wenig zu beeinflussen. Der Patient sollte schon zu Beginn der Therapie auf den Verlauf dieser Erkrankung und die gute Prognose hingewiesen werden.

▶ Kortisoninjektionen intraartikulär
▶ medikamentöse Therapie (Stufenschema)
▶ Lokalanästhesie (Infiltrationen, Blockaden)
▶ physikalische Therapie, besonders passive Lockerung des Schultergelenkes
▶ Muskelentspannungstechniken, besonders für den M. subscapularis (Antigravitation)
▶ Abduktionsschiene (im Anfangsstadium)
▶ Behandlung der Halswirbelsäule

Literatur

1. **Badtke G, Mudra I.** Neuraltherapie. Berlin: Ullstein Mosby, 1994.
2. **Frisch H.** Programmierte Untersuchung des Bewegungsapparates. 4th ed. Berlin: Springer, 1991.
3. **Frisch H.** Programmierte Therapie am Bewegungsapparat. Berlin: Springer, 1995.
4. **Janda V.** Manuelle Muskelfunktionsdiagnostik. 3rd ed. Berlin: Ullstein Mosby: 1994.
5. **Jankovic D.** Regionalblockaden. Berlin: Blackwell, 1997.
6. **Kapandji JA.** Funktionelle Anatomie der Gelenke. Stuttgart: Hippokrates, 2001.
7. **Lewit K.** Manuelle Medizin. 7th ed. Heidelberg: Johann Ambrosius Barth, 1997.
8. **Sachse J.** Manuelle Untersuchung und Mobilisationsbehandlung der Extremitätengelenke. 5th ed. Berlin: Ullstein Mosby, 1991.
9. **Sachse J, Schildt-Rudloff K.** Wirbelsäule. 3rd ed. Berlin: Ullstein Mosby, 1997.
10. **Sarnow J, Mißler, W.** Physikalische Therapie in der Orthopädie. 3rd ed. Köln: Echo, 1991.
11. **Schildt-Rudloff K.** Thoraxschmerz. Berlin: Ullstein Mosby, 1994.
12. **Travell JG, Simons OG.** Handbuch der Triggerpunkte. München: Urban & Fischer, 2001.

21 Physiotherapie in der Schmerztherapie

Joachim Barthels

21.1 Grundlagen

Die Funktionen unseres Körpers sind neben Energie und Sauerstoff auch auf den ständigen oder wiederholten Einfluss physiologischer Reize angewiesen. So braucht das Auge für die Erhaltung seiner Funktion Licht, das Ohr akustische Reize, das Knochen- und Knorpelgewebe den Wechsel von Zug und Druck, das Bindegewebe den Zug- und die Muskulatur den Kontraktionsreiz. Fehlen diese Reize, kommt es bald zu Funktions- und mit zeitlicher Verzögerung auch zu Strukturstörungen.

Unter Physiotherapie werden Behandlungen zusammengefasst, die die Funktionen des Organismus durch physikalische oder physikalisch-chemische Reize gezielt beeinflussen. Sie ist indiziert bei funktionellen Störungen, vorrangig des Bewegungssystems, die einen großen Teil der Befindlichkeitsstörungen sowie Erkrankungen unserer Patienten ausmachen und sowohl in der Gesamtpatientenzahl als auch prozentual weiter ansteigen.

Folgende Reizqualitäten werden eingesetzt:
► thermische Reize
► kinetische Reize
► mechanische Reize
► elektrische Reize
► chemische Reize
► aktinische Reize

Übende Verfahren und allgemeines Konditionstraining werden einbezogen.

Der rationelle Einsatz der Physiotherapie setzt Kenntnisse der Physiologie und Pathophysiologie des menschlichen Organismus, der Reizqualitäten und ihrer Dosierungsmöglichkeiten voraus. Dazu gehört zunächst die Diagnostik, u. a. die Erfassung des klinischen Befundes mit seinen allgemeinen Voraussetzungen (Konstitution, Kondition) und lokalen, segmentalen und allgemeinen Befunden einschließlich des Reaktionsvermögens (z. B. vegetative Reaktionen). Aus einer, evtl. mehreren Diagnosen allein lässt sich die erforderliche Physiotherapie nur mangelhaft ableiten. Der klinische Befund mit der Beschreibung der funktionellen Defizite bildet die Grundlage der therapeutischen Ansätze.

Physiotherapie ist bei akuten Störungen (z. B. Kälteanwendung bei lokalen Entzündungen) sowie chronischen Erkrankungen im Rahmen eines multimodalen Behandlungskonzeptes möglich. Sie kann als kausale (z. B. bei funktionellen Gelenkstörungen), symptomatische oder komplementäre Behandlung sowie in der Prophylaxe und Rehabilitation eingesetzt werden.

Möglichkeiten und Grenzen der Physiotherapie sollten bei der Erstellung der Behandlungskonzepte immer berücksichtigt werden. Ihre Stellung im ambulanten Bereich, dem Akutkrankenhaus oder der Rehabilitation ist unterschiedlich.

Zu den Zielen der Physiotherapie gehören:
► symptomatische Schmerzreduktion
► Funktionsentlastung
► Funktionswiederherstellung
► Funktionserhaltung oder
► Funktionssteigerung

der einzelnen Organsysteme oder Körperabschnitte.

21.1.1 Physiotherapie in der Schmerztherapie

Dem akuten und chronischen Schmerz liegen unterschiedliche pathophysiologische Prozesse zugrunde, die in der Diagnostik und Therapie beachtet werden müssen: Der **akute Schmerz** ist in erster Linie ein Rezeptorenschmerz mit Warnfunktion. Zur Vermeidung pathologischer Reaktionsketten muss er schnell in das Diagnostik- und Therapiekonzept einbezogen werden.

Die Therapieansätze folgen dem Grundsatz nach *Tilscher* und *Eder* (1991): „Erst das Ausschalten aller erkennbaren und ausschaltbaren Störfaktoren und der Reizabbau in betroffen Regionen einschließlich der notwendigen Funktionswiederherstellung garantiert bleibende Beschwerdefreiheit."

Die einzelnen klinischen Disziplinen können zur Kausalbehandlung viel beitragen. Die moderne Medizin, besonders die Pharmakotherapie, bietet ein breites Spektrum. Bei der Behandlung akuter Schmerzen ist der Einsatz der Physiotherapie begrenzt, oft wird sie nur ergänzend verordnet. Neben Entlastung oder schmerzarmer Lagerung sind die lokale Anwendung von Kälte (bei akuten Entzündungen), Wärme (bei akuten Spasmen), die niederfrequente Elektrotherapie (bei akuten und subakuten Schmerzen des Bewegungssystems) sowie einzelne Dehnungstechniken der Krankengymnastik im weitesten Sinne indiziert.

Ist der Schmerz kausal nicht behandelbar, verlangt die weitreichende Pathophysiologie einen breiten Therapieansatz. Pharmakotherapie, Physiotherapie und Psychotherapie gehören zu den Grundpfeilern der Schmerzbehandlung. Die Priorität wird durch die Befundermittlung im Rahmen der Aktualitätsdiagnostik (*Gutmann*, 1975) bestimmt. So gibt es neben dem kausalen und symptomatischen noch einen befundorientierten Therapieansatz. Eines der Ziele ist die Herabsetzung des pathologischen Afferenzeinstromes am Hinterhorn. Dazu ist erforderlich, die pathologischen Veränderungen aller Körperschichten zu berücksichtigen (s. u.).

Bonica schrieb noch 1981: „Überdauert der Schmerz den zu erwartenden Verlauf einer akuten Erkrankung, besteht nach vier bis sechs Monaten die Gefahr der Chronifizierung." Heute wissen wir, dass dieser Prozess durch das „Schmerzgedächtnis" wesentlich schneller abläuft. Aus dem Symptom Schmerz entsteht ein chronisches Schmerzsyndrom mit somatischen, psychischen und sozialen Folgen. Somit ist die Schmerztherapie ein Wettlauf mit der Zeit.

Chronische Schmerzen sind das Ergebnis eines komplexen pathophysiologischen Geschehens mit „Engrammbildung" auf segmentaler und suprasegmentaler Ebene. Im betroffenen Segment kommt es zu muskulären Reaktionen und vegetativen Irritationen, einem Circulus vitiosus, der ohne Hilfe von außen nicht zum Erlöschen kommt.

Bei chronischen Schmerzen sind Behandlungsarten zur therapeutischen Reizsteuerung zu wählen. Sie wirken durch die Hemmung der Schmerzreizverarbeitung (*Zimmermann* u. *Handwerker*, 1984).

Für die Physiotherapie bedeutet dies den Einsatz wiederholter Reize zur Funktionsregulation. Dabei sind sowohl diagnostisch als auch therapeutisch alle Körperschichten (Dermatom, Myotom, Sklerotom und zugehörige innere Organe) zu berücksichtigen, deren Afferenzstrom in gleiche Segmente einläuft (segmental-reflektorischer Komplex, *Becke*, 1990, Abb. 1).

21.2 Diagnostik

Die technische Entwicklung hat die klassische Diagnostik mit Anamnese und Erhebung des klinischen Befundes in den Hintergrund gedrängt. Daher werden eine Vielzahl von Befindlichkeitsstörungen und Funktionsstörungen der einzelnen Organsysteme, besonders des Bewegungssystems, nur noch unzureichend erfasst. Es muss die Forderung erhoben werden, dass neben der Strukturdiagnostik eine ausreichende Darstellung der gestörten *Körperfunktionen* erfolgt.

Vor der Schmerztherapie geht es immer wieder um die Suche nach der Schmerzursache, das heißt um den Ursprung der afferenten Erregung.

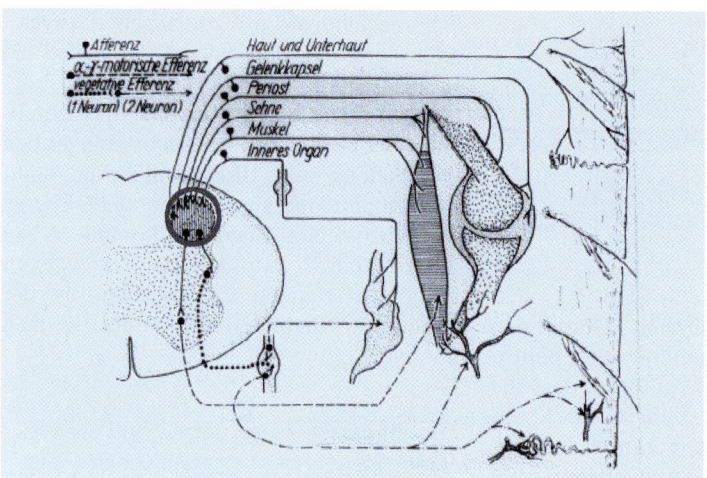

Abb. 1: Segmental-reflektorischer Komplex

Nach den Grundregeln der klinischen Untersuchung werden durch Inspektion, Palpation und Funktionsdiagnostik die im Folgenden dargestellten Befunde erhoben.

21.2.1 Haut und Unterhautgewebe

Allgemeiner und lokaler Gewebeturgor mit Verquellungen und Einziehungen sowie Verschiebbarkeit der Schichten. Über die viszerokutanen Reflexwege spiegelt die Körperdecke den Funktionszustand innerer Organe wider (Abb. 2) (*Head*, 1883; *Leube* u. *Dicke*, 1951; *Gläser* u. *Dalicho*, 1962). Häufig sind auch globale Stoffwechselstörungen am Zustand des Haut- und Unterhautgewebes zu erkennen.

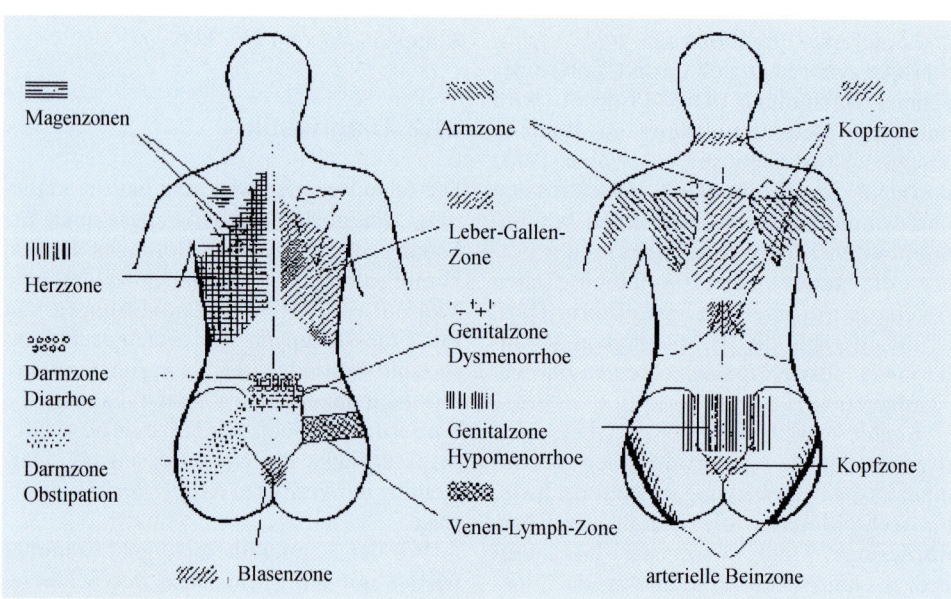

Abb. 2: Bindegewebszonen nach *Leube* und *Dicke* (1951).

Die Beurteilung von Haut und Bindegewebe erfolgt mittels der Kiblerfalte und unterliegt dem Kenntnisstand und der Erfahrung des Untersuchers. Sie kann nur semiquantitativ erfasst werden (lockeres oder normales Gewebe; gering, mittelgradig oder deutlich erhöhter Tonus).

21.2.2 Muskeltypen

Nach *Janda* (1976) gibt es strukturell und funktionell zwei Muskeltypen (Tab. 1).

Bewegungsmangel, ein Merkmal unserer Zeit, oder Fehlbelastungen, die auch schmerzbedingt sein können, führen relativ schnell zur Ausbildung von muskulären Dysbalancen mit primär funktionellen, später strukturellen Veränderungen, die dem Reaktionsmuster der beiden Gruppen entsprechen. Dabei haben die tonischen, posturalen (Halte-)Muskeln den höheren diagnostischen und therapeutischen Stellenwert. Verkürzte Muskeln können den Innervationsablauf ihrer Gegenspieler (Antagonisten) stören und damit eine Atrophie verursachen. Ihnen sollte unsere ganze Aufmerksamkeit bei der klinischen Untersuchung gelten.

Der Muskeltonus ist nach *Mense* (2003) das Ergebnis aus Erregung und Hemmung und kann heute noch nicht objektiviert werden. Im Alltag sind wir auf die klinische Untersuchung mit dem Tastbefund und die semiquantitative Erfassung (lockere oder normale Muskelspannung; gering, mittelgradig oder deutlich erhöhter Tonus) angewiesen. Die Kriterien nach *Janda* (1976) mit

der Definition von fünf Stufen der Kraftentfaltung sind auf Lähmungsbilder bezogen und im medizinischen Alltag wenig hilfreich.

21.2.3 Triggerpunkte

Einen hohen Stellenwert in der klinischen Diagnostik haben Triggerpunkte, die von *Travell* und *Simons* (1991) in ihrem Grundlagenbuch, zeitnah von *Dejung* (2003) minutiös beschrieben wurden. Verschiedene subjektive Messmethoden werden für wissenschaftliche Untersuchungen angewandt (VAS, Druckdolorimetrie, Messungen des elektrischen Hautwiderstandes).

Triggerpunkte sind vorrangig an den Endsehnen der Muskeln (Tenderpoints), im Bereich des Muskelbauches und dem gelenknahen Bandapparat zu finden. Ein gezieltes, rationelles Aufsuchen ist im Rahmen der klinischen Untersuchung möglich.

21.2.4 Gelenke und die Bewegungssegmente der Wirbelsäule

Nach *Junghanns* (1954) sollten die Gelenke und Bewegungssegmente der Wirbelsäule immer als funktionelle Einheit mit Kapsel, Bändern, der Muskulatur und ihrer nervalen Versorgung gesehen werden. Die Funktionsstörungen reichen vom gestörten Joint play bis zur Ankylose.

Grundlage der Untersuchung ist die Diagnostik der manuellen Therapie, die im Rahmen der speziellen Schmerztherapie als Basisdiagnostik gefordert werden sollte (s. Kap. 20: Manuelle Therapie).

21.2.5 Neurologischer Status

Der neurologische Status ist oft für die Entscheidung zwischen konservativer und operativer Therapie des Rückenschmerzes ausschlaggebend. Der Röntgenbefund ist ein „Baustein" in der Diagnostik und sollte nicht überbewertet werden.

21.2.6 Gefäßstatus

Belastungstests einschließlich der Ratschow-Lagerungsprobe sollten nicht vergessen werden.

Tab. 1: Muskeltypen nach *Janda*.

tonisch, postural	phasisch, dynamisch
▶ Ausdauer	▶ Schnellkraft
▶ „rote" Fasern	▶ „weiße" Fasern
▶ oxydativ	▶ glykolytisch
▶ langsamer arbeitend	▶ schnell arbeitend
▶ slow twitch-Fasern	▶ fast twitch-Fasern
▶ dünnere Neuriten	▶ dickere Neuriten
▶ neigt zur Verkürzung	▶ neigt zur Abschwächung

21.2.7 Funktionelle Erkrankungen innerer Organe

Bei funktionellen Erkrankungen innerer Organe bieten reflektorische Veränderungen der oberflächlichen Strukturen zusätzliche Informationen und therapeutische Ansätze (*Head*, 1883; *Mac Kenzie*, 1921; *Gläser* u. *Dalicho*, 1962). Nach Triggerpunkten, Bindegewebszonen und segmentale Funktionsstörungen der Wirbelsäule ist in der klinischen Untersuchung gezielt zu suchen.

21.2.8 Gangbild

Das Gangbild bietet viele diagnostische Hinweise (Schonhinken, Lähmungsbilder, neurologische Störungen). Die Beurteilung sollte nicht ausgelassen werden.

Der Lokalbefund allein ist unzulänglich, wenn nicht gleichzeitig die Kompensationsleistungen und Anpassungsvorgänge des Organismus geprüft werden (*Conradi*, 1990).

21.3 Teilgebiete der Physiotherapie

Entsprechend den Reizqualitäten beinhaltet die Physiotherapie folgende Teilgebiete:
- Thermotherapie
- Hydrotherapie
- Elektrotherapie
- Ultraschall
- Massagen
- Kinesiotherapie
- Inhalationstherapie
- Heliotherapie
- Klimatherapie

21.4 Therapiemittel

21.4.1 Entlastung/Ruhigstellung

Akute Schmerzerscheinungen erfordern in vielen Fällen eine Teil- oder Ganzkörperentlastung. Häufige Indikationen sind:

- akute Reizerscheinungen oder entzündliche Prozesse
- akutes HWS-Syndrom
- akute Lumbalgie/Ischialgie
- posttraumatische Zustände

Die Praxis bietet viele Möglichkeiten der Gestaltung in Form von Tape-Verband, Bandagen, Schienen, Orthesen oder Bettruhe ohne/mit Stufenlagerung bis zur Extension mit der Glissonschlinge (HWS) sowie dem Perlschen Gerät (LWS).

Die Dauer der Ruhigstellung bestimmt das klinische Bild der Erkrankung und sollte möglichst kurz gehalten werden. Das gilt auch oder besonders für das Beschleunigungstrauma der HWS.

Entlastungen und Ruhigstellungen können in der Praxis als Empfehlung/Anleitung des Patienten oder Verordnung (Orthese, Perlsche Extension usw.) erfolgen.

21.4.2 Kälteanwendung/Kryotherapie

Schmerzhafte Reizerscheinungen oder entzündliche Prozesse in den Gewebsstrukturen erfordern im akuten Stadium die Anwendung von lokaler Kälte. Dabei wird zwischen der Kurzzeitbehandlung mit reflektorischer Wirkung im Sinne des Counter-Effektes (Hyperstimulation) und der Langzeitanwendung unterschieden. Zur Schmerzminderung tragen die Dämpfung des Stoffwechsels, die Verlängerung der Refraktärzeit der Nervenfasern und die Detonisierung der Muskulatur bei. Praktikable Anwendungsformen sind:

- Kühlspray
- Eiseinreibungen, lokale Eispackungen
- Kältepackungen mit Kühlgelbeutel
- maschinelle Applikation tiefgekühlter Luft oder von Stickstoff

Eine Mehrfachanwendung pro Tag entspricht den Wirkungsmechanismen.

Kontraindikationen:
- arterielle Durchblutungsstörungen
- Kälteallergien
- Sensibilitätsstörungen im Behandlungsfeld

Zurückhaltung ist in der Nierenregion angezeigt.

Verordnung: Kryotherapie mit Angabe der Lokalisation (evtl. Körperschema)

Anzahl: im Regelfall: 6 ×

Anwendungsfrequenz: 2- bis 4-mal täglich

21.4.3 Wärmeanwendung

Wärme ist die häufigste physikalische Behandlungsform gegen chronische Schmerzen mit lokaler und systemischer Wirkung. Ziele ihrer unmittelbaren (z. B. Hydrotherapie, Infrarotlichtbestrahlung) und mittelbaren (z. B. Hochfrequenztherapie, Ultraschall) Anwendung sind: Spasmolyse, Hyperämisierung mit Stoffwechselsteigerung und verstärktem Abstrom algogener Substanzen, damit Veränderung der Schmerzschwelle. Reflexwirkungen im Sinne des Counter-Effektes werden beschrieben. Die Dehnbarkeit des kollagenen Bindegewebes wird verbessert.

Die direkte Wärmewirkung am Nozizeptor ist wissenschaftlich noch nicht geklärt. Lokale Wärmeanwendung:
▶ Infrarotlichtbestrahlung
▶ Fango- und Paraffinpackungen
▶ lokale Wärmepackungen mit Heublumen-, Leinsamen- und Kartoffelsäckchen (Hausmittel)

In der Praxis hat sich mehr die lokale Anwendung feuchter Wärme gegenüber der Strahlungswärme bewährt.

Ganzkörperwärmeanwendungen: Bäder, Sauna.

Kontraindikationen: Die wichtigsten sind lymphatische Stauungen, akute Entzündungsprozesse und maligne Erkrankungen. Unverträglichkeiten weisen oft auf Kontraindikationen hin und sollten in der Praxis beachtet werden (erweiterte Diagnostik?).

Verordnung: Wärmebehandlung (Fango, Paraffin usw.) mit Angabe der Lokalisation (evtl. Körperschema)

Anzahl: im Regelfall: 6×

Anwendungsfrequenz: 2- bis 3-mal täglich

21.4.4 Elektrotherapie

Zu den häufig angewandten Verfahren der physikalischen Schmerztherapie gehört die Elektrotherapie. Eine Vielzahl von Stromformen einschließlich ihrer Sekundäreffekte wurde für Therapiezwecke entwickelt. Entsprechend den Frequenzen werden drei Bereiche unterschieden:
▶ Niederfrequenztherapie (0–1000 Hz)
▶ Mittelfrequenztherapie (1000–3000 Hz)
▶ Hochfrequenztherapie (über 3000 Hz)

21.4.4.1 Gleichstrom (Niederfrequenztherapie)

Die Galvanisation (Gleichstrom) zeigt gute Effekte bei der Behandlung fortgeleiteter Schmerzformen (Radikulär- und Pseudoradikulärsyndrom). Die Position der Elektroden richtet sich nach der Ausbreitungsrichtung der Beschwerden. Die Polung wird von der gewünschten Wirkung bestimmt: Der Anelektrotonus (Wirkung unter der Anode) bewirkt eine Dämpfung der Erregungen oder deren Weiterleitung, der Katelektrotonus (Wirkung unter der Kathode) eine Verstärkung der Erregung. Meistens liegt die Anode segmentnah (an der Wirbelsäule), um eine schmerzreduzierende Wirkung zu erzielen. Die Intensität wird sensibelschwellig (subjektiv) eingestellt, d. h. der Patient spürt ein leichtes Kribbeln unter den Elektroden (kein Brennen, kein Schmerz!). Eine Korrelation zwischen der Stromintensität und dem subjektiven Empfinden gibt es leider nicht.

Verordnung: absteigende Galvanisation
Dosierung: sensibelschwellig
Behandlungsdauer: 10 Minuten
Intervalle: täglich
Anzahl: 6- bis 10-mal, Regelfall: 6-mal
Elektrodenlage:
Beispiel: Ischialgie rechts (Pseudoradikulärsyndrom) (Abb. 3).

Bei der **Iontophorese** (Sonderformen der Galvanisation) werden mittels Gleichstrom als Transportverstärker Medikamente (als Anionen unter der Anode: z. B. Histamin, Diclofenac) in das Gewebe einge-

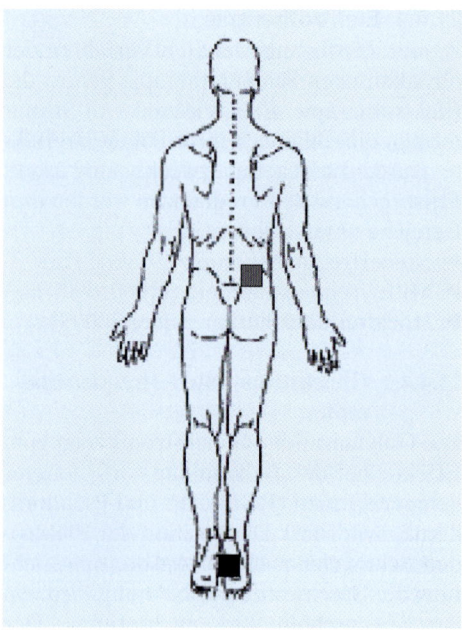

Abb. 3: Anwendung der Galvanisation bei Ischialgie rechts (Pseudoradikulärsyndrom).

bracht, um lokal ihre Wirkung (hyperämisierend, antiphlogistisch) auszulösen.

Indikationen: alle akuten, subakuten und chronischen Schmerzzustände des Bewegungs- und Nervensystems, bevorzugt mit Ausbreitungstendenz (Beispiele: Pseudoradikulärsyndrome, Radikulärsyndrome, Neuralgien); Wund- und Knochenheilungsstörungen. Bei akuten Radikulär- und Pseudoradikulärsyndromen hat sich die Galvanisation oft als erste analgetisch wirkende Elektrotherapie bewährt.

Kontraindikationen: Metallimplantate im Behandlungsgebiet (behandlungsfern gelegene Implantate einschließlich moderner Schrittmacher stellen keine Kontraindikation dar).

21.4.4.2 Niederfrequente Impulsströme (1–1000 Hz)

Niederfrequente Impulsströme werden in der Praxis hauptsächlich zwischen 2 und 150 Hz in unterschiedlicher Form und Kombination zur Schmerzbehandlung ein-

gesetzt. Die Wirkung ist am besten noch mit der Gate-control-Theorie nach *Melzack* und *Wall* (1965) sowie der Ausschüttung von unterschiedlichen Neurotransmittern zu erklären. Bei der Position der Elektroden wird die Kathode über der schmerzhaften Region befestigt, die Anode in sinnvoller Nähe (z. B. paravertebral, proximal oder distal der Kathode).

▶ **Ultrareizstrom nach *Träbert* (URS)** Charakteristik: Rechteckimpulse, Frequenz: 153 Hz, Impulsbreite: 2 ms, Impulspause: 5 ms.

▶ **Diadynamischer Strom nach *Bernard*:** Kombination von Impulsstrom unterschiedlicher Charakteristik mit Gleichstrom. Nach der Befestigung der Elek-

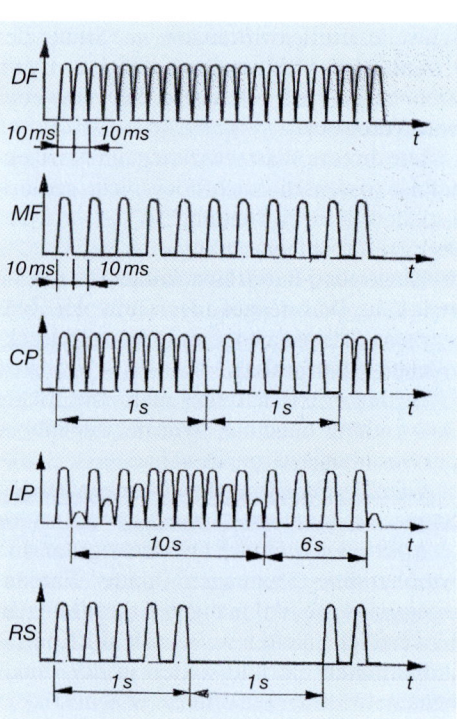

Abb. 4: Verschiedene Formen des diadynamischen Stromes nach *Bernard*.
DF   diphasé fixe
MF   monophasé fixe
CP   modulé en courtes périodes
LP   modulé en longues périodes
RS   rhythme syncopé

troden wird zunächst der Gleichstrom untersensibelschwellig eingestellt, danach der niederfrequente Wechselstrom sensibelschwellig zugeschaltet (Abb. 4).

Die häufigste Anwendungsform mit geringem Gewöhnungseffekt (Anpassung der Reizschwelle an den wiederkehrenden Reiz) ist der CP-Strom.

Verordnung: URS oder DD-CP; Dosierung: sensibelschwellig; Anzahl der Behandlungen: 6- bis 10-mal (Regelfall: 6-mal); Intervalle: 1- bis 2-mal täglich; Elektrodenlage: s. Abb. 5.

▶ **Hochvolttherapie:** Hier kommen Stromformen mit geringer Impulsbreite und höherer Intensität als z.B. beim URS oder DD-CP zur Anwendung. Bei guter Eindringtiefe liegt der Vorteil im geringeren Stromempfinden der Patienten während der Behandlung (z.B. für stromsensible Patienten). Die Impulse werden auch als Strombündel (burts) abgegeben (Abb. 6).

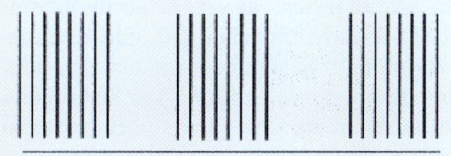

Abb. 6: Strombündel (burts) bei Hochvolttherapie.

▶ **TENS-Behandlungen (t**ranskutane **e**lektrische **N**ervenstimulation). Moderne batteriebetriebene Geräte erlauben eine praktikable Anwendung des niederfrequenten Stromes in der Schmerztherapie (Taschengeräte). Je nach Gerätetyp lassen sich die Parameter (Frequenz und Stromstärke) per Hand einstellen oder werden als Behandlungsprogramme angeboten (Abb. 7). Ihre Vorteile liegen in der Anwendung im Alltag (s. auch Kap. 15: TENS).

Indikationen: alle akuten, subakuten und chronischen Schmerzsyndrome des Bewegungs- und Nervensystems.

Kontraindikationen: lokale Hautirritationen im Behandlungsgebiet, stromempfindliche Patienten (meist mit Hyperthyreose). Metallimplantate stellen für *niederfrequen-*

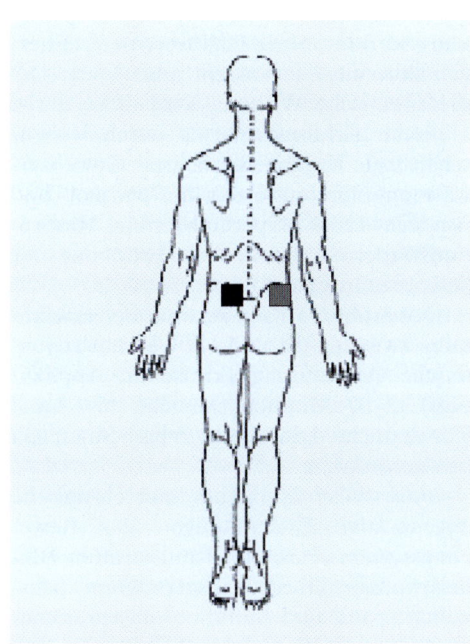

Abb. 5: Anwendung von diadynamischem Strom bei *Lumbalgie*.

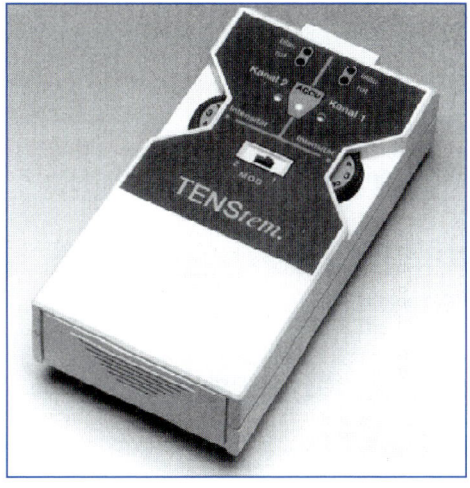

Abb. 7: Programmierbares TENS-Gerät.

te Stromformen keine Kontraindikation dar! Herzschrittmacher der neuen Generation sind gegenüber niederfrequenten Impulsströmen geschützt. Aus Sicherheitsgründen sollte die lokale Behandlung (BWS- und Schulterregion) vermieden werden.

21.4.4.3 Mittelfrequenztherapie (1000–3000 Hz)

Elektrotherapie im Mittelfrequenzbereich gehört zu den neueren Entwicklungen. Die Praxis zeigt, dass die Mittelfrequenzbehandlung sowohl analgetische als auch motorische Effekte auslöst. Physiologisch ist ihre Wirkung noch nicht genau erklärbar. Ihr Vorteil liegt im niedrigen Stromgefühl der Patienten während der Behandlung. Wesentliche Wirkungsunterschiede konnten im Vergleich zur Niederfrequenztherapie noch nicht nachgewiesen werden. Der gerätetechnische Aufwand ist jedoch höher. Dies begründet, dass die Mittelfrequenztherapie nur in größeren Einrichtungen zur Anwendung kommt.

Indikationen: chronische Schmerzsyndrome des Bewegungssystems

21.4.4.4 Hochfrequenztherapie (über 300 kHz)

Mittels hochfrequenter elektromagnetischer Schwingungen wird im Gewebe Wärme erzeugt. Diese wirkt detonisierend (Muskulatur, Gefäße), hyperämisierend und stoffwechselsteigernd. Bei bestimmten akuten und den meisten chronischen Erkrankungen zeigt sich auch eine schmerzlindernde Wirkung. Weitere therapeutische Effekte hochfrequenter Einflüsse sind nicht bekannt.

Zwei Frequenzbereiche haben sich in der Praxis durchgesetzt: Kurzwelle (27,12 MHz) und Mikrowelle (2400 MHz). Praxisrelevant bei der Kurzwelle ist der Wirkungsunterschied von Platten- und Spulenfeldelektroden. Die thermische Belastung des Fettgewebes ist unter den Plattenelektroden größer. Dagegen wird die Muskulatur durch ihren höheren Wassergehalt mit Spu-

lenfeldelektroden mehr erwärmt als die umliegenden Gewebe, was bei der Verordnung beachtet werden sollte. Elektrodenabstände und -lage (Kanteneffekte) sowie Kontraindikationen müssen beachtet werden.

Indikationen: entsprechen der lokalen Anwendung von Wärme, meist bei chronischen Erkrankungen auch der Fachgebiete Innere Medizin, HNO und Gynäkologie.

Kontraindikationen: alle Metalle im und am Körper einschließlich Schrittmachern; Gefahr der Verbrennung; akute Gelenkentzündungen einschließlich aktivierter Arthrosen.

21.4.5 Ultraschall

Eine eigenständige Behandlungsform ist der Ultraschall (US). Hochfrequente elektrische Schwingungen werden in mechanische Schwingungen umgewandelt und über Koppelsubstanzen (Koppelgel, Wasser) auf das Gewebe übertragen. Neben der primär mechanischen Wirkung, dem Wechsel zwischen Druck- und Zugreiz (Mikromassage), entsteht im Gewebe Wärme. Die Tiefenwirkung wird mit einer Halbwertstiefe (Energiehalbierung) von 4 cm angegeben. Die therapeutische Wirkung wird mehr durch klinische Erfahrungen als durch wissenschaftliche Ergebnisse belegt: Gewebserwärmung, Detonisierung des Muskel- und Bindegewebes, Hyperämisierung, Resorptionsförderung sowie eine Erhöhung der Schmerzschwelle.

Dosierung: Je nach Akuität der Erkrankung zwischen 0,1 und 1,0 Watt/cm², dynamische Anwendung (kreisende Applikation), 3–10 Minuten, tägliche bis 3-mal wöchentliche Anwendung, 6 bis 8 Sitzungen pro Verordnung.

Indikationen: subakute und chronische degenerative Erkrankungen des Bewegungssystems, besonders mit straffen Bindegewebsstrukturen, ausgeprägtem Muskelhartspann und Funktionseinschränkungen der Gelenke einschließlich der Wirbelsäulensegmente. Knochenheilungsstörungen.

Eine weitere Indikation könnte für den Schallwechseldruck als physiologischer Reiz für den Knochen die Osteoporose sein. Wissenschaftlich ist dies noch nicht bewiesen. Bei akuten Erkrankungen des Bewegungssystems hat sich die Anwendung von US nicht bewährt.

Kontraindikationen: Hautaffektionen und starke Behaarung im Behandlungsgebiet, entzündliche Gewebsveränderungen.

21.4.6 Massagen

Massagen werden in unterschiedlichen Formen verordnet:
▶ klassische Massagen mit dem Schwerpunkt der Muskelbehandlung
▶ Bindegewebsmassagen mit dem Ziel der Dehnung straffer Bindegewebsstrukturen an der Körperoberfläche und vegetativer Umstimmung
▶ Segmentmassagen: Hier werden alle reflektorisch entstandenen Veränderungen (Maximalpunkte, Muskelspasmen) in den zugehörigen Segmenten innerer Organe behandelt.
▶ Periostmassagen: reflektorisch entstandene Schmerzpunkte des Periostes sind der Gegenstand der Behandlung.
▶ Kolonmassage: gezielte Beeinflussung der Darmfunktion über bestimmte Grifftechniken
Bindegewebs-, Sement-, Periost- und Kolonmassagen werden im Heilmittelkatalog unter Reflexzonentherapie zusammengefasst.
▶ Manuelle Lymphdrainage: entstauende Behandlung bei Ödemen der Extremitäten, aber auch der Kopfregionen.
▶ Unterwassermassagen: kombiniert mit allgemeiner Wärmeanwendung und dem hydrostatischen Druck werden je nach Ziel und Behandlungswinkel des Wasserstrahles oberflächliche Bindegewebsstrukturen und/oder die Muskulatur überwiegend im Sinne der Detonisierung behandelt.
Neben der nicht zu unterschätzenden angenehmen subjektiven Empfindung gehören im Rahmen der Schmerztherapie die Hyperämisierung mit dem Abtransport algogener Substanzen, die Entstauung, die Dehnung und Tonusminderung des Bindegewebes und der Muskulatur, die Freisetzung von Neurotransmittern sowie reflektorische Effekte zu den nachgewiesenen Wirkungen der Massage.

Allgemein- und Lokalbefunde entscheiden über die Indikation.

Die Auswahl der Massageform sollte dem klinischen Befund und therapeutischen Ziel entsprechen. In vielen Fällen ist die Kombination mit lokaler Wärmeanwendung sinnvoll.

Die *Dosierung* wird durch die Größe der Behandlungsfläche, den Gewebsbefund, vegetative Reaktionen des Patienten, die Zeit (20 Min.), Behandlungsintervalle und Anzahl der Behandlungen (Regelfall: 6-mal) bestimmt. Ganzkörpermassagen gehören nicht zum Leistungsspektrum der Schmerztherapie.

Die Häufigkeit der Verordnung wird in der Praxis eher durch den Patienten als durch den Arzt bestimmt. An ökonomische Alternativen, z. B. die Elektrotherapie, sollte gedacht werden.

Indikationen: ausgeprägte Bindegewebszonen mit Schmerzpunkten, Einziehungen und Verquellung bei inneren Organerkrankungen (z. B. chronische Gallen- und Magenerkrankungen, Angina pectoris vasomotorica), muskuläre Verspannungen.

Kontraindikationen: lokale Gewebsentzündungen, starke Behaarung; fieberhafte Erkrankungen.

Verordnung: Massageart, 6-mal, 2- bis 3-mal pro Woche (Regelfall, degenerative Erkrankungen).

21.4.7 Manuelle Therapie (MT)/Chirotherapie (ChT)

Funktionsstörungen des Bewegungssystems gehören zu den häufigsten Ursachen für chronische Schmerzsyndrome. Unter Manueller Therapie/Chirotherapie verstehen wir die gezielte Diagnostik und Behandlung von reversiblen Funktionsstörungen der peripheren Gelenke und der Bewegungssegmente der Wirbelsäule (s. dazu Kap. Manuelle Medizin). Durch spezielle Grifftechniken, angewandt von Ärzten und Physiotherapeuten mit zusätzlicher Ausbildung, wird das sog. Gelenkspiel (Joint play) wiederhergestellt. Die gestörte Muskelfunktion steht im Mittelpunkt der Betrachtung. Mit der Verbesserung der Gelenkfunktion lassen in der Regel die begleitenden Schmerzen nach.

In den letzten Jahren rückt zunehmend das Bindegewebe mit seinen pathologischen Einflüssen auf die Gelenkfunktion in das Blickfeld. Lösungstechniken der **Osteopathie** können zur Verbesserung der Gelenkfunktion beitragen.

Indikationen: reversible Funktionsstörungen peripherer Gelenke sowie der Wirbelsäulensegmente einschließlich der Costovertebralgelenke.

Kontraindikationen: Hypermobilität von Gelenken und Wirbelsäulensegmenten, akute posttraumatische Gelenkstörungen, Ankylosen, Pseudarthrosen usw.

Verordnung: im Regelfall 6-mal (Erstverordnung). Das Ergebnis der Behandlung einschließlich der Mitarbeit der Patienten sollte die Gesamtbehandlungszahl bestimmen, gegebenenfalls mit Begründung gegenüber den Kostenträgern.

21.4.8 Krankengymnastik (KG), therapeutischer Sport

Neben den passiven Maßnahmen der physikalischen Therapie haben aktive Behandlungen in Form der Krankengymnastik oder des therapeutischen Sports einen hohen Stellenwert. Passive und/oder aktive Dehnungsübungen stehen häufig an erster Stelle der befundorientierten Behandlung. Verkürzte Muskelgruppen hemmen nach *Janda* (1967) die physiologische Innervation der Gegenspieler (s. allgemeiner Teil). Ihre erfolgreiche Behandlung bildet die Voraussetzung für eine Kräftigung abgeschwächter Muskeln.

Dehnungstechniken:

▶ **Die postisometrische Relaxation (PIR)** ist die schonendste Form der Dehnungsübungen. Nach minimaler aktiver Vorspannung der zu dehnenden Muskelgruppe erfolgt über die Physiotherapeutin/den Physiotherapeuten (PT) oder bei eigenständiger Übung über die Eigenschwere des betroffenen Körperteils in entsprechender Ausgangsstellung die Dehnung des verkürzten Muskels/der verkürzten Muskelgruppe. Bestimmte Vorspannungs- und Dehnungszeiten sind zu berücksichtigen (mindestens 10 Sekunden).

▶ **Krankengymnastik:** Verkürzte Muskeln oder Muskelgruppen haben in der Krankengymnastik einen besonderen Stellenwert. Dehnungsübungen sind in den meisten Fällen Hauptbestandteil der Krankengymnastik. Das Behandlungsziel sollte aus der Verordnung hervorgehen.

▶ **Hausprogramm:** Das therapeutische Ziel der Dehnung verkürzter Muskelgruppen kann durch die verordnete KG oft allein nicht erreicht werden. Die Mitarbeit des Patienten ist immer erforderlich. Übungsempfehlungen sind dem Patienten durch den Arzt oder die Physiotherapeutin/den Physiotherapeuten mitzugeben.

Bei den Übungen zur Erhaltung, Verbesserung und Stabilisierung der Gelenkfunktion gibt es je nach Belastungsfähigkeit und -ziel unterschiedliche **Übungsaufträge:**

▶ Passive Bewegungen: Von der/dem PT werden die Gelenkbewegungen geführt. Beispiele: periphere und zentrale Lähmungen

▶ Isometrische Übungen: aktive Anspannung der zu kräftigenden Muskeln ohne Bewegungsablauf. Beispiel: Quadrizepsanspannung bei Zustand nach Totalendoprothese-Versorgung eines Kniegelenkes, 1. postoperativer Tag: Übungsauftrag: Hochziehen der Kniescheibe. Problem: Das Bewegungsgefühl ist vergessen worden und muss mit der/dem PT neu geübt werden.

► Assistive Übung: aktive Übungen unter Abnahme der Eigenschwere. Die Bewegung z. B. einer Extremität wird von der/dem PT geführt, die Eigenschwere abgenommen. Beispiel: assistiv unterstützte Bewegung eines Beines bei Hemiplegie

► Aktive Behandlung unter Abnahme der Eigenschwere durch entsprechende Lagerung: Beispiele: Horizontalbewegungen auf glatter Unterlage oder im Schlingentisch.
Die Übungen werden nach Anleitung aktiv ausgeführt. Beispiel: Zustand nach Osteosynthese, noch keine volle Belastungsfähigkeit.

► Aktive Übungen ohne Widerstand: gezielte aktive Übungsbehandlung unter Anleitung der/des PT zur Verbesserung der Gelenkfunktion bei voller Bewegung ohne zusätzliche Belastung. Beispiel: KG nach übungsstabiler Osteosynthese, noch keine Belastungsfähigkeit.

► Übungen gegen Widerstand: Zur Kräftigung bestimmter Muskelgruppen und damit Stabilisierung bestimmter Gelenke oder Wirbelsäulenabschnitte sind aktive Übungen gegen den Widerstand durch die/den PT indiziert. Beispiel: postoperative Funktionsstörungen, Zustand nach TEP-Versorgung, noch keine volle Belastbarkeit.

► Übungen am Gerät/gerätegestützte Krankengymnastik: Mit Übungsgeräten kann ein gezieltes Funktionstraining bestimmter Muskelgruppen erreicht werden. Hierfür sind in den Einrichtungen neben einer kompetenten Anleitung durch Übungsleiter, Sportlehrer oder Physiotherapeuten unterschiedliche Geräte mit definierten Funktionen Voraussetzung. Neben der Widerholung gezielter Bewegungsabläufe zum Krafttraining bieten moderne Geräte die Möglichkeit gegen gleichmäßige Widerstände zu bewegen. Damit werden *isotone* Bewegungsabläufe ermöglicht.
Neben der allgemeinen Krankengymnastik gibt es eine ganze Reihe von **Spezialformen** mit besonderen Inhalten und Zielen.

► Krankengymnastik nach *Bobath*: Die *Bobath*-Therapie wurde für Patienten mit zentralen Bewegungsstörungen entwickelt und arbeitet mit drei Behandlungsprinzipien: *Inhibition* pathologischer Bewegungsmuster und von erhöhtem Muskeltonus, *Facilitation* physiologischer Bewegungsmuster und *Stimulation* zur Vorbereitung und Einleitung von Bewegungen.

► Krankengymnastik nach *Vojta*: neurophysiologisch orientierte Behandlung zentraler Bewegungsstörungen. Sie baut auf den Prinzipien der Reflexfortbewegung auf (Reflexkriechen, Reflexumdrehen).

► Behandlungskonzept nach *Brügger*: Erkennung (durch Funktionstests) und Behandlung funktioneller Fehlhaltungen sowie deren Beachtung im Alltag. Ziel: aufrechte Körperhaltung.

► Stemmübungen nach *Brunkow*: Haltungskorrektur/Rumpfaufrichtung durch isometrische (s. o.) Ganzkörperanspannung über gezielte Stemmübungen/Stemmführungen der Extremitäten. Therapieziel: Stabilisierung von Gelenken und Haltung, Tonusregulation der gesamten Körpermuskulatur, Umbahnung fehlerhafter Körperhaltungen, Bewegungsmuster und Automatismen.

► Funktionelle Bewegungslehre nach *Klein-Vogelbach*: Nach ausführlicher funktioneller Befunderhebung aller Gelenke und Wirbelsäulensegmente wird ein gezieltes Behandlungsprogramm in entlastender Ausgangsstellung konzipiert. Ziel: Ökonomisierung täglicher Bewegungsabläufe und Schmerzfreiheit. Behandlungsinhalte: funktionelles Rumpf- und Atemtraining, funktionelle Therapie statisch bedingter Wirbelsäulensyndrome, Ballgymnastik, Gangschule.

► Propriozeptive neuromuskuläre Facilitation nach *Kabat-Knott*: Bahnung von Bewegungen durch exterorezeptive Reize (Haut, Auge, Ohr) und propriozeptive Reize des Bewegungssystems.

Ziel: Koordination physiologischer Bewegungsabläufe, Abbau pathologischer Bewegungsmuster, Normalisierung des Muskeltonus durch Muskeldehnung, Muskelkräftigung.

Techniken:
▶ Rhythmische Bewegungseinleitung: dynamische Bewegungsumkehr durch kontinuierliche Anspannung von Agonisten und Antagonisten,
▶ Postisometrische Dehnungstechniken:
  ● agonistische Umkehr – konzentrische, exzentrische und haltende Arbeit einer Muskelkette;
  ● Initial- und Rest-Stretch: betonte Bewegungsfolge zur Kraftentfaltung schwacher Muskelketteanteile, rhythmische Stabilisierung zur Verbesserung der Koordination.

Die **Krankengymnastik** kann **einzeln und in kleinen Gruppen** erfolgen. Letztere setzt Patienten mit ähnlichen Krankheitsbildern oder Übungszielen voraus, um eine ungestörte Anleitung durch die/den PT zu ermöglichen. Wirbelsäulen- und Schultergruppen sind häufige Beispiele sowohl in der Praxis als auch in der Rehabilitation.

Eine besondere Form der Gruppengymnastik ist die **Rückenschule.** In Gruppen erfolgt durch eine/n zertifizierte/n Übungsleiter/in die Erläuterung von Zusammenhängen der Entstehung von Rückenschmerzen, rückengerechtem Verhalten im Alltag und die Anleitung zu einem sinnvollen Hausprogramm zum Training der Haltemuskulatur.

Die Funktionswiederherstellung der Gelenke und des muskulären Gleichgewichtes sowie die Schaffung von Leistungsreserven sind wesentliche Voraussetzungen für die Schmerzfreiheit des Bewegungssystems. Koordinations- und Ausdauertraining stabilisiert das Behandlungsergebnis. Ausdauertraining fördert die Ausschüttung von Neuropeptiden, die im Schmerzkontrollsystem die Schmerzschwelle anheben. So kann

auch über das körperliche Training mit krankheitsbedingten Einschränkungen Einfluss auf das Schmerzerleben genommen werden. Liegen schmerzhafte Funktions- oder Koordinationsstörung bis hin zum Verlernen/Vergessen des Bewegungsablaufs vor (Beispiele: Schultergürtel, Quadrizepsfunktion), ist die Krankengymnastik eine notwendige Verordnung für die Wiederherstellung der Gelenkfunktionen. Möglichst früh sollte die/der PT dem Patienten gezielte Übungen zur Dehnung der verkürzten Strukturen und Wiederherstellung der Gelenkfunktion zeigen und überprüfen, ob sie richtig durchgeführt werden. Die Patienten sind immer wieder zum eigenständigen Üben zu motivieren. Hier hat der behandelnde Arzt den größten Einfluss.

Empfehlungen und konkrete Hinweise für regelmäßigen Sport oder den Anschluss an **Sportgruppen** sind immer sinnvoll (Sekundärprävention).

Sportliche Aktivitäten in früheren Jahren bilden gute Voraussetzungen für die Motivation. An sie sollte angeknüpft werden.

Indikationen: alle Formen der reversiblen Funktionsstörungen des Bewegungssystems.

Kontraindikationen: akute und subakute Schmerzen (relative Kontraindikation), die Behandlung der Schmerzen ist zunächst vorrangig, Herstellung der Übungsfähigkeit. Nicht ausreichend eingestellte Hypertonie, kardiovaskuläre Dekompensationen.

Verordnung: Regelfall bei degenerativen Erkrankungen 6-mal (Erstverordnung bzw. Folgeverordnung).

21.5 Verordnung

Die ärztliche Verordnung wird zunächst durch den Status des Patienten bestimmt. Hier unterscheiden sich die häuslichen Anwendungsformen als angeleitete Selbstbehandlung, die ambulante Verordnung in der Physiotherapiepraxis und die Verordnung im stationären Bereich deutlich vom Therapieprogramm in der Rehabilitationseinrichtung.

21.5.1 Bestandteile der Verordnung

Grundsätzlich gehören zur Verordnung:
- ▶ Diagnose mit Leitsymptomen oder Funktionsdefiziten
- ▶ Behandlungsziel
- ▶ Behandlungsart/Heilmittel
- ▶ Anzahl der Behandlungen
- ▶ Behandlungsfrequenz (2- bis 3-mal/Woche, täglich)
- ▶ evtl. Dosierungshinweise, begrenzende Faktoren

Als Grundlage der Physiotherapie kann nur in seltenen Fällen eine einzelne Diagnose dienen. Zusätzliche Informationen über das Reaktionsvermögen des Patienten, die vorliegenden Funktionsstörungen und die Belastungsfähigkeit sind erforderlich (s. Kap. 1). So wird z.B. in der Traumatologie zwischen der Übungs- und Belastungsfähigkeit gegenüber dem eigenen Körpergewicht) unterschieden. Die Beschreibung der therapeutischen Ziele unter Beachtung der allgemeinen körperlichen Situation sind wesentliche Voraussetzungen für ein therapeutisches Regime.

21.5.2 Verordnung ambulanter Leistungen

Die Verordnung der Physiotherapie im ambulanten Bereich zu Lasten der gesetzlichen Krankenkassen unterliegt feststehenden, einheitlichen Regelungen.

Seit dem 1. Juli 2004 gelten neue **Heilmittel-Richtlinien.** Sie regeln die Versorgung von Patienten im Rahmen der vertraglichen Versorgung mit Heilmitteln einschließlich der physikalischen Therapie. Die Verschreibung verordnungsfähiger Heilmittel wird durch neu definierte Diagnosegruppen, Regelfälle, den prognostischen Behandlungsbedarf, begrenzte Kombinationen und Behandlungszahlen bestimmt.

Heilmittel im Regelfall können wie folgt verordnet werden:

- ▶ vorrangiges Heilmittel
- ▶ optionales Heilmittel
- ▶ ergänzendes Heilmittel
- ▶ standardisierte Heilmittelkombination

In den Richtlinien wurden neu festgelegt:

- ▶ Straffung der Indikationskataloge durch Bildung von *Diagnosegruppen*, z.B. die Zahl der Skelettdiagnosen von 53 auf 6 (s.u.).
- ▶ Differenzierung von Erkrankungen mit *prognostisch kurzfristigem und langfristigem Behandlungsbedarf.*
  Für prognostisch kurzfristigen Behandlungbedarf (z.B. Akuterkrankungen) sind maximal 6 Therapieeinheiten verordnungsfähig. Auch für prognostisch langfristigen Behandlungsbedarf, z.B. nach Unfällen, sind die Verordnungsmengen ebenfalls festgelegt.
- ▶ Festlegung der *maximalen Verschreibungsmenge:* im Regelfall maximal 6 Therapieeinheiten, für definierte Ausnahmen 10–12.
- ▶ Änderung des Verordnungssystems: *Erstverordnung und Folgeverordnung* mit indikationsabhängiger Gesamtverordnungsmenge.
- ▶ Einführung eines *Diagnoseschlüssels:* neue Vorschrift von Diagnosegruppen (Beispiele: Wirbelsäulenerkrankungen – WS, Extremitätenerkrankungen – EX) mit Prognoseeinteilung (1–3) + Diagnose im Klartext, nicht nach ICD verschlüsselt.
  Verordnungsbeispiel: WS1a für Wirbelsäulenerkrankung mit kurzer Prognose
- ▶ *Verlängerung der behandlungsfreien Intervalle* von 6 auf 12 Wochen, ehe eine neue Verordnung als neuer Regelfall erfolgen kann. Bei medizinisch notwendiger Heilmitteltherapie (außerhalb des Regelfalles) ist die Genehmigung einer gesonderten medizinischen Begründung durch die zuständige Krankenkasse notwendig. Darauf haben die meisten Kostenträger gegenwärtig bis auf Widerruf (!) verzichtet.

▶ *Kombination der Verordnung* von verschiedenen Heilmitteln: Je Verordnung können nur noch maximal zwei verschiedene Heilmittel verordnet werden.

▶ *Reduzierung der standardisierten Heilmittelkombinationen:* Statt zwei gibt es künftig nur noch eine Kombination, diese wird entsprechend der Diagnosegruppe für einen Regelfall vorgeschrieben.

▶ *Veränderung der Zusammenarbeit mit den Heilmitteltherapeuten:* Der Therapiebericht/die Rückinformation ist nur noch bei besonderer Kennzeichnung auf der Verordnung abzugeben.

▶ *Neue Vordrucke*

Vor jeder Verordnung von Heilmitteln soll der Vertragsarzt prüfen, ob entsprechend dem *Wirtschaftlichkeitsgebot* das angestrebte Behandlungsziel durch eigenverantwortliche Maßnahmen (Erlernen eines Übungsprogrammes, allgemeine sportliche Betätigung), Hilfsmittel- oder Arzneimittelverordnung unter Abwägung der jeweiligen Therapierisiken qualitativ gleichwertig oder kostengünstiger erreicht werden kann.

Treten im zeitlichen Zusammenhang *mehrere voneinander unabhängige Erkrankungen* derselben Diagnosegruppe auf, kann dies weitere Regelfälle auslösen. Heilmittelverordnungen außerhalb des Regelfalles sind bis auf die in den Richtlinien genannten Ausnahmen nicht zulässig.

Folgeverordnungen sind nur zulässig, wenn sich der behandelnde Vertragsarzt zuvor erneut vom Zustand des Patienten überzeugt hat. Dabei hat er den bisherigen Behandlungsverlauf und zwischenzeitlich erhobene Befunde zu berücksichtigen.

Begründungpflichtige Verordnungen (außerhalb des Regelfalles) sind der zuständigen Krankenkasse vor Fortsetzung der Therapie zur Genehmigung vorzulegen. Darauf haben die meisten Kostenträger gegenwärtig bis auf Widerruf (!) verzichtet (s. o.).

Verordnungen der Heilmittelerbringung außerhalb der Praxis *(häusliche Behandlung)* sind nur dann zulässig, wenn der Patient die Praxis aus medizinischen Gründen nicht aufsuchen kann oder wenn sie aus medizinischen Gründen zwingend notwendig sind.

21.5.2.1 Indikationskatalog
1. Erkrankungen der Stütz- und Bewegungsorgane

WS1 Wirbelsäulenerkrankungen mit prognostisch günstigem Behandlungsverlauf

WS2 Wirbelsäulenerkrankungen mit prognostisch längerdauerndem Behandlungsverlauf

EX1 Verletzungen/Operationen und Erkrankungen der Extremitäten und des Beckens mit prognostisch kurzzeitigem Behandlungsverlauf

EX2 Verletzungen/Operationen und Erkrankungen der Extremitäten und des Beckens mit prognostisch mittelfristigem Behandlungsverlauf

EX3 Verletzungen/Operationen und Erkrankungen der Extremitäten und des Beckens mit prognostisch längerem Behandlungsverlauf

EX4 Miss- und Fehlbildungen, Strukturschäden der Stütz- und Bewegungsorgane im Säuglings-, Kleinkind- und Kindesalter

CS Chronifiziertes Schmerzsyndrom

2. Erkrankungen des Nervensystems

ZN1 ZNS-Erkrankungen einschließlich des Rückenmarks längstens bis zur Vollendung des 18. Lebensjahres

ZN2 ZNS-Erkrankungen einschließlich des Rückenmarks längstens nach Vollendung des 18. Lebensjahres

PN Periphere Nervenläsionen

3. Erkrankungen der inneren Organe

AT1 Störungen der Atmung mit prognostisch kurzzeitigem Behandlungsbedarf

AT2 Störungen der Atmung mit prognostisch längerdauerndem Behandlungsbedarf

AT3 Störungen der Atmung bei Mukoviszidose

GE Arterielle Gefäßerkrankungen

LY1 Lymphabflussstörungen mit prognostisch kurzzeitigem Behandlungsbedarf

LY2 Lymphabflussstörungen mit prognostisch längerandauerndem Behandlungsbedarf

4. Sonstige Erkrankungen

SO1 Störungen der Dickdarmfunktion

SO2 Störungen der Ausscheidung

SO3 Schwindel unterschiedlicher Genese und Ätiologie

SO4 Periphere trophische Störungen bei Erkrankungen der Stütz- und Bewegungsorgane, des Nervensystems, der peripheren Gefäße

SO5 Prostatitis/Adnexitis

Den genannten Krankheitsgruppen werden nach der Orientierung an Leitsymptomatik und Funktionsstörungen Heilmittelvorschläge (vorrangige, optionale und ergänzende Heilmittel) zugeordnet. Heilmittelkombinationen und Verordnungsmengen für die Erst- oder Folgeverordnung sowie Gesamtverordnungszahl sind für den Regelfall detailliert vorgeschrieben. Empfehlungen für die Behandlungsfrequenz (Behandlungen pro Woche) werden gegeben.

> Für chronisch kranke Patienten einschließlich der Schmerzpatienten bedeutet der aktuelle Heilmittelkatalog bei den physiotherapeutischen Leistungen eine deutliche Einschränkung.

21.6 Allgemeine Behandlungsstrategie bei chronisch degenerativen Erkrankungen des Bewegungssystems mit rezidivierendem oder chronischem Schmerz

▶ Löschung von Störfeldern und Triggerpunkten mit Lokalanästhetikum

▶ lokale Schmerzbehandlung über TENS, andere Elektrotherapieverfahren, Kälte, Wärme

▶ Analgetika entsprechend dem Stufenschema der WHO, u. a. mit dem Ziel der Herstellung der Übungsfähigkeit und Vermeidung weiterer Schmerzchronifizierung. Grundsatz: So wenig wie möglich, aber das, was notwendig ist. Beachtung von Verträglichkeit und kalkulierbaren Nebenwirkungen.

▶ Einsatz von Koanalgetika entsprechend den Nebenwirkungen und Befunden (Muskelspannung, Depression)

▶ Beseitigung von muskulären Dysbalancen durch primäre Dehnung verkürzter Muskelgruppen, Lösung reversibler Funktionsstörungen der peripheren Gelenken und/oder der Wirbelsäulensegmente (weiche Techniken, postisometrische Relaxation)

▶ Motivation zu häuslichen Übungen entsprechend den Funktionsstörungen und Leistungsdefiziten (Hausprogramm)

▶ Motivation zu Ausgleichssport

21.7 Beispiele

21.7.1 Diagnose: Aktivierte Gonarthrose

Ziele: Herabsetzung des Reizzustandes, Aktivierung, Schmerzreduktion

1. Patienteninformation über das Ergebnis der klinischen Untersuchung sowie die therapeutischen Ansätze und Ziele

2. Triggerpunktinfiltration (meist am medialen Gelenkspalt und Pes anserinus

3. NSAR oder Cox-2-Hemmer (antiphlogistisch, analgetisch)

4. Opioid (niedrigpotent) nur, wenn 3. nicht ausreichend
5. Kryotherapie
6. Wenn etwas besser, niederfrequente Elektrotherapie (TENS, URS, DD-CP)
7. Übungsbehandlung so rasch wie möglich, ohne Schmerzprovokation (isometrische Quadrizepsspannung, Pendelübungen, später endgradige Bewegungen)
8. Kontraindikation: Wärme, besonders Kurzwelle, schmerzhafte Übungsbehandlung

21.7.2 Diagnose: Nichtaktivierte Gonarthrose

Ziele: Schmerzreduktion, Erhaltung/Verbesserung der Gelenkfunktion, muskuläre Stabilisierung
1. Patienteninformation über das Ergebnis der klinischen Untersuchung sowie die therapeutischen Ansätze und Ziele
2. Triggerpunktinfiltration (meist am medialen Gelenkspalt und Pes anserinus)
3. NSAR oder Cox-2-Hemmer (antiphlogistisch, analgetisch)
4. Opioid (niedrigpotent) nur, wenn 3. nicht ausreichend
5. Wärmebehandlung
6. niederfrequente Elektrotherapie (TENS, URS, DD-CP), US
7. bei starker muskulärer Atrophie (M. vastus medialis): Elektrostimulation (Schwellstromtherapie)
8. Übungsbehandlung, ohne Schmerzprovokation (isometrische Quadrizepsspannung, Pendelübungen, endgradige Bewegungen)
9. therapeutischer Sport: Ergometertraining, Radfahren, Schwimmen
10. Kontraindikation: Überforderung

21.7.3 Diagnose: Akute Lumbalgie

Ziele: Schmerzreduktion, Beseitigung der muskulären Dysbalancen, muskuläre Stabilisierung
1. Patienteninformation über das Ergebnis der klinischen Untersuchung sowie die therapeutischen Ansätze und Ziele.

2. Triggerpunktinfiltration (meist interspinal, Facettendruckpunkte)
3. NSAR oder Cox-2-Hemmer (antiphlogistisch, analgetisch)
4. Opioid (niedrigpotent) nur, wenn 3. nicht ausreichend
5. Stufenlagerung zur Entlastung der Wirbelbogengelenke
6. Wärmebehandlung (nur, wenn gute Verträglichkeit)
7. niederfrequente Elektrotherapie (TENS, URS, DD-CP)
8. Wenn Akutschmerz nachgelassen hat, bei klinisch nachweisbarer muskulärer Dysregulation: Dehnung von M. iliopsoas und M. quadratus lumborum
9. therapeutischer Sport: Schwimmen, Ergometertraining, Rad fahren
10. Kontraindikation: Überforderung

21.7.4 Diagnose: Chronisches LWS-Syndrom, Pseudoradikulärsyndrom L5 rechts

Beispiel: 52 jähriger Patient, Beruf Schlosser, leidet seit 12 Jahren an rezidivierenden Lumbalgien, welche teilweise (nicht regelmäßig) belastungs- und auch temperaturabhängig in das rechte Bein ausstrahlen. Langes Stehen und Sitzen löst Schmerzen in der LWS-Region aus, früh kann er an Wochenenden nicht lange liegen. Er treibt keinen Sport. In den letzten 3 Jahren war er 3-mal für 2- bis 3 Wochen arbeitsunfähig. Ein Taubheitsgefühl in den Beinen ist ihm nicht aufgefallen.

Seit einer Woche erneute Beschwerden in der LWS-Region mit Ausstrahlung in das rechte Gesäß. Keine wesentliche Symptomänderung in den letzten Jahren.

Magen: bisher keine Beschwerden/Erkrankungen

Klinischer Befund: leptosomer Körperbau; Becken gerade, leicht verstärkte Kippung, Wirbelsäule gerade, leicht verstärkte, langgezogene Lordosierung, geringe Funktionseinschränkung der Seitneigung L4/L5 und L5/S1, geringer Reklinationsschmerz der LWS, Spinetest (ISG) rechts positiv.

Bindegewebe, Schulter- und paravertebrale Muskulatur locker, Triggerpunkte interspinal L5/S1 sowie über dem re. ISG.

HWS: segmentale Funktionsstörung C1/C2 li.

Obere Extremitäten funktionell frei, untere Extremitäten in der Übersichtsuntersuchung in Rückenlage zunächst frei, in der Bauchlage fällt eine straffe Extension mit Iliopsoasverkürzung beidseitig auf.

Lasègue negativ, keine neurologischen Seitendifferenzen oder -defizite.

Röntgenbefund der LWS: liegt ein Jahr zurück, kein pathologischer Befund.

Da keine wesentliche Symptomänderung in den letzten Jahren aufgetreten ist, ergeben sich aus einem aktuellen Röntgenbefund keine therapeutischen Konsequenzen, so dass keine neuen Aufnahmen veranlasst werden.

Therapeutische Ansätze:
1. Triggerpunkte
2. Schmerz
3. Iliopsoasverkürzung
4. Funktionsstörungen C1/2 re., der unteren LWS-Segmente und des re. ISG
5. muskulärer Status

Therapie:
1. Triggerpunktinfiltration mit Lokalanästhetikum
2. eventuell Elektrotherapie (URS nach *Träbert*, DD-CP oder TENS gegen lokalen Schmerz)
3. NSAR gegen lokalen Schmerz und zur Herstellung der Übungsfähigkeit
4. manuelle Therapie (durch behandelnden Arzt oder als Auftragsleistung an Physiotherapie mit entsprechender Qualifikation) der HWS, LWS, ISG mit Übungsprogramm für zu Hause (Iliopsoasdehnung, ISG-Mobilisation)
5. Sportempfehlung für die Zukunft: Gymnastik (= Minimalprogramm, Motivationsprobleme!), Fitness-Center mit Dehnungsübungen, Schwimmen (hoher Freizeitwert), Rad fahren; zusätzlich sind Dehnungsübungen (HWS, LWS, Iliopsoas) erforderlich.

21.7.5 Diagnose: Chronisches HWS-Syndrom, chronischer Spannungskopfschmerz

41-jährige Patientin, Friseurin, leidet seit über zehn Jahren an rezidivierenden, auch belastungsabhängigen Schmerzen in der Nacken-Schulter-Region sowie mehrfach pro Woche an Nacken-Hinterhaupt-Kopfschmerzen. Zeitweise, besonders nachts, schlafen ihr die Hände ein, rechts mehr als links.

In der Vergangenheit habe sie in größeren Abständen wiederholt Massagen bekommen, welche nur vorübergehend Erleichterung brachten. Keine Magenanamnese.

Sozialer Status: verheiratet, 2 Kinder (18 und 14 Jahre), Mutter chronisch krank, braucht 3-mal wöchentlich Hilfe im Haushalt (durch Patientin).

Klinischer Befund: Leptosom-athletischer Körperbau, geringe Adipositas, Becken, Wirbelsäule gerade, normale Schwingung. Bindegewebe locker, Schultermuskulatur mittelgradig verspannt, leichte Pektoralisverkürzung, Triggerpunkte über den supraorbitalen und okzipitalen Nervenaustrittspunkten, Trapezius/Pars desc., oberen Schulterblattwinkeln, interspinal C7/Th1 sowie Th1/Th2. HWS: Funktionsstörungen der Segmente C0/C1 bds., C1/C2 re., C6–Th2 bds., Kostovertebralgelenke I–III beidseitig straff, Schultergelenke funktionell frei. Rachenring unauffällig, Zähne: Zahnextraktion 2/5, übriges Gebiss saniert.

Therapeutische Ansätze:
1. Triggerpunkte
2. Schmerzen
3. muskulärer Status
4. Funktionsstörungen der HWS und der Kostovertebralgelenke I–III

Therapie:
1. Triggerpunktinfiltration mit Lokalanästhetikum
2. TENS oder DD-CP zur aktuellen Schmerzbehandlung in der Schulter-Nacken-Region

3. Analgetikum zur weiteren Schmerzreduktion: Ibuprofen (bei Bedarf)
4. Koanalgetika: erst bei persistierenden Beschwerden: Muskelrelaxans. Über den Einsatz weiterer Medikamente, z. B. eine Kopfschmerzprophylaxe, wird anhand eines Kopfschmerzkalenders entschieden.
5. manuelle Therapie der HWS, Kostovertebralgelenke
6. häusliche Anwendung lokaler Wärme in der schmerzhaften Region

7. häusliches Übungsprogramm zur Dehnung der Mm. trapezius, levator scapulae, pectoralis bds. sowie zur Mobilisation des Schultergürtels einschließlich der oberen Rippen (Anleitung durch PT).

Die Patientin erhält in der ersten Sprechstunde einen Kieler Kopfschmerzkalender zur Registrierung ihrer Kopfschmerzen, Nacken-Schulter-Schmerzen sowie des Medikamentenverbrauchs (mit Zeitangabe).

Literatur

1. **Arnold W.** Temperatureffekte an chirurgischen Metallimplantaten unter Elektrotherapie – Ultraschall. Z Physiotherapie 1983; 35: 253–258.
2. **Baldry PE.** Akupunktur, Triggerpunkte und muskulo-skelettale Schmerzen. Uelzen: Medizinisch Literarische Verlagsgesellschaft, 1996.
3. **Becke H.** Neuraltherapie bei Kreuzschmerz und Migräne. Stuttgart: Hippokrates, 1991.
4. **Conradi E.** Schmerz und Physiotherapie. Berlin: Verlag Gesundheit, 1990.
5. **Cordes JC.** Physiotherapie. Berlin: VEB Verlag Volk und Gesundheit, 1975.
6. **Dejung B.** Triggerpunkt-Therapie. Bern: Huber, 2002.
7. **Edel H.** Fibel der Elektrodiagnostik und Elektrotherapie. 4th ed. Dresden: Verlag Theodor Steinkopf, 1977.
8. **Gläser O, Dalicho WA.** Segmentmassage. 4th ed. Leipzig: VEB Georg Thieme, 1972.
9. **Gutmann G.** Halswirbelsäule und Manuelle Therapie. Stuttgart: Hippokrates, 1967.
10. **Heilmittel-Richtlinien,** Richtlinien des Bundesausschusses der Ärzte und Krankenkassen über die Verordnung von Heilmitteln in der vertragsärztlichen Versorgung. Fassung vom 1.7.2004.
11. **Janda V.** Manuelle Muskelfunktionsdiagnostik. 3rd ed. Berlin: Ullstein Mosby, 1964.
12. **Junghanns H.** Das Bewegungssegment der Wirbelsäule und seine praktische Bedeutung. Arch Orthop Putti 1954; 104.
13. **Kolster B, Ebelt-Paprotny G.** Leitfaden der Physiotherapie. 4th ed. Neckarsulm: M3 GmbH & Jungjohann-Verlag, 2002.
14. **Leube H, Dicke E.** Massage reflektorischer Zonen im Bindegewebe. Jena: Fischer, 1951.
15. **Lewit K.** Manuelle Medizin im Rahmen der medizinischen Rehabilitation. 6th ed. Leipzig und Heidelberg: J. A. Barth, 1992.
16. **Mense S, Pogratz D.** Chronischer Muskelschmerz. Darmstadt: Steinkopff, 2003.
17. **Sachse J, Schildt-Rudloff K.** Wirbelsäule – Manuelle Untersuchung und Mobilisationsbehandlung. 3rd ed. Berlin/Wiesbaden: Ullstein Mosby, 1997.
18. **Thiemann H.** Physiotherapie und chronischer Schmerz. München: Pflaum, 2005.
19. **Travell JG, Simons DG.** Myofascial Pain and Dysfunction. The Trigger Point Manual. Vol 2. Baltimore: Williams & Wilkins, 1992.
20. **Zenz M, Jurna I.** Lehrbuch der Schmerztherapie. 2nd ed. Stuttgart: Wissenschaftliche Verlagsgesellschaft, 2001.

22 Schmerz als psychosomatisches Geschehen

Mathias Dunkel

22.1 Schmerz als psychosomatisches Phänomen

Schmerz ist immer ein subjektives psychosomatisches Phänomen, das sich nicht ausschließlich naturwissenschaftlich erklären lässt. Psychosomatik ist als ein synergistischer leiblich-seelischer Prozess zu verstehen (*Uexküll* u. *Wesiak*, 1990). Dass der Schmerz neben den organisch-geweblichen Komponenten auch psychische und soziale Phänomene in sich birgt, zeigt sich schon in der Redewendung, dass man etwas zu „verschmerzen" habe. Psychische Prozesse können nicht völlig losgelöst von biologisch-körperlichen Vorgängen gesehen werden, und umgekehrt sind auch biologisch-körperliche Vorgänge nicht von unserer Psyche loszulösen. Innere Bilder, also Einbildungen, haben eine immense Wirkung und können physiologische Prozesse in Gang setzen.

Im Folgenden werde ich zunächst auf die psychophysiologischen Aspekte des Schmerzes eingehen, um dann den vornehmlich psychogenen Schmerz zu beschreiben. Die Abgrenzung der verschiedenen Schmerzkomponenten in biologische, psychologische oder soziologische Anteile lässt sich nicht klar durchführen. Die verschiedenen Ebenen vermischen sich immer wieder.

22.2 Biologische Schmerzkomponente

Akuter Gewebeschmerz (biologischer Schmerz) ist zeitlich begrenzt und wird in der Regel durch äußere (z. B. Verletzung) oder innere (z. B. Entzündung) Prozesse nozizeptiv ausgelöst. Die Intensität des akuten Gewebeschmerzes ist eng mit dem auslösenden Reiz verknüpft, und seine Lokalisation ist entsprechend umschrieben. Er wird meist von vegetativen Reaktionen sowie je nach Stärke auch von Angstreaktionen begleitet. Neben einer Warnfunktion hat akuter (Gewebe-)Schmerz auch eine Rehabilitationsfunktion. Insofern ist Schmerz – wie alle Symptome – zunächst einmal etwas Gutes, da er uns darauf aufmerksam machen will, dass etwas bei uns nicht in Ordnung ist, und uns motiviert, unsere Homöostase zu regulieren.

22.3 Motivational-emotionale Schmerzkomponente

Schmerz hat somit eine motivational-emotionale Komponente, das heißt, er wirkt als ein Antrieb, um etwas unangenehm Erscheinendes zu vermeiden. Insofern ist er Hunger und Durst ähnlich. Die Entstehung von Schmerz muss daher unter Einbeziehung der Psychophysiologie von Antrieb und Gefühl verstanden werden, was gut anhand des Phänomens Durst zu veranschaulichen ist: Bei vielen alten Menschen sind Schleimhäute und Haut völlig ausgetrocknet; trotzdem empfinden sie keinen Durst und müssen teilweise zwangsinfundiert werden. Ebenso ist die subjektive Empfindung von Schmerz zwar häufig eine Folge der Aktivierung des nozizeptiven Systems, aber nicht jede Erregung von Nozizeptoren ist von Schmerzen gefolgt. Umgekehrt können Schmerzen auch ohne eine Erregung von Nozizeptoren auftreten, was wiederum ein Hinweis auf die immense Kraft der Psyche ist und als vornehmlich psychogener Schmerz bezeichnet wird. (*Birbaumer* u. *Schmidt*, 1999).

22.4 Schmerzregulation durch Neuropeptide

Biochemisch spielen die Amine bei der Schmerzregulation eine wichtige Rolle, vor allem 5-Hydroxytryptamin, Noradrenalin und Dopamin. Sie vermitteln die deszendierende Hemmung auf Rückenmarksebene und werden bei einer allgemeinen Aktivierung (Stress) vermehrt ausgeschüttet. Der biologische Sinn dieser Reaktion besteht darin, dass unsere Vorfahren bei Stress kämpfen oder fliehen mussten und sich dabei nicht durch Schmerzen stören lassen durften (*Holsboer*, 1993; *v. Holst*, 1993; *Hüther*, 1998).

Nach dem Transmittertyp unterscheidet man serotoninerge und katecholaminerge Systeme der absteigenden Hemmung, die im Hirnstamm ihren Ursprung haben. Wenn das serotoninerge und das katecholaminerge System im Ungleichgewicht sind, so leiden die betreffenden Menschen unter Depressionen. Auch ein depressiver Mensch ist in seiner Fähigkeit zu kämpfen deutlich eingeschränkt. Interessanterweise können antidepressive Psychopharmaka, die auf das serotoninerge/adrenerge System einwirken, bei vielen Patienten auch schmerzlindernd sein. Schon durch diese biochemischen Strukturen wird verständlich, weshalb sog. Disstress eine depressive oder schmerzverstärkende Wirkung haben kann.

Viele primär afferente Neurone und zentralnervöse Neurone besitzen eines oder mehrere Neuropeptide, die mit klassischen Transmittern wie L-Glutamat koexistieren. Vermutlich basieren viele Neuropeptidwirkungen auf der Interaktion von Neuropeptiden mit klassischen Transmittern, da die Wirkung eines Neuropeptids allein häufig sehr gering ist. Daher werden Neuropeptide auch als Neuromodulatoren bezeichnet. Gamma-Amino-Buttersäure (GABA) und Glyzin, die von zahlreichen Rückenmarksneuronen gebildet werden, wirken hemmend auf viele nozizeptive Neurone (*Schedlowski* u. *Tewes*, 1996).

Neuropeptide mit exzitatorischer Wirkung sind dagegen die Tachykinine, vor allem Substanz P und Neurokinin A. Substanz P löst bei Anwendung auf das Rückenmark Schmerzreaktionen aus und erhöht die Entladungsrate nozizeptiver Neurone.

Die bekanntesten Neuropeptide mit hemmender Wirkung sind die Opioide. Zu dieser Gruppe gehören auch die Endorphine, die im Gehirn produziert werden und ein körpereigenes (endogenes) analgetisches System aufbauen. Reize verschiedenster Art (z. B. ins Mittelhirn eingeführten Elektroden, Langstreckenlauf) stimulieren die Ausschüttung von Endorphinen und verwandten Neuropeptiden, den Enkephalinen und Dynorphinen. Diese drei chemischen Stoffe blockieren in Verbindung mit Opiatrezeptoren in den Nervenzellen die Übermittlung von Schmerzimpulsen über die Synapsen, die sich an verschiedenen Punkten des Nervensystems vom Hinterhorn der Wirbelsäule bis zum Mittelhirn und sogar bis zur Großhirnrinde befinden. (*Birbaumer* u. *Schmidt*, 1999).

Wie schon lange bekannt ist, hemmen Opioide die Schmerzempfindung, ohne die anderen Sinnesmodalitäten wesentlich zu beeinflussen. Diese gezielte Wirkung der Opioide beruht auf der Existenz spezifischer Opiatrezeptoren an den Neuronen des nozizeptiven Systems. Von diesen sind mindestens drei Untertypen bekannt, die sich in ihrem Empfindlichkeitsprofil für Opiate und für die verschiedenen endogenen Liganden unterscheiden. Diese endogenen Liganden können im Nervensystem freigesetzt werden, wirken an den Opiatrezeptoren und erzeugen eine Hypo- oder Analgesie. Die Gabe des Opiatantagonisten Naloxon hebt ihre Wirkung auf. Der Angriffspunkt an den nozizeptiven Signalen scheint im Hinterhorn des Rückenmarks zu liegen. Offensichtlich werden die analgetischen Wirkungen aus dem Hirnstamm über mehrere absteigende Bahnsysteme vermittelt, wobei die Neurotransmitter Serotonin, Noradrenalin und Dopamin beteiligt sind.

Der Körper verfügt anscheinend über eine Reihe von Möglichkeiten, die Aktivität seiner zentralnervösen nozizeptiven Systeme auf einen mittleren Erregungszustand einzupendeln und damit diese Systeme in einem optimalen Arbeitsbereich zu halten (*Birbaumer* u. *Schmidt*, 1999).

Die bisherigen Ausführungen verdeutlichen, dass es sich beim Schmerzgeschehen um ein fein abgestimmtes, hochkomplexes psychosomatisches Zusammenspiel handelt.

Eine Erregung der zentralen nozizeptiven Neurone wird als Schmerz in der Peripherie interpretiert, da der Organismus wie bei den übrigen wichtigen Sinnessystemen gelernt hat, dass die Reize von außen kommen. Bei Kleinkindern wird der Schmerz im Wesentlichen auf sichtbare Verletzungen des Körpers projiziert, erst verhältnismäßig spät lernen wir, zwischen körperfernen, körpernahen und körperinternen Reizen zu unterscheiden. So lässt sich nachvollziehen, dass unsere Vorfahren inneren Schmerz immer nach außen projizierten, woher sich der in allen Kulturen verbreitete Geisterglaube bzw. der Glaube an böse Dämonen, die für den inneren Schmerz verantwortlich gemacht wurden, erklären lässt.

Zur Schmerzempfindung tragen sensorische, affektive, vegetative und motorische Komponenten bei.

22.5 Sensorische und affektive Schmerzkomponente

Wenn wir unsere Hände in heißes Wasser tauchen, werden Nozizeptoren der Haut erregt. Die entsprechende Empfindung wird als sensorischer Aspekt des Schmerzes bezeichnet. Neben der sensorischen gibt es die affektive Komponente das Schmerzes: Wenn wir beispielsweise an einem heißen Sommertag kalt duschen, empfinden wir den Kältereiz als angenehm, an einem kalten Wintertag dagegen als unangenehm. Allerdings ist auch diese Empfindung individuell verschieden, je nach dem, ob wir kal-

tes oder warmes Duschen gewöhnt sind. Ein Sinneseindruck kann also, je nach umgebungsbedingter und individueller Ausgangslage, lust- oder unlustbetonte Gefühle in uns hervorrufen. Der Schmerz löst fast immer nur unlustbetonte Affekte oder Emotionen in uns aus. Dieser Aspekt des Schmerzes wird als die emotionale oder affektive Komponente bezeichnet (*Birbaumer* u. *Schmidt*, 1999).

Allerdings gibt es Menschen, die den Schmerz suchen, da sie ihn lieben gelernt haben (Masochisten). Dieses Phänomen lässt uns Patienten besser verstehen, die unter einem selbstverletzenden Verhalten leiden.

22.6 Vegetative Schmerzkomponente

Das Eintauchen der Hand in heißes Wasser löst nicht nur Schmerzen und Unlust aus, sondern führt auch zur Erweiterung der Hautgefäße und damit zu erhöhter Durchblutung, was durch die Rötung der Haut sichtbar wird. Umgekehrt verengt das Eintauchen in Eiswasser die Hautgefäße, und die Durchblutung nimmt entsprechend ab. In beiden Fällen steigt in der Regel der Blutdruck an, die Herzfrequenz nimmt zu, die Pupillen erweitern sich, und die Atmung verändert sich. Diese Reaktionen auf die schmerzhafte Reizung werden reflektorisch über das autonome oder vegetative Nervensystem abgewickelt. Wir sprechen daher von der autonomen oder vegetativen Komponente des Schmerzgeschehens. Die vegetative Komponente des Schmerzes ist nahezu unlösbar mit der emotionalen verbunden.

22.7 Motorische Schmerzkomponente

Der motorische Teil des Schmerzes dient als Flucht- oder Schutzreflex. Beide Reflexe gehören zur Psychomotorik, dienen also grundsätzlich einer Bewegung zu Flucht oder Angriff. Diese beiden Reflexe spielen vor allem bei von außen kommenden noxischen Reizen eine wichtige Rolle. Auch bei Schmerzen, die ihre Ursache in inneren Organen haben, können motorische Komponenten, zum Beispiel in Form muskulärer Verspannungen, beobachtet werden. Im weiteren Sinne sind auch andere Verhaltensäußerungen auf den Schmerz, beispielsweise Mimik, Wehklagen oder willkürliche Bewegungen, die aus der Schmerzbewertung resultierten, als psychomotorische Komponenten des Schmerzes anzusehen (*Darwin*, 2000). Ob wir einen Schmerz zum Beispiel als mild, unangenehm, beunruhigend, heftig oder unerträglich empfinden, wird – in Abhängigkeit von der Schmerzursache und den Begleitumständen – von den sensorischen, affektiven und vegetativen Komponenten des Schmerzes mitbestimmt.

22.8 Psychologische Schmerzkomponente

Ein sehr wichtiger Aspekt im Schmerzgeschehen ist unsere Erinnerung. Dabei wird der aktuelle Schmerz an den im Kurz- und Langzeitgedächtnis gespeicherten Schmerzerfahrungen gemessen und entsprechend diesen Erfahrungen bewertet (Schmerzgedächtnis). Zweckmäßiges Verhalten und gefühlsmäßig normale Reaktionen auf schmerzhafte Reize sind anscheinend zum großen Teil nicht angeboren, sondern müssen vom kindlichen und jugendlichen Organismus in frühen Phasen der Entwicklung erlernt werden. Bleiben diese frühkindlichen Erfahrungen aus, so lassen sie sich später nur schwer erlernen: Junge Hunde, die in den ersten acht Lebensmonaten vor allen schädigenden Reizen bewahrt wurden, waren unfähig, auf Schmerzen angemessen zu reagieren, und lernten dies nur langsam und unvollkommen. Sie schnupperten z. B. immer wieder an offenen Flammen. Somit könnte man sagen, dass wir die Welt eigentlich schmerzhaft erfahren. Die Schmerzbewertung kann daher als die erkennende oder kognitive Komponente des Schmerzes bezeichnet werden. Sie geschieht zeitlich parallel mit der Verarbeitung der vier Schmerzkomponenten (sensorische, affektive, vegetative und motorische) und kann daher vorbewusst, langsam bewusst und auch unbewusst erfolgen. Das Ergebnis dieses kognitiven Prozesses beeinflusst alle vier Schmerzkomponenten und führt zu entsprechenden Schmerzäußerungen (der psychomotorischen Komponente, zum Beispiel der Mimik, dem Weglaufen und dem Wehklagen) (*Birbaumer* u. *Schmidt*, 1999). Es fließt also in die Ausprägung der affektiven, vegetativen und motorischen Komponenten ein, das heißt, diese Komponenten sind nicht nur für die Bewertung des Schmerzes bedeutsam, sondern ihr Ausmaß hängt auch von der Gesamteinschätzung des aktuellen Schmerzes ab: Wir leiden mehr an einem Schmerz, den wir im Hinblick auf unser Wohlergehen als wichtig einschätzen, als an einem, der uns (bei gleicher Intensität) als unbedeutend erscheint.

22.9 Operante Schmerzkomponente

Die unmittelbaren Konsequenzen von Schmerz bestimmen mit, ob der Schmerz bestehen bleibt, verschwindet oder wiederkommt. Operantes Lernen im Zusammenhang mit Schmerz bedeutet, dass positive (verstärkende) oder negative (bestrafende) Konsequenzen das vorausgegangene Schmerzverhalten erhöhen oder erniedrigen können. Die häufigste Konsequenz, die den Schmerz erhöht, ist allgemein soziale Zuwendung. Diese soziale Zuwendung kann durch die Familie oder durch Ärzte erfolgen, vor allem aber dadurch, dass sich der Betreffende sich selbst zuwenden kann. In unserer leistungsorientierten Gesellschaft haben es sehr viele Menschen verlernt, sich selbst wahrzunehmen und auf sich zu achten, da die Pflicht und die Leistung im Vordergrund stehen und nicht mehr der Mensch selbst (*Morris*, 1996). Erst über den Umweg des Schmerzes können sich manche Menschen wieder ihrem Selbst zuwenden. Sehr häufig werden Schmerzen durch eine Schonhaltung vermieden, die dann wiederum verstärkend auf – vor allem muskulären – Schmerz wirkt. Die zunächst subjektive Erleichterung durch die Schonhaltung stellt primär eine positive Konsequenz dar, verstärkt aber häufig weitere Schonhaltungen, die dann zu weiteren Schmerzen führen (*Birbaumer* u. *Schmidt*, 1999).

22.10 Soziale Schmerzkomponente

In die Schmerzbewertung und die daraus resultierenden Schmerzäußerungen geht noch eine Reihe anderer Faktoren ein. So hängt das Ausmaß einzelner Schmerzkomponenten zum Beispiel sehr stark von der aktuellen sozialen Situation, der Erziehung und der familiären und ethnischen Herkunft ab. So lernten die nordamerikanischen Indianer in früherer Zeit von klein auf, massivste Schmerzen zu ertragen, um am berühmten Marterpfahl der Gegner nicht ihr Gesicht zu verlieren (*Morris*, 1996). Ein Indianer verhielt sich bezüglich seiner Schmerzäußerungen somit völlig anders als der heutige Durchschnittseuropäer.

Auch der indische Fakir geht mit dem sog. Gewebeschmerz völlig anders um. Der Fakir begibt sich auf eine andere Bewusstseinsstufe, in eine Tiefenentspannung, die es ihm ermöglicht, die primär geweblichen Schmerzen überhaupt nicht wahrzunehmen, was sich mittels physiologischer Methoden (z. B. EEG) messen und belegen lässt (*Larbig*, 1999).

Außerdem ist es für die momentane Schmerzbewertung oft entscheidend, unter welchen Umständen ein Schmerzereignis auftritt. So haben viele Militärärzte immer wieder beobachtet, dass bei Kriegsverwundungen der Bedarf an schmerzstillenden Mitteln geringer war als bei vergleichbaren Verletzungen im Zivilleben. Anscheinend verminderte die Aussicht auf die alsbaldige Heimreise und das Glücksgefühl, die Schlacht überlebt zu haben, Schmerzwahrnehmung und -bewertung in einem erheblichen Ausmaß. Diese Beispiele zeigen eindrucksvoll, wie weit affektive und emotionale Komponenten, die auch entscheidend sozial geprägt werden, mit der Schmerzwahrnehmung einhergehen. Schmerzpatienten lernen Schmerz also nicht nur auf physiologischer Ebene, sondern sie lernen auch auf psychologischer Ebene durch instrumentelles Lernen (Belohnungslernen), länger anhaltend Schmerz zu empfinden. Werden beispielsweise Versuchspersonen gebeten, einen wiederholt dargebotenen Schmerzreiz identischer Stärke subjektiv einzuschätzen und wird eine Gruppe für das Überschätzen und die andere für das Unterschätzen des Schmerzes belohnt, so entwickelt die „Überschätzungsgruppe" zunehmend Schmerzen, während die „Unterschätzungsgruppe" die Schmerzempfindung abbaut (trotz gleicher Stärke der Schmerzreize). Die Probanden behalten die Überschätzung der Schmerzempfindung auch dann bei, wenn sie nicht mehr belohnt werden. In ihrem Gehirn bildet sich zudem der objektiv völlig gleiche Schmerzreiz unterschiedlich ab, was sich durch evozierte Schmerzpotenziale messen lässt. Wenn die Probanden für ein erhöhtes Schmerzempfinden belohnt wurden, zeigt ihre hirnphysiologische Reaktion eine deutlichere Ausprägung als bei der anderen Gruppe der Probanden. Dies zeigt eindrücklich, wie die subjektive psychologische und die neurophysiologische Ebene miteinander interagieren: Ein physikalisch völlig gleichartiger Schmerzreiz wird durch Lernen subjektiv verstärkt, woraufhin sich in der Folge auch das neurophysiologische Substrat in die Richtung des psychologischen Geschehens ändert (*Birbaumer* u. *Schmidt*, 1999).

22.11 Drei-Ebenen-Konzept des Schmerzes

Aus den bisher dargestellten Komponenten lässt sich ein sog. Drei-Ebenen-Konzept des Schmerzes entwickeln. Eine Schmerzreaktion kann auf *subjektiv-psychologischer Ebene* (zum Beispiel durch verbale Schmerzäußerungen), *motorischer Verhaltensebene* (beispielsweise durch eine Schonhaltung, den jeweiligen Schmerzausdruck) und auf der *physiologisch-biologischen Ebene* (zum Beispiel periphere Muskelspannung nach einer sportlichen Aktivität) gemessen werden. Die Reaktionen auf diesen Ebenen müssen nicht miteinander korrelieren. Das heißt, es kann ein Schmerzzustand auftreten, der primär auf psychologischer Ebene, zum Beispiel in Form von Klagen auftritt, während die pathophysiologische Ursache (zum Beispiel eine Verwundung) schon längst abgeklungen ist.

22.12 Schmerz als Lern- und Gedächtnisprozess

Vor allem chronischen Schmerzempfindungen und Schmerzäußerungen liegen in der Regel Lern- und Gedächtnisvorgänge zugrunde, die zwar neurophysiologisch im Gehirn messbar sind, aber keine peripheren physiologischen Korrelate mehr aufweisen.

Menschen, die chronische Rücken-, Gesichts-, Kopf- oder andere Schmerzen entwickeln, besitzen ein ausgeprägteres Gedächtnis sowohl für Schmerzreize selbst als auch für kognitiv-emotional schmerzhafte Gedächtnisinhalte. Obwohl Schmerzempfindungen selbst meist nicht bewusst behalten werden, prägen sich die Situationen und Umstände und damit zusammenhängende semantische Bedingungen (also Worte) besser ein und können vor allem beim Vorhandensein einer negativen Stimmung leichter erinnert werden, was als Gefühls-Gedächtnis-Effekt bezeichnet wird. Entsprechend sind die Gehirnstrukturen, die für das Behalten der Schmerzen verantwortlich sind, wie auch die zuständigen somatosensorischen Strukturen bei Menschen mit chronischen Schmerzen sensibilisierter und plastischer als bei anderen.

Auch die schmerzhemmenden endokrinen Prozesse unterliegen den Lerngesetzen und können bei Schmerzpatienten erschöpft sein. Sowohl hormonelle als auch immunologische Reaktionen können durch Lernen beeinflusst werden (*Schedlowski* u. *Tewes*, 1996). Dasselbe gilt für jene endokrinen Systeme, die wesentlich für die Schmerzhemmung verantwortlich sind: Endogene Opiate, die auf allen Ebenen des schmerzverarbeitenden Systems von den Nozizeptoren bis zum Thalamus zu finden sind, können durch Lernprozesse sowohl verstärkt als auch abgeschwächt werden, was dann natürlich kurz- oder langfristige Konsequenzen für die Schmerzwahrnehmung hat. Ein eindrucksvolles Beispiel für die dauerhafte Störung des schmerzhemmenden Systems ist die gelernte Hilflosigkeit und Depression. Andererseits gibt es ein sehr eindrucksvolles Beispiel für die Verstärkung des schmerzhemmenden Systems durch die Kunst der Fakire, die durch permanente Meditationsübungen die Schmerzwahrnehmung so steuern können, dass sie keine Schmerzen empfinden (*Larbig*, 1999).

22.13 Stress-Analgesie

Die kurzfristige Schmerzhemmung nach starken Belastungen und psychischem Schock wird Stress-Analgesie genannt. Sie ist auf einen raschen Anstieg der Ausschüttung endogener Opiate aus der Hypophyse zurückzuführen. Naloxon, welches die Rezeptoren für Endorphine blockiert, hebt die Stress-Analgesie auf. Dieser Effekt kann auch klassisch konditioniert werden. Experimentell wurde dies dadurch bewiesen, dass man Personen unter psychischer Belastung in eine bestimmte räumliche Umgebung brachte und danach bei ihnen eine reduzierte Schmerzempfindlichkeit feststellen konnte. Brachte man dieselben Personen später wieder in die gleiche Umgebung, zum Beispiel in den Raum, in dem eine als unangenehm erlebte Prüfung stattfand, so zeigten sie auch ohne Belastung die Unempfindlichkeit in dieser Situation (konditionierte Stress-Analgesie). Erhielten die Personen Naloxon, trat der Effekt nicht auf, d. h., sowohl die konditionierte als auch die unkonditionierte Stress-Analgesie hängt von den endogenen Opiat-Systemen ab (*Birbaumer* u. *Schmidt*, 1999).

22.14 Schutzmechanismen

Bei einer schmerzhaften Reizung werden Nervenimpulse von der schmerzhaften Stelle über das Rückenmark zum Gehirn gesendet. Damit diese Impulse durch das Rückenmark hindurch gelangen, muss der Organismus aber bereit sein, gerade in diesem Augenblick den Schmerz zu registrieren. Bevor der Schmerz das Rückenmark passieren kann, erfolgt deshalb zuerst eine unbewusste Bewertung. Gleichzeitig mit der Schmerzreizung werden andere Fasern gereizt, die ihre Informationen schnell und ohne Kontrolle ins Gehirn schicken. Wenn die Verletzung im Rahmen der Gesamtsituation zu einer Unzeit kommt, wird dem Rückenmark gemeldet, die Schmerzinformation zunächst nicht durchzulassen. Wenn sich dann die Situation beruhigt hat, kann die Schmerzinformation durchgelassen werden, und nun kann die Aufmerksamkeit dem durch eine Verletzung hervorgerufenen Schmerz zugewendet werden. Es gibt also einen Schutzmechanismus für unser Bewusstsein, der dafür sorgt, dass gerade ablaufende Tätigkeiten nicht unterbrochen werden müssen (*Struppler*, 1975).

22.15 Seitenunterschied in der Schmerzempfindlichkeit

Neuere Forschungen haben ergeben, dass Schmerzschwelle und Schmerztoleranz der linken Körperseite geringer sind als die der rechten Körperseite. Die Schmerztoleranz wird ermittelt, indem man die schmerzauslösende Reizung verstärkt, bis die Versuchsperson angibt, dass über diese Intensität hinaus nichts mehr ertragen werden könne. Da die Körperoberfläche selbst als Ursache für den Seitenunterschied nicht in Betracht kommt, muss der Links-rechts-Unterschied der Schmerzempfindung durch einen Seitenunterschied im Gehirn bedingt sein. Die rechte Gehirnhälfte, die ihre Informationen aus der linken Körperseite bezieht, sendet also im Gegensatz zur linken Gehirnhälfte Schmerzreize schon geringerer Intensität ins Bewusstsein.

In weiteren Versuchen wurde geprüft, ob sich die Schmerzempfindlichkeit verändert, wenn man Versuchspersonen ein Beruhigungsmittel gibt. Hierbei konnte gezeigt werden, dass Schmerzschwelle und Schmerztoleranz auf der rechten Körperseite unverändert blieben, während sie auf der linken Körperseite nun den Werten der rechten Körperseite entsprachen. Die Beruhigungsmittel bewirkten also, dass die rechte Gehirnhälfte im Hinblick auf die Schmerzbewertung gleichgültiger wurde. Da die Beruhigungsmittel im Gehirn wirken, zeigt dieser Befund selbstverständlich auch, dass der ursprünglich beobachtete Seitenunterschied für Schmerz der Ausdruck einer unterschiedlichen Bewertung schmerzauslösender Reize im Gehirn ist. Mit dieser Erkenntnis, dass Beruhigungsmittel eine Wirkung auf die Schmerzempfindung haben, ist natürlich auch eine Aussage über die Bewusstseinstätigkeit gemacht. Mit den Beruhigungsmitteln wird die gefühlsmäßige Färbung eines Erlebnisses eingeschränkt. Deshalb sind ja auch Beruhigungsmittel entwickelt worden, um übermäßigen gefühlsgeladenen Bewusstseinsinhalten ihre Spitze zu nehmen. Wie diese Versuche zeigen, tun sie dies auch, aber interessanterweise vornehmlich auf einer Körperseite. Die rechte Gehirnhälfte ist dominanter bezüglich Gefühlen, hauptsächlich eher negativ getönten Gefühlen (*Pöppel*, 2000).

22.16 Psychogener Schmerz

Bei zahlreichen Patienten sind die Schmerzen nicht auf eine permanente, identifizierbare organische Quelle zurückzuführen. Der berühmte Schmerzforscher *Crue* beschreibt diese spezifische, widersprüchliche Erkrankung als gutartiges chronisches, nicht lokalisierbares Schmerzsyndrom. Man muss davon ausgehen, dass die Ursache hierfür im Gehirn liegt (*Morris*, 1996).

Das menschliche Gehirn ist in der Lage, Schmerz zu erzeugen oder zu unterhalten, auch wenn keine Gewebeverletzung vorliegt. Dieser üblicherweise chronische Schmerz wird als psychogener Schmerz bezeichnet. Besonders deutlich zeigt sich dieses Phänomen beim sog. Phantomschmerz.

22.17 Tiefenpsychologische Aspekte der Schmerzentstehung

Auf der psychischen Ebene kann man den Schmerz in seiner zweifachen Regulationsfunktion wiederfinden. Er kann Ausdruck dysfunktionaler psychischer Regulationen sein, indem er z. B. anzeigt, dass die psychische Verarbeitung von Stress nicht ausreichend gut funktioniert, und er kann als Instrument innerpsychischer Regelung dienen, indem er z. B. von der Konfrontation mit innerpsychischen Konflikten ablenkt und so die psychische Einstellung stabil erhält.

Geht man von der kognitiven Verarbeitung der Schmerzmitteilung aus, kann man sowohl funktionale als auch dysfunktionale Verhaltensreaktionen registrieren. Diesen funktional auf Heilung gerichteten Verhal-

tensweisen gehen kognitive Verarbeitungsprozesse voraus, die den Schmerz als Botschaft interpretieren und ihm Bedeutung geben. In der akuten Schmerzphase können kognitive Fehlinterpretationen beginnen, indem Schmerzen z. B. ignoriert, fehlattribuiert oder fehldiagnostiziert werden. Ein angemessenes Verhalten oder eine adäquate Behandlung findet dann nicht statt. Eine der gängigen, aber deswegen nicht weniger dysfunktionalen Verhaltensreaktionen ist das Beharren auf individuell unpassenden Leistungsnormen oder gesellschaftlichen Standards. Wenn jemand zum Beispiel seinen Selbstwert von gesellschaftlichen Standards abhängig macht, schätzt er häufig seine individuellen Voraussetzungen falsch ein und übernimmt sich (*Holsboer*, 1993; *v. Holst*, 1993; *Hüther*, 1998).

Die zweifache Regulationsfunktion des Schmerzes findet man auch in sozialen Kontexten wieder: Ist ein soziales System gestört, drückt sich das bei den Betroffenen in psychischem Leid aus, das wiederum in körperlichen Schmerz transformiert werden kann. Die Appellfunktion des Schmerzes tritt besonders deutlich in sozialen Systemen zutage, die psychischem Leid mit geringerer Zuwendung begegnen als körperlichem Leiden (*Egle* u. *Hoffmann*, 1993).

22.17.1 Akuter und chronischer Schmerz

Nach der Dauer unterscheidet man akute und chronische Schmerzen. Akuten körperlichen Schmerz kann jeder Mensch fast täglich erfahren. Er ist zeitlich begrenzt und wird in der Regel durch äußere (z. B. Verletzung) oder innere (z. B. Entzündung) Prozesse nozizeptiv ausgelöst. Hinsichtlich seiner Intensität besteht eine enge Verknüpfung mit dem auslösenden Reiz; seine Lokalisation ist entsprechend umschrieben. Dies gilt selbst dann, wenn man „übertragenen Schmerz" berücksichtigt, dessen Lokalisation aufgrund neuroanatomischer und neurophysiologischer Zusammenhänge hinsichtlich des Reizortes ebenfalls definierbar ist. Akuter Schmerz wird meist von vegetativen Reaktionen (z. B. Veränderung der Darmmotilität und Atmung, Erhöhung der Herzfrequenz, Blutdrucksteigerung, Pupillendilatation, reflektorischer Muskelanspannung) sowie – je nach Stärke – auch von Angstreaktionen begleitet. Neben einer Warnfunktion hat akuter Schmerz auch eine Rehabilitationsfunktion: Bei schweren Erkrankungen, nach Unfällen oder nach Operationen zwingt er zu Ruhe und Schonung.

Beim chronischen Schmerz lässt sich diese eindeutige biologische Funktion nicht darstellen. Trotzdem hat auch dieser Schmerz eine Bedeutung, die man gemeinsam mit dem Patienten, mitunter in einem sehr langwierigen Prozess, herausfinden muss. Der Betreffende will sich, so die grundsätzliche Interpretation aus tiefenpsychologischer Sicht, aus seiner unbewussten Sphäre etwas mitteilen. Diese Körpersprache, die ja unsere allererste Sprache ist, muss in verbale Sprache übersetzt werden. Dann lässt sich auch ein Sinn für den zunächst sinnlos erscheinenden chronischen Schmerz finden.

Bei chronischen Schmerzen können hinsichtlich der Genese drei Subgruppen unterschieden werden:

► vornehmlich organisch bedingter chronischer Schmerz mit sekundären psychischen Veränderungen (somatopsychischer Schmerz)
► zeitliches Zusammenfallen emotionaler Probleme mit Schmerz (psychosomatisches Simultangeschehen)
► psychogener Schmerz (z. B. seelische Anspannung schlägt sich in Rückenschmerzen nieder)

22.17.2 Vegetative Affektäquivalente

Im menschlichen Leben spielen unbewusste Prozesse eine erhebliche Rolle, so auch sog. psychovegetative Spannungszustände in der Schmerzgenese. Entwicklungspsychologisch werden alle Affekte anfangs als körperliche erlebt. Das können wir sehr gut an Babys und Kleinkindern beobachten, da diese sich vornehmlich völlig undifferenziert mittels der Körpersprache psychomotorisch artikulieren. Erst im Laufe des Erwachsenwerdens entwickeln wir alle eine sogenannte „Desomatisierung", also eine „Psychisierung" der Affekte (*Overbeck*, 1988).

Den Affekten bleibt selbstverständlich zeitlebens eine somatische, also körperliche Begleitkomponente erhalten, die auf diese primäre Beziehung zwischen Affekt und Vegetativum verweist. So gibt es keine Freude ohne Herzklopfen, keine Angst ohne Blutdrucksteigerung und Schweißausbrüche, keine Scham ohne Veränderung der Hautdurchblutung usw. Man spricht hier tiefenpsychologisch von „vegetativen Korrelaten". Die o. g. Desomatisierung der Affekte kann primär unzureichend sein, oder man entwickelt eine sekundäre Resomatisierung. Das heißt, wir kehren wieder in einen früheren Sprachmodus zurück, unsere Körpersprache wird wieder dominanter. Affekte wie Wut, Freude, Ärger usw. werden körperlich zum Ausdruck gebracht. Die vegetativen Phänomene stehen stellvertretend für den Affekt (sog. vegetative Affektäquivalente). Das bekannteste Beispiel sind Menschen mit ausgeprägter Angstsymptomatik (Schweißausbrüche, Schwindel, Pulsanstieg, Durchfälle usw.), die bewusst keine Angst fühlen. Es besteht eine Affektspannung, aber der dazugehörige psychische Affekt fehlt (*Overbeck*, 1988; *Klußmann*, 1992; *Egle* u. *Hoffmann*, 1993).

Durch unzureichend desomatisierte und damit nicht ausdrückbare Affekte erhöht sich die vegetative Spannung. Es ist experimentell gesichert, dass alle Formen von Hemmung expressiver, vor allem verbaler, aber auch mimischer und anderer Affektabfuhr, vegetativ vermittelt zu einer messbar erhöhten Muskelspannung führen. Wenn wir also permanent angespannt sind, sind wir dauerhaft sympathikoton und in einem ständigen Spannungszustand (*Harrer*, 1975).

22.17.3 Konversion

Als erster beschrieb *Sigmund Freud* die Schmerzentstehung aus psychodynamischer Sicht. Den Übergang von primär seelischem Schmerz in körperlichen Schmerz bezeichnete er als Konversion. Dabei werden innere Konflikte durch ein körpersprachlich dargestelltes Symptom entlastet. Die Symptome drücken also etwas aus, weshalb man sogar von Ausdruckskrankheiten spricht (*Freud*, 1905; *Mentzos*, 1986).

Bei der Konversion spielen unbewusste Vorstellungen und Phantasien des Betroffenen eine wichtige Rolle. Unbewusst wird hierbei ein seelischer Schmerz, z. B. Trauer, verdrängt und in ein körperliches Geschehen, z.B. in die Rückenmuskulatur, verschoben. Der primär seelische Schmerz wird als körperlich erscheinender Schmerz dargestellt, weil er durch Worte nicht benannt werden kann oder darf. Hierbei geht es unbewusst um eine Entlastung sog. schmerzhafter Affekte, also vornehmlich angsthafter und depressiver Verstimmungen, gelegentlich aber auch von Gefühlen der Leere und Sinnlosigkeit. Der Schmerz erlaubt unbewusst eine Orientierung auf ein Symptom, so dass der ursprünglich quälende Affekt nicht mehr im Vordergrund steht. Unbewusst geht es um eine Entlastung von psychischen Konflikten durch ein Umlenken der Aufmerksamkeit vom psychischen zum körperlichen Bereich.

Aufgrund solcher unbewussten Vorgänge kann der anhaltende Schmerz auch zu einer Entlastung von Schuldgefühlen führen. Oft entstehen Schuldgefühle aus starken, aber gehemmten aggressiven Bedürfnissen. Der symptommotivierende Gehalt läge hier vor allem im determinierten Sühnevorgang durch das Leiden, der die subjektive Schuld entlastet. Aggressionen sind bei vielen chronisch Schmerzkranken stark gehemmt und verdrängt. Bei chronischen Rückenschmerzen kann man davon ausgehen, dass die Betroffenen im wahrsten Sinne des Wortes ihre Aggressionen zurückhalten. Der unbewusste Gewinn der Unterdrückung aggressiver Motive durch den Schmerz erklärt sich psychodynamisch dadurch, dass auf diese Art Gewissenskonflikte und Selbstvorwürfe vermieden werden können.

Darüber hinaus kann der Schmerz auch das Fortbestehen einer Beziehung symbolisieren, nach dem unbewussten Motto, dass man nicht verlassen ist, solange es wehtut. Das Fortbestehen des Schmerzes bedeutet dann das Fortbestehen der verlorenen oder gewünschten Beziehung. Der Schmerz wird zum verlässlichen Begleiter, man ist nicht alleine (*Egle* u. *Hoffmann*, 1993).

22.17.4 Narzissmus

Freud hatte den Begriff „Narzissmus" aus der griechischen Mythologie in sein psychoanalytisches Konzept aufgenommen, um hiermit die psychische Selbstwertregulation zu beschreiben. Im Mythos wurde Narziss mit Eigen- oder Selbstliebe bestraft. Ein Zuviel an Selbstliebe ist offensichtlich genauso schlecht wie ein Zuwenig.

Mit dem Konzept des Narzissmus kann man den psychogenen Schmerz dahingehend interpretieren, dass bei dem Betroffenen auf eine unbewusste Art und Weise die Selbstwertregulation unstimmig ist. Hier dient der Schmerz der Vermeidung oder Begrenzung einer subjektiv existenziellen Krise des Selbst(wert)gefühls (einer sog. „narzisstischen Krise") durch die Bildung eines Symptoms oder Verhaltens, welches den innerpsychisch wahrgenommenen Ausfall ersetzen soll (man könnte das als eine „psychoprothetische Funktion" bezeichnen). Hier dient der Schmerz der Vermeidung eines generalisierten psychischen Zusammenbruchs und kann somit als ein misslungener „Heilungs- und Rekonstruktionsversuch" angesehen werden (*Freud*, 1905).

Mittels dieser Sichtweise des Narzissmus kann man postulieren, dass viele Menschen in unserer leistungsorientierten Gesellschaft sich selbst nur als wirklich wertvoll fühlen und erleben können, wenn sie auf ihrem jeweiligen Gebiet perfekt sind und entsprechende Höchstleistungen erbringen. In Versagungs- und Misserfolgssituationen kann es somit leicht zu einer sog. „narzisstischen Krise" des Selbstgefühls kommen, was aber bewusst nicht wahrgenommen werden kann. Somit können oft plötzliche Ereignisse, auch relativ banale Unfälle, Stürze oder Verkehrsunfälle, die Krankheit einleiten und dem betroffenen Patienten ein ausgeprägtes Gefühl von Hilflosigkeit vermitteln. Auf einer unbewussten Ebene kann sich ein Mensch mit chronischen Schmerzen unbewusst permanent gekränkt fühlen, weil er sich von seinem eigenen inneren Bild her, seinem eigenen Ideal, nicht gefällt. Das Selbstgefühl dieser Menschen hat keine psychischen Reserven mehr (*Hoffmann* u. *Hochapfel*, 1992).

22.18 Fazit und therapeutische Konsequenzen

Aus den in diesem Kapitel verkürzt dargestellten Forschungsergebnissen hat die *Internationale Gesellschaft zum Studium des Schmerzes (IASP)* das Phänomen Schmerz folgendermaßen definiert:

Die emotionale Komponente bei Schmerz wird gleichberechtigt neben die sensorische gestellt. Die kausale Verknüpfung von Gewebsschädigung und Schmerzreaktion wird aufgegeben. Eine Gewebsschädigung ist weder eine notwendige noch eine hinreichende Bedingung für Schmerz. Schmerz ist eine subjektive Empfindung, der oft objektivierbare periphere Läsionen im Sinne einer Reizauslösung fehlen. Dem an Schmerz Leidenden gibt dieser Auskunft über seinen augenblicklichen inneren Zustand. Schmerz hat damit mehr Ähnlichkeit mit Empfindungen wie Müdigkeit, Hunger oder Durst und viel weniger mit sensorischen Qualitäten wie Sehen, Hören oder Riechen, die primär Auskunft über die Umgebung geben (*Egle* u. *Hoffmann*, 1993).

Dementsprechend ist in der ICD-10 die Diagnose anhaltende *somatoforme Schmerzstörung* (ICD-10: F45.4), früher auch „psychogenes Schmerzsyndrom" genannt, eingeführt worden, die häufig erst nach mehrjähriger Krankheitsdauer und multiplen diagnostischen Abklärungen, teilweise auch iatrogenen Schädigungen, gestellt wird, obwohl sie bei den meisten chronischen Schmerzpatienten gestellt werden müsste. Trotz des heutigen Wissensstands über die bio-psycho-soziale Komplexität des Phänomens Schmerz reduzieren die meisten Ärzte in ihrem Denken und Handeln den Schmerz auf seine Rolle als Warnsignal („linear-kausales Schmerzverständnis"). So ist die Auffassung bei vielen orthopädischen und neurologischen Gutachtern verbreitet, dass nur sensorische Reize zu Schmerzempfindungen führen können und die Intensität des Reizes direkt das Ausmaß der wahrgenommenen Schmerzen bedingt. Ist eine Gewebsschädigung nicht nachweisbar, kann der Patient keine Schmerzen haben, er muss „sie sich einbilden". Für das Handeln des Arztes beinhaltet dieses Reiz-Reaktions-Konzept die Gefahr, dass psychische Störungen mit dem Leitsymptom Schmerz eine diagnostische Restkategorie darstellen, die erst als Ultima Ratio in Betracht gezogen wird, so dass im klinischen Alltag Normvarianten und Zufallsbefunde diagnostisch überbewertet werden, im Rahmen wiederholt durchgeführter somatischer Ausschlussdiagnostik Patienten iatrogen geschädigt werden und nicht zuletzt aufgrund multipler Abklärungen erhebliche Kosten entstehen.

Bei den meisten Patienten mit dieser Diagnose befinden sich die Schmerzen im Zentrum ihrer Wahrnehmung. Sie bestimmen den Lebensrhythmus und -alltag der Betroffenen, mit erheblicher Beeinträchtigung aller Daseinsbereiche (Beruf, Freizeit, Interessenlage, Schlaf, Sexualität, Appetit). Bei vielen Patienten führt die Hoffnungs- und Hilflosigkeit zu anhaltender mittelschwerer bis schwerer Depressivität. Sie sind in ihrer Erlebnis- und Genussfähigkeit stark eingeschränkt. Ein schwerer bis schwerster Leidensdruck ist nicht zu übersehen. Ihr Leistungsvermögen ist gerade noch ausreichend, um in sozialer Abgeschiedenheit einen dürftigen Alltag zu gestalten, in den sie sich mühsam hineingefunden haben. Sie bedürfen einer umfassenden psychosomatischen, interdisziplinären, multimodalen Therapie.

Literatur

Birbaumer NR, Schmidt F. Biologische Psychologie. Wien, New York: Springer, 1999.

Damasio AR. Descartes' Irrtum. Fühlen, Denken und das menschliche Gehirn. München: Deutscher Taschenbuchverlag, 2001.

Darwin C. Der Ausdruck der Gemütsbewegungen bei dem Menschen und den Tieren. Frankfurt/M.: Eichborn, 2000.

Egle U, Hoffmann S, eds. Der Schmerzkranke: Grundlagen, Pathogenese, Klinik und Therapie chronischer Schmerzsyndrome aus bio-psycho-sozialer Sicht. Stuttgart, New York: Schattauer, 1993.

Erdheim M. Die gesellschaftliche Produktion von Unbewusstheit: eine Einführung in den ethnopsychoanalytischen Prozess. Frankfurt/M.: Suhrkamp, 1984.

Freud S. Bruchstück einer Hysterie-Analyse. Gesammelte Werke, V. Frankfurt/M.: Fischer, 1905.

Harrer G. Affekt und Muskelspannung. In: Weintraub A, et al. eds. Psychosomatische Schmerzsyndrome des Bewegungsapparates. Basel, Stuttgart: Schwabe, 1975: 58–67.

Hoffmann S, Hochapfel G. Einführung in die Neurosenlehre und psychosomatische Medizin. Stuttgart: Schattauer/UTB, 1992.

Holsboer F. Stress und Hormone. Spektrum der Wissenschaft 1993; 5: 97–103.

Holst D v. Zoologische Stress-Forschung – ein Bindeglied zwischen Psychologie und Medizin. Spektrum der Wissenschaft 1993; 5, 92–100.

Hüther G. Biologie der Angst: wie aus Stress Gefühle werden. 2nd ed. Göttingen: Vandenhoeck & Ruprecht, 1998.

Klußmann R. Psychosomatische Medizin. Wien, New York: Springer, 1992.

Larbig W. Kultur und Schmerz. In: Hoefert HW, Kröner-Herweg B, eds. Schmerzbehandlung: psychologische und medikamentöse Intervention. München, Basel: Ernst Reinhardt Verlag, 1999: 44–61.

Mentzos S. Hysterie. Frankfurt/M.: Fischer Taschenbuch, 1986.

Morris DB. Geschichte des Schmerzes. Frankfurt/M.: Suhrkamp, 1996.

Overbeck G, Overbeck A, eds. Seelischer Konflikt – körperliches Leiden: Reader zur psychoanalyt. Psychosomatik. 4th ed. Eschborn: Fachbuchhandlung für Psychologie Verl.-Abt., 1988.

Pöppel E. Grenzen des Bewusstseins. Wie kommen wir zur Zeit, und wie entsteht Wirklichkeit? Frankfurt/M.: Insel, 2000.

Rauch E. Autosuggestion und Heilung: die innere Selbst-Mithilfe. 6th ed. Heidelberg: Karl F. Haug, 1994.

Schedlowski M, Tewes U, eds. Psychoneuroimmunologie. Heidelberg, Berlin, Oxford: Spektrum Akad. Verl., 1996.

Struppler A. Pathophysiologie der Schmerzsyndrome des Bewegungsapparates. In: Weintraub A, et al. Psychosomatische Schmerzsyndrome des Bewegungsapparates. Basel, Stuttgart: Schwabe, 1975:15-–30.

Uexküll T v, Wesiak W. Wissenschaftstheorie und Psychosomatische Medizin, ein bio-psychosoziales Modell. In: Adler R, ed. Psychosomatische Medizin/Thure von Uexküll. 4th ed. München, Wien, Baltimore: Urban & Schwarzenberg, 1990: 5–36.

23 Schmerzpsychologie und Verhaltensmedizin

Hanne Seemann

23.1 Einführung

In diesem Kapitel wird ein integratives Schmerzmodell dargestellt, das den an der Schmerztherapie beteiligten ärztlichen und psychotherapeutischen Fachdisziplinen Anregungen geben soll, interdisziplinär zu denken und zu handeln. Daraus werden verhaltensmedizinische Anleitungen für die Patientenberatung abgeleitet.

Seit die praktische Medizin ebenso wie die Psychologie den Schmerz als ein eigenständiges Problemfeld entdeckt hat, wurde es zunehmend deutlicher, dass sich der rezidivierende und der chronische Schmerz keiner einzelnen Betrachtungsebene bzw. Fachrichtung zuordnen lassen. Es mag zwar jede Disziplin für sich ein schlüssiges diagnostisches Konzept haben, dieses zeigt aber stets nur einen Teilaspekt eines komplexen Geschehens mit mehreren Ebenen.

Am Schmerzbild „Migräne" lässt sich dies gut darstellen: Je nach wissenschaftlichem Standort wurden und werden immer noch ganz unterschiedliche pathogenetische Mechanismen angenommen, aus denen verschiedene therapeutische Ansätze resultieren: Analgetika, schmerzdämpfende und gefäßaktive Medikamente, Antidepressiva, Vasokonstriktionstraining, Entspannungstherapie, Desensibilisierung gegen Angst und Stress, aktive Stressbewältigung, Selbstsicherheitstraining, kognitive Situationsbewältigung, tiefenpsychologische Psychotherapie u.a.

Mittlerweile ist klar geworden, dass ein einseitiger Standpunkt in der Diagnostik und Therapie nicht weiterhilft. Zieht man ausschließlich die neuronale Disposition in Betracht, dass nämlich das Nervensystem der Menschen mit Migränedisposition reizempfindlich ist, so kommt man leicht zu der Aussage: „Migräne ist nicht heilbar, damit müssen Sie leben!" Stellt man sich dagegen auf den Standpunkt, dass der Migräneanfall dazu dient, die Betroffene von (möglicherweise ungeliebten) Aufgaben zu entlasten, dass er also mit sekundärem Krankheitsgewinn einhergeht, so würde man sich sofort der Psychotherapie zuwenden. Nun ist aber beides „wahr" und das Spektrum dessen, was beachtet werden muss, ist noch viel weiter, so dass es sich lohnt, einmal genauer anzusehen, was unter einem bio-psycho-sozialen Schmerzkonzept zu verstehen ist und wie es in die schmerztherapeutische Praxis integriert werden kann.

23.2 Das bio-psycho-soziale Schmerzkonzept aus systemischer Sicht

Das bio-psycho-soziale Schmerzkonzept hat nach und nach die älteren Schmerztheorien abgelöst bzw. ergänzt. Die meisten der frühen Schmerztheorien waren in ihrer Erklärungsrichtung unidirektional, entsprachen gewissermaßen einem Einbahnstraßendenken. In der physiologischen Grundlagenforschung basierten alle Theorien, trotz unterschiedlicher Aussagen über die Informationsverarbeitung neuronaler Schmerzsignale, auf der bekannten Denkweise von *Descartes*: Ausgangspunkt des Schmerzes war immer ein Schmerzreiz, der wahrgenommen wird und Reaktionen auslöst (für Literatur zu den folgenden Ausführungen s. *Seemann* u. *Zimmermann*, 1996). Die Spezifitätstheorie von *v. Frey*, die Summationsoder Intensitätstheorie von Goldscheider oder die Mustertheorie von *Sinclair* u. *Weddel* gehen alle auf diese Denkfigur zurück. Die Neurochirurgie verstand das Schmerzsystem als anatomische Aneinanderreihung von Schmerzbahnen und Schmerzkernen und entwickelte daraus die neurochirurgischen Durchtrennungsverfahren.

Der theoretische Ansatz von *Head* bezog zum ersten Mal eine hemmende Interaktion in die neuronale Schmerzentstehung mit ein, woraus sich durch die Arbeiten von *Noordenbos*, der die hemmende Interaktion zwischen der Erregung myelinisierter und nichtmyelinisierter afferenter Fasern beschrieb, die bekannte Gate-Control-Theorie von *Melzack* u. *Wall* entwickelte, in deren späteren Revisionen die Möglichkeit einer negativen oder positiven Rückkopplung Berücksichtigung fand. In die Gate-Control-Theorie, die den Mustertheorien zuzurechnen ist, wurden später auch nicht primär sensorische Einflussfaktoren einbezogen. Diese Möglichkeit, dispositionale oder erworbene, biologische, kognitive, emotional-bewertende, bedeutungsgebende und soziale Einflüsse auf das Schmerzerleben einzubeziehen, hat die psychologische Schmerzforschung sehr beflügelt (für einen Überblick über die psychologische Schmerzforschung und -therapie s. *Basler* et al., 1993). Es ist aber darauf zu achten, ob diese Einflussfaktoren weiterhin in einem unidirektionalen Summations- bzw. Input-Output-Konzept verstanden werden oder ob ein kybernetisches Systemmodell zugrunde gelegt wird, in dem vernetzte Kreisprozesse in interdependenten Funktionssystemen Berücksichtigung finden: Da in einem lebenden Organismus alle Funktionen aufeinander bezogen und voneinander abhängig sind, pflanzt sich eine Störung, die an einer Stelle auftritt, auch in andere Funktionsebenen fort und manifestiert sich dort. Bei chronischen Schmerzen ist dieser „Fortpflanzungsprozess" z. B. vom Vegetativum in den Muskeltonus, in die Gedankenwelt, die Stimmung und weiter in das Selbstvertrauen und das (Krankheits-)Verhalten (aber auch in Gegenrichtung) wohlbekannt. Hier entsteht durch positive Rückkopplung ein Circulus vitiosus, der die Schmerzen chronisch und schwer behandelbar werden lässt, wenn diese Aufschaukelungsprozesse nicht unterbrochen werden.

Weniger beachtet werden die gegensteuernden Reaktionen, mittels derer sich durch negative Rückkopplung die am Schmerz beteiligten Funktionssysteme wieder einregulieren. Diesem Konzept zugrunde liegt die Annahme, dass jedes lebende System – z. B. der menschliche Organismus, aber auch jede kleinere bis kleinste Funktionseinheit – dauernd aktive und autoregulative Anstrengungen unternimmt, um nach dem homöostatischen Prinzip seine Funktionsfähigkeit zu erhalten bzw. wiederherzustellen. Migräneanfälle inszeniert das Nervensystem aus genau diesem Grund, und aus dem gleichen Grund werden sie im Laufe des Lebens immer häufiger, wenn man nicht bewusst oder unbewusst gegenreguliert: Da der Migräneanfall als eine Notfall- bzw. Entlastungsreaktion verstanden werden kann, versucht der Organismus, diese Entlastung immer häufiger herbeizuführen, wobei aus einzelnen Akutschmerzattacken ein rezidivierender und auf Dauer chronischer Prozess werden kann. Am Bild der Migräneattacke kann man gut zeigen, wie einerseits viele individuell verschiedene Funktionssysteme „infiziert" werden und wie andererseits der Organismus allein durch Ruhe und Reizabschirmung in der Lage ist, seine normale und geordnete Funktionsfähigkeit wiederherzustellen (siehe auch *Gerber* et al., 1996).

Bei der Migräne trifft ein (oder mehrere) Auslöser (Trigger) auf ein genetisch prädisponiertes, für diese Einflüsse sensibles bzw. vulnerables Nervensystem, das daraufhin in einer massiven Kaskade sich aufschaukelnder innerer Vorgänge schnell und unaufhaltsam entgleist – wobei der Schmerz nur eines, meist jedoch das am schlimmsten empfundene Symptom ist. Essenziell dabei ist, dass, sobald der Aufschaukelungsprozess richtig in Gang gekommen ist, er kaum mehr zu unterbrechen ist und sein individualtypisches Verlaufsmuster durchläuft. Es resultiert ein massiver Zusammenbruch der beteiligten Funktionen, im Zuge dessen die Betroffenen auch verhaltensadäquat reagieren, d. h. sie „müssen" sich von Reizen abschirmen, sich zurückziehen, hinlegen, ruhen. Dann folgt eine Reboundphase, in der sich das Gesamtsystem wieder erholt, wieder Tritt fasst und erneut normal funktioniert, oft mit erhöhtem Wohlbefinden und gesteigerter Aktivität der betroffenen Person. Kann der Aufschaukelungsprozess sehr frühzeitig, möglicherweise schon vorausschauend unterbrochen werden, sei es durch Reizabschirmung und Schlaf oder durch Gegenregulation im vegetativen oder serotoninergen System, so kann es gelingen, die Entgleisung zu verhindern.

Anhand einer solchen Sichtweise ist besser zu verstehen, dass ein reizempfindsames Nervensystem auf Irritationen sehr individuell mit massiven Entgleisungen reagieren kann: Sowohl zu viel sympathische Aktivierung (Anspannung, Aktivität, Erwartungsangst, aufregende Gedanken usw.) als auch zu viel parasympathische Aktivierung (zu ausgedehnter Schlaf, Liegen, Langeweile) als auch abrupte Wechsel können zu funktionalen Störungen führen, wenn nicht rechtzeitig gegenreguliert wird. Man fühlt sich an die Metapher aus der Systemtheorie erinnert, dass der Flügelschlag eines Schmetterlings einen Wirbelsturm auslösen kann. Gleichzeitig muss bedacht werden, dass nach einem abgeschlossenen Anfall keiner der individuellen „Auslöser" als solcher greift: Denn das Nervensystem hat sich zu diesem Zeitpunkt in einen gesunden und robusten Zustand manövriert. Die psychologische Therapie benützt diesen Zustand als Hinweis darauf, dass der Organismus in der Lage ist, unter bestimmten Bedingungen normal zu funktionieren und hält die Migränepatientin/den Migränepatienten dazu an, diesen Zustand möglichst lange aufrechtzuerhalten. Das heißt, die Betroffen müssen aktive Fürsorge für ihr reizempfindliches Nervensystem betreiben, indem sie es vor Über- oder Untersteuerung schützen. Das ist der Sinn der Ordnungstherapie bei Migräne.

Schmerztherapie sollte in diesem Zusammenhang immer heißen, den Organismus in seinen eigenen Regulationsfähigkeiten zu unterstützen.

Wenn man von einem so verstandenen bio-psycho-sozialen Schmerzkonzept ausgeht, ist es selbstverständlich, dass die biologische, psychische und soziale Funktionsebene nicht summativ nebeneinander stehen, sondern in vielerlei Rückkopplungsverhältnissen miteinander vernetzt sind, so dass sie sich gegenseitig positiv bzw. negativ beeinflussen. Die Frage, ob ein Schmerz *mehr oder weniger* „psychogen" verursacht oder *mehr oder weniger* durch das soziale System aufrechterhalten wird, ist deshalb falsch gestellt. Daraus folgt, dass nicht nur mehrere Fachdisziplinen, gewissermaßen zeitgleich, in einer sog. multimodalen Schmerztherapie einen Schmerzpatienten behandeln sollten, sondern auch, dass ein komplexes Funktionskonzept entwickelt werden muss, um einen individuellen Schmerz verstehen und behandeln zu können. Dies ist gemeint, wenn von „interdisziplinärem" Denken die Rede ist.

23.3 Akute Schmerzen

Akute Schmerzen sind immer ein bedeutsames Signal, hätten wir sie nicht, wären wir schwer gefährdet. Sie warnen und schützen vor Gefahren und Verletzungen, sie fordern den Betroffenen auf, Hilfe zu suchen und genesungsfördernde Bedingungen zu schaffen. Die Hilfesuche richtet sich an den Arzt, wenn der Betroffene den Schmerz nicht interpretieren kann, also wenn Diagnostik gefragt ist oder wenn er Schmerzlinderung braucht, die er nicht selbst durchführen kann. Der Arzt muss darauf hinweisen, dass auch der Patient selbst für genesungsförderliche Bedingungen zuständig ist. Das wird häufig versäumt.

Wenn akute Schmerzen eher hinderlich wären, inszeniert der Organismus eine Stressanalgesie. So kann z. B. nach einem Unfall die Stressanalgesie eine halbe Stunde oder länger anhalten, damit sich der Betroffene in Sicherheit und Obhut begeben kann. Andererseits kann die Nichtbeachtung von Akutschmerz, wie sie häufig bei herzinfarktgefährdeten Menschen vorkommt, ihrerseits eine hohe Gefährdung darstellen. Die emotionale Einschätzung bzw. Bedeutungsgebung ist beim akuten Schmerz essenziell, weshalb Ärzte und Zahnärzte sehr bemüht sind, den Schmerz einer Knochenmarkspunktion oder Zahnextraktion als „ungefährlich" und als Begleiterscheinung einer notwendigen und nützlichen Handlung darzustellen. Die psychische und soziale Bedeutung einer solchen Schmerzsituation für den Patienten ist hingegen oft ganz anders: Manche Menschen können es schlecht ertragen, sich auszuliefern, also quasi hilflos dazuliegen und einen anderen an einer zentralen Stelle ihres Körpers „arbeiten" zu lassen, was für sie bedeutet, die Kontrolle abzugeben. Die „Schmerzangst" vor Spritzen oder beim Zahnarzt ist oft eher die Angst vor Kontrollverlust, die dann sekundär oder bereits antizipatorisch den Schmerz stärker ins Bewusstsein treten lässt. Schmerz und Angst sind Geschwister, sie verstärken sich wechselseitig und können durch zirkuläre Prozesse im vegetativen Nervensystem und über den Muskeltonus zu einem gravierenden und chronischen Problem werden. Denn immer, wenn ähnliche Situationen von mangelnder Kontrolle auftreten, können die einmal konditionierten, d. h. erlernten Reaktionen automatisch wieder ablaufen. So lassen sich zum Beispiel Schmerzen erklären, die ohne jeglichen äußeren Anlass, einfach aufgrund einer früher erlebten Angst- oder Schmerzsituation erinnert und vom Körper reinszeniert werden.

Wenn Angst und Anspannung Schmerzen verstärken, so ist eine wesentliche Voraussetzung für Angst- und Schmerzlinderung die **körperliche Entspannung,** die besonders im vegetativen Nervensystem antagonistisch wirkt. Bei erwarteten oder realen Akutschmerzen hat sich die (Schnell-)Hypnose sehr bewährt, auch in Form der **Selbsthypnose** (*Alman* u. *Lambrou*, 1995), die in diesem Zusammenhang als *Fakirtechnik der Schmerzkontrolle* bezeichnet wird. Fakire wenden Selbsthypnose in Form einer schnell und hoch wirksamen Entspannung, kombiniert mit effektiver emotionaler Aufmerksamkeitsablenkung (Dissoziation) an. Auch bei Patienten wird zuerst eruiert, welche Art der Ablenkung ihre Aufmerksamkeit am besten binden könnte.

In der **Hypnose** können solche Strategien wirksam angewandt werden, indem der Patient lernt, sich in seiner Vorstellung aus seinem (schmerzhaften) Körper zu entfernen und an einen anderen Ort oder in eine andere, frühere Zeit zu gehen, in der er keine Schmerzen hatte. Diese hypnotische Strategie, auch Dissoziation genannt, ermöglicht es, zumindest zeitweise die Schmerzen vollständig auszublenden und somit einen operativen Eingriff schmerzfrei zu überstehen. Bei der sog. **Fremdhypnose** gibt der Hypnotiseur die Anleitung, hier ist ein gutes Vertrauensverhältnis Voraussetzung. Bei erwarteten oder vorhandenen akuten Schmerzen ist immer zunächst die Lösung aus der Angst das erste Ziel. Alle, die mit dem Patienten befasst sind, der Arzt, aber auch die Helferinnen, können durch achtsames Sprechen, das beim Patienten einen beruhigten inneren Zustand auslöst, die Einleitung einer Trance begünstigen. Hypnose bzw. Trance bedeutet nichts anderes als ein spezifisch veränderter Bewusstseinszustand, in dem äußere Reize zurücktreten und verblassen und die Aufnahmefähigkeit für therapeutische Suggestionen hochgradig gesteigert ist. Befindet sich ein Mensch in emotionaler Not, wie Angst, Gefährdung, Unsicherheit oder gar Hilflosigkeit, so ist die Suggestibilität sowieso erhöht. Deshalb muss die therapeutische Kommunikation, die in der und für die Hypnose verwendet wird, immer getragen sein von Vertrauen und Empathie ohne Machtausübung. *Katalin Bloch-Szentágothai* (2002) hat einfache Hypnosetechniken in der Anästhesie, für die prä-, intra- und postoperative Anwendung, anschaulich beschrieben. Lernt der Patient Hypnosetechniken selbst, so kann er sie beim Zahnarzt oder anderen potenziell schmerzhaften Ereignissen selbst einsetzen.

23.3.1 Psychologische Beratung bei akuten Schmerzen

Dass Schmerzen Schutz- und Hinweisfunktionen erfüllen, ist jedem Menschen geläufig. Aufgabe der Psychoedukation muss aber sein, darauf hinzuweisen und mit Beispielen zu belegen,

▶ dass das Auftreten von Schmerzen bzw. die Schmerzwahrnehmung hochgradig kontextabhängig ist,

▶ dass Angst Schmerzen verstärkt,

▶ dass Schmerzen ohne körperliche Ursachen auftreten können,

▶ dass der Körper selbst Antischmerzfunktionen aktiviert, wenn dies für das Überleben nützlich und nötig ist,

▶ dass akute Schmerzen, die ängstigen oder emotional belasten, behandelt werden müssen, um ihre Speicherung im Schmerzgedächtnis zu verhindern.

> Der akute Schmerz beruht auf einem intelligenten, situationsangepassten Schutzsystem.

23.4 Chronische Schmerzen

Bei chronischen Schmerzen ist fast immer *interdisziplinäre Therapie* angezeigt, wobei Ärzte unterschiedlicher Fachrichtungen, Physiotherapeuten und Psychotherapeuten aufeinander abgestimmt zusammenarbeiten. Für das Zustandekommen dieser Zusammenarbeit ist die interdisziplinäre *Schmerzkonferenz* ein bewährtes Forum, in der der Patient von seinem Arzt, sei es ein Allgemeinarzt, Schmerztherapeut oder Orthopäde, vorgestellt und von allen Fachkollegen befragt wird. Danach werden meist weitere diagnostische Maßnahmen empfohlen und ein interdisziplinärer Therapieplan erarbeitet, in den auch psychotherapeutische Maßnahmen eingebunden sind.

23.4.1 Allgemeine psychologische Beratung bei chronischen Schmerzen

Bei chronischen Schmerzen besteht die Gefahr, dass Patienten (und Behandler) ein Akutschmerzmodell anwenden und durch Ursachensuche die Chronifizierung weiter vorantreiben.

▶ Schmerzen können ohne körperlichen Hintergrund chronisch werden.

▶ Der Patient soll lernen, dass sein Schmerz eigenständigen Krankheitswert hat.

▶ Schmerzen müssen behandelt werden, unabhängig davon, ob man ihre Ursache kennt oder nicht.

▶ Interdisziplinäre Diagnostik und Therapie ist nötig, da der chronische Schmerz viele Funktionsebenen beeinträchtigt.

▶ Bei chronischem Schmerz ist die Zusammenarbeit zwischen Arzt, Psychologen, Physiotherapeut und dem Patienten selbst eine wichtige Voraussetzung für das Gelingen der Therapie.

> Bei chronischen Schmerzen ist die aktive Mitarbeit des Patienten in der Therapie ausschlaggebend.

Symptomatische Schmerztherapie: Chronische Schmerzen sind vielfältiger Natur. Wenn den Schmerzen eine *chronische Erkrankung* zugrunde liegt, z.B. Polyarthritis oder eine Krebserkrankung, oder wenn Schmerzen als Folge von Nervenverletzung auftreten (postherpetische Neuralgie, Neurinome oder Phantomschmerzen nach Amputation), wird man sowohl ärztlicherseits als auch psychotherapeutisch eine *symptomatische Schmerztherapie* einleiten. In solchen Fällen hat der Schmerz seinen Hinweischarakter schon längst erfüllt und einen eigenständigen Krankheitswert bekommen. Die Therapie zielt direkt auf Symptomlinderung.

Der Patient mit chronischen Schmerzen sollte wissen, dass das stoische Aushalten von Schmerzen weder dem Körper noch der Psyche nützt, sondern ganz im Gegenteil eher schadet. Akute Schmerzen wirken wie akuter Stress, chronische Schmerzen wie chronischer Stress, mit allen negativen Folgen auf das Vegetativum und die Psyche. Besonders Krebskranke neigen zu einem stoischen oder auch verdrängenden Umgang mit ihren Schmerzen, da für sie die Krebserkrankung im Vordergrund ihrer Sorgen steht. Sie wenden sich oft erst spät an ihren Arzt mit der Bitte um Schmerzbehandlung, da sie sich (oft auch heute noch) vor den Nebenwirkungen der Opioide fürchten oder annehmen, diese Medikamente würden ihre Wirksamkeit einbüßen, wenn sie eines Tages „wirklich" gebraucht werden (*Seemann*, 1993). Chronische Schmerzen führen sehr oft zu Erschöpfungsdepressionen, da sie wie Dauerstress auf den Körper und die Psyche wirken (können). Darüber hinaus wird das Nervensystem bei anhaltenden Schmerzreizen sensibilisiert; die Schmerzwahrnehmung wird im Gehirn gebahnt, d. h., es entstehen Pfade im Nervensystem, die dem Schmerz Vorrang gegenüber anderen Informationen einräumen (Schmerzgedächtnis). Um dies zu verhindern, sollte der Betroffene von seinem Arzt auch psychotherapeutische Beratung zur Schmerzlinderung erhalten. In einer ausführlichen Schmerzanamnese mithilfe eines Schmerzfragebogens, Schmerztagebuchs und des Erstgesprächs (s. Kap. 2 und 3) wird zunächst eruiert, wann und unter welchen Bedingungen die Schmerzen bevorzugt auftreten und schlimmer werden, und, was noch wichtiger ist, wann sie nachlassen oder verschwinden. Diese Informationen werden genutzt, um den Patienten anzuleiten, die *schmerzfreien Zeiten* auszuweiten.

Wenn Patienten in diesem Zusammenhang berichten, dass sie sich mit einer bestimmten Tätigkeit von den Schmerzen ablenken können, werden weitere Ablenkungsstrategien entwickelt. Auch hier können mittels der *Hypnose* solche Ablenkungsstrategien, wie sie oben für den Akut-

schmerz schon beschrieben wurden, besonders wirksam angewandt werden. So gelingt es Patienten mit chronischen Schmerzen zumindest zeitweise, die Schmerzen vollständig auszublenden und somit eine Erholungsphase zu bekommen. Auch Techniken der Schmerzumwandlung, z. B. in ein kribbelndes oder in ein Taubheitsgefühl, können nützlich sein. Es gibt viele hypnotische Techniken, die in der symptomatischen Therapie chronischer Schmerzen mit Erfolg angewandt werden (s. *Peter*, 1996), etwa auch die Methode der Zeitverzerrung, mithilfe derer Zeiten des Wohlbefindens weit über die „reale" Zeitspanne hinaus ausgedehnt werden können.

23.4.2 Bewältigung von Schmerzfolgen

Chronische Schmerzen ziehen nicht selten psychische und soziale Probleme nach sich, für deren Bewältigung psychotherapeutische Hilfe vonnöten ist. Dies können körperliche Bewegungseinschränkungen sein, die sozialen Rückzug oder Umverteilung der familiären Arbeitslasten bewirken und die einen Wechsel in der Arbeitstätigkeit erforderlich machen. Oft entstehen dabei Verluste, die zu Depression oder anderen Persönlichkeitsveränderungen führen, was vom Betroffenen und seinem sozialen Umfeld verkraftet werden muss. Hier kann die psychologische Beratung helfen, neue Räume befriedigender Tätigkeit und der Lebenslust zu erschließen. Manchmal ist die ganze Familie in das Schmerzgeschehen einbezogen und miteinander so eingespielt, dass die Schmerzen einen wichtigen Stellenwert in den Familienbeziehungen erhalten. Wenn zum Beispiel ein Kind vor allem oder nur dann Zuwendung von seinen Eltern erhält, wenn es krank ist oder Schmerzen hat, so wird das Schmerzen-Haben begünstigt. Es müssen dann Bedingungen geschaffen werden, die es dem Kind reizvoller erscheinen lassen, gesund und schmerzfrei zu sein.

Gleiches gilt auch für den „sekundären Krankheitsgewinn": Wenn man hier nur die pathologische Seite sieht, so könnte man leicht auf den Gedanken kommen, dass die Patienten ihre Schmerzen „brauchen", weil sie sie instrumentalisieren und Profit aus ihnen ziehen. Man könnte aber andererseits auch denken, dass es eine intelligente Lösung ist, das Beste aus einer schlechten Situation zu machen. Sodann wäre als therapeutisches Ziel anzustreben, etwas Besseres, d. h. etwas weniger Schmerzhaftes als den Schmerz zu benutzen, um etwas ähnlich Profitables zu erlangen. Anders gesagt: Gewinne zu machen ist therapeutisch unterstützenswert, sie sollten aber nicht auf Kosten familiärer oder anderer sozialer Systeme gehen.

Was die *körperlichen Folgen* chronischer Schmerzen betrifft, so kommt es oft zu Schonhaltung und Muskelverspannungen, die auch durch Massagen und Krankengymnastik nicht dauerhaft gelöst werden können. Muskelverspannungen entstehen reflektorisch, d. h. automatisch, wenn Schmerzen auftreten. Muskelverspannung verstärkt aber den Schmerz, und dieser wiederum erhöht die Muskelverspannung, so dass es zu einem sich aufschaukelnden Teufelskreis zwischen Anspannung und Schmerz kommt. Hier ist die therapeutische Mitarbeit des Patienten unbedingt gefordert. Er ist es, der herausfinden muss, was ihm hilft.

Für Schmerzpatienten hat sich die *progressive Muskelentspannung* nach *Jacobson* (s. Kap. 25) besonders bewährt. Diese Entspannungsmethode arbeitet mit dem Wechsel von An- und Entspannung und bringt damit wieder rhythmische Bewegung in festgefahrene Funktionssysteme. Schmerzpatienten müssen bei der *Jacobson*-Methode darauf achten, dass sie schmerzhafte Muskeln beim Anspannen auslassen und insgesamt ihre Muskulatur nur so stark und so lang anspannen, wie es für sie angenehm ist. Die Muskelentspannung nach *Jacobson* ist leicht zu erlernen und wirkt schnell. Die Patienten sollten sich ihr eigenes Entspannungsprogramm zusammenstellen, damit ihnen das Üben Spaß macht.

Dabei ist das häufige Variieren ein wichtiges Moment. Die Muskelentspannung dient gleichzeitig auch als *Wahrnehmungstraining*. Da Schmerzpatienten bezüglich ihrer normalen Körpersignale Wahrnehmungsdefizite haben bzw. hauptsächlich den Schmerz wahrnehmen, ist es für sie besonders wichtig, auch Wohlbefindenssignale ihres Körpers zu bemerken, um ihm in dieser Richtung entgegenkommen zu können und die Zeiten des Wohlbefindens zu erweitern.

Auch das *Biofeedback* ist eine Methode, die diesen beiden Zielen gerecht wird: entspannen und wahrnehmen lernen (s. Kap. 24). Das Biofeedback ist ein psychophysiologisches Verfahren, mit dem Körpervorgänge dem Patienten rückgemeldet werden (feedback), indem sie auf einem Bildschirm sichtbar oder über Kopfhörer hörbar gemacht werden. Bei Muskelverspannungen wird sehr oft das EMG-Biofeedback (elektromyographisches Feedback) angewandt. Auf die Nacken- oder Rückenmuskulatur werden Elektroden aufgeklebt, die den Grad der Muskelanspannung (Muskeltonus) abgreifen. Dieser wird z. B. in einen Ton umgesetzt, der angenehm tief ist, wenn der Muskel sich entspannt, und unangenehm hoch, wenn er angespannt ist. Der Patient lernt so wahrzunehmen, welchen Anspannungsgrad seine Muskulatur hat, und lernt gleichzeitig, ihn zu beeinflussen.

Ein anderes Biofeedbackverfahren ist das Atemfeedback, das besonders leicht zu erlernen ist. Hier werden Atemfrequenz und Atemtiefe durch Fühler auf der Bauchdecke abgetastet und rückgemeldet: tiefer, langsamer Atem ist kennzeichnend für den Entspannungszustand.

Eine Form des Feedback, die für die Migränebehandlung entwickelt wurde, ist das *Vasokonstriktionstraining* (s. Kap. 24). Hier lernt der Patient, die Fließgeschwindigkeit in den Blutgefäßen seines Kopfes gleichmäßig zu halten und übermäßiges Weitstellen der Kopfgefäße, wie es für den Migräneanfall typisch ist, zu vermeiden. Auf diese Weise können sich Patienten auch davon überzeugen, dass physiologische Vorgänge willkürlich beeinflussbar sind. Bei jedem Biofeedbackverfahren ist jedoch essenziell, dass die Patienten angeleitet werden, sich vom Gerät zu entwöhnen, indem sie spüren lernen, wie sich ihre Körperfunktionen im entspannten Zustand anfühlen. Wohlgemerkt: Es ist nicht so wichtig zu merken, auf welche Weise man sich angespannt, gestresst und schlecht fühlen kann, sondern es ist wichtiger zu merken, welchen guten Zustand man herbeiführen möchte und wie das geht.

23.4.3 Schmerzbewältigungsgruppen

Für viele Patienten mit chronischen Schmerzen sind *Schmerzbewältigungsgruppen* sehr geeignet, in denen die Therapie auf mehreren Ebenen der Schmerzentstehung und der Schmerzfolgen ansetzt (*Basler* et al., 1997). Sie heißen deshalb auch multimodale Therapien. In diesen Gruppen werden Informationen über Schmerzentstehung und Mechanismen der Chronifizierung gegeben, auch Hinweise über Schmerzmedikamente und Medikamentenentzug; Entspannungsübungen, Wahrnehmungsübungen und Körpertraining zum aktiven Bewegungsausgleich sind zentrale Bestandteile. Die Teilnehmer lernen, schmerzfördernde Gewohnheiten und Normen, z. B. Leistungsnormen, zu überdenken und zu verändern und besser für sich zu sorgen. In diesem Zusammenhang deckt das „Genusstraining" oft einen wichtigen Nachholbedarf der Patienten ab. Auch der persönliche Umgang mit Stress-Situationen wird bewusst gemacht und zu verbessern versucht. So lernen zum Beispiel Migränepatienten in Schmerzbewältigungsgruppen, was sie der Reizüberflutung, denen ihr Nervensystem besonders ausgesetzt ist, entgegenhalten können. Da sie von Natur aus sehr aufmerksam sind, haben sie gewissermaßen immer ihre Aufnahmeantennen ausgefahren und haben wenig eingebaute Filter, um sich abzuschirmen. Sich rechtzeitig vor Reizüberflutung zu schützen, ist deshalb für diese Menschen ein wichtiges Lernziel. Ein

weiteres Lernziel für viele Schmerzpatienten ist der (sozialverträgliche) Ausdruck negativer Emotionen, wie Wut, Ärger, Ablehnung oder auch Traurigkeit, um vegetative Energien abzubauen.

Kopfschmerzgruppen werden zur Zeit vermehrt auch für Kinder angeboten, da Kopfschmerzen und Migräne schon früh im Kindesalter auftreten können und dann oft bis ins Erwachsenenalter hinein anhalten und chronisch werden. Schmerzbewältigungsgruppen finden meist einmal wöchentlich statt und umfassen 7 bis 12 Sitzungen. Der Austausch unter den Teilnehmern, das gegenseitige Verständnis und ihre Solidarität füreinander sind für die Betroffenen zusätzlich wohltuend. Ein großes Problem von Menschen mit chronischen Schmerzen, insbesondere von Migränepatienten, ist das Unverständnis ihrer Umwelt, da sich Menschen, die keine Schmerzen haben, es sich schlichtweg nicht vorstellen können, wie es ist, ständig schmerzgeplagt zu sein.

23.4.4 Chronische psychosomatische Schmerzen

Eine Schmerzform, für die ärztliche psychologische Beratung und möglicherweise Psychotherapie besonders angezeigt ist, sind Schmerzen ohne erklärungskräftigen Organbefund, die man auch als funktionelle oder psychosomatische Schmerzen bezeichnet. Sie sind besonders hartnäckig und psychisch belastend und reagieren auf ärztliche Therapie meist nur kurzfristig oder gar nicht. Sie haben auch nicht, wie die bisher besprochenen organbezogenen chronischen Schmerzen, ihre Warnfunktion verloren. Ganz im Gegenteil: Psychosomatische Schmerzen muss man hören und beachten. Sie haben etwas zu sagen. Man kann sie verstehen als einen Protest, eine Klage des Körpers, der darauf hinweisen will, dass etwas im Leben seines „Besitzers" nicht stimmt oder dass ihm etwas Wichtiges fehlt. So sind zum Beispiel wiederkehrende Kopf- und Rückenschmerzen sehr oft der Hinweis auf eine Lebensweise, die dem Körper nicht bekommt, auch wenn diese Lebensform aus der Sicht der betroffenen Person richtig und wichtig erscheint. Wenn die betroffenen Patienten oder ihre Ärzte nicht verstehen, was solche Schmerzen individuell bedeuten, dann werden solche Schmerzen langfristig schlimmer, auch wenn sie kurzfristig auf regulative therapeutische Angebote, z. B. Akupunktur, Physiotherapie, Entspannung oder Rehamaßnahmen gut reagieren. Der Rat, die Schmerzen nicht zu beachten, hat oft ungünstige Folgen, da sich der Organismus mit diesen Symptomen Gehör zu verschaffen sucht und auf das Ignoriertwerden mit Symptomverstärkung oder anderen, noch stärker störenden Symptomen antwortet. Man könnte sagen: Die funktionelle Schmerzstörung ist Ausdruck gestörter Organismusfunktionen und hat gleichzeitig die Funktion (d. h. den Zweck), die betreffende Person so sehr zu stören, dass sie Hilfestellung leistet. Wenn der Organismus eigenständig Störungen von außen oder innen abfangen und durch Gegenregulation kompensieren kann, wird er kein störendes Symptom zeigen. Akute funktionelle Störungen, z. B. Magen- oder Kopfschmerzen bei Prüfungsstress, sozialen Auseinandersetzungen, Arbeitsüberlastung oder Angst verschwinden meist sehr schnell, wenn die akute Belastung vorüber ist. Ein deutlicher Hinweis auf das Vorliegen einer funktionellen chronischen Schmerzstörung ist es denn auch, wenn zu bestimmten Zeiten oder an speziellen Orten das Leitsymptom sich verbessert oder ganz verschwindet.

Fallbeispiel: Ein 66-jähriger, seit mehreren Jahren pensionierter Mann hatte seit seinem sechzehnten Lebensjahr Schmerzen in den Genitalien, später auch im Unterbauch. Die Schmerzen hatten ihre ursprüngliche Auslösesituation (Scham- und Schuldgefühle wegen nächtlicher Samenergüsse) sehr bald verlassen und waren immer dann aufgetreten, wenn sich der Patient insuffizient fühlte und nicht ausreichend Kontrolle ausüben konnte, was besonders im Berufsleben häufig vorkam. Sein Familien- und Sexualleben war dagegen ungestört verlaufen. Auf die Frage, ob

es denn bestimmte Orte oder Zeiten gegeben habe, wo diese Schmerzen sich zuverlässig gebessert hätten oder sogar ganz verschwunden waren, berichtete er, dass immer dann und sofort, wenn er nach Feierabend oder am Wochenende bei seinen Bienenstöcken gewesen sei, er zu seiner eigenen Verwunderung gemerkt habe, dass die Schmerzen wie weggeblasen waren.

Die Frage nach den „Auszeiten" des Symptoms ist in der Schmerzanamnese aus *therapeutischer* Sicht wichtiger als die diagnoserelevanten Fragen nach Auslösern, Verstärkern, Intensität und Qualität der Schmerzen. Denn die *Bedingungen* zu kennen, unter denen sich der Schmerz zurückzieht, bzw. zu wissen, ob der Organismus den Schmerz überhaupt aufgeben kann, lässt Rückschlüsse auf therapeutische Optionen zu.

Rückenschmerzpatienten neigen häufig dazu, sich bei der Arbeit oder anderen Verpflichtungen körperlich zu übernehmen, sie achten zu wenig auf sich selbst, machen zu wenig Pausen, halten zu lang durch. Der Schmerz ist ein wichtiger Hinweis auf solche Überforderung und sollte beachtet werden.

Migränepatienten sind oft hoch leistungsmotivierte Menschen, die sich überfordern, sich viel aufbürden und den Sachzwängen, die sich daraus ergeben, nicht mehr entkommen können. Hier zieht der Körper mit einem Migräneanfall gewissermaßen die Notbremse und nimmt sich seine Erholung mit Macht. Auch die sog. Wochenendmigräne, die in Entspannungsphasen auftritt, unterliegt der gleichen Dynamik: Die Anspannungsphase war zu lang, so dass die Körperfunktionen total zusammenbrechen, sobald Anzeichen des Nachgebens spürbar werden. Man spricht dann auch von einer gestörten Rhythmik des Nervensystems. Solche oder ähnliche Regulationsstörungen liegen vielen psychosomatischen Schmerzen zugrunde. Auf der körperlichen Ebene handelt es sich dabei oft um punktuelle oder großräumige Muskelverspannungen, die sich auch durch Massagen,

Krankengymnastik, Beruhigungsmittel und Entspannungsübungen nicht lösen lassen, wenn übergeordnete Steuerungsmechanismen, z.B. Normen einzuhalten, nicht nachzugeben, sich zu überfordern, hundertprozentig ordentlich zu sein usw., nicht verändert werden. Um dies zu erreichen, ist psychotherapeutische Unterstützung nötig.

Manchmal zeigt das psychosomatische Schmerzsymptom auch auf symbolischer Ebene auf, wo das Problem liegt. So konnte sich ein 43-jähriger Mann wegen seiner Rückenschmerzen lange Zeit nicht fortbewegen, bis er darauf kam, dass in seinem gesamten Leben alles bewegungslos geworden war, weil alles stagnierte. Als er anfing, wieder etwas Neues zu planen und Bewegung in sein Leben zu bringen, wurden die Schmerzen besser und verschwanden schließlich ganz. Schmerzen in den Beinen deuten manchmal darauf hin, dass jemand nicht recht weiß, wo es hingehen soll. Migräneanfälle fordern die Betroffenen auf, sich zurückzuziehen, sich vor Reizen aus der Umwelt abzuschirmen, für sich zu sein. Oft hilft es, wenn man dieser Forderung regelmäßig und freiwillig nachkommt, bevor die Migräne es erzwingt.

In einer Psychotherapie hilft der Therapeut solche Ideen zu entwickeln und Lösungen zu erproben.

23.4.4.1 Hypnotherapie

Die Hypnotherapie ist für funktionelle Schmerzstörungen besonders geeignet, weil man im Zustand einer leichten Trance den eigenen körperlichen und psychischen Bedürfnissen leichter auf die Spur kommen kann. In der hypnotischen Trance ist das Wachbewusstsein weniger wachsam und erhebt keinen Einspruch, wenn z.B. gelernte Normen nicht streng eingehalten werden, wenn Widersprüche auftauchen und wenn verschiedene Teile einer Person unterschiedliche Wünsche haben. Wie in den Tag- und Nachtträumen ist in der Trance vieles möglich, was sonst von der psychischen Selbstzensur verboten wird. Der Therapeut wird aber seinen Patienten nicht in irgend-

eine Richtung führen, die ihm (dem Therapeuten) angemessen erscheint, sondern die hypnotische Trance dazu nutzen, den Patienten seine eigenen Wege suchen und finden zu lassen. Der oben beschriebene Patient mit den Genitalschmerzen erlebte z.B. das besondere Lebensgefühl, das er bei der Arbeit mit seinen Bienen empfunden hatte, in einer kurzen Tranceübung körperlich und psychisch mit aller Intensität noch einmal. Er hatte zwar ein paar Jahre zuvor alle seine Bienenstöcke verkauft, weil sie ihm zu anstrengend erschienen, merkte nun aber, dass dieses besondere Gefühl der Kompetenz und Selbstvergessenheit in der Natur für ihn unverzichtbar war, und nahm sich vor, etwas Adäquates für sich zu suchen.

Die Hypnotherapie ist ein Instrument, das den Zugang zu den verborgenen Inhalten des Bewusstseins, seinen Bedürfnissen, Sehnsüchten und Fähigkeiten erleichtert. Insofern gehört die Hypnotherapie zu den sanften Methoden der Schmerzbehandlung. Sie wirkt auf der imaginären Ebene der positiv besetzten inneren Bilder, im Gegensatz zur Verhaltenstherapie, die auf der konkreten Ebene des bewussten, willentlichen und erlernten Denkens, Handelns und Verhaltens arbeitet. Funktionelle Schmerzen werden von den unwillkürlichen Funktionen der Psyche, des Vegetativums und des ZNS hervorgerufen, wenn die individuell normale Regulationsfähigkeit des Organismus überfordert bzw. übermäßig oder dauerhaft gestört und die körpereigene Rhythmik unterdrückt wird. Es ist mühsam, im willkürlichen Verhalten Veränderungen herbeizuführen und besonders, sie längerfristig aufrecht zu erhalten. Die Patienten rutschen oft in ihre alten, eingespielten Verhaltensmuster zurück. Dagegen können hypnotherapeutisch aufgefundene innere Bilder, Wünsche und Sehnsüchte, die durch die Lebensumstände verschüttet waren, oder aber solche, die in eine bessere Zukunft weisen, bereits in einer einzigen Trancesitzung eine hohe motivierende Kraft entfalten und Patienten richtungsweisend begleiten (s. *Seemann*, 1998).

Eine andere Ursache für wiederkehrende Schmerzen liegt manchmal in der Körpererinnerung an frühere Traumatisierungen. Es kommt nicht selten vor, dass der Körper erwachsener Menschen erlebte Gewalttätigkeiten aus der Kindheit als Schmerzen wiederbelebt. Auch früherer Missbrauch kann sich später in Schmerzen kundtun. So hatte eine erwachsene Patientin mit wiederkehrenden und behindernden Schmerzen in den Händen in der Hypnose die lebhafte Erinnerung, als Kind öfters mit einem Stock auf die Hände geschlagen worden zu sein. Ihrem wachen Bewusstsein war diese Erinnerung unzugänglich, da die Seele die Fähigkeit hat, schmerzhafte und demütigende Ereignisse zu verdrängen. Der Körper aber, der eine eigene Wahrnehmungsfähigkeit besitzt, erinnerte sich schmerzlich. Als die Patientin der Erinnerung habhaft wurde, konnte diese therapeutisch bearbeitet werden und die Schmerzen konnten verschwinden. Die therapeutische Bearbeitung in Trance bestand in diesem Fall darin, dass die Patientin in einer so genannten „Altersregression" die damalige Situation wieder aufsuchte, ihrem eigenen Gefühl der ungerechtfertigten Strenge vertraute und sich vorstellte, was eine gerechte und angemessene Reaktion eines „guten" Vaters hätte sein können, wer sie hätte trösten sollen und wie sie selbst ihren Kindern gegenüber reagieren würde.

Eine vermeintliche therapeutische Sackgasse entsteht dann, wenn Schmerzpatienten um Behandlung nachsuchen, gleichzeitig aber offensichtlich wird, dass die Schmerzen eine stabilisierende bzw. ordnungsstiftende Funktion im familiären oder einem anderen sozialen System erfüllen. Beispiele hierfür sind Paare, bei denen über die Zeit die Geben-Nehmen-Bilanz erheblich unausgeglichen ist. Wenn zum Beispiel ein Partner lange Zeit Leistungen für die Familie erbracht hat, dann die Gefahr besteht, dass der andere die Partnerschaft verlässt, kann Hilfsbedürftigkeit aufgrund chronischer Schmerzen zu einer inneren Bleibeverpflichtung führen. Kinder leisten solche familienbindenden „Dienste" oft in äußerst selbstschädigender Weise, indem sie durch ständige und oft schwerwiegende Erkrankungen oder obskure Schmerzen das Auseinanderbrechen der Familie zu verhindern versuchen. Selbstredend geschehen solche Dynamiken unbewusst und sind dem Wachbewusstsein unzugänglich. Sie müssen jedoch aufgelöst werden und können nicht mit dem Satz abgetan werden, dass das System offenbar die Schmerzen „braucht". Auch hier ist die Hypnotherapie ein gangbarer Weg, da der Psyche unbewusst das selbstschädigende Verhalten bekannt ist, sie nur keinen anderen Ausweg kennt. Diesen oder besser noch mehrere gute Auswege in der Imagination zu suchen, gelingt in der Trance leichter, da die „Ja-aber-Einwände" hier nicht vorgebracht werden.

23.4.4.2 Patientenberatung bei funktionellen Schmerzstörungen

Die Doppelfunktion des psychosomatischen Schmerzes, eine gestörte innere oder äußere Ordnung anzuzeigen und gleichzeitig auch ordnungsstiftend zu wirken, ist für Patienten meist schwer verständlich und bedarf seitens des Beraters klarer und gleichzeitig entlastender Worte. Denn die impliziten und unbewussten Motive, die nach Ausgleich und Gerechtigkeit streben und deren Sprache der Schmerz darstellt, sind nicht leicht erkennbar und sind eben nicht die gleichen Motive und Ziele, die willkürlich und bewusst angestrebt werden.

▶ Funktionelle Schmerzen sprechen nicht oder nur kurzfristig auf pharmakologische Schmerztherapie an.
▶ Wenn sie nicht beachtet werden, werden sie langfristig schlimmer und beeinträchtigen das gesamte Leben.
▶ Sie sind emotional belastender als Schmerzen aufgrund einer organischen Erkrankung.
▶ Sie können verstanden werden als autonome Antwort der Psyche und des Körpers auf Überlastung und Ambivalenzen.

▶ Der Patient muss selbst herausfinden, unter welchen Bedingungen diese Schmerzen besser werden (wurden) oder sogar zeitweise ganz verschwinden (würden).

> Bei psychosomatischen Schmerzen geht es langfristig nicht um Schmerzbewältigung und -behandlung, sondern um Schmerzvermeidung, d.h. darum, einen Lebensstil zu finden, der die Schmerzen überflüssig werden lässt.

Der chronische Schmerz kann und muss in seinen vielfältigen Facetten und in seinen unterschiedlichen Ausdrucksformen verstanden und therapeutisch angegangen werden. Welches psychotherapeutische Verfahren für einen individuellen Schmerzpatienten geeignet ist, muss der Arzt zusammen mit dem betroffenen Patienten herausfinden, indem der Patient sorgfältig beobachtet, ob sich auf den verschiedenen Ebenen des Schmerzerlebens Veränderungen einstellen, und indem er dies seinem Therapeuten mitteilt. Oft ist das Ergebnis einer Psychotherapie, dass die Schmerzen selbst sich kaum verändert haben, aber das Leben mit dem Schmerz leichter und lebenswerter geworden ist. Ärzte und Psychotherapeuten sollten nicht nur viel von der Neurophysiologie und den körperbezogenen Aspekten des Schmerzes wissen, sondern auch in der psychologischen Beratung ihrer Schmerzpatienten ein flexibles und individuell maßgeschneidertes Repertoire anwenden können.

23.5 Edukationsprogramme

In der ärztlichen und psychologischen Schmerztherapie setzt sich mehr und mehr die Auffassung durch, dass die aktive Mitarbeit des Schmerzpatienten ein essenzieller Bestandteil der Diagnostik und Behandlung sein muss. Schmerzpatienten sind wegen des subjektiven Charakters von

Schmerzen die eigentlichen Experten ihrer Beschwerden und Beeinträchtigungen. Sie müssen lernen, ihre Schmerzen aufzuzeichnen, sie richtig zu verstehen und einzuordnen, ihre Chronifizierung zu vermeiden oder, wenn dies nicht möglich ist, chronische Schmerzen zu bewältigen, die Therapiewirkungen zu kontrollieren und dabei selbstverantwortlich mitzuarbeiten. Für all diese Aspekte der Mitarbeit sind psychoedukative Programme sehr geeignet. Einige der bekanntesten werden im Folgenden vorgestellt.

23.5.1 Das Göttinger Rücken Intensiv Programm (GRIP)

Chronische Rückenschmerzen sind in den letzten Jahren für das medizinische Versorgungssystem, Arbeitgeber, Versicherungsträger und nicht zuletzt für die Betroffenen selbst zu einem zunehmenden Problem geworden. Epidemiologische Daten zeigen für Rückenschmerzen, im Gegensatz zu anderen Erkrankungen, einen unvermindert ansteigenden Trend, der sich medizinisch nicht erklären lässt. Obwohl Rückenschmerzen grundsätzlich einen günstigen Spontanverlauf haben, werden etwa 7–10 % der Patienten, die medizinische Hilfe in Anspruch nehmen, länger arbeitsunfähig. Diese relativ wenigen Patienten verursachen 80% der Kosten, die durch Rückenschmerzen entstehen.

Die Arbeitsgruppe um *Hildebrandt* u. *Pfingsten* an der Ambulanz für Schmerzbehandlung am Klinikum Göttingen hat in Anlehnung an amerikanische Rückenschmerzprogramme (*Mayer* u. *Gatchel*, 1988) ein sport- und verhaltensmedizinisches Behandlungsprogramm entwickelt, das als Grundlage für viele weitere Tagesklinikkonzepte oder Implementierungen in tagesstationäre Rehabilitationseinrichtungen mittlerweile weite Verbreitung gefunden hat (*Hildebrandt* et al., 1996) (Tab. 1). Primäres Ziel dieses Programms ist weniger die Schmerzfreiheit als die Wiederherstellung der Funktionskapazität der Patienten auf der körperlichen, psychischen und so-

Tab. 1: GRIP – Das Behandlungsprogramm.

Das gesamte Behandlungsprogramm gliedert sich in drei Phasen:

1. Vorphase:
   3 Wochen à drei Tage à 3–4 Stunden:
   Informationen, Stretching,
   gegebenenfalls Einzelbehandlung

2. Hauptphase:
   5 Wochen kontinuierliches Programm
   à 7 Stunden täglich

3. Nachbehandlungsphase:
   3 Wochen an 3 Tagen pro Woche: Reduziertes Programm und Arbeitsversuch

Stundenplan eines Normbehandlungstages:

8.00 – 9.00	Aufwärmtraining und Dehnung
9.00 – 11.00	funktionelles Krafttraining
11.00 – 12.00	Ausdauertraining (Sport, Spiele, Schwimmen)
12.00 – 13.30	Mittagspause
13.30 – 14.00	Entspannungstraining (progressive Muskelrelaxation)
14.00 – 15.30	verhaltenstherapeutische, kognitionspsychologische Gruppentherapie
15.30 – 16.30	Training von Arbeits- und Gebrauchsbewegungen (erweiterte Rückenschulung)
Begleitend:	Vermittlung von Informationen, individuelle Heimübungs- programme

zialen Ebene. Die Wiederaufnahme von körperlichen Aktivitäten und die Übernahme von Verantwortung der Betroffenen sind die Hauptinhalte der Edukation. Das wichtigste Zielkriterium ist die Wiederherstellung der Arbeitsfähigkeit. So werden auch nur Patienten in das Programm aufgenommen, die bereits seit mehreren Monaten wegen ihrer Rückenschmerzen arbeitsunfähig waren. Patienten mit spezifischer Schmerzgenese oder Indikation zur Operation werden ausgeschlossen.

Dieses multimodale Programm hat seither, wenn auch in vielfältigen Modifikationen, weite Verbreitung gefunden, z.B. in Rehaeinrichtungen für Rückenschmerz-

patienten, im Tagesklinik-Setting der orthopädischen Akutversorgung und in ambulanten physiotherapeutischen Einrichtungen. Dort sollte allerdings beachtet werden, dass besonders die Module Information, Entspannung und kognitive Verhaltenstherapie nicht zu kurz kommen. Sie müssen möglicherweise durch externe psychologische Schmerztherapeuten eingebracht werden.

23.5.2 Das Marburger Schmerz- bewältigungstraining

Patienten mit chronischen Kopf- und Rückenschmerzen werden oft in gemeinsamen Therapiegruppen zusammengefasst, in denen ärztliche und psychologische Schmerztherapeuten zusammenarbeiten. Für diese Patienten wurde vor etwa 15 Jahren das Marburger Schmerzbewältigungstraining entwickelt, ein multimodales Konzept mit hohen psychoedukativen Anteilen.

Bezüglich der Ätiologie chronischer Kopf- und Rückenschmerzen sind die Ähnlichkeiten größer als die Unterschiede. Für Kopfschmerzen vom Spannungstyp z.B. wird eine Imbalance zwischen den nozizeptiven und antinozizeptiven, d.h. den Schmerzhemmsystemen angenommen (s. *Göbel*, 1996). Bei allen Kopfschmerzarten ebenso wie bei den Rückenschmerzen lassen sich aber insbesondere Imbalancen im Muskeltonus in verschiedenen Körperzonen verbunden mit insuffizienter Körperwahrnehmung finden. Da die Patienten nicht rechtzeitig gegenregulieren (können), schaukelt sich der Teufelskreis von Anspannung, Schmerz, Schonhaltung und vermehrter Anspannung immer weiter auf. Die Zielsetzung des Behandlungsprogramms richtet sich deshalb auf die Verbesserung der Körper- und Selbstwahrnehmung, auf Bewegungsschulung, Entspannung und Erschließung schmerzinkompatibler Aktivitäten.

Das Behandlungsprogramm

Die Patienten lernen in 10 bis 12 Sitzungen à 90 Minuten verschiedene Schmerzbewäl-

Tab. 2: Marburger Schmerzbewältigungstraining – Stundenthemen.

- ▶ Informationen zu den Schmerzsyndromen
- ▶ Informationen zur Schmerzverarbeitung
- ▶ Auslöser von Schmerz/Stress
- ▶ Informationen über Medikamente (Arztvortrag)
- ▶ Aufmerksamkeitslenkung bei Schmerzen
- ▶ Förderung von Lebenszufriedenheit, Genusstraining
- ▶ Analyse und Veränderung von schmerzfördernden Bedingungen
- ▶ Analyse und Veränderung schmerzfördernder Gedanken, Gefühle und Erwartungen
- ▶ Abschluss: Rückblick und Perspektiven

tigungskompetenzen, die sie danach weiterhin im Alltag anwenden sollen (Tab. 2). Als Begleitinstrument, das für die wissenschaftliche Evaluation verwendet wurde, aber ansonsten generell der patienteneigenen Kontrolle der Schmerzentwicklung dient, wird ein *Schmerztagebuch* verwendet.

Das Behandlungsprogramm enthält einen für jede Therapiesitzung obligatorischen Teil, nämlich *Entspannungsübungen*, Übungen zum *„aktiven Bewegungsausgleich"* und *Hausaufgaben*.

Als Entspannungsübung wird die progressive Muskelrelaxation (PMR) in verschiedenen Varianten bis hin zu einer Kurzform, der „Blitzentspannung", verwendet. Der aktive Bewegungsausgleich enthält Übungen aus der Rückenschule, alltagsrelevante Bewegungen, andere gymnastische Übungen und Anleitung zum Ausdauertraining. Als Hausaufgabe wird immer das Schmerztagebuch ausgefüllt, und es werden themenbezogene Übungen verrichtet.

Die Bücher zum Behandlungsprogramm enthalten viele nützliche Materialien (*Basler* u. *Kröner-Herwig*, 1998; *Basler* et al., 1997).

23.5.3 Migräne-Patientenschulung durch den Arzt

Migränepatienten suchen selten von sich aus um psychologische Beratung nach. Sie wenden sich an ihren Hausarzt, der sie zur Befundabklärung und meist auch zur Behandlung an einen Neurologen überweist. Die Migräne gilt als (angeborene) neurologische Störung, obwohl ihr Auftreten meist sehr offensichtlich von verhaltensrelevanten Auslösern abhängt, die aufgrund der neuronalen Disposition Wirkung entfalten.

Beratung und Schulung des Migränepatienten sind essenzielle Bestandteile der Migränetherapie (*Göbel*, 1996). Wenn ein Migränepatient zu einem psychologischen Schmerztherapeuten kommt, so wird er in der Regel von seinem Arzt zur Mitbehandlung dorthin geschickt. Sollte dies nicht der Falls sein, so ist der psychologische Therapeut gehalten, einen ärztlichen Behandler hinzuzuziehen.

Göbel (1997): „Es reicht nicht aus, dass sich der Arzt darüber im Klaren ist, welche Kopfschmerzform er behandelt. Im typischen Fall leidet der Patient nicht nur an einer, sondern an zwei oder mehr Kopfschmerzformen. Aus diesem Grund muss auch der Patient wissen, welche Kopfschmerzform er spezifisch mit welcher Maßnahme behandeln soll. Er benötigt eine ausführliche individuelle Beratung."

Diese Beratung besteht aus:
- ▶ Vermittlung der Diagnose und der Entstehungsbedingungen: Die Patientin (bei 2/3 der erwachsenen Betroffenen handelt es sich um Frauen) lernt, zwischen Ursache und Auslösern bzw. Triggerfaktoren zu unterscheiden. Da eine ursächliche Behandlung der Migräne nicht möglich ist, gilt es festzustellen, welche Auslöser vermieden werden können.

Die Patienten erhalten einen Kopfschmerzfragebogen, einen Kopfschmerzkalender (Tagebuch), einen Behandlungspass und Informationsmaterial, z. B. eine Liste mit Kopfschmerzratgebern (*Göbel*, 1994).

► Klärung der Therapieziele: Wenn diagnostisch feststeht, dass es sich um Migräne, also um ein eigenständiges Krankheitsbild handelt, ist der nächste Schritt der Beratung, die Haltung des Patienten zur Therapie zu klären. Alleinige Medikamenteneinnahme reicht nicht aus – passive Konsumhaltung ist keine Basis für erfolgreiche Migränetherapie.

Zunächst muss die Patientin mithelfen, die für sie optimale Therapieform „probatorisch" herauszufinden, was möglicherweise einen langen Atem erfordert. Die Vermeidung von Enttäuschungen, depressiven Reaktionen, Medikamentenmissbrauch und „Doctor-hopping" erfordern eine enge Vertrauensbindung an den Therapeuten.

► Ganzheitlicher Therapieansatz: Ausgehend von der Migränebelastung entstehen oft berufliche, familiäre und andere soziale Probleme, die ebenfalls besprochen werden müssen. Migränepatienten sollen z.B. darin bestärkt werden, sich zu ihrer Erkrankung zu bekennen und rechtzeitig eine Ruhepause oder Auszeit zu verlangen, was einiges an Selbstsicherheit und Selbstbehauptung erfordert.

Wenn vom Arzt „nichtmedikamentöse Therapiemaßnahmen" genannt werden, so sind damit verhaltenstherapeutische Strategien gemeint, wie:

► Planung eines regelmäßigen Tagesablaufs, um die angeborene Neigung des Gehirns zur Desynchronisation zu balancieren

► Aufbau eines positiven Gesundheitsverhaltens, z.B. mehr Ausdauersport, weniger Koffein und Nikotin

► keine überfrachtete Terminplanung

► Entspannungstraining

> Migränepatienten benötigen individuell maßgeschneiderte Konzepte, mit denen sie in der Lage sind, durch Verhaltensmaßnahmen vorbeugend auf die Entstehung von Migräneattacken zu reagieren.

23.5.4 Kopfschmerzgruppen für Kinder

Edukationsprogramme für Kopfschmerzkinder, z.B. das verhaltenstherapeutische Programm „Stopp dem Kopfschmerz" (*Deneke* u. *Kröner-Herwig*, 2000), das MIPAS-E-K (Migräne-Patienten-Seminar für Eltern und Kinder) (*Gerber* u. *Gerber-von Müller*, 2002) oder das im Weiteren vorgestellte hypnotherapeutisch konzipierte Gruppenprogramm „Kopfschmerzkinder" (*Seemann*, 2002; *Seemann* et al., 2002a) schließen Elternedukation zwingend mit ein, sei es mittels direkter Beratung oder zumindest mit einer Informationsbroschüre (*Seemann* et al., 2002b). Zumindest ist ein Anamnesegespräch mit der gesamten Familie nützlich, um zu sehen, wer in der Familie ebenfalls unter Kopfschmerzen oder einer anderen funktionellen Symptomatik leidet.

Die Elternschulung des **MIPAS** findet, wie die Schulung der Kinder, im Gruppensetting statt, nachdem im Einzelgespräch die Motivation der Eltern überprüft wurde.

► *Inhalte der Kopfschmerz-Elternschulung in 8 Gruppensitzungen:*
  ● Kopfschmerzen meines Kindes erkennen lernen
  ● Kopfschmerzen meines Kindes verstehen lernen: Ursachen erkennen
  ● elterliche Rolle erkennen, Erziehungspraktiken verändern
  ● Stressabhängigkeit, Reizverarbeitungsprozesse, Auslösebedingungen erkennen
  ● Entspannungstechniken kennen lernen
  ● Anleitung zur Stressbewältigung und Reizverarbeitung im Elternhaus
  ● Medikamente und andere Möglichkeiten
  ● Überprüfung der Lernziele, Alltagstransfer

► *Gruppenprogramm für die Kinder: Reizverarbeitungstraining*
  ● Stressbewältigungstraining
  ● Schmerzimmunisierungstraining
  ● Unterweisung in Biofeedbacktechniken

Das MIPAS-E-K-Programm wird mit 6–8 Teilnehmern in ca. 15 Doppelstunden durchgeführt.

23.5.1 Kopfschmerzkinder – Hypnotherapeutisches Gruppenprogramm

Dieses Programm umfasst 8–12 Sitzungen zu 90 Minuten und ist geeignet für Kinder zwischen 8 und 15 Jahren, wobei die einzelnen Bausteine des Programms altersangepasst „serviert" werden sollten (Tab. 3). Das Programm ist weder in den Inhalten noch in deren Abfolge standardisiert, d. h., es kann den individuellen Problemen bzw. Zielsetzungen der Gruppenteilnehmer flexibel angepasst und auch einzeltherapeutisch verwendet werden. Bisher in Anspruch genommene Therapien (Medikamente, auch prophylaktische, Psychothera-

pie, Krankengymnastik usw.) können während der Gruppentherapie fortgesetzt werden.

Das Programm „Kopfschmerzkinder" beruht auf einem lösungs- und ressourcenorientierten Ansatz: Die Kinder lernen, selbst Verantwortung für ihr empfindsames Nervensystem zu übernehmen, es vor Überforderung zu schützen und eine individuell angepasste Lebensform für sich zu (er)finden, so dass für ihren Organismus wenig oder gar keine Veranlassung mehr besteht, sich durch Kopfschmerzen zu entlasten. Sie lernen, das Leben „leicht" zu nehmen, ohne sich zu sehr einzuschränken und ohne ihre kreativen, lebenshungrigen, aufmerksamen und aktiven persönlichen Eigenarten zu verleugnen.

Das Buch zum Gruppenprogramm (*Seemann*, 2002) enthält eine detaillierte Anlei-

Tab. 3: Kopfschmerzkinder – Das Gruppenprogramm.

▶ *Übergeordnete Therapieziele:*
- sich selbst kennen lernen und akzeptieren (trotz Handicap)
- wählen (auch aus dem therapeutischen Angebot), was individuell passt

▶ *Bausteine und Übungen (Beispiele):*

Körperwahrnehmung	Körperschema zeichnen: Körperregionen und Gefühle
	Imaginative Körperreise: Wo fühlt es sich gut an?
	Waldspaziergang: hören, fühlen, schmecken, imaginieren
Reizabschirmung	Schutz und Rückzug: Igel, Stinktier, Bär in der Höhle
	Regenschirm: wie man Licht und Lärm draußen lässt
schwierige Gefühle	Sorgen und Trauer: Sorgenbaum (Tranceübung)
	Wut, Aggression: Wutzettel, Wuttöne (körperlich ausagieren)
Selbstwahrnehmung	Bedürfnisse erkennen: Wer bin ich – Wer bist du? (Spiel)
	Fähigkeiten anerkennen: „Schwächen" versteigern (Spiel)
Selbstwertstärkung	Standhalten: Mut-Tier, Kraft-Sprung (Imaginationen)
leichte Wege	Ausweichen: ein Sack voller Ausreden
	Spielräume erweitern: Hängemattentag
	Zukunft planen: Pflänzchengeschichte
Schmerzinformationen	allgemeine und individuelle Ursachen und Auslöser
	autonomes Schmerz- und Stressmanagement

▶ *Entspannungsübungen (variabel für jede Stunde auszuwählen):*
progressive Muskelrelaxation (Lang- und Kurzform)
Blitzentspannung
schnelle Welle
Lieblingstier auf meinem Bauch
Reise an einen schönen Ort
Entspannung in Bewegung (herumschlendern, Feldenkrais, Qi Gong)

tung für die Durchführung der Übungen und viele Tipps für Kursleiter.

Die Deutsche Migräne- und Kopfschmerzgesellschaft (DMKG) veröffentlichte Evidenz-basierte Empfehlungen zur Behandlung akuter und chronischer Kopfschmerzen im Kindesalter (*Evers* et al., 2001), in denen hervorgehoben wird, dass nichtmedikamentöse Verfahren bei Kindern eine sehr hohe Erfolgsrate aufweisen. Metaanalysen zeigten (z. B. *Hermann* et al., 1995), dass verhaltensmedizinische Verfahren, Biofeedback, progressive Muskelrelaxation und insbesondere komplexe Programme der medikamentösen Behandlung überlegen sind (*Evers* et al., 2001).

Auf eine in der Schmerzliteratur bisher wenig beachtete Schmerzstörung, nämlich rekurrierende **Bauchschmerzen im Kindesalter** sei hier nur hingewiesen. *Noeker* und *Petermann* (2002a, b) haben den kindlichen Bauchschmerzen zwei sehr praktische und handlungsleitende Arbeiten gewidmet, die die Entwicklungspsychopathologie, die Diagnostik und Therapieplanung profund und ausführlich darstellen.

23.6 Schlussbemerkungen

Die Schmerztherapie ist in der medizinischen und verhaltensmedizinischen Versorgungslandschaft als eigenständiges Spezialgebiet noch recht jung. Da der chronische Schmerz als ein komplexes, fächerübergreifendes psychologisches und medizinisches Problem erkannt wurde, hat sich in dieser kurzen Zeit eine fruchtbare interdisziplinäre Zusammenarbeit vieler Fachgebiete etablieren können. Auch sehr unterschiedliche Interventionsformen und -richtungen sind akzeptiert und werden multimodal angewandt. Es hat sich nämlich gezeigt, dass gleichzeitige multimodale Therapie unter Einbeziehung verhaltensmedizinischer Interventionen bei chronischen Schmerzen eine ungleich höhere Effektivität hat als nacheinander angewandte Einzelverfahren. Westliche und traditionelle chinesische Medizin, Homöopathie und Naturheilverfahren und fast alle Richtungen der psychologischen Beratung und Therapie arbeiten zusammen und lernen voneinander – ein wichtiges Feld gegenseitiger professioneller Edukation.

Diese begrüßenswerte Vielfalt erfordert allerdings auch von den betroffenen Patienten ein hohes Maß an Informiertheit und die Fähigkeit, sich in dieser Versorgungslandschaft sicher zu bewegen, um einen effektiven und nicht zu langwierigen diagnostischen und therapeutischen Weg zu finden, der seinen individuellen Schmerzproblemen gerecht wird. Die oben genannten Schmerzkonferenzen sind zum Beispiel für Problempatienten eine psychoedukative Lehrstunde, die ihnen klar macht, welch wichtige Rolle sie selbst bei der Lösung ihres Schmerzproblems einnehmen müssen. Für viele Patienten bedeutet dies einen qualitativen Sprung in ihrem Selbstverständnis zu größerer Eigenständigkeit. Ein wichtiger Bestandteil dieser Eigenständigkeit ist auch die Anerkennung des Schmerzes als Schutzmechanismus. Schmerztherapie als Bekämpfung des Schmerzes mit „Painkillern", eine Aufgabe, die der Patient an den Arzt delegieren kann, hat sich in vielfältiger Weise als Irrweg erwiesen. Es ist die Aufgabe der verhaltensmedizinischen Beratung, dem Patienten die Verantwortung für seinen Schmerz zurückzugeben und ihn dafür auszurüsten. Der Patient soll lernen, den Schmerz zu verstehen, ihn angemessen zu behandeln und behandeln zu lassen und, wenn es sein muss, (gut) mit ihm zu leben.

Literatur

Alman BM, Lambrou PT. Selbsthypnose. Das Handbuch zur Selbstbehandlung. Heidelberg: Carl-Auer-Systeme, 1995.

Basler HD, Kröner-Herwig B, eds. Psychologische Therapie bei Kopf- und Rückenschmerzen. Das Marburger Schmerzbewältigungsprogramm zur Gruppen- und Einzeltherapie. 2nd ed. München: Quintessenz/MMV Medizin Verlag, 1998.

Basler HD, Franz C, Kröner-Herwig B, Rehfisch HP, Seemann H, eds. Psychologische Schmerztherapie. Grundlagen, Diagnostik, Krankheitsbilder, Behandlung. 3rd ed. Berlin: Springer, 1996.

Basler HD, Beisenherz B, Frank A, Gessler M, Kaluza G, Zimmer C, eds. Schmerz im Gespräch. Tips und Tricks gegen den Schmerz. Patientenbuch. Heidelberg: Spektrum Akademischer Verlag, 1997.

Bloch-Szentágothai K. Hypnose in der Anästhesie. Psychomed 2002; 14/4: 204–208.

Denecke H, Kröner-Herwig B. Kopfschmerztherapie mit Kindern und Jugendlichen. Ein Trainingsprogramm. Göttingen: Hogrefe, 2000.

Evers S, Pothmann R, Überall M, Naumann E, Gerber WD. Therapie idiopathischer Kopfschmerzen im Kindesalter. Empfehlungen der Deutschen Migräne- und Kopfschmerzgesellschaft. Nervenheilkunde 2001; 20: 302–361.

Gerber WD, Kropp P, Scheonen J, Siniatchkin MS. „Born to be wild oder doch gelernt?" Neue verhaltensmedizinische Erkenntnisse zur Ätiopathogenese der Migräne. Verhaltenstherapie 1996; 6: 210–220.

Gerber WD, Gerber-von Müller G. Verhaltensmedizinische Aspekte chronischer Kopfschmerzen im Kindes- und Jugendalter. Kindheit und Entwicklung 2002; 3:140–151.

Göbel H. Kopfschmerzen. Leiden, die man nicht hinnehmen muss. Berlin: Springer, 1994.

Göbel H. Die Kopfschmerzen. Ursachen, Mechanismen, Diagnostik und Therapie in der Praxis. Lehrbuch. Berlin: Springer, 1996.

Göbel H. Beratung und Schulung des Migränepatienten. Der Schmerz 1997; 11: 44–51.

Herman C, Kim M, Blanchard EB. Behavioral and prophylactic pharmacological intervention studies of pediatric migraine: an exploratory metaanalysis. Pain 1995; 60: 239–256.

Hildebrandt J, Pfingsten M, Franz C, Saur P, Seeger D. Das Göttinger Rücken Intensiv Programm (GRIP) – ein multimodales Behandlungsprogramm für Patienten mit chronischen Rückenschmerzen. Teil 1: Ergebnisse im Überblick. Der Schmerz 1996; 10: 190–203.

Mayer TG, Gatchel RJ. Functional restoration for spinal disorders: the sports medicine approach. Philadelphia: Lea & Febiger, 1988.

Noeker M, Petermann F. Entwicklungspsychopathologie rekurrierender Bauchschmerzen und somatoformer Störung. Kindheit und Entwicklung 2002a; 3: 152–169.

Noeker M, Petermann F. Diagnostik und Therapieplanung bei rekurrierendem Bauchschmerz und somatoformer Störung. Kindheit und Entwicklung 2002b; 3: 171–184.

Peter B. Hypnose. In: Basler HD, et al, eds. Psychologische Schmerztherapie. 3rd ed. Berlin: Springer, 1996: 593–612.

Pothmann R. Migräne im Kindesalter. Erläuterungen zum „Migränetagebuch für Kinder" für die Handhabung in der Praxis. München: Arcis Verlag, 1993.

Seemann H. Krebsschmerz: Coping und Kommunikation. Der Schmerz 1993; 7: 322–333.

Seemann H, Zimmermann M. Regulationsmodell des Schmerzes aus systemtheoretischer Sicht. Eine Standortbestimmung. In: Basler HD, et al, eds. Psychologische Schmerztherapie. Heidelberg: Springer, 1996: 23–58.

Seemann H. Freundschaft mit dem eigenen Körper schließen. Über den Umgang mit psychosomatischen Schmerzen. 3rd ed. Stuttgart: Pfeiffer bei Klett-Cotta, 1998.

Seemann H. Migräne und Spannungskopfschmerz verstehen und psychotherapeutisch behandeln. Leben lernen 150. Stuttgart: Pfeiffer bei Klett-Cotta, 2002.

Seemann H, Franck G, Verres R. Chronifizierungsprävention primärer Kopfschmerzen bei Kindern und Jugendlichen. Evaluation einer lösungsorientierten Gruppentherapie. Kindheit und Entwicklung 2002a; 3: 185–197.

Seemann H, Luka-Krausgrill U, Pothmann R, Gerbershagen U. Kopfschmerz bei Kindern und Jugendlichen. Informationen für Eltern. Oberhausen: Karl Maria Laufen, 2002b.

24 Verhaltensmedizinische Therapieverfahren

Rüdiger Schellenberg

24.1 Einführung

Ein psychologisches Paradigma der Schmerztherapie besagt, dass es viel einfacher ist, selbst etwas gegen den Schmerz zu tun, als zu warten, bis einem dieser abgenommen wird. Vor allem nichtmedikamentöse Schmerztherapieverfahren haben immer wieder das Ziel, dem schmerzgeplagten Patienten eine Methode an die Hand zu geben, mit der er selbst den Schmerz beeinflussen kann. In vielen Fällen kann bei auch langjährig bekannten Schmerzpatienten kein morphologisch fassbares Korrelat für die Schmerzentstehung gefunden werden. Dies ist umso weniger verwunderlich, als bekannt ist, dass zum Beispiel über 80 % der Rückenschmerzen psychische Ursachen haben. Auch Kopfschmerzen vom Spannungstyp entstehen nicht nur durch „Verspannungen der Muskulatur", wie von den Patienten oft beschrieben, sondern auch durch Depressionen, Ängste, psychische Konflikte und Stressbewältigungsstörungen. Bei Migränepatienten liegt dagegen eine neurologisch messbare Veränderung im Hirnstamm zugrunde, die eine Übererregbarkeit des Zentralnervensystems hervorruft und Mechanismen in Gang setzt, die zum bekannten Symptomenkomplex der Migräne führen. Diese Übererregbarkeit charakterisiert schließlich die uns klinisch bekannte Migränepersönlichkeit: Der innere „Motor" läuft auf Hochtouren und kann kaum gebremst werden. Damit ist das Informationsverarbeitungssystem besonders sensibel und reagiert auf zusätzliche äußere wie auch innere Reize des Körpers mit einem Pathomechanismus, der dann eine neue Migräneattacke zur Folge hat. Auch hier wäre es sinnvoll, den „hochtourig laufenden Motor" zu bremsen. Damit könnte ein Zustand erreicht werden, der durch weniger Migräneattacken gekennzeichnet ist.

Sinnvollerweise sollten physiologische Prozesse wie der vegetative Erregungszustand, der Muskeltonus, aber auch das zentrale Erregungsniveau durch geeignete Entspannungsverfahren reduziert werden. Die Patienten erlernen dabei auch, die bei starken Schmerzen häufig auftretende Angst und innere Unruhe zu beherrschen. Mit Hilfe von Schmerzbewältigungsstrategien können die Patienten besser mit dem Schmerz umgehen, ja sogar widerstandsfähiger gegenüber Schmerzen werden. Darüber hinaus wird der Organismus durch diese Techniken derart gestärkt, dass er weniger schmerzanfällig ist.

In den offiziellen Therapieempfehlungen der Deutschen Migräne- und Kopfschmerzgesellschaft (DMKG) heißt es daher: „Eine medikamentöse Behandlung der Migräne sollte, wenn möglich, durch eine Verhaltenstherapie ergänzt werden. Wissenschaftlich bewiesen sind so genannte multimodale Therapieansätze, die Techniken der progressiven Muskelrelaxation, kognitive Techniken, Stress- und Reizverarbeitungstraining und Schmerzbewältigungstechniken verbinden" (1–5).

Wenn man also auf nichtmedikamentösem Weg in die geschilderten Schmerzzustände eingreifen will, sind Methoden erforderlich, die folgende Ziele erreichen können:
▶ Entspannung
▶ Schmerzbewältigung
▶ willentliche Schmerzbeeinflussung

Zur praktischen Umsetzung dieser Ziele eigen sich Methoden aus dem Bereich der Verhaltenstherapie (Tab. 1). In klinischen Studien geprüft und im Rahmen von Grundlagenforschungen wissenschaftlich belegt sind dazu
▶ Entspannungsverfahren
▶ Schmerzbewältigungsverfahren, u. a. ärztliche Hypnosetherapie
▶ Biofeedback (peripher und zentral)

Tab. 1: Nichtmedikamentöse Behandlungsmethoden der Migräne, bewertet nach „Evidence-based"-Kriterien (nach DMKG).

Methode	Effektivität bei Erwachsenen	Effektivität bei Kindern
progressive Muskelrelaxation (PMR)	↑	↑↑
thermales Biofeedback	↑	↑↑
thermales Biofeedback plus PMR	↑↑	↑↑
Vasokonstriktionstraining	↑	↔
kognitive Verhaltenstherapie plus PMR	↑	↑
autogenes Training	↓↓	↔
Hypnose	↔	↔
Sporttherapie	↑	↔
Homöopathie	↓↓	↔
Akupunktur	↔	↔

Zahlreiche Studien konnten zeigen, dass einzelne Komponenten, wie z.B. die progressive Muskelrelaxation (6) oder kognitive Therapietechniken, zu langfristig günstigen Therapieeffekten führen. Dazu gehört auch das Vasokonstriktionstraining, eine spezifische Biofeedbacktherapie, die in Kombination mit Schmerzbewältigungstechniken zum Einsatz kommt (7). Verhaltenstherapeutische Strategien sollten immer auf der Basis einer systematischen Verhaltensanalyse (z.B. einer speziellen Anamnesetechnik) sowie eines individuell orientierten Genesemodells abgeleitet werden. Verhaltenstherapeutische Strategien werden durch verhaltenstherapeutisch ausgebildete Ärzte und Psychologen vermittelt. Adressen können über die KVen erfragt oder im Internet unter www.dmkg.de oder www.schellenberg-med.de gefunden werden.

24.2 Entspannungsverfahren

In den offiziellen Therapieempfehlungen der Deutschen Migräne- und Kopfschmerzgesellschaft (DMKG) werden unter den nichtmedikamentösen Therapieverfahren Entspannungsmethoden als Therapieoptionen der ersten Wahl genannt.

Der eingangs beschriebene hochtourig laufende „Motor" im Informationsverarbeitungssystem des Migränepatienten macht das Nervensystem anfällig dafür, beim Einwirken verschiedenster Trigger wieder eine Migräneattacke auszulösen. Um den Motor zu bremsen, sind alle Methoden der Entspannung geeignet. Optimal wäre es, das Nervensystem schon vor dem Start in den Tagesalltag auf ein entspanntes Niveau einzupendeln, weil es dann leichter ist, belastenden Situationen mit Gelassenheit gegenüberzutreten. Und wer es dann noch schafft, den Tag mit leichtem Ausdauersport oder weiteren Entspannungsübungen zu beenden, der wird ein harmonisch ausgeglichenes Erregungsniveau haben und damit ganz einfach seltener Migräne.

„Wie soll man das nun schaffen?" wird sich der zeitgestresste Migränepatient fragen. Meist erinnert er sich erst wieder an die Ratschläge, Entspannungstechniken anzuwenden, wenn der Kopf anfängt weh zu tun und sich die Migräneattacke ankündigt. Dies ist aber der falsche Zeitpunkt, Entspannungstechniken anzuwenden, denn mit Beginn der Migräneattacke beginnen sich die Blutgefäße auf der Hirnoberfläche zu dehnen. Jede weitere körperliche Entspannung begünstigt dies und verschlimmert die Attacke nur.

Die Entspannungsverfahren sollten im schmerzfreien Intervall angewendet werden, um damit die während dieser Phase ablaufende langsame Zunahme der Erregungsbildung und gestörten Reizinformationsverarbeitung zu bremsen.

Wendet man Entspannungstechniken während der Migräneattacke an, können sich die Beschwerden und Kopfschmerzen verschlimmern.

Viele Möglichkeiten sind geeignet, das überaktive Nervensystem und damit den ganzen Körper zur Ruhe und in Entspannung zu bringen. Vor dem Fernsehapparat hoch gelegte Beine, laute Musik, Zeitunglesen und Alkohol sind dazu allerdings weniger geeignet.

Zu empfehlen sind Methoden wie autogenes Training und kontrollierte Muskelentspannungsübungen wie die nach *Jacobson*.

24.2.1 Autogenes Training

Während des autogenen Trainings erfolgt eine Umschaltung des vegetativen Nervensystems vom aktivierten Sympathikotonus zum entspannten Parasympathikotonus. Es bildet sich eine Sympathikus-Parasympathikus-Homöostase, die das allgemeine Erregungsniveau vermindert. Damit ist wieder der direkte Bezug zur Pathophysiologie der Migräne gegeben. Der Zustand der mentalen und körperlichen Entspannung kann direkt durch Autosuggestion oder auch indirekt durch positive Feedbackmechanismen (Handerwärmungstraining) erfolgen. Im EEG ist dieser entspannte Wachzustand im Gegensatz zum Schlaf durch einen stabilen Alpha-Rhythmus gekennzeichnet.

24.2.2 Progressive Muskelentspannung nach *Jacobson*

Bei dieser Form der Entspannung konzentriert man sich ganz bewusst auf seinen Körper, lernt wahrzunehmen, wie es sich anfühlt, wenn Muskeln angespannt und dann wieder entspannt werden. Solche über 15–30 Minuten dauernden Übungen führen zu einer angenehmen Entspannung von Körper, Geist und Seele. Die Differenz zwischen dem aktuellen Erregungsniveau und dem Erregungsniveau, von dem erfahrungsgemäß eine neue Migräneattacke ausgelöst werden kann, wird größer. Jetzt fällt es physikalischen Reizen wie Luftdruck- und Wetterschwankungen schwerer, eine neue Attacke auszulösen. Der Körper befindet sich in einem immer stabiler werdenden Gesamtzustand. Hierzu müssen die Entspannungstechniken aber auch möglichst täglich angewendet werden, was den stressgeplagten Migränepatienten oft schwer fällt. Aber gerade das ist der erste eigene Schritt im Kampf gegen die Migräne. Falsch ist, sich erst wieder an erlernte Entspannungsübungen zu erinnern, wenn sich eine Migräneattacke ankündigt oder bereits ausgebrochen ist (s. o.).

24.2.3 Meditation und Hypnose

Auch Methoden wie die Meditation und alles, was Ruhe und Besinnlichkeit zur Folge hat, kann das Erregungsniveau bremsen und damit die nächste Migräneattacke zeitlich verzögern. Wichtig ist dabei aber auch, dass der Patient lernt, selbst etwas zu tun, was die Erregungsbildung im Gehirn beeinflusst, und damit direkt in die Pathophysiologie der Migräneattacke eingreift. Das kann jeder für sich erlernen, effektiver sind aber Therapien in kleinen Gruppen, die neben dem erregungsvermindernden Effekt auch eine gruppendynamische Wirkung haben, was die Mechanismen der Erregungsbildung und Migräneauslösung weiter günstig beeinflussen kann. Vor allem bei Kindern lassen sich Kopfschmerzen und Migräne durch verhaltenstherapeutische Gruppen sehr gut beeinflussen.

Patienten, denen es zunächst schwer fällt, sich zu entspannen, kann eine Hypnose helfen, diesen Zustand rasch zu erreichen und bewusst wahrzunehmen. Hypnotische Suggestionen können zusätzlich genutzt werden, um in den zentralnervösen Erregungsbildungsprozess einzugreifen. Auf diesem Wege konnte ich in den letzten Jahren selbst viele hartnäckige, monatlich wiederkehrende menstruell assoziierte Migräneattacken unterbrechen.

24.3 Stressbewältigungstraining

Wer neben ständigen psychischen Belastungen auch noch beruflichen und privaten Stressreizen ausgesetzt ist, wird es besonders schwer haben, sich gegen diese Reize abzuschirmen. Oft können sich diese Patienten nur schwer entspannen, oder dies führt sogar zu Unwohlsein und Schmerzen. Sie haben verlernt, sich zu entspannen und dies bewusst wahrzunehmen.

Das Stressbewältigungstraining soll Patienten in die Lage versetzen, innere und äußere stressauslösende Reize wahrzunehmen, um dann mit adäquaten Verhaltensmaßnahmen darauf zu reagieren. Dem Patienten sollen Techniken an die Hand gegeben werden, die es ihm im Alltag ermöglichen, mit auftretenden Stresssituationen selbständig fertig zu werden.

24.3.1 Stressdiagnostik

Zuerst bedarf es möglicherweise mehrerer diagnostischer Gespräche und auch fremdanamnestischer Erhebungen, um eine Stressanalyse durchzuführen. Dabei sollte eine Art Liste aller stressauslösenden Situationen im privaten und beruflichen Umfeld erstellt werden. Diese Stressoren sollen dann zusammen mit dem behandelnden Therapeuten in eine Rangfolge gebracht werden, um zu gewichten, welche Stresskonstellationen für den Patienten besonders gefährdend sind. Des Weiteren muss dem Patienten erklärt werden, wie die Stressreize seinen Körper beeinflussen und auf welchen Wegen es zu den ihm bekannten psychosomatischen Beschwerden kommen kann.

Alle Stresssituationen führen auf verschiedenen Verhaltensebenen zu unterschiedlichen Auswirkungen in mehreren Regulationssystemen des Körpers. So kann auf der *subjektiv-emotionalen* Ebene ein Angstzustand ausgelöst werden. Meist erleben die Patienten Angstgefühle, ohne beschreiben zu können, wovor sie Angst haben. Auf der *motorischen Verhaltensebene* kann Stress zu Fluchtreaktionen führen, auf der *physiologischen Ebene* zur Beeinflussung der vegetativen Regulationssysteme. Dies erleben Stresspatienten oft sehr eindrucksvoll, sie berichten von plötzlichem Herzrasen und Atemnot, von Beklemmungsgefühlen im Brustraum, einer stockenden Atmung und feuchten Händen. Manche Patienten fühlen sich eingeengt und möchten aus ihrer Haut springen, aber es geht nicht. Damit steigert sich das Erregungsniveau bis zur schmerzhaften Panikattacke.

Diese Regulationsstörungen sollten den Patienten erklärt werden. Meist liegen funktionsdiagnostische Untersuchungsbefunde des Herz-Kreislauf- und Atemsystems vor, ohne objektiv fassbaren Befund. Das verunsichert oft die Patienten und erzeugt zusätzliche Angst und den Zwang, sich intensiv zu beobachten. Jede Reaktion des Körpers wird sensibel interpretiert und führt meist zur Verschlimmerung des Zustandes. Der Hypochonder ist in seinem Element.

Zunächst muss der Stresspatient lernen, seine Körpergefühle in solchen Stresssituationen wahrzunehmen und zu beschreiben. Dazu können Provokationsmethoden wie bildhafte Vorstellungen genutzt werden. Sehr hilfreich ist dabei, dem Patienten das Reaktionsvermögen seiner betroffenen Körperfunktionen zu zeigen. Dies geht sehr eindrucksvoll mit vegetativen Polygraphiesystemen, wie sie auch zur Biofeedbacktherapie angewendet werden. Wenn der Patient zum Beispiel auf einem Bildschirm sehen kann, wie stabil sich seine Herzfrequenz verhält, wie regelmäßig seine Atmung ist und wie harmonisch Herz- und Atemfrequenz gekoppelt sind, verliert sich rasch die Angst, organisch krank zu sein.

24.3.2 Therapie der gestörten Stressverarbeitung

Nachdem der Patient zunächst gelernt hat, die belastenden Stresssituationen wahrzunehmen, lernt er im zweiten Schritt Verhaltensmuster und Verhaltensmaßnahmen, diesen Stresssituationen entgegenzuwirken. Dies kann sowohl in Einzel- als auch in Gruppentherapie erfolgen. Gruppentherapien sind wegen der Möglichkeit, Rollenspiele durchzuführen, besonders effektiv. Hier können stressende Alltagssituationen spielerisch gestaltet und bewältigt werden. Diese Form der Therapie begünstigt den notwendigen Transfer der erlernten Fähigkeiten in den Alltag. Auch dazu sind Biofeedback-basierte Methoden wie Konfrontationstraining unter Rückmeldung der betreffenden Körperfunktionen sehr hilfreich. So können zum Beispiel per Bildschirm stressauslösende Personen oder auch ganze Bildsequenzen und Videos dargeboten werden, gleichzeitig kann der Patient auf dem Bildschirm verfolgen, wie sich bestimmte Körperfunktionen, z.B. der sehr sensibel reagierende Hautleitwert, während dieser Konfrontation verhalten. Wenn der Patient durch geeignete Verhaltensmuster gelernt hat, diesen Stressreiz am Bildschirm besser zu verarbeiten, wird der Schritt zur Bewältigung des gleichen Stressreizes im Alltag klein sein. So können selbst Angstzustände wie Flug- oder Höhenangst bewältigt werden.

24.4 Biofeedbacktherapie

Die Biofeedbacktherapie basiert auf der integrativen Anwendung psychophysiologischer, pathophysiologischer und verhaltensmedizinischer Aspekte. Beim Biofeedback handelt es sich um ein Training, bei dem der Patient lernt, physiologische Vorgänge im Organismus willentlich und damit aktiv zu beeinflussen. Dies geschieht am erfolgreichsten, wenn der Patient den Erfolg oder auch Misserfolg seiner Bemühungen direkt wahrnehmen kann. Dazu muss das jeweilige Biosignal über geeignete Sensoren gemessen und dem Patient in anschaulicher Form rückgemeldet werden (= Bio-Feedback). Das Rückmeldesignal informiert den Patienten in Form eines „positiven Feedbacks" (Lob) oder eines „negativen Feedbacks" (Tadel) über den Erfolg seiner Bemühungen (Abb. 1). Ein ausgewogenes Gleichgewicht zwischen positivem und

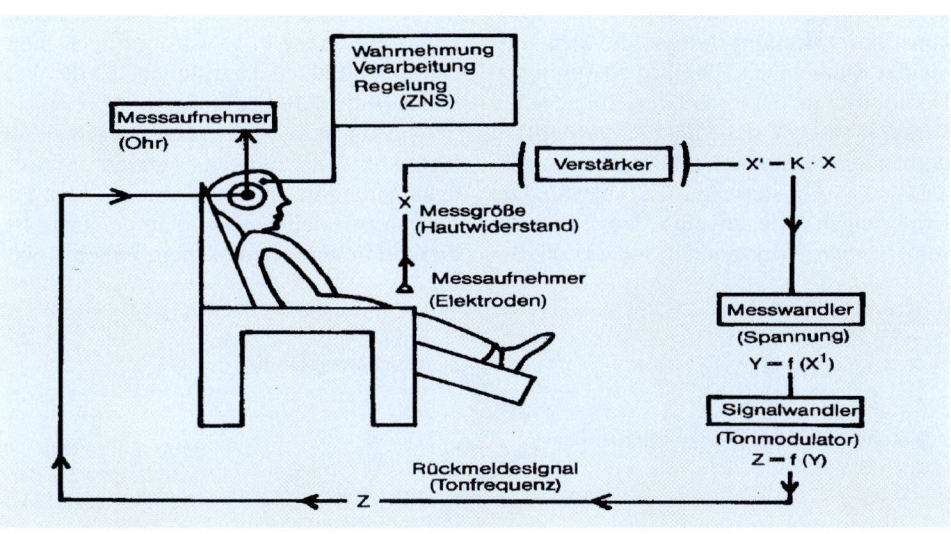

Abb. 1: Schematische Darstellung der Biofeedback-Therapie.

negativem Feedback festigt dabei den Lerneffekt. Der zugrunde liegende Regelkreis soll „bedingt konditioniert" werden, quasi in Form einer „Software" abgespeichert, um dann in notwendigen Situationen abgerufen und ausgeführt werden zu können. Das Therapieergebnis kann durch „Hausaufgaben" maßgeblich verbessert werden.

Die Behandlung von Migräne mit Biofeedback ist ähnlich wirksam wie medikamentöse Therapien.

24.4.1 Notwendige Patienteninformation

Eine wesentliche Voraussetzung für die erfolgreiche Anwendung von Biofeedback-Therapiemethoden ist das Verständnis der dabei ablaufenden Vorgänge durch den Patienten. Dieser muss als wichtigstes Glied im Biofeedback-Behandlungsablauf wissen und verstehen, warum und wie er mit solchen Methoden in seinen Krankheitsprozess, zum Beispiel in die Schmerzentstehung, eingreifen kann.

24.4.2 Vasokonstriktionstraining (VKT)

Eines der effektivsten nichtmedikamentösen Behandlungsprinzipien der Migräne auf Biofeedbackbasis besteht im Erlernen des willentlichen Verengens von Hirnblutgefäßen (9). Der Patient soll im Vasokonstriktionstraining lernen, die sich weitenden Blutgefäße willentlich zu verengen. Damit wird auf der vaskulären Ebene in die Pathophysiologie der Migräne eingegriffen und letztendlich eine Gefäßverengung ausgelöst, wie dies sonst die Triptane tun. Die Erfahrungen belegen eine den Triptanen vergleichbare Wirksamkeit, sodass eine beginnende Migräneattacke in kurzer Zeit beendet werden kann.

Durch die während des Trainings erlernten und zu Hause weiter geübten Mechanismen kommt es wahrscheinlich auch zur Verminderung des zentralen Erregungsniveaus, die dann in der migräneprophylaktischen Wirksamkeit des Biofeedbacks zum Ausdruck kommt. Patienten, die diese Methode der Vasokonstriktion konditioniert haben, können damit nicht nur Migräneattacken akut beeinflussen, sondern profitieren auch von einem prophylaktischen Therapieeffekt, der in einer Verminderung der Migräneattacken pro Monat zum Ausdruck kommt (Abb. 2).

24.4.3 Durchführung des Vasokonstriktionstrainings

Ein photoplethysmographischer Sensor wird auf der Schläfenarterie mit einem Stirngummiband platziert. Nach Verstärkung des Signals erhält man die Blutvolumenpulskurve. Die Pulsamplitude und weitere Kenngrößen des Signals werden in ein Rückmeldesignal umgewandelt, das einen möglichst nahen Bezug zu dem zu beeinflussenden Pathomechanismus hat. Beim Vasokonstriktionstraining zur Behandlung der Migräne bietet sich dazu ein Kreis an, der symbolhaft den Durchmesser der Schläfenarterie darstellt. Es ist aber auch möglich, einen Balken darzustellen, der die Weite des Blutgefäßes verkörpert (Abb. 3).

Wichtig ist, dass sich das rückgemeldete Signal für den Patienten sichtbar der jeweiligen Situation anpasst (Abb. 4). Der Patient muss erleben, dass er in der Lage ist, diesen Parameter mit seinem Willen zu be-

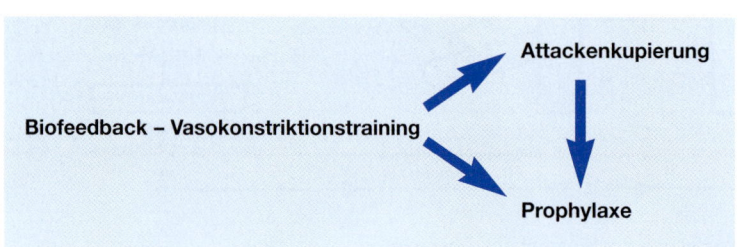

Abb. 2: Therapie und Prophylaxe der Migräne durch Biofeedback und Vasokonstriktionstraining.

Abb. 3: Blutvolumen-pulskurve vor und während einer Vaso-konstriktion und daraus berechnetes Rückmeldesignal in Form eines Querbalkens, der seine Breite in Korrelation zur Pulsamplitude und damit in Korrelation zum Blutgefäßdurchmesser verändert.

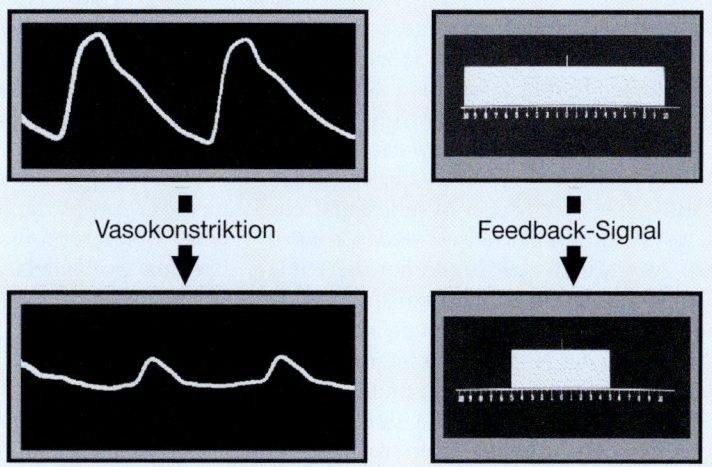

einflussen. Dies kann durch Vorstellung und Visualisierung bestimmter emotionaler und/oder rationaler Situationen erfolgen, die eine „Verengung" zur Folge haben.

Die dadurch ausgelösten Reaktionen sind vielschichtig. So werden durch diese Art des Trainings auch zentrale Funktionen beeinflusst, deren Veränderungen durch ein EEG messbar gemacht werden können. Daraus ergeben sich dann neue Ansätze. Durch Rückmeldung neurophysiologischer Parameter im Sinne des Neurofeedbacks können vergleichbare therapeutische Er-gebnisse erzielt werden wie durch das Vasokonstriktionstraining.

Dabei ist es offensichtlich von sekundärer Bedeutung, an welcher Stelle man in den gestörten Regelkreis eingreift.

Um Migräneattacken erfolgreich beeinflussen zu können, sind erfahrungsgemäß zehn Sitzungen notwendig. Diese werden anfangs alle drei bis sieben Tage durchgeführt, später alle ein bis zwei Wochen. Die therapeutischen Sitzungen sollten im schmerzfreien Intervall durchgeführt werden.

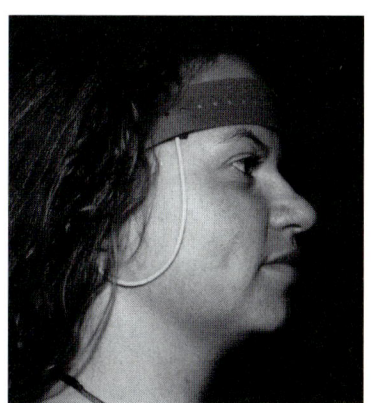
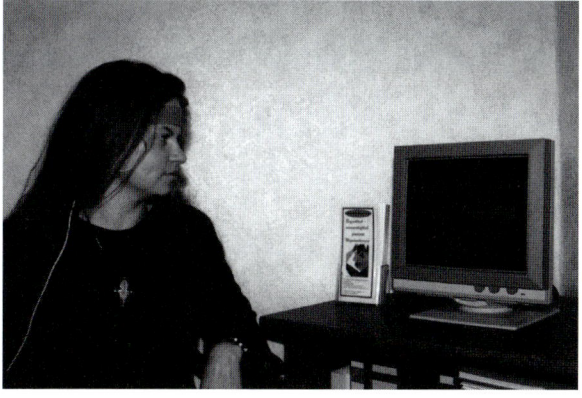

Abb. 4: Vasokonstriktionstraining. Der photoplethysmographische Sensor ist auf der Schläfenarterie platziert, die Patientin verfolgt das Feedback-Signal auf einem Monitor.

Der Ablauf einer Sitzung setzt sich aus dreiminütigen Phasen der Vasokonstriktion und einminütigen Pausen, die zu einer Vasodilatation führen, zusammen. Am Anfang und am Ende der Sitzung erfolgt die Aufzeichnung des *Blutvolumenpulses* während des entspannten Anfangs- bzw. Endzustands über jeweils drei Minuten und eine Selbsterfahrungsphase (*voluntary control*) von zwei Minuten, während der die Fähigkeit des Patienten zur Vasokonstriktion ohne Rückmeldung gemessen und aufgezeichnet wird. In der Halbzeit der Sitzung erfolgt eine zweiminütige Entspannungsinstruktion. Die erlernte Fähigkeit der willentlichen Vasokonstriktion kann anhand der Unterschiede zwischen diesen Selbsterfahrungsphasen und den Vasokonstriktionsabschnitten unter Feedbackkontrolle beurteilt werden.

24.4.4 Vergleich des Vasokonstriktionstrainings mit medikamentösen Therapien

Das Vasokonstriktionstraining zur prophylaktischen Behandlung der Migräne war in einer Anwendungsbeobachtung vergleichbar gut therapeutisch wirksam wie medikamentöse prophylaktische Therapien mit dem Betarezeptorenblocker Propranolol bzw. mit Cyclandelat (Natil®). In allen drei Behandlungsgruppen nahm die Anzahl der Migräneattacken pro Monat signifikant ab. Zwischen den drei Behandlungsgruppen gab es keine Unterschiede bezüglich der therapeutischen Wirksamkeit der verwendeten Methoden, außer dass das Therapieziel durch Biofeedback bereits nach drei bis vier Wochen erreicht war, während die medikamentösen Therapien vier Monate in Anspruch nahmen (Abb. 5).

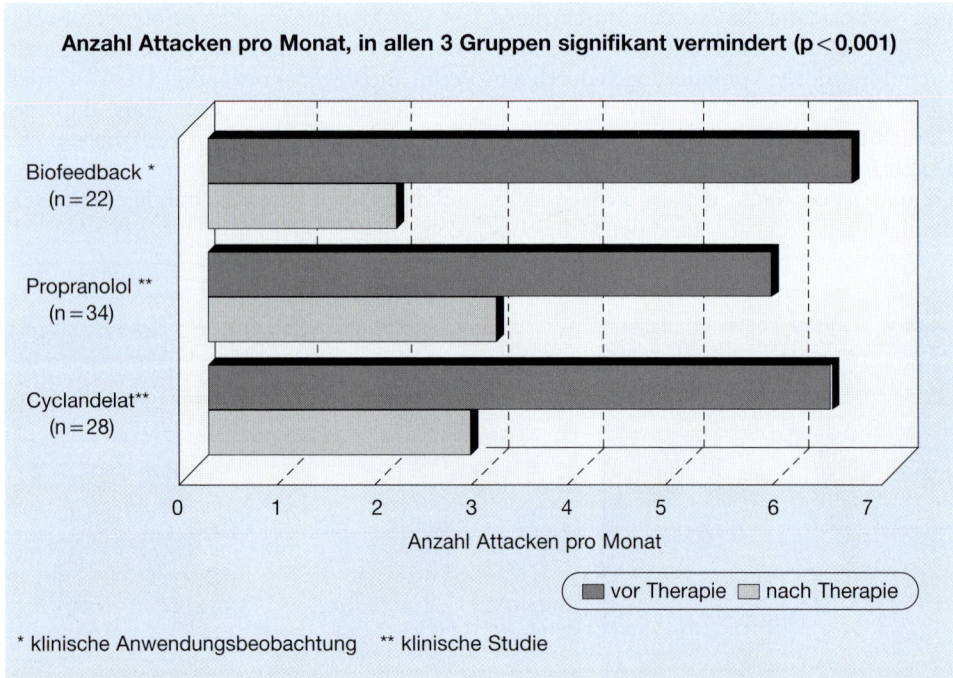

Abb. 5: Vergleich der therapeutischen Wirksamkeit medikamentöser prophylaktischer Migränetherapien durch Betarezeptorenblocker (Propranolol) und Cyclandelat (Natil®) mit Biofeedback (Vasokonstriktionstraining) (9, 10).

Abb. 6: 8-jähriges Kind beim Vasokonstriktionstraining. Der photoplethysmographische Sensor ist unter einem Gummiband auf der Schläfenarterie befestigt. Auf dem Monitor wird das Feedbacksignal in Form eines Kreises rückgemeldet.

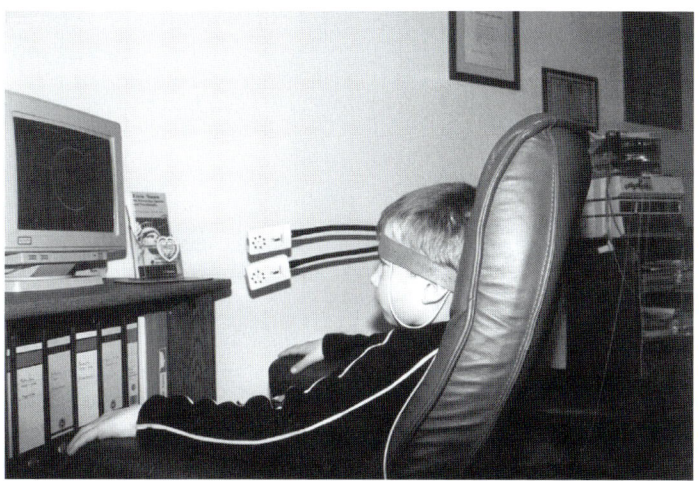

Besonders geeignet ist die Methode des Vasokonstriktionstrainings bei kindlicher Migräne. Kinder sind sehr gut in der Lage, die Mechanismen der Vasokonstriktion so zu erlernen, dass die Migräne akut wie prophylaktisch sehr gut und ohne Medikamente zu behandeln ist (Abb. 6).

24.4.5 Fallbeispiel

Achtjähriger Junge mit drei bis vier Migräneattacken im Monat, die seit zwei Jahren regelmäßig auftraten. Das Therapieergebnis einer Sitzung zum Erlernen des Vaso-konstriktionstrainings (Abb. 7) zeigt die intensiven Vasokonstriktionen und die in den Pausen jeweils erfolgten Erholungen, die zu einer Vasodilatation führten. Nach zehn Sitzungen traten kaum noch Migräneattacken auf. Das Kind war in der Lage, bei den ersten Anzeichen einer Attacke (z.B. in der Schule) mit der erlernten Technik das Ausbrechen der Migräne zu verhindern.

24.4.6 EMG-Biofeedback

Beim EMG-Biofeedback wird die Oberflächen-EMG-Aktivität bestimmter Mus-

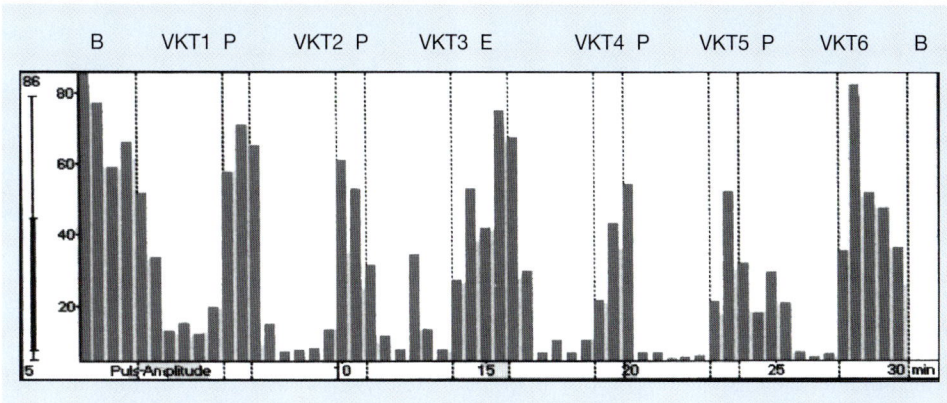

Abb. 7: Verlauf der Pulsamplitude während einer VKT-Sitzung bei einem 8-jährigen Kind (B = Baseline; VKT1–6 = Vasokonstriktionsabschnitte 1–6; P = Pausen; E = Erholung)

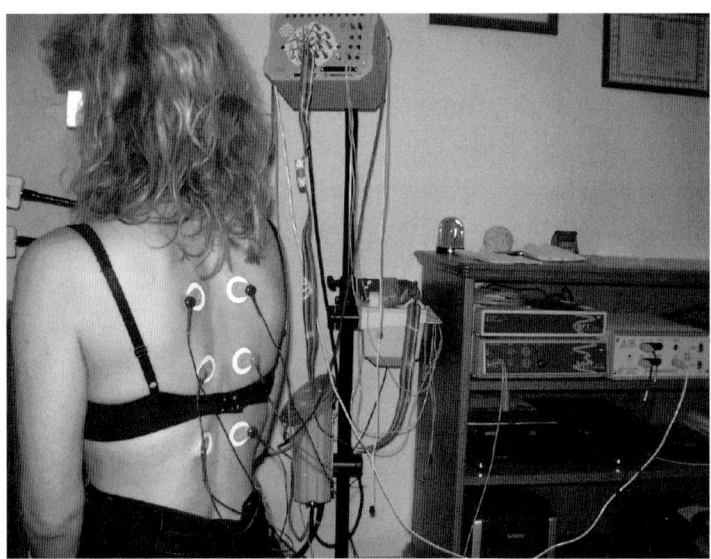

Abb. 8: EMG-Biofeedback der Paravertebralmuskulatur bei psychogenen Rückenschmerzen.

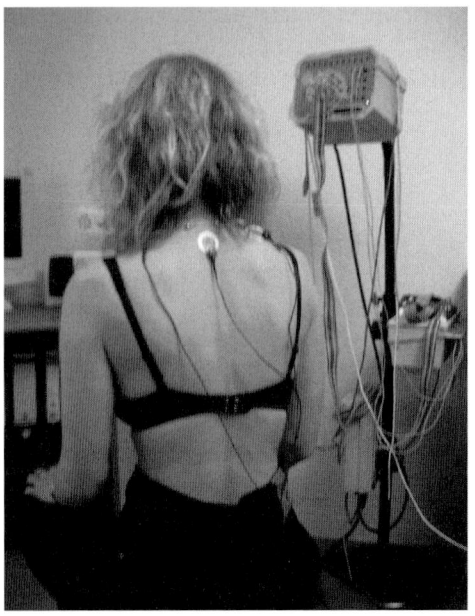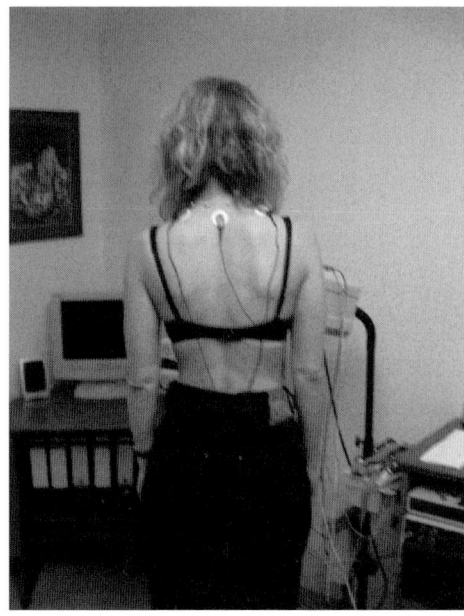

Abb. 9: EMG-Biofeedback der Schultermuskulatur im Sitzen und im Stehen.

kelgruppen abgeleitet. Dieses Verfahren kann erfolgreich zur Behandlung von Rückenschmerzen, Spannungskopfschmerzen und Kombinationskopfschmerzen angewendet werden (Abb. 8 und Abb. 9). Durch das EMG-Biofeedback wird dem Patienten die krankhafte Verspannung der Muskulatur rückgemeldet.

Beim Vasokonstriktionstraining dient es zur Kontrolle, dass der Patient die Vasokonstriktion nicht durch Muskelanspannung zu erzielen versucht.

Literatur

1. **Andrasik F.** Behavioral management of migraine. Biomed Pharmacother 1996; 50: 52–57.
2. **Hermann C, Kim M, Blanchard EB.** Behavioural and prophylactic intervention studies of pediatric migraine: an exploratoy meta-analysis. Pain 1995; 60: 239–256.
3. **Holroyd KA, Penzien DB.** Pharmacological versus non-pharmacological prophylaxis of recurrent migraine headache: a meta-analytic review of clinical trials. Pain 1990; 42: 1–13.
4. **Holroyd KA, Penzien DB.** Psychosocial interventions in the management of recurrent headache disorders: overview and effectiveness. Behav Med 1994; 20: 53–63.
5. **Reid GJ, McGrath PJ.** Psychological treatments for migraine. Biomed Pharmacother 1996; 50: 58–63.
6. **Jacobson E.** Progressive relaxation. Chicago: University of Chicago Press, 1938.
7. **Gauthier JG, Carrier S.** Long-term effects of biofeedback on migraine headache: a prospective follow-up study. Headache 1991; 31: 605–612.
8. **Gerber WD, Miltner W, Gabler H, Hildenbrandt E, Larbig W.** Bewegungs- und Sporttherapie bei chronischen Kopfschmerzen. In: Gerber WD, Miltner W, Mayer K, eds. Verhaltensmedizin: Ergebnisse und Perspektiven interdisziplinärer Forschung. Weinheim: edition medizin, 1987: 55–66.
9. **Schellenberg R.** Migräneprophylaxe – Möglichkeiten und praktische Anwendungen. Bremen, London, Boston: Uni-Med, 2001.
10. **Schellenberg R, Schwarz A, Niederberger U, et al.** Zur Langzeitwirkung von Cyclandelat und Propranolol bei Migräne nach Beendigung einer viermonatigen medikamentösen Prophylaxe. Nervenheilkunde 1997; 16: 183–187.

25 Die progressive Muskelrelaxation in der Schmerztherapie

Hannelore Müller

25.1 Einführung

Die Schmerztherapie gewinnt in der ärztlichen und psychotherapeutischen Praxis weltweit, nicht zuletzt wegen des Morbiditätswandels, immer mehr an Bedeutung. Insbesondere bei den chronischen Erkrankungen haben psychologische Interventionen einen hohen Stellenwert. Es gibt jeweils im Kontext der psychotherapeutischen Schulen Konzepte zur psychologischen Schmerztherapie, bei denen die Entspannungstechniken an erster Stelle stehen. Sie werden als eigenständige Verfahren, als Grundlage für andere Techniken (Biofeedback, Imagination) und in der kognitiven Verhaltenstherapie eingesetzt. Hypnotherapie und Psychoanalyse sind ebenso als psychologische Schmerztherapie erforscht (6), wobei letztere vor allem bei psychogenen Schmerzen indiziert ist (6).

Von den Entspannungsverfahren wird am häufigsten die progressive Muskelrelaxation nach *Jacobson* angewendet. Im Gegensatz zu den oft auch sehr wirkungsvollen meditativen Praktiken ist sie nicht nur frei von ideologischen Vorstellungen, sondern auch rasch zu erlernen und einzuüben. Bei täglichem Üben stellt sich der Organismus bereits nach ca. zwei bis drei Wochen leichter auf den Entspannungszustand um. Damit einher geht eine relativ rasche Schmerzlinderung.

Beim autogenen Training, das 1920 von *Schultz* entwickelt wurde, stellt sich ein spürbarer Lerneffekt in der Regel erst nach sechs Monaten ein. Zudem hilft es nicht bei Kopfschmerzen (6).

Schmerz erzeugt eine dem Stresszustand ähnliche psychophysiologische Aktivierung des Organismus: Blutdruck und Herzfrequenz steigen an, was langfristig wiederum zu psychosomatischen Beschwerden führen

kann. Durch die Anwendung einer Entspannungstechnik erfährt der Schmerzpatient nicht nur eine Schmerzlinderung und ein Empfinden von Ruhe, sondern er hat damit auch eine eigene Bewältigungskompetenz, die er in seinem Alltag anwenden kann.

Physiologisch wird durch die Entspannung im Hypothalamus eine Umschaltung erzielt, die sich antagonistisch zur Stressreaktion verhält. Daraus ergibt sich eine Verminderung der Herz- und Atemfrequenz, des Blutdrucks, der Hautleitfähigkeit und des Muskeltonus.

> Die PMR ist ein modernes Entspannungsverfahren, dessen therapeutische Effizienz an einem breiten Indikationsspektrum vielfältig belegt ist.

25.2 Die Methode der progressiven Muskelrelaxation nach *Jacobson* (PMR)

Die gedankliche Konzeption und methodische Entwicklung der PMR gehen auf den amerikanischen Arzt, Physiologen und Psychologen *Edmund Jacobson* (1885–1976) zurück. Naturgemäß kann keine Entspannungstechnik eine Entspannung erzwingen; vielmehr gehört die Fähigkeit zur Entspannung zur anthropologischen Grundausstattung des Menschen. Seit Urzeiten suchen Menschen nach Entspannung und haben verschiedene Mittel hierzu gefunden. Seit dem 19. Jahrhundert ist die mechanisierte und hochgradig strukturierte Arbeit zur quantitativ bedeutsamsten Anstrengung und Anspannung geworden. Kompensatorisch wurde das Bedürfnis nach Ruhe und

Entspannung größer, wobei dies nicht selten in konsumorientierten Prozessen (z.B. essen, rauchen, trinken, kaufen) gesucht wurde statt in der Rückbesinnung auf die dem Menschen in seiner natürlichen Konstitution gegebenen Grundmechanismen.

Mit dem autogenen Training in Europa und der PMR in Nordamerika traten nahezu gleichzeitig standardisierbare Entspannungstechniken in medizinisch-psychologischen Kontexten in Erscheinung; parallel dazu entstand in der Gesellschaft eine Tendenz zur „neuen Natürlichkeit", im Weiteren auch zu „Naturheilverfahren". Entspannung kann nicht nur durch solche Techniken erreicht werden, sondern ubiquitär auch durch Alltagserfahrungen und freudvolles Tun.

Die medizinisch etablierten Entspannungsverfahren zeichnen sich durch einen hohen Grad an Formalisierung und Standardisierung aus und eine dadurch gegebene Lehr- und Lernbarkeit. Sie sind in ihrer therapeutischen Anwendung validiert und werden „qualitätsgesichert" durchgeführt. Die Erhaltung und Verbesserung von wissenschaftlicher Evidenz und Qualitätssicherung des Verfahrens ist dabei anhaltendes Postulat ihrer Anwender (5).

25.2.1 Spezifische *Jacobson*-Methodik zur Einleitung einer Entspannungsreaktion

Das Prinzip der PMR besteht darin, dass nacheinander verschiedene Muskelgruppen angespannt und wieder entspannt werden, wobei das übende Individuum sich auf die Wahrnehmung der Spannungsunterschiede zwischen An- und Entspannung konzentriert und dadurch eine mehr oder weniger generalisierte psychophysische Entspannungsreaktion herbeiführt, an deren Zustandekommen mehrere Teilprozesse mitwirken.

Wegen dieser charakteristischen Induktionsmethodik wird der Ablauf der einzelnen Übungen immer wieder in gleicher Form durchgeführt. Beim Ausklingen der Übung wird der Entspannungszustand durch eine definierte „Rücknahmeprozedur" ordnungsgemäß beendet. Im Weiteren kann es durch regelmäßiges Üben einem Großteil der Menschen gelingen, Entspannungsreaktionen zunehmend rascher zu erreichen und länger zu stabilisieren, so dass sie effektiver und unter verschiedenen äußeren Bedingungen hervorgerufen werden können. Dadurch entwickeln die Übenden eine innere Ruhe und Gelassenheit, verbesserte Schlaf- und Erholungsfähigkeit sowie die Fähigkeit zur Stress- und Angstbewältigung. Zusätzlich zur Induktion der Entspannungsreaktion bewirkt das regelmäßige Üben auch das subjektiv meistens als angenehm empfundene Erleben von Selbststeuerung und Selbstkontrolle.

Während die älteren Entspannungsverfahren (Hypnose, Suggestion) vorwiegend *heterosuggestiv* ausgelegt waren und das autogene Training versucht, einen *autoinstruktiven Modus* der Entspannungsinduktion zu etablieren, stellt die PMR in der Konzeption *Jacobsons* ein übendes, auf das Muskelorgan gerichtetes, also muskulotropes Verfahren dar. Das Charakteristische ist, dass durch bewusst vollzogene muskuläre Übungen und muskuläre *Wahrnehmungsschulung* letztlich am Gesamtorganismus ein Entspannungseffekt erreicht wird.

25.2.2 *Jacobsons* Konzeption und später entwickelte Varianten

Der Grundgedanke der PMR basiert auf der Annahme enger und unlöslicher Wechselwirkungen von psychisch-mentalen und neuromuskulären Prozessen. *Jacobson* beobachtete bei Zuständen wie Unruhe, Angst und Schreck jeweils eine signifikante Tonuserhöhung des muskulären Systems. Seine Behandlungsrationale ging dahin, durch eine mittels Übung zu erlernende Beeinflussung des neuromuskulären Tonus und der subjektiv erlebten Muskelentspannung auch die Zustände der Angst und inneren Unruhe zu verändern. Dementsprechend arbeitete er vor allem mit Patienten zusammen, die nervös, verspannt oder ängstlich waren. Erst später nahm er auch Patienten mit kardiovaskulären und gastrointestinalen Beschwerden hinzu. Faktisch war *Jacobsons* Vorgehen derart, dass er mit den Patienten ein *Arbeitsbündnis* schloss, nachdem er ihnen die Grundlagen seines übenden Verfahrens erläutert hatte. Nach dem Prinzip der *minimalen Kontraste* schulte er die Wahrnehmung der Patienten hinsichtlich selbst subtiler muskulärer Anspannungen und schloss sie zur Messung der Restspannung an eine Apparatur an.

Seit den 1970er Jahren haben *Bernstein* und *Borkovec*, zwei nordamerikanische Psychologieprofessoren, eine Straffung der Methode eingeführt und mehrere Kurzformen für bereits Geübte kreiert. Zudem propagierten sie nach zahlreichen Untersuchungen das Prinzip der *maximalen Kontraste*. Sie gingen davon aus, dass der Entspannungseffekt umso größer und einfacher zu erzielen ist, je stärker die unmittelbar vorhergehende aktive Anspannung einzelner Muskelgruppen gewesen ist. Sie entwickelten eine Hauptversion in 16 Übungsschritten von 30 Minuten, die als Erstes erlernt werden soll. Diese Fassung ist kürzer als die Originalversion von *Jacobson* und beinhaltet teilweise auch andere Muskelgruppen. Sobald der Proband diese Übungen kennt, besteht die Möglichkeit, sie in sieben Übungsschritten mit einer Gesamtdauer von ca. 15–20 Minuten zusammenzufassen. Darüber hinaus besteht die 10-Minuten-Variante, die in vier bis fünf Übungsschritten abläuft. Diese methodischen Vorschläge haben wegen ihrer erhöhten Praktikabilität international große Resonanz und Akzeptanz gefunden.

25.2.3 Grundcharakteristika der progressiven Muskelrelaxation

► Die PMR beruht auf dem Prinzip der *Kontrastwahrnehmung* von Unterschieden der Muskelspannung, insbesondere des Kontrasts zwischen Anspannung und konsekutiver Entspannung.

► Im Laufe eines definierten sukzessiven oder progressiven Vorgehens wird die Aufmerksamkeit in eine bestimmte Körperregion geleitet (meist beginnt man mit dem rechten Unterarm) und nachgespürt für ca. 10–15 Sekunden, dann erfolgt die Anspannung dieser Region auf ein Signalwort (5–7 Sekunden) und anschließend erfolgt das Loslassen und Lösen dieser Muskulatur (30–35 Sekunden). Auf diese Weise wird bei den wichtigsten Muskelgruppen der größeren Körperregionen in festgelegter Reihenfolge geübt.

► Das Bewusstsein wird in den jeweiligen zu beübenden Körperbereich gelenkt und gehalten. Dadurch kommt es zu einer gewollten Wahrnehmungsschulung für Tonusdifferenzen, welche das Individuum zusätzlich in die Lage versetzen soll, etwaige Verspannungszustände frühzeitig zu erkennen.

► Praktiziert wird die Methode der *maximalen Kontraste* (aber *unter* der Schmerzgrenze).

► Die Anspannung wird genutzt, um letztlich eine möglichst weitgehende Entspannung der Muskulatur zu erreichen. Davon wird eine Wirkung auf den Gesamtorganismus erwartet, die sich auf mentale und psychische Prozesse erstreckt.

► Die einzelnen Übungsschritte der *16-Schritt-Version* beginnen an den Extremitäten der dominanten Seite und gehen zur nicht dominanten über. Mit zunehmender Übung kann die Zahl der gleichzeitig angespannten Muskelgruppen erweitert werden.

► Nach wie vor versteht sich die PMR als übendes, selbstinduktives und aktives Verfahren. Regelmäßiges Üben schult die Konzentration, erhöht die parasympathische Aktivität und versetzt den Übenden in die Lage, ständig kreisende Gedanken zu unterbrechen, ja sogar eine Änderung der Gefühlslage zu erreichen im Sinne einer erhöhten Kompetenz zur Selbstregulation.

► Suggestive oder gar hypnotische Mechanismen werden nicht primär angestrebt.

Allerdings wird zunehmend eine meditative oder insbesondere imaginative Phase angeschlossen.

25.2.4 Die zentrale Rolle der Motivation

Wie bei allen selbstinstruktiven und selbstmodifikatorischen Behandlungsstrategien ist die *Motivation* ein maßgeblicher Parameter für das Erlernen und die spätere *therapeutische Wirksamkeit.* Die Bereitschaft zum Erlernen eines Entspannungsverfahrens wird durch eine Anzahl *psychosozialer Faktoren* beeinflusst. Dies ist belegbar für das persönliche Krankheitsmodell, aber auch für Hilfeerwartung, Unterstützung durch die häusliche Umgebung oder den Aspekt des sekundären Krankheitsgewinns.

Um einer Enttäuschung der Patienten vorzubeugen, die eine „völlige Heilung" erwarten, ist es notwendig, realistische Erwartungen zu vermitteln und auf die Bedeutung einer regelmäßigen Eigenaktivität hinzuweisen. Gerade wenn mehrere Stress- und Spannungsfaktoren zusammenwirken, muss der gewünschte Entspannungszustand zumindest einmal täglich, mitunter mehrmals täglich wiedererworben werden. Dies wird oft gerade von motivationsunsicheren Patienten als Nachteil des Entspannungsverfahrens angesehen. Hier kann der Hinweis nützlich sein, dass nicht nur der Entspannungseffekt, sondern auch andere Körperfunktionen ständig neu produziert werden müssen (Essen, Bewegung, Schlaf), um im harmonischen Gleichgewicht zu bleiben. Nicht zuletzt wirkt auch ein Schmerzmedikament nicht dauerhaft, sondern muss oftmals in Stundenintervallen erneut zugeführt werden. Insofern stellt die „Pflicht zum ständigen Üben" die grenzwertig motivierten Patienten vor die Notwendigkeit der Selbsteinsicht.

Günstige Motivationsfaktoren sind:
▶ Beziehungsfähigkeit des Patienten
▶ positive vorangegangene Psychotherapieerfahrungen
▶ klar formulierte Therapieziele

▶ Bereitschaft, am Erfolg einer Behandlung aktiv mitzuwirken
▶ positive Selbsterfahrungen in beruflichen oder persönlichen Situationen

Demgegenüber seien als ungünstige Motivationsfaktoren genannt:
▶ mechanistisches/somatisches Krankheitsmodell
▶ körperlich fixiertes Krankheitsverständnis
▶ passive Versorgungs- und Erwartungseinstellungen (einschließlich des „sekundären Krankheitsgewinns")
▶ latente oder manifeste Suchtproblematik
▶ schlechte Selbstwahrnehmung

25.3 PMR bei Schmerzsyndromen

Die Motivation von Schmerzpatienten ist oftmals schwieriger, da sie häufig über das innere Muster der externen Kontrollattribution verfügen und daher die Mechanismen des inadäquaten Hilfesuchverhaltens stark entwickelt sind. Auch bei Erlernen der PMR kann es zu derartigen Enttäuschungen kommen, wenn die Überführung aus der angeleiteten Form in das Selbstmanagement nicht gelingt und nicht systematisch vom Therapeuten betrieben wird.

Bei Schmerzpatienten nimmt neben der Spannungsreduktion im Gesamtorganismus der *lokalisierte Aspekt* eine wichtige, ja geradezu die Hauptrolle ein – so etwa bei HWS- und LWS-Syndromen, aber auch bei verschiedenen Kopfschmerzsyndromen und peripheren Schmerzsyndromen. Auch der Wechsel von *Jacobsons* „Prinzip der minimalen Kontraste" zum „Prinzip der maximalen Kontraste" kann bei Schmerzpatienten problematisch sein, da hier die Schmerzgrenze oft rasch erreicht wird oder störungsbedingt erniedrigt ist. Damit stößt der Grundsatz der maximalen Kontraste an eine frühe Grenze, was sich häufig darin äußert, dass Schmerzpatienten entweder sehr vorsichtig an die Kontraktion der Muskulatur herangehen oder auch bei zu forscher Herangehensweise eine *Schmerzprovokation* erleben und eine weitere Anwendung ablehnen. Vor diesem Hintergrund raten manche PMR-Instruktoren, bei ausgeprägten Schmerzsyndromen die betroffene Körperregion von der Übung auszunehmen und einen Entspannungseffekt nur von der Generalisierung der Entspannungsreaktion anderer Körperregionen zu erwarten.

Hier zeigt sich ein Paradoxon: Einerseits scheint gerade die ubiquitäre Verbreitung der muskuloskelettalen Affektion das ideale Anwendungsgebiet für muskulotrope Entspannungsverfahren zu sein; andererseits ist gerade die Anwendung der PMR bei Schmerzsyndromen besonders schwierig, und es sind einige besondere Aspekte zu berücksichtigen, um keine unerwünschte Fixierung, Konditionierung oder Vermeidungsreaktion hervorzurufen. Dies macht die Anwendung der PMR bei Schmerzpatienten zu einer Sache für den besonders Erfahrenen, der sowohl mit der Diagnostik und Behandlung von Schmerzsyndromen als auch mit der Anwendung der Muskelentspannung eng vertraut ist.

Bei Syndromen mit typischer Schmerzlokalisation stellt sich zusätzlich die Frage, ob die Standardübungen der PMR ausreichend sind, um den Besonderheiten der typischen Schmerzlokalisation gerecht zu werden.

Bei Kopf- und Gesichtsschmerzen ist dies oft kein Problem, da diese Region sehr differenziert in den Standardübungen repräsentiert ist. Anders verhält es sich beim HWS-Syndrom und besonders beim LWS-Syndrom. Von der Schulterübung (die vorzugsweise den Trapezius, in geringerem Umfang auch die Skalenus-Gruppe umfasst) kann derjenige mit HWS-Syndrom profitieren, jedoch wird der M. erector trunci (die Gesamtheit der den Rumpf streckenden Muskelbündel) allenfalls partiell erfasst. Er liegt im Allgemeinen außerhalb des ordinären Anatomiebewusstseins, und es benötigt viel Geschick, ihn selektiv anzuspannen und wieder zu lösen.

Noch schwieriger stellt sich das Problem für die Lendenwirbelsäule: Bei den üblichen Bauch- und Rumpfmuskelübungen werden vorwiegend Muskeln der vorderen Bauchwand (also M. rectus abdominis und M. obliquus abdominis) angespannt, die Rückenmuskeln meist nur als Antagonisten. Eine überwiegende Anspannung des M. erector trunci der lumbalen und unteren thorakalen Region ist oft schwierig. Sie erfordert eine besondere Positur und Aufmerksamkeitslenkung sowie beim Instruktor entsprechende anatomische Kenntnisse. Vor allem aber liegen diese Muskeln außerhalb des üblichen Übungsduktus; sie gehen fast im Standardübungsgang unter. Insofern ist es verständlich, dass Patienten mit LWS-Syndrom von der Anwendung der PMR wenig profitieren oder häufiger noch erst gar nicht in den Genuss einer PMR-Anwendung kommen.

Das gilt ebenso für die selteneren Schmerzsyndrome wie den Bruxismus (Kaumuskelverspannung) oder die peripheren Muskelreiz- und Verspannungssyndrome der Arme oder Beine. Diese werden zwar im Rahmen der Gesichtsübung oder der jeweiligen Extremitätenübungen mit erfasst, aber meist nicht in der Differenziertheit oder dem Umfang, wie dies zur Änderung der lokalisierten Schmerzsyndrome wünschenswert wäre.

So richtig es ist, bei akuten Reiz- und Schmerzzuständen die betroffene Region auszusparen, so bleibt es doch unbefriedigend, dieses Generalschema bei muskulären Verspannungungssyndromen anzuwenden, zumal diese zur Fixierung oder gar Chronifizierung neigen und daher eher einer gezielten Lockerung als der Aussparung aus einem Standardübungsgang bedürfen (5).

25.4 Psychoneuroimmunologische Aspekte

25.4.1 Modifikation der PMR

Da die auf Anspannung basierende Muskelrelaxation auch Schmerzen verstärken kann und damit eine Entspannung verhindert, wählten die Untersucher des Zentrums für Gesichtsschmerz der Universität Kentucky eine Alternative, indem sie zu einem *sanften Dehnen* der orofazialen Muskulatur anleiteten (2).

Patienten mit Gesichtsschmerz stellen eine chronisch gestresste, hoch depressive und ängstliche Population dar. Diese Menschen neigen häufig zusätzlich zu weiteren Erkrankungen, v.a. Infektionen der Mundhöhle, der Respirationstraktes und des Gastrointestinaltraktes (9). Daher wurde vermutet, dass Zusammenhänge zum Immunsystem bestehen.

In einer einzigen Versuchssitzung erhielten 21 Patienten mit andauerndem Gesichtsschmerz entweder Entspannungstraining oder ruhten sich nur aus. Speichel-Immunglobulin-A, Stimmung, Schmerzen und Spannungszustand wurden vor und nach der Entspannungs- oder Ruheperiode gemessen. Die Resultate zeigen deutlich, dass die Übungsgruppe weniger unter Traurigkeit litt und eine deutlich größere Menge an Speichel-Immunglobulin A aufwies als die Vergleichsgruppe. Diese Befunde legen nahe, dass die Immunglobulinerhöhung ein weiterer möglicher Vorteil der PMR bei Personen mit chronischen Schmerzzuständen ist (9). Welcher Wirkmechanismus dem Zusammenspiel von emotionalen Zuständen und korrelierender Immunantwort zugrunde liegt, ist unbekannt.

In den Vereinigten Staaten leiden schätzungsweise 50 Millionen Amerikaner an chronischen Schmerzzuständen. 70% dieser Patienten haben zusätzlich Schlafstörungen. Neben medikamentöser Behandlung, z.B. mit niedrig dosierten sedierenden Neuroleptika bei älteren Patienten, sind gerade bei Schlafstörungen Entspannungsverfahren wie die PMR oder imaginative Verfahren eine Säule in einer komplexen Therapie. Wesentlich ist inbesondere auch eine gute und kontinuierliche Arzt-Patient-Beziehung (11).

25.5 Chronische rheumatische Schmerzen

Die kurzfristige Effektivität eines kognitiv-behavioralen Schmerzbewältigungstrainings in Gruppen ist für alle Formen rheumatischer Schmerzen (entzündlich, degenerativ, Weichteil-, Mischformen) gesichert (1a). Bezüglich der ambulanten Weiterbehandlung gerade in Bezug auf das Schmerzmanagement wurden in Zusammenarbeit eines internistischen Rheumatologen mit einem ärztlichen Psychotherapeuten bei 50 Patienten (88% weiblich) in zwei Jahren Untersuchungen durchgeführt und ausgewertet. Nach Absolvierung eines Schmerzbewältigungstrainings von acht Sitzungen à 90 Minuten in der Gruppe profitierten bei den regelmäßigen Nachuntersuchungen nach einem Jahr noch 90% und nach zwei Jahren noch 82% der Patientinnen von dem Übungsverfahren bezüglich verbesserter Schmerzkontrolle, Stimmung und Aktivität sowie größerer Schmerzgelassenheit. Nützlich waren vor allem Lang- und Kurzform der PMR sowie Atemmeditation, weniger häufig Imaginationsübungen und Genusstraining (3).

In einer anderen Studie an der Universität von Wisconsin in Eau Claire, USA, wurden 82 ambulante Patienten mit degenerativer Arthritis einschließlich deutlicher Bewegungseinschränkung und chronischen Schmerzen untersucht. Sie erhielten als einzige Therapieform über sechs Wochen entweder *therapeutisches Handauflegen* oder übten *progressive Muskelrelaxation*. In den USA zeigte therapeutisches Handauflegen (TT – Therapeutic Touch) in der Erprobung bei postoperativen Zuständen eine deutliche Reduktion der notwendigen Analgetikamedikation (5a). Neben einer Schmerzlinderung und Angstreduktion erzeugt es ein erhöhtes Wohlbefinden (8a). Bei denjenigen Patienten, die über das Auswahlverfahren der Münze therapeutisches Handauflegen erhalten hatten, wurde neben diesen Effekten eine verbesserte Funktion und Mobilität der Hände beobachtet. Diejenigen, die unter Anleitung PMR geübt hatten, hatten ebenfalls weniger Schmerzen und eine verbesserte Stimmungslage und konnten darüber hinaus deutlich besser gehen und sich vorbeugen. Dies zeigt, dass über die Allgemeinwirkung hinaus beide Verfahren körperbezogen einen unterschiedlichen Schwerpunkt in ihrer Wirkung haben.

25.6 Krebsschmerzen

Krebsschmerzen entstehen durch komplexe physiologische und psychologische Mechanismen, die eine Kombinationstherapie notwendig machen. Neben analgetischer Medikation gilt es, dem Patienten durch andere Wege und Verfahren zu einer körperlichen und geistigen Entspannung zu verhelfen. In der Universitätsklinik von Sydney, Australien, setzte *Sloman* (10) die PMR und die Technik der aktiven Imagination bei Patienten mit Krebsschmerzen miteinander ein. Beide Verfahren sind nichtinvasive verhaltenstherapeutische Interventionen, die den Patienten zu einer eigenen Bewältigungsstrategie führen und ihn unterstützen sollen. Im angloamerikanischen Sprachraum fallen sie in den Aufgabenbereich der Krankenschwester. Die zu erreichenden Ziele eines Entspannungsverfahrens sind auch hier:

▶ Erhöhung der eigenen Kontrollfunktion über den Körper durch die Anwendung einer selbstinduzierten Entspannung
▶ Verminderung der Gefühle von Hilf- und Hoffnungslosigkeit
▶ Ruhefinden
▶ Durchbrechen des Schmerz-Angst-Anspannungs-Regelkreises
▶ verminderter Verbrauch von Morphinen und peripher wirksamen Analgetika

Die *aktive Imagination* wirkt besser, wenn man bereits einen entspannten Zustand erreicht hat. Deshalb werden beide Verfahren häufig miteinander kombiniert. Durch die Vorstellung einer sehr angenehmen Szenerie wird der Perzeption des Schmerzes entgegengewirkt oder sie kann sogar abgeblockt werden. Aus neuroendokriner Sicht entsteht der psychoanalgetische Effekt auf der Basis einer vermehrten Ausschüttung von Endorphinen. Von diesen Substanzen wird angenommen, dass sie sich an die Opioidrezeptoren im Gehirn oder an den Synapsen des Hinterhorns des Rückenmarks binden und somit die Weiterleitung von Schmerzimpulsen zum Gehirn hemmen. Eine solche Beziehung zwischen kognitivem Prozess und Endorphinen muss jedoch noch in weiteren klinischen Untersuchungen erhärtet werden (10).

Die vielfach untersuchte „Relaxation Response" oder „Entspannungsreaktion" zeigt, dass auf der physiologischen Ebene durch die Übung eine gewisse Kontrolle auf das autonome Nervensystem ausgeübt werden kann. Im Gegensatz zum Kampf- oder Fluchtverhalten bewirkt die Entspannungsreaktion eine Beruhigung des autonomen Nervensystems und der damit verbundenen Organfunktionen und hat so eine Pufferfunktion gegenüber ausgeprägtem Stress.

Die physiologischen Charakteristika sind: Reduktion des Sauerstoffverbrauchs, der Atemfrequenz, der Herzschlagfrequenz, der Muskelanspannung, normaler Blutdruck (bzw. Verminderung desselben bei Hypertonikern), vermehrte Alpha-Wellen-Tätigkeit des Gehirns.

Bereits 1976 untersuchte *Benson* die optimalen Bedingungen für die Entspannungsreaktion (1b). Er stellte folgende Aspekte in den Vordergrund:

▶ ruhige und reizarme Umgebung
▶ innere Sammlung durch die geistige Konzentration auf den Atem, ein Wort, ein Gebet oder einen Laut
▶ passive Haltung, die den Geist offen, aber auch leer hält, d.h. nicht abgelenkt wird von Gedanken oder Zerstreuungen

▶ bequeme Körperhaltung, die muskuläre Anspannung minimiert

Es wurden 67 Patienten mit einem Durchschnittsalter von 64 Jahren untersucht, die an verschiedenen Krebsformen, aber kontinuierlichen Schmerzen korrelierend zur Krebserkrankung litten. Mehreren Zusammenkünften unter stationären Bedingungen mit einer Krankenschwester und regelmäßigem Üben in der Gruppe folgten nach Entlassung zwei Wochen alleiniges Üben mit einer besprochenen Kassette für PMR und Imagination. Den Patienten wurde nahegelegt, zweimal täglich zu üben. Sieben Personen schieden aus, 60 komplettierten die Studie. Der Schmerzen nahmen bezüglich Intensität und Häufigkeit deutlich ab, daneben kam es zur Minimierung der peripheren Analgetikaeinnahme. An der Morphindosis konnte in dem relativ kurzen Zeitraum der Untersuchung nichts geändert werden.

Sicher ist, dass die Patienten auch unter ambulanten Bedingungen, wünschenswerterweise unter Einbeziehung des Familienkreises in das Erlernen dieser Entspannungstechnik und durch Mitüben, wieder mehr Verantwortung für sich selbst übernehmen können und so eine Strategie zur Bewältigung ihrer lebensbedrohlichen Erkrankung an die Hand bekommen.

25.7 PMR in Frauenheilkunde und Geburtshilfe

Entspannungsverfahren wirken sich in mehrerer Hinsicht günstig aus. Es kommt zu einer Reduktion von Schmerzen und Anspannung der Bauchmuskulatur, zu verringertem Auftreten von postoperativem Durchgangssyndrom, postpartaler Depression und Angstzuständen bei Primiparae sowie zu einer Regulation des Selbstwertgefühls postpartal. Dies wurde vielfach in der Literatur beschrieben und in einer neueren Studie an der Universität von Sao Paulo, Brasilien, am Beispiel der PMR ge-

zeigt (7). Wünschenswert wäre daher ein vermehrter Einsatz der PMR, vor allem auch postoperativ, und die Durchführung weiterer, breiter angelegter Studien.

25.8 Psychogene und psychosomatische Schmerzzustände

Das Erlernen einer Entspannungstechnik reicht bei der Bewältigung des psychogenen Schmerzes auf lange Sicht alleine nicht aus. Hier bedarf es der Klärung und Einsicht sowie der Schaffung eines psychologischen Zugangs zum Schmerzverständnis (s. dazu Kap. 22).

Die Vermittlung von Entspannungsverfahren ist als Basisintervention zu betrachten, die jeder Schmerzpatient erlernen sollte. Vorteile der PMR sind, dass sie leicht zu erlernen ist und schnelle Erfolge zeigt (6). Auf diese Weise erweitern die Patienten ihre Copingfertigkeiten, was wiederum zu einer verbesserten Kompetenzerwartung und Selbstkontrolle führt.

Die Erkenntnisse der Psychoanalyse sollten bei jeder Schmerztherapie im Hintergrund vorhanden sein und in Betracht gezogen werden, wenn sich auch bei somatisch begründetem chronischem Schmerz keine positive Schmerzbeeinflussung herstellen lässt.

25.9 Zusammenfassung

Im Vergleich zum vorletzten Jahrzehnt (1985–1995), in dem die PMR vor allem im umfangreichen Bereich der funktionellen Störungen angewendet und erforscht wurde, wird sie heute vornehmlich zur Behandlung multipler Schmerzsyndrome (somatoform und psychogen) sowie postoperativ eingesetzt. Postpartal reduziert die PMR Schmerzen und wirkt einer Wochenbettdepression entgegen (7).

Zunehmend erforscht werden die bei der PMR beteiligten psychoneuroimmunologi-

369

schen Zusammenhänge auf zellulärer (2) und humoraler Ebene (9).

Die Anwendung der PMR wird nicht mehr hauptsächlich in verhaltenstherapeutischen Schulen vermittelt und untersucht, sondern auch in eine psychoanalytische Be-

handlungsform integriert, die wiederum zum Verständnis der psychodynamischen Prozesse und zur Entschlüsselung der vornehmlich psychogenen Schmerzreaktion beiträgt.

Literatur

1. **Assagioli R.** Die Schulung des Willens. Methoden der Psychotherapie und der Selbsttherapie. Paderborn: Junfermann, 1998.
1a. **Basler HD.** Psychologische Schmerztherapie des Rheumapatienten. Schmerz 1991; 5 (suppl 1): 80.
1b. **Benson H.** Das Anti-Streß-Programm. Psychologie Heute 1993; 2: 22–29.
1c. **Carlson CR, Kay JA.** The role of stretch based relaxation in the treatment of chronic neck tension. Behav Ther 1992; 23: 423–431.
2. **Gröninger S, Stade-Gröninger J.** Progressive Relaxation, Indikation, Anwendung, Forschung, Honorierung. München: J. Pfeiffer, 1996.
3. **Häuser W, Biewer W.** Pain management in patients with chronic rheumatic pain – a model for primary medical care. Schmerz 1997; 11(2): 116–119.
4. **Heymann-Monnikes I, Arnold R, et al.** The combination of medical treatment plus multicomponent behavioral therapy is superior to medical treatment alone in the therapy of irritable bowel syndrome. Am J Gastroenterol 2000; 95(4): 981–994.
5. **Kohl F.** Progressive muscle relaxation according to E. Jacobson. A modern relaxation technique. Med Monatsschr Pharm 2002; 25(3): 77–87.
5a. **Meehan T.** Therapeutic touch and postoperative pain: a Rogerian research study. Nursing Science Quarterly 1991; 6: 69–78.
6. **Neumann W, Seelbach H, et al.** Psychologische Konzepte in der schmerztherapeutischen Praxis. Zeitschr Ärztl Fortbild Qualitätssich 1997; 91(8): 729–34.
7. **de Paula AA, de Carcalho EC, dos Santos CB.** The use of the "progressive muscle relaxation" technique for pain relief in gynecology and obstetrics. Rev Lat Am Enfermagem 2002; 10(5): 654–659.
8. **Peck SD.** The efficacy of therapeutic touch for improving functional ability in elders with degenerative arthritis. Nurs Sci Q1998; 11(3): 123–132.
8a. **Quinn J.** The senior's therapeutic touch education program. Holistic Nursing Practice 1992; 7(1): 32–37.
9. **Sherman JJ, Carlson CR, et al.** Effects of stretch-based progressive relaxation training on the secretion of salivary immunglobulin A in orofacial pain patients. J Orofac Pain 1997; 11(2): 115–124.
10. **Sloman R.** Relaxation and the relief of cancer pain. Nurs Clin North Am 1995; 30(4): 697–709.
11. **Stiefel F, Stagno D.** Management of insomnia in patients with chronic pain conditions. CNS Drugs 2004; 18(5): 285–296.

26 Schmerz bei psychischen Erkrankungen

Roland Wörz

Akuter Schmerz wird meist durch eine drohende oder eingetretene Gewebeschädigung hervorgerufen. Er begleitet und beeinflusst in Schutzfunktion und als Korrektiv die Reifung und Entwicklung eines jeden Menschen. Die „International Association for the Study of Pain" (IASP) hat als Grenze zwischen akuten und chronischen Schmerzsyndromen drei Monate festgelegt (24). Von den akuten und chronischen Formen sind rezidivierende Schmerzsyndrome zu differenzieren: Hat z. B. eine Frau jeden Monat einen Migräneanfall oder stellen sich bei einem Sportler jeweils bei starker Überlastung Gelenkschmerzen ein, so erscheint die Bezeichnung chronischer Schmerzpatient unangemessen, insbesondere wenn durch angemessene Behandlung eine normale Lebensführung möglich ist.

Akute, rezidivierende und chronische Schmerzzustände sind funktionell keine getrennten Kategorien. Migräne kann bekanntlich durch regelmäßigen Konsum und Missbrauch von bestimmten Substanzen chronifizieren und in Dauerschmerz übergehen. Vor allem bei heftiger Ausprägung können sich an akute Schmerzen chronische Verläufe anschließen: nach Herpes zoster anhaltende neuropathische Schmerzen, nach einer Fraktur ein Komplexes Regionales Schmerzsyndrom und nach einer Amputation Stumpf- und/oder Phantomschmerzen. Dies steht zweifelsfrei fest, doch sind die Gründe ungeklärt, warum zwei Drittel der Querschnittgelähmten unangenehme Empfindungen (Dysästhesien) und Schmerzen haben, ein Drittel aber nicht (38), oder warum erhebliche Schmerzen bei etwa 70 % der Krebskranken im fortgeschrittenen Stadium bestehen und bei 30 % nicht (5).

Keinesfalls bei allen, doch bei einem signifikanten Teil der chronischen Schmerzpatienten spielen Persönlichkeitsstörungen, der Stil der Schmerzverarbeitung und Erkrankungen auf psychiatrischem Gebiet eine Rolle bei der Entstehung und Ausgestaltung von Beschwerden und Symptomatik.

> Äußert ein Schmerzpatient diffuse Beschwerden und finden sich bei ihm ausgedehnte Schmerzsyndrome, so ist eher mit einer psychiatrischen Störung und mit funktionellen Beeinträchtigungen zu rechnen als bei Patienten mit eindeutig lokalisierten und eng umschriebenen Beschwerden (16).

Bei Erkrankungen auf psychiatrischem Gebiet treten Schmerzerlebnisse etwa gleich häufig auf wie bei organischen Krankheiten (4). Allerdings bestehen bei den verschiedenen Erkrankungen recht unterschiedliche Assoziationen. Häufig sind Schmerzsyndrome mit Depressionen, Angsterkrankungen und definitionsgemäß mit somatoformen Störungen verbunden, während dies bei Schizophrenien deutlich seltener der Fall ist.

26.1 Angst und Schmerz

Akute, rezidivierende und chronische Schmerzzustände führen oft zu Angst. Sie stehen aber auch in funktioneller Beziehung zu Angsterkrankungen (generalisierte Angststörung, Panikstörung, soziale Phobien). Hier ist das Wissen aus dem psychiatrischen Fachgebiet zu beachten, dass Angststörungen gehäuft mit Depressionen assoziiert sind (25), dass Schmerzerlebnisse aber auch gehäuft bei Depressionen gefunden werden (46). Bei einem Teil der chronischen Schmerzkranken, so bei Fibromyalgie, findet sich die unheilvolle Trias

„Schmerz – Angst – Depression". Sie ist eingehend zu analysieren und entsprechend mehrdimensional zu therapieren. Mit der nahe liegenden Bezeichnung SAD wird in der Psychiatrie allerdings schon die „Saisonal auftretende Depression" abgekürzt.

Eine multinationale WHO-Studie in 15 Zentren der Primärversorgung ergab, dass 22 % (5,5 %–33 %) der Patienten von anhaltenden Schmerzen betroffen waren, nach der verwendeten Definition meist über sechs Monate hinweg (18). Im Vergleich zu denjenigen ohne Schmerz fand sich bei den Betroffenen vierfach häufiger eine depressive Störung und ähnlich oft Angst. Dies wurde konsistent in allen Studienzentren festgestellt. Die Beziehung zwischen anhaltendem Schmerz und Beeinträchtigung in den täglichen Aktivitäten war hingegen in den Zentren inkonsistent.

Rezidivierende Schmerzerlebnisse treten im Rahmen von Panikstörungen auf. Funktionelle Herzschmerzen gehen mit einer generalisierten Angststörung einher. Diese beiden Angstkrankheiten spielen in der ärztlichen Primärversorgung eine große Rolle. Dort betrug die Querschnittsprävalenz der generalisierten Angststörung in internationalen Erhebungen 8–10 % und die der Panikstörung rund 2 % (40). In deutschen Allgemeinpraxen wurden generalisierte Angststörungen in 8,5 %, Panikstörungen in 1,3 % und Depressionen in 8,6 % festgestellt (27). 2,5 % waren gleichzeitig von einer depressiven Störung und von einer Angsterkrankung betroffen. Daher sollten diese Störungen jedem Schmerzexperten bekannt sein.

In einer Studie bei 479 Bewohnern eines Altersheims im Alter von durchschnittlich 83 Jahren wurde eine enge Beziehung zwischen Schmerzintensität/Zahl der Schmerztage und Angst/Depression gefunden. Sie trugen nach Einschätzung der Autoren signifikant zum Schmerzerleben bei (8). Solche Zahlen sagen allerdings nichts über die kausalen Zusammenhänge aus, insbesondere nicht im Einzelfall: In einer kleinen Gruppe von 41 Frauen mit chronischem Bauch-Becken-Schmerz ergab der Vergleich mit einer Gruppe von Patienten mit anderen gynäkologischen Erkrankungen eine positive Korrelation des chronischen Schmerzes mit Angst, Depression und Feindseligkeit, insgesamt jedoch bei weniger als der Hälfte der Betroffenen. Aus der Studie gingen Hinweise auf die heterogene Zusammensetzung der Gruppe mit Becken-/Bauchschmerzen hervor, wobei sich die Vermutung erhob, dass Angst und Depression Folgen des anhaltenden Schmerzes sein könnten (36).

Nicht nur in der ärztlichen Primärversorgung und in Spezialeinrichtungen, sondern auch in der Bevölkerung wurden signifikante positive Assoziationen zwischen chronischem Schmerz und Angstkrankheiten gefunden. Im National Comorbidity Survey der US-Zivilbevölkerung ergab eine repräsentative Stichprobe von n = 5.877 innerhalb einer 12-Monats-Periode enge Verbindungen mit Angststörungen (Odds Ratio von 1,92–4,27), besonders hohe Komorbiditäten mit Panikstörungen (OR = 4,27) und mit posttraumatischen Stressstörungen (OR = 3,69) im DSM-III-System (30).

26.1.1 Generalisierte Angststörung

Die generalisierte Angststörung ist nach ICD-10 F 41.1 der WHO (43) wie folgt definiert: „Das wesentliche Symptom ist eine generalisierte und anhaltende Angst, die aber nicht auf bestimmte Situationen in der Umgebung beschränkt oder darin nur besonders betont ist, d. h., sie ist frei flottierend. Wie bei anderen Angststörungen sind die hauptsächlichen Symptome sehr unterschiedlich, aber Beschwerden wie ständige Nervosität, Zittern, Muskelspannung, Schwitzen, Benommenheit, Herzklopfen, Schwindelgefühle oder Oberbauchbeschwerden gehören zu diesem Bild. Häufig werden Befürchtungen geäußert, der Betreffende selbst oder ein Angehöriger könnten demnächst erkranken oder verunglücken, sowie eine große Anzahl anderer Sorgen und Vorahnungen. Diese Störung findet sich häufiger bei Frauen, oft in

Zusammenhang mit langdauernder Belastung durch äußere Umstände. Der Verlauf ist unterschiedlich, tendiert aber zu Schwankungen und Chronifizierung."

Diagnostische Leitlinien:
Die betreffende Person muss primäre Symptome von Angst an den meisten Tagen, mindestens mehrere Wochen lang aufweisen. In der Regel sind folgende Einzelsymptome festzustellen:

▶ „Befürchtungen (Sorge über zukünftiges Unglück, Nervosität, Konzentrationsschwierigkeiten usw.)
▶ motorische Spannung (körperliche Unruhe, Spannungskopfschmerz, Zittern, Unfähigkeit, sich zu entspannen)
▶ vegetative Überregbarkeit (Benommenheit, Schwitzen, Tachykardie oder Tachypnoe, Oberbauchbeschwerden, Schwindelgefühle, Mundtrockenheit usw.)"

Von der generalisierten Angst sind Panikattacken zu unterscheiden, wobei allerdings bei manchen Schmerzpatienten beide Angstformen auftreten.

26.1.2 Panikstörung

Die Definition der Panikstörung der WHO lautet (ICD-10 F 41.0):

„Das wesentliche Kennzeichen sind wiederkehrende schwere Angstattacken (Panik), die sich nicht auf eine spezifische Situation oder besondere Umstände beschränken und deshalb auch nicht vorhersehbar sind. Wie bei anderen Angsterkrankungen variieren die Symptome von Person zu Person, typisch ist aber der plötzliche Beginn mit Herzklopfen, Brustschmerzen, Erstickungsgefühl, Schwindel und Entfremdungsgefühl (Depersonalisation oder Derealisation). Fast stets entsteht dann sekundär auch Furcht zu sterben, vor Kontrollverlust oder Angst, wahnsinnig zu werden. Die einzelnen Anfälle dauern meist nur Minuten, manchmal auch länger. Häufigkeit und Verlauf der Störung sind ziemlich unterschiedlich. Patienten erleben in einer Panikattacke häufig ein Crescendo der Angst und der vegetativen Symptome, was zu einem meist fluchtartigen Verlassen des Ortes führt ..."

Panikattacken treten abrupt und im zeitlichen Verlauf abgesetzt auf, mit oder ohne erkennbare Auslöser, auch aus dem Schlaf heraus, klingen nach Minuten bis zu wenigen Stunden wieder ab. Todesangst oder Furcht, den Verstand zu verlieren, geben den Beschwerden einen dramatischen Ausdruck. Wiederkehrende Besuche in Notfalleinrichtungen und kardiologischen Einrichtungen können die Folge sein.

Chronische Schmerzzustände können nicht nur mit Angst und Depression, sondern auch mit Ärger, Zorn oder gar Wut einhergehen. Die Verärgerung ist nicht nur mit der allgemeinen Befindlichkeit der Betroffenen verbunden, sie verringert auch die Schmerztoleranz und beeinträchtigt das psychosoziale Funktionieren. Dabei handelt es sich nicht nur um Begleit- oder Folgeerscheinungen als Epiphänome, sondern auch um rückwirkende Einflussfaktoren.

Aus der internistisch-psychosomatischen Forschung ist bekannt, dass Ärger und Feindseligkeit bei Internalisierung zu hohem Blutdruck und koronarer Herzkrankheit beitragen können (11, 20, 34) – Erkrankungen, die bei chronischen Schmerzpatienten die Lebenserwartung verkürzen.

Ärger und Zorn über ständiges Schmerzerleiden und die damit verbundene Beeinträchtigung in Beruf und Sozialleben können internalisiert werden, was für das Ich und das Selbstbewusstsein schädlich ist.

Diese Befindlichkeiten und Affekte können auch nach außen gerichtet sein und die sozialen Beziehungen stören. Schlechte Laune, Ärger oder Wut sind unerwünscht. Werden sie unterdrückt, so kann das eine depressive Störung auslösen und/oder verstärken. Die Beziehungen zu Familienangehörigen und Freunden verschlechtern sich, die soziale Unterstützung nimmt ab. Darüber hinaus können ungenügend kanalisierte Verärgerung, Zorn und Wut die Annahme des Schmerzpatienten beim Therapeuten, also die Arzt-Patienten-Beziehung stören und so den Erfolg der Behandlung schmälern (14).

26.1.3 Herzerkrankungen und psychische Störungen

Da Herzkrankheiten zu den wichtigsten Todesursachen gehören, müssen die damit verbundenen Beschwerden unverzüglich zu entsprechender Diagnostik führen, da insbesondere die rechtzeitige Erkennung eines Herzinfarkts die Chance des Überlebens erhöht. Angststörungen können mit einer koronaren Herzerkrankung verknüpft sein, finden sich aber gehäuft bei Patienten mit Brustschmerzen und negativem Organbefund, speziell im Koronarangiogramm (10). Wurde eine bedrohliche Erkrankung durch (wiederholte) Untersuchungen ausgeschlossen, so ist die entsprechende Aufklärung Bestandteil einer angemessenen Behandlung. Dabei ist es wichtig, dass der Patient sich ernst genommen fühlt, der Arzt vertrauenserweckend ist und die Untersuchung gründlich war.

26.1.4 Psychopharmakotherapie

Bei akuten Angstanfällen sind anxiolytische Benzodiazepine (z. B. Alprazolam, Lorazepam) hervorragend wirksam, doch sind sie wegen ihres Gewöhnungs- und Abhängigkeitspotenzials und erhöhter Unfallgefahr nicht zur Langzeitanwendung geeignet. Bei somatoformen Störungen mit Schmerzerlebnissen ist auch die Wirksamkeit des anxiolytischen und antidepressiven Opipramol (z. B. Insidon®) nachgewiesen worden (41). Kurz- und mittelfristig, d. h. einige Wochen lang, kommen ein- bis zweiwöchentliche Fluspirilen-Depot-Injektionen (z. B. Imap®) i.m. in Frage. Bei darüber hinausgehender Anwendung dieses angstlösenden Neuroleptikums sind extrapyramidale Störungen zu befürchten, die irreversibel sein können.

Hingegen sind anxiolytische Antidepressiva eine Option für die langfristige Behandlung. Wie bei mit depressiven Störungen verbundenen chronischen Schmerzsyndromen eignen sich hier vor allem trizyklische Antidepressiva (z. B. Amitriptylin, Doxepin, Trimipramin). Bei kardialen Krankheiten wie KHK, Zustand nach Herzinfarkt, Herzinsuffizienz und Herzrhythmusstörungen sind sie allerdings wegen potenziell auftretender kardialen Nebenwirkungen und auch wegen der anticholinergen Begleiteffekte kontraindiziert. Kardial unbedenkliche Alternativen sind die selektiven Serotoninwiederaufnahmehemmer (SSRI), z. B. Citalopram, Paroxetin und Fluvoxamin, sowie die dual am serotonergen und noradrenergen System ansetzenden, kardial unbedenklichen Substanzen Mirtazapin und Duloxetin.

Die antidepressive Behandlung ist bei kardiovaskulären Erkrankungen auch deshalb von besonderer Bedeutung, weil etwa 20 % der Patienten mit koronarer Herzkrankheit gleichzeitig eine klinisch relevante depressive Störung aufweisen, die das Mortalitätsrisiko deutlich erhöht. Auf der anderen Seite sind depressiv Kranke etwa um den Faktor 2 (zwischen 1,14 und 4,16) dem erhöhten Risiko ausgesetzt, kardiovaskulär zu erkranken (21).

Die pathogenetische Vorstellung über diesen Zusammenhang ist, dass bei einer Depression über den Hypothalamus der Sympathikus aktiviert und der Parasympathikus gehemmt wird. Folgen sind die Erhöhung von Herzfrequenz, Blutdruck, vasomotorischem Tonus und kardialer Kontraktilität (33). Dadurch kann sich ein Missverhältnis zwischen dem Sauerstoffangebot bei verengten Koronararterien und der Sauerstofferfordernis entwickeln bzw. verschlechtern, mit der Folge einer Ischämie bis bin zum Myokardinfarkt.

26.2 Belastungsreaktionen und Anpassungsstörungen

Außergewöhnlich belastende Ereignisse oder Lebensveränderungen können zu Belastungsreaktionen und Anpassungsstörungen führen.

26.2.1 Akute Belastungsreaktion

Für die Schmerztherapie ist die akute Belastungsreaktion (ICD-10 F 43.0) als vorübergehende Störung auf eine außergewöhnliche körperliche und/oder seelische Belastung wenig bedeutsam, da sie innerhalb von Stunden oder Tagen abklingt. Das auslösende Ereignis kann ein überwältigendes Trauma sein, eine ernsthafte Bedrohung für Sicherheit oder körperliche Unversehrtheit der Betroffenen selbst oder geliebter Personen, gewaltsame Einwirkungen wie Unfall, Verbrechen oder Vergewaltigung, drohende Veränderung der sozialen Stellung oder des Beziehungsnetzes, z. B. durch Todesfälle.

26.2.2 Posttraumatische Belastungsstörung

Die posttraumatische Belastungsstörung (ICD-10 F 43.1) ist in der Algologie von größerer Bedeutung. Die Störung folgt dem Trauma manchmal verzögert mit einer Latenz von Wochen bis zu Monaten, nach schwerem Unfall, Naturkatastrophen, Folterung, Vergewaltigung oder Beobachtung des gewaltsamen Todes anderer.

Neben den typischen Merkmalen wie wiederkehrende Erinnerung, Alpträume, Gefühl von emotionaler Stumpfheit und Betäubtsein können vielfältige psychosomatische Störungen wie Übererregtheit, Schlafstörung, Angst und Depression auftreten, insbesondere aber auch anhaltendes Schmerzerleben. Dies zeigen immer wieder Einzelverläufe, z. B. in der Begutachtung nach Arbeitsunfällen oder bei psychisch und sozial geschädigten Frauen durch Vergewaltigungen.

Im DSM-IV-System der Amerikanischen Psychiatrischen Gesellschaft (2) werden diese anhaltenden Erkrankungen als Posttraumatische Stressstörung geführt. Diese Erkrankungen können anhaltenden Schmerz und damit verbundenes Leiden interaktionell verstärken (35).

26.3 Somatoforme Störung

Bei dieser Bezeichnung handelt es sich um einen Gruppenbegriff. „Das Charakteristikum ist die wiederholte Darbietung körperlicher Symptome in Verbindung mit hartnäckigen Forderungen nach medizinischen Untersuchungen trotz wiederholter negativer Ergebnisse und Versicherung der Ärzte, dass die Symptome nicht körperlich begründbar sind. Falls irgendwelche körperlichen Symptome vorhanden sind, erklären sie nicht die Art und das Ausmaß der Symptome oder das Leiden und die innerliche Beteiligung des Patienten" (ICD-10 F 45).

26.3.1 Anhaltende somatoforme Schmerzstörung

Für das Gebiet des Schmerzes ist die Somatisierungsstörung (F 45.0) mit wiederholt auftretenden und häufig wechselnden körperlichen Symptomen, mit vielen negativen Untersuchungen und ergebnislosen Operationen von einer gewissen Bedeutung. Die anhaltende somatoforme Schmerzstörung ist hier besonders wichtig (ICD-10 F 45.4). Die Definition lautet: „Die vorherrschende Beschwerde ist ein andauernder, schwerer und quälender Schmerz, der durch einen physiologischen Prozess oder eine körperliche Störung nicht vollständig erklärt werden kann. Er tritt in Verbindung mit emotionalen Konflikten oder psychosozialen Problemen auf. Diese sollten schwerwiegend genug sei, um als entscheidende ursächliche Einflüsse zu gelten. Die Folge ist gewöhnlich eine beträchtliche persönliche oder medizinische Betreuung oder Zuwendung."

26.3.2 Hypochondrische Störung

Die hypochondrische Störung (ICD-10 F 45.2) wird zur Gruppe der somatoformen Störungen gerechnet. Ein Gruppencharakteristikum ist dabei „die wiederholte Darbietung körperlicher Symptome in Verbindung mit hartnäckigen Forderungen nach medizinischen Untersuchungen nach wiederholten negativen Ergebnissen, dass die Symptome nicht körperlich begründbar sind" bzw. dass die körperlichen Symptome Art und Ausmaß des Leidens nicht erklären können. Ein Bezug zu Lebensereignissen, Schwierigkeiten und Konflikten wird definitionsgemäß vorausgesetzt.

Bei der hypochondrischen Störung steht die ständige Beschäftigung mit der Möglichkeit, an einer oder mehreren schweren und fortschreitenden körperlichen Erkrankungen zu leiden, im Vordergrund. Da starker Schmerz die Aufmerksamkeit bindet, zur Einengung von Erlebnisfähigkeiten und Interessen, verbunden mit Schlafstörungen und fakultativ Suizidalität führt, sollte diese diagnostische Bezeichnung (nach persönlicher Auffassung des Verfassers) restriktiv gestellt werden, zumal sie eine abwertende und sozial stigmatisierende Bedeutung hat. Jeder Schmerztherapeut kennt ohnehin Patienten, die darüber klagen, dass sie sich als „Simulant" bezeichnet oder behandelt gefühlt hätten, dass sie „nicht ernst genommen" würden. Wenn sie dann z. B. aus Krankenkassenunterlagen oder bei Begutachtungen erfahren, dass sie als „Hypochonder" geführt werden, ist dies ihrer Verfassung und der Arzt-Patienten-Beziehung nicht förderlich.

26.4 Artifizielle Störung

Die artifizielle Störung ist nach ICD-10 F 68.1 wie folgt definiert:

„Bei Fehlen einer gesicherten körperlichen oder psychischen Störung, Krankheit oder Behinderung täuscht der Patient wiederholt und beständig Symptome vor. Bei körperlichen Symptomen kann dies sogar so weit gehen, dass die betreffende Person sich selbst Schnittverletzungen oder Schürfwunden zufügt, um Blutungen zu erzeugen, oder sich selbst toxische Substanzen injiziert. Die Nachahmung von Schmerzen und das Bestehen auf dem Vorhandensein von Blutungen können so überzeugend und hartnäckig sein, dass wiederholt Untersu-

chungen und sogar Operationen in verschiedenen Krankenhäusern oder Ambulanzen durchgeführt werden, trotz wiederholt negativer Befunde (Hospital-Hopper-Syndrom, Münchhausen-Syndrom)."

Die artifizielle Störung begegnet dem Schmerzexperten relativ selten und wird oft lange nicht erkannt. Wurden schließlich invasive diagnostische Maßnahmen und Operationen durchgeführt, ist dann tatsächlich ein organisches oder funktionell-somatisches Substrat gegeben.

Beim „Münchhausen-Syndrom" finden sich Geschichten mit einer Mischung aus Wahrheit und Lüge, zum Teil zwanghaftes Lügen, eine bizarre Symptomatik und wiederholte Beziehungsabbrüche, manchmal bei sozialer Entwurzelung. Die Betroffenen entlassen sich oft aus Kliniken, auch gegen ärztlichen Rat, und neigen zu „Doktor-Hopping"(13).

Bei den seltenen Fällen von „Münchhausen by proxy" sind die Kinder Opfer abnormer Verhaltensweisen von Angehörigen. Der zufügenden Täterin kann es Mitgefühl und Anerkennung erbringen, wenn sie sich um das geschädigte Kind bemüht, ähnlich wie dem Feuerwehrmann, der sich besonders motiviert zeigt, den Brand zu löschen, den er selbst gelegt hat. Dabei ist von schweren psychischen Störungen auszugehen, wobei sich gehäuft frühkindliche Schädigungen durch Gewaltanwendung oder Vernachlässigung und auch anhaltender sexueller Missbrauch in der Kindheit finden. Für den psychiatrisch oder psychotherapeutisch nicht ausgebildeten Schmerzexperten ist es entscheidend, an diese Möglichkeit zu denken.

26.5 Schmerz bei Schizophrenie

Bei den Störungen des schizophrenen Formenkreises wurden bemerkenswerte Divergenzen erkannt: Eine Reihe alter Studien wies einerseits auf eine Indolenz gegenüber schmerzhaften Körperschäden und organischen Krankheiten hin, was dazu führen kann, dass Myokardinfarkt, Frakturen, Ulkusleiden und Appendizitis nicht erkannt werden (15, 29). Bei chronischen Verläufen von Schizophrenie sind die experimentellen Schmerzschwellen erhöht.

Anderseits können bei schizophrenen Erkrankungen vielfältige Sensibilitätsstörungen, Dysästhesien (unangenehmschmerzhafte Missempfindungen) und Coenästhesien auftreten, nämlich qualitativ eigenartige, teilweise bizzar geschilderte Empfindungen und Körpergefühlsstörungen. Meist wandernde, sich in Qualität, im zeitlichen Verlauf und in der Intensität verändernde Missempfindungen stehen bei der von *G. Huber* (1957) beschriebenen Unterform der „coenästhetischen Schizophrenie" im Vordergrund. Qualitativ gleiche Erlebnisse können auch bei Thalamuserkrankungen und Läsionen der thalamokortikalen Bahnen auftreten. Die fixe Entsprechung der Lokalisation spricht für die organische Entstehung, der Wechsel der Schmerzdimensionen eher für den funktionellen Charakter (45), was jedoch keinesfalls weniger Leiden beinhaltet. Der unerklärliche Wandel kann vielmehr zu einer verstärkten Ratlosigkeit führen. Allerdings treten auch bei Multipler Sklerose oft erhebliche Veränderungen in Lokalisation, Ausprägung und Art der Beschwerden und Symptome auf, in Abhängigkeit von Krankheitsaktivität und Lokalisation der Plaques im Zentralnervensystem.

Bei Schizophreniekranken können Schmerzerlebnisse auftreten
▶ wie bei nozizeptiver oder neuropathischer Entstehung,
▶ als qualitativ eigenartige Coenästhesien, die oft mit „Als ob und doch anders" oder „Wie wenn" geschildert werden,
▶ als erkennbar psychotische Phänomene, wahnhafte Produktionen des Gehirns (23).

Besteht bei einem chronischen Schmerzpatienten der Verdacht auf Coenästhesien, insbesondere auf eine Schizophrenie, so ist selbstverständlich eine psychiatrische bzw. nervenärztliche Mitbetreuung erforderlich.

26.6 Psychiatrische Aspekte bei Nacken- und Rückenschmerzen

Auch Nacken- und Rückenschmerzen haben nach zunehmender Evidenz einen Bezug zu den Gebieten Psychiatrie und Psychotherapie. Die epidemiologischen Zahlen sagen aus, dass Nackenschmerzen mit einer Punktprävalenz in der Allgemeinbevölkerung bei Frauen von 13,5–19,1 % häufiger vorkommen als bei Männern (9,5–14,5 %) (3). Hingegen betreffen (lumbale) Rückenschmerzen eher Männer als Frauen (12). Risikofaktoren für Nackenschmerzen sind Rauchen, Angst, Depression, Konflikte in Familie und Freundeskreis sowie Alkoholkonsum. Hingegen ergaben Studien über Risikofaktoren am Arbeitsplatz hier keine signifikanten Zusammenhänge (3).

Akute und rezidivierende Nackenschmerzen werden vorwiegend von Allgemeinärzten und Orthopäden behandelt. Bei anhaltenden Verläufen kommen aufgrund der interaktionellen Wirkungen in Entstehung und Ausgestaltung des Zustandes psychotherapeutisch relevante Zusammenhänge ins Spiel (s. Kap. 22: „Schmerz als psychosomatisches Geschehen"). Bei chronischen Rückenschmerzen sind nach der Studienlage Verarbeitungsstil und Persönlichkeit von Bedeutung; insbesondere aggressive und katastrophisierende Verhaltensweisen und (antizipatorische) Angst, aber auch das sture Durchhalten kann dazu beitragen, dass aus akuten oder rezidivierenden Rückenschmerzen ein anhaltendes Leiden wird.

Die wichtigsten Chronifizierungsprädiktoren von Rückenschmerzen (Tab. 1) sind nach der Auflistung von *Turk* (1997) nicht demographische Merkmale oder harte Arbeit, sondern vielmehr psychische Störungen und sozioökonomische Einflüsse (39). Bei anhaltenden Rückenschmerzen finden sich häufiger komplexe Bedingungsgefüge als monokausale Schädigungsfolgen (44).

Tab. 1: Chronifizierungsprädiktoren von Rückenschmerzen (nach 39).

Prädiktoren	Studie positiv	Studie negativ
Alter	30	13
Geschlecht	13	11
Erziehung	10	8
Einkommen	5	2
Familienstand	9	5
körperliche Arbeit	9	4
Arbeitsunzufriedenheit	7	1
Lohnersatz, Entschädigung	14	3
soziale Unterstützung	3	0
Schmerzintensität	10	2
Stresserleben	7	0
Fehlverarbeitung	7	0
Beeinträchtigungsüberzeugung	10	2
Angst, Angstvermeidung	7	2
depressive Störung	9	3
Alkohol-, Drogenmissbrauch	7	0

26.7 Missbrauch, Abhängigkeit, Toleranz und Sucht

Mögliche Störfaktoren bei der Betreuung chronischer Schmerzpatienten sind sprachliche Unstimmigkeiten und Missverständnisse zwischen den Betroffenen, den Angehörigen von Krankenkassen oder dem Medizinischen Dienst und den behandelnden Ärzten bzw. Psychologen. Die Sprachregelung steht dementsprechend in direkter Beziehung zur standardmäßigen Versorgung. Fragen des Missbrauchs, der Abhängigkeit und der medikamentösen Chronifizierung sind vor allem bei Kopfschmerzpatienten wichtig, während bei organisch verursachten Schmerzzuständen eher eine Unterversorgung speziell mit Opioidanalgetika vorliegt. Nach den Definitionen der Amerikanischen Psychiatrischen Gesellschaft (DSM-IV) sind Substanzkonsum, Abhängigkeit, Toleranz, Substanzmissbrauch und Entzug zu differenzieren.

26.7.1 Substanzmissbrauch

Substanzmissbrauch ist nach DSM-IV ein „fehlangepasstes Muster von Substanzgebrauch, das sich in wiederholten und deutlich nachteiligen Konsequenzen infolge des wiederholten Substanzgebrauchs manifestiert, wie Versagen bei wichtigen Verpflichtungen, wiederholter Gebrauch in Situationen mit körperlicher Gefährdung, immer wiederkehrende soziale und zwischenmenschliche Probleme".

Im deutschen Sprachverständnis versteht man unter Substanzmissbrauch einerseits den übermäßigen Konsum und andererseits den Gebrauch und die Zufuhr ohne entsprechende Indikation (z. B. koffeinhaltiger Analgetika zur Förderung von Wachheit und Aufmerksamkeit).

26.7.2 Toleranzentwicklung

Toleranzentwicklung ist durch eines der folgenden Kriterien definiert (2):
▶ Verlangen nach ausgeprägter Dosissteigerung, um einen Intoxikationszustand oder erwünschten Effekt herbeizuführen
▶ deutlich verminderte Wirkung bei fortgesetzter Einnahme derselben Dosis

26.7.3 Abhängigkeitssyndrom (ICD-10)

Die Begriffe der Amerikanischen Psychiatrischen Gesellschaft sind durch die bei uns gültigen Bezeichnungen der WHO zu ergänzen. Das Abhängigkeitssyndrom ICD-10 ist wie folgt definiert: „Es handelt sich um eine Gruppe körperlicher, Verhaltens- und kognitiver Phänomene, bei denen der Konsum einer Substanz oder einer Substanzklasse für die betroffene Person Vorrang hat gegenüber anderen Verhaltensweisen, die von ihr früher höher bewertet wurden. Ein entscheidendes Charakteristikum der Abhängigkeit ist der oft starke, gelegentlich übermächtige Wunsch, Substanzen oder Medikamente (ärztlich verordnet oder nicht), Alkohol oder Tabak zu konsumieren."

Diagnostische Leitlinien (ICD-10):
Die Diagnose Abhängigkeit soll nur gestellt werden, wenn irgendwann während des letzten Jahres drei oder mehr der folgenden Kriterien vorhanden waren:
► ein starker Wunsch oder eine Art Zwang, Substanzen oder Alkohol zu konsumieren
► verminderte Kontrollfähigkeit bezüglich des Beginns, der Beendigung und der Menge des Substanz- oder Alkoholkonsums
► Substanzgebrauch, mit dem Ziel, Entzugssymptome zu mildern, unter entsprechenden positiven Erfahrungen
► ein körperliches Entzugssyndrom
► Nachweis einer Toleranz

26.7.4 Entzugssyndrom

Das „Entzugssyndrom" wird im ICD-10 wie folgt definiert:
„Es handelt sich um einen Symptomenkomplex von unterschiedlicher Zusammensetzung und wechselndem Schweregrad, bei absolutem oder relativem Entzug einer Substanz, die wiederholt und zumeist über einen längeren Zeitraum und/oder in höherer Dosierung konsumiert worden ist. Beginn und Verlauf des Entzugssyndroms sind zeitlich begrenzt und abhängig von der Substanzart und der Dosis, die unmittelbar vor dem Absetzen verwendet worden ist. Das Entzugssyndrom kann durch Krampfanfälle kompliziert werden."

26.7.5 Sucht

Der lang umstrittene Begriff der Sucht führte schließlich zu einer Konsensusdefinition (9) der American Academy of Pain Medicine (AAPM), der American Pain Society (APS) und der American Society of Addiction Medicine (ASAM):
„Sucht ist eine primäre, chronische, neurobiologische Krankheit mit genetischen, psychosozialen und Umweltfaktoren, die die Entwicklung und Manifestation beeinflussen. Sie ist charakterisiert durch Verhaltensweisen, welche eines oder mehrere der folgenden Merkmale beinhalten: verminderte Kontrolle über den Substanzgebrauch, zwanghafter Gebrauch, fortgesetzter Gebrauch trotz Schaden und unbezwingbares Verlangen (craving)."

Sprachlich hängt „Sucht" mit „Siechtum" zusammen. Nach dieser Definition finden sich bei chronischen Schmerzpatienten nur sehr selten Fälle von Sucht, so dass diese Bezeichnung restriktiv verwendet werden sollte, gerade in Anbetracht der oft unzureichenden Versorgung von Schmerzpatienten. Wenn jemand jedoch in der Drogenszene eine Retardtablette öffnet, um sich den Inhalt zu injizieren mit dem Ziel, psychotrope Effekte herbeizuführen, ist das natürlich Missbrauch im Rahmen süchtigen Verhaltens. Da Substanzmissbrauch zu Angst, Depression, kognitiver Beeinträchtigung und Schlafstörungen führen kann, ist auch auf diese Folgen zu achten. Sucht tritt gehäuft zusammen mit affektiven Störungen, Angstkrankheiten und posttraumatischen Belastungssituationen auf.

Die Folgen vom Missbrauch und Sucht können mit dem Beschwerdebild unbehandelter Schmerzen Ähnlichkeiten haben, nämlich Stimmungsänderungen, Schlafstörungen, verminderte Stresstoleranz und Aufmerksamkeitsverringerung. Zu beachten ist außerdem, dass Angst, die Unterdosierung von Schmerzmitteln und stimmungsverändernde Medikamente die Entstehung von Missbrauch und Sucht begünstigen können.

26.7.6 Alkohol

Die legale Droge Alkohol ist bei akuter Einwirkung schmerzlindernd, was von vielen Menschen in einer Art Selbstbehandlung genutzt wird, auch zur Schlafregulation. Speziell bei Phantom- und Stumpfschmerzpatienten, bei nächtlichen Schmerzen durch diabetische Polyneuropathie oder Burning Feet sind beruhigender Rotwein oder andere Alkoholika (zumindest vorübergehend) lindernd wirksam. Das Überschreiten der toxischen Grenze oder eine Toleranzentwicklung gegenüber Alkohol kann aus dem Nutzen einen Schaden machen.

Viele Beobachtungen von Einzelfällen zeigen, dass bei Schmerzpatienten, die durch Alkoholkonsum in toxischer Menge geschädigt wurden, nach dem Entzug eine angemessene Schmerztherapie mit Opioiden durchaus sinnvoll sein kann und sogar einen Schutz gegen Rückfall in den Alkoholabusus darstellt. Die Unterbehandlung von Schmerzpatienten mit Opioiden kann zu einer Scheinsucht (pseudoaddiction) führen, die sich durch eine angemessene Opioidverabreichung korrigieren lässt (42).

In der Behandlung chronischer Schmerzpatienten, speziell solcher mit einer Missbrauchs-, Abhängigkeits- oder Suchtproblematik in der Vorgeschichte (17), sind ganz regelmäßige Kontrollen nach Vereinbarung angezeigt. Nach der Einstellung erfolgen sie in der Regel alle vier Wochen. Dabei sind das Ausmaß der Schmerzlinderung, das Funktionieren in Beruf und Freizeit, die Lebensqualität und der Substanzkonsum zu kontrollieren und zu dokumentieren (32, 47). Bei der Wahl der Opioidanalgetika sind lang wirksame Präparate vorzuziehen.

26.7.7 Kopfschmerz bei Medikamentenübergebrauch und im Entzug

Die Internationale Kopfschmerzgesellschaft beschreibt in der zweiten Auflage (ICHD-II) Kopfschmerzen induziert durch akuten Gebrauch von Substanzen oder deren Entzug, und differenziert dabei den akuten Substanzgebrauch von Medikamentenübergebrauch und den Entzug von Substanzen. Analgetikaabusus mit den Folgen von Abhängigkeit und damit verbundenen Schäden sind multifaktoriell bedingt und hängen mit den Eigenschaften von Medikamenten, mit der Persönlichkeit des Patienten und seinem sozialen System zusammen. Wissenschaftlich belegte Einflussfaktoren sind in Tabelle 2 aufgelistet (19).

Nach Tabelle 3 kann neben dem psychiatrisch relevanten Alkoholkonsum auch der (illegale) Konsum von Kokain sofort, d. h.

Tab. 2: Faktoren, die den Analgetikaabusus begünstigen (19).

Medikament
psychotrope Inhaltsstoffe
Verfügbarkeit – Griffnähe
Abhängigkeitsentwicklung
medikamentöse Schmerzchronifizierung
Entzugskopfschmerz
bei Migräne: beste Wirksamkeit bei Anfallsbeginn

Persönlichkeit
konstitutionelle Disposition
konditionierte Mechanismen
biographische Ereignisse/Lebenskrisen
Konfliktsituationen
abnorme psychische Struktur

Umwelt
familiäre und berufliche Belastung
Lernen durch Imitation
iatrogene Faktoren
Ratschläge Bekannter
Werbung

Tab. 3: Kopfschmerz durch akuten Substanzgebrauch (26).

Stickoxid
NO-Donatoren
Phosphodiesterase(PDE)-Hemmer
Kohlenmonoxid
Alkohol
Nahrungsbestandteile und -zusätze
Natriumglutamat
Kokain
Cannabis
Histamin
Calcitonin Gene-Related Peptide

innerhalb einer Stunde, zu Kopfschmerzen führen, während sich Kopfschmerzen bei Cannabisgebrauch innerhalb von 12 Stunden entwickeln und innerhalb von 72 Stunden wieder abklingen.

Zu den Kriterien für die Diagnose eines Kopfschmerzes bei *Ergotaminübergebrauch* gehören Kopfschmerzen an ≥ 15 Tagen/Monat mit Ergotamineinnahme an

≥ 10 Tagen/Monat regelmäßig über ≥ 3 Monate hinweg mit Kopfschmerzen oder deutlicher Verschlechterung in dieser Zeit. Ebenso werden Kopfschmerzen bei Triptangebrauch diagnostiziert beim Auftreten an ≥ 15 Tagen/Monat und Einnahme an ≥ 10 Tagen/Monat über ≥ 3 Monate hinweg.

Kopfschmerzen bei *Analgetikaübergebrauch* erfordern ebenfalls Kopfschmerzen an ≥ 15 Tagen/Monat und die Einnahme von Analgetika an ≥ 15 Tagen/Monat bei ≥ 3 Monaten regelmäßiger Einnahme. Die zeitlichen Kriterien des Auftretens von Kopfschmerzen an ≥ 15 Tagen/Monat bei Annahme von ≥ 10 Tagen/Monat regelmäßig über ≥ 3 Monate gelten auch für Kopfschmerz bei Opioidübergebrauch, Übergebrauch von Schmerzmittelmischpräparaten und anderen Medikamenten (Tab. 4).

Davon werden Kopfschmerzen differenziert, die auf den Entzug von *Koffein*, Opioiden, Östrogen und anderen chronisch eingenommenen Substanzen zurückzuführen sind (Tab. 5). Die Einzelkriterien sollten bei diagnostischer Unklarheit der ICHD-II-Klassifikation entnommen werden (26).

Tab. 4: Kopfschmerz bei Medikamentenübergebrauch (26).

Ergotaminübergebrauch
Triptanübergebrauch
Analgetikaübergebrauch
Opioidübergebrauch
Schmerzmittelmischpräparate
andere Medikation
exogene Hormone

Tab. 5: Kopfschmerz durch Entzug (26).

Koffeinentzugskopfschmerz
Opioidentzugskopfschmerz
Östrogenentzugskopfschmerz
Entzug anderer chronisch eingenommener Substanzen

26.8 Schmerz und Suizidalität

Schon in frühen Überlieferungen der Menschheitsgeschichte wurde von Suiziden berichtet, so im Alten Testament. Die Antike hindurch erfolgte darüber eine kontroverse Diskussion, reichend vom Recht oder gar der Pflicht dazu in bestimmten Situationen bis hin zur moralischen Verwerfung. In der Aufklärung traten in Europa religiöse Bewertungen allmählich zugunsten soziologischer Aspekte zurück. Im 20. Jahrhundert wurde erkannt, dass bei der Mehrzahl – in rund 90 % – der (vollzogenen) Suizide im Vorfeld eine psychische Erkrankung nachzuweisen ist, dabei in 40–70% eine depressive Störung (1).

Weitere Risikofaktoren sind Suchterkrankungen, Psychosen und chronische körperliche Erkrankungen. Neben ethnischen und kulturell bedingten Einflüssen spielen demographische Faktoren eine große Rolle. In neurobiologischer Hinsicht wurden Störungen des serotonergen Systems gefunden: eine erhöhte Dichte von 5-HT2-Rezeptoren im präfrontalen Kortex und eine verminderte Konzentration des Serotonin-Metaboliten 5-Hydroxy-Indolessigsäure (5-HIES) im Liquor.

Während Suizidversuche gehäuft bei jungen Frauen auftreten, werden bei älteren Männern 6- bis 9-mal häufiger als im Bevölkerungsdurchschnitt Suizide registriert. Akute belastende Ereignisse wie Arbeitslosigkeit, Scheidung, Verlusterlebnisse und Schulden können Auslöser sein. Nachahmungsserien wurden seit dem Erscheinen von Goethes Werther wiederholt berichtet („Werthereffekt").

Suizide im Zusammenhang mit körperlichem Schmerz oder Furcht davor fanden wiederholt ein großes Medienecho. Die gedankliche Suizidalität ist nicht nur bei Krebs-, sondern auch bei AIDS-Patienten mit dem Vorliegen von Schmerz korreliert (6). Bei Migräne kommen Suizidversuche gehäuft vor (7). Bei Patienten mit chronischen Bauchschmerzen wurde eine 2- bis 3-mal höhere Frequenz von Suizidgedanken und -versuchen als bei Patienten ohne Bauchschmerz registriert (28). Multiple-Sklerose-Patienten mit Schmerzen sind einem höheren Suizidrisiko ausgesetzt als schmerzfreie (37). Die Suizidalität ist besonders erhöht, wenn neben Schmerz eine Depression vorliegt. In einer epidemiologischen Untersuchung in Finnland, die darauf angelegt war, die Beziehung zwischen Rückenschmerzen und Tod durch Herzinfarkt zu erkunden, wurde überraschend festgestellt, dass die Probanden, welche im Jahr vor der Baseline der Studie Rücken-

schmerzen hatten, in den folgenden 10 Jahren häufiger Suizid begingen als diejenigen ohne Rückenschmerzen (31).

Zusammenfassend stellen (unzureichend behandelte) Schmerzzustände einen wichtigen Risikofaktor für Suizidgedanken, -versuche und Selbsttötung dar. Ist chronischer Schmerz mit einer depressiven Störung verbunden, ist diese Gefahr höher. Für den Algologen resultiert daraus die Pflicht der optimalen Schmerztherapie und gleichzeitig der psychiatrischen bzw. psychotherapeutischen Behandlung.

Literatur

1. **Althaus D, Hegerl U.** Ursachen, Diagnose und Therapie von Suizidalität. Nervenarzt 2004; 75/11: 1123–1134.
2. **American Psychiatric Association.** Diagnostic and Statistical Manual of Mental Disorders. DSM-IV-TR, dt. Übers. Von Saß H, Wittchen HU, Zaudig M, Huber I. Göttingen: Hogrefe, 2003.
3. **Ariens GAA, Borghouts JAJ, Koes BW.** Neck pain. In: Crombie IK et al, eds. Epidemiology of Pain. Seattle: IASP Press, 1999: 235–255.
4. **Baker JW, Merskey H.** Pain in general practice. J Psychosom Res 1967; 10: 383–387.
5. **Bonica JJ.** Management of cancer pain. In: Zimmermann M, Drings P, Wagner G, eds. Pain in the Cancer Patient. Springer: Berlin, Heidelberg, New York, Tokyo, 1984: 13–27.
6. **Breitbart W.** Suicide risk and pain in cancer and AIDS patients. In: Chapman C, Foley KM, eds. Current and Emerging Issues in Cancer Pain: Research and Practice. New York: Raven Press, 1993: 49–65.
7. **Breslau N, Davis GC, Andreski P.** Migraine, psychiatric disorders and suicide attempts: an epidemiologic study of young adults. Psychiatry Res 1991; 37: 11–23.
8. **Casten RJ, Parmelee PA, Kleban MH, et al.** The relationship among anxiety, depression, and pain in a geriatric institutionalized sample. Pain 1995; 61: 271–276.
9. **Consensus Document.** The American Academy of Pain Medicine, The American Pain Society, and the American Society of Addiction Medicine. In: Charlton JE, ed. Core Curriculum for Professional Education in Pain. 3rd ed. Seattle: IASP Press, 2005.
10. **Cormier LE, Katon W, Russo J, et al.** Chest pain with negative cardiac diagnostic studies: relationship to psychiatric illness. J Nerv Ment Dis 1998; 176: 351–358.
11. **Diamond E.** The role of anger and hostility in essential hypertension and coronary heart disease. Psychol Bull 1982; 92: 410–433.
12. **Dionne CE.** Low back pain. In: Crombie IK, et al, eds. Epidemiology of Pain. Seattle: IASP Press, 1999: 283–297.
13. **Eckhardt A.** Artifizielle Störungen. Dt Ärztebl 1996; 93: A1622–A1626.
14. **Fernandez E, Turk DC.** The scope and significance of anger in the experience of chronic pain. Pain 1995; 61: 165–175.
15. **Fishbain DA.** Pain insensitivity in psychosis. Ann Emerg Med 1982; 11: 630–632.
16. **Fishbain DA, Cutler RB, Rosomoff HL, Rosomoff RS.** Comorbidity between psychiatric disorders in chronic pain. Curr Rev Pain 1998; 2: 1–10.
17. **Fishbain DA, Rosomoff HL, Rosomoff RS.** Drug abuse, dependence, and addiction in chronic pain patients. Clin J Pain 1992; 8: 77–85.
18. **Gureje O, von Korff M, Simon G, Gater R.** Persistent pain and well-being. A World Health Organisation study in primary care. JAMA 1998; 280: 147–151.

19. **Hackenthal E, Wörz R.** Analgetika: Irrationale Anwendung, Missbrauch und Abhängigkeit. In: Hackenthal E, Wörz R, Hrsg. Medikamentöse Schmerzbehandlung in der Praxis. Stuttgart, New York: Gustav Fischer Verlag, 1985: 325–373.

20. **Herrmann JM, et al.** Essentielle Hypertonie. In: Uexküll T von, Hrsg. Psychosomatische Medizin. München: Urban & Schwarzenberg, 1998: 743–768.

21. **Heßlinger B, Härter M, Barth J, et al.** Komorbidität von depressiven Störungen und kardiovaskulären Erkrankungen. Nervenarzt 2002; 73: 205–218.

22. **Huber G.** Die coenästhetische Schizophrenie. Fortschr Neurol Psychiat 1957; 20: 491–520.

23. **Huber G, Gross G.** Schmerzerlebnisse der Schizophrenie. Psycho 1994; 20: 145–153.

24. **International Association for the Study of Pain.** Classification of Chronic Pain. Descriptions of Chronic Pain Syndromes and Definitions of Pain Terms. 2nd ed. Seattle: IASP Press, 1994.

25. **Judd LL, Kessler RC, Paulus MP, et al.** Comorbidity as a fundamental feature of generalized anxiety disorders: results from the National Comorbidity Study (NCS). Acta Psychiat Scand 1998; 98/393; 6–11.

26. **Kopfschmerzklassifikationskommitee der International Headache Society (IHS).** Die internationale Klassifikation von Kopfschmerzerkrankungen ICHD-II. Nervenheilkunde 2003; 22: 531–670 oder Cephalalgia 2004; 24: Suppl 1.

27. **Linden M, Maier W, Achberger M, et al.** Psychische Erkrankungen und ihre Behandlung in Allgemeinarztpraxen in Deutschland. Ergebnisse aus einer Studie der Weltgesundheitsorganisation (WHO). Nervenarzt 1996; 67: 205–215.

28. **Magni G, Rigattini-Luchini S, Fracke F, Merskey H.** Suicidality in chronic abdominal pain: analysis of the hispanic health and nutrition examination in survey (HHANIS). Pain 1998; 76: 137–144.

29. **Marchand WE.** Occurrence of painless myocardial infarction in psychotic patients. N Eng J Med 1955; 253: 51–55.

30. **McWilliams LA, Cox BJ, Enns MW.** Mood and anxiety disorders associated with chronic pain: an examination in a nationally representative example. Pain 2003; 106; 127–133.

31. **Penttinnen J.** Back pain and risk of the suicide among Finish farmers. Am J Public Health 1995; 85: 1452–1453.

32. **Portenoy RK.** Opioid therapy for chronic non-malign pain: Current status. In: Fields HL, Liebeskind JC, eds. Pharmacological Approaches to the Treatment of Chronic Pain: New Concepts and Critical Issues. Seattle: IASP Press, 1994: 247–287.

33. **Rothermund M.** Gemütskrankheiten und KHK. Wie Depressionen das Herz schädigen. MMW Fortschr Med 2001; 143; 742–744.

34. **Schmidt TH, et al.** Arterielle Verschlusskrankheiten: koronare Herzkrankheit, Apoplexie und Claudicatio intermittens. In: Uexküll T von, Hrsg. Psychosomatische Medizin. München: Urban & Schwarzenberg, 1998: 769–795.

35. **Sharp TJ, Harvey AG.** Chronic pain and posttraumatic stress disorder: mutual maintenance? Clin Psychol Rev 2001; 21: 857–877.

36. **Slocumb JC, Kellner R, Rosenfeld RC, Pattack D.** Anxiety and depression in patients with the abdominal pelvic pain syndrome. Gen Hosp Psychiatry 1989; 11: 48–52.

37. **Stenager E, Jensen K, Knudsen L.** Acute and chronic pain syndromes in multiple sclerosis. Acta Neurol Scand 1991; 84: 197–200.

38. **Störmer S, Gerner HJ, Grüninger W, et al.** Chronic pain/dysaesthesiae in spinal cord injury patients: results of a multicentre study. Spinal Cord 1997; 35: 446–455.

39. **Turk DC.** The role of demographic and psychosocial factors in transition from acute to chronic pain. In: Jensen TS, Turner JA, Wiesenfeld-Hallin Z, eds. Proceedings of the 8th World Congress on Pain. Seattle: IASP Press, 1997: 185–213.

40. **Üstin TB, Sartorius N.** Mental Illness in General Health Care. New York: John Wiley, 1995.

41. **Volz HP, Möller HJ.** Opipramol bei Angst- und Somatisierungsstörungen. Fortschr Neurol Psychiat 1998; 66/I: 21–24.

42. **Weissman DE, Haddox JD.** Opioid pseudo-addiction – an iatrogenic syndrome. Pain 1989; 36: 363–366.

43. **Weltgesundheitsorganisation.** Internationale Klassifikation psychischer Störungen, ICD-10. Bern, Göttingen, Toronto: Hans Huber, 1991.

44. **Wörz R.** Die multidimensionale, non-lineare Schmerzkonzeption. Ein breiter Ansatz für Erklärung und Verständnis komplexer Schmerzsyndrome. MMW Fortschr Med 2001; III–IV/119: 129–133.

45. **Wörz R.** Cenesthetic pain phenomena: erroneus productions of the brain. Psychiatry Brain Res 2002; 9: 205–210.

46. **Wörz R.** Pain in depression – depression in pain. Pain: Clin Updates. International Association for the Study of Pain. Vol. XI/5, 2003: 1–4.

47. **Wörz R, Wörz E.** Langzeitbehandlung chronischer Schmerzen mit Tilidin-Naloxon. Fortschr Med 1995; 113: 388–392.

27 Chronischer Schmerz und depressive Störungen

Roland Wörz

Die Gemeinsamkeiten von Schmerzerlebnissen und affektiven Erkrankungen sowie ihre Interaktionen sind nicht nur theoretisch interessant, sondern von erheblicher Bedeutung für die Betroffenen, ihre behandelnden Ärzte und die Versorgungssysteme: Depressionen verstärken die einschränkenden Wirkungen des Schmerzes in Beruf und Gesellschaft (32). Übereinstimmend wurde gefunden, dass depressive Schmerzpatienten weniger aktiv sind als Kontrollpersonen ohne Depression (6, 13).

Wenn bei Schmerzpatienten zusätzlich eine Depression vorhanden ist, so bestimmt dies Verlauf und Behandlungsergebnis, Beeinträchtigung und Behinderung mit (10). Wird bei chronischem Schmerz eine Depression nicht erkannt, bedeutet das „Therapieresistenz" (34). Die medizinischen Versorgungseinrichtungen werden in erhöhtem Maße beansprucht (28). Nicht nur teuere Diagnostik, wiederholte und erfolglose Rehabilitationsmaßnahmen, sondern auch frustrane Therapieversuche können also auf unbeachtete Melancholien zurückgeführt werden.

In somatisch ausgerichteten Spezialeinrichtungen finden sich zahlreiche Patienten mit therapierefraktären Leiden (Postlaminektomie- oder Postdiskektomie-Syndrom, „Failed Back Surgery Syndrome") infolge unerkannter Depressionen (19).

27.1 Epidemiologie

In den zahlreichen Untersuchungen zur Epidemiologie des Schmerzes (Übersichten 2, 5, 12) finden sich so extrem unterschiedliche Angaben, dass daraus Verwirrung resultieren kann. Daher ist die folgende Unterordnung sinnvoll:

▶ Erhebungen in der Bevölkerung
▶ Erhebungen in der Primärversorgung
▶ Erhebungen in Schwerpunktpraxen, Schmerzambulanzen und Schmerzzentren.

Im Vergleich zu gesunden Kontrollpersonen sind Depressionen bei chronischen Schmerzpatienten mehrfach häufiger (7, 26, 28). In der Allgemeinpraxis stellen Schmerzen den wichtigsten Grund für die Behandlungsaufnahme dar. In der nervenärztlichen Tätigkeit sind Depressionen häufigster und Schmerzen zweithäufigster Anlass für Arztbesuche (3).

27.1.1 Selektionsprozesse

Multidisziplinäre Einrichtungen scheinen ein Sammelbecken für Patienten mit Persönlichkeitsstörungen und psychischen Erkrankungen zu sein: In einer interdisziplinären Institution an der Universität Newcastle durchliefen 97 konsekutive chronische Schmerzpatienten ein umfangreiches Diagnostikprogramm. Sie wurden dann den Gruppen „organisch verursacht" (n = 34), „psychiatrische Fälle" (n = 31), „geringe neurotische Problematik und abnormes Krankheitsverhalten" (n = 21) und „unklassifiziert" (n = 11) zugeordnet. In den Gruppen mit psychiatrischer Relevanz waren im Vergleich zu organischen Fällen die Aktivitäten stärker vermindert, die Schmerzausdehnung war in der Anamnese größer geworden, und die Schmerzintensität hatte sich im Lauf der Zeit signifikant verstärkt (27).

Magni und *Merskey* (1987) verglichen 71 chronische Schmerzpatienten mit Organschädigungen mit 66 Schmerzkranken ohne somatische Läsion. Bei 39 % der „organischen" Patienten wurde auch eine psychiatrische Diagnose gestellt, hingegen aber bei 97 % der Schmerzpatienten ohne Organschädigung. Mit Abstand am häufigsten fanden sich reaktive, neurotische oder endogene Depressionen in der damaligen Terminologie. *Lindsay* und *Wyckoff* (1981) untersuchten 300 Patienten von zwei Schmerzzentren und stellten in 89 % bzw. 85 %, im Durchschnitt in 87 % eine Depression nach den Feighner-Kriterien fest. In einem weiteren Kollektiv von 196 Patienten einer internistisch-psychiatrischen Praxis mit Depressionen erhoben sie in 59 % wiederkehrende Schmerzen.

27.2 Diagnostische Instrumente

Die Unterschiede der Prävalenzzahlen sowohl bei Depressionen als auch bei Schmerzzuständen sind auf Selektionsprozesse sowie auf verschiedene Klassifikationen und Definitionen zurückzuführen. Dahinter stehen auch unterschiedliche Konzeptionen: Die im 20. Jahrhundert in Deutschland lange Zeit dominierende triadische Einteilung von *Kurt Schneider* in organische, endogene und reaktive bzw. neurotische Depressionen grenzte sich von der Schule von *Wernicke*, *Kleist* und *Leonhardt* ab, welche verschiedene Formen nach Erblichkeit, Symptomatik und Verlauf einschließlich Prognose differenzierte. Wieder ganz modern mutet die Auffassung von *Griesinger* (1861) an, der in psychischen Erkrankungen allgemein und Depressionen speziell ein Bedingungsgefüge von erblicher Bereitschaft, organischen Erkrankungen und sozialen Belastungen sah.

Nachdem sich die konzeptionellen Gräben und Verständnisschwierigkeiten nicht überwinden ließen, führte die Amerikanische Psychiatrische Gesellschaft ein phänomenologisch orientiertes „Diagnostisches und Statistisches Manual" (DSM) psychischer Störungen ein. Der 1952 erschienenen ersten Fassung folgten 1968 DSM-II, 1980 DSM-III, 1987 DSM-III-R (Revision) und 1994 DSM-IV (1). Im DSM-III wurde die Kategorie „Psychogene Schmerzstörung" eingeführt, aber in den darauffolgenden Versionen durch den Begriff „Somatoforme Schmerzstörung" ersetzt.

Die „International Classification of Disease" (ICD) der WHO (33) folgte dem deskriptiven Ansatz weitgehend, wobei allerdings auch Kenntnisse über die ursächlichen Zusammenhänge geopfert wurden bzw. verloren gingen. Die ICD-10-Diagnose „Anhaltende somatoforme Schmerzstörung" (F 45.4) wird wegen ihrer unscharfen Definition und speziell der ungenauen Bezugnahme zur Schmerzentstehung nicht von allen Wissenschaftlern als gelungen erachtet.

Im ICD-10-System der Weltgesundheitsorganisation werden die affektiven Störungen untergliedert in

F 30: Manische Episode,
F 31: Bipolare affektive Störung,
F 32: Depressive Episode,
F 33: Rezidivierende depressive Störung,
F 34: Anhaltende affektive Störungen (mit Zyklothymia und Dysthymia)

sowie andere und nicht näher bezeichnete affektive Störungen.

Bei der bipolaren affektiven Störung finden sich in manischen Phasen gehobene Stimmung, vermehrter Antrieb und Aktivität, bei den depressiven Auslenkungen hingegen Stimmungssenkungen, verminderter Antrieb und Aktivität. Rezidivierende depressive Störungen, bei denen wiederkehrend nur depressive Phasen auftreten, sind häufiger als manische. Die mit inadäquater Anhebung der Stimmung verbundene Manie, welche zwischen sorgloser Heiterkeit und unkontrollierter Erregung schwanken kann, ist für die Schmerztherapie wenig relevant, während depressive Auslenkungen in über 50 % der Fälle mit erheblichen Schmerzerlebnissen einhergehen. Sie können so im Vordergrund stehen, dass die zugrundeliegende Depression über Monate und Jahre hinweg nicht erkannt wird (34).

Für die Algologie sind insbesondere die mit Schmerzerlebnissen einhergehenden Depressionen wichtig. Dabei sind die Veränderungen der Stimmungslage, mit oder ohne begleitende Angst, in der Regel von einem Wechsel des allgemeinen Aktivitätsniveaus begleitet. Der Beginn der einzelnen Episoden ist oft mit belastenden Ereignissen oder Situationen in Zusammenhang zu bringen. Im ICD-System werden die verschiedenen Schweregrade in „leicht – mittelgradig – schwer" abgestuft.

Bei der Zyklothymia (ICD-10 F34.0) handelt es sich um eine „andauernde Instabilität der Stimmung mit zahlreichen Perioden leichter Depression und leicht gehobener Stimmung mit chronischem Verlauf".

Die Dysthymia (F34.1) ist ebenfalls eine „chronische depressive Verstimmung, die nach Schweregrad und nach Dauer der einzelnen Episoden nicht die Beschreibungen und Leitlinien einer leichten oder mittelgradigen rezidivierenden depressiven Störung erfüllt. Die Dysthymia hat sehr viel mit den Konzepten der depressiven Neurose und der neurotischen Depression gemeinsam". Dazugehörige Begriffe sind die ängstliche Depression und die depressive Persönlichkeitsstörung, während die Trauerreaktion unter zwei Jahren nicht dazu gerechnet wird. Chronische Schmerzzustände sind gehäuft mit schweren Depressionen und auch mit Dysthymia assoziiert (7, 35).

27.3 Schmerzerlebnisse bei depressiven Erkrankungen

Depressive Syndrome setzen sich nicht nur aus psychopathologischen Phänomenen, sondern auch aus psychomotorischen und vegetativen Symptomen zusammen. Körperlich anmutende Beschwerden und somatische Funktionsstörungen wurden zwar schon im 19. Jahrhundert erwähnt, jedoch als nachrangig eingestuft. Im 20. Jahrhundert wurde dann die Bedeutung des Schmerzes schrittweise erkannt. Schmerzerlebnisse sind bei Depressionen nach den Schlafstörungen zweithäufigste Beschwerde (4). *Lehrl*, *Zenglein* und *Gallwitz* (1980) erhoben in der Erlanger Universitätsklinik bei „75–90 % der psychogen und zyklothym depressiven Patienten" Schmerzangaben.

Von Knorring et al. (1983) fanden in einer Serie von 161 depressiven Patienten, die in die Psychiatrische Universitätsklinik in Umea, Schweden, eingewiesen worden waren, bei 64 % der Frauen und 48 % der Männer Schmerzerlebnisse. Bei manchen Kranken mit Depressionen steht das Schmerzerleiden so im Vordergrund, dass die zugrundeliegende depressive Erkrankung Monate bis Jahre lang nicht erkannt und auch nicht entsprechend behandelt wird (34).

In der zweiten Hälfte des 20. Jahrhunderts entwickelte sich eine lebhafte Diskussion über maskierte oder larvierte Depressionen, über depressive oder affektive Äquivalente. Diese Bezeichnung wurde bis in die 1980er Jahre in einer großzügigen Weise bei vielen körperlichen Beschwerden und Funktionsstörungen angewandt, für die später psychiatrische und neurologische Entitäten herausgearbeitet wurden, wie z.B. Anorexia nervosa, Restless-legs-Syndrom und Meralgia paraesthetica. Der Begriff „larvierte Depression" wird in den internationalen Klassifikationen nicht mehr verwendet.

27.4 Depressive Störungen bei Schmerzpatienten

Mit Gründung der „International Association for the Study of Pain (1973) begann die systematische Evaluation von Patienten mit akuten, wiederkehrenden und chronischen Schmerzzuständen. In diesem Zusammenhang wurde auch der Bezug zu Furcht, Angst, Wut, Depression, abnormen Persönlichkeitszügen, psychosozialen und sozioökonomischen Einflüssen studiert. Die Zahlenangaben zu Depressionen bei chronischen Patienten variieren ganz erheblich in Abhängigkeit von der untersuchten Population, den verwendeten diagnostischen Instrumenten und den Klassifikationen.

In Spezialeinrichtungen wurde früher bei etwa 5–6 % der chronischen Schmerzpatienten eine endogene Depression festgestellt (22, 34). Im DSM-III ergab sich unter Verwendung des diagnostischen Etiketts „Major Depression" eine deutlich höhere Quote, wobei in manchen Untersuchungen auch die mildere Form der „Dysthymen Störung" (Dysthymic Disorder) erfasst wurde. Nach einer Übersicht von *Dworkin* und *Gitlin* (1991) waren chronische Schmerzpatienten mit atypischen Gesichtsschmerzen, Fibromyalgie, Rücken- und Beckenschmerzen in 1,5%–57% von einer Major Depression betroffen, zusätzlich 4,3%–43,3% von einer dysthymen Störung. Nach den „Research Diagnostic Criteria" (RDC) registrierten *Kramlinger* et al. (1983) bei 100 konsekutiven Patienten, welche in die Mayo-Klinik zu einem Schmerzmanagementprogramm aufgenommen worden waren, in 25 eine „definitive" und 39 Fällen eine „wahrscheinliche" Depression. Eine Bekräftigung ergab eine später durchgeführte Untersuchung von *Maruta* et al. (1989) in derselben Einrichtung: Von 100 Patienten waren 34 „definitiv", 20 „wahrscheinlich" und 46 nicht depressiv.

27.4.1 Differenzialdiagnose Algogenes Psychosyndrom versus primär depressive Störung

Das Erscheinungsbild depressiver Störungen mit dem gleichzeitigen Auftreten von Schmerzerlebnissen kann von den Folgeerscheinungen unerträglichen Schmerzes durch Anamnese, Schmerzanalyse und psychopathologisches Zustandsbild differenziert werden.

Stellt sich bei starkem Schmerz im Rahmen von postherpetischen Neuralgien, organischen Rückenschmerzen, ständigen Stumpf- oder Phantomschmerzen oder anderen organischen Schmerzkrankheiten eine missmutig-traurige Verstimmung ein, verbunden mit Reizbarkeit, affektiver Labilität, Einengung von Erlebnisfähigkeit und Interessen, mit Insomnie und fakultativ einer Suizidalität, so wird das als „Algogenes Psychosyndrom" bezeichnet.

Bei schweren depressiven Störungen, den früher endogen genannten Depressionen, finden sich eher die Unfähigkeit, freudig oder traurig zu sein (Anhedonie), eine versteinerte Mimik sowie teilweise wahnhafte und psychotische Züge, zu verarmen, schuldig zu sein oder sich versündigt zu haben. Bei einem Teil der Betroffenen besteht ein Morgentief mit Früherwachen, Antriebshemmung und quälend erlebter Leistungsminderung in Beruf oder Tätigkeit als Hausfrau. Nachmittags setzt eine Stimmungsaufhellung mit der Rückgewinnung von Aktivität und Lebensfreude ein.

Ebenso wie bei Unklarheiten, ob ein Schmerzsyndrom erlebnisreaktiv, durch langjährige Belastung oder im Rahmen somatoformer Störungen entstanden ist, erfordert der Verdacht auf eine somatische Depression bei körperlicher Erkrankung die fachärztliche Stellungnahme. Je nach dem Ergebnis des diagnostischen Prozesses folgt dann eine systematische Schmerztherapie mit antidepressiver Zusatzbehandlung, eine Depressionstherapie mit hohen Dosen von Antidepressiva in Verbindung mit Psychotherapie und evtl. mit milieutherapeutischen Maßnahmen oder die Behandlung der Grundstörung bzw. der primären organischen Krankheit.

27.5 Hypothesen zur Entstehung von Schmerz und Depression

Auf biochemischer Ebene können gemeinsame Transmitter und zentralnervöse Verbindungswege eine Erklärung für die Überlappung von chronischen Schmerzzuständen und Depressionen anbieten. Dabei wurden insbesondere Gemeinsamkeiten bei den serotonergen und noradrenergen Transmittersystemen festgestellt (13a). In einigen Untersuchungen fanden sich gleichermaßen Hyperkortisolämie und eine abnorme Suppression der Kortisolproduktion auf Dexamethason (29). Bei Fibromyalgie mit Angst- und depressiven Störungen wurden auch Störungen in der Hypothalamus-

Hypophysen-Nebennierenrindenachse gefunden (23).

Heftiger Schmerz ist ein Stressor (15). In unerträglicher Form, etwa bei unzureichend behandelten postherpetischen Neuralgien sowie bei häufigen Phantom- und/oder Stumpfschmerzen entwickelt sich bei der Mehrzahl der Patienten ein algogenes Psychosyndrom. Schwere Depressionen mit Früherwachen, Morgentief, Unfähigkeit Gefühle zu empfinden, Entscheidungslosigkeit und Verzweiflung sind davon psychopathologisch, in der Entstehung durch hereditäre Disposition und metabolische Störungen, klar zu unterscheiden.

Wird Schmerz als ein Bewusstseinsinhalt betrachtet, so können die einzelnen Phänomene der Qualität, Intensität, Zuordnung und Bedeutungsverleihung nicht voneinander getrennt werden. Das menschliche Bewusstsein ist an eine Person mit ihrer stets einzigartigen Biographie gebunden, ist also subjektiv und individuell. Klinische Erkenntnisse und epidemiologische Ergebnisse belegen, dass heftige Schmerzen eher zu Beeinträchtigungen führen als erträgliche (2) und dass beispielsweise ausgedehnte und starke Herpes-zoster-Schmerzen eher chronifizieren als leichte Formen.

Psychodynamisch wurde Schmerz von *Freud* und seinen Schülern als Kompromiss zwischen verbotenen Wünschen und Bestrafung interpretiert. *Engel* (1959) postulierte, dass Vernachlässigungen und Missbrauch in der Kindheit Grundlage für die Entwicklung einer „Pain Prone Personality" sind. Bei diesen Menschen mit einer nach innen gerichteten Aggressivität soll Schmerz zur Regulation der intrapsychischen Ökonomie und der zwischenmenschlichen Beziehungen beitragen.

Nach dem kognitiven Vermittlungsmodell von *Rudy, Kerns* und *Turk* (1988) ist das Vorhandensein von Schmerz keine hinreichende Bedingung für die Entwicklung einer Depression (was zweifelsfrei richtig ist!). Nach ihrer Hypothese ist die Minderung der instrumentellen Aktivitäten und der Selbstkontrolle das Verbindungsglied zwischen Schmerz und Depression. Zu diesen durch Studien belegten Einflussfaktoren kommen aber genetisch angelegte oder erworbene Dispositionen („Schmerzgedächtnis"), welche bei manchen Menschen nach dem Auftreten von Schmerz die Voraussetzung für die Entwicklung von depressiven Episoden sind (31).

Von mechanischem Denken getragene Studien gingen der Frage nach, ob Depressionen dem chronischen Schmerz eher vorausgehen oder eher eine Folge sind. Die Ergebnisse waren kontrovers (vgl. 9). Bei manchen Patienten entwickeln sich Schmerz und Depression gleichzeitig.

Werden funktionelle Schmerzsyndrome und Depressionen als dynamische Systeme aufgefasst, ist dadurch auch ein Erklärungsrahmen für die Emergenz neuer Eigenschaften gegeben: Mit zunehmender Heftigkeit und damit verbundener Beeinträchtigung bei der Arbeit, beim Sport, in Haushalt und Freizeit können sich depressive Syndrome in einer krankmachenden Spirale entwickeln (35).

Literatur

1. **American Psychiatric Association.** Diagnostic and Statistical Manual of Mental Disorders. DSM-IV-TR. Dt. Übers.: Saß H, Wittchen H-U, Zaudig M, Huber I. Göttingen: Hogrefe, 2003.
2. **Bellach BM, Ellert U, Radoschewski M.** Epidemiologie des Schmerzes – Ergebnisse des Bundesgesundheitssurveys 1998. Bundesgesundheitsbl – Gesundheitsforsch – Gesundheitsschutz 2000; 43: 424–431.
3. **Bochnik HJ, Koch H.** Die Nervenarzt-Studie. Köln: Deutscher Ärzte-Verlag, 1990.
4. **Cassidy WL, Flanagan NB, Spellmann M, Cohen ME.** Clinical observations in manic-depressive disease. JAMA 1957; 164: 1535–1546.

5. **Crombie KI, Croft PR, Linden SJ, LeResche L, von Korff M, eds.** Epidemiology of Pain. Seattle: IASP Press, 1999.

6. **Doan B, Wadden PW.** Relationships between depressive symptoms and descriptions for chronic pain. Pain 1989; 36: 75–84.

7. **Dworkin RH, Gitlin MJ.** Clinical aspects of depression in chronic pain patients. Clin J Pain 1991; 7: 79–94.

8. **Engel GL.** "Psychogenic" pain and the pain-prone patient. Am J Med 1959; 26: 899–918.

9. **Fishbain DA, Cutler R, Rosomoff HL, et al.** Chronic pain-associated depression: antecedent or consequence of chronic pain? A Review. Clin J Pain 1997; 13: 116–137.

10. **Gallagher RM, Rauh V, Haugh L, et al.** Determinants of return to work in low back pain. Pain 1989; 39: 55–68.

11. **Griesinger W.** Die Pathologie und Therapie der psychischen Krankheiten. 2. Aufl. Stuttgart: Krabbe, 1861.

12. **Harstall C, Ospina M.** How prevalent is chronic pain? Pain: Clinical Updates. International Association for the Study of Pain Vol XI/2, 2003: 1–4.

13. **Haythornthwaite JA, Sieber WJ, Kerns RD.** Depression and the chronic pain experience. Pain 1991; 46: 177–184.

13a. **Keller C.** Schmerz und Depression. Bremen, London, Boston: Uni-Med, 2004.

14. **Kramlinger GG, Swanson DW, Maruta T.** Are patients with chronic pain depressed? Am J Psychiat 1983; 140: 747–749.

15. **Labhardt F.** Schmerz als Stressor. Therapiewoche 1979; 29: 4927–4934.

16. **Lehrl S, Zenglein R, Gallwitz A.** Schmerzangaben bei Schizophrenie sowie endogener und psychogener Depression im Vergleich zu Schmerzangaben bei definierten Körperkrankheiten. Krankenhausarzt 1980; 53: 55–62.

17. **Leonhard K.** Die Aufteilung der endogenen Psychosen. 6. Aufl. Berlin: Akademie-Verlag, 1986.

18. **Lindsay PG, Wyckoff M.** The depression-pain syndrome and its response to antidepressants. Psychosomatics 1981: 22; 571–577.

19. **Long DM.** Genesis of the failed back syndrome. In: Dubner R, Gebhart GF, Bond MR, eds. Proceedings of the Vth World Congress on Pain. Amsterdam, Oxford, New York: Elsevier, 1988: 244–247.

20. **Magni G, Merskey HA.** Simple examination of the relationships between pain, organic lesions and psychiatric illness. Pain 1987; 29: 295–300.

21. **Maruta T, Vatterott MK, McHardy MJ.** Pain management as an antidepressant: long-term resolution of pain-associated depression. Pain 1989: 36: 335–337.

22. **Pilowsky I.** Affective disorders and pain. In: Dubner R, Gebhart GF, Bond MR, eds. Proceedings of the Vth World Congress on Pain. Amsterdam, New York, Oxford: Elsevier 1988: 263–275.

23. **Riedel W, Layka H, Neeck G.** Secretory pattern of GH, TSH, thyroid hormones, ACTH, cortisol, FSH and LH in patients with fibromyalgia syndrome (FMS) following systemic injection of the relevant hypothalamic releasing-hormones. Z Rheumatol 1998: 57/II: 81–87.

24. **Rudy TE, Kerns RD, Turk DC.** Chronic pain and depression: toward a cognitive-behavioral mediation model. Pain 1988; 35: 129–140.

25. **Schneider K.** Klinische Pychopathologie. 14. Aufl. Stuttgart, New York: Thieme, 1992

26. **Sullivan MJL, Reesor K, Mikail S, Fisher R.** The treatment of depression in chronic low back pain: review and recommendations. Pain 1992; 50: 5–13.

27. **Tyrer SP, Capon M, Peterson DM, et al.** The detection of psychiatric illness and psychological handicaps in a British pain clinic population. Pain 1989; 36: 63–74.

28. **Van Houdenhove B, Onghena P.** Pain in depression. In: Robertson MM, Katona CLE, eds. Depression and Physical Illness. Chichester: Wiley, 1997: 465–497.

29. **von Knorring L.** Affect and pain: neurochemical mediators and therapeutic approaches. In: Dubner R, Gebhart GF, Bond MR, eds. Proceedings of the Vth World Congress on Pain. Amsterdam, New York, Oxford: Elsevier, 1988: 276–285.

30. **von Knorring L, Perris C, Eisemann M, et al.** Pain as a symptom in depressive disorders. Pain 1983; 15: 19–26.

31. **von Korff M, Simon G.** The relationship between pain and depression. Br J Psychiat 1996; 30: 101–108.

32. **Wells KB, Golding JM, Burnham MA.** Psychiatric disorder in a sample of the general

medical population with and without chronic medical conditions. Am J Psychiat 1988; 145: 976–981.

33. **Weltgesundheitsorganisation.** Internationale Klassifikation psychischer Störungen – ICD 10. Bern, Göttingen, Toronto: Hans Huber, 1991.

34. **Wörz R.** Chronischer Schmerz als Ausdruck endogener Depressionen. Therapiewoche 1980; 30/4: 468–474.

35. **Wörz R.** Pain in depression – depression in pain. Pain: Clinical Updates, International Association for the Study of Pain. Vol XI/5, 2003: 1–4.

Teil C:
Spezielle Krankheitsbilder und ihre Therapie

28 Rückenschmerz

Achim Refisch

28.1 Epidemiologie und sozialmedizinische Bedeutung

Schmerzen des Bewegungssystems und insbesondere Rückenschmerzen gehören zu den häufigsten chronischen Schmerzsyndromen. Aber auch im akuten Schmerzbereich sind sie als akute Lumbago oder akute pseudoradikuläre Lumboischialgie oder als akuter Schiefhals sehr häufig. Nur eine gezielte Abklärung und Therapie besitzt die Chance, ein erfolgloses redundantes und aufwändiges, kostenintensives Management des Rückenschmerzpatienten zu vermeiden. Verzögerungen oder budgetbedingte Verweigerung von Therapie, inadäquate Aufklärung und Überbetonung unspezifischer, irreversibler, pathomorphologischer Befunde, mangelndes funktionelles Denken und Nichterkennen psychosozialer Zusammenhänge bahnen den Weg zum chronischen Rückenschmerz mit all seinen medizinischen und psychosozialen Folgen.

Wenn man die bisher veröffentlichten epidemiologischen Studien zu Rate zieht, kann man sagen, dass die Prävalenz, jemals im Leben Rückenschmerzen zu erleiden, größer 80 % ist [490, 491, 540]. Die Punktprävalenz, jetzt Rückenschmerzen zu haben, liegt bei 30 % [420]. 40–50 % der Bevölkerung haben öfter oder immer Rückenschmerzen, dabei sind die Prozentsätze bei Frauen um ca. 10 % höher als bei Männern [421]. Zwischen 1960 und 1980 sind die Ausgaben für Rückenschmerzen in den USA um 2700 % gestiegen. Die Ausgaben 1984 betrugen 14 Milliarden US-Dollar, 1990 ca. 18 Billionen US-Dollar und 1998 25 Billionen Dollar [537, 538, 120]. In der Bundesrepublik Deutschland lagen die durch Rückenschmerzen verursachten Ausgaben in den 1990er-Jahren bei ca. 33 Milliarden DM/Jahr. Dabei waren 70 % dieser Kosten indirekte Kosten, z. B. durch 79,4 Mio. Krankheitstage wegen Rückenschmerzen pro Jahr. 30 % der Summe entfielen auf direkte Kosten. Bei dieser Aufstellung bleiben die Kosten für die Frühberentung unberücksichtigt, wobei man wissen muss, dass 31 % aller Frühberentungen 1987 wegen Rückenleiden erfolgten [409].

Bei der BEK wird pro Jahr 14,7-Millionen-mal die Diagnose „Rückenleiden" gestellt. An dieser Diagnose sind zu 61 % Hausärzte, zu 19 % Internisten, zu 16 % Orthopäden und zu 1,2 % Neurologen beteiligt [427]. Der natürliche Verlauf von Rückenschmerzen ist, dass bei 80–90 % der Patienten nach einem Monat der Rückenschmerz spontan ohne Behandlung abklingt [9, 171, 176, 177, 362, 540]. Andere Studien gehen davon aus, dass 25 % der Rückenpatienten ihre Schmerzen nach einem Jahr nicht losgeworden sind [107, 124, 538]. *Von Korff* und *Raspe* [421, 538] fanden eher ein chronisch remittierendes Muster. Ein Drittel der Patienten hätten episodische oder chronische Schmerzen. *Bergquist* [31] berichtet über eine Rückfallquote von 62 % in Schweden. 7–10 % der Patienten mit Rückenschmerzen bleiben trotz intensiver diagnostischer Abklärung und Behandlung länger als sechs Wochen arbeitsunfähig. Dieser Anteil von 7–10 % verursacht 80 % der Gesamtkosten, die durch das Symptom Rückenschmerz entstehen [171, 177, 540, 554].

Kaum ein anderes Krankheitsbild der Schmerztherapie hat aufgrund der erheblichen Kosten eine so große soziale Bedeutung. „The burden of chronic low back pain on society is enormous in terms of both patient suffering and cost" [363, 430]. Die für die USA zitierte Kostenexplosion hat in Deutschland in vergleichbarem Maße stattgefunden. Die Entwicklung wirksamer, suffizienter Therapiekonzepte für Patienten mit Rückenschmerzen ist dringend notwendig. Alte, immer noch angewendete Paradigmen zum Rückenschmerz müssen allein schon wegen der epidemiologischen Fakten als unwirksam verlassen werden. Wenn Rückenschmerzen in chronischer Form bestehen und Schmerztherapeuten involviert werden, ist meist keine Prävention mehr möglich. Dabei sollte die Schmerztherapie den Fokus auf die Entwicklung suffizienter Therapiekonzepte für chronisch Schmerzkranke richten.

28.2 Anatomische Grundlagen

Die Wirbelsäule als Achsenorgan des Körpers muss zwei sich widersprechende mechanische Funktionen erfüllen: Einerseits muss sie starr, andererseits aber auch biegsam sein. Möglich ist ihr dies durch ihre spezifische Vertäuung. Die Wirbelsäule als Ganzes kann mit dem Mast eines Schiffes verglichen werden. Der im Becken verankerte Mast erhebt sich bis in die Region des Kopfes, in Schulterhöhe trägt er als quere Rahe den Schultergürtel. Auf mehreren Etagen finden sich Bänder und Muskelzüge, die in der Art von Haltetauen angebracht sind. Sie verbinden den Mast mit seiner basalen Verankerung, dem Becken. Ein zweites System von Haltetauen verspannt in Form einer Raute den Schultergürtel [263].

Das Bewegungssegment nach *Junghans* [470] besteht aus zwei benachbarten Wirbelkörpern sowie den dazwischen liegenden gelenkigen Verbindungen, den Bandstrukturen und den entsprechenden Bandscheiben. Die ventral befindlichen Wirbelkörper mit den dazwischen liegenden Bandscheiben werden als ventraler, vorderer Pfeiler bezeichnet. Der dorsal liegende hintere Pfeiler wird von den Gelenkflächen, Wirbelbögen und Dornfortsätzen gebildet. Der vordere Pfeiler hat vornehmlich statische, der hintere dynamische Funktionen.

Nach *Schmorl* [470] ist zwischen einem vom Wirbel gebildeten passiven Segment und einem dorsalen, bewegenden Segment zu unterscheiden. Das Bewegungssegment besteht aus dem Diskus intervertebralis, dem Foramen intervertebrale, aus dem die entsprechende Nervenwurzel austritt, den Wirbelgelenken sowie dem Ligamentum flavum und dem Ligamentum interspinale. Zwischen vorderem und hinterem Pfeiler besteht eine funktionelle Verknüpfung, wobei die Pedikuli eine Schlüsselposition einnehmen. Dieses Hebelsystem erlaubt die Aufnahme und Weiterleitung von wirbelsäulenbelastenden, axialen Druckkräften. Eine direkte und passive Aufnahme geschieht durch die Bandscheibe, eine indirekte und aktive durch die tiefen, autochthonen Rückenmuskeln. Diese setzen an ihrem Hebelarm, dem Arcus vertebrae an. Aufnahme und Weiterleitung der axialen Druckkräfte erfolgen demnach gleichzeitig passiv und aktiv. Zwischen Sakrum und Schädelbasis sind in die Wirbelsäule 24 wie eben beschriebene, bewegliche Elemente eingelagert [263].

Die Bandscheibe hat einen sehr charakteristischen Aufbau und besteht aus zwei Anteilen. Der Nucleus pulposus als zentral gelegener Gallertkern gilt als Rest der embryonalen Bandscheibenanlage. Er stellt eine schleimig gallertige Masse dar, deren Wassergehalt 88 % beträgt. Die Masse ist hydrophil, hauptsächlich aus Mukopolysacchariden bestehend [358a]. Daneben finden sich Proteinchondroitinsulfatkomplexe und Hyaloronsäure. Histologisch lassen sich im Nucleus Kollagenfibrillen, blasige Chordazellen, Fibrozyten und wenige Knorpelzellen nachweisen. Diese wenigen, etwa 10 % der Gesamtmasse ausmachenden Zellen haben eine lange Lebenszeit. Sie verdoppeln sich nur etwa alle 180 Tage. Sie sind für den Aufbau der wasserbindenden Mukopolysaccharide und der strukturgebenden Kollagenfibrillen verantwortlich [358a]. Der Nucleus ist gefäß- und nervenfrei.

Aufgrund der axialen Belastung wird das Wasser im Tagesverlauf aus dem Bandscheibengewebe herausgedrängt, so dass sich die Wirbelsäule eines normalen Erwachsenen zum Abend hin um ca. 2 cm verkürzt. Während der Nachtruhe kommt es zur Entlastung der Bandscheibe und die hydrophile chemische Wirkung der Mukopolysaccharide führt dann zur erneuten Aufnahme von Wasser in den Gallertkern. Der osmotische Druck des Kerns ist beträchtlich und verringert sich mit dem Alter, so dass die Abnahme des Wassergehalts und der Spannung wohl am ehesten aufgrund einer primären Abnahme der produzierenden Zellen zu einem Mukopolysaccharidmangel führt, der die Wasserbindungsfähigkeit der Bandscheibe verringert [263]. Umhüllt wird der Nucleus von einem peripheren, fibrillären Mantel, dem Anulus fibrosus. Dieser Faserring ist aus konzentrischen Fibrillenschichten aufgebaut. Benachbarte Schichten haben einen sich schräg kreuzenden Fibrillenverlauf. Der Nucleus liegt also in einer zugfesten Hülle. Der Ring bildet ein hermetisch geschlossenes, fibrilläres Gewebe, das bei Jugendlichen einen Austritt von Gallertkernsubstanz nicht zulässt. Im Alter kommt es nahezu „physiologisch" zu einer Schädigung dieses bradytrophen Gewebes mit fehlendem Anschluss an das Gefäßsystem [263, 378].

28.3 Anamnese

Die Anamnese ist mit das wichtigste Kernstück der Differenzialdiagnostik. Im Mittelpunkt des Gesprächs steht das Schmerzgeschehen. Die weitaus häufigste differenzialdiagnostische anamnestische Abklärung muss zwischen pseudoradikulärer und radikulärer Schmerzausstrahlung erfolgen [8].

Eine radikuläre Schmerzsymptomatik zeichnet sich durch einen meist plötzlichen, abrupten Beginn mit heftigen messerstichartigen, vernichtenden, lanzinierenden Schmerzen aus, die mit einer einigermaßen klaren dermatombezogenen Schmerzausbreitung einhergehen.

Das pseudoradikuläre Schmerzsyndrom dagegen beginnt eher langsam, schleichend, besteht dauerhaft, der Schmerzcharakter ist eher dumpf, drückend, ziehend und die Schmerzausstrahlung wird nicht dermatombezogen angegeben (Tab. 1). Wird der Patient aufgefordert, den Schmerz mit einem Finger genau zu umfahren, wird er – im Gegensatz zu einem Patienten mit neuralgischem Schmerzsyndrom – das Schmerzareal mit der ganzen Hand mit einer an Waschbewegungen erinnernden Geste bezeichnen [423]. Eine Kaudakompressionssymptomatik mit Reithosenanästhesie ist selten. Trotzdem sollte stets gezielt nach der Kontrolle über die Ausscheidungsfunktionen gefragt werden, weil dieses Symptom nicht immer von den Patienten spontan berichtet wird.

Die sog. **Red Flags** von *Nachemsen* (Tab. 2) sind Hinweise auf das Vorliegen einer

Tab. 1: Differenzialdiagnose des radikulären und pseudoradikulären Syndroms.

	Radikuläres Syndrom	Pseudoradikuläres Syndrom
Beginn	Plötzlich, abrupt	Chronisch schleichend
Schmerzcharakter	Messerstichartig, hell	Dumpf, drückend, ziehend
Schmerzausstrahlung	Dermatombezogen	Nicht dermatombezogen
Schmerzauslösung	Bewegungsabhängig und/oder durch Husten, Pressen oder Niesen	Durch längere statische Belastungen auszulösen (sitzen, stehen)

Tab. 2: „Red Flags" in der Anamnese und Untersuchung sind Warnhinweise auf eine spezifische Ursache der Rückenschmerzen (nach [35, 80, 364, 442]).

- ▶ Rückenschmerzen bei Kindern und Jugendlichen unter 18 Jahren oder Schmerzbeginn im Alter >55 Jahren
- ▶ Trauma in der Anamnese
- ▶ Nächtlicher Schmerz
- ▶ Tumorerkrankung in der Vorgeschichte
- ▶ Systemische Kortikosteriodeinahme
- ▶ Drogenmissbrauch, HIV-Infektion
- ▶ Gewichtsverlust
- ▶ Systemische Erkrankung
- ▶ Anhaltende starke Bewegungseinschränkung
- ▶ Starke Schmerzen oder minimale Beweglichkeit
- ▶ Strukturelle Deformität
- ▶ Miktionsstörung
- ▶ Stuhlinkontinenz, Reithosenanästhesie
- ▶ Ausgedehnte fortschreitende motorische Schwäche oder Gangstörung
- ▶ Verdacht auf entzündliche Erkrankung (Spondylitis ankylosans)
- ▶ Schleichender Beginn im Alter unter 40 Jahren
- ▶ Ausgeprägte Morgensteifigkeit
- ▶ Persistierende Bewegungseinschränkung
- ▶ Beteiligung peripherer Gelenke
- ▶ Iritis, Hautefforeszenzen, Kolitis, Urethritis
- ▶ Positive Familienanamnese

sog. spezifischen Rückenerkrankung mit pathomorphologischem Korrelat. Dies sind u. a. Entzündungen, Erkrankungen aus dem rheumatischen Formenkreis, Trauma, Tumor, internistische, urologische und gynäkologische Erkrankungen mit somatoviszeraler Ausstrahlung in den Rücken, Neurinome, Herpes zoster und andere neurologische Erkrankungen, Osteoporose, Osteomalazie, Spinalkanalstenose, AVK, Aneurysma der Bauchaorta, Coxarthrose. Solche Ursachen spezifischer Rückenschmerzen sind allerdings selten und machen nur 1 % aller mehrwöchigen „Rückenschmerzepisoden" aus [85]. Bei mehr als drei Monate andauernden Rückenschmerzen machen die spezifischen, pathomorphologisch defi-

nierten Rückenerkrankungen 15 % aller Schmerzsyndrome aus, was die Bedeutung der „Red Flags" unterstreicht [85].

28.4 Klinische Untersuchung

28.4.1 Inspektion

Die Inspektion sollte grundsätzlich am entkleideten Patienten erfolgen. Von dorsal werden die Symmetrie der Rumpfkonturen sowie die Harmonie bei Bewegung des Rumpfes beurteilt. Geachtet wird auf die Stellung der Dornfortsätze, der Schultern und der Taille sowie auf Thoraxdeformitäten, Beinverkürzungen und auf Streckdefizite der Gelenke der unteren Extremität. Bei der seitlichen Inspektion werden die physiologischen oder unphysiologischen Kyphosen und Lordosen sowie der muskuläre Zustand der Bauchmuskulatur beurteilt. Der Patient wird aufgefordert, mit hüftbreit auseinander stehenden, gleich belasteten Beinen und durchgedrückten (extendierten) Knie- und Hüftgelenken zu stehen. Besondere Aufmerksamkeit sollte darauf verwendet werden, zwischen einer aktiven („Brust raus, Bauch rein") und passiven (schlaffen) Haltung zu differenzieren.

28.4.2 Aktive und passive Bewegungsprüfung

Die gängigen in der Orthopädie und im Gutachtenwesen häufig bestimmten Maße sind das lumbale Schober-Maß, das dorsale Ottsche-Maß, der Finger-Boden-Abstand mit gestreckten Beinen bei Rumpfbeuge nach vorn und bei Seitneigung sowie in eingeschränktem Umfang der Flèche cervikale und lumbale (Tab. 3). Diese immer noch in den gängigen Standardwerken der Orthopädie zu findende „Grobuntersuchung der Wirbelsäule" ergibt jedoch keine ausreichenden Hinweise auf eine spezifische schmerzverursachende Läsion. Sie ermöglicht es nicht, kritische Details zu extrahieren, die in therapeutische Konsequenzen umgesetzt werden können, wie dies aus einer erweiterten manualmedizinischen Un-

Tab. 3: Gängige orthopädische Untersuchungen der Beweglichkeit der Wirbelsäule

▶ **Schober-Maß:** Von einer Hautmarke über dem Dornfortsatz S1 wird nach kranial eine 10 cm lange Strecke abgemessen. Bei Rumpfvorbeuge vergrößert sich die Messstrecke normalerweise um 4–6 cm.

▶ **Ott-Maß:** Von einer Hautmarke über dem Dornfortsatz C7 werden nach kaudal 30 cm abgetragen. Bei Rumpfvorbeuge vergrößert sich die Strecke normalerweise um 2–6 cm.

▶ **Finger-Boden-Abstand:** Bei maximaler Vorbeugung und gestreckten Kniegelenken wird der Abstand Fingerkuppen – Boden gemessen; Norm: 0–20 cm (Maß für die kombinierte Beweglichkeit von Hüftgelenk und LWS).

▶ **Flèche cervicale, Flèche lumbale:** Der Patient steht mit der BWS an die Wand gelehnt. Gemessen wird der größte Abstand Wand – HWS bzw. Wand – lumbale Lordose.

tersuchung unter Einschluss von Muskel- und Bandstrukturen möglich ist. Daher sollte sich eine segmentale Untersuchung der Wirbelsäule nach manualmedizinischen Kriterien anschließen.

28.4.3 Manualmedizinische Untersuchung der Wirbelsäule

Die vollständige Wiedergabe der Manualmedizinischen Untersuchungstechniken würde den Rahmen dieses Buches sprengen. Es sei auf die einschlägigen Lehrbücher zur Manualmedizin verwiesen (Lehrbuch des Autors ist in Vorbereitung).

28.4.4 Muskulärer Untersuchungsbefund

Auch die willkürliche Skelettmuskulatur ist ein wichtiger potenzieller Schmerzgenerator. Die Skelettmuskulatur ist das größte Einzelorgan des menschlichen Körpers. Seit den Arbeiten von *Kellgren* [273, 274] ist bekannt, dass die Reizung von Arealen innerhalb eines Muskels Schmerzen in entfernte Bereiche überträgt. Von *Travell* und *Simons* sind die schmerzauslösenden kleinen Mus-

kelareale mit Ausstrahlungsschmerz als Triggerpunkte bezeichnet worden [488, 517, 517a]. Die mysofaszialen Schmerzsyndrome haben in der differenzialdiagnostischen Abklärung der pseudoradikulären Schmerzsyndrome der Wirbelsäule eine große Bedeutung. Die Irritationspunkte der tiefen autochthonen Muskulatur in der manualmedizinischen Diagnostik unterscheiden sich von diesen durch den fehlenden Ausstrahlungsschmerz (siehe dazu auch Kapitel 37: Myofsziales Schmerzsyndrom).

Ein myofaszialer Schmerz wird von Triggerpunkten meist in spezifischen Mustern übertragen, die für jeden Muskel charakteristisch sind. Der teilweise auch spontan auftretende Schmerz wird selten am verantwortlichen Triggerpunkt lokalisiert. Der Übertragungsschmerz myofaszialer Triggerpunkte ist typischerweise als nozizeptiv zu charakterisieren im Sinne von dumpf, drückend, ziehend. Je nach individueller Schmerzbewertung variiert er in seiner Stärke von geringfügigem Schmerz bis zu heftigen, handlungsunfähig machenden Schmerzen. Er kann in Ruhe oder bei Bewegung auftreten. Triggerpunkte werden unmittelbar durch akute Belastung, Ermüdung, Überarbeitung, direktes Trauma und Unterkühlung aktiviert. Auch indirekte Aktivierung durch Viszeralerkrankung, Gelenkerkrankung und emotionalen Distress können Triggerpunkte aktivieren. Die zum Hervorrufen myofaszialer Schmerzen erforderliche Belastungsschwelle ist sehr variabel. Dies ist vergleichbar mit der reproduzierbaren Aktivitätsschwelle anderer Muskelschmerzen wie z. B. Belastungsangina im Sinne der Schaufensterkrankheit bei der arteriellen Insuffizienz. Wichtig ist noch hervorzuheben, dass die Belastungsschwelle, die zum Aktivieren eines latenten Triggerpunktes und damit zum Hervorrufen eines klinischen Schmerzsyndroms benötigt wird, stark vom Trainingszustand des Muskels abhängt. Je größer die Belastungstoleranz (besserer Trainingszustand) des Muskels, desto niedriger ist die Empfindlichkeit seiner Triggerpunkte für eine Aktivierung.

Von neurologischen Erkrankungen unterscheidet er sich durch das Fehlen typischer nervaler Syndrome wie Hypästhesie, Hyperpathie und anderen Veränderungen der Sensibilität. Auch die bei nervalen Erkrankungen auftretenden Muskelatrophien sind für das myofasziale Triggerpunktsyndrom nicht nachweisbar.

28.4.5 Neurologische Untersuchung

28.4.5.1 Einleitung

Die neurologische Untersuchung hat eine eminente Bedeutung in der nosologischen Zuordnung von Wirbelsäulenerkrankungen mit Schmerzausstrahlungscharakter. Täglich ist differenzialdiagnostisch zwischen radikulären, neuralgischen Schmerzen und pseudoradikulären, nozizeptiven Schmerzen zu unterscheiden (siehe Anamnese). Die Kenntnis, in welcher Höhe die spinale Nervenwurzel das Foramen intervertebrale verlässt, ist von Bedeutung, um anatomisch exakt eine diagnostische oder therapeutische Wurzelblockade der entsprechenden Spinalnervenwurzel durchführen zu können. Anatomische Varianten dieser Verhältnisse liegen im Promillbereich [360, 564].

Die zervikalen Wurzeln verlassen das Foramen intervertebrale oberhalb des entsprechenden Wirbelkörpers (z. B. Nervenwurzel C5 im Foramen intervertebrale C4, C5). Durch die Existenz der Nervenwurzel C8 ohne entsprechend klassifizierten HWK8 befinden sich die thorakalen und lumbalen Nervenwurzeln im Foramen intervertebrale unterhalb des entsprechenden Wirbelkörpers (z. B. Nervenwurzel L5 im Foramen intervertebrale L5 S1 und Nervenwurzel S1 im ersten Sakralloch. Bandscheibenbedingte Spinalwurzelläsionen führen fast nie zu sudomotorisch-sekretorischen Störungen, da die sympathischen Fasern der Nervenwurzel erst im extraforaminal gelegenen Grenzstrangganglion zugeschaltet werden. Danach teilt sich die Nervenwurzel in einen vorderen und in einen dorsalen Ast. Der dorsale Ast versorgt segmental monoradikulär die tiefe autochthone Rückenmuskulatur des Segments.

Dieser Fakt ist in der EMG-Diagnostik von Bedeutung, da die Differenzierung zwischen radikulärer Symptomatik und peripherer Nervenschädigung immer dann hinsichtlich einer Schädigung der Nervenwurzel entschieden werden kann, wenn es gelingt, entsprechende Spontanaktivität in der segmental zugeordneten tiefen autochthonen Wirbelsäulenmuskulatur nachzuweisen, die bei jeglicher peripherer Nervenschädigung immer fehlt. Der ventrale Ast ist je nach Höhe für die weit von der Nervenwurzel liegenden Ausfälle in der sog. Kennmuskulatur verantwortlich (Abb. 1).

Klinisch kommt es bei Radikulärsyndromen in unterschiedlicher Ausprägung zu Schmerzausstrahlungen entlang der Dermatomstreifen und zu entsprechenden Sensibilitätsstörungen, Ausfällen von Muskeldehnungsreflexen und bei längerem Bestehen der Symptomatik zu Muskelatrophien, die in polyradikulär innervierten Muskeln (z. B. M. pectoralis major C6–C8) nicht auffallen können. Bei den sehr häufig auftretenden Nervenwurzelschäden im Bereich der unteren HWS und der unteren LWS kann die differenzialdiagnostische Unterscheidung zwischen Wurzelläsionen und peripheren Nervenläsionen schwierig sein. Die ebenfalls abzugrenzenden pseudoradikulären Syndrome, die von den bereits erwähnten nozizeptiven Strukturen der Gelenkkapsel, der Muskulatur und der Bänder unterhalten werden, lassen sich auf Grund der anamnestischen und klinischen Untersuchungskriterien in den allermeisten Fällen problemlos differenzieren, wobei auch die entsprechenden Nervendehnungszeichen wie *Lasègue*, *Bragard* Fermoralis-Dehnungstest für die untere Extremität und Upper Limb Tension Test 1–3 [75–78] für die obere Extremität hilfreich sind. Ein positiver Nervendehnungstest weist ebenso wie ein fehlender Muskeleigenreflex auf eine nervale Läsion hin.

28.4.5.2 Zervikale Wurzeln C3/C4

Läsionen beider Segmente verursachen in gleicher Weise Schmerzen in der Nacken-

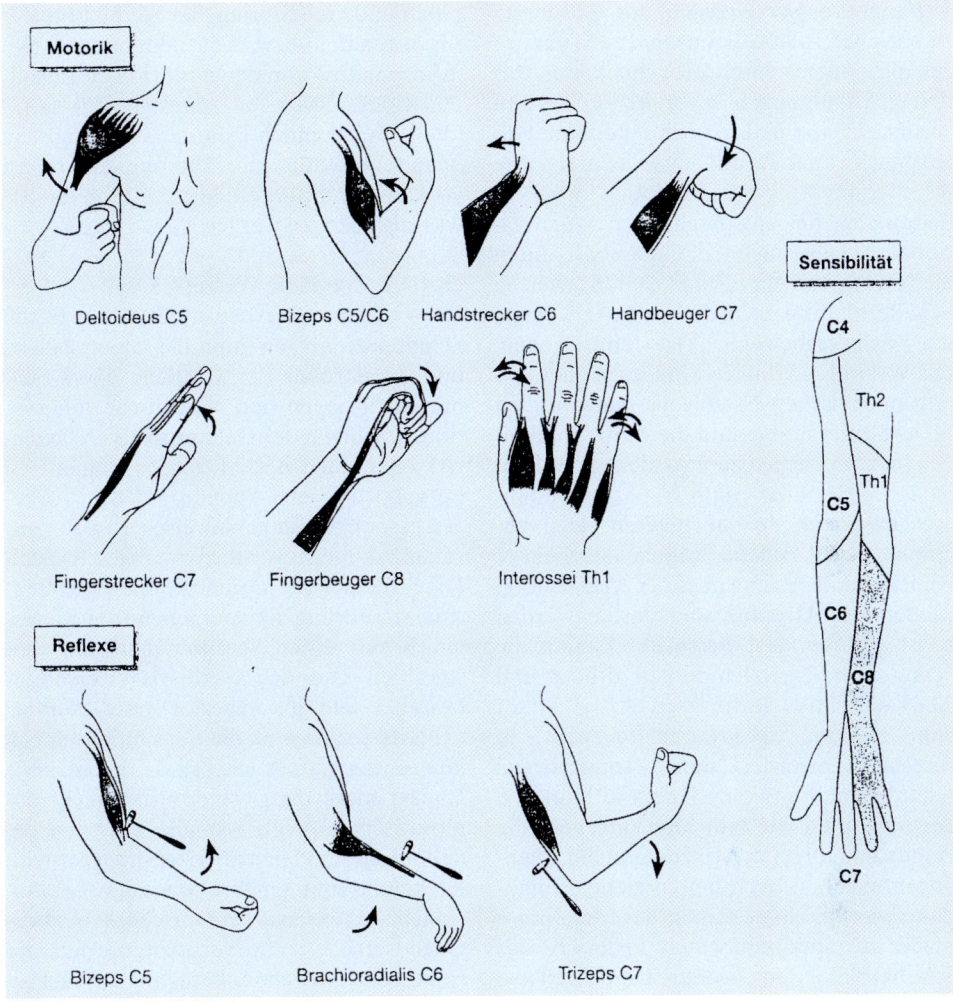

Abb. 1: Kennmuskeln und Kennreflexe sowie Sensibilitätsstörungen bei radikulären Syndromen der oberen Extremität (nach *Hoppenfeld* 1980).

Schulter-Gegend und motorische Störungen im Bereich des Zwerchfells. Die Lokalisation der Schmerzen und der evtl. objektiv fassbaren hypalgetischen Felder ergibt sich aus dem Dermatomschema. Gleichartig lokalisierte Schmerzen kommen als pseudoradikulär zu wertender „Referred Pain" und bei Erkrankungen innerer Organe in den dazugehörigen Headschen Zonen vor [44–46, 360]. Besonders zwerchfellnahe Krankheitsprozesse wie akute Gallenbla-senerkrankungen, Magenperforation, subphrenische Abzesse usw. bewirken häufig Schmerzausstrahlungen in den Schulterbereich. Sie werden über sensible Phrenikusfasern an die Segmente C3 und C4 herangetragen [360]. Das Zwerchfell stellt den Kennmuskel für C3 und C4 dar [195, 441]. Zwerchfellinnervationsstörungen können zu umschriebenen Relaxationen führen, die röntgenologisch bei der Inspiration eine sog. paradoxe Beweglichkeit zeigen.

Periphere Nervenläsion: Im Gegensatz zu peripheren Schädigungen des N. phrenicus, die häufiger durch Bronchialkarzinome und sich lymphogen ausbreitende Tumore verursacht sind und in noch selteneren Fällen auch einmal auf eine neuralgische Schulteramyotrophie hinweisen können, finden sich bei entsprechenden Wurzelläsionen Schädigungen der ebenfalls durch die Nervenwurzeln C3 und C4 innervierten Schulterblattmuskeln, die mit einer Störung der Schulterbeweglichkeit einhergehen. Die Wurzeln C3 und C4 versorgen über den rein motorischen N. dorsalis scapulae den M. levator scapulae und die Mm. rhomboidei. Im Unterschied zum Abstehen der Skapula bei Serratus- und Trapeziuslähmungen, das beim Armhochhalten noch zunimmt, gleicht sich die Scapula alata bei der Rhomboidallähmung in dieser Armposition wieder aus. Atrophie und Parese werden meist erst manifest, wenn der Patient die Schulter kräftig nach hinten drückt und gleichzeitig die gestreckten Arme hinter dem Rücken zu kreuzen versucht. In Bauchlage erfordert dies besonders viel Kraftaufwand und eine tadellose Funktion der erwähnten Muskeln. Man kann auch die Hände in die Hüften stützen und die Ellenbogen maximal nach hinten ziehen. Funktionell wirkt sich die Parese der Mm. rhomboidei in einer schlechten Fixierung des Schulterblattes aus, wodurch eine gewisse Behinderung bei besonderen, mit großem Kraftaufwand verbunden Armbewegungen entsteht. Die Funktion des M. levator scapulae wird in der Regel vom Trapezius voll kompensiert.

Sensible Störungen der eher selten betroffenen Wurzel C3 äußern sich im ventralen und dorsalen Halsbereich. Etwas häufiger können Läsionen der Wurzel C4 zu Sensibilitätsstörungen im Bereich des Schulterblattes und der Klavikula führen. Differenzialdiagnostisch ist dabei die periphere Nervenschädigung des N. supraclavicularis zu überprüfen, die sich hinsichtlich ihrer muskulären Ausfälle im M. supra- und infraspinatus durch entsprechend sichtbare Athro-

phien und eine Störung der Abduktion (M. supraspinatus) bzw. der Außenrotation (M. infraspinatus) von den motorischen Ausfällen einer C4-Läsion unterscheidet (s.o.) [360]. Gelegentlich kann eine neuralgische Schulteramyothrophie, die nur sehr selten vorkommt, differenzialdiagnostisch in Erwägung gezogen werden.

28.4.5.3 Zervikale Wurzel C5

Bei dieser Nervenwurzelläsion treten Schulterschmerzen auf, die mehr lateral und dorsal über der Wölbung des Deltamuskels gelegen sind. Motorische Innervationsstörungen des Deltamuskels (N. axillaris) oder auch des M. biceps brachii (N. musculocutaneus) können auf das Vorliegen einer C5-Läsion hinweisen. Der Bizepsreflex ist meist verwertbar abgeschwächt. Die aus einer C5-Läsion resultierende Sensibilitätsstörung ist weitgehend deckungsgleich mit einer Sensibilitätsstörung des sensiblen Astes des N. axillaris (N. cutaneus bracchei lateralis superior). Bei Nervus-axillaris-Schäden ist die Sensibilität jedoch keineswegs immer gestört, da der sensible Endast unabhängig von der Endstrecke des motorischen Axillarisanteils zwischen M. deltoideus und langem Trizepskopf austritt. Er kann somit unter Umständen bei Läsionen des N. axillaris verschont bleiben. Grundsätzlich sollte versucht werden, die isolierte motorische Schädigung des Deltoideus bei Nervus-axillaris-Schädigung durch gleichzeitiges Überprüfen der Mm. supra- und infraspinatus und des M. subscapularis zu differenzieren. Die letztgenannten, polyradikulär innervierten Muskeln enthalten alle C5-versorgte Fasern, die gelegentlich klinisch verwertbare Schwächen aufweisen können, die bei einer isolierten Axillarisschädigung nicht auftreten, da sie nicht von diesem peripheren Nerv versorgt werden. Das wesentliche kritische Detail ist jedoch ein im Seitenvergleich deutlich abgeschwächter Bizepssehnenreflex. In klinisch unklaren Fällen bedarf es einer weiter unten erläuterten elektrophysiologischen Abklärung [360]. Gelegentlich kann eine neuralgische Schulteramyothrophie, die nur sehr selten vorkommt, differenzialdiagnostisch in Erwägung gezogen werden.

28.4.5.4 Zervikale Wurzel C6

Das C6-Syndrom verursacht Schmerzausstrahlungen, die am hinteren Rand des Deltamuskels beginnen und von dort über den radialen Kondylus und die Radialseite des beuge- und streckseitigen Unterarms abwärts bis in den Daumen hinein ziehen. Im gleichen Bereich, besonders in den distalen Abschnitten, kann eine Algesie vorhanden sein. Grob fassbare Muskelatrophien sind bei diesem Syndrom nicht bekannt. Immerhin können klinisch manifeste Funktionsstörungen des M. biceps brachei (N. musculocutaneus) und des M. brachioradialis (N. radialis) vorkommen.

Die Sensibilitätsstörung einer peripheren Läsion des N. musculocutaneus ist im Gegensatz zur C6-Wurzelläsion ausschließlich auf den beuge- und radialseitigen Unterarm beschränkt und betrifft nie den Daumenhandbereich. Neben den beiden Bizepsköpfen versorgt der Nerv motorisch auch den M. coracobrachialis und den M. brachialis. Daher kann es sowohl bei C6-Läsionen als auch bei Schädigungen des N. musculocutaneus zu Paresen/Teilparesen für das Beugen im Ellenbogen bei supiniertem Unterarm kommen. Um kompensatorisch den vom N. radialis versorgten M. brachioradialis einzusetzen, hat der Patient die Tendenz, beim Beugeversuch im Ellenbogen den Vorderarm in Mittelstellung zwischen Pro- und Supination zu halten. Auch die Supinationsbewegung des Unterarms vor allem bei rechtwinklig gebeugtem Ellenbogen (da der M. biceps brachei in dieser Position seine maximale Kraftentfaltung hinsichtlich Supination entwickelt) kann abgeschwächt sein. Eine Supinationsschwäche des Unterarms in gestreckter Stellung des Ellenbogens ist sowohl bei der C6-Läsion als auch bei der Schädigung N. musculocutaneus nicht zu erwarten, da diese im Wesentlichen durch den M. supinator (N. radialis) bewirkt wird.

Nur bei oberflächlichster Betrachtung lässt sich die ausschließlich im streckseitigen radialen Anteil der Hand und des Unterarms auftretende Sensibilitätsstörung des N. radialis mit einer auch beugeseitig auftretenden Sensibilitätsstörung C6 verwechseln. Das Gleiche gilt für die häufigen Karpaltunnelsyndrome (N. medianus), bei denen zwar im Sinne von Double-Crush-Syndromen (s. u.) die volare Unterarmseite im Sinne der Sensibilitätsstörung mitbetroffen sein kann, aber nie Störungen im streckseitigen Anteil der oberen Extremität nachweisbar sind. Die Schmerzen können sogar bis zum beugeseitigen Oberarm, zur Schulter und sogar in den Nacken ausstrahlen. Führend ist das Symptom der Brachialgia paraesthetica nocturna. Die Patienten schütteln und massieren die Hand, um das diffuse Schwellungsgefühl mit Parästhesien loszuwerden.

Das Karpaltunnelsyndrom kann durch Überprüfen des Tinelzeichens differenziert werden. (Bei Beklopfen des Karpalkanals kommt es zu Parästhesien in den Fingerspitzen der radialen Finger.) Ebenso kann die Untersuchung des Phalenzeichens positiv sein. Dabei wird das Handgelenk des Patienten passiv stark nach volar oder dorsal gehalten und es treten nach 30–40 Sekunden Parästhesien im Medianusverlauf auf. Hierbei sollten die Finger gestreckt gehalten werden, da bei dieser Stellung der N. medianus am weitesten in den Kapaltunnel hineingezogen wird. Muskulär zeigt sich bei längerem Bestehen des Karpaltunnelsyndroms eine Atrophie des lateralen Daumenballens durch Paresen des M. abductor pollicis brevis und Ausfall des M. opponens pollicis. Dadurch ist die Abduktion senkrecht zur Handebene abgeschwächt. Eindrucksvoll ist das ungenügende Abspreizen des Daumens beim Versuch, einen runden Gegenstand zu umgreifen (sog. Flaschenzeichen). Die Parese des M. opponens pollicis äußert sich dadurch, dass die Berührung von Daumen und Kleinfinger beugeseitig nicht mehr gelingt.

Die beschriebenen muskulären Ausfälle bei Medianusläsion müssen differenzialdiagnostisch in gewohnter Weise gegen eine radikuläre Läsion C7 und C8 abgegrenzt werden (s. u.). Die klassische Medianusschädigung zeigt Sensibilitätsstörungen der Beugeseite, die vom Daumen bis zur Hälfte des Ringfingers gehen. Charakteristisch ist eine gleichzeitige Sensibilitätsstörung der streckseitigen Zeige- und Mittelfinger distal des proximalen Interphalangealgelenks. Sind die Sensibilitätsstörungen nicht so ausgeprägt, dass sie neben dem auch bei dieser Fragestellung differenzialdiagnostisch wichtigen Bizepssehnenreflex, der – wenn überhaupt – ausschließlich bei C6-Läsionen stark abgeschwächt oder erloschen ist, nicht als führendes klinisches kritisches Detail ausreicht, so kann die differenzierte Überprüfung der entsprechenden muskulären Ausfälle in seltenen Fällen notwenig werden. Dabei zeigen hohe Radialisläsionen in der Axilla im Gegensatz zum C6-Syndrom eine Trizepsschwäche. Schädigungen des N. radialis führen zu Paresen im Oberarmbereich und zu der bereits erwähnten Schädigung des M. brachioradialis. Läsionen im Vorderarm betreffen die Supinatoren.

Neben traumatischen Läsionen ist hier auch das sog. Supinatorlogensyndrom zu erwähnen, bei dem es zu Druckschädigungen an der Durchtrittsstelle des Nervs durch den M. supinator kommen kann. Dabei bleibt der M. extensor carpi radialis longus verschont, wohingegen der M. extensor minimi und die vom Ramus profundus versorgten Finger- und Handextensoren ausfallen. Dies führt dazu, dass bei dieser Schädigungsform des N. radialis die Finger in Grund- und Interphalangealgelenken nicht gestreckt werden können bei gleichzeitig erhaltener Streckfunktion im Handgelenk. Führend ist jedoch bei fast allen motorischen Radialisschädigungen die bekannte Fallhand, wobei die Abgrenzung einer zentralen Lähmung, z. B. durch einen Insult, von einer peripheren Schädigung durch das kräftige Ergreifen eines Gegenstandes gelingt. Bleibt die Streckunfähigkeit bei peripherer Läsion in diesem Fall erhalten, so kommt es bei zentraler Parese zu einer reflektorischen Mitbewegung der Extensoren und damit zu einer Aufhebung der Fallhand [360]. Der Nervdehnungsprovokationstest für C6 ist der Upper Limb Tension Test 1 nach *Butler*.

28.4.5.5 Zervikale Wurzel C7

Das C7-Syndrom verursacht ausstrahlende Schmerzen bis in die beugeseitigen und streckseitigen Finger [2–4]. Es findet sich eine Hyp- oder Analgesie, die sowohl volar als auch dorsal die Finger 2–4 und einen Streifen über der dorsalen Mittelhand umfasst und auch noch weiter nach proximal streifenförmig in der Mitte des streckseitigen Unterarms und an der distalen Außenseite des Oberarms auftreten kann. Kennmuskeln sind in der Regel der Trizeps und die Handgelenksbeuger. Auch der M. pronator teres sowie die ulnaren Fingerstrecker können mitbetroffen sein. Gelegentlich finden sich auch Atrophien im mittleren Anteil des M. pectoralis major: Trotz häufig deutlicher Schwäche ist der Trizeps meist nicht atrophisch.

Während bei der differenzialdiagnostischen Abgrenzung von C7-Syndromen gegenüber peripheren Medianusläsionen hinsichtlich der Sensibilitätsstörungen gelegentlich Schwierigkeiten entstehen, weil beide Hautinnervationsareale zumindest distal recht ähnlich sind, weist das Vorliegen einer Trizepsschwäche in dieser Konstellation immer auf eine C7-Läsion hin, da der N. medianus nicht den Trizeps versorgt. Wegen der aus dem Medianus versorgten Daumenmuskeln (M. flexor pollicis longus, M. abduktor pollicis brevis und M. opponens pollicis) muss vor der Diagnosestellung einer C7-Läsion bei Ausfall der entsprechenden oben genannten Muskeln immer ein Kapaltunnelsyndrom in die differenzialdiagnostischen Erwägungen miteinbezogen werden. Die peripheren Medianusläsionen sind häufiger als die radikulär bedingten Störungen dieses Bereichs. Praktisch kann man bei der Abgrenzung dieser verschiedenen Läsionen beachten, dass proximalwärts sehr exakt begrenzte Sensibilitätsstörungen dorsal am zweiten und dritten Finger sowie exakt auf die Hälfte begrenzte Sensibilitätsstörungen des Ringfingers eher für das Vorliegen einer Nervus-medianus-Schädigung im Sinne eines Karpaltunnelsyndroms sprechen. Für das Karpaltunnelsyndrom ist es typisch, aber nicht obligat, dass nächtlich betonte Schmerzen in einem großen Teil der Fälle beidseitig auftreten. Die Schmerzen treten beim über den N. medianus fortgeleiteten Karpaltunnelsyndrom nicht nur im sensibel versorgten Handareal auf, sondern können retrograd bis in die Schulter und sogar bis in die Halswirbelsäule aufsteigen. Diese Symptomatik kann aber nicht nur auf eine reine Medianusschädigung hinweisen, sondern auch durch das gleichzeitige Vorliegen einer Wurzelläsion ausgelöst werden. Solche sog. Double-Crush-Syndrome wurden erstmals von *McComas* et al. [341] 1973 beschrieben. Auch andere Autoren weisen auf die häufige Koexistenz von Karpaltunnelsyndromen und zervikalen Radikulopathien hin [76, 334, 394, 407].

Über das Handgelenk in den streckseitigen Unterarm ausstrahlende Sensibilitätsstörungen, verwertbare Abschwächungen des Trizeps oder eindeutige Seitendifferenzen des Kennreflexes des Trizeps sind dagegen beweisend für eine Läsion C7. Dagegen kann der Ausfall des M. pronator quadratus und des M. pronator teres sowohl bei Nervus-medianus-Schäden proximal der Ellenbeuge als auch bei C7-Läsionen auftreten. Da der M. brachioradialis (N. radialis) den supinierten Arm nur bis zu einer Mittelstellung pronieren kann, ist der Ausfall der erwähnten Muskeln bei einem Pronationsdefizit aus Mittelstellung zu erwarten. Ein proximaler Ausfall eines N. medianus wird jedoch nie zu differenzialdiagnostischen Schwierigkeiten führen, da es zur typischen Schwurhand kommt, bei der die Grundgelenke des Zeige- und Mittelfingers durch die vom N. ulnaris innervierten Mm. inter-

ossei etwas gebeugt werden, die Mittel- und Endgelenke dieser Finger bleiben jedoch annähernd gestreckt, während sich der Klein- und Ringfinger in Beugestellung befindet. Auf die Symptomatologie des Medianusausfalls an der Hand wurde bereits beim C6-Syndrom ausführlich eingegangen [360]. Der für die C7-Läsion typische Nervendehnungsprovokationstest ist der Upper Limb Tension Test 2.

28.4.5.6 Zervikale Wurzel C8

Beim C8-Syndrom finden wir Parästhesien im vierten und fünften Finger sowie Innervationsstörungen vorwiegend in den Muskeln des Kleinfingerballens. Die Abgrenzung gegenüber einer peripheren Ulnarisläsion ist aufgrund der vielfältigen Überlappungen extrem schwierig. Bei der C7-Läsion ist die Sensibilität im ulnaren Unterarm beuge- und streckseitig sowie im ulnaren Handbereich und in den Fingern 4 bis 5 gestört.

Wie bereits bei der Medianusläsion erwähnt, ist auch bei den peripheren Ulnarisparesen die Begrenzung der Sensibilitätsstörung wesentlich deutlicher als bei den Wurzelläsionen. Eine Ulnarisläsion ruft im Beugebereich ebenso wie eine C8-Läsion eine Sensibilitätsstörung bis zur Mittellinie des Ringfingers hervor. Diese Trennungslinie besteht für die C8-Läsion auch streckseitig, wohingegen die Ulnarisläsion eine Sensibilitätsstörung bis zur Mitte des Mittelfingers streckseitig hervorruft. Eine Abschwächung oder ein Ausfall des gleichseitigen Trizeps-brachei-Reflexes ist weniger regelmäßig als bei einer C7-Läsion, ebenso auch eine Parese im M. triceps brachei. Finden sich jedoch diese Symptome, sind sie eindeutig beweisend für das Vorliegen einer C8-Wurzelläsion und sprechen eindeutig gegen eine periphere Ulnarisschädigung.

Störungen der Pupilleninnervation können gelegentlich in Form einer Reizmydriasis bei einem akuten C8-Syndrom auftreten. Ein vollständiges Hornersyndrom ist indessen nicht zu erwarten, weil bei isolierten C8-Syndromen genügend Sympathikusfasern erhalten bleiben, die über die Wurzel Th1 und Th2 vom Centrum ciliospinale das Ganglion stellatum und den zervikalen Grenzstrang erreichen. Eine Atrophie und Parese einzelner Mm. interossei und besonders der Hypothenarmuskulatur ist weniger ausgeprägt als dies bei Ulnarisparesen zu sein pflegt. Nebst den bereits erwähnten Kriterien erlaubt vor allem eine Untersuchung der Erregungsleitungsgeschwindigkeit (Nervenleitgeschwindigkeit) des Ulnarisstammes einer Unterscheidung gegenüber einer peripheren Ulnarisläsion.

Die vom N. ulnaris (C8, Th1) am Vorderarm innervierten Muskeln beteiligen sich an der Beugung und Ulnarduktion im Handgelenk und an der Beugung der Finger 4 und 5. Die Krallenhand ist die für die Ulnarisläsion typische Fehlhaltung der Hand, die bei jeder Läsion des Nervs, die am Handgelenk oder höher lokalisiert ist, auftritt. Dabei werden ulnarbetont die Langfinger in den Grundgelenken überstreckt und in den Interphalangealgelenken gebeugt gehalten. Auch der Daumen wird im Grundgelenk überstreckt (Singe de *Janne*). Die häufig auffallende Muskelatrophie der Mm. interossei ist vor allem im Spatium interossium 1 deutlich. Bei ausschließlichen Läsionen des Ramus profundus des N. ulnaris bleibt der zum Hypothenar gehende Muskelast verschont, so dass hier die Überstreckung des Daumengrundgliedes und die Atrophie im Spatium interossium als klinische Zeichen bleiben und die typische Krallenhand nicht entsteht. Ein konstantes Zeichen, das selbst bei diskreter Ulnarisparese nachweisbar ist, ist das *Froment*-Zeichen. Die Schwäche des M. abductor pollicis macht das kräftige Festhalten eines Gegenstandes zwischen Daumen und Zeigefinger unmöglich. Dieser Ausfall wird automatisch kompensiert, indem der Patient mit Hilfe des vom Medianus innervierten M. flexor pollicis longus das Daumenendglied flektiert, um den Gegenstand so besser festhalten zu können. Diese ungewollte Beugung des Daumenendgliedes ist besonders

im Vergleich zur gesunden Gegenseite stets sehr eindrücklich und fehlt bei einer Ulnarisparese praktisch nie, außer wenn zugleich auch eine proximale Medianusläsion vorliegt. Lähmungen der Mm. interossei aufgrund einer Th1-Wurzelläsion mit entsprechendem Sensibilitätsausfall im ulnaren Anteil des beuge- und streckseitigen Ober- und Unterarms sind absolute Raritäten [360]. Der typische Nervendehnungsprovokationstest der Nervenwurzel C8 ist der Upper Limb Tension Test 3.

28.4.5.7 Lumbale Wurzel L3

Die Schmerzausstrahlung dieser Wurzel verläuft schräg nach distal vom lateral gelegenen Trochanter zum medialen Femurkondylus. Meist findet man eine deutliche Parese des M. quadriceps femoris, niemals aber eine totale Lähmung. Weniger ausgeprägt ist bei den L3-Syndromen der Ausfall im Bereich der Abduktoren (N. obturatorius L2–L4). Falls ein solcher jedoch nachweisbar ist, ist er ein sicheres Zeichen für eine Wurzelläsion, da periphere Nervusfemoralis-Schädigungen zwar auch eine Quadrizepsschwäche, jedoch nie eine Abduktorenschwäche hervorrufen können.

Vom N. femoralis werden der M. iliopsoas, der M. sartorius und der M. pectineus neben dem M. quadriceps femoris innerviert. Bei peripheren Nervus-femoralis-Läsionen ist daher die Außenrotation des Oberschenkels bei gebeugter Hüfte (Einnehmen des Schneidersitzes) im Gegensatz zu L3-Läsionen abgeschwächt. Auch die sensible Ausfallsymptomatik unterscheidet sich: Für die L3-Läsion entspricht sie der oben genannten Schmerzausstrahlung. Für die Nervus-femoralis-Läsion entspricht sie dem Versorgungsgebiet seines sensiblen Astes des N. saphenus, und zwar von der Medialseite des Oberschenkels bis zur Medialseite des Unterschenkels bis zum Innenknöchel.

Hinsichtlich der sensiblen Ausfallssymptomatik ist die Meralgia paraesthetica (N. cutaneus femoris lateralis L2 und L3) wegen ihrer ähnlichen Hautverteilung leichter zu verwechseln (laterale Fläche des Oberschenkels bis auf Höhe des Kniegelenks). Bei dieser rein sensiblen peripheren Nervenschädigung finden sich jedoch nie motorische Paresen oder Reflexausfälle. Der typische Muskeleigenreflex ist der Patellarsehnenreflex, der häufig deutlich abgeschwächt ist. Der typische Nervendehnungstest der Wurzel L3 ist der sog. umgekehrte *Lasègue*. Es handelt sich um eine bei isolierter Streckung des Oberschenkels auszulösende Dehnung des N. femoralis, die bereits zwischen den Wurzeln L3 und L4, aber auch bei der Meralgia paraesthetica anspricht [360]. Hinsichtlich des Schmerzcharakters sind der Schmerzverlauf und die Schmerzqualität abzufragen, um eine differenzialdiagnostische Abklärung zu einem nozizeptiv ausgelösten Hüftüberstreckschmerz bei Coxarthrose treffen zu können.

28.4.5.8 Lumbale Wurzel L4
Beim L4-Syndrom liegen die Schmerz- und Sensibilitätsstörungen schräg verlaufend distal der L3-Läsion vom lateralen Femurkondylus über die Schienbeinkante zum medialen Malleolus der Tibia im oberen Sprunggelenksbereich und weiter bis zum inneren Fußrand ziehend. Die motorischen Störungen einer L4-Läsion sind im Bereich des M. quadriceps femoris weniger ausgeprägt als beim L3-Syndrom, betreffen aber besonders den M. vastus medialis deutlicher. Die gleichzeitige und meist eindeutige Innervationsstörung im M. tibialis anterior erlaubt eine sichere Unterscheidung gegenüber der Femoralisläsion. Dies ist deshalb wichtig, da die sensiblen Ausfallserscheinungen der L4-Läsion leicht mit der sensiblen Ausfallssymptomatik einer Femoralisläsion im Saphenusversorgungsgebiet (s. o.) verwechselt werden kann. Da der Grenzstrang sympathische Fasern erst extraforamial zugibt, ist bei Wurzelläsionen meist keine Störung der Schweißsekretion feststellbar. Die Anhidrosis ist jedoch bei Saphenusausfällen als differenzialdiagnostisches Kriterium einbeziehbar. Der Patellarsehnenreflex ist bei L4-Syndromen meist ab-

geschwächt und bei periperen Nervus-femoralis-Läsionen (siehe unter L3) seitengleich [360].

28.4.5.9 Lumbale Wurzel L5
Die Schmerzausstrahlung des häufigen L5-Syndroms verläuft von der Außenseite des Unterschenkels etwa ab Tibikopf/Wadenbeinköpfchen strikt auf der Lateralseite der Tibia im Bereich des ventrolateralen Unterschenkels über den lateralen Malleolus im oberen Sprunggelenksbereich und den Fußrücken zur ersten und zweiten Zehe. Der konstant paretische Kennmuskel für L5-Läsionen ist der M. extensor hallucis longus. Der ebenfalls L5-Fasern enthaltende M. tibialis anterior ist jedoch überwiegend L4-versorgt (siehe dort). Er hebt den Fußinnenrand bei im oberen Sprunggelenk dorsal flektiertem Fuß. Die Patienten mit einem solchen Ausfall sind also nicht in der Lage, den Hackengang bei einwärts gedrehten Füßen vorzuführen. Die Muskelschwäche wird durch die aktive Gegenbewegung des Untersuchers in Richtung Pronation des medialen Fußrandes (Inversion) und Plantarflektion im Seitenvergleich abgeschwächt getestet. Der M. tibialis posterior hebt den medialen Fußrand bei im oberen Sprunggelenk plantar flektiertem Fuß. Der an diesem Muskel auslösbare Reflex ist der Kennreflex der Nervenwurzel L5, sofern auslösbar. Die Sehne des M. tibialis posterior zieht dorsal und distal vom Malleolus medialis zum Os naviculare. Der plantarflektierte Fuß wird bei vorhandener Reflexauslösung supiniert (Heben des medialen Fußrandes) und invertiert (einwärtsgedreht). Mit dem Reflexhammer schlägt man in die Gegend der Sehne, die entweder hinter und über oder unter und vor dem Malleolus medialis verläuft. Diese tritt am besten hervor, wenn man den Fuß in die Gegenposition, Pronation (Fußaußenrandhebung) und Eversion (Fußauswärtsdrehung) bringt. Dieser Reflex ist nur bei Personen mit relativ lebhafter Reflextätigkeit auslösbar, das heißt in ungefähr 70–75 % der Fälle [360]. Sein Ausfall ist deshalb nur dann ver-

wertbar, wenn der Reflex auf der gesunden Gegenseite eindeutig vorhanden ist.

Zur differenzialdiagnostischen Abklärung der Wurzelsyndrome von peripheren Nervenläsionen ist die Kenntnis der Versorgungsgebiete der aus den Wurzeln entstehenden peripheren Nerven von entscheidender Bedeutung. Beim L5-Syndrom kann gelegentlich der peroneale Anteil des N. ischiadicus Schwierigkeiten bereiten. Der N. peroneus communis teilt sich in einen Superficialis- und einen Profundusast. Der Profundus ist ein überwiegend motorischer Nerv, der die Zehen und Sprunggelenksextensoren des Fußes versorgt. Sensibel versorgt der Ramus profundus lediglich einen kleinen Hautbezirk zwischen erster und zweiter Zehe. Die motorische Ausfallssymptomatik am Fuß entspricht exakt denen der L5-Wurzelsyndrome mit ihren Kennmuskeln M. extensor hallucis longus und Mm. extensoris digitorum longus et brevis. Im Gegensatz zu den Peroneusschäden findet sich beim L5-Syndrom jedoch zusätzlich eine Abschwächung des M. glutaeus medius. Diese kann am besten in Seitenlage im Sinne einer Abduktionsschwäche des entsprechenden Beines geprüft werden. Da dieser Muskel peripher vom N. glutaeus superior versorgt wird und nicht vom N. peroneus, findet sich die gleichzeitige Schädigung des M. glutaeus medius nur bei den Wurzelreizsyndromen und nicht bei peripheren Profundusläsionen. Bei Musculus-glutaeus-medius-Abschwächungen kann das *Trendelenburg*-Zeichen wie bei lang bestehenden Coxarthrosen ebenso positiv werden wie das *Duchènne*-Hinken. Der sensible Ast des N. glutaeus superior versorgt die Dorsalseite des Oberschenkels und den distalen Teil des Gesäßes. Bei Peroneus-superficialis-Läsionen entspricht das sensible Ausfallgebiet dem Versorgungsgebiet der L5-Wurzelsyndrome (bis auf das bereits erwähnte Spatium interdigitale 1 und 2, das vom N. peroneus profundus versorgt wird). Motorisch entspricht der Ausfall dieser peripheren Nervenläsion jedoch eher einer S1-Wurzelsymptomatik, da die

Fußaußenrandheber (Pronation + Abduktion + Dorsalextension = Eversion) betroffen sind. Eine Peroneus-communis-Läsion, die z. B. als Lagerungsschaden postoperativ vergleichsweise häufig auftritt, würde sich im Gegensatz zu L5-Reizsyndromen in einem zusätzlichen Ausfall der Fußaußenrandhebung bemerkbar machen [360].

Der für die L5-Läsion typische Nervendehnungstest ist das *Lasèguesche* und *Bragardsche* Zeichen. Gelegentlich fallen Patienten mit älteren L5-Läsionen oder Peroneusläsionen durch die anamnestische Angabe auf, beim Treppensteigen mit dem Fuß öfter hängen zu bleiben, oder zeigen inspektorisch den typischen Steppergang.

28.4.5.10 Sakrale Wurzel S1

Das Dermatom dieser Wurzelschädigung erstreckt sich von der dorsalen Beugeseite des Oberschenkels etwa ab Höhe der Gesäßfalte schräg zum dorsolateralen Oberschenkel verlaufend, dann im Unterschenkelbereich lateral betont, im Wadenbereich über die gesamte Achillessehne ziehend bis zur Fußsohle mit Aussparung der ersten und zweiten Zehe und einem entsprechenden medialen Vorfußanteil. S1-Kennmuskeln sind der M. peroneus longus und vor allem auch brevis mit der bereits beschriebenen Fußaußenrandheberschwäche sowie der Wadenmuskelbereich (Mm. gastrocnemius und soleus), die für die Plantarflektion des Fußes und des Sprunggelenkes verantwortlich sind. Dementsprechend ist bei Prüfung der Zehenspitzengang vermindert oder erloschen. Bei nicht schmerzhaften S1-Syndromen kann der Patient anamnestisch allein darüber berichten, häufiger im Sinne von Distorsionstraumata im oberen Sprunggelenk umzuknicken, da die Stabilisierung des Außenbandbereichs durch die Peroneusmuskulatur ausfällt. Läsionen des sich ebenfalls aus dem N. ischiadicus teilenden N. tibialis können mitunter differenzialdiagnostische Schwierigkeiten bereiten.

Die sensible Hautversorgung im Unterschenkel und Fußbereich ist weitgehend mit dem sensiblen Ausfallsdermatom der

Wurzel S1 identisch. Auch motorisch zeigen sowohl die Tibialisläsion als auch die S1-Wurzelläsion eine Abschwächung aller Fuß- und Zehenbeuger. Bei gleichzeitigem Ausfall der Fußaußenrandheber wäre der ebenfalls aus dem N. ischiadicus stammende N. peroneus superficialis mitbetroffen, so dass auch hier keine Abgrenzung zu einer S1-Wurzelläsion sicher gelingt. Die Differenzialdiagnose kann allerdings gestellt werden, wenn gleichzeitig der M. glutaeus maximus eine Abschwächung zeigt, da dieser Muskel nicht vom N. ischiadicus (N. tibialis), sondern vom N. glutaeus superior innerviert wird. In Zweifelsfällen hilft die Prüfung des Achillessehnenreflexes als Kennreflex der Wurzel S1. Dieser ist bei S1-Läsionen meist erloschen oder seitendifferent. Dieses Zeichen fehlt bei den peripheren Nervenläsionen.

Der typische Nervendehnungstest für S1 ist das *Laseguesche* und *Bragardsche* Zeichen [360]. Bei der Überprüfung ist darauf zu achten, dass die Schmerzausstrahlung dem gesamten Ischiadikusverlauf entspricht. Auch die Schmerzqualität sollte neuralgisch angegeben werden können und nicht nozizeptiv. Ansonsten handelt es sich eher um einen pseudoradikulären Schmerz aus einer verkürzten, dehnungsschmerzhaften Ischiokruralmuskulatur oder einer aktivierten Coxarthrose bzw. Sakroiliakalgelenkssymptomatik.

28.4.6 Differenzialdiagnostik mittels neurophysiologischer Untersuchungsmethoden

Der neurophysiologischen Zusatzdiagnostik kommt eine wesentlich höhere Bedeutung zu als der bildgebenden. Ihr Einsatz macht nicht nur Sinn, um zur Diagnosefindung beizutragen, sondern auch, um die Schwere der Läsion (Prozessdynamik) abzuschätzen. Hinzu kommt, dass die neurophysiologischen Untersuchungsmaßnahmen ohne großen Aufwand risikolos für den Patienten durchzuführen sind.

28.4.6.1 Elektromyographie

Die neurophysiologische Untersuchungstechnik der Wahl ist nach wie vor die Elektromyographie (EMG). Bei akuten Wurzelläsionen finden sich nach ca. zwei Wochen Fibrillationen und positive scharfe Wellen, die auch als Spontanaktivität hörbar sind. Da zunächst bei akuten Wurzelläsionen Klinik und Anamnese führend sind, um einen konservativen Behandlungsversuch zu initiieren, ist die diagnostische Latenz dieser funktionellen Untersuchungsverfahren kein großes Handicap. Mit Hilfe des EMGs können akute von alten Nervenwurzelläsionen unterschieden werden. Ältere Nervenwurzelläsionen weisen allenfalls vereinzelt Fibrillationen, jedoch keine positiven scharfen Wellen als Zeichen der Spontanaktivität auf, sind jedoch gekennzeichnet durch eine vermehrte Polyphasierate und vergrößerte Muskelaktionspotenziale, die sich durch den Ausfall einzelner Muskelfasern oder ganzer motorischer Einheiten erklären. Das EMG erlaubt über sog. Reinnervationspotenziale zuverlässige Aussagen zur Prognose. Auch bei der Frage nach einer Rezidivbandscheibenerkrankung kann im EMG zweifelsfrei eine afferente Wurzelläsion nachgewiesen und eine adäquate Verlaufsbeurteilung abgegeben werden. Ein Gadolinium-NMR beschreibt hingegen nur die Topographie und liefert keine funktionellen oder dynamischen Befunde.

28.4.6.2 Elektroneurographie, F-Wellen-Diagnostik

Die alte klassische Bestimmung der Nervenleitgeschwindigkeit hat weiterhin ihren Stellenwert in der Diagnostik peripherer Nervenläsionen. Der sog. F-Wellen-Diagnostik kommt nur eine untergeordnete Bedeutung zu [252]. Im Seitenvergleich können zwar mit der F-Wellendiagnostik bei bandscheibenbedingten Wurzelläsionen pathologische Seitendifferenzen gefunden werden. Bei monoradikulären Syndromen sind jedoch im Normalbereich gelegene F-Wellen-Latenzen ohne Seitendifferenz keine Seltenheit, so dass Normalbefunde nicht gegen eine Wurzelschädigung sprechen. Auch über das Alter der ggf. nachzuweisenden Läsionen ist keine Aussage möglich [252].

28.4.6.3 Somatisch evozierte Potenziale

Die somatisch evozierten Potenziale (SEP), ob nun als Dermatom-SEP oder Nervenstamm-SEP, hätten bei pathologischen Befunden lediglich den theoretischen Vorteil, von Beginn an die Schädigung der Nervenwurzel nachweisen zu können. Insgesamt ist ihre diagnostische Aussagefähigkeit bei zervikalen Wurzelläsionen stark umstritten [252]. Ebenso wie bei der F-Wellen-Diagnostik finden sich nicht selten falsch negative Befunde [252]. Lediglich *Kotani* et al. [291] berichten, dass SEP nicht im peripheren Dermatom, sondern über den Dornfortsätzen C3, C5 und C7 ausgelöst, bei 55 Personen negative Wellen verursachten, die eine exakte Differenzierung zwischen einer radikulären Pathologie und einer myelogenen Pathologie möglich machen sollten. Allerdings lag auch hier der Prozentsatz der falsch negativen Befunde bei zervikaler Wurzelläsion bei knapp 25 %. So stellt sich die Frage, ob SEP in der Lage sind, Myelopathien klinisch ausreichend sicher von monoradikulären Wurzelläsionen zu differenzieren.

28.4.6.4 Skapulohumeraler Reflex

Der Test macht zervikale Myelopathien auch im schwierigen Bereich C1–C4 einer klinischen Diagnostik zugänglich [485]. Während Medullakompressionssymptomatiken im Hirnstamm und ab C5 klinisch gut zu diagnostizieren sind, soll durch Beklopfen der mittleren Schulterblattgräte und des Akromions eine Abduktion des Oberarms ausgelöst werden. Dieser Test soll pathognomonisch für eine zervikale Myelopathie C1–C4 sein, wenn im Sinne der Hyperaktivität eine deutlich sichtbare Abduktion des Armes auslösbar ist [485].

28.4.6.5 Magnetstimulation

Mit Magnetstimulation des zentralen und peripheren Nervensystems werden neurophysiologisch nicht oder nur indirekt zugängliche zentrale und proximale motorische Leitungsbahnen einer Untersuchung zugeführt. Derzeit liegen nur vereinzelt Untersuchungen zur diagnostischen Anwendung bei Wurzelreizsyndromen vor [556]. Folgt man den Ausführungen *Wehlings* [556], sollte das Verfahren gerade bei Wurzelläsionen aufgrund der reproduzierbaren Ergebnisse vermehrt angewendet werden. Andere Autoren [222] weisen darauf hin, dass nur erfahrene Untersucher die erforderliche optimale Stimulations- und Ableittechnik so beherrschen, dass reproduzierbare Ergebnisse möglich werden.

28.4.6.6 Ninhydrintest

Da die vegetativen efferenten Fasern weiter distal, z. B. für den Arm erst ab Th3 entspringen, kommt es bei Wurzelläsionen im Gegensatz zu peripheren Nervenschäden nicht zu einer Störung der Schweißsekretion. Insofern kann der Ninhydrintest bei der Differenzierung zwischen peripheren Nervenläsionen und Nervenwurzelläsionen hilfreich sein. Wegen der Zuschaltung der vegetativen schweißsekretorischen Fasern erst im Grenzstrang außerhalb des Neuroforamens kommt es auch bei tiefer gelegenen Wurzelläsionen nicht zu einer im Ninhydrintest nachweisbaren gestörten Schweißsekretion.

28.5 Radiologische Diagnostik

28.5.1 Röntgen

Prognostische Wertigkeit und Grundlagen der degenerativen Röntgenmorphologie. Degenerative Veränderungen an Wirbelkörpern, Bandscheiben und Wirbelgelenken sind physiologisch. Es handelt sich um normale Alterungsvorgänge [114, 378, 470]. So findet man zum Beispiel bei 50-Jährigen in 80 % spondylotische Randzacken, bei 60-Jährigen sind es bereits 90 %. Diese, sozusagen gesetzmäßig ablaufenden Veränderungen im *Junghans*'schen Segment werden durch den Wasserverlust der Bandscheiben initiiert. Die Pufferfunktion des prall gefüllten Gallertkerns nimmt ab, der Faserring wird rissig. Die vorher straffe, druckelastische Bandscheibe wird schlaff, der Faserring gelockert, seitliche Scher- und Drehbewegungen des Wirbelsegmentes treten auf, es kommt zu knöchernen Randzackenbildungen im Sinne der Abstützreaktion (Spondylose), zur vermehrten Sklerosierung der Wirbelkörpergrund- und Deckplatten (Chondrose) sowie zu hypertrophen, knöchernen Umbildungen der Wirbelgelenke mit Einengung der in der Nachbarschaft liegenden Neuroforamina (Spondylarthrose).

Auch die orthopädischen Lehrbücher [114, 378] konstatieren heute, dass degenerative Veränderungen keinen Krankheitswert besitzen müssen. Obwohl eine Meta-Analyse zwar leicht positive Korrelationen (schwach positive Odds-Ratios) zwischen Bandscheibendegeneration und unspezifischem Rückenschmerz nachwies, kommen auch diese Autoren [527] unter Berücksichtigung der möglichen Bias zu dem Schluss, dass zwischen degenerativen röntgenologisch nachweisbaren Veränderungen beim unspezifischen Rückenschmerz weder eine positive noch eine negative kausale Korrelation herzustellen sei [527]. *Andersson* [9], *Deyo* [121] und *Bigos* [36] zeigten, dass bei Berufseignungsuntersuchungen die Festlegung sog. radiologisch sichtbarer Risikofaktoren keinen prädiktiven Wert hat, um das Outcome der „Berufskarriere" vorherzusagen. Es existiert eine große Zahl von Literaturstellen, die belegen, dass bei fehlenden „Red Flags" in der Anamnese (siehe Tab. 3) Röntgenbilder keinen diagnostischen Wert haben und somit auch keine therapeutischen Rückschlüsse erlauben [1, 35, 50, 93, 156,157, 364, 368, 374, 450, 450a, 450b, 472, 535, 545]. Nur 0,2 % aller Patienten mit akuten Rückenschmerzen haben eine auf Röntgenbildern erkennbare spezifische Rückenerkrankung [307]. Die Inter- und

Intraobserver-Übereinstimmung in der gängigen Beurteilung von skelettalen Röntgenbildern ist bei Radiologen gering [151]. Nach *Van Tulder* [527] existieren nur zwei Studien [435, 436], die prospektiv kontrolliert wurden, um auch Konfounding-Faktoren zu evaluieren. Auch in diesen Studien fand sich kein Zusammenhang zwischen Bandscheibendegeneration und Lumbago bzw. unspezifischem Rückenschmerz.

Daher geht es bei der bildgebenden Diagnostik nicht darum, diese Verschleißprozesse nachzuweisen, sondern die bildgebende Diagnostik hat ihren Stellenwert in der Differenzialdiagnostik zwischen spezifischen und unspezifischen Rückenerkrankungen. Als spezifische Ursachen von Rückenerkrankungen gelten Tumormetastasen, Traumata oder osteoporotisch bedingte Frakturen, entzündliche Erkrankungen wie Morbus Bechterew, chronische Polyarthritis und andere Spondylitiden, Morbus Paget, Ostomalazie usw. Zum Ausschluss oder Nachweis dieser spezifischen Ursachen für Rückenschmerzen kann die bildgebende Diagnostik hilfreich sein, wobei neben dem klassischen Röntgenbild auch die Mehrphasenskelettszintigraphie und entsprechende labordiagnostische Parameter (BSG, kleines Blutbild, CRP, Eiweißelektrophorese, Deoxipyrolidinum im Urin, saure Phosphatase, Vitamin D) hilfreich sein können.

28.5.2 Skelettszintigraphie

Die Skelettszintigraphie ist sinnvoll, wenn sich die Fragestellung auf Skelettmetastasen oder primäre Knochentumore bzw. entzündlich rheumatische, bakteriell entzündliche oder frische, unklare Frakturen bezieht.

28.5.3 Kernspin- und Computertomographie

Der Stellenwert von Kernspin- (NMR) und Computertomographie (CT) ist bei den hier zu besprechenden Krankheitsbildern eindeutig als sekundär einzustufen. Anamnese, klinische Untersuchung und neurologischer bzw. neurophysiologischer Befund haben einen deutlich höheren Stellenwert. Die untergeordnete Bedeutung der radiologischen Diagnoseverfahren erklärt sich mit der aus Studien eindeutig belegten Tatsache, dass die Befunde des CT oder NMR relativ häufig nicht mit der klinischen Symptomatik korrelieren [40, 51, 468]. Die Häufigkeit völlig asymptomatischer Diskushernien trotz morphologisch nachgewiesener Nervenwurzelkompression liegt bei Menschen mittlerer Altersstruktur bei 30–40 % im LWS- und bei 60–66 % im HWS-Bereich [40, 51, 468].

Kügelgen [294] ist uneingeschränkt beizupflichten, wenn er sagt, dass die bildgebenden apparativen Untersuchungsverfahren unzuverlässig sind und selbst nachgewiesene Bandscheibenvorfälle nicht beweisen, dass es sich im vorliegenden klinischen Einzelfall um eine Wurzelläsionssymptomatik handelt. Diese Differenzialdiagnose kann nur eine sachgerechte anamnestische und klinische Exploration leisten. Bei einer Fixierung auf bildgebende pathomorphologische Substrate bleibt die bereits erwähnte Problematik falsch positiver radiologischer NMR-Befunde [28, 40, 41, 70, 51, 250, 266, 297, 336, 399, 415, 500, 513, 558a, 559] häufig unberücksichtigt. Gerade Radiologen verunsichern Patienten mit unqualifizierten Aussagen zur Operationsindikation ausschließlich auf der Grundlage der untersuchten Morphologie.

Auch die im Alltag häufig zu machende Beobachtung, dass Radiologen die konsiliarische bildgebende Diagnostik dazu nutzen, dem Patienten CT-gesteuerte Wurzelumflutungen oder ähnliches anzubieten, sollte zur Überprüfung der Überweisungsgewohnheiten führen. Die bessere Wirksamkeit dieses Verfahrens im Vergleich zur nicht CT-gesteuerten Wurzelumflutung ist nach evidenzbasierten Kriterien nicht erbracht. Neben dem fehlenden Wirksamkeitsnachweis muss bei dieser Methode die Frage nach einer vermeidbaren Strahlenbelastung und unnötigen Kostensteigerungen gestellt werden. Grundsätzlich sollten bild-

gebende radiologische Verfahren bei akuten Wurzelreizsyndromen mit Ausstrahlung in die Extremität nicht am Beginn der Behandlung stehen. Ein solches Vorgehen würde bei der Flut von veranlassten bildgebenden Verfahren nicht nur zu einer erheblichen Kostenreduktion, sondern vor allem auch zu einer optimierten Compliance und Vermeidung einer unnötigen Patientenverunsicherung führen. *Brodhun* [64] beschreibt die Problematik wie folgt. „So kommen mit zunehmender Häufigkeit iatrogenisierte Patienten zur Vorstellung, die von anderer Seite zu CT- und MRT-Untersuchungen überwiesen wurden, mit dem Hinweis auf eine dringend erforderliche Bandscheibenoperation. Mitunter hat der Patient überhaupt keine Schmerzen. Anstelle der Röntgenaufnahme ist jetzt der sog. objektive CT-/MRT-Befund getreten, von dem alles abhängt. Das heizt nicht nur die Kosten an, sondern scheint auch zu Versandungen in der klinischen Diagnostik zu führen".

Laut *Nachemsen* gibt es keine Evidenz dafür, dass die NMR- und CT-Technik die Behandlungsergebnisse des Problemfeldes Rückenschmerz verbessert haben [54, 123, 368]. In einer prospektiven Doppelblinduntersuchung wurde die Inter- und Intraobserver-Übereinstimmung der NMR-Befunde von erfahrenen Diagnostikern untersucht. Die Effektstärken lagen mit 0,5–0,7 im moderaten Bereich [60]. Viele Befunde wurden im Umkehrschluss von verschiedenen Untersuchern unterschiedlich interpretiert. Nach Untersuchungen *Mehalic* [353] korreliert die Beurteilung der Nervenwurzelkompression an der HWS im NMR nicht mit der klinischen Symptomatik. Hinzu kommen die methoden-immanenten Fehlerquellen und Artefakte, die von *Taber* [506] im Detail beschrieben wurden.

Die sozialmedizinisch negativen Auswirkungen klinisch stummer, aber nachgewiesener Bandscheibenvorfälle im Sinne einer Patientenfixierung sind zwar nicht wissenschaftlich untersucht, aber eine immer wiederkehrende Alltagsrealität. Eine kritischere Indikationsstellung zum NMR oder CT unter Ausnutzung der gesamten differenzialdiagnostischen Palette würde die Flut von veranlassten bildgebenden Verfahren reduzieren und somit zu einer erheblichen Kostenreduktion führen. Noch wichtiger ist, dass eine Verunsicherung der Patienten vermieden würde, da der betriebene hohe technische Aufwand oft nicht von dem gleichen Aufklärungs- und Informationsaufwand gefolgt ist.

Im Feld der Arzthaftungsfragen, aber auch im sozialmedizinisch gutachterlichen Bereich bedarf es hinsichtlich der Wertigkeit der bildgebenden Diagnostik und der daraus abzuleitenden Rückschlüsse eines Umdenkungsprozesses im Sinne einer sachlicheren und differenzierteren Bewertung.

28.6 Orthopädische Krankheitsbilder

28.6.1 Rückenerkrankungen mit eigenem spezifischen Krankheitsbild

28.6.1.1 Knochenmetastasen und tumoröse Veränderungen der Wirbelsäule

Primäre Knochentumoren können sich im Bereich der Wirbelsäule manifestieren, obwohl dies seltener geschieht als im Extremitätenbereich. Im Gegensatz zu den primären malignen Knochentumoren, die häufig Kinder und Jugendliche befallen (vor allem *Ewing*sarkom und Osteosarkom) treten Knochenmetastasen als spezifische, Rückenschmerz verursachende Krankheiten vor allem im Alter auf. Alle primär malignen Knochentumoren sind im Vergleich zu Knochenmetastasen wesentlich seltener und betreffen häufiger die Extremitäten (80 % der primär malignen Knochentumoren finden sich im Bereich der Tibia). Dies gilt auch für das eher den älteren Patienten betreffende Chondrosarkom.

Viel häufiger als primäre Knochentumoren werden im Bereich der Wirbelsäule Metastasen oft multilokulär beobachtet. Typische in den Knochen metastasierende Neoplasien sind das Mammakarzinom, das Prostatakarzinom, das Nierenzellkarzinom, das Bronchialkarzinom sowie das Schilddrüsenkarzinom. Des Weiteren ist nicht selten das Plasmozytom in Erwägung zu ziehen. Oft machen die Metastasen vor dem Primärtumor Beschwerden. Ständige starke Schmerzen, welche auch in Ruhe nicht nachlassen, sind verdächtig. Allerdings wird über Schmerzen oft erst bei ausgeprägtem Befall geklagt. Plötzliche starke Schmerzen entstehen, wenn Wirbel wegen Ausdehnung der Defekte zusammenbrechen (pathologische Wirbelfraktur).

Größere Herde sind auf Röntgenaufnahmen sichtbar. Disseminierte Osteolysen oder Osteolysen mit Spongiosa- und Kortikalisbefall oder auch osteoplastische Herde (fakultativ Prostatakarzinom) sowie – bei Mitbefall der Bogenwurzel – die Nichtdarstellbarkeit einer Bogenwurzel im Röntgenbild sind richtungweisend. Zum Nachweis kleiner Herde eignet sich die Szintigraphie besser. Typischer Röntgenaspekt im Gegensatz zu Spondylodiszitiden ist der reaktionslose unveränderte Zwischenwirbelraum der Bandscheibe. In Zweifelsfällen und Frühstadien kann auch das differenzialdiagnostische Einbeziehen von Laboruntersuchungen hilfreich sein, insbesondere der knochenspezifischen alkalischen Phosphatase, der Eiweißelektrophorese (Plasmozytom), der sauren Phosphatase (Prostatakarzinom), Schilddrüsen- und Nebenschilddrüsenwerte bei entsprechenden Karzinomen usw.

28.6.1.2 Wirbelsäulenfrakturen

Im Gegensatz zu den oben erwähnten pathologischen Frakturen und den osteoporotischen Frakturen ist bei traumatischen Frakturen die Anamnese führend. Hinweisend für Wirbelsäulenverletzungen sind Prellmarken und Hautabschürfungen über der Wirbelsäule, eine Fehlstellung des Rumpfes, lokale Schmerzangaben, abdominelle Verletzungen und gegebenenfalls neurologische Ausfälle. Speziell bei polytraumatisierten, bewusstlosen Patienten sollte immer eine Wirbelsäulenverletzung ausgeschlossen werden.

Die Therapie ist bei keilwirbelförmigen Kompressionsbrüchen konservativ, wobei die frühfunktionelle Therapie nach *Magnus* mit der schwieriger durchzuführenden dreimonatigen Gipsruhigstellung nach *Böhler* nach vorheriger Traktions- und Lordosierungsreposition konkurriert. Ist die Hinterkante des Wirbelkörpers mitbetroffen oder liegt gleichzeitig eine neurologische Schädigung durch Verletzung des dorsal gelegenen Rückenmarkes vor, ist eine operative Therapie indiziert.

28.6.1.3 Entzündliche Erkrankungen

Spondylitis, Spondylodiscitis. Bei der Spondylitis erfolgt die Infektion hämatogen. Insbesondere bei der Spondylitis tuberculosa kann die Latenzzeit zwischen Primäraffektion und Manifestation mehrere Jahre betragen. Aber auch bei anderen Erregern kann der Verlauf schleichend mit wenig lokalen Symptomen sein, in manchen Fällen jedoch auch stürmisch, z. B. bei allgemeiner Sepsis. Durch chronische Eiterproduktion können sich massive Senkungsabszesse, manchmal von einem Liter Inhalt oder mehr, bilden. Entlang des M. psoas kann sich ein solcher Senkungsabszess bis in den Oberschenkel hinein fortsetzen.

Bei Mitbefall der Bandscheibe spricht man von einer Spondylodiscitis. Neben der hämatogenen Auslösung können auch operative Maßnahmen und Bandscheibenpunktionen verursachend sein. Klinisch zeigen sich oft bereits Wochen vor der Diagnosestellung Appetitlosigkeit, Müdigkeit sowie Nachtschweiß und Fieber. Im betroffenen Wirbelsäulenabschnitt werden lokalisierte Beschwerden und eine Klopfempfindlichkeit angegeben. Klinisch zielführend kann auch die sog. Lendenstreckteife sein, bei der beim Versuch, die Beine anzuheben, die übliche Kyphosierung der LWS vermieden wird und der Patient sich im Gesäß und Wirbelsäulenbereich wie ein Brett anheben lässt.

Das erste röntgenologische Zeichen kann eine Verschmälerung des Intervertebralraums sein (differenzialdiagnostisches Kriterium zu Tumormetastasen), aber auch osteolytische Veränderungen der angrenzenden Wirbelkörper sind richtungweisend. Der eventuelle Abszess ergibt im Röntgenbild einen spindelförmigen Schatten neben der Wirbelsäule oder zeigt sich als Verbreiterung des Paravertebralschattens. Die Entzündungsparameter (BKS, CRP) sind meist erhöht, allerdings bleiben in ca. 20 % der Fälle diese Labordaten unauffällig. Die Knochenszintigraphie ist geeignet, die Erkrankung bereits im Frühstadium zu diagnostizieren und zu lokalisieren. Die Kernspintomographie gibt Hinweise über das lokale Ausmaß der entzündlichen Veränderungen. Blutkultur-, Urin-, und Magensaftuntersuchungen sowie der Tuberkulintest geben Hinweis auf den Erreger.

28.6.1.4 Entzündlich rheumatische Erkrankungen der Wirbelsäule

Die chronische Polyarthritis (CP) macht in der Regel in der differenzialdiagnostischen Abklärung von Rücken- und Nackenschmerzen keine besonderen Probleme. Der meist polyarthralgische Befall vor allem im Hand- und Fußbereich, Schwellungen und Ruheschmerzen sowie Morgensteifigkeit, symmetrischer Befall und Rheumaknoten unterscheiden sich vom typischen Rücken- und Nackenschmerz. In fortgeschrittenen Stadien können der vorwiegend die Hände und Füße betreffende Befall der Metakarpalgelenke, die ulnare Deviation sowie die 90/90-Deformität des Daumens eine Blickdiagnose ermöglichen, die durch die typischen radiologischen Veränderungen mit Destruktionen und Mutilationen der Gelenke bestätigt wird. Allerdings sind im Frühstadium Erosionen und kleine marginale Konturdefekte an den Gelenkrändern meist nur mit der Lupe zu finden. Dennoch ist vor allem an einen Mitbefall der HWS zu denken, der in 20–30 % der CP-Fälle vorkommt. Dabei kann es zu gefährlichen Instabilitäten zwischen C1 und C2 durch die pannusartige Gewebszerstörung im Gelenkbereich kommen.

Die Spondylitis ankylopoetica (Morbus Bechterew) kann dagegen vor allem im Lumbalbereich über längere Zeit zu differenzialdiagnostischen Schwierigkeiten führen. Männer sind zehnfach häufiger betroffen als Frauen. Für die Spondylarthritiden besteht eine genetische Disposition, die am HLA-System erkennbar ist. In 80–95 % aller Bechterew-Fälle ist das HLA B27 positiv. Allerdings ist das gleiche Gen in etwa 7 % der Normalbevölkerung nachweisbar. Somit wird nur ungefähr jeder 20ste Merkmalsträger an einem Morbus Bechterew erkranken. Da es sich um eine genetische Prädisposition handelt, braucht der entsprechende Labortest nur einmal im Leben durchgeführt zu werden und ist nicht wiederholungs- bzw. kontrollbedürftig. Die entzündlichen Reaktionen betreffen hauptsächlich das Sakroiliakalgelenk und die Wirbelsäule. Auch hier sollten nächtliche und frühmorgendliche Ruheschmerzen, die nicht zu den klassischen, myoarthrogen bedingten Rückenschmerzen passen, an die Differenzialdiagnose denken lassen.

Radiologisch findet sich neben einer erhöhten Aktivität im Mehrphasenskelettszintigramm das typische bunte Röntgenbild des Sakroiliakalgelenks nach *Dielmann* mit pseudozystischen Erweiterungen, Teilankylosen und Sklerosierungen. Vor allem im thorakolumbalen Übergang kommt es zu den typischen Parasyndesmophyten, die wesentlich steiler verlaufen als die klassischen degenerativen Spondylophyten. Im Spätstadium macht die bambusstabartig veränderte Radiologie der Wirbelsäule mit vermehrter Kyphose und das damit einhergehende klinische Bild der in Kyphose versteiften Wirbelsäule mit der Unmöglichkeit, den Rumpf aufzurichten, ein unverwechselbares Bild. Die Sakroiliakalgelenke sind in diesem Stadium radiologisch meist ebenfalls völlig ankylosiert. Allerdings lässt sich dieses Vollbild durch entsprechende Basismedikation in der heutigen Zeit immer öfter verhindern. Bisphosphate per Infusion

werden in letzter Zeit als Therapieoption diskutiert.

Auch die Arthritis psoriatica mit Sakroiliakalgelenksbeteiligung kann in den Frühphasen ähnliche differenzialdiagnostische Schwierigkeiten machen. Hier ist das HLA B27 bei 70 % der Erkrankten nachweisbar. Allerdings besteht häufig ein gleichzeitiger Befall der Hände und Füße im Sinne eines Strahlbefalls, der vor allem auch die distalen Interphalangealgelenke betrifft. Durch die entsprechenden Verdickungen und Schwellungen kommt es zu sog. Wurstfingern. Der typische asymmetrische Gelenkbefall und der meist ebenfalls auftretende Hautbefall im Sinne psoriatischer Effloreszenzen vor allen Dingen über den Streckseiten der Gelenke machen meist keine differenzialdiagnostischen Schwierigkeiten.

Spondarthritiden und reaktive Arthritiden. Auch hier ist die genetische Prädisposition mit einem HLA B27 bei 80 % aller Betroffenen gegeben. Das sog. *Reiter*syndrom mit der klassischen Trias Mono- bzw. Oligoarthritis, unspezifischer Urethritis und Konjunktivitis macht jedoch keine differenzialdiagnostischen Probleme. Andere postinfektiöse reaktive Arthritiden wie die Yersinien-, Borellien-, Chlamydien-, Salmonellen- und Shigellenarthritis sind neben einer entsprechenden Anamnese (Durchfälle bzw. meningitisähnliche Symptome) ggf. durch Mehrphasensklettszintigraphie oder entsprechende Antikörpertiter zu diagnostizieren.

28.6.2 Alterskorrelierte Rückenerkrankungen mit eigenem typischen Krankheitsbild

28.6.2.1 Osteoporose

Die Osteoporose ist die häufigste Knochenkrankheit überhaupt. Der Verlust an Knochensubstanz betrifft vor allem die Spongiosa. Bis zum 75. Lebensjahr haben 30 % der Bevölkerung eine osteoporotische Fraktur erlitten. Durch den Verlust der vor allen Dingen horizontal ausgebildeten trabekulären Strukturen kommt es im Röntgenbild der relativen Frühphase zur typischen Rahmenstruktur eines Wirbelkörpers mit vermehrt herausgebildeter Kortikalisstruktur und strähnig längs verlaufender Spongiosa. Da die Festigkeit des Knochens mit dem Quadrat der Länge korreliert ist, auf der keine horizontale Querabstützung stattfindet, kommt es im weiteren Verlauf zu den typischen Fischwirbelbildungen und Deckplatteneinbrüchen. Neben den somit erklärbaren, heftigen, akuten Schmerzattacken, die differenzialdiagnostisch von Lumbalgien und Dorsalgien unterschieden werden müssen, kann die Osteoporose auch chronische Schmerzsyndrome verursachen. Neben dem Befall der Wirbelsäule treten vor allem auch Schenkelhalsfrakturen auf. Obwohl es sich per Definition um eine generalisierte Knochenerkrankung handeln soll, sind HWS-Wirbelkörperfrakturen als typische Komplikation der Osteoporose unbekannt.

Physiologischerweise wird der höchste Knochenmineralgehalt zwischen dem 30. und 40. Lebensjahr aufgebaut. Dann kommt es zu einem Verlust an Knochenmasse. Das Quantum an Knochenmasse ist zumindest zu 50 % genetisch determiniert, aber mindestens 30 % des Knochenmasseaufbaus sind beeinflussbar. Bei den heutigen Lebensgewohnheiten sind in Zukunft noch häufiger Osteoporosen zu erwarten. Zum einen führt, wie man aus Studien mit Astronauten weiß, mangelnde Bewegung zur Osteoporose, so dass die heute bei Jugendlichen zu beobachtende „Sportfaulheit" und übermäßiges Sitzen – neben Schule auch am Computer und vor anderen Spielmedien - zu einer entsprechenden Reduktion der Knochenmasse führen werden. Des Weiteren führen geänderte Ernährungsgewohnheiten mit kalziumarmer und phosphatreicher Kost (z. B. Cola, Fast Food, Chips, etc.) zu entsprechenden Kalziumverlusten. Darüber hinaus ist die sonnenexpositionsabhängige Vitamin-D-Produktion in der Haut bei „Stubenhockern" ein weiteres Problem, da die Kalziumresorption aus dem Dünndarm Vitamin-D-abhängig ist.

Das klinische Bild in der Frühphase ist nicht wegweisend. In der Spätphase zeigen sich aufgrund der Wirbelkörperdeformierungen eine Hyperkyphose der Wirbelsäule mit sog. Witwenbuckel sowie ein entsprechender Körperlängenverlust, der ab 4 cm immer osteoporoseverdächtig ist. Bevor die ersten radiologischen Zeichen einer Osteoporose nachweisbar sind, ist meist schon ein Knochenmasseverlust von 30 % eingetreten. Neben den häufigsten typischen Risikofaktoren und den entsprechenden anamnestischen Daten (familiäre Genese, kalziumarme Ernährung bei Vorliegen einer Laktoseintoleranz, entzündliche Dünndarmerkrankungen wie Morbus Crohn, aber auch Colitis ulcerosa mit entsprechenden Vitamin-D-Produktions- und Kalziumresorptionsstörungen, regelmäßige Kortisoneinnahme bei entzündlich rheumatischen Erkrankungen oder Asthma usw.) kann in der Frühphase die Diagnose Osteoporose nur durch andere bildgebende Verfahren als das Röntgen gesichert werden. Bewährt hat sich hier – da am besten untersucht – die sog. duale Röntgenabsorptiometrie (DXA). Nach den Leitlinien der osteologischen Fachgesellschaften sind Standardabweichungen im T-Score von minus 2,5 therapiebedürftig. Dabei ist das Frakturrisiko fließend und erhöht sich mit ungünstigeren T-Scorewerten. Kortisoninduzierte Osteoporosen sind schon bei Werten von T-1,5 therapiebedürftig. Wichtig ist, dass diese T-Score-Definition lediglich für DXA-Messungen untersucht ist und nicht, wie fälschlicherweise häufig auch bei anderen Messmethoden nachzulesen, auf die quantitative Computertomographie, röntgenabsorptiometrische Verfahren an den Extremitäten oder die Ultraschallmessungen übertragen werden kann. Während für die Ultraschallmessungen noch jegliche quantifizierenden Parameter fehlen, kann ein Knochenmineralgehalt von 120 mg/cm^3 im CT als sicher normal und Werte unter 80 mg/cm^3 als sicher pathologisch und frakturrisikobehaftet bewertet werden. Grundsätzlich muss ausdrücklich betont werden, dass die Knochendichtemessung mittels zentraler DXA-Messung oder quantitativer Computertomographie nur feststellen kann, dass eine verringerte Knochenmasse mit erheblicher Frakturgefährdung vorliegt. Ob es sich um eine primäre oder sekundäre Osteoporose oder eine andere Knochenerkrankung mit Knochenmineralverlust handelt, kann mit der Knochendichtemessung nicht differenziert werden. Dazu ist vor allem eine laborchemische Untersuchung notwendig. Sekundäre Osteoporosen kommen z.B. gehäuft bei Hyperthyreosen, primärem Hyperparathyreodismus, entzündlich rheumatischen Erkrankungen, Niereninsuffizienz, Morbus Crohn und anderen Dünndarmresorptionsstörungen vor.

28.6.2.2 Therapie der Osteoporose

Wegen der meist zu geringen Kalziumaufnahme mit der Nahrung empfiehlt sich die Substitution von 1000–1500 mg Kalzium täglich. Dabei sollte darauf geachtet werden, dass die heutigen hyperkalorischen, zu fettreichen Ernährungsgewohnheiten nicht noch dadurch verstärkt werden, dass man das Kalzium über fettreiche Nahrungsmittel wie Milch und Käse zu sich nimmt, sofern bereits Übergewicht oder eine Hyperlipidämie bestehen. Kalziumreiche Mineralwässer und grüne Gemüse erfüllen neben der medikamentösen Substitution ebenfalls diesen Zweck, ohne das Hyperlipoproteinämie-, Arteriosklerose-, Insult- und Herzinfarktrisiko zu erhöhen.

Auch die medikamentöse Vitamin-D-Gabe ist wegen der vor allem im Winter unzureichenden Sonnenbestrahlung oder bestehender Vitamin-D-Darmresorptionsstörungen sinnvoll. Es empfiehlt sich die Gabe von 800–1200 Injektionseinheiten Vitamin D, wobei die kostspieligere 1,25-Vitamin-D-Variante nur bei Niereninsuffizienz gegeben werden muss. Das im Darm resorbierte und unter Sonnenexposition gebildete Vitamin D wird in der Leber zu 25-OH-Vitamin D umgebaut. Aus diesen, hinsichtlich der Kalziumresorption unwirksamen Vorstufen wird in der Niere dann das 1,25 OH-Vitamin D gebildet. Da dieser Syntheseschritt bei Nierenerkrankten ausfällt, bedürfen diese der teureren Medikation mit dem Vitamin-D-Endprodukt. Ansonsten reicht die Verabreichung der billigeren Vitamin-D-Vorstufen, da eine nicht insuffiziente Niere in der Lage ist, aus diesen Vorstufen das entsprechende wirksame Vitamin D zu synthetisieren. Auch wegen der, vor allem im Winter unzureichenden Sonnenbestrahlung, ist eine medikamentöse Vitamin-D-Gabe sinnvoll. Hypervitaminosen sind in dieser Dosierung nicht zu befürchten, da die therapeutische Bandbreite bis zur Hypervitaminose bei ungefähr 10.000 Injektionseinheiten um den Faktor 10 höher liegt.

Die kausale Therapie der Osteoporose besteht im Eingreifen in das physiologische „Bone-Remodelling". Dabei setzt ein Osteoklast eine lakunäre Resorptionsstrecke, die von den Osteoblasten anschließend wieder aufgefüllt wird, um alten Knochen zu entfernen und neuen zu bilden. Bisphosphonate hemmen die Osteoklastentätigkeit und führen über einen verminderten Knochenumbau zur entsprechenden Verringerung des Knochenmasseverlustes. Die Bisphosphonate Alendronat und Residronat liegen mittlerweile in einer einmal wöchentlich zu nehmenden oralen Darreichungsform vor. Wegen der schlechten Resorbierbarkeit müssen sie allein ohne weitere Medikamente und ohne gleichzeitige Nahrungs- und Getränkeaufnahme eingenommen werden. Neben einer geringfügigen, einige Prozent ausmachenden Zunahme der Knochenmasse kommt es zu einer deutlichen Verringerung des Risikos sowohl für Erst- als auch für Zweitfrakturen. Wegen der nur geringfügigen Zunahme der Knochenmasse und aus methodischen Gründen sind Kontrolluntersuchungen der Knochendichte fragwürdig und frühestens nach zwei Jahren sinnvoll. Zuvor liegen sie im Bereich der Standardabweichungen oder haben nur eine 50%ige Aussagesicherheit. Bisphosphate sind relativ inert und reaktionslos. Daher muss man damit rechnen, dass sie auch nach einem Jahr und länger nach Absetzen der Wirksubstanz noch ihre Wirkung haben (Verringerung der Remodelling Units durch Hemmung der Osteoklasten). Sie sind somit schlecht steuerbar und werden so gut wie nicht ausgeschieden. Langzeiterfahrungen über Jahrzehnte liegen derzeit zur Wirkungsweise dieser Substanzklasse nicht vor. Nach einer Therapiedauer von fünf Jahren sollte deswegen eine Therapiepause von mindestens zwei Jahren eingelegt werden. Derzeit liegen noch keine Langzeiterfahrungen vor.

Selektive Östrogenrezeptormodulatoren (SERMs) verringern die vermehrte Osteoklastentätigkeit, indem sie den Hormonstoffwechsel hinsichtlich des Knochenumbaus wieder auf die prämenstruelle Situation verändern. Das einzige bisher zugelassene Medikament dieser Substanzklasse ist Raloxifen, das täglich eingenommen werden muss. Kontraindikationen sind Embolien und Thrombosen in der Anamnese. Diese physiologischere Modulation der Osteoklasten hört ca. vier Wochen nach Einnahme auf, so dass SERMs – im Gegensatz zu Bisphosphonaten - langfristig gegeben werden müssen. Vorteilhafte Nebeneffekte einer Behandlung mit SERMs sind eine Reduzierung des Gebärmutter- und Brustkrebsrisikos sowie mögliche positive Effekte auf den Fettstoffwechsel. Die Behandlungskosten mit Bisphosphonaten und SERMs sind ungefähr gleich.

Teriparatid, ein verkürztes Parathormon, ist ein ebenfalls nach EBM-Kriterien zugelassenes Level-A-Medikament zur Therapie der Osteoporose, das im Gegensatz zu den soeben genannten Substanzklassen den Knochenaufbau über die Osteoblasten aktiviert. Es bewirkt ein verringertes Frakturrisiko und eine deutliche Zunahme der Knochenmasse. Wegen der hohen Kosten sollte es jedoch nur eingesetzt werden, wenn die klassische Therapie versagt und es zu weiteren Spontanfrakturen kommt. Die Therapiedauer ist auf 18 Monate begrenzt. Langzeiterfahrungen mit dieser Medika-

tion liegen ebenfalls noch nicht vor. Teriparatid muss täglich subkutan verabreicht werden.

Strontiumpräparate bewirken sowohl eine Zunahme der Knochenmasse bei gleichzeitiger Verringerung des Knochenabbaus nach den ersten klinischen Studien. Sie sind eine weitere wissenschaftlich überprüfte Therapieoption.

Muskuläres und koordinatives Training sind in der Behandlung der Osteoporose unerlässlich. Frakturen im Schenkelhals- und Wirbelkörperbereich sind neben der verminderten osteoporosebedingten Knochenstabilität auch durch die verringerte koordinative Leistung älterer Menschen und die dadurch erhöhte Sturzhäufigkeit verursacht. Ein einfacher Test für die Koordination ist der Seiltänzergang, für die muskuläre Leistungsfähigkeit das fünfmalige Aufstehen mit vorgehaltenen Händen aus dem Sitzen. Durch muskuläre Trainingsmaßnahmen lässt sich die Knochendichte auch beim älteren Menschen noch erhöhen, durch entsprechende koordinative Übungen kann die Sturzgefahr verringert werden. Orthesen haben ihre Wirksamkeit zur Frakturprophylaxe bisher nach EBM-Kriterien nicht bewiesen. Eine Studie mit sog. Hüftprotektoren belegt deren Wirksamkeit in der Prophylaxe von Schenkelhalsfrakturen. Muskelaktivierende Rumpforthesen wie die von Prof. *Minne* entwickelte haben keine Stützfunktion, sondern regen zur aktiven Rumpfmuskelarbeit an und sind somit empfehlenswert. Die Compliance hinsichtlich orthetischer und prophylaktischer Maßnahmen ist bei älteren Patienten auch nach ausführlicher Information und Motivation eher schlecht.

Neben diesen gezielten Maßnahmen ist in Einzelfällen eine begleitende Schmerztherapie notwendig.

Sekundäre Osteoporosen und hier vor allem die kortisoninduzierte Osteoporose bedürfen frühzeitig einer entsprechenden medikamentösen Therapie. Schon eine Therapie über sechs Monate mit 7,5 mg Kortisonäquivalent ist hinsichtlich einer Osteoporoseentwicklung als problematisch und therapiebedürftig einzustufen. Dabei ist es wichtig zu wissen, dass der durch die Kortisontherapie zu erwartende Knochenmasseverlust vor allem zu Begin der Behandlung am dramatischsten ist.

28.6.2.3 Wirbelkanalstenose/Claudicatio spinalis

Die klinisch symptomatische Spinalkanalstenose der HWS ist selten und kann durch pathologische Reflexe (Pyramidenbahnzeichen), dissoziierte Empfindungsstörungen, spastische Hemi- oder Tetraparesen oder nur durch gesteigerte Reflexe erkennbar werden. Bei längerem Bestehen treten evtl. Gangstörungen und Ataxien auf. Auch spastische Hemi- und Paraparesen kommen vor. Schmerzen sind eher selten.

Im LWS-Bereich kommt es jedoch zunehmend zu Schmerzsyndromen, die mit diesen häufig erworbenen degenerativen oder seltener anlagebedingt bestehenden Wirbelkanalstenosen in Zusammenhang gebracht werden können. Die Zunahme von Diskusprotrusionen kombiniert mit Spondylarthrosen (Facettenhyperthrophie) und Spondylophyten können den Wirbelkanal im Sinne einer sekundären Stenose einengen oder bereits angeborene Wirbelkanalstenosen verschlimmern. Die klinischen Zeichen sind Rückenschmerzen, Taubheit und Schwäche im Bein, die diffus und nicht dermatombezogen angegeben werden. Radikuläre Syndrome sind die Ausnahme. Die Wirbelkanalstenose löst die Symptome sowohl ein- als auch beidseitig aus. Femoralis-Dehnungstest und *Lasègue*-Zeichen sind negativ, da es sich nicht um eine Nervenwurzelreizung handelt. Als Schmerzauslöser werden die Rückenmarkshäute im Sinne einer Claudicatio vermutet [6, 204]. Die Druckzunahme kann die Blutzufuhr und damit die Versorgung mit Nährstoffen der nervalen Strukturen beeinträchtigen [85a, 413a]. Durch direkte Myeloskopie konnte bei einigen Betroffenen eine venöse Stauung nachgewiesen werden [85a, 391a]. Die absolute Spinal-

kanalstenose wird durch einen Wirbelkanaldiameter von 10 mm definiert, die relative Spinalkanalstenose bei einem Diameter von 12 mm [534]. *Schonstrom* [471] und *Hamanishi* [205] geben einen Gesamtquerschnitt von 70 qmm^2 [471, 534] als pathognomonisch an, was ungefähr der Hälfte einer normalen Wirbelkanalfläche entspricht [85a, 471].

Das Alter der Patienten mit Spinalkanalstenose liegt meist über 60 Jahre. Pathognomonische, klinisch-anamnestisch führende Zeichen sind die auftretende Schmerzsymptomatik beim Stehen und Gehen sowie die Notwendigkeit, in einer Vorneigehaltung oder im Sitzen zu pausieren [268]. Typischerweise kann Ergometertraining oder Fahrradfahren noch absolviert werden, während das Gehen von Strecken teilweise unter 500 Metern unmöglich ist. Es kommt zu erhöhtem Liquordruck, der die Blutversorgung des Rückenmarkes beeinträchtigt [121] und zu venösen Stauungen führt. Die empirische Erfahrung, dass epidurale sakrale Injektionen mit niedrigprozentigen Lokalanästhetika das Krankheitsbild manchmal für Monate bessern, kann äthiopathogenetisch nicht erklärt werden. Ebenso kommen spontane klinische Besserungen vor. Zu dieser Beobachtung passt die von *Amundsen* [6] berichtete hohe Variabilität der mittels Bildgebung durchgeführten Messungen bei 100 Patienten mit klinischen Zeichen einer Stenose. Radiologen schätzen den Prozentsatz von Wirbelkanalstenosen relativ hoch. In einer Meta-Analyse zeigt *Kent* [275], dass die morphologischen Parameter keinen prädiktiven Wert hinsichtlich der klinischen Symptomatik besitzen. Auch die diagnostische Wertigkeit von elekrtophysiologischen Tests bleibt nach diesem Autor unklar.

Obwohl also eine nicht unerhebliche Rate klinisch asymptomatisch zu sein scheint, sind die Ergebnisse der operativen Behandlungsmethoden bei entsprechender klinischer Symptomatik auch bei Nachuntersuchungszeiträumen von vier bis zehn Jahren gut. Die Ergebnisse sind besser als die einer konservativen Behandlung [17]. Auch bei über 70-jährigen operierten Patienten ist die assoziierte Morbidität nicht höher als bei jüngeren Patienten. Von 118 konsekutiv operierten Patienten zwischen 70 und 101 Jahren waren 109 mit dem erreichten Ergebnis sehr zufrieden [25]. Nach *Amundson* [6a] kann ein konservativer Behandlungsversuch erfolgen, da später durchgeführte Operationen das gleich gute Ergebnis erzielen wie frühzeitig durchgeführte. In seiner Untersuchung fanden sich keine radiologischen oder klinischen Prädiktoren eines guten Ergebnisses.

Herno [223a] verglich bei 191 Patienten, die wegen einer Spinalstenose operiert wurden, vier Jahre nach Laminektomie den CT-Befund mit dem klinischen Ergebnis. 123 Patienten (64 %) hatten weiterhin die radiologischen Kriterien einer Spinalkanalstenose. Gehstrecke, Schmerzsymptomatik und andere klinische Zeichen dieser Patienten unterschieden sich jedoch nicht von den Patienten, die radiologisch keine Spinalkanalstenose mehr aufwiesen [223a]. Allerdings zielen die neueren operativen Verfahren eher auf eine wirbelbogenerhaltende Chirurgie ab. Nach *Herno* [224, 224a], *Jonsson* [253] und *Atlas* [18] sind die postoperativen Ergebnisse deutlich positiver, wenn der kleinste posteriore Diameter weniger als 6 mm betrug. Das Outcome der Patienten war schlechter, wenn Komorbiditäten wie Diabetes, Coxarthrose und alte vertebrale Frakturen vorlagen.

28.6.2.4 Idiopathische und sekundäre Skoliosen

Es handelt es sich um eine Wachstumsdeformität der Wirbelsäule mit fixierter Seitausbiegung und durch Torsion der Wirbel ausgelöster Rotation des Achsorgans. Im Gegensatz zur nicht fixierten skoliotischen Haltung ohne Rotationskomponente (z.B. antalgische Fehlhaltung, siehe unter Bandscheibe) führt die Skoliose zu Rippenbuckel und Lendenwulst. Sie ist das wohl am längsten bekannte orthopädische Leiden. Die zunehmende Verunstaltung des

Körpers hat die Menschen zu allen Zeiten stark beeindruckt.

Etwa 85 % der Skoliosen sind idiopathischen Ursprungs, d.h. die ursächliche Störung ist hierbei nicht bekannt. Mädchen sind vierfach häufiger betroffen als Jungen. Nach Erkrankungsbeginn werden die idiopathischen Skoliosen eingeteilt in infantile Skoliosen bis vier Jahre, juvenile Skoliosen bis zehn Jahre und adoleszente Skoliosen. Insbesondere in der Pubertät besteht die stärkste Progression. Die Wirbelkörper wachsen in der Konkavität langsamer als in der Konvexität. Neben den idiopathischen Skoliosen kommt es in weitaus geringerem Umfang zu neuropathischen, myopathischen, mesenchymal usw. verursachten Skoliosen. Statische Skoliosen treten ab Beinlängendifferenzen größer 2 cm auf. Daher sollte bei eventuellen kindlichen Wachstumsstörungen durch Epiphysenverletzungen, Polio usw. ein Beinlängenausgleich erfolgen, wenn 2 cm Beinlängendifferenz überschritten werden. Bei der c-förmigen „Säuglingsskoliose" ohne fixierte Rotationskomponente diskutiert man in letzter Zeit reversible segmentale Funktionsstörungen der Wirbelsäule als Auslöser, die mit muskulären, osteopathischen und manualmedizinischen Techniken behandelt werden können. Dabei postuliert man eine gestörte afferente sensomotorische Integrationsleistung aufgrund einer funktionsstörungsbedingten propriozeptiven Wahrnehmungsfehlverarbeitung. Diese soll zu einer Reifungs- und Entwicklungsverzögerung führen. Die entsprechenden klinischen Bilder werden als Kiss-Syndrom oder besser sensomotorisches Integrationsstörungssyndrom beschrieben. Nicht jede Störung ist kopfgelenksinduziert, sondern nach *Coenen* [98] nur 40 % der sensomotorischen Intergrationsstörung. Schmerzen treten nach *Kostuik* [290] im Erwachsenenalter auf, insbesondere sekundäre Gefügestörungen wie das sog. Drehgleiten (seitliche Wirbelsäulenverschiebung) können Beschwerden hervorrufen. Nach Abschluss des Wachstums ist die Krümmungszunahme nur noch sehr gering. Während des pubertären Wachstumsschubes verläuft die Krümmungszunahme jedoch sehr schnell. Die Skoliose muss in diesem Lebensabschnitt besonders intensiv beobachtet werden.

Die Schwere der Skoliose wird durch Messung der Seitausbiegung im Röntgenbild nach *Cobb* bestimmt. Anhand der Rotation der Wirbelbogen Übergänge in den Wirbelkörpern wird nach *Nash* and *Moe* die Rotationskomponente der Skoliose bestimmt. Als Hinweis auf das noch bestehende Wachstumspotenzial des Kindes und damit der potenziellen Gefahr einer Zunahme der Skoliose wird die Skelettreife nach den Kriterien von *Risser* bestimmt. Bei den idiopathischen juvenilen Skoliosen kann bis zu einem Cobb-Winkel von ca. 20° eine alleinige krankengymnastische Behandlung auf neurophysiologischer Basis und oder nach *Lehnert-Schroth* ausreichend sein. In Einzelfällen wird berichtet, dass auch manualmedizinische Maßnahmen hilfreich sind. Regelmäßige klinische Kontrollen sind notwendig, insbesondere während des präpubertären Wachstumsschubes, aber auch regelmäßige Röntgenkontrollen, um diejenigen Patientinnen frühzeitig erkennen zu können, die eine wesentliche Verschlechterung des Krümmungswinkels erleiden. Bis ca. 40° können die idiopathischen Skoliosen durch zusätzliche Verordnung von Korsetten (Boston-Korsett, Cheneau-Korsett) konservativ behandelt werden. Bei schnell progredienten idiopathischen Skoliosen, die über 40–50° hinausgehen, ist häufig eine operative Korrekturmaßnahme indiziert, bevor konservative Maßnahmen additiv eingesetzt werden. Für die selteneren sekundären Skoliosen, die häufig eine wesentlich schlechtere Prognose und einen progredienteren Verlauf haben, gelten andere Therapierichtlinien, die sich nach der Grunderkrankung richten.

Nach Abschluss des Wachstums verursachen die idiopathischen Skoliosen mit zunehmendem Alter durch eine Vielzahl statikbedingter Wirbelsäulenveränderungen

und muskuläre Ungleichgewichte vermehrt Schmerzen. Diesen muss mit einer entsprechenden kräftigenden und aktivierenden Physiotherapie entgegengewirkt werden. In Einzelfällen sind auch weitere schmerztherapeutische Maßnahmen erforderlich.

28.6.3 Morphologisch definierte Rückenschmerzen ohne klinisch zu korrelierendes Schmerz-/ Krankheitsbild

28.6.3.1 Juvenile Kyphose (Morbus Scheuermann)

Die juvenile Kyphose (Morbus *Scheuermann*) ist eine wachstumsbedingte, in Richtung Kyphose wirkende statische Dysfunktion vorwiegend im thorakolumbalen Übergang. Es kann sich jedoch auch ein lumbaler oder dorsaler *Scheuermann* entwickeln. In der Zeit der Adoleszenz kommt es zu lokalisierten Wachstumsstörungen der Wirbelkörper an den knorpeligen Deck- und Grundplatten. Es folgt ein Einbruch von Bandscheibenmaterial in die Wirbelkörperabschlussplatten sowie in den Randleistenanulus (pathognomonische sog. Schmorlknötchen). Durch Verschiebung des Bandscheibengewebes wird der Zwischenwirbelraum erniedrigt. Bedingt durch die vermehrte ventrale Belastung der Wirbelkörper kommt es zur Breiten- und Tiefenzunahme der Wirbelkörper, die sich keilförmig entwickeln. Bei Wachstumsabschluss liegen deformierte Wirbelkörper und verschmälerte Bandscheiben vor. Klinisch kommt es somit zu einer wachstumsbedingten, in Richtung Kyphose wirkenden statischen Dysfunktion. Bei floriden Wirbelkörperveränderungen können auch im Kindes- und Jugendalter Schmerzen an der Wirbelsäule auftreten. Meist aber haben die Patienten während des Krankheitsverlaufs gar keine oder wenig Beschwerden. Das führende Symptom ist die Deformität. *Harrbey* [217] verfolgte prospektiv eine Kohorte junger Patienten über 25 Jahre. 13 % dieser jugendlichen Patienten hatten radiologisch Abnormalitäten, hauptsächlich Morbus Scheuermann. Es konnte keine positive Korrelation zwischen Rückenschmerzen in den nächsten 25 Jahren und diesen pathomorphologischen Veränderungen nachgewiesen werden.

28.6.3.2 Spondylolyse/Spondylolisthesis
Als Spondylolyse wird die Unterbrechung der Interartikularportion des Wirbelbogens bezeichnet. Die Spondylolisthesis ist eine Ventralverschiebung des kranialen Wirbels im entsprechenden Segment (sog. Wirbelgleiten). Nach *Debrunner* [114] weisen bei Wachstumsabschluss 6% der Bevölkerung meist beidseitig eine Spondylolyse auf. Sie wird als Ermüdungsfraktur des Wirbelbogens interpretiert. Die Spondylolyse ist bei Personen, die Sportarten mit starker Reklination des Rumpfes wie Wasserkunstspringen, Turnen usw. ausüben, häufiger. Aber auch eine kongenitale Anlagestörung im Sinne der Dysplasie wird diskutiert. Nach *Labelle* hat die Beckenanatomie, insbesondere die Stellung des Sakrums und die Kyphose der BWS, einen Einfluss auf die Entstehung einer Spondylolisthesis [295]. Im Kindesalter kann der Gleitprozess mit den Wachstumsschüben progredient sein. Nach dem 20. Lebensjahr kommt der Gleitprozess praktisch jedoch immer zum Stillstand. Erst bei degenerativen Veränderungen im Alter kann es im Sinne der Pseudospondylolisthesis erneut zu einem geringgradigen Ventralgleiten kommen.

Die Entstehung der Spondylolyse verläuft meist asymptomatisch und wird in der Regel erst im Erwachsenenalter als röntgenologischer Zufallsbefund festgestellt. Nach *Debrunner* [114] haben die Betroffenen während des ganzen Lebens keine oder nur geringe Beschwerden. In seltenen Fällen kann es zu entsprechenden Nervenwurzelreizungen kommen, die in Ausnahmefällen eine operative Behandlungsindikation darstellen. Die noch häufig unterstellte Instabilitätshypothese als schmerzauslösendes Agens dieser nur morphologisch fassbaren Wirbelsäulenvariante ließ sich in systematischen Studien bis auf die seltenen Fälle mit Nervenwurzelkompression nicht be-

stätigen [369]. Auch *Boos* [54] konnte keine Korrelation zwischen Spondylolisthesis und unspezifischem Rückenschmerz finden. Bei israelischen Polizisten, die bei der Einstellungsuntersuchung eine Spondylolyse aufwiesen (4% von 3.988), war ca. zehn Jahre später die Inzidenz, arbeitsunfähig zu werden, im Vergleich zur Kontrollgruppe nicht erhöht [557b].

28.6.3.3 Spondylose, Osteochondrose
Wie bereits die Untersuchungen von *Junghans* [470] an über 4.000 anatomisch untersuchten Wirbelsäulen belegen, ist die Spondylose eine Alterserscheinung, die im Laufe des Lebens praktisch alle Menschen bekommen und die in den meisten Fällen symptomlos verläuft. Auch jüngere Untersuchungen mit den höchsten methodologischen Scores zeigen keine starke Evidenz dafür, dass das Vorhandensein oder Fehlen von degenerativen Veränderungen mit Rückenschmerzen in Verbindung gebracht werden kann [527]. Nach *Waddell* [547] ist der prädiktive Wert von Routineröntgenbildern 1%. In 99% der Fälle lässt das Röntgenbild keinen Grund für Rückenschmerzen erkennen. Wenn jedoch in der Anamnese systemische Symptome, belastungsunabhängiger Rückenschmerz oder eine BSG größer 25 mm vorhanden sind, ist der prädiktive Wert des Röntgenbildes 34% [368].

Brolin [65] führte eine Nachuntersuchung an 68.000 Wirbelsäulen-Röntgenaufnahmen in einem 10-Jahres-Zeitraum durch. Dabei fanden sich lediglich in einer von 2.500 Aufnahmen spezifische, im Röntgenbild erkennbare diagnostische Hinweise auf Rückenschmerzen. Bei Patienten über 50 Jahren beträgt diese Rate 4% [121]. Nach *Espeland* [151] ist die Inter- und Intra-Observer-Übereinstimmung in der Interpretation von Röntgenbildern schlecht. Die Röntgenbilder von 200 konsekutiven Patienten wurden drei Radiologen unabhängig voneinander vorgestellt. Die Kappawerte waren im unteren Bereich, vor allem für die Diagnosen Spondylarthrose, Wirbelkanalstenose und degenerative Spondylolisthesis. Für Bandscheibenhöhenminderung, Osteophyten und osteoporotische Frakturen waren die Werte etwas besser.

28.6.3.4 Spondylarthrose, Facettenblockaden/Denervierungen

Die an sich logische Vermutung, dass analog zu den Arthrosen peripherer Gelenke auch die Arthrosen der Wirbelgelenke zu typischen Schmerzen führen, hat sich nicht bestätigt, obwohl Entzündungsmediatoren wie IL1-β, IL-6 oder TNF-α in der Synovia und im Knorpel der Facettengelenke nachweisbar sind [243b]. Zwar konnte *Bogduk* [44] nachweisen, dass chemische und/oder elektrische Reizung entsprechender Wirbelgelenke zu einem typischen Schmerzausbreitungscharakter führt. Eine Vielzahl klinischer Studien konnte jedoch nicht bestätigen, dass die teilweise unter radiologischer Kontrolle durchgeführten Facettenblockaden zu einer reproduzierbaren Schmerzabnahme bei lumbalen Patienten führten, die über die Plazeborate hinausgeht [83, 246, 309, 310, 332, 368, 370, 431, 475-478]. Das Gleiche gilt für chronische Nackenschmerzen [24, 26, 45, 368]. Nach *van Tulder* und *Waddell* [529] gibt es keine Evidenz für den sinnvollen Einsatz von Facettenblockaden bei akuten lumbalen Rückenschmerzen.

Nach dem heutigen Stand des Wissens sind wir nicht in der Lage, irgendwelche anamnestischen Angaben oder klinische Untersuchungsmethoden zu inaugurieren, die reproduzierbar zur Diagnose eines Facettensyndroms führen können. Die diesbezüglichen Studien waren ohne Ergebnis [276]. Das Gleiche gilt für die Thermokoagulationsbehandlung der Wirbelgelenke, die meist über drei Etagen durchgeführt wird, um die nach *Wyke, Auteroch* und *Groen* [20, 192, 566a] aus jeder einzelnen Nervenwurzel auf drei Facettengelenke ausspreizende, nervale Versorgung der Wirbelgelenke zu unterbinden. Auch diese Studien zeigen keinen zufrieden stellenden Langzeiteffekt über sechs Monate hinaus.

Im Gegensatz zu der zuvor dargestellten Wertung durch *Nachemson* und Koautoren hat die Arbeitsgruppe um *Bogduk* zur Frage der klinischen Wertigkeit der Facettengelenkblockade/Denervierung und der Interpretation der bisher vorliegenden Ergebnisse eine andere Meinung. Laut *Dreyfuss* und *Bogduk* [42, 47, 131] werden die Gelenkfacetten vom medialen Ast des Ramus dorsalis monosegmental innerviert. *Wyke* und andere Autoren [20, 192, 566a] beschreiben im Gegensatz zu *Dreyfuss* und *Bogduk* Kollateraläste, die aus benachbarten dorsalen Nervenwurzeln einfließen. *Schwarzer* [475] fand bei diagnostischen Facettenblocks des medialen Nervenastes bei einmaliger Applikation eine falsch-positive Antwort in 38 % der Fälle aller Blocks. Die Prävalenz des Facettenschmerzes soll nach diesem Autor bei 15 % liegen, die Plazeborate bei 32 %. *Dreyfuss* [132] fand bei neun von 15 Patienten, die eine Radiofrequenzneurotomie wegen eines Facettensyndroms erhielten (durch diagnostische Blocks gesichert), eine 90 % Schmerzreduktion. 13 Patienten hatten nach einem Jahr eine 60 % Schmerzreduktion. Allerdings handelte es sich bei dieser Studie nicht um eine randomisierte, plazebokontrollierte Studie (RCT). *Niemistö* [377] fand in einer Cochrane-Review lediglich drei Artikel zu diesem Thema, die dem RCT-Gütekriterium entsprachen. *Van Kleef* [524] konnte einen schwachen Effekt der Radiofrequenz-Facettendenervation mit einer nachadjustierten Odd's Ratio von 4,8 nach acht Wochen nachweisen. Die nicht adjustierte Odd's Ratio war mit 3,3 nicht signifikant. Zehn Patienten in der Verumgruppe hatten im Vergleich zu sechs Patienten in der Plazebogruppe einen positiven, schmerzreduzierenden Effekt. *Leclaire* [301] fand bei 70 Patienten mit mehr als drei Monate andauernden Rückenschmerzen und guter Wirkung einer zuvor durch Kontrastmittelkontrolle anatomisch korrekter Facetteninfiltration keinen Effekt anhand des Oswestry Scores, der Roland-Morris-Skalen und der Visuellen-Analog-Schmerzskalen im Vergleich zu einer Plazebobehandlung, bei der im Gegensatz zur Verumgruppe bei sonst gleichem Vorgehen keine thermale Koagulation durchgeführt wurde. Ähnliche Ergebnisse berichtet auch *Gallagher* [180]. *Niemistö* [377] kommt in seiner Cochrane-Review zu dem Schluss, dass die lumbale Facettendenervation ihre Wirksamkeit im Sinne einer „conflicting evidence" bisher nicht nachweisen konnte.

Anders stellt sich die Datenlage beim Facettenschmerz im HWS-Bereich dar. *Bogduk, Dwyer* und *Aprill* [11, 46, 136] zeigten eine Schmerzreduktion durch zeitlich getrennte Facetten-Doppelblocks bei bis zu 60 % der Patienten mit Nacken-Schulter-Schmerzen. Vergleichbare Ergebnisse fanden sich bei zervikogenem Kopfschmerz [13, 73, 139, 316, 342]. *Barnsley* [24] fand eine Sensitivität von 0,51 und eine Spezifität von 0,88 für die Blockadetechnik des medialen Astes des Ramus dorsalis unter plazebokontrollierten Bedingungen. Mit dieser Methode werden also nicht alle Patienten mit facetteninduziertem HWS-Schmerz gefunden, aber umgekehrt sind auch nicht viele falsch-positive Ergebnisse zu erwarten. *Aprill* [12] fand eine Prävalenz von 25 % für den facetteninduzierten Nackenschmerz. Bei HWS-Beschleunigungsverletzungen scheint eine Prävalenz von bis zu 60 % für diesen Nackenschmerztyp vorzuliegen [318]. Durch *Lord* [317] konnte in einer plazebokontrollierten Studie gezeigt werden, dass 70 % der Verumpatienten eine komplette Schmerzreduktion hatten. Diese Schmerzlinderung hielt mehr als 200 Tage an [344]. Auch *Niemistö* [377] schließt die Lord-Studie neben Studien von *Van Kleef* [525] und *Slappendell* [492] in seine Cochrane-Review mit ein. Sämtliche genannte Studien zeigen eine signifikante Schmerzreduktion in der Verumgruppe. Nach *Niemistö* [377] besteht limitierte Evidenz für die Kurzzeitwirkung von Facettendenervierungen an der HWS.

28.6.3.5 Instabilität
Für dieses eher als Fata Morgana zu bezeichnende Krankheitsbild existiert keine allgemein gültige Definition. Auch in radiologischen Studien kommt es zu keiner Übereinkunft hinsichtlich der Größe des Wirbelgleitens oder des Winkels des Aufklappens des Segmentes, ab dem die Diagnose Instabilität berechtigt wäre. In der aufwändigen Technik der Bewegungsanalyse mittels Röntgenstereophotographie konnte keine Verbindung zwischen erhöhter Mobilität und Schmerz nachgewiesen werden [21]. Nach *Carlsson* und *Nachemson* [85a] besteht Zweifel an der Instabilitätshypothese. Die Grundlagen sind wissenschaftlich unbewiesen. Nach *Waddell* [541] existieren keine plazebokontrollierten randomisierten Studien, die die Spondylodese und/oder Dekompressionsoperationen bei Instabilität und degenerativer Bandscheibenerkrankung mit dem natürlichen Verlauf, Plazebo oder irgendeiner Form von konservativer Behandlung vergleicht. Nach 80 Jahren der Therapie gibt es immer noch Meinungsunterschiede, ob Spondylodesen eine angemessene und effektive Behandlungsmethode für degenerativ veränderte Wirbelsäulen darstellt [505]. Die klinischen Outcomes nach Spondylodese liegen teilweise nur bei 16 % guten Ergebnissen. Nach *Waddell* [514] gibt es keine akzeptable Evidenz auf dem Evidenzlevel D dafür, dass irgendeine Fusions- oder Dekompressionsform effektiv in der Behandlung von Rückenschmerzen oder Instabilität ist. Genauso existiert auf dem Evidenzlevel D keine Evidenz dafür, dass irgendeine Form von Wirbelsäulenchirurgie die Rate der wieder arbeitsfähigen Patienten erhöht [514]. Auch *Bono* et al. [49] konnten in ihrer Literaturanalyse von 1979–2000 trotz der in diese Zeit fallenden technischen Neuerungen keine Fortschritte im klinischen Outcome bzw. der Rate der gelungenen Fusionen nachweisen. Der klinische „Benefit" bleibt nach diesen Autoren unklar. Die Hälfte der 84 untersuchten, zur Veröffentlichung gekommenen Studien war ohne spezifisches methodisches Design. Nach *Christensen* [94] war bei 129 Patienten (Rücklaufquote 93 %) nach fünf Jahren

eine Reoperation in 25 % der Fälle in der instrumentierten Fusionsgruppe, und in 14 % der Fälle in der nicht instrumentierten Fusionsgruppe nötig.

28.6.4 Traumatisch definierte Wirbelsäulenschmerzen ohne klinisch zu korrelierendes Schmerzbild

28.6.4.1 HWS-Distorsion/ Beschleunigungsverletzung/ HWS-Schleudertrauma/ Whiplash-Injury ohne Läsion von Knochen oder Weichteilstrukturen

1995 stellte die *Quebec Task Force* die nachfolgende Definition auf [499]: Die HWS-Distorsion ist ein Akzelerations-Dezelerations-Mechanismus mit einem zum Nacken gehenden Energietransfer. Die häufigsten Symptome nach einem Distorsionstrauma sind Nackenschmerzen (88–100 %) und Kopfschmerzen (54–66 %) [401]. Weitere Symptome sind Nackensteifigkeit, Schulter-, Armschmerz, Taubheit, Muskelschwäche, Schluckbeschwerden, Symptome des gestörten Sehens und Hörens sowie Schwindel [401]. Die Hypothesen zur kausalen Genese dieser Symptome sind unterschiedlich und haben keine große Akzeptanz. *Stovner* [503] und *Freeman* [175] sind der Überzeugung, dass bei harmlosen, ohne nachweisbare körperliche Läsion ablaufenden Whiplash-Traumata keine Erklärungsmodelle für die zum Teil langanhaltenden Symptome und ADL-(Activity Daily Living)-Einschränkungen vorliegen.

Es besteht zwischen den verschiedenen Autoren keine Übereinstimmung über den natürlichen Verlauf des Krankheitsbildes und die Epidemiologie [25, 106, 174, 499]. In einer litauischen Studie konnte das Krankheitsbild des chronifizierten „Whiplash Syndroms" nicht verifiziert werden, da es keine versicherungsrechtlichen Kompensationen gibt [382]. Nach Durchsicht der Literatur ist in nordamerikanischen und westeuropäischen Ländern in 14–42 % der Fälle mit chronischen Symptomen zu rechnen,

10 % entwickeln konstant starke Schmerzen [401]. Ähnlich wie bei chronifizierten lumbalen Rückenschmerzpatienten scheint es sich um ein multidimensionales Krankheitsbild mit einem erheblichen Anteil von psychologischen und sozialen Faktoren zu handeln [401, 496, 540].

Nach *Radanov* [417] sind die Betroffenen weder depressiver noch neurotischer. Psychologische Probleme der Patienten sind nicht die Ursache des Whiplash-Syndroms, sondern allenfalls die Konsequenz. Die Anamnese eines prätraumatischen Kopfschmerzes erhöht die Wahrscheinlichkeit eines Whiplash bedingten Kopfschmerzes [416]. *Harder* [207] fand folgende Risikofaktoren für die Entwicklung eines Whiplash-Syndroms: hohes Lebensalter, weiblich, Abhängigkeiten, Fehlen einer Vollerwerbsstelle, Unfall im Bus erlitten, Beifahrer, frontale Kollision. Lagen 0–2 dieser Risikofaktoren vor, war die durchschnittliche Zeit, in der die Symptome wahrgenommen wurden, 19 Tage. Bestanden sechs oder mehr Risikofaktoren, so waren es 71 Tage. *Nentwig* und *Castro* [91alpha, 372] stellten fest, dass ca. ein Drittel der Probanden später ein Whiplash-Syndrom durchlitten, die in einer gezielt gebauten Apparatur das Gefühl einer HWS-Distorsion wahrnahmen, ohne dass eine mechanische Einwirkung stattfand.

Durch psychometrische Tests vergleichbar den prädiktiven Tests zur Vorhersage von Failed-Back-Surgery-Patienten (siehe dort) konnte *Nentwig* mit einer Genauigkeit von mehr als 80 % diese Personen vorhersagen [91alpha, 372]. Aktive Therapien [184, 352, 443] und die Empfehlung, den Kopf zu bewegen, sind wirksamer als passive Maßnahmen. Auch in einer Meta-Analyse [401] waren aktive Therapiekonzepte den passiven deutlich überlegen. Der Versuch einer Ruhigstellung mittels Orthese (siehe Akutbehandlung chronischer Rückenschmerzen) ist ohne Effekt und sollte unterlassen werden [181, 184]. *Petterson* [406] zeigte, dass eine einmalige frühzeitige Gabe von Methylprednisolon innerhalb der ersten acht Stunden nach dem Trauma im Vergleich zu einer Plazebogruppe zu einer signifikanten Abnahme der Arbeitsunfähigkeitstage führte. *Lord* und *Barnsley* [23, 25, 317, 318] fanden bei 49–60 % ihrer Whiplash-Patienten als Ursache der persistierenden Schmerzen einen chronischen Facettenschmerz. Nach entsprechenden diagnostischen Blocks zur Diagnosesicherung waren in einer randomisierten, doppelblinden Studie nach elektrothermaler Kauterisation des medialen dorsalen Nervenastes 70 % der chronischen „Whiplash"-Patienten in dieser Plazebo kontrollierten Studie für mehr als 200 Tage schmerzfrei bzw. deutlich schmerzreduziert [317].

28.6.5 Morphologische Veränderungen der Bandscheibe (Degeneration, Protrusio, Prolaps) und deren Therapie
Nur bei bandscheibeninduzierter Nervenwurzelentzündung klinisch zu korrelierendes Schmerz-/Krankheitsbild

28.6.5.1 Bandscheibendegeneration

Nerlich [373] konnte zeigen, dass die Bandscheibendegeneration bereits im 20. Lebensjahr beginnt und durch oxidativen Stress hervorgerufen wird, der dann zu pathologischen Kollagenveränderungen führt (vgl. Abschnitt 2. Anamnese). *Boos* [56] erklärt dieses Phänomen der Kollagen-Typ-4- und später -Typ-10-Bildung mit einer verminderten Durchblutung der vertebralen Endplatte im 20. bis 25. Lebensjahr. Die daraus resultierende Bandscheibenhöhenminderung, die aus der Zellverminderung im Bandscheibeninneren und der damit verbundenen verringerten Wasserbindungsfähigkeit durch Abnahme der Proteoglykane folgt, wurde bereits im Abschnitt „2. Anatomische Grundlagen" näher erläutert. Da dieser physiologische Alterungsprozess nicht ausreichend sicher mit Rückenschmerzen korreliert (vgl. Abschnitt 28.5.3), hat man in den letzten Jahrzehnten nach Verfahren gesucht, die die schmerz-

auslösende Wirkung dieser pathomorphologischen Veränderungen nachweisen, und gezielte Therapieverfahren ermöglichen.

28.6.5.2 Diskographie/Bandscheibendistensionstest

Die Diskographie mit Distensionstest wird unter der Vorstellung durchgeführt, dass das Auffüllen der Bandscheibe mit Flüssigkeit und die daraus resultierende Druckerhöhung zum Auffinden einer schmerzhaften, degenerierten Bandscheibe geeignet sind. Der Test wurde bereits 1940 erstmals beschrieben. Zum Teil wird die Diskographie benutzt, um die Fusionsetagen bei Spondylodesen festzulegen [364]. *Walsh* [549], *Holt* und *Nachemson* [235] zeigen positive, d. h. schmerzprovozierende Bandscheibendistensionsdiskographien bei freiwilligen, beschwerdefreien, gesunden Patienten sowohl im Lumbal- als auch im Zervikalbereich. Auffälligkeiten in psychometrischen Tests sowie in „Pain Drawings" korrelieren im Sinne einer vorhersagbaren positiven Schmerzempfindlichkeit zum Ergebnis des Distensionstests [38, 87–90, 384]. Somit ist der Wert der Fusionsetagenbestimmung mittels Bandscheibendistensionstest diskreditiert. Noch bedenklicher ist der Fakt, dass die oben genannte Methode bei beschwerdefreien Personen lang anhaltende Schmerzen induzieren kann. Daraus ergibt sich die unbedingte Notwendigkeit, den fraglichen Nutzen des invasiven Untersuchungsgangs gegen seine möglichen schädlichen Auswirkungen abzuwägen.

Carragee [87] bildete bei 26 Freiwilligen drei Untergruppen. Diese Freiwilligen hatten nie zuvor lumbale Schmerzen. Bei 20 dieser Patienten war aber zu einem früheren Zeitpunkt eine HWS-Bandscheibenoperation durchgeführt worden. Zehn Patienten hatten nach dieser Operation ein sehr gutes Ergebnis und wurden als schmerzfreie Gruppe bezeichnet. Die sechs weiteren Patienten hatten primäre Somatisierungsstörungen (Somatisierungsgruppe). Nach einem Jahr hatten vier von sechs Personen aus der Somatisierungsgruppe und zwei von zehn aus der chronischen Schmerzgruppe neue, zuvor nicht bestehende lumbale Schmerzen nach lumbaler Diskographie. Diese wurden von den Betroffenen als erheblich eingestuft und bestanden zum Abschluss der Studie nach einem Jahr weiter fort. Aus der schmerzfreien Gruppe hatte niemand lumbale Schmerzen ein Jahr nach Diskographie. In den Kontrollgruppen fanden sich keine signifikanten Änderungen der Rückenschmerzsymptomatik während des einjährigen Beobachtungszeitraums.

Einen bandscheibentypischen Rückenschmerz scheint es nicht zu geben, was die Aussagefähigkeit des Verfahrens weiter einschränkt. Die gleichen Autoren [86] berichten in einer anderen Studie über acht Patienten ohne Anamnese lumbaler Rückenschmerzen, die sich aus anderen Indikationen einer Spongiosaentnahme aus dem Beckenkamm unterziehen mussten. Diese acht Patienten willigten zwei und vier Monate nach der Spongiosaentnahme in eine Dreietagendiskographie ein. 14 der 24 Bandscheiben waren schmerzhaft. Von 14 schmerzhaften Diskographien wurden zwei als vollständig schmerzgleich mit dem Knochenentnahmeschmerz eingeordnet, sieben wurden als ähnlich beschrieben. Nur fünf Bandscheibendistensionsteste wiesen einen andersartigen Schmerz auf, der vom Knochenentnahmeschmerz zu differenzieren war. Vier dieser acht zuvor schmerzfreien Patienten erfüllten die Kriterien einer „positiven Diskographie". Alle Patienten hatten schmerznegative „Kontrollbandscheiben". Die Autoren kommen zu dem Schluss, dass es fraglich ist, ob Patienten zwischen bandscheibenbedingten und nicht bandscheibenbedingten Schmerzquellen unterscheiden können.

Auch die hohe Rate falsch positiver, schmerzprovozierender Distensionsteste unabhängig davon, ob bereits Rückenschmerzen bestehen oder nicht, ist ein Problem der Methode. Eine weitere Studie belegt die hohe Rate positiver Distensions-teste in schmerzfreien Populationen von ca. 40 %. Diese Rate positiver Distensionsteste erhöht sich bei Patienten mit auffälligen (pathologischen) psychometrischen Testen auf ca.70 %. Dieses Ergebnis war davon unabhängig, ob bereits zuvor eine Schmerzsymptomatik bestand oder nicht [88]. Die Vermutung, dass es sich bei dem oben genannten Phänomen um einen prädiktiven Test später zu erwartender Rückenschmerzen handelt, konnte nicht bestätigt werden. Bei 46 Patienten ohne Rückenschmerzen wurde nach einer Diskographie eine vierjährige Nachbeobachtung durchgeführt [89]. Ein schmerzhafter positiver Distensionstest konnte keine Rückenschmerzepisoden voraussagen [89].

Das Vorhandensein von Bandscheibenfaserringfissuren bei der Diskographie oder von „high intensity zones" im NMR war nur sehr schwach mit der späteren Entwicklung von Rückenschmerzepisoden im oben zitierten 4-Jahreszeitraum assoziiert. Auffällige psychometrische Testprofile, eine bereits vorhandene Schmerzmedikation und Arbeitslosigkeit waren in dieser Hinsicht viel stärkere und bessere Prädiktoren [89]. Die Arbeitsgruppe von *Bogduk*, *Schwarzer* und *April* berichtet bei symptomatischen LWS-Patienten allerdings über eine hohe Prävalenz (86 %) von sog. high intensity zones. Die von dieser Arbeitsgruppe beschriebene starke Korrelation solcher „high intensity zones" mit positiven diskographischen Distensionstesten muss in Zweifel gezogen bzw. relativiert werden [10, 43, 47a, 474, 549]. *Carragee* [90] fand bei 42 symptomatischen Patienten nach insgesamt 109 Diskographien 33 positive Distensionsteste. Nur knapp 73 % der Bandscheiben mit einer im NMR nachgewiesenen „high intensity zone" waren positiv. 27 % oder immerhin ein Viertel der Bandscheiben ohne diese morphologische Entität wiesen in dieser Gruppe ebenfalls einen positiven Distensionstest auf. In der 54 Patienten zählenden asymptomatischen Gruppe fanden sich bei 143 untersuchten Bandscheiben 13 „high intensity zones". Von diesen 13 Bandscheiben waren

69 % in der Diskographie positiv. Von den 130 Bandscheiben ohne „high intensity zone" waren 10 %, also auch 13 in der Diskographie positiv. Die Autoren kommen zu dem Schluss, dass der Nachweis von „high intensity zones" wegen der hohen Rate falsch positiver Befunde keine klinische Relevanz hat [90]. Die von *Aprill* und *Bogduk* [10] beschriebene diagnostische Bedeutung der „high intensity zone" als Hinweis auf eine schmerzhafte „internal disc disruption" konnte auch von *Stadnik* nicht verifiziert werden [500]. Andere Autoren zeigen, dass die „high intensity zone" nicht mit Rückenschmerz korreliert [419, 433, 493].

Smith [493] konnte nicht feststellen, dass die Hochintensitätszone ein Hinweis auf eine schmerzhafte interne Bandscheibenruptur ist. Nach der gleichen Studie scheint die Reliabilität bei mehrfachen Untersuchungen durch den gleichen Untersucher nicht besonders hoch zu sein. *Schellhas* [468] untersuchte zehn lebenslang asymptomatische, nie mit Nackenschmerz behaftete Patienten. Die Diskographien C3 bis C7 nach Kernspintomographie zeigten 20 normale Bandscheiben. Im Kernspintomogramm hatten 17 dieser diskographienormalen Bandscheiben schmerzfreie "anular tears". Bei zehn Patienten mit Nackenschmerzattacken waren elf Bandscheiben normal im Kernspintomogramm. Zehn dieser NMR-unauffälligen Bandscheiben hatten jedoch in der Diskographie „anular tears". Nur zwei Bandscheiben hatten einen reproduzierbaren Schmerz durch Diskographie.

Die Interobserverreliabilität der Diagnostik von „high intensity zones" ist mit einem Kappa von 0,57 mäßig (95 %-Konfidenzintervall, 0,44–0,7) [493]. Auch *Ito* [244] berichtet über einen relativ mäßigen prädiktiven Wert der in T2-gewichteten Scans nachgewiesenen „high intensity zones". Übereinstimmend mit *Bogduk*, *Modic* und *Carragee* zieht er die klinische Validität dieses Krankheitsmodells in Zweifel [43, 90, 244, 358].

Nach Sichtung der Datenlage bleibt festzuhalten, dass erhebliche Zweifel am klinischen Wert der Diskographie bestehen, obwohl das äußere Drittel des Bandscheibenfaserrings nerval versorgt und daher theoretisch als potenzielle Schmerzquelle anzusehen ist [42, 47, 568, 571]. Fragwürdig wird die teilweise unkritische Anwendung der Diskographie vor dem Hintergrund, dass die Häufigkeit und damit das Risiko von Komplikationen (Blutungen, Infektionen) noch weitgehend ungeklärt sind. Nach dem heutigen Erkenntnisstand scheint die Komplikationsrate relativ gering zu sein. Aber auch die Beobachtung, dass bis dahin schmerzfreie Personen mit entsprechender psychischer Disposition durch eine diagnostische Maßnahme zu chronifizierten Schmerzpatienten mit lange anhaltenden Schmerzen werden können, stellt die Berechtigung der Methode sehr in Frage. Vor diesem Hintergrund ist es noch weniger nachvollziehbar, dass die Diskographie als präoperatives diagnostisches Kriterium bei chronifizierten lumbalen Schmerzpatienten mit persistierenden Schmerzen nach konservativer Behandlung vor einer lumbalen Fusionsoperation zur Festlegung der Fusionsetage empfohlen wird [364]. Es fehlen weitgehend Studien, die sich mit dem eventuell verbesserten Outcome durch solch eine diagnostische Maßnahme beschäftigen. Der Nachweis, dass dieser diagnostische Test die Ergebnisse der Wirbelsäulenchirurgie verbessert, ist bis heute nicht erbracht [368]. Retrospektive Studien berichten, dass die Diskographie keinen prädiktiven Wert für das Outcome nach Wirbelsäulenoperationen hat [225, 396]. Der Nutzen der Diskographie wird durch diese Ergebnisse fragwürdig, wird aber dennoch kontrovers diskutiert [43, 86–90, 359, 364, 523, 549]. Dabei scheinen Grundüberzeugungen nicht unerheblich zu sein. Nach *Nachemsen* [368] herrscht Übereinstimmung, dass die Nützlichkeit des Verfahrens in Bezug zur therapeutischen Konsequenz nicht ausreichend untersucht ist. Die nordamerikanische Wirbelsäulen-Gesellschaft [195a] empfiehlt die

Technik zur weiteren wissenschaftlichen Überprüfung. Die invasive und damit risikoreichere Diskographie/Distension ist dem NMR und CT in der Frage der Nachweisbarkeit von Diskushernien deutlich unterlegen [368].

28.6.5.3 Intradiskale elektrothermale Therapie (IDET)

Die intradiskale elektrothermale Therapie (IDET) wurde 1997 von *Saal* inauguriert [454a]. Sie wird für chronische Rückenschmerzpatienten mit positivem diskographischen Distensionstest empfohlen. Unter Kontrastmittelgabe wird dabei ein Katheter am posterioren Anulus entlang geführt. Die letzten 5 cm dieses Katheters werden für 16 bis 17 Minuten auf 90 °C erhitzt, um das umliegende Gewebe zu denaturieren [113]. Das Verfahren kann unter leichter Sedierung ambulant durchgeführt werden. Die für das Verfahren notwendige Diagnose ist die intradiskale „Disc Disruption". Diese „Diagnose" ist definitionsgemäß nur statthaft, wenn gleichzeitig keine Hernie und kein Prolaps nachweisbar sind. Die in den entsprechenden Abschnitten bereits ausgeführten kritischen Anmerkungen zur Wertigkeit des NMR mindern somit den Stellenwert der IDET. Dies gilt in noch stärkerem Maße für die ebenfalls notwendige Diskographie, bei der die Aussagefähigkeit des Diagnoseverfahrens noch gegen die dem Verfahren innewohnende Komplikationsrate abgewogen werden muss. Bei bestehenden neurologischen Defiziten wie z. B. neuralgischer Radikulärsymptomatik ist die IDET nicht indiziert [371]. Auch typische radiologische Zeichen einer fortgeschrittenen degenerativen Wirbelsäulenveränderung, wie z. B. eine deutliche Zwischenwirbelraumhöhenminderung mit entsprechender Sklerosierung der Grund- und Deckplatten und der Bildung von Spondylophyten (Spondylosis Deformans nach *Junghans*) sowie Gasbildung in der Bandscheibe finden sich bei der „intradiskalen Disc Disruption" nicht [37, 216]. Das Therapieverfahren ist damit allenfalls bei einer sehr kleinen Patientengruppe einsetzbar.

Anamnestisch bestehen chronische Rückenschmerzen evtl. mit Ausstrahlung in das Gesäß. Häufig sollen unerwartete starke Beuge- und oder Kompressionskräfte eingewirkt haben, oder schweres Heben vorangegangen sein. Sämtliche Bewegungsrichtungen können den nozizeptiven Schmerz verschlimmern. Schmerz beim Sitzen sei häufig das führende Symptom. In Ruhe komme es zur Schmerzreduzierung, nicht zum völligen Sistieren der Schmerzen [37]. Somit werden keine kritischen Details angegeben, die eine gute Differenzierung dieses neu generierten Krankheitsbildes von den unspezifischen Rückenschmerzen ermöglicht. *Schwarzer* fand für die IDD eine Prävalenz von 40 % bei chronifizierten Rückenschmerzen [474]. Nach den bisherigen Studien ist die Begründbarkeit des pathomorphologisch hergeleiteten Modells der IDET als zweifelhaft einzustufen [37, 113]. Zu den nicht unerheblichen diagnostischen Schwierigkeiten und Fallstricken wie z. B. häufig vorkommenden falsch positiven Diskographien und hoher Abhängigkeit von psychologischen Faktoren kommen zwar geringe, aber dennoch vorhandene Komplikationsrisiken und hohe Diagnose- und Therapiekosten als einschränkende Faktoren hinzu.

Die Methode geht von einer Denervation vor allem des innervierten äußeren Drittels (posteriorer Anteil) des Anulus und einer hitzebedingten Denaturierung und einer damit verbundenen Verkürzung und Vernetzung aus [22, 37, 44, 47, 102, 103, 113, 417]. Daraus soll eine Versteifung der Kollagenfasern resultieren [37, 219, 548]. *Kleinstueck* [282] fand hingegen bei an 19 Leichen durchgeführten IDET durchgehend eine 10 %ige Zunahme der Beweglichkeit und keine wesentliche Änderung der Anulusstruktur. Die Autoren vermuten, dass die bei der IDET erreichten Temperaturen keine Veränderung der Kollagenstruktur und keine Einsteifung des Bewegungssegmentes bewirken können. Ähnliches berichtet *Freeman* [173], der bei 40 Bandscheiben von 20 Schafen eine posterolaterale anulare Inzision setzte. Nach zwölf Wochen „Reifungszeit" der Anular Tear wurde an einer Bandscheibe die IDET durchgeführt. Die durchschnittliche Hitze betrug im posterioren Anulus 63,6 °C und im Nucleus 67 °C. Sechs Wochen nach IDET zeigte sich eine Nekrose im Nukleus und dem inneren posterioren Anulus. Die posterioren Anteile des Nukleus hatten die gleiche Anzahl an Nervenfasern wie die Kontrollen. Die Autoren kommen zu dem Schluss, dass die IDET-Wirkungen auf anderen Faktoren als Denervations- und Kollagenveränderungen mit resultierender „Stiffness" beruhen [173]. *Shah* [483] hingegen konnte eine lokale Denervation des Anulus nach IDET im Leichenversuch nachweisen. *Lee* [302] fand im Leichversuch ebenso wie *Kleinstueck* [282] keine veränderte Stabilität der LWS vor und nach IDET bei entsprechenden biomechanischen Studien. Die Ergebnisse des Verfahrens sind uneinheitlich und variieren erheblich.

Die klinischen Studien zeigen hinsichtlich ihres Outcomes erhebliche Varianzen [116, 145, 454, 514, 555]. *Karaseg* und *Bogduk* [264] zeigten in einer gut konzipierten und durchgeführten Studie, dass die „Number Needed to Treat", um eine komplette einjährige Schmerzbefreiung (VAS 0) zu bekommen, 1 zu 5 ist.

Davis [113] kommt zu einem deutlich schlechteren Outcome für die IDET. 17 Ärzte wiesen 60 Patienten in ein Zentrum ein. Dort führten vier Ärzte, die alle in der Diskografie und der Durchführung des IDET-Verfahren geübt waren (alle waren Instruktoren in IDET-Kursen), die Maßnahmen durch. Alle 60 Patienten erfüllten die bereits erwähnten strengen Ein- und Ausschlusskriterien. 44 dieser 60 Patienten unterzogen sich einer unabhängigen Telefonbefragung und füllten die short- und longterm Questionnaires der National Low Back Pain Study Form A–D aus. Sechs von 44 Patienten mussten sich fünf Fusions-

bzw. einer Bandscheibenoperation unterziehen (ca. 15 %). 97 % hatten weiterhin Rückenschmerzen, 29 % stärkere als vor IDET, 38 % waren im Vergleich gebessert und 29 % unverändert. 50 % waren mit dem Ergebnis nach IDET unzufrieden, 37 % zufrieden und 13 % unentschlossen. 42 % waren vor IDET vollzeitig tätig, nach IDET nur noch 29 %.

Webster [555] berichtet über 142 Patienten, die in 23 US-Bundesstaaten von 97 Ärzten einer IDET unterzogen wurden. 96 dieser 142 Patienten erfüllten nicht die oben genannten Einschlusskriterien.

In Medline-Analysen kommen *Wetzel* [561] und *Biyani* [37] zu dem Schluss, das alle Studien, die eine positive IDET-Wirkung beschreiben, ein prospektives Kohortendesign oder ein nicht randomisiertes prospektives Design mit biasbehafteten Kontrollgruppen aufweisen. Beide stufen diese Studien als methodisch problematisch und wenig aussagekräftig ein. Ihrer Empfehlung nach prospektiv randomisierten Studien scheint *Pauza* [400] mit einer hinsichtlich der Langzeitergebnisse noch unveröffentlichten doppelblinden plazebokontrollierten Studie nachzukommen [400].

28.6.5.4 Perkutane intradiskale Radiofrequenz-Thermokoagulation (PIRFT)

Die von *Barendse* und *Van Kleef* [22] mittels PIRFT (90 Sekunden bei 70 °C) durchgeführte doppelblinde Studie an eingewiesenen Patienten mit länger als ein Jahr bestehenden chronischen unspezifischen Rückenschmerzen zeigte trotz strenger Ausschlusskriterien enttäuschende Ergebnisse. Dies, obwohl „Responder" auf einen „Medial Branch Block" der Facetten L3–L5 ebenso ausgeschlossen wurden wie auch Patienten die in zwei „analgetischen Diskographien" (einmal L5/S1 und einmal L4/L5) keine 50 %ige Schmerzreduktion hatten. Patienten mit mehrtägigen positiven Diskographien wurden ebenso ausgeschlossen, wie Patienten unter 30 bzw. 65 Jahren. Weitere Ausschlusskriterien waren eine Spinalstenose, Spondylolisthesis und massive degenerative Veränderungen. Auch Diabetiker, Patienten mit mehr als einem Schmerzsyndrom oder Patienten mit Gerinnungsstörungen und Schwangere wurden nicht in die Studie aufgenommen. Patienten ohne radikuläre Störungen mit einer VAS kleiner/gleich 5 wurden ebenso exkludiert. Acht Wochen nach Therapie hatte einer von 13 in der Verumgruppe und 2 von 15 in der Plazebogruppe ein positives Ergebnis [22].

Auch *Ercelen* [147] fand bei 120 bzw. 360 Sekunden PIRFT (80 °C) nach sechs Monaten keine positiven Effekte im Vergleich zum Ausgangsbefund. Bei vielen Studien fällt auf, dass positive Kurzzeiteffekte nicht über einen Zeitraum von sechs bis zwölf Monaten stabilisierbar sind. Insgesamt sind die Theorie der diskogen verursachten Schmerzen und vor allem ihre klinische Bedeutung bisher nicht ausreichend untermauert. Die daraus abgeleitete IDET- und PIRFT-Therapie bedarf dringend positiver randomisierter kontrollierter Studien, um sich zu legitimieren. Nach dem heutigen Stand der Erkenntnis ist ihre Wirksamkeit fragwürdig.

28.6.5.5 Lumbaler und zervikaler Bandscheibenprolaps

Pathophysiologie der akuten Nervenwurzelentzündung. Die Wurzelläsion als klinisches Zeichen einer Schädigung der Nervenwurzel im Nacken- oder Lumbalbereich kann vielfältige Ursachen haben. Daher ist es zweifelhaft, ob das Paradigma der durch Bandscheibenvorfall bedingten mechanischen Kompression und der daraus resultierender Nervenwurzelreizung noch Gültigkeit besitzt. Mechanischer Druck auf die Nevenwurzel durch Bandscheibenvorfälle oder spondylotische Randzacken wird als ursächlich für radikuläre Syndrome angesehen. Tatsächlich führt Druck auf die Nervenwurzel nur kurz zu elektrischen Impulsentladungen und diese sistieren sehr bald [389a]. Diese Ergebnisse decken sich mit der bereits von *Mixter* und *Barr* gemachten Beobachtung, dass Druck auf die Nervenwurzel allein keinen Schmerz auslöst [266]. Zytokine spielen bei der Entladung der Nervenwurzel eine wesentliche Rolle [557, 552]. Nur bei bereits entzündeten oder demyelinisierten Nervenwurzeln führt Druck zu einer prolongierten elektrischen Impulsentladung im Sinne der Ischialgie [389b, 389c, 451a].

Auch die im Abschnitt NMR-Diagnostik dargestellten Fakten zu asymptomatischen Bandscheibenvorfällen werfen natürlich die Frage auf, ob das durch *Mixter* und *Barr* [356] 1934 inaugurierte Modell der mechanisch verursachten kompressionsbedingten Ischialgie aufrecht erhalten werden kann. Offensichtlich scheint eine im NMR nachweisbare Kompression der Nervenwurzel nicht in allen Fällen eine entsprechende Nervenschädigung zu induzieren. Immer mehr Autoren sind der Ansicht, dass die bandscheibenbedingte Nervenwurzelkompression nicht der Verursacher einer Ischialgie bzw. Nervenwurzelschädigung ist [67, 237, 451, 495, 565]. Histologische und biochemische Studien an Bandscheibengewebe aus Bandscheibenvorfällen führten zu der Erkenntnis, dass die Nervenwurzelschädigung entzündungsbedingt ist [231, 270, 333, 340, 355, 455, 456, 486, 509, 565]. Die Mediatoren des Entzündungsprozesses sind Phospholipase A2 [91a, 193, 193a, 270, 303, 395, 412], Prostaglandine, E2 im besonderen, Interleukin 6 und 1 [3, 211, 357, 381, 438, 508] TNF-α [360a, 385, 387] bzw. indirekt TNF-α-Blocker [388–390] sowie Metalloproteinasen, insbesondere 1, 3, und 7 [126, 127, 208–210, 260-262, 335, 565, 567], die die Zytokin induzierte Entzündungsreaktion generieren oder hemmen. In letzter Zeit mehren sich die Hinweise, dass die Entzündungsmediatoren aus dem prolabierten Bandscheibengewebe freigesetzt werden [126, 230, 245, 510]. Dabei scheint es sich um eine Reaktion auf eine direkt chemisch inflammatorische Reizung zu handeln und nicht um eine immunphänotypische Reaktion [269]. Dabei scheinen pyogen infizierte Bandscheiben und Bandscheibenhernien chemotaktische Eigenschaften zu haben, die zum Einwandern von inflammatorischen Zellen führen [269a] Auch in therapeutisch experimenteller Umsetzung mit TNF-α-Blockern hat sich das Modell bewährt [267, 388–390]. *Karppinen* [267] behandelte 72 Patienten mit prolapsinduzierter Nervenwurzelreizung. Dabei wurden Patienten mit mehr als 75 % Reduktion der Ischialgie als schmerzfrei bezeichnet. Zehn Patienten erhielten TNF-α, 62 Patienten wurden als „Kontrolle" periradikulär mit NaCl-Lösung infiltriert. Nach zwei Wochen und auch nach drei Monaten waren sechs von zehn in der TNF-α-Gruppe und zehn von 62 in der NaCl-Gruppe schmerzfrei. Es wurden keine Nebenwirkungen beobachtet. Kein Patient der TNF-α-Gruppe wurde operiert. Nach einem Monat waren alle Patienten der TNF-α-Gruppe arbeitsfähig. 38 % in der NaCl-Gruppe waren zum gleichen Zeitpunkt noch arbeitsunfähig [267]. Auch Erythropoietin scheint in diesem Zusammenhang eine interessante Substanz zu sein [479]. Dieser oben beschriebene Entzündungsprozess induziert eine Hyperämie mit Neovaskularisation und führt dann sekundär zu T-Lymphozyten-Infiltraten und Makrophageneinstrom [126, 127, 260, 335, 446, 447, 478a, 565]. Allerdings fand *Rothoerl* keinen Zusammenhang zwischen der Größe der Makrophageninfiltration und der klinischen Symptomatik [447]. Diese Makrophageninfiltration scheint wiederum die Grundlage für das zu beobachtende Phänomen der Prolapsresorption bzw. Teilresorption zu sein [58, 287, 323, 324, 452, 453, 457, 489, 512]. Dabei scheinen größere Hernien größere Resorptionschancen zu haben als kleinere [2, 572]. Sequestrierte Hernien mit Kontakt zum Spinalkanal scheinen ebenso mit höherer Wahrscheinlichkeit zu resorbieren [211, 277, 288, 287]. Im Knorpelgewebe finden sich die oben erwähnten Substanzen ebenfalls, hier kommt es jedoch nicht zu einer Neovaskularisation. Bandscheiben, die Endplattengewebe enthalten, können daher nicht resorbiert werden [90a]. *Satake* konnte nachweisen, dass me-

senchymale Stammzellen über den Liquor in das geschädigte Nervengewebe einwandern [462]. Dies ist als weiterer Hinweis auf die Selbstheilungskräfte bei Bandscheibenvorfällen zu werten.

Zusammenfassend erklärt dieses Entzündungsmodell über seine modulierende, in einzelnen Individuen z. T. genetisch bedingt unterschiedlich ablaufenden Abwehrreaktionen, wesentlich besser die auch bei schmerzfreien Individuen zu beobachtenden komprimierenden Bandscheibenvorfälle ohne klinische Relevanz als das mechanische Kompressionsmodell. Aufgrund der mehr als eindeutigen Datenlage ist das alte mechanische Kompressionsmodell der Nervenwurzelentzündung von *Mixter* und *Barr* nicht mehr überzeugend. Auch bei der akuten Nervenwurzelreizung verdichten sich die Hinweise, dass es sich nicht um ein Krankheitsbild mit einer monokausalen Ursachenkette handelt, sondern viel eher um ein multifaktorielles Geschehen. Alle rein biomechanisch abgeleiteten und begründeten therapeutischen Verfahren sind daher in Zweifel zu ziehen und auf ihre Validität zu überprüfen.

Stellenwert der NMR-Diagnostik. Obwohl das Kernspintomogramm unsere diagnostischen Möglichkeiten, pathologische Abnormitäten der spinalen Strukturen einschließlich der sog. Red Flags (Tab. 2) zu visualisieren, erweitert, gibt es keine Evidenz, dass diese Technik die Behandlung und das Outcome der alltäglichen Rückenschmerzsyndrome verbessert hat [54, 123]. *Jarvik* et al. [247] konnten keine verbesserte Kosteneffektivität für das MRI im Vergleich zum Röntgenbild durch vorzeitige verbesserte Erkennung pathologischer Strukturen nachweisen. Die Befundkonstanz bei der Interpretation von lumbalen Kernspintomographien mit Abnormitäten zwischen verschiedenen Radiologen und bei erneuter Begutachtung derselben Bilder durch den gleichen Radiologen (Inter- und Intra-Observer-Validität) weist nur eine mittlere Übereinstimmung auf. Die Kappawerte der entsprechenden Statistiken zeigen lediglich Werte von 0,5–0,7 [60]. Daraus folgt, dass bei NMR-Befunden mit einer nicht unerheblichen diagnostischen Varianz gerechnet werden muss, was diejenigen Kollegen, die sich im klinischen Alltag vorwiegend mit dem Phänomen Rückenschmerz beschäftigen, nicht verwundern wird, da sie sofort eine Reihe solcher Fälle vor Augen haben. Die Methode selbst hat darüber hinaus technisch bedingte Fehlinterpretationsmöglichkeiten wie Artefakte, die im Einzelnen von *Taber* [506] beschrieben wurden. Verschiedene Studien, die kernspintomographische Untersuchungen des Wirbelsäulenabschnittes einschlossen, haben ein überraschend hohes Vorkommen von Bandscheibenabnormalitäten bei Patienten ohne Schmerz und ohne radikuläre Zeichen sowohl im Nacken als auch im Lumbalbereich nachweisen können [28, 40, 41, 51–55, 70, 250, 266, 297, 305, 399, 415, 500, 511, 558a, 559]. *Savage* et al. [465] untersuchte 149 Arbeiter zwischen 20 und 30 Jahren sowie 71 Personen im Alter von 31 bis 58 Jahren, die in fünf verschiedenen Berufen tätig waren. Ein Viertel dieser Männer hatte nie lumbale Rückenschmerzen gehabt. Es fand sich keine Relation zwischen Rückenschmerz und Bandscheibendegeneration. In der kernspintomographischen Morphologie der Bandscheiben war kein Unterschied zwischen den fünf Berufsgruppen, die sich hinsichtlich der körperlichen Schwere der Arbeit unterschieden. 47 % der Beteiligten die Rückenschmerzen gehabt haben, hatten ein normales Kernspintomogramm. Während des 12-monatigen Follow-Ups entwickelten 13 Männer zum ersten Mal Rückenschmerzen. Im Kernspintomogramm konnten jedoch keine Veränderungen zu den Voruntersuchungen mit dem Auftreten des Rückenschmerzes festgestellt werden [465]. Dieses Ergebnis stützt die von *Battie* in seiner Zwillingsstudie veröffentlichten Befunde [28]. Die in den noch zu erwähnenden Studien von *Boden* et al. [40] und *Boos* et al. [51] bei schmerzfreien, klinisch völlig unauffälligen Freiwilligen festgestellten

Bandscheibenvorfälle wurden nach fünf bzw. sieben Jahren kernspintomographisch retrospektiv nachuntersucht [57, 467]. In beiden Nachuntersuchungsstudien entwickelten die klinisch asymptomatischen Patienten nach fünf bzw. sieben Jahren keine Ischialgien und keine Rückenschmerzen, die über das epidemologisch zu erwartende Maß hinausgingen. *Stadnick* [500] konnte in 56 % der von ihm untersuchten asymptomatischen Patienten sog. „Anular Tears" nachweisen, die zu 36 % mit Kontrastmittel ein Enhancement zeigten.

Auch im HWS-Bereich konnten *Boos* et al. nachweisen, dass bei 63 % der asymptomatischen Studienteilnehmer einer Kontrollgruppe der gleiche NMR-Befund nachzuweisen war wie in der Gruppe der Patienten mit einer klinisch symptomatischen Diskushernie. Auch *Schellhas* et al. [468] konnten zeigen, dass Zervikobrachialgien nicht mit den NMR-Befunden korrelieren. Zur weiteren Information sei auf den Abschnitt 28.5.3 verwiesen.

28.7 Schmerztherapie

28.7.1 Schmerztherapie des akuten Wurzelreizsyndroms

28.7.1.1 Behandlungskonzepte

Beim akuten Wurzelreizsyndrom existieren unterschiedliche Behandlungskonzepte. Weitgehend unstrittig ist, dass die analgetische Behandlung die erste Priorität hat. Ebenso besteht weitgehender Konsens über eine primär konservative Behandlung für einen Zeitraum von ca. zwei bis drei Wochen.

In einer Studie kam es bei 37 konservativ behandelten Patienten mit einer zervikalen Diskushernie zu einer Reduktion der Herniengröße, lediglich zwei von 37 Patienten mussten eine operative Diskektomie vornehmen lassen [323]. Dabei hatten in den Kontroll-CTs nach ca. zwei Jahren die größten Hernien auch die größte Tendenz ihr Volumen zu reduzieren, was auch in anderen Studien beschrieben wurde [2, 58, 323,

324, 453]. *Saal* [457] berichtet über spontane Bandscheibenregressionen und gute Ergebnisse der konservativen Therapie von HWS-Bandscheibenvorfällen. Für den Lumbalbereich liegen ähnliche Ergebnisse vor [16, 58, 324, 452, 453, 489, 512, 553, 572a]. *Maigne* [324], *Reyentovich* [432] und *Yukawa* [572, 572a] berichten von Regressionen und teilweise völligem Verschwinden von Bandscheibenvorfällen bei halbjährlich angefertigten Kernspintomographien über einen Beobachtungszeitraum von durchschnittlich 30 Monaten. Auch *Komori* [287, 288] und *Kiyoshi* [277] berichten über ähnliche Ergebnisse.

Als Erklärung für dieses auch von anderen [323, 324] beobachtete Phänomen können Studien herangezogen werden, die das Einwandern von Makrophagen und T-Lymphozyten mit einer entsprechenden Hypervaskularisation zeigen konnten [127, 211, 565]. Der Einsatz von TNF-alpha-Hemmern [388, 389, 390] scheint eine viel versprechende Therapieoption zu sein. Über einen Nachuntersuchungszeitraum von einem Jahr konnte durch eine einmalige Infusion mit 3 mg/Kg Infliximab ein andauernder Therapieeffekt nachgewiesen werden, der besser war als der Effekt einer periradikulären Wurzelumflutung mit Kochsalz. Auch die neurologischen Ausfallserscheinungen besserten sich schneller. Ebenso wurde die Spontanresorption des prolabierten Bandscheibengewebes nicht beeinträchtigt [288a]. Der Einsatz von Erythropoietin, das als potenter neuroprotektiver Wirkstoff an der Entwicklung von menschlichem zentralen Nervengwebe entscheidend beteiligt ist [479], könnte in der Zukunft eine Therapieoption werden. Gentechnische Behandlungskonzepte zeichnen sich jedoch noch nicht ab. Diesbezüglich beginnt erst die Grundlagenforschung.

Allerdings bleibt festzuhalten, dass die Spontanheilungsrate durch die Selbstreparaturmechanismen [127, 552, 553] hoch ist. Die Mehrheit der diskushernienassoziierten Ischialgien verschwindet ohne Operation [127, 323, 324, 553].

Der Grad der Diskusresorption korreliert eng mit der Verbesserung der klinischen Symptomatik [2, 572, 572a]. *Ito* [245] fand bei 20 %iger Diskushernienverkleinerung eine 95 %ige Erfolgsrate konservativer Behandlungsmaßnahmen. Nach *Komori* [287, 288] soll mit einem NMR mit Kontrastmittel-Enhancement der Verlauf und die Prognose der Diskushernie abgeschätzt werden können. Je weiter sich das Diskusgewebe in den Spinalkanal verlagert und je weniger Kontakt zur Bandscheibe besteht, desto größer sind die Chancen auf eine Resorption und klinische Verbesserung [287, 288]. *Karppinen* [266, 267] stellt jedoch in seiner Studie fest, dass das NMR ungeeignet ist, Patienten mit der Kombination von Diskushernie und Wurzelreizung zu erkennen bzw. vorherzusagen. In seiner Studie ohne Kontrastmittel-Enhancement kommt er zu dem Schluss, dass der Ausprägungsgrad der Dirkushernie nicht mit neuralgischen Schmerzen korreliert. Auch die Nervenwurzelkompression korreliert nicht mit Beschwerden, so dass *Karppinen* andere Mechanismen zur Auslösung einer Wurzelreizsymptomatik vermutet. Auch im HWS-Bereich korreliert die Beurteilung der Nervenwurzelkompression nicht mit der klinischen Symptomatik und wird von *Mehalic* als subjektiv eingestuft [353].

Vor diesem Hintergrund ist es nicht erstaunlich, dass auch heute noch erhebliche Diskrepanzen bei den Therapiekonzepten bestehen. Stellvertretend für das Fachgebiet der Neurologie sei hier *Kügelgen* [294] zitiert, der bei Bandscheibenvorfall bedingten zervikalen Wurzelläsionen eine konsequente Fixierung der Halswirbelsäule, strenge Bettruhe, unterstützt durch Muskelrelaxanzien und Analgetika, sowie isometrische Spannungsübungen im Bett für drei Wochen empfiehlt.

Zu diesem Therapiekonzept sind einige kritische Anmerkungen nötig. Eine dreiwöchige strenge Bettruhe hat erhebliche negative Auswirkungen auf das gesamte Bewegungssystem. Die Effizienz dieser Behandlungsform konnte bisher in keiner wissenschaftlichen Studie nachgewiesen werden. Im LWS-Bereich bereits vorliegende Studien zum Effekt der Bettruhe weisen keinen „Benefit" dieser Behandlungsform nach [573]. Im Gegenteil, Patienten mit längerer Bettruhe kehrten später an den Arbeitsplatz zurück als Vergleichsgruppen [118]. Die enorme Kostenintensität einer dreiwöchigen stationären Behandlung ist andererseits evident. Häufig fehlen bei neurologischen Behandlungsschemata invasive analgetisch wirksame Injektionstechniken, weil sie entweder nicht beherrscht oder für zu gefährlich gehalten werden. Untersuchungen belegen jedoch eindeutig, dass invasive Injektionstechniken entgegen emotionalen Ressentiments eine erstaunlich geringe Komplikationsrate haben [292].In den von *Krämer* und *Bernau* beschriebenen Techniken sind sie gefahrlos einsetzbar. Ihre Wirksamkeit ist auf niedrigem Evidenzlevel belegt [101, 267a, 267b, 349]. Für die alleinige orale analgetische Therapie fehlen die Wirksamkeitsstudien. Gerade die gezielte Wurzelumflutung kann aber als verlängerter diagnostischer Finger evtl. differenzialdiagnostische Unsicherheiten beseitigen. Die Stellatum- und die lumbale Grenzstrangblockade sind in der Lage, die über das vegetative Nervensystem vermittelte Schmerzkomponente zu beseitigen und zu einer verbesserten Durchblutung der jeweiligen Wirbelsäulenregion beizutragen. Somit empfiehlt sich die Kombination aus Nervenwurzelblockade und einer der beiden Injektionstechniken [429].

Die Bedeutung der Immunologie bei radikulären Syndromen möchte ich erneut besonders herausstellen. Forschungsergebnisse der vergangenen Jahre zeigen, dass das Nervensystem und das Immunsystem nicht komplett unabhängig voneinander sind. So wird in der Umgebung der Nervenwurzel eine Reihe von Zytokinen von phagozytierenden und antigenpräsentierenden Zellen des Immunsystems freigesetzt, die eine bedeutende Rolle im Ablauf der Immunreaktion in der Umgebung der Nervenwurzel spielen. Sie vermögen die Physiologie der afferenten und efferenten Neurone entweder indirekt oder direkt an der Zellmembran zu beeinflussen (Interleukin-1-β, Interleukin-6 und Interleukin-8 bewirken eine Algesie in verschiedenen Tiermodellen) [557]. Pathologische und klinische Untersuchungen belegen, dass anatomische Verbindungen zwischen degeneriertem Nucleus pulposus und Nervenwurzel existieren. Komponenten des Nukleus, wie die Phospholipase A2 und Zytokine, treten aus der degenerierten Bandscheibe aus und verursachen eine chemische Radikulitis. Diese manifestiert sich im CT oder NMR häufig als einseitig gut sichtbare, entzündlich vergrößerte, ödematös aufgequollene Nervenwurzel.

28.7.1.2 Steroide

Seit Jahren ist bekannt, dass Steroide den Effekt der Zytokine hemmen. In diesem Kontext haben wir mit einem oralen Kortisonschema, das ohne ausschleichendes Absetzen beendet werden kann, sehr gute Erfahrungen gemacht. Bei Bedarf kann nach einer einwöchigen Pause eine zweite Kortisonserie erwogen werden. Eine Cushing-Symptomatik ließ sich bei einer großen Zahl solcher Therapien bisher nicht beobachten. Auch die epidurale oder ggf. epidurale sakrale Instillation von Kortikosteroiden kann erwogen werden [267a]. Überraschenderweise fand *Karppinen* in einer Pilotstudie eine gute Wirksamkeit bei geschlossenen Diskushernien, während Wurzelumflutungen mit Kortison bei Sequestern kontraproduktiv waren [267b]. Dieses Ergebnis bedarf allerdings noch der Verifikation. Dabei ist jedoch noch nicht endgültig geklärt, ob kristalline Depotkortikosteroide mit Langzeitwirkung nicht zu Mikrotraumatisierungen der feinen Nervengewebe führen oder ob besser nicht kristalline Kortikoisteroide verwendet werden sollten, die allerdings keine Langzeitwirkung haben.

Die Wirkung der Kortikosteroide basiert teilweise auf der Hemmung der Phospholipase A2, was die Ausschüttung der Arachidonsäure verhindert und die nachfolgende Prostaglandin- und Leukotrienproduktion reduziert. Die Erkenntnis, dass Entzündungsmediatoren bei Schmerzzuständen von Nervenwurzeln beteiligt sind und die Schmerzempfindung modulieren können, führte zu einer intensiv betriebenen Suche nach und der Entwicklung von hochspezifischen Rezeptorantagonisten. So sind weitere antiinflammatorische Substanzen in der Entwicklung, die die Prostaglandin-, Bradykinin-, Substanz-P- und Interleukin-1-β-Synthese hemmen sollen. Die Substanz TNF-α hat diesbezüglich bereits eine gewisse Bedeutung erlangt und in klinischen Studien ihre Wirksamkeit unter Beweis gestellt [288a, 388, 389, 390]. Ein natürlich vorkommender Antagonist des Interleukin-1 existiert in Form eines Proteins, welches von Monozyten sezerniert wird (Interleukin-1 ra). Darüber hinaus sind eine Reihe von Phytopharmaka bekannt, die die Wirkung des Interleukin-1 in vitro zu hemmen vermögen. Alle diese Substanzen befinden sich derzeit jedoch noch im Experimentalstadium. Gleichwohl darf man in Zukunft von ihnen einen Therapiefortschritt erwarten.

Um keine chronifizierten Schmerzwege im Sinne der Neuroplastizität zu bahnen, ist eine kontinuierliche orale Schmerzmitteleinnahme, möglichst schon vor dem Auftreten einer evtl. Schmerzzunahme erforderlich. Hierbei haben Antiphlogistika gegenüber Analgetika den Vorteil der additiven entzündungshemmenden Komponente. Sie haben einen guten schmerzlindernden Effekt, der allerdings bei Wurzelreizsyndromen nicht auszureichen scheint [529]. Bei gleichzeitiger Gabe von Steroiden sind NSAR aufgrund der potenzierten Neigung zu Ulkusblutungen nicht empfehlenswert. In diesem Fall bestehen gute Erfahrungen mit potenten Analgetika wie z. B. Tramadol. Wegen der häufig nachts auftretenden Schmerzverstärkung mit entsprechenden Schlafstörungen kann abends die Gabe von Muskelrelaxanzien unter dem Aspekt ihrer valiumvergleichbaren Eigenschaften sinn-

voll sein. Antidepressiva und andere hochpotente Psychopharmaka sind im Regelfall aus vielschichtigen Gründen nicht indiziert (z. B. langsamer Wirkeintritt, Nebenwirkungen usw.). Die gleichzeitige Applikation von Lokalanästhetika mit oder ohne Steroidzusatz in Form von Wurzelumflutungen und oder epiduralen Injektionen kann erwogen werden. Wegen der theoretisch möglichen mechanischen Reizwirkung der meistens kristalloid vorliegenden Depotkortikosteroide bevorzuge ich die kurzzeitig wirksamen Steroide. Des Weiteren sind die anatomischen Kenntnisse, in welchem Neuroforamen die entsprechende klinisch diagnostizierte Nervenwurzel zu finden ist, für eine erfolgreiche Behandlung unabdingbar. 23 Studien belegen die Wirksamkeit epiduraler Injektionen [101, 349, 267a].

28.7.1.3 Aufklärung des Patienten

Mindestens ebenso wichtig wie eine adäquate analgetische Therapie, die die verschiedenen Schmerzarten berücksichtigt, ist die ausführliche Information der Patienten über das Krankheitsbild und seine Harmlosigkeit bzw. seine gute Prognose. Hierdurch können unnötige Ängste und psychische Verkrampfungen abgebaut werden, die die Genesung erheblich behindern können. Ein weiterer positiver Effekt von ausführlichen Informationsgesprächen liegt in der erheblich besseren Compliance.

28.7.1.4 Immobilisation

In der gesamten Orthopädie und Traumatologie ist der Trend in den letzten Jahren immer mehr zu einem Behandlungskonzept mit frühfunktionellen Bewegungen übergegangen. Insofern muss die noch vielfach empfohlene routinemäßige Immobilisation kritisch überdacht werden. Die der Ruhigstellung in einer Orthese nachgesagten positiven therapeutischen Wirkungen sind Immobilisation, Wärme und Entlastung [292].

Dabei muss selbstverständlich auf den richtigen Sitz einer Schanz-Krawatte, einer HWS- oder Lumbalorthese geachtet werden. Im Wesentlichen muss eine aktive Reklinationsfähigkeit in der Orthese vermieden werden, da diese zu Beschwerden führt [314]. Der positive Wärmereiz ist zu vernachlässigen, da bei ständigem Tragen mit der entsprechenden Adaptation kein physiologischer Reiz zu erzielen ist. Auch die geringe Entlastung (Traktionswirkung auf die Gelenke) bei Kontraktion der vorderen HWS-Muskulatur ist nicht sehr groß und erfordert eine kontinuierliche Mitarbeit des Patienten. Insgesamt gibt es keine Evidenz für die Sinnhaftigkeit einer orthetischen Versorgung.

28.7.1.5 Frühfunktionelle Behandlung

Eine frühfunktionelle Behandlung ohne Immobilisation in Orthesen ist effektiver. Diese Beobachtung stützt sich auf folgende Überlegungen und Erkenntnisse: Das mit der Wurzelläsion einhergehende Ödem muss über das vegetativ regulierte Gefäß- und Lymphsystem im Sinne eines durch rhythmische Kontraktionen induzierten gesicherten Transportes entfernt werden [69]. Störungen des vegetativen Tonus führen aufgrund eines fehlenden gerichteten Abflusses [169] zu einem eiweißreichen interstitiellen Ödem. Das eiweißreiche Ödem kann zu einer Transformation von Bindegewebszellen mit Indurationen führen [169]. Motorische, zentrifugale Impulse haben auf diese vegetativ dystonen Reaktionen eine hemmende Wirkung [574] und sprechen daher für eine dosierte krankengymnastische Mobilisierung im schmerzfreien Raum. Dabei ist es wichtig, nicht erneut Schmerzreize zu setzen, die Bahnungsmechanismen in Gang bringen. Ein solches Bewegungskonzept ist in kontrollierten Studien bereits für die Akutphase des Schleudertraumas im Vergleich zur Ruhigstellung als signifikant überlegen belegt [213, 352]

Das zweite Argument für eine frühfunktionelle Behandlung ist die physiologischerweise vorhandene Beweglichkeit des Nervensystems, teilweise sogar im Größenbereich mehrerer Zentimeter [61]. Dieses Faktum ist in Studien an Leichen [61, 319] und in vivo [341] gut belegt und deckt sich

in seiner Aussage mit der von *Louis* [319] beschriebenen Längenausdehnung des Spinalkanals von 5–9 cm in Abhängigkeit von der sagittalen HWS-Stellung. *Elvey* [143] hat nachgewiesen, dass sanfte Bewegungstechniken sowohl an Arm und HWS als auch an Beinen und LWS zu Veränderungen der intraneuralen Druckverhältnisse führen. Durch diesen Mechanismus und die Bewegung des Nervs kommt es im Foramen intervertebrale zu einem Abtransport übermäßiger intraneuraler Flüssigkeitsansammlungen [75–78, 143]. *Selvaratnam* et al. [480] veröffentlichten eine Studie, die bestätigte, dass mit dem von *Elvey* und *Butler* vorgelegten Therapiekonzept der Mobilisation des Nervensystems zwischen lokalen und nerval fortgeleiteten Schulter-Arm-Beschwerden signifikant unterschieden werden kann. Wesentliche diagnostische Kriterien sind die Upper Limb Tension Teste (ULTT) und die SLUMB-Teste für die untere Extremität [77].

Neben solchen sanften, schmerzfrei ausgeführten Mobilisationsbehandlungen des Nervensystems sollte wegen des synergistisch guten Effektes gleichzeitig eine manuell durchgeführte kyphosierende Traktion der HWS- oder LWS-Gelenke und der muskuloligamentären Strukturen erfolgen. Diese im Sinne der Manualmedizin in schmerzfreier Lagerung durchgeführte Behandlung ist einer maschinellen kyphosierenden Traktion vorzuziehen. Nach *Waddell* und *Van Tulder* [529, 530, 544] existieren mehrere RCTs, die auf Evidenz-Level A die bessere Wirksamkeit dieses „Staying active"-Behandlungskonzeptes belegen. Um dies zu erreichen, reicht schon der Rat aus, aktiv zu bleiben und sich nicht in das Bett zu legen.

28.7.1.6 Haltungsschulung

Konsequent und somit empfehlenswert ist auch, dem Patienten in einer Haltungsschulung spannungsfreie Positionen zu zeigen. Dabei sollten vor allem Reklinationsbewegungen vermieden und Schulterabduktionsbewegungen eingeschränkt werden.

Neben der von *Krämer* et al. [292] bereits erwähnten klinischen Beobachtung, dass Reklinationsbewegungen häufig zu Beschwerden führen, konnten *Farmer* und *Wisneski* [161] nachweisen, dass die Reklination zu signifikanten Druckerhöhungen in den Nervenwurzeln C5, C6 und C7 führt. Die Druckspannungen reduzierten sich, wenn der Arm aus einer Abduktionsstellung in Richtung Adduktion bewegt wurde. Auch *Lord* und *Roseti* [315] zeigten, dass Schulterabduktionsbewegungen die Nervenwurzeln C5, C6, C7 anspannen und aus dem Foramen ziehen. Ob diese Spannungszunahme positive oder negative Änderungen des klinischen Bildes bewirken, wird von den Autoren nicht berichtet. Im Lumbalbereich wird meistens die Kyphosierung als schmerzentlastend empfunden. Nach *McKenzie* ist aber bei ca. einem Drittel der Patienten die Reklination hilfreich. Wechsel zwischen Sitzen, Stehen, Gehen und Liegen unter Beachtung der individuellen Schmerzgeneration kann empfohlen werden, ohne eine Körperhaltung abzulehnen oder zu empfehlen. Fakultativ kann die analgetische Behandlung durch Elektrotherapie erweitert werden. *Kröling* et al. [293] konnten zeigen, dass eine gepulste Mittelfrequenz (Likon) die größte analgetische Potenz besitzt.

28.7.1.7 TENS und Akupunktur

Auch eine TENS-Therapie kann erwogen werden. Hierbei ist darauf zu achten, dass niederfrequente Stromformen zwischen 2 und 10 Hz in variabler Durchführung zur Anwendung kommen. Je nach individuellem therapeutischem Spektrum kann auch eine Körperakupunktur sinnvoll sein. Die gute analgetische Wirkung der Schmerzakupunktur ist physiologisch und klinisch hinreichend belegt, allerdings stehen Studien zur Wirksamkeit bei Wurzelläsionen meines Wissens noch aus.

28.7.1.8 Massage

Manipulative manualmedizinische Behandlungen und klassische Massagen sind kontraindiziert. Ggf. können jedoch segmental neurophysiologisch wirksam werdende Massageformen oder ähnlich wirkende dermatombezogene neuraltherapeutische Hautquaddelungen mit einbezogen werden. Hier ist zuallererst die klassische Bindegewebsmassage zu nennen, die, von *Kohlrausch* und *Teirisch-Leube* [286] klinisch geprüft, die Verbindung zu den Erkenntnissen früherer Forscher wie *McKenzie*, *Head* und *Hansen* herstellte und die positive Wirkung von reflektorischen Bindegewebszonen u.a. auf die Wirbelsäule systematisierte.

28.7.1.9 Operation

Methoden. Führt ein konservativer Behandlungsversuch nicht zur gewünschten Schmerzfreiheit und Regression der Symptome, ist eine Operation indiziert. Anhand einer Meta-Analyse konnten *Schulitz* et al. [473] zeigen, dass die „althergebrachten" offenen Techniken den sog. minimal invasiven Operationen in Bezug auf die Ergebnisse überlegen waren. Die minimal invasiven Techniken würden durch unkritische Anwendung ohne Berücksichtigung der zugrunde liegenden Konzepte überfordert. Auch *Waddell* [541] kommt zu dem Schluss, dass die automatisierte perkutane Diskektomie, Chemonukleolyse und Laserdiskektomie schlechtere Ergebnisse zu verzeichnen haben als die Standard- und die Mikrodiskektomie, die in ihren Ergebnissen vergleichbar seien.

Unabhängig von der anzuwendenden Technik muss konstatiert werden, dass die Frage nach der wissenschaftlichen Basis der operativen Behandlung der Bandscheibenvorfälle und damit die Frage nach der Berechtigung der operativen Verfahren sowohl an der HWS als auch an der LWS immer noch unzureichend geklärt sind. Demzufolge spricht *Waddell* von einer limitierten Evidenz der lumbalen Diskektomie [541, 183]. Unter Berücksichtigung der bisher vorliegenden Literatur scheint bei einem kritisch, nach klaren Kriterien selektionierten Klientel moderate Evidenz (Level B) vorzuliegen, dass bei einer mit dem

Bandscheibenvorfall korrespondierenden Ischialgie und einem zuvor negativ verlaufenem konservativen Behandlungsversuch eine schnellere Beseitigung der Akutschmerzsymptomatik durch eine Operation möglich ist. Dies obwohl die eventuell positiven oder negativen pathophysiologischen Mechanismen der Operation und die Auswirkungen auf die Rückenschmerz-„Karriere" des Patienten nach wie vor unklar bleiben [541].

Outcome. Nur wenige Studien beschäftigen sich mit dem Vergleich der konservativen und operativen Therapie bei Bandscheibenvorfällen. Das Ergebnis der Studie von *Weber* [551–553] war, dass die operative Therapie nach einem Jahr signifikant bessere Ergebnisse zeigte als die konservative Therapie. Nach vier und zehn Jahren waren jedoch keine signifikant besseren Ergebnisse bei der Diskektomie im Vergleich zur konservativen Therapie mehr nachzuweisen. Einschränkend muss allerdings gesagt werden, dass die Studie von *Weber* erhebliche methodische Mängel aufwies [541]. Auch in der Studie von *Atlas* [16] nimmt das postoperativ bessere Ergebnis mit der Zeit ab.

Dvorak et al. [134] fanden bei einem 4–17-Jahre-Follow-up von 575 operierten Patienten und einer Rücklaufquote von 65% (= 371 Patienten) die nachfolgenden Ergebnisse: 255 Patienten (70%) hatten weiterhin Rückenschmerzen, 83 (23%) hatten konstant starke Schmerzen, 172 Patienten (45%) hatten persistierende Ischialgien. 47 Patienten (14%) bekamen eine Rente. Nachoperationen waren in 17% der Fälle notwendig. Die Autoren kommen zu dem Schluss, dass die sog. „justified indication for disc-herniation neurosurgery" nicht notwendigerweise ein gutes Langzeitergebnis bedeutet. In dieser Untersuchung fanden sich fast in einem Viertel der Fälle (23%) Postnukleotomiesyndrome und in 45% der Fälle litten die Patienten nach Operation an weiter persistierenden Lumboischialgien. Nach *Hoffmann* [234] werden in klinischen Serien bei guter Selektion der Patienten 70–85% gute oder exzellente Ergebnisse berichtet. *Ostelo* kommt nach Sichtung der Datenlage zu dem Schluss, dass 22–45% der operierten Patienten über eine verbleibende Ischialgie und 30–70% der operierten Patienten über verbleibende Rückenschmerzen klagen [27, 92, 134, 239, 289, 326, 327, 392, 398, 494, 497, 553, 570]. Nach *Hwan* [243a] haben operierte Patienten einen in allen SF-36-Subgruppen nachweisbaren signifikant schlechteren Allgemeinzustand als nicht operierte Patienten.

Trotz dieser wissenschaftlich unbefriedigenden Datenlage muss man konstatieren, dass die Diskektomie einen 70-jährigen Zeittest überstanden hat und dass die Methode international angewendet wird. Es bleibt andererseits auch festzuhalten, dass die Evidenz der Wirksamkeit der Diskektomie limitiert ist. Immerhin hat mindestens jeder fünfte, teilweise auch jeder vierte Patient ein schlechtes Operationsergebnis zu erwarten – eine im Vergleich zur Endoprothetik und vielen anderen orthopädischen Operationsverfahren extrem schlechte Prognose.

In der Schweiz lag die Übereinstimmung zwischen zwei neurochirurgischen Universitätsabteilungen im Stellen der Operationsindikation nach zuvor festgelegten Kriterien lediglich bei 62% [299]. Nach dem oben Gesagten überrascht es nicht, dass die prozentualen Raten der Operationen in verschiedenen Ländern weit variieren [92]. So wurden in Schottland und England nur 13% bzw. 14% und in Dänemark und den Niederlanden 64% bzw. 73% der Operationen an der Wirbelsäule durchgeführt, die im gleichen Zeitraum in den USA erbracht wurden. *Hansson* [206] fand in seiner Untersuchung eine Operationsrate von 6% in Schweden und 32% in den USA. Nach *Waddell* [541] verursacht die verhältnismäßig kleine Gruppe der lumbal Operierten einen unverhältnismäßig hohen Anteil der Kosten, indem 10–15% der Patienten für 80–90% der Kosten verantwortlich sind. Zumindest könnte durch den Einsatz der bereits gut validierten psychologischen Tests [51, 53, 215, 546, 546a] mit hoher Wahrscheinlichkeit die Rate der „Failed Back Surgery" gesenkt werden, die besonders kostenintensiv ist. Dieses für den Operateur fremde Instrumentarium bleibt jedoch weitestgehend ungenutzt zum Schaden der Betroffenen. Ein „second look" bei der Indikationsstellung zur Operation könnte die immensen Kosten der Wirbelsäulenchirurgie senken. In einer Untersuchung von *Junge* ließ sich ein gutes postoperatives Ergebnis mit einer prädiktiven Wahrscheinlichkeit von 75 % vorhersagen. Schlechte postoperative Ergebnisse ließen sich mit 86 % Wahrscheinlichkeit vorhersagen [258].

Nachsorge. Ein rehabilitationsorientierter Nachbehandlungsansatz erhöht nach *Donceel* [129] die Rate der Arbeitsfähigkeit der nukleotomierten Patienten. Entgegen der in Deutschland häufig geübten Praxis, Bandscheibenoperierten kein postoperatives Fitness- und Rehaprogramm im Sinne einer AHB aus Angst vor Rezidivhernie, Schmerz usw. zu verordnen [68a, 327a, 327b, 393], sind solche Programme einer Cochrane-Review unter Einschluss von 13 RCT-Studien zufolge [393] sehr effektiv. Danach gibt es keine Evidenz dafür, dass Patienten nach ihrer ersten Bandscheibenoperation in ihren Aktivitäten eingeschränkt werden müssen [393]. Es besteht hohe Evidenz dafür, dass stark belastende körperliche Rehabilitationsprogramme häufiger als weniger belastende und noch besser als Schonung zu einer Zunahme der Arbeitsfähigkeit und einem besseren funktionalen Status führen [112, 128, 276a, 328, 329, 393].

Möglicher Plazeboeffekt. Nicht unerwähnt bleiben sollte, dass nach *Nachemsen* der Plazeboeffekt der operativen Wirbelsäulenbehandlung mit ca. 50–70 % anzunehmen ist [367]. Die auf Plazebo reagierenden Patienten sind weder abnormal, noch ist der Effekt immer kurzlebig [164]. Auch die mittlerweile nachgewiesenen neuroendokrino-

logischen Zusammenhänge werfen Fragen auf [306, 331, 405].

HWS. Auch zur Wirksamkeit der Diskektomie im HWS-Bereich gibt es einige unkontrollierte Fallserien [48, 96, 99, 115, 148, 152, 232, 233, 321, 361, 383, 402–404, 439, 562]. Die Autoren berichten dabei wiederum wie im LWS-Bereich über die Behandlungsergebnisse der von ihnen operierten Patienten. Gute und exzellente Ergebnisse werden im Bereich von 70–80 % angegeben. In der Ära der evidenzbasierten Medizin haben sie jedoch keinen wirklichen wissenschaftlichen Wert. Lediglich die von *Persson* veröffentlichten Studien [402–404] erfüllen den Standard einer kontrollierten randomisierten Studie. Der Vergleich konservativ behandelter und operierter HWS-Bandscheibenvorfälle zeigte nach einem Jahr keine signifikanten Unterschiede hinsichtlich der Behandlungserfolge in beiden Gruppen. Allerdings besserten sich die Patienten in der operativen Gruppe schneller vergleichbar den Ergebnissen von *Weber* im lumbalen Bereich. Nach einem Jahr fanden sich jedoch keine validen Unterschiede hinsichtlich Schmerzintensität und -ausbreitung, Sensibilitätsverlust, Muskeltonus, subjektivem Wohlbefinden und Stimmungstests. Allerdings hatten sich der operativen Gruppe einige Patienten einer Re-Operation unterziehen müssen [402-404]. Ähnliche Ergebnisse werden von *Bednarik* et al. Berichtet [29, 259, 459]. Die Cochrane-Review von *Fooyas* [172] kommt zum gleichen Ergebnis. Weitere Studien berichten über eine hohe Erfolgsrate konservativer Behandlungsmethoden bei Bandscheibenvorfällen im HWS-Bereich. *Saal* [457] konnte zeigen, dass 20 von 26 Patienten mit Radikolopathie und im Kernspin nachgewiesener Bandscheibenhernie erfolgreich mit physikalischer Therapie und medikamentöser Schmerztherapie behandelt werden konnten. Auch *Ellenberg* [142] kam in einem Übersichtsartikel zu dem Ergebnis, dass bei Patienten mit nachgewiesener zervikaler Radiokolopathie 80–90 % erfolgreich nichtoperativ behandelt werden können.

Wie bereits erwähnt, berichten *Maigne* und *Deligne* [323], dass von 37 Patienten mit einer CT-gesicherten Hernie und korrespondierenden Wurzelläsionsbeschwerden lediglich zwei operativ behandelt werden mussten. Aufgrund der bereits erwähnten hohen Rate der Bandscheibenvorfälle ist die Prognose unbehandelter Fälle demzufolge gut. So hat sich die Vermutung nicht bestätigt, dass bei Vorliegen einer als pathologisch eingestuften HWS-Morphologie mit radikulären Syndromen die klinische Symptomatik unbehandelt progressiv zunimmt. Einige Patienten mit erheblichen Schmerzen und Funktionseinschränkungen besserten sich unbehandelt [59, 81, 95, 304, 379, 859]. *Carlsson* und *Nachemson* [859] kommen zu dem Schluss, dass die operative Therapie der zervikalen Bandscheibenhernie ihre Wirksamkeit in Studien bisher nicht nachgewiesen hat. Ein nicht unerhebliches Problem auch unter Kostenaspekten ist der relativ hohe Anteil an Therapieversagern bei der operativen Behandlung der Bandscheibenhernien [137, 221, 333a, 413, 418, 449, 463]. Dies um so mehr, da die Komplikationsrate und die Schwere der Komplikationen nicht vernachlässigbar ist [30, 33, 137, 413, 463].

28.7.1.10 Failed Back Surgery/ Postnukleotomiesyndrom

Wegen der einschneidenden sozialen Folgen für die Betroffenen und der bereits erwähnten hohen Kosten, die diese Patienten verursachen, muss die Prävention dieser Erkrankung im Fokus des Interesses stehen.

Narbenbildung. Es gab bisher fünf kontrollierte Studien, die nach Bandscheibenoperationen Kernspintomographien mit Gadolinium als Kontrastmittel durchführten [182, 186, 522, 526, 539]. Keine dieser Studien konnte den persistierenden Rückenschmerz bei einem Failed-Back-Surgery-Syndrom mit pathomorphologisch be-

schreibbaren Veränderungen korrelieren. Keine dieser Studien verbesserte die diagnostischen Möglichkeiten beim Postnukleotomiesyndrom. *Grane* [191] untersuchte 192 Patienten nach lumbaler Bandscheibenoperation. 10 % dieser Patienten waren asymptomatisch und dienten als Kontrollgruppe. Verdickte Nervenwurzeln fanden sich in der asymptomatischen und der symptomatischen Patientengruppe mit gleicher Frequenz. Auch die Narbenbildung zeigte keine Differenz zwischen der symptomatischen und asymptomatischen Gruppe. Auch die von *Ross* [445] durchgeführte Gadolinium-Kernspintomographie präoperativ, drei und sechs Monate nach Operation zeigte keine signifikante Korrelation zwischen Bandscheibenveränderungen und verbleibenden klinischen Symptomen. Das sog. Disk-Enhancement war unwichtig für das Outcome und wurde auch regelmäßig bei asymptomatischen Patienten nach OP gesehen. Es ist kein notwendiger Indikator einer Infektion [368]. Offensichtlich scheint die Größe der Narbe nach OP keinen Einfluss auf die Entwicklung eines Postnukleotomiesyndroms zu haben [368]. Insofern ist die immer noch nicht selten durchgeführte „operative Entfernung von Narbenbildung" auch wegen des hohen Risikos einer Wurzelschädigung mehr als fragwürdig.

Outcome Prädiktoren zur Prävention. Wesentlich wichtiger für das Outcome nach Bandscheibenoperationen scheint die Erhebung psychosozialer Belastungsfaktoren der Patienten und der Umgang der Patienten mit Schmerzen zu sein. Es konnten eine Anzahl psychologischer Risikofaktoren identifiziert werden. *Nachemson* [368] zeigt, dass randomisiert kontrollierte Studien nachgewiesen haben, dass die Erhebung solcher Daten die Operationsresultate signifikant verbessert. Bei den entsprechenden Fragebögen handelt es sich nach seiner Auffassung um notwendige, selbstverständlich anzuwendende Untersuchungen von Patienten mit Wirbelsäulenschmerzen. Beim Fear Avoidance Believe Questionnaire beträgt die Vorhersagbarkeit einer Chronifizierung 73 %, bei einer Sensitivität von 71 % und einer Spezifität von 77 % [543]. Bei den bereits erwähnten Untersuchungen von *Hasenbring* ließ sich die Vorhersagewahrscheinlichkeit eines Failed Backs mit 80–85 %iger Sicherheit vorhersagen [214, 215]. Demzufolge spricht *Nachemson* [368] bei diesen psychometrischen Untersuchungen von einem bedeutsamen Faktor in der Untersuchung von Rückenschmerzpatienten. Die spezifischen Fear Avoidence Believes zur Arbeit korrelieren stark zum nicht Wiederaufnehmen der zuvor ausgeübten Tätigkeit bei Rückenschmerzen.

28.7.2 Schmerztherapie bei akuten pseudoradikulären Wirbelsäulensyndromen

Im Gegensatz zum klar umschriebenen neuralgischen Schmerz ist der nozizeptive pseudoradikuläre Schmerz dumpf, diffus und weniger klar abgrenzbar. Dabei gilt es im Vergleich zum akuten Wurzelreizsyndrom noch in vermehrtem Maße die „Functio laesa" im Sinne *Tilschers* aufzufinden. Bei dieser Schmerzform ist die Fokussierung auf degenerative Veränderungen wenig zielführend. Etwas pointiert könnte man degenerative Wirbelsäulenveränderungen als asymptomatische Strukturveränderungen mit einer gewissen Koinzidenz, aber ohne Korrelation zu Rückenschmerzen definieren.

28.7.2.1 Manualtherapie

Es kommt bei den akuten pseudoradikulären Schmerzsyndromen darauf an, die Strukturen ausfindig zu machen, die das nozizeptive Störfeuer generieren. Dabei kommt der manualmedizinischen Diagnostik und Therapie häufig eine zentrale Bedeutung zu. Durch manuelle Medizin lassen sich die Funktionsstörungen der Muskeln und Gelenke effizient behandeln [114a, 243, 345, 375, 460, 529, 531], besonders dann, wenn nicht nur der Ort des akuten Schmerzgeschehens systematisch behandelt wird, sondern im Rahmen von Muskelfunk-

tionsketten auch schmerzunterschwellige Funktionsstörungen mit behoben werden [424]. Dabei sind manipulative Behandlungen an der HWS und LWS mobilisierenden Techniken in ihrer Effizienz deutlich überlegen (*Janda*, pers. Mitteilung). Dennoch haben auch mobilisierende Techniken vor allem an den Extremitäten ebenso ihre Berechtigung, wie Weichteiltechniken (u. a. Querfriktionen nach Cyriax). Osteopathische Techniken wie myofasziales Release, MET, Counter Strain usw. können auch gut zur Vorbereitung eines manipulativen Impulses genutzt werden. Bei entsprechendem Befund kann die Kombination mit gezielten Lokalanästhetikainfiltrationen sinnvoll sein, ebenso als muskuläre Triggerpunktbehandlung mit nachfolgender muskulärer Dehnung. Dabei muss allerdings darauf geachtet werden, dass die manualmedizinische Behandlung der therapeutischen Lokalanästhesie vorausgeht, um die Wirbelsäule nicht ihrer nozireaktiven Schutzblockaden zu berauben. Durch das zuvor applizierte Lokalanästhetikum wäre ansonsten die vor jeder manualmedizinischen Manipulation durchzuführende diagnostische Probemobilisation nicht mehr aussagefähig. Die diagnostische Probemobilisation ist die entscheidende Untersuchungstechnik, um vor der Manipulation noch Kontraindikationen auszuschließen.

Die Manualtherapie ist eine komplikationsarme Behandlungsform. Die Rate ernsthafter Zwischenfälle, die in zeitlichem Zusammenhang an der HWS auftreten, liegt nach Untersuchungen zwischen 1:1 und 1:2 Millionen [84, 133, 200, 202, 203, 426, 444, 448, 469]. Mit dem zeitlichen Zusammenhang ist keinesfalls der ursächliche Zusammenhang gleichzusetzen. Ein kausaler Zusammenhang zwischen manualmedizinischer Manipulation und Arteria-vertebralis-Läsion ist nicht gegeben [426, 448, 466]. Auch die Induktion von Bandscheibenvorfällen ist keine typische Komplikation der Manipulationsbehandlung [190]. Seltene, ursächlich fragliche, in einem weit gefassten zeitlichem Zusammenhang mit Manipulationen stehende Bandscheibenvorfälle wurden von *Haldeman* zusammengefasst. Alle berichteten Fälle lagen vor dem Jahr 1976 und traten überwiegend bei Manipulationen in Narkose auf [201].

Die langjährig geführte Diskussion um vorübergehende Verschlüsse der A. vertebralis bei manualtherapeutischen Grifftechniken ist dagegen mittlerweile gegenstandslos, da eindeutig nachgewiesen werden konnte, dass selbst extreme Kopfpositionen keine Minderdurchblutung der A. vertebralis verursachen [558]. Folgerichtig wird der Deklyne-Test mittlerweile von allen Experten als obsolet angesehen. Nach Auffassung der interdisziplinären Bingener Nachfolgekonferenz zum Thema Qualitätssicherung, Aufklärung und Dokumentation in der Manuellen Medizin in Frankfurt ist weder eine Dissektion einer gesunden Halsarterie durch eine sachgerechte Durchführung einer HWS-Manipulation primär verursacht, noch wird durch eine sachgerechte Manipulation an der Wirbelsäule eine Bandscheibenschädigung verursacht [190]. Die Vermutung, dass das Auftreten von Dissekatfolgen im Sinne schwerer neurologischer Ausfallsbilder durch Manipulationen verursacht wird, ist nach EBM-Kriterien nicht plausibel. Selbst bei schweren HWS-Traumata mit Wirbelkörperfrakturen, die hinsichtlich der einwirkenden Kräfte und Energien nicht mit Manipulationen vergleichbar sind, liegt die Rate von traumatischen Rupturen der Halsgefäße zwischen 0% und 1,5% [426]. Kontaktsportarten, Verkehrsunfälle mit Beschleunigungsverletzungen und andere die HWS belastende Alltagstätigkeiten im Sinne des „Sudden Neck Movement" führen typischerweise nicht zu Verletzungen der Halsarterien [426, 444], im Gegensatz zu den Behauptungen mancher „Case Reports" mit dem entsprechend niedrigen Evidenzlevel. Erstaunlicherweise findet man auch in neuester Zeit in renommierten Journalen (z. B. Spine) noch Artikel über das „Hairdresser Syndrom" [144]. Dennoch wird wohl kein rational denkender Mensch ernsthaft davon zu überzeugen sein, dass das Haarewaschen im Friseursalon ein Risiko darstellt, eine lebensbedrohliche vertebrobasiläre Schädigung zu erleiden, obwohl die Autoren dies behaupten, weil in der Welt über lange Zeiträume einige wenige Fälle zusammengetragen wurden, bei denen Spontandissektionen oder ähnliche Mechanismen in zeitlicher Koinzidenz mit dem Haarewaschen beim Friseur auftraten [144]. In der Diskussion um die, nach meiner Meinung, überzogene Aufklärungspflicht bei Manipulationen an der HWS ist die Studie von *Dabbs* [111] richtungsweisend. In einer Medline-Literatursuche von 1966–1994 fanden sich Hinweise, dass eine medikamentöse antirheumatische Therapie (0,04%) einen 160-mal höheren letalen Ausgang hat (nicht beherschbare Magenblutung) als die Manipulation der HWS (0,00025%) [111].

Vor diesem Hintergrund muss die Frage erlaubt sein, ob die Verhältnismäßigkeit zwischen der Aufklärungspflicht bei der Rezeptur von Medikamenten und der Aufklärungspflicht von manualmedizinischen Manipulationen noch gegeben ist. Die Situation hat sich allerdings durch die Konsensuskonferenz von Frankfurt [190] im Sinne einer rationaleren Auklärungsempfehlung verbessert.

Darüber hinaus werden Grifftechniken mit extremen Kopfpositionen und Rotationsmanipulationen beim Griffrepertoire der Verumgruppe (Vereinigung unabhängiger Manualmediziner für die Fortbildungsakademie der Ärztekammern Nordrhein und Westfalen/Lippe tätig) vermieden. *Ringelstein* [437] ist aufgrund seiner Analysen sogar der Auffassung, dass die extrem seltenen, teilweise tödlich verlaufenden Dissektionen der A. vertebralis z. T. spontan auftreten und auf eine anlagebedingte fibromuskuläre Dysplasie zurückzuführen sind. Unter dieser Annahme wären die seltenen schweren Komplikationen, zumindest z. T. als schicksalhaft einzustufen und nicht immer der Methode zuzurechnen.

Spontandissektionen treten wesentlich häufiger auf als Dissektionen im zeitlichen (nicht ursächlichen!) Zusammenhang mit Manipulationen oder sog. Sudden Neck Movements [200, 426, 469]. Nach *Ringelstein* beträgt die zu erwartende Jahresinzidenz an Spontandissektionen in Deutschland 3.000 Fälle [190]. *Symons* [504] zeigte, dass die bei Manipulationen auftretende Spannung nur ein Neuntel der Kraft ausmachte, die zur Herbeiführung einer Ruptur notwendig war. Die bei Manipulation gemessenen Spannungswerte an der Arteria vertebralis waren geringer als in Untersuchungssituationen bei denen Bewegungsumfänge geprüft wurden [504].

Zur physiologischen Wirkungsweise der manuellen Therapie liegen, wie zu den meisten sonstigen Therapieverfahren, relativ wenige Untersuchungen vor. Allerdings konnte die Beeinflussung des „Hoffmann Gastrocnemius Reflexes" als Hinweis auf einen durch Manipulation ausgelösten kurzen inhibitorischen Alpha-Motoneuronen-Effekt [125] als auch durch EMG-Veränderungen nachgewiesen werden [98a]. Die Wirksamkeit der Manualtherapie im Vergleich zu Plazebotherapien bei akuten und subakuten Lumbalsyndromen ist nach *Van Tulder* und *Waddell* [529, 531] auf dem Evidenzlevel B belegt. Dies ist das gleiche Evidenzlevel, das für die klassische lumbale Bandscheibenchirurgie erreicht wird. Dieses Evidenzniveau B ist allerdings deutlich höher als das bisher für die alternativen Bandscheibenoperationsverfahren nachgewiesene Evidenzlevel (z. B. „automated percutaneous discectomy", „Laserdiscectomy" usw.). Zwei methodisch hoch gewertete, randomisierte, kontrollierte Studien [345, 460] und zwölf niedriger qualifizierte Studien zeigten anhand von Outcomefaktoren wie Oswestry-Skalen, VAS, Pain Disability Index usw. positive Effekte [31, 39, 158–160, 162, 199, 350, 380, 414, 419a, 566]. Nur vier Studien, alle aus den 1980er-Jahren, konnten keinen positiven Effekt nachweisen [187, 188, 220, 550]. Mittlerweile liegen weitere, in renommierten Journalen veröffentlichte Studien vor, die positive Effekte der Manualtherapie zeigen konnten

[109, 238, 242, 375]. Die im randomisiert kontrollierten Studiendesign angelegten Studien zeigten z. T. Effekte, die über sechs Monate anhielten [242]. Teilweise waren die Effekte nicht so lange anhaltend [238]. In einer weiteren randomisierten kontrollierten Studie (RCT) war die manuelle Therapie der Akupunktur und der NSAR-Gabe hinsichtlich der kurzfristigen Schmerzbefreiung deutlich überlegen [185].

Auch im HWS-Bereich sind in letzter Zeit positive Ergebnisse in angesehenen Journalen veröffentlicht worden. *Jull* [257] zeigte in einer RCT-Studie, dass die Kopfschmerzintensität und Frequenz durch Manualtherapie gebessert wurde. *Haas* [197] fand in einer RCT Studie bei 81 % der Teilnehmer eine Schmerzverbesserung und in 88 % eine Verbesserung der Nackensteifigkeit. Allerdings sind zwei systematische Reviewartikel ohne Einschluss der Studien hinsichtlich des Outcomes von HWS-Manipulationen negativ [149, 484]. Auf der anderen Seite bestätigten ein systematischer Reviewartikel [4] und eine RCT von *Cassidy* [91] die von *Hurwitz* [243] bereits vor Jahren berichtete Wirksamkeit der manuellen Therapie bei akuten und subakuten Nacken- bzw. Kopfschmerzen [425]

Auch das häufig zu hörende Vorurteil, durch gehäufte Anwendung der Manualtherapie käme es zu Laxizitäten und Schädigungen des Kapsel-Band-Apparates, ist durch Studien nicht belegt. Bei sachgerechter Anwendung nach den Richtlinien der Schulen für Manualmedizin sind die soeben erwähnten Komplikationen gar nicht möglich.

28.7.2.2 Krankengymnastik

Eine weitere wichtige Säule der somatischen Therapie der akuten pseudoradikulären Wirbelsäulensyndrome ist eine differenzierte krankengymnastische Therapie. Bei der sachgerechten Verordnung ist die Berücksichtigung neurophysiologischer Grundlagen eminent wichtig. So kann z. B. die abgeschwächte phasische Muskulatur nur dann auftrainiert werden, wenn zuvor verkürzte tonische Muskelgruppen, die meist antagonistisch wirken, gedehnt wurden; oder eine abgeschwächte Quadrizepsmuskulatur ist aufgrund reflektorisch hemmender Bahnung so lange nicht trainierbar, bis der Kniegelenkserguss vollständig behoben ist. Auch der M. erector trunci ist bei bestimmten Rumpfinklinationsstellungen nicht aktivierbar. Bei der Verlaufskontrolle einer krankengymnastischen Therapie ist daher mitunter die Überprüfung des Erfolges mittels Oberflächenelektromyographie sinnvoll. Solche oder ähnliche Überlegungen entscheiden, welche Kombination der einzelnen krankengymnastischen Behandlungsmethoden im individuellen Fall sinnvoll angewendet werden kann. In Frage kommen zum einen neurophysiologische Behandlungstechniken wie PNF- und Brügger-Therapie, zum anderen aber auch eine muskuläre Kräftigungs- oder Dehnungsbehandlung.

Auch die Manualmedizin bietet hervorragend wirksame krankengymnastische Mobilisationsbehandlungen der Wirbelsäule, der Extremitätengelenke und der benachbarten Gewebsstrukturen. Indikationsvoraussetzungen für krankengymnastische Behandlungen sind die strukturelle Integrität der beteiligten Partner sowie eine störungsfreie Spinalreflexion und kortikale Steuerung [68]. Mit eingeschlossen in diese bestehende Wechselbeziehung sind das limbische System und die Formatio reticularis, sowohl was den Regelkreis zum Motoneuronensystem betrifft, als auch in Bezug auf die Relation zur Psyche. Krankheiten und Umwelteinflüsse können gesunde motorische Stereotype über ihre Eigenschaft der Plastizität so belasten, dass sie fehlerhafte Stereotype erzeugen. Nicht vergessen werden sollten krankengymnastische Verfahren, die zu einer psychischen Entspannung beitragen (z. B. Atemtherapie) sowie Methoden, die die Koordinationsfähigkeit verbessern. Auch die bereits vorgestellte Mobilisation des peripheren Nervensystems ist häufig eine sinnvolle Variante, die aber in Deutschland derzeit noch kaum Anwendung findet. Weiterhin können in das krankengymnastische Programm Entlastungsstellungen beim Sitzen für HWS, Schultergürtel und LWS, z. B. FBL nach *Klein-Vogelbach* oder *McKenzie*, integriert werden. Der wissenschaftliche Nachweis der Wirksamkeit in Form von RCT-Studien steht allerdings noch aus [529, 531].

28.7.2.3 Extensionsbehandlung

Neben der manuellen Traktionsbehandlung im Rahmen der Chirotherapie kann auch eine maschinelle intermittierende Extensionsbehandlung in streng kyphosierender Haltung ergänzend hilfreich sein. Es existieren wenige Studien zur Wirksamkeit der Therapieform, die keine abschließende Betrachtung erlauben [309, 348, 519].

28.7.2.4 Massage

Die klassischen Massagetechniken haben in der Behandlung des akuten pseudoradikulären Wirbelsäulensyndroms ihren Stellenwert. Die Massage war lange Zeit eine ärztliche Domäne. Durch die vernachlässigte Grundlagenforschung und mangelhafte Ausbildung der Ärzte auf diesem Gebiet besteht jedoch heute oft eine große Unsicherheit über den Indikations- und Wirkungsbereich dieses physikalischen Therapieverfahrens [518]. Eine weit verbreitete Meinung ist, dass die Muskelmassage keine reflektorisch wirksamen Zonen kenne und somit eine relativ ungezielte Behandlung darstelle. *Kohlrausch* und *Teirisch-Leube* [268], *Kellgren* [273, 274], *Travell* und *Simons* [517] und andere betonen jedoch die besondere Bedeutung der muskulären reflektorischen Wechselbeziehungen zwischen den Extremitäten und der Wirbelsäule. Es bestehen im Sinne der korrespondierenden Zonen nach *Cornelius* vegetativ neurale Zusammenhänge im Bewegungssystem. Diese Zusammenhänge werden bei der Marnitz-Massage im Sinne der „Schlüsselzonen" berücksichtigt und machen diese Massageform besonders effektvoll. Diese zielt nicht ausschließlich auf symptomatische lokale Effekte, sondern berücksichtigt auch Fernwirkungen im Sinne der Muskel-funktionsketten. Die Marnitz-Massage er-innert somit an das Konzept der Mobilisa-tion des peripheren Nervensystems und das der manuellen Medizin. Die bei der Mar-nitz-Massage angewendeten Griffe sind meist Friktionen. Dabei werden durch ver-formende und dehnende Schichtenver-schiebung Umbaureize gesetzt. Dies ist für den Patienten nicht immer angenehm und manchmal auch schmerzhaft. Die Forde-rung, dass Massage keine Schmerzen verur-sachen dürfe, geht an der Wirklichkeit vor-bei [518]. Dies trifft nur für die häufig aus-schließlich lokal ausgeführte mechanische, flüssigkeitsverschiebende und entspannen-de, großflächige Massage zu. Die klein-flächige, punktförmig neural wirkende Mar-nitz-Massage erinnert an die Prinzipien der Triggerpunkttherapie von *Travell* und *Simons* und ist wesentlich effektvoller als klassische Massageformen. Weiterhin ist die zervikale Extensionsmassage nach *Dom-nick* [140] zu erwähnen. Zur Wirksamkeit bei akuten Rückenschmerzen gibt es keine Daten. Dennoch scheint es eine jahrtausen-de alte Erfahrung der Menschheit zu sein akut schmerzhafte Stellen zu drücken und zu reiben.

28.7.2.5 Elektrotherapie

Bei der Auswahl der anwendbaren Elektro-therapieverfahren ist entscheidend, ob the-rapeutisch mehr die analgetische, durchblu-tungsfördernde oder trophikverbessernde Komponente der Ströme im Vordergrund stehen soll. Hilfreich ist auch ein Zweizellen-bad mit HWS-Elektrode, wohingegen Stan-gerbäder bei zervikobrachialen Beschwer-den nicht zu empfehlen sind. Das Stanger-bad hat seine Indikation bei lumbalen und dorsalen Schmerzformen. Hinsichtlich des analgetischen Effektes der Elektrotherapie belegen neuere Studien eine 50 %ige Anhe-bung der Schmerzschwelle mit gepulster Mittelfrequenz [293]. Bei der Schmerz-schwellendruckmessung war die gepulste Mittelfrequenz galvanischen und diadyna-mischen Stromformen überlegen [293]. Bei

gleichem Studiendesign war bei Gleichströ-men unter der Anode der größte analgeti-sche Effekt, ein kaum geringerer unter der Kathode und ein wesentlich geringerer zwi-schen Kathode und Anode [293]. Auch die TENS-Therapie kann im Einzelfall ein pro-bates Mittel sein, obwohl ihre Wirksamkeit bisher nicht nachgewiesen wurde [529, 531].

28.7.2.6 Injektions- und Infiltrations-behandlung

Gezielte Injektionsbehandlungen mit Lo-kalanästhetika an aktuell schmerzhaften Strukturen können die akute Beschwerde-symptomatik ebenso positiv beeinflussen wie reflektorische Infiltrationstechniken, in der einfachsten Form z. B. Quaddelungen entweder mit Lokalanästhetika oder Luft. Allerdings ist die wissenschaftliche Daten- und Studienlage zu dieser Therapieform schlecht [371, 529, 531]. Das gilt auch für die „Prolo-" oder synonym „Sklerosierungs-therapie". Zu epiduralen sakralen Infiltra-tionen und Facettenblockaden fehlt bisher der positive Effizienznachweis [529, 531]. Auch die Reproduzierbarkeit von doppel-ten Blockaden lag nur bei 18,5 % bei einem streng selektierten Klientel [324a].

28.7.2.7 Medikamentöse Therapie

NSAR. Die wirksame Schmerzlinderung der NSAR bei akuten Lumbalsyndromen unabhängig von der Substanzklasse ist in mehreren RCT-Studien auf Evidenzlevel A nachgewiesen worden [528, 529]. Sie beein-flussen jedoch nicht die Arbeitsfähigkeit und haben keine präventive Wirkung auf die Chronifizierung [529]. An der HWS fehlt jeder Wirkungsnachweis für NSAR aufgrund mangelnder Studien [529].

Analgetika. Paracetamol als Monotherapie und in Kombination mit schwachen Opi-oiden ist nicht potenter als NSAR. Zu den potenteren Analgetika liegen keine Studien vor [529].

Muskelrelaxanzien. In mehreren RCT-Stu-dien wurde die schmerzlindernde Wirkung von Muskelrelaxanzien im Vergleich zu Plazebos bei akuten Rückenschmerzen nachgewiesen (Evidenzlevel A) [529]. Dieser Effekt ist substanzklassenunabhängig [529]. Nach *Bernstein* [32] werden sie in zwei Drittel aller Fälle von akuten Rückenschmerzen verschrieben, ohne dass sich die funktionale Kapazität der Patienten verbessert, bzw. beschleunigt wieder eintritt. Unklar ist, ob sie eine höhere analgetische Potenz als NSAR haben. Nachteilig ist, dass sie eine hohe Nebenwirkungsrate auch bei Kurzzeitgebrauch haben. Dies trifft auch auf ihr potenzielles Abhängigkeitspotenzial zu [529].

Antidepressiva. Es besteht keine Evidenz für den Einsatz von Antidepressiva bei akuten Rückenschmerzen [529].

28.7.2.8 Kognitive Verhaltenstherapie
In einer Studie von *Linton* [311] wurde ein auf sechs Gruppensitzungen angelegtes kognitiv verhaltenstherapeutisches Programm mit einem ausführlichen bzw. weniger ausführlichen schriftlichen Informationsmaterial über die Erkrankung verglichen. Alle drei Gruppen erhielten weiter die ortsübliche ärztliche Behandlung. Eingeschlossen wurden 243 Patienten mit akuten bzw. subakuten Rückenschmerzen mit dem Risiko der Chronifizierung. Nach entsprechender Randomisierung war nach einem Jahr das Risiko einer länger dauernden Arbeitsunfähigkeit in der kognitiv verhaltenstherapeutischen Gruppe neunmal geringer als in den anderen Gruppen. Gleichzeitig nahm die Zahl der Besuche bei Ärzten und Physiotherapeuten in der kognitiv verhaltenstherapeutischen Gruppe signifikant ab. Alle drei Gruppen hatten die Tendenz sich hinsichtlich Schmerzstärke, Fear Avoidance Beliefs und Kognitionen zu verbessern [311]. Weitere Studien bei akuten und subakuten Rückenschmerzen liegen nach meinem Kenntnisstand nicht vor. In einer Cochrane-Review konnte der gleiche Autor allerdings Hinweise finden, dass psychologische Faktoren auch bei akuten und subakuten Rückenschmerzen einen signifikan-

ten Teil des multidimensionalen Problems ausmachen [312].

28.7.2.9 Multidisziplinäre biopsychosoziale Rehabilitation
In einer Cochrane-Review bis 1998 wurden von *Karjalainen* [265] lediglich zwei Studien eingeschlossen, bei der die Patienten vier bis maximal zwölf Wochen lumbale Rückenschmerzen (subakut) hatten. Obwohl die Studien keine hohen Punktescores hatten, besteht nach den Autoren moderate Evidenz dafür, dass solche Rehabilitationsprogramme, vor allem wenn sie Arbeitsplatzvisiten enthalten oder die beruflichen Aspekte mit in den Fokus stellen, zu einer Verringerung der Arbeitsunfähigkeitszeiten und Verbesserung der „Disability" führen. Obwohl qualitativ hochrangige Studien zu dieser Thematik fehlen, stufen die Autoren die Therapie als effektiv ein [265].

28.7.2.10 Unspezifische aktive Übungen
Therapieformen wie Aerobic, Dehnungsübungen, Muskelkräftigungsübungen oder Beugen/Strecken sind nicht effektiver als andere Behandlungsformen des akuten Rückenschmerzes (Level A) [529]. Die qualitativ hochwertigen Studien zeigten keinen Effekt [154, 159, 160]. Das Outcome ist nicht besser als der natürliche Verlauf. Allerdings fand *Klaber Moffett* [278] bei einer randomisiert kontrollierten Studie signifikante Ergebnisse, wenn die Teilnehmer an einem „Back to Fitness"-Programm vorselektioniert werden. Jeweils ca. 90 Teilnehmer wurden einer hausärztlichen bzw. „Back to Fitness"-Behandlung zugeteilt. Die Patienten mit hohen „Fear Avoidance Beliefs" profitierten über ein Jahr von einem „Back to Fitness"-Programm signifikant besser als von einer hausärztlichen Behandlung im Vergleich zu Patienten mit niedrigen „Fear Avoidance Beliefs". Bei Patienten mit hohen Distress/Depressionswerten ließ sich nach sechs Wochen das gleiche Ergebnis zeigen. Allerdings waren die Effekte bei dieser Patientengruppe nach eine Jahr nicht mehr nachweisbar

[278]. Nach *Main* haben „distressed depressed" Persönlichkeiten oder „distressed somatic" Patienten eine drei- bis vierfach höhere Wahrscheinlichkeit eines schlechten Outcomes im Vergleich zu „Normalpatienten" [325]. Alle Risikopatienten hatten signifikant höhere Depressionsskalen [325]. Im Gegensatz zu diesen Ergebnissen fand *Karjalainen* [265a] bei einer sog. Mini Intervention (Assessment durch Arzt und Physiotherapeut) positive Effekte auf die Arbeitsfähigkeitsdauer. Ähnlich wie bei chronischen Rückenerkrankungen war auch hier neben dem Beruf die Dauer der bereits bestehenden Arbeitsunfähigkeit der einzige Prädiktor des weiteren Verlaufs [265b].

28.7.2.11 Übrige Therapieformen
Bettruhe ist nicht wirksam, wie mehrere RCT-Studien belegen [529]. Für TENS, Akupunktur, Kälte- und Wärmetherapien einschließlich Ultraschall, Kurzwelle und andere Hochfrequenz-Elektrotherapien sowie Orthesen fehlen entsprechende qualitativ ausreichende Studien [529, 531], die die Wirksamkeit nachweisen. Für die Wirksamkeit von Rückenschulen bestehen widersprüchliche Ergebnisse [529, 531].

28.7.2.12 Spontanheilung
Abschließend möchte ich es jedoch nicht versäumen, selbstkritisch auf die hohe Spontanheilungsrate von akuten Wirbelsäulenschmerzen hinzuweisen. Folgt man epidemiologischen Studien, so werden 90% aller Patienten mit Rückenschmerzen in sechs Wochen beschwerdefrei, unabhängig von der Art der Therapie und auch ohne Therapie [7, 542]. Hier könnte sich in der Zukunft ein weites Studienfeld eröffnen, welches untersucht, ob einzelne Behandlungsmethoden, die seit Jahrzehnten empirisch als hilfreich eingestuft werden, einen über die Spontanheilungsrate hinausgehenden Benefit haben.

28.7.3 Schmerztherapie bei chronifizierten Wirbelsäulensyndromen

28.7.3.1 Verhaltenstherapie
Die Verhaltenstherapie als Monotherapie hat einen langzeitigen positiven Effekt auf Schmerz, Funktionsstatus und Verhaltensweisen [343, 532]. Allerdings ist dieser Effekt eher auf einem geringen Effektstärkenlevel anzusiedeln.

28.7.3.2 Manualtherapie
Überraschenderweise ist die Datenlage bei chronifizierten Schmerzsyndromen hinsichtlich der positiven manualmedizinischen Wirkungen noch eindeutiger als bei akuten Schmerzsyndromen. *Van Tulder* [531] fand im Rahmen einer Meta-Analyse der bis 1997 veröffentlichten Literatur eine starke Evidenz für eine überlegene Wirkung der Manualtherapie im Vergleich zu Plazebotherapien an der LWS (Evidenzlevel A). Neben weniger qualifizierten Studien gibt er zwei hoch gewertete RCT-Studien an [283–285, 391, 531]. Auf Evidenzlevel B scheint die Manualmedizin bei dieser Patientengruppe der Behandlung mit Bettruhe, Analgetika, Massage oder der Behandlung beim Allgemeinarzt überlegen zu sein [283–285, 531]. *Aure* [19] zeigte in einer RCT-Studie nach einjährigem Follow-Up eine 67%ige „Return to Work"-Rate in der Manipulationsgruppe. Die Schmerzsymptomatik besserte sich auch lang anhaltend über ein Jahr [19]. *Licciardone* [308] zeigte ebenfalls bei chronischen Rückenschmerzpatienten eine Schmerzreduktion und bessere Befindlichkeit als die „Usual care"-Gruppe. Auch in der Studie von *Niemistö* [375] war die Kombination von Manualmedizin und medizinischer Trainingstherapie der Konsultation eines Arztes in einem randomisierten, kontrollierten Setting überlegen. Auch bei chronifizierten HWS-Beschwerden zeigten sich positive Effekte der Manualtherapie, z.T. in Kombination mit muskulärer Stabilisierung [66, 153]. Diese Effekte waren über zwei Jahre stabil nachweisbar [153] und wurden in einer

Cochrane-Review von *Gross* [194] weitgehend bestätigt. In einer einfach blinden RCT-Studie [254] zeigte sich ebenfalls eine Schmerzreduktion, bessere Befindlichkeit und ein geringerer Schmerzmittelverbrauch über den Zeitraum eines Jahres. *Lynton* [322] zeigte in einer randomisiert kontrollierten Studie, dass Manipulationsbehandlungen drei- bis fünfmal häufiger bei chronifizierten HWS-Beschwerden zu einer Schmerzbefreiung führten als Akupunktur und Medikation. Damit ist die Studienlage für den Wirksamkeitsnachweis der Manualmedizin im HWS-Bereich eher besser als für die Bandscheibenchirurgie an der HWS und viele weitere etablierte Behandlungsmethoden.

28.7.3.3 Krankengymnastik
Unabhängig von der Methode gibt es eine starke Evidenz (Level A), dass Krankengymnastik wirksam ist [530, 531]. In einer Studie von *Torstensen* [515] hat sich die Krankengymnastik als kostenreduzierend im Vergleich zu Eigenübungen erwiesen. Nach *Linton* [313] ist Krankengymnastik auch präventiv wirksam. Bei segmentaler Rigidität bzw. Hypomobilität sind gezielte Dehnungsübungen allgemeinen Übungen überlegen [339a]. Im HWS-Bereich fehlt dieser Effektivitätsnachweis. Allerdings konnte *Falla* [160a] zeigen, dass abgeschwächte tiefe Nackenflexoren valide mit chronischen Nackenschmerzen einhergehen und dass eine entsprechende Kräftigung die Nackenschmerzen reduziert, analog zum bereits wesentlich früher aufgestellten klinisch empirischen Postulat von *Bartel* und *Janda* [27a].

28.7.3.4 Massage
Effizienz und Wirksamkeit der Massage ist in verschiedenen RCT-Studien im Rahmen einer systematischen Literaturauswertung der kanadischen Cochrane-Gruppe für alle Massageformen belegt worden [178]. Die Wirkungsweise wird nach *Ernst* [150] auf körperliche und mentale Relaxation sowie erhöhte Endorphinausschüttung zurückge-

führt. Nach der Gate-Control-Theorie von *Melzack* [354] wird durch Reizung der Nervenfasern mit großem Durchmesser die T-Zellen-Produktion inhibiert und an den nozizeptiven Nervenfasern mit geringem Durchmesser die Schmerzreizung verringert, was zu einer Schmerzlinderung führt [178].

28.7.3.5 Medikation
NSAR. Im Gegensatz zu den akuten Rückenschmerzen haben NSAR bei chronischen Beschwerden an der LWS einen statistisch zwar signifikanten, aber nur sehr kleinen Wirksamkeitsnachweis gegenüber Plazebo. Es fehlt eine suffiziente überzeugende Evidenz für ihre Wirksamkeit [528]. Wegen ihres nicht zu unterschätzenden Risikos der Ulkusblutung und vieler Interferenzen mit anderen Medikamenten durch Konkurrenz um die Plasma-Eiweiß-Bindung sind sie bei chronischen Schmerzen nicht das Mittel der ersten Wahl. Im Bereich der HWS gibt es keine Daten für ihren Wirksamkeitsnachweis [34, 226, 337, 414, 487, 536]. Für die übrigen Analgetika gibt es bei chronischen Schmerzen keine Datenlage [528, 530].

Muskelrelaxanzien. Es gibt nur zwei plazebokontrollierte Studien [14, 458], die positive Effekte nachweisen (Evidenzlevel C). Neben dem Abhängigkeitspotenzial [141] sind bei 30 % der Patienten potenziell mit Nebenwirkungen wie z. B. Benommenheit und Schwindel auch bei kurzzeitigen Anwendungen zu rechnen [529, 530]. Im HWS-Bereich ist die Datenlage widersprüchlich [530a].

Antidepressiva. Nach *Van Tulder* besteht moderate Evidenz (Level B) für die Erkenntnis, dass Antidepressiva bei chronischen Rückenschmerzen nicht wirksam sind [5, 189, 249, 410, 530, 533a]. *Staiger* hingegen sieht bei seiner Meta-Analyse eine moderate Symptom- und Schmerzreduzierung, allerdings nur für tri- und tetrazyklische Antidepressiva [501]. Selektive Seroto-

449

nin-Re-Uptake-Inhibitoren sind diesbezüglich nicht wirksam [501]. Für alle Antidepressiva fehlt der Nachweis, dass der Funktionsstatus verbessert wird [501, 530, 531].

28.7.3.6 Epidurale Steroidinjektionen und andere Injektionen

Die zu dieser Therapieform bisher veröffentlichten Studien sind widersprüchlich [63, 74, 82, 108, 130, 347, 434, 440, 482]. *Van Tulder* [530, 531] kommt nach kritischer Würdigung dieser Studien zu dem Schluss, dass bei chronischen Rückenschmerzen ohne radikuläre Symptome epidurale Steroidinjektionen nicht wirksam sind (moderate Evidenzlevel B). Bei gleichzeitig bestehender radikulärer Symptomatik ist die Datenlage widersprüchlich (Evidenzlevel C). Auch für die sonstigen Formen der Injektionsbehandlung gibt es keine methodisch ausreichenden Studien, die die Wirksamkeit oder Unwirksamkeit belegen [371, 530]. Nach *Nelemans* ist vor allem bei der Facetteninfiltration bisher kein wissenschaftlich ausreichender Wirkungsnachweis erbracht. Auch *Mayer* [339a] fand keine Hinweise für die Wirksamkeit von Facetteninfiltrationen. Eine einzige gut strukturierte Studie konnte einen Langzeiteffekt einer Triggerpunkt- im Vergleich zu Plazeboinjektionen nachweisen [371, 391]. Nach *Yelland* [569] führen ligamentäre Injektionen unabhängig von der verwendeten Substanz (Sklerosierungsmittel bzw. Kochsalz) zu einer signifikanten und lang anhaltenden Abnahme der Schmerzen und „Disability".

28.7.3.7 Rückenschule

Auch zu der Effektivität der Rückenschulen bei chronischen Rückenschmerzen sind die Studienergebnisse gegensätzlich [240, 241, 256, 280, 298, 414]. *Linton* [313] fand, dass Rückenschulen präventiv signifikant unwirksam waren.

28.7.3.8 Medizinische Trainingstherapie/ Muskelkräftigungsübungen

Nach einer Cochrane-Review von *Van Tulder* besteht „conflicting evidence", dass medizinische Trainingstherapie passiven Therapiemaßnahmen bei chronifizierten Lumbalsyndromen überlegen ist [533]. Sie ist jedoch effektiver als konventionelle Physiotherapie und die Behandlung beim Hausarzt [533]. Durch mehrere qualitativ hochwertig einzuschätzende RCT-Studien besteht starke Evidenz (Level A) für die Effektivität dieser Therapieformen bei chronifiziertem Rückenschmerz [530]. Es besteht moderate Evidenz (Level B) für die Annahme, dass verschiedene Behandlungsformen gleich effektiv sind [533]. Nach einer Studie von *Mannion* ist medizinische Trainingstherapie nicht wirksamer als Aerobic [330]. Aufgrund dieser Datenlage könnte der positive Effekt der Kombinationsbehandlung von Manualmedizin und medizinischer Trainingstherapie in der oben erwähnten Studie von *Niemistö* [375] möglicherweise eher der Manualmedizin zu zuordnen sein. Auch für den HWS-Bereich liegen vergleichbare Ergebnisse vor [507].

28.7.3.9 Übrige Therapien

Aufgrund der Studienlage existiert starke Evidenz (Level A) für die Unwirksamkeit von Traktionsbehandlungen. Der Wirksamkeitsnachweis von Orthesen steht aus [248, 461, 530]. Die Beweglichkeit in gut fixierenden Orthesen ist überraschend hoch [461], so dass der ruhig stellende Effekt in Frage zu stellen ist. *Jellema* [248] zweifelt in seiner Cochrane-Review an der Compliance der Patienten. Die präventive Wirksamkeit von Orthesen wird von *Linton* [313] bestritten. Moderate Evidenz besteht für die Ineffektivität von EMG-Biofeedback (Level B). Aufgrund der inkonstanten, widersprüchlichen Studienergebnisse kann zur Wirksamkeit der TENS-Therapie keine Aussage gemacht werden [530]. Das Gleiche gilt für die Akupunktur [530, 531, 533a].

28.7.4 Das multimodale biopsychosoziale Therapiekonzept

Therapiekonzepte, die nach dem biopsychosozialen Modell arbeiten, zeigen bei chronifizierten Rückenkranken ungewohnt gute Erfolge. Die ersten sehr positiven Ergebnisse mit einem muskulären Aufbautraining an Geräten wurden Mitte der 1980er-Jahre von *Mayer* [138, 139] berichtet und von *Hazard* [218] bestätigt. In Deutschland konnte *Hildebrandt* [228] als erster eine ebenfalls sehr erfolgreiche Studie vorstellen, die auf einem multifaktoriellen interdisziplinären Behandlungsansatz beruht.

Das Ergebnis dieser Studie war eine deutliche Verbesserung objektivierbarer sozioökonomischer Daten bei einer Patientenklientel, die im Durchschnitt zwischen 40 und 50 Jahre alt war, zu 48 % körperlich schwer arbeitete, zu 57 % negative Vorstellungen über die Rückkehr an den Arbeitsplatz hatte, zu 13 % eine offene Rentenabsicht zeigte, zu 50 % ein Chronifizierungsstadium III nach *Gerbershagen* aufwies und durchschnittlich 31,6 Wochen Arbeitsunfähigkeitszeiten im letzten Jahr zu verzeichnen hatte. Bei einer solchen Klientel kehrten 63 % der zuvor arbeitsunfähigen Patienten an ihren Arbeitsplatz zurück. Auch die Anzahl der physikalischen Behandlungen und der Arztkontakte gingen im ersten Jahr nach der Behandlung um mehr als die Hälfte zurück, verglichen mit dem Jahr vor Therapiebeginn [228, 408, 464].

Zu nahezu identischen Ergebnissen kommt eine Meta-Analyse bei chronischen „Low Back Pain"-Patienten von *Flor* und *Turk* [168]. Dabei wurden 65 Studien eingeschlossen, die mit einem multidisziplinären Behandlungsansatz einschließlich einer kognitiv verhaltenstherapeutischen Therapie zwischen 1960 und 1990 veröffentlicht wurden (insgesamt 2089 Patienten mit unimodalen Therapien oder Vergleichsgruppen ohne Therapie als Kontrollgruppen). 68 % der Patienten aus den multidisziplinären Behandlungsgruppen (MD) und 32 % aus den Kontrollgruppen kehrten nach vorheriger Arbeitsunfähigkeit an den Arbeitsplatz zurück. In der MD betrug die Schmerzreduktion 37 %, in der Kontrollgruppe 4 %. Einer Verringerung des Schmerzmittelverbrauchs von 63 % und einer 53 % Verbesse-

rung der Aktivität standen Vergleichswerte von 21 % bzw. 13 % in der Kontrollgruppe gegenüber [168].

Cutler [110] führte eine andere Meta-Analyse mit 37 Studien ebenfalls zu multidisziplinären Therapieansätzen bei chronischen „Low Back Pain"-Patienten durch. Auch dort verdoppelte sich grob die Anzahl der Patienten die in der MD-Gruppe wieder an die Arbeit gingen. Die Studie von *Jousset* et al. [255] wies ebenfalls die Überlegenheit eines MD-Therapieprogramms hinsichtlich der Arbeitsunfähigkeitstage im Vergleich zu einer krankengymnastischen Behandlung bei chronifizierten Rückenschmerzpatienten nach. Die Kosteneffizienz der MD-Therapieprogramme belegt eine Veröffentlichung [343, 386].

Auch *Van Tulder* [530, 532] sieht eine starke Evidenz (Level A) dafür, dass MD-Therapieprogramme in der Behandlung von lang anhaltenden, starken, chronischen Rückenschmerzen hilfreich sind. Zu gleich guten Ergebnissen kommt eine Meta-Analyse von *Guzman* [196]. *Luke* [320] zeigte an einer allerdings kleinen Patientenzahl, dass die positiven Wirkungen der MD-Therapie über einen Zeitraum von 13 Jahren erhalten blieben.

Diese bereits guten Ergebnisse bei der extrem kostenintensiven und schwierig zu behandelnden Gruppe der chronischen Rückenschmerzpatienten lassen sich durch Berücksichtigung von Prädiktoren eines guten oder schlechten Outcomes noch weiter optimieren. Patienten mit hohem Distress, die ihren Schmerz als unkontrollierbar und hoch negatives „Life Event" ansehen, haben schlechtere Ergebnisse, wohingegen eine Abnahme negativer, emotionaler Reaktionen auf den Schmerz, eine Verringerung der Disabilitätswahrnehmung sowie eine erhöhte Bereitschaft zur Eigenverantwortlichkeit im Therapieprozess mit besseren Resultaten einhergeht [198, 217, 229, 281, 343, 516]. *Cairns* [79] berichtet, dass ca. ein Drittel der Patienten, die eine physikalische Therapie verordnet bekommen hatten, so hohe Angst- und Distresswerte hatten, dass das Risiko eines „Poor Outcome" auf das 3- bis 4-fache erhöht war. Im Gegensatz dazu scheinen demographische Faktoren und körperliche Untersuchungsbefunde bei dieser Patientengruppe allenfalls eine untergeordnete Bedeutung zu haben [343].

Pincus et al. [411] sehen wie bereits Main [325] 1992 den Distress in Kombination mit einer depressiven Stimmungslage ebenfalls als den Hauptprädiktor einer Chronifizierung an und in geringem Umfang Somatisierungstendenzen. Den Coping-Strategien und der Katastrophisierung wird nur eine geringe Rolle für das Outcome eingeräumt [411]. Die Autoren schließen daraus, dass die Rolle des Fear Avoidance Beliefs Questionnaire (FABQ) und der Coping-Strategien durch streng kontrollierte prospektive Studien untersucht werden muss [411].

Im Gegensatz dazu kommt die Studie von *Klaber* und *Moffett* [278] zu dem Ergebnis, dass Patienten mit einem hohen FABQ-Score dreifach häufiger langfristig (ein Jahr) von einem „Back-to-Fitness"-Programm profitieren als Patienten, die randomisiert einer hausärztlichen Behandlung zugeteilt wurden. Dieser Effekt war bei Patienten mit normalem FABQ-Score nicht nachweisbar [278]. *Linton* [311] berichtet ähnliches. Das Back-to-Fitness-Programm war allerdings bei Patienten mit einem hohen Distress-/Depressionsrisikofaktor nur im Beobachtungszeitraum von sechs Wochen der Behandlung beim Hausarzt überlegen [278], was möglicherweise auf die bereits erwähnte Wertigkeit der Risikofaktoren hinweist.

28.8 Resümee

28.8.1 Pathomorphologisches Paradigma

Als Resümee dieser Fakten kann man feststellen, dass die bisherigen Behandlungskonzepte versagt haben, die auf einer pathomorphologischen Basis im Sinne von Descartes und Virchow gründen. Die exorbitante Zunahme an Patienten und Kosten

sprechen für sich. *Nachemsen* bringt die Problematik auf den Punkt, indem er sagt: „Wenn man als Basis gesicherter wissenschaftlicher Erkenntnis prospektive randomisierte Doppelblindstudien zu Rate zieht, wissen wir nach Jahrzehnten intensiver Forschungsarbeit über die Ätiologie des chronifizierten Rückenschmerzes nichts" [362].

Die Frage: „Ist das pathomorphologische Paradigma das Erklärungsmodell des chronifizierten Rückenschmerzes?" muss also mit „Nein" beantwortet werden. Das pathomorphologische Paradigma ermöglicht uns Diagnosen, indem gestörte oder zerstörte Zellverbände mikroskopisch, elektronenmikroskopisch oder radiologisch erkannt werden. Es ist auch noch heute für eine Vielzahl von Erkrankungen valide. Angesichts der im vorigen Abschnitt ausgeführten Datenlage, einschließlich der Tatsache, dass nach sechswöchiger Arbeitsunfähigkeit wegen Rückenschmerzen die Wahrscheinlichkeit, wieder in den Arbeitsprozess eingegliedert zu werden, nur bei 50% liegt [171, 177, 178, 265b, 430, 540, 554], ist davon auszugehen, dass das auf einem monokausalen Konzept basierende pathomorphologische Paradigma bei chronifizierten Rückenerkrankungen versagt hat.

Was nützt ein Paradigma, dessen Betrachtungsrahmen lediglich in 1–5% aller Patienten mit Kreuzschmerzen hilfreich ist (nur bei 1–5% der Patienten mit akuten Kreuzschmerzen kann eine pathomorphologische Läsion gefunden werden, die die Symptome erklärt), das dem zufolge aber für weit mehr als 90% aller Patienten mit Rückenschmerzen keine Erklärung findet [9].

Diese Zahlen resultieren aus der Tasache, dass gerade Diskuspathologien auch bei Menschen ohne Kreuz- oder Rückenschmerzen in hohem Maße nachweisbar sind [9, 40, 41, 51, 52, 119, 123, 250, 542, 563]. Dies gilt in erhöhtem Maße für die meisten anderen degenerativen Veränderungen der Wirbelsäule. Schwere degenerative Wirbelsäulenveränderungen korrelieren zwar mit dem zunehmenden Alter, aber sie korrelieren nicht mit einer Zunahme der Beschwerden. Es besteht also eine Koinzidenz, aber keine Korrelation zu Wirbelsäulensyndromen.

28.8.2 Biopsychosoziales Paradigma

Wenn also der pathomorphologische Betrachtungsrahmen (Paradigma) keinen zufriedenstellenden Blick auf Wirbelsäulensyndrome zulässt, stellt sich die Frage, ob nicht ein anderer Betrachtungsrahmen einen größeren Blickwinkel ermöglicht. Nach heutigem Kenntnisstand könnte das multifaktorielle biopsychosoziale Paradigma [138, 146] ein solcher Betrachtungsrahmen sein. In diesem multivariaten, dynamischen Modell werden Prozessabläufe beobachtet.

Für dieses neue Paradigma spricht, dass es die Diskrepanz zwischen objektiver Behinderung (Disability) und subjektiver Beeinträchtigung (Impairment) erklären kann, die bei chronifizierten Rückenschmerzpatienten besteht [543]. Auf verschiedenen Ebenen finden sich Hinweise, die die Diskrepanz zwischen massiver Schmerzsymptomatik und erheblichen Fähigkeitsstörungen auf der einen Seite bei fehlendem pathomorphologischen Korrelat und weitgehend uneingeschränkter Funktion auf der anderen Seite erklären können.

Auf der Ebene der Schmerzphysiologie ist zunächst die Schmerzdefinition der „International Association for the Study of Pain" zu nennen, die auch einen emotionalen Anteil definiert: „Pain is an unpleasant sensory and emotional experience associated with actual or potential tissue damage". Ebenso wissen wir aus der Schmerzforschung, dass die Relation zwischen Schmerz und physischer Läsion nicht linear ist, obwohl die Höhe des nozizeptiven Inputs mit dem Ausmaß der Gewebeschädigung korreliert. Die Grundlagen der Schmerztherapie sind ausführlich im ersten Kapitel dieses Buches beschrieben.

Der Begriff chronischer Schmerz wird besser durch seine Multidimensionalität erfasst als durch pathomorphologische Charakteristika. Bei der Multidimensionalität

können vier Ebenen unterschieden werden.
1. Physiologisch morphologische Ebene (Mobilitätsverlust und Funktionseinschränkung)
2. Kognitiv emotionale Ebene (ungünstige Denkmuster, Störung von Empfindlichkeit und Stimmung)
3. Verhaltensebene (schmerzbezogenes Verhalten)
4. Soziale Ebene (Störung der sozialen Interaktion und Behinderung der Arbeit).

Die auf neurophysiologischen Mechanismen beruhende subjektive Schmerzempfindung kann durch individuelle, unbewusste Aufmerksamkeitslenkung und kognitive Bewertungseinstellungen verstärkt oder gefiltert bzw. gelöscht werden [408]. Die neueste Forschung, die man unter dem Stichwort „Neuroplastizität" zusammenfassen kann, lehrt uns, den Rückenschmerz als Synthese neurophysiologischer und emotionaler Aspekte zu betrachten [165–168, 214, 215, 250, 408, 422, 422a]. Damit scheint das von *Descartes* [117] im Jahre 1634 definierte rein physiologisch-sensorisch-naturwissenschaftliche Schmerzmodell nicht mehr gültig zu sein, das Schmerz als eine Hirnreaktion auffasst, die durch einen spezifischen Stimulus eines gestörten Gewebes ausgelöst wird. Interessanterweise rückt durch die neuroplastischen Eigenschaften des Schmerzes das Schmerzkonzept des Altertums und Mittelalters wieder in den Vordergrund. Das Wort „Dolor" stand nicht nur für Schmerz, sondern auch für den Begriff Sorge. Tatsächlich wurde Schmerz im Mittelalter hauptsächlich als spezifisch emotionaler Zustand angesehen, und *Baruch de Spinoza* [498] definierte Schmerz am Beginn der Neuzeit als lokalisierte (somatisierte) Sorge.

28.8.3 Schmerzpsychologie und -epidemiologie

Aber auch auf der psychologischen und epidemiologischen Ebene finden sich Hinweise für die Richtigkeit des biopsychosozialen Paradigmas. So fand *Jäckel* auf einem hohen Signifikanzniveau, dass Patienten mit chronischen Rückenschmerzen signifikant häufiger depressiv, ängstlich, vital erschöpft und mit Sorgen belastet sind, als Vergleichskollektive. *Nilges* und *Koch* wiesen nach, dass Rückenschmerzpatienten besondere Persönlichkeitsstrukturen aufweisen. So haben Menschen, die hohe Leistungsanforderungen an sich selbst stellen, stark hilfsbereit sind und Probleme damit haben, nein zu sagen, ein deutlich höheres Risiko, chronifizierte Rückenschmerzpatienten zu werden als Menschen mit anderen Persönlichkeitsstrukturen.

Fasst man die vielfältige Literatur zusammen, so kommt man relativ übereinstimmend zu folgender Schlussfolgerung: Chronischer Rückenschmerz befällt Menschen, die zu Hilf- und Hoffnungslosigkeit sowie „Fear Avoidence"-Tendenzen neigen (Katastrophisierungstendenz), die über einen subjektiv wahrgenommenen Verlust der Kontrollüberzeugungen klagen und die operante Verstärkungsprozesse im nicht verbalmotorischen Ausdrucksverhalten erleben (Coping Strategies Main). *Fordyce* [171] hat in seinen Untersuchungen die nachfolgenden Faktoren herausgearbeitet:

▶ Zu hohe physikalische Belastungen in Relation zu der oft verminderten individuellen Belastungsgrenze (Dekonditionierungssyndrom)

▶ Unbewusste Prozesse wie Somatisierung und operante Konditionierung

▶ Inadäquate kognitive Bewertung des Schmerzes, u. a. Katastrophisierungstendenzen, ungünstige Kontrollüberzeugungen, wie sie z. B. mit dem „Fear Avoidance Beliefs Questionnaire" von *Waddell* [543] nachgewiesen werden können, und fehlende sog. Coping Strategies (inadäquates Schmerzverhalten)

▶ Bedingungen im sozialen Gesetzesgefüge (deutlich verringertes Auftreten chronifizierter Rückenbeschwerden, wenn kein entsprechender Versicherungs- und sozialrechtlicher Schutz vorliegt).

Wer an der Bedeutung der geschilderten Zusammenhänge zweifeln mag, dem sei in Erinnerung gerufen, dass ähnliche Testmethoden wie die geschilderten auch zur Vorhersagegenauigkeit von Operationsergebnissen benützt werden können. So konnte Frau *Hasenbring* [214, 215] bei Patienten, die sich anschließend einer Nukleotomie unterziehen mussten, mit 85 %iger Genauigkeit diejenigen Patienten identifizieren, die nach sechs Monaten einen Erwerbsunfähigkeitsantrag gestellt hatten.

28.8.4 Abschließende Bemerkungen

Vieles spricht dafür, dass das biopsychosoziale Modell mit seinem multifaktoriellen interdisziplinären Therapieansatz ein wesentlich geeigneteres Paradigma für den chronifizierten Rückenschmerz darstellt als das pathomorphologische Paradigma. In diesem Zusammenhang sind die Ausführungen von *Reck* [422a] interessant, der Fachärzte in einer Plazebofalle sieht und behauptet, dass diese die „Hauptchronifizierer" der Rückenschmerzpatienten sind. Auch wenn diese Vorwürfe sehr pauschal erscheinen, so muss doch darüber nachgedacht werden, inwieweit die sozioepidemiologische Misere beim nicht radikulären, unspezifischen, chronifizierten Rückenschmerz durch inadäquates Patientenmanagement und unzureichende Therapie iatrogen mitverursacht wird. Ähnliche Gedanken bringt *Waddell* in seinem Buch „The Back Pain Revolution" zum Ausdruck [540].

Allerdings sollte der nicht radikuläre, unspezifische, chronifizierte Rückenschmerz erst nach Ausschluss organischer Ursachen einem interdisziplinären Therapiemanagement zugeführt werden, das den hier beschriebenen Modellvorstellungen entspricht. Abschließend möchte ich auf *C. Popper* verweisen, der Wissenschaftlichkeit so versteht, dass die bisher wissenschaftlich anerkannten Thesen aufgrund neuer Erkenntnisse und neuer Daten jederzeit verändert werden können und müssen (Prinzip der Falsifikation). Wissenschaft ist für *Popper* sinngemäß der jetzige Stand des Irrtums.

In diesem Sinne sind die hier beschriebenen Schlussfolgerungen zu betrachten. Aufgrund der Fakten sollten die interdisziplinären, multimodalen Therapien gegenüber monokausalen Behandlungsansätzen bei chronifizierten Wirbelsäulenerkrankungen bevorzugt werden.

Literatur beim Verfasser

29 Kopf- und Gesichtsschmerzen

Axel Heinze, Katja Heinze-Kuhn, Hartmut Göbel

29.1 Diagnostisches Vorgehen

29.1.1 Primäre Kopfschmerzerkrankungen

Die überwiegende Zahl der Patienten mit chronischen oder akut rezidivierenden Kopfschmerzen (> 90 %) leidet unter einer der wenigen primären Kopfschmerzerkrankungen. Die routinemäßig zur Verfügung stehenden technischen Untersuchungsverfahren erbringen bei den primären Kopfschmerzerkrankungen definitionsgemäß keine die Beschwerden erklärenden pathologischen Befunde (höchstens von den Beschwerden unabhängige, aber zur Verwirrung beitragende Zufallsbefunde). Die Diagnose beruht damit einzig auf dem charakteristischen klinischen Bild in Verbindung mit einem unauffälligen körperlichen und neurologischen Untersuchungsbefund.

29.1.2 Kopfschmerzklassifikation der IHS

Mit dem Ziel, die Diagnose von Kopfschmerzen zu vereinfachen und weltweit zu vereinheitlichen, veröffentliche die International Headache Society im Jahre 1988 eine neue Kopfschmerzklassifikation. Für 165 Kopfschmerzformen wurden jeweils operationalisierte Kriterien definiert, deren Erfüllen die Vergabe der Diagnose ermöglicht. Während bei den sekundären Kopfschmerzformen die jeweilige Ätiologie im Vordergrund steht, erfolgt bei den primären Kopfschmerzerkrankungen eine eindeutige Charakterisierung anhand des klinischen Bildes, so dass eine positive Diagnose möglich wird, die nicht erst den definitiven Ausschluss aller anderen sekundären Erkrankungen erfordert. Im Jahre 2003 erfolgte eine Überarbeitung der IHS-Klassifikation und Aktualisierung in Form einer 2. Ausgabe.

Im Hauptteil der IHS-Klassifikation werden nun 251 Kopfschmerzerkrankungen aufgeführt. Im Vergleich zur ersten Ausgabe wurden einige Kopfschmerzerkrankungen, wie z. B. die Karotidynie, gestrichen, weil der aktuelle Forschungsstand davon ausgeht, dass es sich um keine eigenen Kopfschmerzentitäten handelt. Hingegen wurden andere Erkrankungen erstmals aufgenommen. Hierzu zählen z. B. Kopfschmerzen durch psychiatrische Erkrankungen oder auch die neu anerkannten Unterformen der trigemino-autonomen Kopfschmerzerkrankungen.

Der Hauptteil der IHS-Klassifikation ist in drei Teile untergliedert. Im ersten Teil, den Kapiteln 1 bis 4, sind die primären Kopfschmerzerkrankungen aufgeführt, im zweiten Teil, den Kapiteln 5 bis 12, die sekundären Kopfschmerzformen. Der dritte Teil umfasst mit den Kapiteln 13 und 14 schließlich die kranialen Neuralgien, zentrale und primäre Gesichtsschmerzen und andere Kopfschmerzen. In Tabelle 1 sind sämtliche Kopfschmerzerkrankungen der 2. Auflage der IHS-Klassifikation (2003) aufgelistet und dem entsprechenden ICD-10-Kode gegenübergestellt.

29.1.3 Sekundäre Kopfschmerzerkrankungen

Sind die diagnostischen Kriterien der IHS für eine der primären Kopfschmerzerkrankungen nicht erfüllt oder handelt es sich um einen akut und neu aufgetretenen Kopfschmerz, liegt wahrscheinlich ein symptomatischer Kopfschmerz vor und eine vertiefende Diagnostik ist erforderlich. In der Regel sind schon die Anamnese und/oder der körperliche Untersuchungsbefund wegweisend. Die Kopfschmerzen können eines von vielen Symptomen sein, nicht selten sind sie jedoch auch das diagnostisch wegweisende Leitsymptom.

Tab. 1: Kopfschmerzklassifikation der IHS, 2. Auflage 2003: Auflistung der Kopfschmerzerkrankungen mit IHS- und ICD-10-Kode.

IHS ICHD-II Kode	WHO ICD-10NA Kode	Diagnose [und ätiologischer ICD-10-Kode für sekundäre Kopfschmerzerkrankungen]
1.	[G43]	Migräne
1.1	[G43.0]	Migräne ohne Aura
1.2	[G43.1]	Migräne mit Aura
1.2.1	[G43.10]	typische Aura mit Migränekopfschmerz
1.2.2	[G43.10]	typische Aura mit Kopfschmerzen, die nicht einer Migräne entsprechen
1.2.3	[G43.104]	typische Aura ohne Kopfschmerz
1.2.4	[G43.105]	familiäre hemiplegische Migräne (FHM)
1.2.5	[G43.105]	sporadische hemiplegische Migräne
1.2.6	[G43.103]	Migräne vom Basilaristyp
1.3	[G43.82]	periodische Syndrome in der Kindheit, die im Allgemeinen Vorläufer einer Migräne sind
1.3.1	[G43.82]	zyklisches Erbrechen
1.3.2	[G43.820]	abdominelle Migräne
1.3.3	[G43.821]	gutartiger paroxysmaler Schwindel in der Kindheit
1.4	[G43.81]	retinale Migräne
1.5	[G43.3]	Migränekomplikationen
1.5.1	[G43.3]	chronische Migräne
1.5.2	[G43.2]	Status migraenosus
1.5.3	[G43.3]	persistierende Aura ohne Hirninfarkt
1.5.4	[G43.3]	migränöser Infarkt
1.5.5	[G43.3] + [G40.x oder G41.x][1]	zerebrale Krampfanfälle, durch Migräne getriggert
1.6	[G43.83]	wahrscheinliche Migräne
1.6.1	[G43.83]	wahrscheinliche Migräne ohne Aura
1.6.2	[G43.83]	wahrscheinliche Migräne mit Aura
1.6.3	[G43.83]	wahrscheinliche chronische Migräne
2.	[G44.2]	Kopfschmerz vom Spannungstyp
2.1	[G44.2]	sporadisch auftretender episodischer Kopfschmerz vom Spannungstyp
2.1.1	[G44.20]	sporadisch auftretender episodischer Kopfschmerz vom Spannungstyp, assoziiert mit perikranialer Schmerzempfindlichkeit
2.1.2	[G44.21]	sporadisch auftretender episodischer Kopfschmerz vom Spannungstyp, nicht assoziiert mit perikranialer Schmerzempfindlichkeit
2.2	[G44.2]	häufig auftretender episodischer Kopfschmerz vom Spannungstyp
2.2.1	[G44.20]	häufig auftretender episodischer Kopfschmerz vom Spannungstyp, assoziiert mit perikranialer Schmerzempfindlichkeit
2.2.2	[G44.21]	häufig auftretender episodischer Kopfschmerz vom Spannungstyp, nicht assoziiert mit perikranialer Schmerzempfindlichkeit
2.3	[G44.2]	chronischer Kopfschmerz vom Spannungstyp

[1] Der zusätzliche Kode spezifiziert den Anfallstyp.

Tab. 1: Fortsetzung.

IHS ICHD-II Kode	WHO ICD-10NA Kode	Diagnose [und ätiologischer ICD-10-Kode für sekundäre Kopfschmerzerkrankungen]
2.3.1	[G44.22]	chronischer Kopfschmerz vom Spannungstyp, assoziiert mit perikranialer Schmerzempfindlichkeit
2.3.2	[G44.23]	chronischer Kopfschmerz vom Spannungstyp, nicht assoziiert mit perikranialer Schmerzempfindlichkeit
2.4	[G44.28]	wahrscheinlicher Kopfschmerz vom Spannungstyp
2.4.1	[G44.28]	wahrscheinlicher sporadisch auftretender episodischer Kopfschmerz vom Spannungstyp
2.4.2	[G44.28]	wahrscheinlicher gehäuft auftretender episodischer Kopfschmerz vom Spannungstyp
2.4.3	[G44.28]	wahrscheinlicher chronischer Kopfschmerz vom Spannungstyp
3.	**[G44.0]**	**Clusterkopfschmerz und andere trigemino-autonome Kopfschmerzerkrankungen**
3.1	[G44.0]	Clusterkopfschmerz
3.1.1	[G44.01]	episodischer Clusterkopfschmerz
3.1.2	[G44.02]	chronischer Clusterkopfschmerz
3.2	[G44.03]	paroxysmale Hemikranie
3.2.1	[G44.03]	episodische paroxysmale Hemikranie
3.2.2	[G44.03]	chronische paroxysmale Hemikranie (CPH)
3.3	[G44.08]	Short-lasting Unilateral Neuralgiform headache attacks with Conjunctival injection and Tearing (SUNCT)
3.4	[G44.08]	wahrscheinliche trigemino-autonome Kopfschmerzerkrankung
3.4.1	[G44.08]	wahrscheinlicher Clusterkopfschmerz
3.4.2	[G44.08]	wahrscheinliche paroxysmale Hemikranie
3.4.3	[G44.08]	wahrscheinliches SUNCT-Syndrom
4.	**[G44.80]**	**Andere primäre Kopfschmerzen**
4.1	[G44.800]	primärer stechender Kopfschmerz
4.2	[G44.803]	primärer Hustenkopfschmerz
4.3	[G44.804]	primärer Kopfschmerz bei körperlicher Anstrengung
4.4	[G44.805]	primärer Kopfschmerz bei sexueller Aktivtät
4.4.1	[G44.805]	Präorgasmuskopfschmerz
4.4.2	[G44.805]	Orgasmuskopfschmerz
4.5	[G44.80]	primärer schlafgebundener Kopfschmerz
4.6	[G44.80]	primärer Donnerschlagkopfschmerz
4.7	[G44.80]	Hemicrania continua
4.8	[G44.2]	neu aufgetretener täglicher Kopfschmerz
5.	**[G44.88]**	**Kopfschmerz durch ein Kopf- und/oder HWS-Trauma**
5.1	[G44.880]	akuter posttraumatischer Kopfschmerz
5.1.1	[G44.880]	akuter posttraumatischer Kopfschmerz bei mittlerer oder schwerer Kopfverletzung [S06]
5.1.2	[G44.880]	akuter posttraumatischer Kopfschmerz bei leichter Kopfverletzung [S09.9]

Tab. 1: Fortsetzung.

IHS ICHD-II Kode	WHO ICD-10NA Kode	Diagnose [und ätiologischer ICD-10-Kode für sekundäre Kopfschmerzerkran- kungen]
5.2	[G44.3]	chronischer posttraumatischer Kopfschmerz
5.2.1	[G44.30]	chronischer posttraumatischer Kopfschmerz bei mittlerer oder schwerer Kopfverletzung [S06]
5.2.2	[G44.31]	chronischer posttraumatischer Kopfschmerz bei leichter Kopfverletzung [S09.9]
5.3	[G44.841]	akuter Kopfschmerz nach HWS-Beschleunigungstrauma [S13.4]
5.4	[G44.841]	chronischer Kopfschmerz nach HWS-Beschleunigungstrauma [S13.4]
5.5	[G44.88]	Kopfschmerz durch ein traumatisches intrakraniales Hämatom
5.5.1	[G44.88]	Kopfschmerz durch ein epidurales Hämatom [S06.4]
5.5.2	[G44.88]	Kopfschmerz durch ein subdurales Hämatom [S06.5]
5.6	[G44.88]	Kopfschmerz durch ein anderes Kopf- oder HWS-Trauma [S06]
5.6.1	[G44.88]	akuter Kopfschmerz durch ein anderes Kopf- oder HWS-Trauma [S06]
5.6.2	[G44.88]	chronischer Kopfschmerz durch ein anderes Kopf- oder HWS-Trauma [S06]
5.7	[G44.88]	Kopfschmerz nach Kraniotomie
5.7.1	[G44.880]	akuter Kopfschmerz nach Kraniotomie
5.7.2	[G44.30]	chronischer Kopfschmerz nach Kraniotomie
6.	**[G44.81]**	**Kopfschmerz durch Gefäßstörungen im Bereich des Kopfes oder des Halses**
6.1	[G44.810]	Kopfschmerz durch einen ischämischen Infarkt oder transitorische ischämische Attacken
6.1.1	[G44.810]	Kopfschmerz durch einen ischämischen Infarkt (zerebraler Infarkt) [I63]
6.1.2	[G44.810]	Kopfschmerz durch eine transitorische ischämische Attacke (TIA) [G45]
6.2	[G44.810]	Kopfschmerz durch eine nichttraumatische intrakraniale Blutung [I62]
6.2.1	[G44.810]	Kopfschmerz durch eine intrazerebrale Blutung [I61]
6.2.2	[G44.810]	Kopfschmerz durch eine subarachnoidale Blutung (SAB) [I60]
6.3	[G44.811]	Kopfschmerz durch eine nichtrupturierte Gefäßfehlbildung [Q28]
6.3.1	[G44.811]	Kopfschmerz durch ein sackförmiges Aneurysma [Q28.3]
6.3.2	[G44.811]	Kopfschmerz durch eine arterio-venöse Malformation (AVM) [Q28.2]
6.3.3	[G44.811]	Kopfschmerz durch eine durale arterio-venöse Fistel [I67.1]
6.3.4	[G44.811]	Kopfschmerz durch ein kavernöses Angiom [D18.0]
6.3.5	[G44.811]	Kopfschmerz durch eine enzephalo-trigeminale Angiomatose (Sturge-Weber-Syndrom) [Q85.8]
6.4	[G44.812]	Kopfschmerz durch eine Arteriitis [M31]
6.4.1	[G44.812]	Kopfschmerz durch eine Riesenzellarteriitis (RZA) [M31.6]
6.4.2	[G44.812]	Kopfschmerz durch eine primäre Vaskulitis des ZNS [I67.7]
6.4.3	[G44.812]	Kopfschmerz durch eine sekundäre Vaskulitis des ZNS [I68.2]
6.5	[G44.810]	A. carotis- oder A. vertebralis-Schmerz [I63.0, I63.2, I65.0, I65.2 oder I67.0]
6.5.1	[G44.810]	Kopfschmerz durch eine arterielle Dissektion [I67.0]
6.5.2	[G44.814]	Kopfschmerz nach Endarteriektomie [I97.8]
6.5.3	[G44.810]	Kopfschmerz nach Angioplastie der A. carotis

Tab. 1: Fortsetzung.

IHS ICHD-II Kode	WHO ICD-10NA Kode	Diagnose [und ätiologischer ICD-10-Kode für sekundäre Kopfschmerzerkrankungen]
6.5.4	[G44.810]	Kopfschmerz durch eine intrakraniale endovaskuläre Intervention
6.5.5	[G44.810]	Kopfschmerz bei Angiographie
6.6	[G44.810]	Kopfschmerz durch eine Hirnvenenthrombose [I63.6]
6.7	[G44.81]	Kopfschmerz durch andere intrakraniale Gefäßstörungen
6.7.1	[G44.81]	zerebrale autosomal dominante Arteriopathie mit subkortikalen Infarkten und Leukoenzephalopathie (CADASIL) [I67.8]
6.7.2	[G44.81]	mitochondriale Enzephalopathie, Laktatazidose, stroke-like-episodes (MELAS) [G31.81]
6.7.3	[G44.81]	Kopfschmerz durch eine benigne Angiopathie des ZNS [I99]
6.7.4	[G44.81]	Kopfschmerz durch einen Hypophyseninfarkt [E23.6]
7.	**[G44.82]**	**Kopfschmerz durch nichtvaskuläre intrakraniale Störungen**
7.1	[G44.820]	Kopfschmerz durch eine Liquordrucksteigerung
7.1.1	[G44.820]	Kopfschmerz durch eine idiopathische intrakraniale Drucksteigerung [G93.2]
7.1.2	[G44.820]	Kopfschmerz durch eine sekundäre Liquordrucksteigerung metabolischer, toxischer oder hormoneller Genese
7.1.3	[G44.820]	Kopfschmerz durch eine sekundäre Liquordrucksteigerung bei Hydrozephalus [G91.8]
7.2	[G44.820]	Kopfschmerz durch einen Liquorunterdruck
7.2.1	[G44.820]	postpunktioneller Kopfschmerz [G97.0]
7.2.2	[G44.820]	Kopfschmerz bei Liquorfistel [G96.0]
7.2.3	[G44.820]	Kopfschmerz durch ein spontanes (oder idiopathisches) Liquorunterdrucksyndrom
7.3	[G44.82]	Kopfschmerz durch nichtinfektiöse entzündliche Erkrankungen
7.3.1	[G44.823]	Kopfschmerz durch eine Neurosarkoidose [D86.8]
7.3.2	[G44.823]	Kopfschmerz durch eine aseptische (nichtinfektiöse) Meningitis [zusätzlicher ätiologischer Kode erforderlich]
7.3.3	[G44.823]	Kopfschmerz durch eine andere nichtinfektiöse entzündliche Erkrankung [zusätzlicher ätiologischer Kode erforderlich]
7.3.4	[G44.82]	Kopfschmerz durch eine lymphozytäre Hypophysitis [E23.6]
7.4	[G44.822]	Kopfschmerz durch ein intrakraniales Neoplasma [C00-D48]
7.4.1	[G44.822]	Kopfschmerz durch einen erhöhten intrakranialen Druck oder einen Hydrozephalus, verursacht durch ein Neoplasma [Kode zur Spezifizierung des Neoplasmas]
7.4.2	[G44.822]	Kopfschmerz direkt durch ein Neoplasma [Kode zur Spezifizierung des Neoplasmas]
7.4.3	[G44.822]	Kopfschmerz durch eine Meningeosis carcinomatosa [C79.3]
7.4.4	[G44.822]	Kopfschmerz durch eine hypothalamische oder hypophysäre Über- oder Unterfunktion [E23.0]
7.5	[G44.824]	Kopfschmerz durch eine intrathekale Injektion [G97.8]
7.6	[G44.82]	Kopfschmerz durch einen zerebralen Krampfanfall [G40.x oder G41.x zur Spezifizierung des Anfalltyps]

Tab. 1: Fortsetzung.

IHS ICHD-II Kode	WHO ICD-10NA Kode	Diagnose [und ätiologischer ICD-10-Kode für sekundäre Kopfschmerzerkrankungen]
7.6.1	[G44.82]	Hemicrania epileptica [G40.x oder G41.x zur Spezifizierung des Anfalltyps]
7.6.2	[G44.82]	Kopfschmerz nach zerebralem Krampfanfall [G40.x oder G41.x zur Spezifizierung des Anfalltyps]
7.7	[G44.82]	Kopfschmerz durch eine Chiari-Malformation Typ I (CM1) [Q07.0]
7.8	[G44.82]	Syndrom der vorübergehenden Kopfschmerzen und neurologischen Defizite mit Liquorlymphozytose (HaNDL)
7.9	[G44.82]	Kopfschmerz durch eine andere nichtvaskuläre intrakraniale Störung
8.	**[G44.4 oder G44.83]**	**Kopfschmerz durch eine Substanz[2] oder deren Entzug**
8.1	[G44.40]	Kopfschmerz durch akuten Substanzgebrauch oder akute Substanzexposition
8.1.1	[G44.400]	Kopfschmerz durch Stickoxid(NO)-Donatoren [X44]
8.1.1.1	[G44.400]	sofortiger Kopfschmerz durch Stickoxid(NO)-Donatoren [X44]
8.1.1.2	[G44.400]	verzögerter Kopfschmerz durch Stickoxid(NO)-Donatoren [X44]
8.1.2	[G44.40]	Kopfschmerz durch Phosphodiesterase(PDE)-Hemmer [X44]
8.1.3	[G44.402]	Kopfschmerz durch Kohlenmonoxid [X47]
8.1.4	[G44.83]	Kopfschmerz durch Alkohol [F10]
8.1.4.1	[G44.83]	sofortiger Kopfschmerz durch Alkohol
8.1.4.2	[G44.83]	verzögerter Kopfschmerz durch Alkohol [F10]
8.1.5	[G44.4]	Kopfschmerz durch Nahrungsbestandteile und -zusätze
8.1.5.1	[G44.401]	Kopfschmerz durch Natriumglutamat [X44]
8.1.6	[G44.83]	Kopfschmerz durch Kokain [F14]
8.1.7	[G44.83]	Kopfschmerz durch Cannabis [F12]
8.1.8	[G44.40]	Kopfschmerz durch Histamin [X44]
8.1.8.1	[G44.40]	sofortiger Kopfschmerz durch Histamin [X44]
8.1.8.2	[G44.40]	verzögerter Kopfschmerz durch Histamin [X44]
8.1.9	[G44.40]	Kopfschmerz durch Calcitonin Gene-Related Peptide (CGRP) [X44]
8.1.9.1	[G44.40]	sofortiger Kopfschmerz durch CGRP [X44]
8.1.9.2	[G44.40]	verzögerter Kopfschmerz durch CGRP [X44]
8.1.10	[G44.41]	Kopfschmerz als akute Nebenwirkung durch eine Medikation, eingesetzt für andere Indikationen [Kode zur Spezifizierung der Substanz]
8.1.11	[G44.4 oder G44.83]	Kopfschmerz durch akuten Gebrauch oder Exposition einer anderen Substanz [Kode zur Spezifizierung der Substanz]

[2] In der ICD 10 werden Substanzen nach Vorhandensein oder Nichtvorhandensein eines Abhängigkeitspotenzials klassifiziert. Kopfschmerz im Zusammenhang mit der Einnahme psychoaktiver Substanzen (mit Abhängigkeitspotenzial) werden unter G44.83 mit einem zusätzlichen Kode für die hervorgerufenen Gesundheitsstörungen klassifiziert, z. B. Intoxikation (F1x.0), Abhängigkeit (F1x.2), Entzugsymptome (F1x.3) usw. Mit der 3. Ziffer kann die betreffende Substanz charakterisiert werden, z.B. F10 für Alkohol oder F15 für Koffein. Der Missbrauch von Substanzen ohne Abhängigkeitspotenzial wird unter F55 kodiert. Eine 4. Ziffer kann zur Benennung der betreffenden Substanz eingefügt werden, z.B. F55.2 Missbrauch von Schmerzmitteln. Kopfschmerzen im Zusammenhang mit Substanzen ohne Abhängigkeitspotenzial werden unter G44.4 kodiert.

Tab. 1: Fortsetzung.

IHS ICHD-II Kode	WHO ICD-10NA Kode	Diagnose [und ätiologischer ICD-10-Kode für sekundäre Kopfschmerzerkrankungen]
8.2.1	[G44.411]	Kopfschmerz bei Ergotaminübergebrauch [Y52.5]
8.2.2	[G44.41]	Kopfschmerz bei Triptanübergebrauch
8.2.3	[G44.410]	Kopfschmerz bei Analgetikaübergebrauch [F55.2]
8.2.4	[G44.83]	Kopfschmerz bei Opioidübergebrauch [F11.2]
8.2.5	[G44.410]	Kopfschmerz bei Übergebrauch von Schmerzmittelmischpräparaten [F55.2]
8.2	[G44.41 oder G44.83]	Kopfschmerz bei Medikamentenübergebrauch
8.2.6	[G44.410]	Kopfschmerz durch den Übergebrauch einer anderen Medikation [Kode zur Spezifizierung der Substanz]
8.2.7	[G44.41 oder G44.83]	wahrscheinlicher Kopfschmerz bei Medikamentenübergebrauch [Kode zur Spezifizierung der Substanz]
8.3	[G44.4]	Kopfschmerz als Nebenwirkung durch eine Dauermedikation [Kode zur Spezifizierung der Substanz]
8.3.1	[G44.418]	Kopfschmerz durch exogene Hormone [Y42.4]
8.4	[G44.83]	Kopfschmerz durch den Entzug einer Substanz
8.4.1	[G44.83]	Koffeinentzugskopfschmerz [F15.3]
8.4.2	[G44.83]	Opioidentzugskopfschmerz [F11.3]
8.4.3	[G44.83]	Östrogenentzugskopfschmerz [Y42.4]
8.4.4	[G44.83]	Kopfschmerz durch den Entzug anderer chronisch eingenommener Substanzen [Kode zur Spezifizierung der Substanz]
9.		**Kopfschmerz durch eine Infektion**
9.1	[G44.821]	Kopfschmerz durch eine intrakraniale Infektion [G00-G09]
9.1.1	[G44.821]	Kopfschmerz durch eine bakterielle Meningitis [G00.9]
9.1.2	[G44.821]	Kopfschmerz durch eine lymphozytäre Meningitis [G03.9]
9.1.3	[G44.821]	Kopfschmerz durch eine Enzephalitis [G04.9]
9.1.4	[G44.821]	Kopfschmerz durch einen Hirnabszeß [G06.0]
9.1.5	[G44.821]	Kopfschmerz durch ein subdurales Empyem [G06.2]
9.2	[G44.881]	Kopfschmerz durch eine systemische Infektion [A00-B97]
9.2.1	[G44.881]	Kopfschmerz durch eine systemische bakterielle Infektion [Kode zur Spezifizierung der Ätiologie]
9.2.2	[G44.881]	Kopfschmerz durch eine systemische virale Infektion [Kode zur Spezifizierung der Ätiologie]
	[G44.881]	Kopfschmerz durch eine andere systemische Infektion [Kode zur Spezifizierung der Ätiologie]
9.3	[G44.821]	Kopfschmerz durch HIV/AIDS [B22]
9.4	[G44.821 oder G44.881]	chronischer postinfektiöser Kopfschmerz [Kode zur Spezifizierung der Ätiologie]
9.4.1	[G44.821]	chronischer Kopfschmerz nach bakterieller Meningitis [G00.9]
10.	**[G44.882]**	**Kopfschmerz durch eine Störung der Homöostase**
10.1	[G44.882]	Kopfschmerz durch eine Hypoxie und/oder Hyperkapnie
10.1.1	[G44.882]	Höhenkopfschmerz [W94]

Tab. 1: Fortsetzung.

IHS ICHD-II Kode	WHO ICD-10NA Kode	Diagnose [und ätiologischer ICD-10-Kode für sekundäre Kopfschmerzerkrankungen]
10.1.2	[G44.882]	Taucherkopfschmerz
10.1.3	[G44.882]	Schlaf-Apnoe-Kopfschmerz [G47.3]
10.2	[G44.882]	Dialysekopfschmerz [Y84.1]
10.3	[G44.813]	Kopfschmerz durch eine arterielle Hypertonie [I10]
10.3.1	[G44.813]	Kopfschmerz durch ein Phäochromozytom [D35.0 (benigne) oder C74.1 (maligne)]
10.3.2	[G44.813]	Kopfschmerz durch eine hypertensive Krise ohne hypertensive Enzephalopathie [I10]
10.3.3	[G44.813]	Kopfschmerz durch eine hypertensive Enzephalopathie [I67.4]
10.3.4	[G44.813]	Kopfschmerz durch eine Präeklampsie [O13-O14]
10.3.5	[G44.813]	Kopfschmerz durch eine Eklampsie [O15]
10.3.6	[G44.813]	Kopfschmerz durch einen akuten Blutdruckanstieg durch eine exogene Substanz [Kode zur Spezifizierung der Ätiologie]
10.4	[G44.882]	Kopfschmerz durch eine Hypothyreose [E03.9]
10.5	[G44.882]	Kopfschmerz durch Fasten [T73.0]
10.6	[G44.882]	Kopfschmerz durch eine kardiale Erkrankung [Kode zur Spezifizierung der Ätiologie]
10.7	[G44.882]	Kopfschmerz durch eine andere Störung der Homöostase [Kode zur Spezifizierung der Ätiologie]
11.	**[G44.84]**	**Kopf- oder Gesichtsschmerz durch Erkrankungen des Schädels sowie von Hals, Augen, Ohren, Nase, Nebenhöhlen, Zähnen, Mund oder anderen Gesichts- oder Schädelstrukturen**
11.1	[G44.840]	Kopfschmerz durch Erkrankungen der Schädelknochen [M80-M89.8]
11.2	[G44.841]	Kopfschmerz durch Erkrankungen des Halses [M99]
11.2.1	[G44.841]	zervikogener Kopfschmerz [M99]
11.2.2	[G44.842]	Kopfschmerz durch eine retropharyngeale Tendinitis [M79.8]
11.2.3	[G44.841]	Kopfschmerz durch eine kraniozervikale Dystonie [G24]
11.3	[G44.843]	Kopfschmerz durch Erkrankungen der Augen
11.3.1	[G44.843]	Kopfschmerz durch ein akutes Glaukom [H40]
11.3.2	[G44.843]	Kopfschmerz durch einen Brechungsfehler [H52]
11.3.3	[G44.843]	Kopfschmerz durch eine Heterophorie oder Heterotropie (latentes oder manifestes Schielen) [H50.3-H50.5]
11.3.4	[G44.843]	Kopfschmerz durch eine entzündliche Erkrankung des Auges [Kode zur Spezifizierung der Ätiologie]
11.4	[G44.844]	Kopfschmerz durch Erkrankungen der Ohren [H60-H95]
11.5	[G44.845]	Kopfschmerz durch eine Rhinosinusitis [J01]
11.6	[G44.846]	Kopfschmerz durch Erkrankungen der Zähne, Kiefer und benachbarter Strukturen [K00-K14]
11.7	[G44.846]	Kopf- oder Gesichtsschmerz durch Erkrankungen des Kiefergelenkes (TMD) [K07.6]
11.8	[G44.84]	Kopfschmerzen durch andere Erkrankungen des Schädels sowie von Hals, Augen, Ohren, Nase, Nebenhöhlen, Zähnen, Mund oder anderen Gesichts- oder Schädelstrukturen [Kode zur Spezifizierung der Ätiologie]

Tab. 1: Fortsetzung.

IHS ICHD-II Kode	WHO ICD-10NA Kode	Diagnose [und ätiologischer ICD-10-Kode für sekundäre Kopfschmerzerkrankungen]
12.	[R51]	**Kopfschmerz durch psychiatrische Störungen**
12.1	[R51]	Kopfschmerz durch eine Somatisierungsstörung [F45.0]
12.2	[R51]	Kopfschmerz durch eine psychotische Störung [Kode zur Spezifizierung der Ätiologie]
13.	[G44.847, G44.848 oder G44.85]	**Kraniale Neuralgien und zentrale Ursachen von Gesichtsschmerzen**
13.1	[G44.847]	Trigeminusneuralgie
13.1.1	[G44.847]	klassische Trigeminusneuralgie [G50.00]
13.1.2	[G44.847]	symptomatische Trigeminusneuralgie [G53.80] + [Kode zur Spezifizierung der Ätiologie]
13.2	[G44.847]	Glossopharyngeusneuralgie
13.2.1	[G44.847]	klassische Glossopharyngeusneuralgie [G52.10]
13.2.2	[G44.847]	symptomatische Glossopharyngeusneuralgie [G53.830] + [Kode zur Spezifizierung der Ätiologie]
13.3	[G44.847]	Intermediusneuralgie [G51.80]
13.4	[G44.847]	Laryngeus-superior-Neuralgie [G52.20]
13.5	[G44.847]	Nasoziliarisneuralgie [G52.80]
13.6	[G44.847]	Supraorbitalisneuralgie [G52.80]
13.7	[G44.847]	Neuralgien anderer terminaler Äste [G52.80]
13.8	[G44.847]	Okzipitalisneuralgie [G52.80]
13.9	[G44.851]	Nacken-Zungen-Syndrom
13.10	[G44.801]	Kopfschmerz durch äußeren Druck
13.11	[G44.802]	kältebedingter Kopfschmerz
13.11.1	[G44.8020]	Kopfschmerzen durch einen äußeren Kältereiz
13.11.2	[G44.8021]	Kopfschmerzen durch Einnahme oder Inhalation eines Kältereizes
13.12	[G44.848]	anhaltender Schmerz, verursacht durch Kompression, Irritation oder Distorsion eines Hirnnervens oder einer der oberen zervikalen Wurzeln durch eine strukturelle Läsion [G53.8] + [Kode zur Spezifizierung der Ätiologie]
13.13	[G44.848]	Optikusneuritis [H46]
13.14	[G44.848]	okuläre diabetische Neuropathie [E10-E14]
13.15	[G44.881 oder G44.847]	Kopf- oder Gesichtsschmerz durch einen Herpes zoster
13.15.1	[G44.881]	Kopf- oder Gesichtsschmerz durch einen akuten Herpes zoster [B02.2]
13.15.2	[G44.847]	postherpetische Neuralgie [B02.2]
13.16	[G44.850]	Tolosa-Hunt-Syndrom
13.17	[G43.80]	ophthalmoplegische „Migräne"
13.18	[G44.810 oder G44.847]	zentrale Ursachen von Gesichtsschmerzen
13.18.1	[G44.847]	Anaesthesia dolorosa [G52.800] + [Kode zur Spezifizierung der Ätiologie]
13.18.2	[G44.810]	zentraler Schmerz nach Hirninfarkt [G46.21]
13.18.3	[G44.847]	Gesichtsschmerz durch eine Multiple Sklerose [G35]

Tab. 1: Fortsetzung.

IHS ICHD-II Kode	WHO ICD-10NA Kode	Diagnose [und ätiologischer ICD-10-Kode für sekundäre Kopfschmerzerkrankungen]
13.18.4	[G44.847]	anhaltender idiopathischer Gesichtsschmerz [G50.1]
13.18.5	[G44.847]	Syndrom des brennenden Mundes [Kode zur Spezifizierung der Ätiologie]
13.19	[G44.847]	andere kraniale Neuralgien oder andere zentral vermittelte Gesichtsschmerzen [Kode zur Spezifizierung der Ätiologie]
14.	**[R51]**	**andere Kopfschmerzen, kraniale Neuralgien, zentrale oder primäre Gesichtsschmerzen**
14.1	[R51]	Kopfschmerz nicht anderweitig klassifiziert
14.2	[R51]	Kopfschmerz nicht spezifiziert

Grundsätzliche Warnsymptome für das Vorliegen eines symptomatischen Kopfschmerzgeschehens sind:

► erstmals aufgetretene, akute, heftige Kopfschmerzen
► Progredienz von Kopfschmerzen
► zusätzliche fokal-neurologische Zeichen
► Hirndruckzeichen (zunächst morgendliche Kopfschmerzen mit Übelkeit und Nüchternerbrechen und Zunahme bei Husten, Niesen und Pressen; Singultus; weiter psychomotorische Verlangsamung und schließlich Bewusstseinsstörung; Stauungspapillen in der Untersuchung)
► Meningismus
► Fieber
► Bewusstseinsstörungen

Untersuchungsablauf

Im Zentrum der Kopfschmerzdiagnostik steht das ärztliche Gespräch. In der Mehrzahl aller Fälle beruht die Diagnose von Kopfschmerzen allein auf den in diesem Gespräch gewonnenen Informationen zur Phänomenologie der Kopfschmerzen.

In einer Umkehr des früheren Vorgehens kann heute bei einem Kopfschmerzpatienten unter Anwendung der IHS-Klassifikation zunächst untersucht werden, ob ein primärer Kopfschmerz vorliegt. Erst wenn daran ein begründeter Zweifel besteht (s. Warnsymptome oben), erfolgt eine über die körperliche Untersuchung hinausgehende apparative oder Labordiagnostik, die daher nur bei wenigen Patienten erforderlich ist. Liegt keine primäre Kopfschmerzform vor, muss die Diagnostik jedoch in der notwendigen Ausführlichkeit erfolgen (Tab. 2).

In den jeweiligen diagnostischen Kriteriensätzen werden die weitergehenden Untersuchungsverfahren spezifiziert, die die Diagnose von sekundären Kopfschmerzen erlauben. Bei der Arteriitis temporalis wären dies z. B. die Laborbefunde einer erhöhten Blutsenkungsgeschwindigkeit oder eines erhöhten C-reaktiven Proteins. Die Dopplersonographie ist wegweisend bei Verdacht auf eine Gefäßdissektion, das EEG in der Differenzialdiagnose zwischen einer fokalen Epilepsie und einer Migräneaura. Während bei Verdacht auf eine Hirnvenenthrombose eine Magnetresonanztomographie durchgeführt werden sollte, gibt das Computertomogramm ausreichend Sicherheit bei der Frage nach intrakraniellen Blutungen, Tumoren oder Liquorzirkulationsstörungen. Liquoruntersuchungen werden erforderlich bei der Diagnose von Infektionen und Vaskulitiden, gegebenenfalls auch bei einer Subarachnoidalblutung, wenn der CCT-Befund negativ ist.

Ist es einem Patienten im Anamnesegespräch nicht möglich, retrospektiv die Charakteristika seiner Kopfschmerzen zu beschreiben, ist der Einsatz eines Kopf-

Tab. 2: Untersuchungsablauf in der Kopfschmerzdiagnostik.

A. Erhebung der Kopfschmerzanamnese
Für jede Kopfschmerzform getrennt
▶ zeitlicher Verlauf (seit wann, Alter bei Auftreten, Dauerschmerz vs. Attacke, Dauer der unbehandelten Attacke, tageszeitliche Bindung, Auftretensrhythmen)
▶ Lokalisation (einseitig, seitenwechselnd, beidseitig, lokalisiert vs. diffus)
▶ Intensität (leicht, mittel, stark)
▶ Charakter (dumpf-drückend, pulsierend-hämmernd, einschießend, brennend)
▶ Verhalten (Verstärkung durch körperliche Aktivität, Bewegungsunruhe vs. Bettruhe)
▶ Begleitsymptome (Übelkeit/Erbrechen, Photo-/Phonophobie, Lakrimation/konjunktivale Injektion, Rhinorrhoe/nasale Kongestion, Aurasymptome, Bewusstseinsstörungen oder andere fokalneurologische Symptome)
▶ Trigger- oder Verstärkungsfaktoren
▶ bisherige Untersuchungen
▶ derzeitige und frühere Therapieversuche (Art, Dosis, Dauer)

B. Erhebung der Allgemeinanamnese (Erkrankungen, Medikation, Sozial- und Familienanamnese)

C. Körperliche und neurologische Untersuchung

D. Die anamnestische Erhebung der charakteristischen Kopfschmerzphänomenologie sowie eines unauffälligen körperlichen und neurologischen Untersuchungsbefundes erlauben die Diagnose einer primären Kopfschmerzerkrankung (Nummer = IHS-Hauptcode)
   1. Migräne
   2. Kopfschmerz vom Spannungstyp
   3. Trigemino-autonome Kopfschmerzerkrankung (Clusterkopfschmerz, paroxysmale Hemikranie und SUNCT-Syndrom)
   4. andere primäre Kopfschmerzerkrankung (primärer stechender Kopfschmerz, primärer Hustenkopfschmerz, primärer Kopfschmerz bei körperlicher Anstrengung, primärer Kopfschmerz bei sexueller Aktivtät, primärer schlafgebundener Kopfschmerz, primärer Donnerschlagkopfschmerz, Hemicrania continua, neu aufgetretener täglicher Kopfschmerz)

E. In allen anderen Fällen besteht der dringende Verdacht auf das Vorliegen eines symptomatischen Kopfschmerzes, und eine weitergehende Diagnostik ist erforderlich (Nummer = IHS-Hauptcode)
   5. Kopfschmerz durch ein Kopf- und/oder HWS-Trauma
   6. Kopfschmerz durch Gefäßstörungen im Bereich des Kopfes oder des Halses
   7. Kopfschmerz durch nichtvaskuläre intrakranielle Störungen
   8. Kopfschmerz durch eine Substanz oder deren Entzug
   9. Kopfschmerz durch eine Infektion
   10. Kopfschmerz durch eine Störung der Homöostase
   11. Kopf- oder Gesichtsschmerzen durch Erkrankungen des Schädels sowie von Hals, Augen, Ohren, Nase, Nasennebenhöhlen, Zähnen, Mund oder anderen Gesichts- oder Schädelstrukturen
   12. Kopfschmerzen durch psychiatrische Störungen
   13. kraniale Neuralgien und zentrale Ursachen von Gesichtsschmerzen

schmerzkalenders sinnvoll. Hier werden die essentiellen Kopfschmerzinformationen zur Diagnosestellung prospektiv erfasst und liegen damit beim nächsten Arztbesuch vor. Nicht selten ergibt dann die Auswertung eines solchen Kopfschmerzkalenders das Vorliegen von mehr als einer Kopfschmerzerkrankung. In der Praxis bewährt hat sich der Kieler Kopfschmerzkalender (Abb. 1). Er erlaubt die genaue qualitative, aber auch quantitative Differenzierung der beiden wichtigsten primären Kopfschmerzerkrankungen, der Migräne und des Kopfschmerzes vom Spannungstyp. Der Kieler Kopfschmerzkalender dient aber auch zur Dokumentation des Therapieverlaufes und

KIELER KOPFSCHMERZKALENDER

Kopfschmerzanfall		1	2	3	4	5	6	7	8	9	10
Datum											
Schmerzstärke 1= schwach; 2= mittel 3= stark: 4= sehr stark											
Einseitiger											
Kopfschmerz											
Beidseitiger Kopfschmerz											
Pulsierend oder pochend											
Drückend, dumpf bis ziehend											
Hinderlich bei üblicher Tätigkeit											
Verstärkung bei körperlicher Aktivität											
Übelkeit											
Erbrechen											
Lichtscheu											
Lärmscheu											
Anfallsdauer											
Medikamente 1: _____ 2: _____ 3: _____											
Wirkung	gut										
	mäßig										
	schlecht										

® Hartmut Göbel, Schmerzklinik Kiel 2002

Abb. 1: Kieler Kopfschmerzkalender zur Kopfschmerzdiagnose und Therapieverlaufskontrolle.

467

Die Triptanschwelle

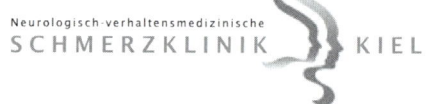

Neurologisch-verhaltensmedizinische
SCHMERZKLINIK KIEL

Bestimmung des richtigen Einnahmezeitpunktes von
Triptanen in der Migränetherapie

Name   Datum

Oft bestehen Unsicherheiten, ob beginnende Kopfschmerzen sich zu einer Migräneattacke entwickeln und zu welchem
Zeitpunkt Triptane eingenommen werden sollten.

Die Triptanschwelle gibt den Zeitpunkt an, an dem der Einsatz dieser Medikamente in einer Migräneattacke sinnvoll ist.
Beschreiben Sie in der Tabelle Ihre momentanen Kopfschmerzen. Erreichen Sie einen **Punktewert von mindestens 5,** ist
der Einnahmezeitpunkt für die Einnahme Ihres Triptans erreicht und Sie können sich mit dem Ihnen empfohlenen
Triptan behandeln.

Symptom	Ausprägung	Punkte	Ihr Punktewert
Schmerzstärke	stark	2	
	mittelstark	1	
	leicht	0	
Schmerzort	einseitig / umschrieben	2	
	beidseitig / diffus	0	
Schmerzcharakter	pochend, pulsierend	2	
	dumpf-drückend	0	
Schmerzverstärkung bei Bücken und körperlichen Aktivitäten	ja	2	
	nein	0	
Übelkeit / Erbrechen	ja	2	
	nein	0	
Licht- und Lärmüberempfindlichkeit	ja	1	
	nein	0	
		Summe	

Erreichen Sie einen Punktewert von mindestens 5, ist die Einnahme eines Triptans angezeigt.

Ihre Medikation: _____

Einnahmezeitpunkt: _____ Uhr   Wirkeintritt: _____ Uhr

Schmerzstärke nach 2 Stunden: kein Schmerz   mittelstarker Schmerz

                                     leichter Schmerz   starker Schmerz

Trat der Kopfschmerz wieder auf?   nein   ja, um: _____ Uhr

Abb. 2: Triptanschwelle zur Bestimmung des optimalen Einnahmezeitpunktes von spezifischen Migränetherapeutika bei Patienten, die sowohl unter einer Migräne als auch unter einem Kopfschmerz vom
Spannungstyp leiden.

sollte daher von den Patienten während der gesamten Behandlung konsequent geführt werden.

Ein weiteres Hilfsmittel zur Differenzierung von Kopfschmerzen mit unmittelbarer Auswirkung auf die Auswahl der Behandlung ist die sog. Triptanschwelle (Abb. 2). Die meisten Migränepatienten leiden auch unter Kopfschmerzen vom Spannungstyp. Während letztere mit Analgetika, Pfefferminzölpräparaten oder im Einzelfall auch gar nicht medikamentös behandelt werden, sind für schwere Migräneattacken häufig nur spezifische Migränetherapeutika, die Triptane, wirksam. Damit stellt sich für den Patienten, der unter beiden Kopfschmerzformen leidet, vor jeder Medikamenteneinnahme die Frage, welcher Kopfschmerz aktuell vorliegt. Bei einem Kopfschmerz vom Spannungstyp ist ein Triptan genauso ineffektiv wie Analgetika oder Pfefferminzölpräparate bei schweren Migräneattacken. Zur Lösung dieses Problems wurde die Triptanschwelle entwickelt, ein Score, der dem Patienten die Entscheidung der Medikamentenwahl erleichtert. Ein aktueller Punktwert von mindestens 5 spricht für das Vorliegen einer Migräne und sollte zu einer entsprechenden spezifischen Behandlung leiten. Werte unter 5 sollten – wenn überhaupt – nur analgetisch behandelt werden, da das Vorliegen einer Migräne unwahrscheinlich ist.

29.2 Migräne

Die Hauptformen der Migräne sind die Migräne ohne Aura und die Migräne mit Aura. Beide weisen ein typisches Kopfschmerzbild und typische Begleiterscheinungen auf. Die Diagnose wird allein aufgrund des klinischen Bildes gestellt, es gibt kein beweisendes technisches Untersuchungsverfahren. Diese dienen lediglich im Einzelfall dem Ausschluss anderer Kopfschmerzursachen.

Unabhängig vom Auftreten einer Aura berichten Patienten häufig zusätzlich über eine *Vorbotenphase*, die bis zu zwei Tage vor den eigentlichen Kopfschmerzen beginnt. Sie ist gekennzeichnet durch Symptome wie Hyperaktivität, Heißhunger auf bestimmte Nahrungsmittel, euphorische Stimmung oder aber durch Hypoaktivität, wiederholtes Gähnen und eine depressive Stimmung.

29.2.1 Migräne ohne Aura

Diagnostische IHS-Kriterien (2003):

A. mindestens fünf Attacken, welche die Kriterien B–D erfüllen.

B. Kopfschmerzattacken, die (unbehandelt oder erfolglos behandelt) 4–72 Stunden anhalten.

C. Der Kopfschmerz weist mindestens zwei der folgenden Charakteristika auf:
1. einseitige Lokalisation
2. pulsierender Charakter
3. mittlere oder starke Schmerzintensität
4. wird durch körperliche Routineaktivitäten (z. B. Gehen oder Treppensteigen) verstärkt oder führt zu deren Vermeidung

D. Während des Kopfschmerzes besteht mindestens eines:
1. Übelkeit und/oder Erbrechen
2. Photophobie und Phonophobie

E. nicht auf eine andere Erkrankung zurückzuführen.

29.2.2 Migräne mit Aura

Bei der Migräne mit Aura finden sich zusätzlich fokale neurologische Symptome, die den Kopfschmerzen meist vorangehen oder sie begleiten. Die Aurasymptome entwickeln sich allmählich über 5–20 Minuten hinweg und halten meist weniger als 60 Minuten an. In der Regel folgen diesen Aurasymptomen Kopfschmerzen, die die Merkmale einer Migräne ohne Aura aufweisen. Seltener entsprechen die Kopfschmerzen nicht einer Migräne oder sie fehlen sogar.

Unterformen (IHS, 2003):
▶ typische Aura mit Migränekopfschmerz
▶ typische Aura mit Kopfschmerzen, die nicht einer Migräne entsprechen

▶ typische Aura ohne Kopfschmerz
▶ familiäre hemiplegische Migräne
▶ sporadische hemiplegische Migräne
▶ Migräne vom Basilaristyp

Zu den neurologischen Symptomen einer *typischen* Aura zählen homonyme Sehstörungen, einseitige sensible Störungen und Sprachstörungen. Am häufigsten bestehen ausschließlich Sehstörungen. Treten verschiedene Symptome auf, beginnen die visuellen Symptome, dann folgen Sensibilitäts- und aphasische Störungen. Falls die Aura eine motorische Schwäche beinhaltet, liegt eine *hemiplegische Migräne* vor, die familiär gehäuft als autosomal-dominant vererbte Erkrankung oder sporadisch auftreten kann.

Typische Aura mit Migränekopfschmerz (diagnostische IHS-Kriterien, 2003):
A. mindestens zwei Attacken, welche die Kriterien B–D erfüllen
B. Die Aura besteht aus mindestens einem der folgenden Symptome, nicht aber aus einer motorischen Schwäche:
1. vollständig reversible visuelle Symptome mit positiven (z. B. flackernde Lichter, Punkte oder Linien) und/oder negativen Merkmalen (d. h. Sehverlust)
2. vollständig reversible sensible Symptome mit positiven (d. h. Kribbelmissempfindungen) und/oder negativen Merkmalen (d. h. Taubheitsgefühl)
3. vollständig reversible dysphasische Sprachstörung
C. Wenigstens zwei der folgenden Punkte sind erfüllt:
1. homonyme visuelle Symptome und/oder einseitige sensible Symptome
2. Wenigstens ein Aurasymptom entwickelt sich allmählich über ≥ 5 Minuten hinweg und/oder verschiedene Aurasymptome treten nacheinander in Abständen von ≥ 5 Minuten auf.
3. Jedes Symptom hält ≥ 5 Minuten und ≤ 60 Minuten an.
D. Kopfschmerzen, die die Kriterien B–D für eine 1.1 *Migräne ohne Aura* erfüllen, beginnen noch während der Aura oder folgen der Aura innerhalb von 60 Minuten.
E. nicht auf eine andere Erkrankung zurückzuführen

Migräne vom Basilaristyp
A. mindestens zwei Attacken, welche die Kriterien B–D erfüllen
B. Die Aura besteht aus mindestens einem der folgenden vollständig reversiblen Symptome, nicht aber aus einer motorischen Schwäche:
1. Dysarthrie
2. Schwindel
3. Tinnitus
4. Hörminderung
5. Doppeltsehen
6. Sehstörungen gleichzeitig sowohl im temporalen als auch im nasalen Gesichtsfeld beider Augen
7. Ataxie
8. Bewusstseinsstörung
9. simultane bilaterale Parästhesien
C. Wenigstens zwei der folgenden Punkte sind erfüllt:
1. Wenigstens ein Aurasymptom entwickelt sich allmählich über ≥ 5 Minuten hinweg und/oder verschiedene Aurasymptome treten nacheinander in Abständen von ≥ 5 Minuten auf.
2. Jedes Symptom hält ≥ 5 Minuten und ≤ 60 Minuten an.
D. Kopfschmerzen, die die Kriterien B–D für eine 1.1 *Migräne ohne Aura* erfüllen, beginnen noch während der Aura oder folgen dem Aurabeginn innerhalb von 60 Minuten.
E. nicht auf eine andere Erkrankung zurückzuführen

Migränekomplikationen (IHS 2003)
▶ chronische Migräne
▶ Status migraenosus
▶ persistierende Aura ohne Hirninfarkt
▶ migränöser Infarkt
▶ zerebrale Krampfanfälle, durch Migräne getriggert

Chronische Migräne: Von einer chronischen Migräne wird gesprochen, wenn über einen Zeitraum von mindestens 3 Monaten die mittlere Migränehäufigkeit bei mindestens 15 Tagen im Monat liegt, ohne dass ein Medikamentenübergebrauch vorliegt. Die Einnahme von Migränemitteln und/oder Schmerzmitteln sollte also 10 Tage im Monat nicht überschreiten. Falls ein Medikamentenübergebrauch mit Einnahme von Migränemitteln und/oder Schmerzmitteln an mehr als 10 Tagen im Monat besteht, ist die Chronifizierung am ehesten hierdurch bedingt. Erst wenn nach einem Medikamentenentzug oder einer Reduktion der Medikamenteneinnahme auf 10 oder weniger Tage im Monat die Migränehäufigkeit unverändert hoch bleibt, darf auch hier eine chronische Migräne diagnostiziert werden.

Status migraenosus: Hierbei erfüllt die aktuelle Attacke die Kriterien einer Migräne, die Kopfschmerzen halten aber über 72 Stunden an, sind kontinuierlich vorhanden und von so großer Intensität, dass die Ausführung normaler Alltagsaktivitäten verhindert wird.

Persistierende Aura ohne Hirninfarkt: Hierbei halten typische Aurasymptome länger als eine Woche an, ohne dass ein radiologischer Nachweis eines Hirninfarktes gelingt. Persistierende Aurasymptome sind selten, aber gut dokumentiert. Häufig sind sie bilateral und halten über Monate bis Jahre an. Eine effektive Behandlung ist nicht bekannt. Allerdings haben sich Acetazolamid und Valproinsäure in Einzelfällen als wirksam erwiesen.

Migränöser Infarkt: Hierunter versteht man einen Hirninfarkt, der während einer typischen Migräneattacke mit Aura auftritt. Die aktuelle Attacke verläuft wie frühere Attacken, allerdings hält eines oder mehrere Aurasymptome länger als 60 Minuten an, und die zerebrale Bildgebung zeigt eine ischämische Läsion in einem relevanten Hirnareal. Ein erhöhtes Risiko für ischämische Infarkte bei Migränepatienten konnte für Frauen unter 45 Jahren in mehreren Studien gezeigt werden. Die Datenlage bei älteren Frauen oder bei Männern ist inkonsistent.

Nicht als Zeichen einer mikroangiopathischen Veränderung sind bei Migränepatienten im MRT häufig multipel im Marklager nachweisbare unspezifische kleine signalhyperintense Herde zu werten. Ebenso sind Arachnoidalzysten, sofern sie nicht einen raumfordernden Charakter haben, nicht für Kopfschmerzen verantwortlich. In beiden Fällen handelt es sich um bildgebende Befunde, die Patienten mehr verwirren, als dass sie der diagnostischen Einordnung insbesondere der Migräne dienlich sind. Häufig führen sie zu weiteren ergebnislosen Untersuchungen, die nur eine zielgerichtete Behandlung verzögern. Ein bildgebendes Verfahren ist bei Vorliegen der klinischen Symptome einer Migräne jedoch dann sinnvoll, wenn Migräneattacken erstmals jenseits des 45. Lebensjahres auftreten und insbesondere wenn sie mit Auren einhergehen (Frage: CADASIL) oder wenn Migräneauren häufig und grundsätzlich seitenkonstant auftreten (Frage: arteriovenöse Malformation).

Periodische Syndrome in der Kindheit als Vorläufer einer Migräne (IHS 2003)

Die IHS erkennt mehrere periodische Syndrome in der Kindheit an, die im Allgemeinen Vorläufer einer Migräne sind:
- ▶ Zyklisches Erbrechen
- ▶ Abdominelle Migräne
- ▶ Gutartiger paroxysmaler Schwindel in der Kindheit

Zyklisches Erbrechen: Hierbei handelt es sich um episodisch wiederkehrende Attacken mit starker Übelkeit und Erbrechen, üblicherweise mit stereotypischem Ablauf bei dem Betroffenen. Die Attacken sind mit Blässe und Lethargie verbunden. Es kommt zur vollständigen Rückbildung der Symptome zwischen den Attacken.

Abdominelle Migräne: Hierbei der handelt es sich um vor allem bei Kindern episodisch auftretende mittellinienbetonte Bauchschmerzen, welche 1–72 Stunden anhalten. Auch hier besteht vollkommene Beschwerdefreiheit zwischen den Episoden. Der Schmerz ist von mittlerer bis schwerer Intensität und assoziiert mit vasomotorischen Symptomen, Übelkeit und Erbrechen.

Der gutartige paroxysmale Schwindel in der Kindheit ist durch wiederkehrende kurze Schwindelattacken charakterisiert, die ohne Vorwarnung bei ansonsten gesunden Kindern auftreten und sich spontan zurückbilden.

29.2.3 Epidemiologie

Die Lebenszeitprävalenz der Migräne liegt in Deutschland nach einer repräsentativen Erhebung aus dem Jahre 1993 bei 11,3 %. Frauen sind mit einer Prävalenz von 15,0 % mehr als doppelt so häufig betroffen wie Männer mit 7,0 %. Vergleichbare Daten findet man in anderen europäischen Ländern, Kanada und den USA. Im Grundschulalter liegt die Migräneprävalenz in skandinavischen Untersuchungen bereits bei 2 bis 5 %, wobei in dieser Altersgruppe Jungen tendenziell sogar häufiger betroffen sind als Mädchen. Am häufigsten treten Migräneattacken jedoch erstmals im jugendlichen und jungen Erwachsenenalter auf. Danach findet man erst um die Menopause bei Frauen wieder ein kurzfristiges Ansteigen der Migräneinzidenz. Ab dem 65. Lebensjahr nimmt die Migräneprävalenz dann deutlich ab, ohne jedoch auf Null zurückzugehen.

Die durchschnittliche Migränehäufigkeit liegt im Erwachsenenalter bei ca. $3\,^1/_2$ Tagen im Monat. Im Kindesalter können Attacken häufig deutlich kürzer sein als im Erwachsenenalter und auch die 4-Stunden-Grenze der IHS-Kriterien unterschreiten.

29.2.4 Pathophysiologie

Die Einführung der Triptane in die Attackentherapie der Migräne gab einen neuen Anstoß zur grundlegenden Erforschung der pathophysiologischen Mechanismen der Migräne. Solange Ergotalkaloide die Basis der spezifischen Migränethera-

pie waren, dominierte ein rein *vaskuläres Erklärungsmodell*, in welchem eine schmerzhafte Dilatation von intra- und extrakraniellen Gefäßen für die Migräneschmerzen verantwortlich gemacht wurde. Durch die vasokonstriktive Potenz der Ergotalkaloide sollte diese Vasodilatation bekämpft und der Kopfschmerz beseitigt werden. Schon damals blieb diese Theorie eine Antwort auf die Frage schuldig, über welchen Mechanismus denn Analgetika wie die Acetylsalicylsäure und Paracetamol, die weltweit auch heute noch mit Abstand am häufigsten und erfolgreich gegen Migräne eingesetzt werden, in diesem Modell wirken.

Mit dem *Modell der neurogenen Entzündung* verlagerte sich Ende des 20. Jahrhunderts das Hauptaugenmerk von der reinen „schmerzhaften" Erweiterung von Gefäßen auf einen aseptischen entzündlichen Prozess im Bereich der Meningen. Neben einer Vasodilatation meningealer Gefäße umfasst dieser Prozess auch eine Plasmaextravasation ins perivaskuläre meningeale Gewebe und über eine Mastzelldegranulation eine Freisetzung von Entzündungsmediatoren (wie Prostaglandine und Histamin). Dieser Entzündungsprozess soll über eine Sensibilisierung meningealer Nozizeptoren den Migräneschmerz hervorrufen. Als Auslöser der neurogenen Entzündung wird die Freisetzung vasoaktiver Neuropeptide wie Substanz P und CGRP (calcitonin generated peptide) aus trigeminalen Fasern angenommen. Wie auch beim Clusterkopfschmerz finden sich in der unbehandelten Migräneattacke im venösen Blut der V. jugularis externa erhöhte CGRP-Konzentrationen, die durch eine erfolgreiche Behandlung mit Sumatriptan normalisiert werden können. Als Wirkmechanismus der Triptane und auch der Ergotalkaloide konnte neben einer 5-HT$_{1B}$-Rezeptor-vermittelten Vasokonstriktion damit auch eine 5-HT$_{1D}$-Rezeptor-vermittelte Hemmung der Freisetzung von CGRP und Substanz P gefunden werden. Gleichzeitig erklärt das Modell der neurogenen Entzündung auch die Effektivität von entzündungshemmenden Analgetika wie Paracetamol, Acetylsalicylsäure und den nichtsteroidalen Antiphlogistika, während die in der Praxis nicht wirksamen Opioide keinen Angriffspunkt haben.

Offen bleibt nun, wie es zur Freisetzung der vasoaktiven Neuropeptide kommt. In Positronen-Emissions-Tomogramm-Untersuchungen konnte gezeigt werden, dass es in der Migräneattacke zu einer Aktivierung der Hirnstammbereiche um das periaquäduktale Grau kommt, eine Aktivierung, die auch erfolgreich (mit Sumatriptan) behandelte Attacken überdauert und erst im beschwerdefreien Intervall verschwindet. In diesem Gebiet könnte der Generator liegen, der zu einer Aktivierung des trigemino-vaskulären Systems führt, die in letzter Konsequenz die schmerzhafte Entzündung bedingt. Mit der anhaltenden Hirnstammaktivierung nach einer zunächst erfolgreich behandelten Attacke lassen sich auch Wiederkehrkopfschmerzen erklären. Die Akutmedikamente für die Migräneattacke beeinflussen auf verschiedenen Ebenen den Prozess der neurogenen Entzündung. Wird diese unterdrückt, verschwinden die Migräneschmerzen. Da aber der unbeeinflusste zentrale Generator weiter aktiviert bleibt, kann nach Eliminierung des Akutmedikaments die Entzündung und damit die Migräne wieder aufflammen.

Weiter zu klären bleibt nun noch, wie die verschiedenen Triggerfaktoren der Migräne und die wahrscheinliche genetische Komponente in das Modell eingepasst werden können. Hier besteht aufgrund elektrophysiologischer Untersuchungen, wie der CNV (contingente negative Variation), die Annahme, dass bei Migränepatienten eine angeborene Reizverarbeitungsstörung vorliegt. Bei wiederholt dargebotenen Reizen, die für das „Migränegehirn" außerhalb des Normalen liegen, kommt es nicht zu der zu erwartenden Habituation, sondern zu einer zunehmenden Erregung mit Freisetzung exzitatorischer Neurotransmitter. Diese könnten dann bei Überschreiten einer individuell unterschiedlichen Schwelle letztlich

zu einer Aktivierung des Migränegenerators im Hirnstamm führen. Betrachtet man die allgemein genannten Triggerfaktoren der Migräne (Wechsel zwischen Anspannung und Entspannung, hormonelle Umstellung zur Menstruation, Wetterwechsel, unregelmäßiger Schlaf-Wach-Rhythmus, verspätete Einnahme von Mahlzeiten, außergewöhnliche körperliche Extrembelastung, sporadischer Genuss von Alkohol usw.), so sind diese zwar extrem unterschiedlicher Natur, eine Übereinstimmung aber gibt es. Immer handelt es sich um „ungewöhnliche" Reizsituationen, um Unregelmäßigkeiten, die zu verarbeiten das „Migränegehirn" möglicherweise nur eingeschränkt in der Lage ist.

Geht man noch einen Schritt weiter, kann man den heutigen Wissensstand bei der familiären hemiplegischen Migräne betrachten. Es handelt sich um eine seltene, autosomal dominant vererbte Form der Migräne mit Aura (s. o.), die mit häufig über Stunden anhaltenden Lähmungen einhergeht. Bei dieser Erkrankung sind bisher zwei ursächliche Gendefekte auf dem Chromosom 19 (50 % der Fälle) und dem Chromosom 1 (25 % der Fälle) identifiziert. Für das Chromosom 19 konnte auch das betroffene Gen charakterisiert werden. Es handelt sich um das Gen CACNA1A, das für einen spannungsabhängigen Kalziumionenkanal kodiert. Dieser Kalziumkanal steuert u. a. die Freisetzung erregender Nervenbotenstoffen wie z. B. Glutamat. Möglicherweise führt dieser angeborene Ionenkanaldefekt zu der oben beschriebenen Reizverarbeitungsstörung mit situativ fehlerhaft vermehrter Ausschüttung von exzitatorischen Neurotransmittern. Ein Gendefekt wie bei der familiären hemiplegischen Migräne konte bei anderen Migräneformen jedoch bisher nicht nachgewiesen werden.

Die Migräneaura: Im vaskulären Migränemodell ging man von einer Verminderung der kortikalen Durchblutung als Ursache der Migräneaura aus, die der eigentlichen Vasodilatation während der Kopfschmerzphase vorausgehen sollte. Als dann die technischen Möglichkeiten zur Bestimmung des regionalen kortikalen Blutflusses zur Verfügung standen, zeigte sich, dass zwischen dem Auftreten der Aura und der anschließenden Kopfschmerzphase auf der einen Seite und einer primären Verringerung und dann anschließenden Erhöhung des regionalen kortikalen Blutflusses kein zeitlicher Zusammenhang besteht. Heute geht man davon aus, dass entsprechend der tierexperimentell von *Leaō* schon vor mehr als 60 Jahren beschriebenen „cortical spreading depression" die Aura ein primär elektrisches Phänomen ist. Nach einer kortikalen Reizung breitet sich mit einer konstanten Geschwindigkeit von ca. 3 mm/Min. eine anhaltende Depolarisationswelle über den Kortex aus, die alle Gefäßversorgungsgrenzen überschreitet. Die nachweisbare und sich in gleicher Geschwindigkeit ausbreitende Oligämie ist demnach nur eine Folge der neuronalen Depolarisation. Bei der Migräneaura dürfte die Depolarisationswelle entsprechend dem typischen klinischen Auraverlaufsmuster okzipital im visuellen Kortex beginnen und sich gegebenenfalls langsam nach vorne in Richtung der sensorischen und motorischen Hirnabschnitte ausbreiten.

29.2.5 Therapie

Die Migränetherapie umfasst Prophylaxe und Attackenbehandlung, wobei jeweils medikamentöse und nichtmedikamentöse Strategien zur Verfügung stehen. Je ausgeprägter die Migräne, umso wichtiger ist das Zusammenspiel dieser Komponenten.

29.2.5.1 Nichtmedikamentöse Prophylaxe

Die nichtmedikamentöse Vorbeugung der Migräne stellt für alle Betroffenen die Basis der Behandlung dar. Die empfohlenen Verhaltensregeln spiegeln dabei die oben bereits genannten Triggerfaktoren der Migräne wider:

▶ Einhalten eines regelmäßigen Schlaf-Wach-Rhythmus, d.h. auch Verzicht auf ein Ausschlafen am Wochenende

▶ regelmäßige Nahrungs- und Flüssigkeitsaufnahme

▶ regelmäßige sportliche Ausdauerbetätigung

▶ regelmäßige Durchführung eines Entspannungsverfahrens wie der progressiven Muskelrelaxation nach *Jacobson*, insbesondere in Stressphasen

▶ Meiden individueller Auslösefaktoren (z.B. Geschmacksverstärker, Alkohol, verqualmte Räume usw.)

Wichtig ist vor allem die Regelmäßigkeit!

29.2.5.2 Attackentherapie
Verhaltensregeln in der Migräneattacke

Durch die folgenden Verhaltensregeln allein lässt sich die Migräneattacke zwar meistens nicht verkürzen, aber häufig wirkt die Kopfschmerzakutmedikation schneller, zuverlässiger und anhaltender.

▶ Rückzug in eine ruhige und abgedunkelte Umgebung

▶ körperliche Ruhe

▶ lokale Anwendung von Kälte und/oder Wärme

▶ Anwendung eines Entspannungsverfahrens

Medikamentöse Attackenbehandlung

Grundsätzlich stehen zwei Strategien zur Verfügung: der Einsatz von Analgetika in Kombination mit einem Antiemetikum und der Einsatz von spezifischen Migränetherapeutika. Bei Letzteren wurden die Ergotalkaloide aufgrund ihrer im Vergleich zu den Triptanen schlechteren Wirksamkeit und Verträglichkeit zunehmend verdrängt und inzwischen größtenteils vom Markt genommen.

Patienten sollten feste Therapieschemata an die Hand bekommen, wie sie Attacken in Abhängigkeit von Schwere und Begleitsymptomen behandeln sollen. Oberstes Ziel ist es, dass der Patient seine Attacken selbstständig ohne ärztliche Hilfe in den Griff bekommt. Während die meisten Patienten ihre Attacken ausschließlich mit Analgetika und Antiemetika erfolgreich bekämpfen, also definitionsgemäß unter leichten Attacken leiden, benötigt ein kleinerer Teil der Patienten mit definitionsgemäß schweren Attacken regelmäßig Triptane. Diese Patienten weisen aber durchaus auch in unterschiedlicher Häufigkeit leichtere Attacken auf, so dass sie nicht jede Attacke mit Triptanen behandeln müssen. Im Gegensatz zu den Ergotalkaloiden dürfen jedoch Analgetika unbedenklich mit Triptanen kombiniert werden, so dass auf eine fehlgeschlagene Einnahme von Analgetika bei einer nur vermeintlich leichten Attacke auf ein Triptan zurückgegriffen werden kann.

Leichte Migräneattacke: Sowohl im klinischen Alltag als auch in kontrollierten Studien wirksam sind Acetylsalicylsäure, Ibuprofen, Naproxen und Diclofenac. Als Hauptwirkmechanismus gilt der Eingriff in die Prostaglandinsynthese durch eine Hemmung der Cyclooxygenase, eines Bausteins in der Kaskade der neurogenen Entzündung. Zu Paracetamol, Phenazon und Metamizol liegen weniger Studien vor, die Wirkung ist in der Praxis jedoch ebenfalls unstrittig. Zum Einsatz von Kombinationspräparaten mit zwei oder mehr analgetischen Komponenten und häufig noch Koffein fehlen klinische Studien, die den Vorteil dieser Kombinationen belegen würden. Da sie darüber hinaus mit einem erhöhten Risiko der Entwicklung von medikamenteninduzierten Kopfschmerzen und Nephropathien in Verbindung gebracht werden, sollten sie nur sporadisch und nur dann eingesetzt werden, wenn Monosubstanzen nicht ausreichend wirksam sind.

Medikamentöse Attackenbehandlung der leichten Migräneattacke:
Kombination aus
▶ **Antiemetikum**
I. Wahl
- Metoclopramid (10 mg oral/i.v./rektal)
- Domperidon (10–30 mg oral)

II. Wahl
- Dimenhydrinat (50 mg oral, 150 mg rektal, 10 ml/62 mg i.v.)
- Diphenhydramin (50 mg oral, 50 mg rektal)

▶ **plus Analgetikum**
I. Wahl
- Acetylsalicylsäure (1000 mg oral, 2 × 500 mg i.v.)
- Paracetamol (1000 mg oral, 1000 mg rektal)
- Ibuprofen (400–800 mg oral, 400–600 mg rektal)
- Naproxen (500–1000 mg oral, 500 mg rektal)

II. Wahl
- Diclofenac (50–100 mg oral)
- Phenazon (1000 mg oral, 500–1000 mg rektal)
- Metamizol (1000 mg oral, 1000 mg i.v.)

Regeln für den Einsatz von Analgetika in der Migräneattacke:
▶ ausreichende Startdosis
▶ möglichst früh in einer Migräneattacke
▶ Einnahme wenn möglich in resorptionsbeschleunigender Brauselösung, bei Erbrechen als Suppositorium
▶ Kombination mit einem Antiemetikum

Als *Antiemetika* haben sich Metoclopramid und Domperidon wegen ihrer zusätzlichen prokinetischen Wirkung besonders bewährt. Aber auch die rezeptfreien Antihistaminika Dimenhydrinat und Diphenhydramin sind zumindest antiemetisch wirksam. Bei ausgeprägter Übelkeit oder frühem Erbrechen ist verständlicherweise eine rektale Anwendung der oralen Einnahme vorzuziehen. In diesen Fällen empfiehlt es sich auch, eine Pause von ca. 15 Minuten bis zur Einnahme eines oralen Analgetikums einzuhalten. Beginnt eine Migräneattacke mit einer Aura, können Analgetika im Gegensatz zu Triptanen unmittelbar eingenommen werden. Zwar wird hierdurch die Aura nicht beeinflusst, möglicherweise jedoch die sich anschließende Kopfschmerzphase.

Medikamentöse Behandlung der schweren Migräneattacke
Schwere Migräneattacken können durch oral oder rektal eingesetzte Analgetika, auch bei Kombination mit einem Antiemetikum,

definitionsgemäß nicht beeinflusst werden. Hier müssen spezifische Migränetherapeutika (Triptane = selektive Serotoninrezeptoragonisten) eingesetzt werden. Typischerweise treten jedoch bei Patienten mit überwiegend schweren Migräneattacken durchaus auch leichte Attacken auf, die auf Analgetika ansprechen. Ergotamine sind schlechter wirksam und verträglich als Triptane und werden daher praktisch nicht mehr eingesetzt.

Triptane:
I. Wahl
- Almotriptan (12,5 mg Tbl.)
- Eletriptan (20 und 40 mg Tbl., maximale Startdosis: 2×40 mg)
- Frovatriptan (2,5 mg Tbl.)
- Naratriptan (2,5 mg Tbl.)
- Rizatriptan (5 und 10 mg Tbl., 5 und 10 mg Schmelztablette)
- Sumatriptan (50 und 100 mg Tbl., 10 und 20 mg nasal, 25 mg rektal, 6 mg s.c.)
- Zolmitriptan (2,5 und 5 mg Tbl., 2,5 mg Schmelztablette und 5 mg nasal)

Die sieben in Deutschland erhältlichen Triptane unterscheiden sich hinsichtlich Effektivität, Verträglichkeit, Wirkgeschwindigkeit und Wirkdauer. Zudem sind sie in unterschiedlichen Darreichungsformen erhältlich. Bei frühem Erbrechen in der Attacke oder ausgeprägter Übelkeit empfiehlt sich der Einsatz von Nasensprays von Sumatriptan oder Zolmitriptan bzw. von Sumatriptan rektal oder s.c. Schmelztabletten haben den Vorteil, dass sie unterwegs ohne Wasser eingenommen werden können. Ihr Wirkeintritt ist im Vergleich zur Tablette jedoch eher verzögert.

Auch wenn in umfangreichen Studien viele Anstrengungen unternommen wurden, Vor- und Nachteile der einzelnen Substanzen herauszuarbeiten, ist es für die Praxis ausreichend, die Triptane in 3 Gruppen einzuteilen:
- ▶ **Gruppe 1:** sehr schnelle und sehr starke Wirkung, aber kurze Wirkdauer und höheres Nebenwirkungspotenzial
- Sumatriptan 6 mg s.c.

- ▶ **Gruppe 2:** ausgeglichenes Wirkprofil zwischen Wirkung und Verträglichkeit sowie Wirkgeschwindigkeit und Wirkdauer
  - Almotriptan 12,5 mg Tbl.
  - Eletriptan 40 mg Tbl.
  - Rizatriptan 10 mg Tbl./ 10 mg Schmelztablette
  - Sumatriptan 100 mg Tbl./ 20 mg nasal/ 25 mg Supp.
  - Zolmitriptan 5 mg Tbl./ 5 mg Nasenspray
  Die nicht aufgeführten Darreichungsformen mit niedrigerer Dosis, d. h. Eletriptan 20 mg Tbl., Rizatriptan 5 mg Tbl./ Schmelztablette, Sumatriptan 50 mg Tbl., Sumatriptan 10 mg nasal und Zolmitriptan 2,5 mg Tbl./ Schmelztablette sind jeweils tendenziell schwächer wirksam bei weniger Nebenwirkungen als die höhere Dosis.
- ▶ **Gruppe 3:** anhaltende Wirkung und sehr gute Verträglichkeit, aber eher langsamer Wirkeintritt und geringere Wirksamkeit
  - Frovatriptan 2,5 mg Tbl.
  - Naratriptan 2,5 mg Tbl.

Der Behandlungserfolg kann optimiert werden, wenn folgende Punkte beachtet werden:
- ▶ Die Sicherheit von Triptanen ist sehr gut, sofern die Kontraindikationen – insbesondere jegliche Durchblutungsstörungen – beachtet werden.
- ▶ Triptane sollten aufgrund einer noch unzureichenden Datenlage zur Sicherheit in der Schwangerschaft nicht eingesetzt werden. In der Stillzeit ist nach Einnahme eines Triptans eine Stillpause von 24 Stunden erforderlich.
- ▶ Triptane können auch bei bereits fortgeschrittenen Migräneattacken effektiv sein, aber auch bei den Triptanen gilt: Je früher in der Migräneattacke eingenommen, umso vollständiger und anhaltender ist der Behandlungserfolg. Die Einnahme sollte jedoch erst nach Abklingen einer eventuellen Aura mit Beginn der Kopfschmerzphase erfolgen.

▶ Wirkt ein Triptan in einer Migräneattacke nicht, ist die Wiederholung der Einnahme des Triptans in der gleichen Attacke in der Regel auch nicht wirksam, sofern die Startdosis gleichzeitig die empfohlene Höchstdosis der Einmalgabe war (z. B. Sumatriptan 100 mg oral oder Sumatriptan 6 mg s.c.). Beginnt der Patient jedoch mit einer niedrigen Dosis, z. B. Sumatriptan 50 mg oral oder Eletriptan 20 mg oral, kann eine Wiederholung der Einnahme nach zirka zwei Stunden in der Praxis durchaus noch eine Linderung bringen. In folgenden Attacken empfiehlt es sich dann jedoch, primär eine höhere Startdosis zu wählen.

▶ Ist ein Triptan auch bei wiederholter Anwendung nicht effektiv, bedeutet dies bei einem Patienten nicht eine grundsätzliche Unwirksamkeit von Triptanen. In diesem Fall sollte ein Triptan aus einer Gruppe mit höherer Wirksamkeit (s. o.) gewählt werden. Endgültig Aufschluss über die individuelle Wirksamkeit von Triptanen bringt schließlich ein Therapieversuch mit Sumatriptan s.c.

▶ Bei Wiederkehrkopfschmerzen ist eine weitere Triptandosis in der Regel genauso effektiv wie die vorherige. Die Einnahme sollte aber nicht häufiger als zweimal in 24 Stunden und an maximal drei konsekutiven Tagen erfolgen. Berichten Patienten regelmäßig über Wiederkehrkopfschmerzen, sollte zunächst ein langwirksames Triptan wie z. B. Naratriptan oder Frovatriptan erprobt werden. Alternativ bewährt hat sich in diesen Fällen auch die Kombination von Triptanen mit einem langwirksamen nichtsteroidalen Antiphlogistikum wie Naproxen oder Piroxicam.

▶ Die Kombination eines Triptans mit einem Antiemetikum ist möglich, um die Resorption zu verbessern, meist jedoch nicht erforderlich.

▶ Kopfschmerzakutmedikamente und damit auch Triptane sollten insgesamt nicht häufiger als an 10 Tagen im Monat eingesetzt werden, um einer Häufung der Migräneattacken und in letzter Konsequenz der Entstehung von medikamenteninduzierten Kopfschmerzen entgegenzutreten. Für Patienten mit häufigen Attacken bedeutet dies, eventuell auch einmal Migräneattacken unbehandelt durchstehen zu müssen. Die Praxis zeigt jedoch, dass nach einer unbehandelten Attacke das beschwerdefreie Intervall häufig deutlich länger ist als nach einer (erfolgreich) behandelten Attacke.

▶ Triptane waren zunächst erst ab dem 18. Lebensjahr zugelassen. Kontrollierte Untersuchungen haben jedoch gezeigt, dass insbesondere Sumatriptan 10 mg nasal zuverlässig wirksam und gut verträglich ist, so dass diese Darreichungsform nun offiziell ab dem 12. Lebensjahr zur Anwendung kommen kann.

Ärztliche Notfallbehandlung der schweren Migräneattacke

In der Notfallsituation sieht sich der behandelnde Arzt zwei Problemen gegenüber. Zum einen muss er sich in einer für den Patienten zumutbaren Zeitspanne davon überzeugen, dass tatsächlich eine Migräne vorliegt. Eine weiterführende Diagnostik wird immer dann erforderlich, wenn der Patient beschreibt, dass sich der Kopfschmerz von seinen typischen Migräneattacken unterscheidet, und sei es nur in der Dauer. Differenzialdiagnostische Überlegungen müssen hier insbesondere intrakranielle Blutungen (subarachnoidal/intrazerebral), eine Sinusvenenthrombose oder eine Meningitis mit einschließen.

Der zweite Punkt ist die anschließende Wahl des Notfallmedikamentes, möglicherweise in Unkenntnis der von dem Patienten in der Attacke bereits eingenommen Substanzen. Triptane eignen sich aufgrund möglicher Wechselwirkungen mit bereits eingenommen Substanzen daher weniger für den Notdienst als intravenös zu applizierendes Lysinacetylsalicylat in Kombination mit Metoclopramid. Nicht durch Studien belegt, aber in der Praxis bewährt hat sich im Status migraenosus auch die zusätzliche Kombination mit einem Kortikosteroid (z. B. Prednisolon 100 mg i.v.).

Im Notfall werden also folgende Medikamente eingesetzt:

Kombination aus

▶ **Antiemetikum**
   I. Wahl
   Metoclopramid (10 mg i.v.)
   II. Wahl
   Dimenhydrinat (10 ml/62 mg i.v.)

▶ **plus Analgetikum**
   I. Wahl
   Acetylsalicylsäure (2 × 500 mg i.v.)
   II. Wahl
   Metamizol (1000 mg i.v.)

▶ **Im Status migraenosus zusätzlich: Kortikosteroid**
   Prednisolon (100–250 mg i.v.)

29.2.5.3 Medikamentöse Prophylaxe

Obwohl sich mit der Einführung der Triptane zur Attackentherapie der Migräne der Stellenwert der medikamentöse Prophylaxe verändert hat, ist sie noch immer ein wichtiger Bestandteil der Migränetherapie. Da dem Migränepatienten eine verträgliche und effektive Akutmedikation zur Verfügung steht, wird er einer vorbeugenden Behandlung gegenüber nur aufgeschlossen sein, wenn auch sie sowohl effektiv als auch verträglich ist. Vor diesem Hintergrund erklärt sich die zunehmende Betonung der nicht-medikamentösen Migräneprophylaxe, die einer medikamentösen Prophylaxe immer vorangehen und auch eine eventuelle spätere medikamentöse Prophylaxe begleiten sollte.

Indikation

Sicherlich gibt es Patienten, die einer medikamentösen Prophylaxe bedürfen, weil sie vom Fortschritt der Triptane nicht profitieren können. Entweder liegen bei Ihnen Kontraindikationen für die Einnahme vor (z. B. eine koronare Herzkrankheit oder eine Basilarismigräne), oder sie gehören zu der Minderheit von Patienten, bei denen Triptane nicht wirksam oder nicht verträglich sind. Das entscheidende Argument für eine Migräneprophylaxe ist heute jedoch

die Erkenntnis, dass nicht nur bei zu häufigem Einsatz von Analgetika und Ergotalkaloiden, sondern eben auch von Triptanen das Risiko der Entstehung von medikamenteninduzierten Kopfschmerzen besteht. Generell sollten Kopfschmerzakutmedikamente nicht häufiger als an 10 Tagen im Monat eingesetzt werden.

Das übergeordnete Ziel einer medikamentösen Migräneprophylaxe ist daher heute, medikamenteninduzierte Kopfschmerzen zu verhindern. Damit ist für die Indikationsstellung zur Migräneprophylaxe weniger die Häufigkeit der *Migräneattacken* entscheidend als vielmehr die Anzahl der *Migränetage* im Monat. Die alte Regel, eine Prophylaxe bei mindestens drei Migräneattacken im Monat zu empfehlen, sollte daher aufgegeben und statt dessen eine Häufigkeit von mindestens sechs Migränetagen im Monat als primäre Indikation gewählt werden (Tab. 3).

Allgemeine Regeln

▶ Um die Compliance des Patienten dauerhaft zu gewährleisten, sollten bei der Auswahl der jeweiligen Substanz sowohl Grunderkrankungen als auch Bedürfnisse des Patienten berücksichtigt werden.

▶ Typische Nebenwirkungen, über die der Patient bereits im Vorfeld informiert wurde, werden erfahrungsgemäß eher toleriert. Die erforderlichen Dosierungen liegen häufig relativ hoch. In den meisten Fällen ist die Verträglichkeit bei ausreichend langsamer Aufdosierung jedoch gut.

▶ Unrealistische Erwartungen der Patienten nach Attackenfreiheit sollten bereits vor Beginn der Behandlung korrigiert werden. Wichtig ist auch die Information, dass mit einem Wirkeintritt erst nach einer mehrwöchigen Einnahme zu rechnen ist. Im Idealfall sollte ein Kopfschmerzkalender nicht erst während der medikamentösen Prophylaxe, sondern bereits mindestens einen Monat vorher geführt werden, um den Behandlungserfolg objektiv einschätzen zu können.

Tab. 3: Indikation zur medikamentösen Migräneprophylaxe.

Indikation		Ziel
Primär	mindestens 6 Migränetage im Monat	Reduktion der Migränetage im Monat um 50 %, zumindest aber auf maximal 10 Tage/Monat
Sekundär	regelmäßiges Auftreten eines Status migraenosus	Verkürzung der einzelnen Attacke auf unter 72 Stunden
	unzureichende Behandlungs-möglichkeiten für die akute Migräneattacke	Abschwächung der einzelnen Attacke, damit sie einer Akuttherapie zugänglich wird
	regelmäßiges Auftreten von subjektiv sehr belastenden Auren (Basilarismigräne, prolongierte Auren, familiäre hemiplegische Migräne)	Reduktion der Migräneattackenzahl und damit auch der Auren
	Z. n. migränösem Hirninfarkt	Sekundärprophylaxe eines migränösen Hirninfarkts

▶ Wirkt eine Substanz nach Erreichen und regelmäßiger Einnahme der Zieldosis über einen Zeitraum von 3 Monaten nicht, sollte entweder die Substanz gewechselt oder die Kombination mit einer anderen Substanz erwogen werden.

▶ Nach einem Zeitraum von 6 bis 9 Monaten kann bei einer erfolgreichen Prophylaxe ein Auslassversuch erfolgen. Kommt es zu einem erneuten Anstieg der Migränehäufigkeit, kann eventuell eine niedrigere Erhaltungsdosis der gleichen Substanz versucht werden.

▶ Eine Migräneprophylaxe kann nur wirksam sein, wenn auch eine Migräne vorliegt. Insbesondere kann ein medikamenteninduzierter Kopfschmerz nur durch eine konsequente Medikamentenpause, nicht jedoch durch prophylaktische Maßnahmen durchbrochen werden. Anschließend ist eine medikamentöse Prophylaxe aber meist erforderlich, um eine Reinduktion von medikamenteninduzierten Kopfschmerzen zu vermeiden.

▶ Ist die Indikation Migräne aufgrund eines „Out-of-label"-Einsatzes im Beipackzettel nicht aufgeführt, sollten die Patienten im Vorfeld auf diese Tatsache hingewiesen werden (z. B. trizyklische Antidepressiva, Antikonvulsiva). Eine Aufklärung ist jedoch auch sinnvoll, wenn Patienten mit Substanzen behandelt werden sollen, die zwar für die Migränebehandlung zugelassen sind, deren primäres Anwendungsgebiet jedoch ein ganz anderes ist (z. B. Betarezeptorenblocker). Damit können Irritationen seitens der Patienten vermieden werden.

Auswahl der Migräneprophylaktika
Anders als für die modernen Akuttherapeutika liegen für die meisten in der Migräneprophylaxe eingesetzten Substanzen nur wenige kontrollierte Studien vor. Diese zeigen eine durchschnittliche Responderrate von ca. 60 %, d. h., bei diesen Patienten nahm die Migränehäufigkeit um 50 % gegenüber der Vorlaufphase ab. Es fehlen jedoch vor allem Vergleichsstudien zwischen den verschiedenen Substanzen. Ein Ranking der verschiedenen Migräneprophylaktika ist daher weitgehend subjektiv, was auch die Unterschiede in offiziellen Therapieempfehlungen erklärt.

Bewährt hat sich in der Praxis, auf eine Behandlung entsprechend einem Stufenschema zu verzichten und statt dessen die individuellen Bedürfnisse und Gegebenheiten des Patienten als entscheidendes Kriterium heranzuziehen (Tab. 4).

Tab. 4: Auswahl von Migräneprophylaktika in Abhängigkeit von der individuellen Patientensituation.

Individuelle Patienten-situation	Bevorzugte Auswahl
Migräne + Wunsch nach guter Verträglichkeit	▶ Magnesium ▶ Pestwurz-Extrakt ▶ Vitamin B$_2$
Migräne + Bluthochdruck	▶ Metoprolol ▶ Propranolol ▶ Lisinopril
Migräne + Tachykardie + essentieller Tremor	▶ Metoprolol ▶ Propranolol
Migräne + Spannungs-kopfschmerz + Depression + Schlafstörung	▶ Amitriptylin ▶ Doxepin ▶ Clomipramin ▶ Trimipramin
Migräne + Epilepsie + ausgeprägte Auren + Ineffektivität anderer Prophylaktika	▶ Valproinsäure ▶ Topiramat ▶ Gabapentin
Migräne + Z.n. Schlaganfall oder Myokardinfarkt	▶ Acetylsalicyl-säure
Migräne + Schwangerschaft	▶ Magnesium ▶ Metoprolol ▶ Propranolol
Migräne + Schwangerschaft + Wadenkrämpfe + Obstipation	▶ Magnesium
Migräne + menstruations-assoziiert	▶ Naproxen ▶ Naratriptan
Migräne + Untergewicht	▶ Flunarizin ▶ Pizotifen ▶ Amitriptylin ▶ Doxepin ▶ Clomipramin ▶ Trimipramin
Migräne + Übergewicht	▶ Topiramat
Migräne + muskuläre perikraniale Triggerpunkte	▶ Botulinum-Toxin A

Eine Auflistung der empfohlenen Erhaltungsdosen der medikamentösen Prophylaktika und eine Einteilung anhand von Wirksamkeit, Verträglichkeit und Sicherheit in Substanzen der 1. und 2. Wahl gibt folgende Übersicht:

Medikamentöse Migräneprophylaktika mit Erhaltungsdosen
I. Wahl
▶ Metoprolol (100–200 mg oral)
▶ Propranolol (120–240 mg oral)
▶ Amitriptylin (25–150 mg oral)
▶ Doxepin (25–150 mg oral)
▶ Clomipramin (25–150 mg oral)
▶ Trimipramin (25–150 mg oral)
▶ Pestwurz-Extrakt (2 × 75 mg oral)
II. Wahl
▶ Flunarizin (5–10 mg oral)
▶ Magnesium (2 × 300 mg oral)
▶ Lisinopril (10–20 mg oral)
▶ Valproinsäure (500–1000 mg oral)
▶ Topiramat (2 × 50 bis 100 mg)
▶ Gabapentin (ab 3 × 300 mg)
▶ Acetylsalicylsäure (300 mg oral)
▶ Botulinum-Toxin A (25–100 U Botox®)
▶ Vitamin B$_2$ (400 mg oral)
▶ Pizotifen (3 × 0,5 mg oral)

Weltweit am häufigsten zur Prophylaxe eingesetzt werden auch weiterhin Betarezeptorenblocker. Diese Substanzklasse ist am besten in Studien untersucht und im klinischen Alltag bewährt. Selbst in dem seltenen Fall, dass im Kindesalter eine medikamentöse Prophylaxe erforderlich wird, gelten sie als Substanz der Wahl. Hier ist jedoch häufig nur eine verhältnismäßig kurze Einnahmedauer erforderlich (3 statt 6–9 Monate), die Dosis orientiert sich am Körpergewicht. Als besonders hartnäckig erweisen sich in der Praxis streng menstruationsassoziierte Migräneattacken. In Einzelfällen kann die prophylaktische Einnahme von Naproxen 2 × 250–500 mg über 6 Tage, beginnend einen Tag vor erwartetem Einsetzen der Menstruation, oder alternativ von Naratriptan 2 × $\frac{1}{2}$ Tablette im gleichen Zeitfenster sein. Nicht durch Studien belegt, aber von vielen Patientinnen als effektiv beschrieben ist der Verzicht auf eine Pillenpause bei Einnahme von Östrogen- und Gestagen-haltigen Kombinationspräparaten zur Kontrazeption. Häufig kommt es erst während einer geplanten Pillenpause nach z. B. 3 × 21 Tagen zum erneuten Auftreten einer Migräne.

29.3 Kopfschmerzen vom Spannungstyp

29.3.1 Diagnose

Beim Kopfschmerz vom Spannungstyp werden anhand der Häufigkeit des Auftretens von der International Headache Society (IHS) zwei Hauptformen unterschieden, eine episodische (<15 Tage/Monat) und eine chronische (≥15 Tage/Monat). Bei der episodischen Form wurde in der 2. Auflage der IHS-Klassifikation noch eine zusätzliche Unterteilung in eine sporadische (<1 Tag/Monat) und eine häufig auftretende Form (≥1 Tag/Monat und <15 Tage/Monat) vorgenommen, um die große Gruppe von Patienten zu beschreiben, die aufgrund der Seltenheit ihrer Beschwerden keinerlei Leidensdruck aufweist und das Gesundheitssystem auch nicht in Anspruch nimmt.

Sporadisch auftretender episodischer Kopfschmerz vom Spannungstyp (diagnostische IHS-Kriterien, 2003)

A. Wenigstens 10 Episoden, welche die Kriterien B–D erfüllen und durchschnittlich an <1 Tag/Monat (<12 Tage/Jahr) auftreten

B. Die Kopfschmerzdauer liegt zwischen 30 Minuten und 7 Tagen.

C. Der Kopfschmerz weist mindestens zwei der folgenden Charakteristika auf:
1. beidseitige Lokalisation
2. Schmerzqualität drückend oder beengend, nicht pulsierend
3. leichte bis mittlere Schmerzintensität
4. keine Verstärkung durch körperliche Routineaktivitäten wie Gehen oder Treppensteigen

D. Beide folgenden Punkte sind erfüllt:
1. keine Übelkeit oder Erbrechen (Appetitlosigkeit kann auftreten)
2. Photophobie oder Phonophobie, nicht jedoch beides kann vorhanden sein

E. nicht auf eine andere Erkrankung zurückzuführen

Häufig auftretender auftretender episodischer Kopfschmerz vom Spannungstyp (diagnostische IHS-Kriterien, 2003)

A. Wenigstens 10 Episoden, die die Kriterien B–D erfüllen und durchschnittlich an ≥1 Tag/Monat, aber <15 Tagen/Monat über mindestens 3 Monate auftreten (≥12 und <180 Tage/Jahr)

B. Die Kopfschmerzdauer liegt zwischen 30 Minuten und 7 Tagen.

C. Der Kopfschmerz weist mindestens zwei der folgenden Charakteristika auf:
1. beidseitige Lokalisation
2. Schmerzqualität drückend oder beengend, nicht pulsierend
3. leichte bis mittlere Schmerzintensität
4. keine Verstärkung durch körperliche Routineaktivitäten wie Gehen oder Treppensteigen

D. Beide folgenden Punkte sind erfüllt:
1. keine Übelkeit oder Erbrechen (Appetitlosigkeit kann auftreten)
2. Photophobie oder Phonophobie, nicht jedoch beides kann vorhanden sein

E. nicht auf eine andere Erkrankung zurückzuführen

Chronischer Kopfschmerz vom Spannungstyp (diagnostische IHS-Kriterien, 2003)

A. Ein Kopfschmerz, der die Kriterien B–D erfüllt, tritt an durchschnittlich ≥15 Tagen/Monat über mindestens 3 Monate (mindestens 180 Tage/Jahr) auf.

B. Der Kopfschmerz hält für Stunden an oder ist kontinuierlich vorhanden.

C. Der Kopfschmerz weist mindestens zwei der folgenden Charakteristika auf:
1. beidseitige Lokalisation
2. Schmerzqualität drückend oder beengend, nicht pulsierend

3. leichte bis mittlere Schmerzintensität
4. keine Verstärkung durch körperliche Routineaktivitäten wie Gehen oder Treppensteigen

D. Beide folgenden Punkte sind erfüllt:
1. Höchstens eines ist vorhanden: milde Übelkeit oder Photophobie oder Phonophobie
2. weder Erbrechen noch mittlere bis starke Übelkeit

E. nicht auf eine andere Erkrankung zurückzuführen

Neben dem zeitlichen Verlauf erlaubt die IHS-Klassifikation weiter eine Differenzierung der genannten Hauptformen des Kopfschmerzes vom Spannungstyp in eine Form *assoziiert mit perikranialer Schmerzempfindlichkeit* (nachgewiesen durch manuelle Palpation) oder eben *nicht assoziiert mit perikranialer Schmerzempfindlichkeit.* Sinn dieser zunächst willkürlichen Unterteilung war es, darauf hinzuweisen, dass in der Tat nicht jeder Patient mit Kopfschmerzen vom Spannungstyp muskuläre Auffälligkeiten aufweist, wie der alte Begriff des Muskelkontraktionskopfschmerzes noch implizierte.

In der 1. Auflage der IHS-Klassifikation bestand zusätzlich die Möglichkeit, wahrscheinliche ursächliche Faktoren zu benennen (0 = kein ursächlicher Faktor, 1 = mehrere der im Folgenden aufgeführten ursächlichen Faktoren, 2 = oromandibuläre Dysfunktion, 3 = psychosozialer Stress (DSM III-R), 4 = Angststörung (DSM III-R), 5 = Depression (DSM III-R), 6 = Kopfschmerz als Wahnvorstellung (DSM III-R), 7 = muskulärer Stress, 8 = Medikamentenübergebrauch für Kopfschmerz vom Spannungstyp. 9 = Vorliegen einer anderen Erkrankung. Bei Vorliegen solcher Faktoren handelte es sich definitionsgemäß dann allerdings um eine symptomatische und damit sekundäre Form eines Kopfschmerzes vom Spannungstyp.

29.3.2 Epidemiologie

Der Kopfschmerz vom Spannungstyp ist der häufigste primäre Kopfschmerz überhaupt. Die Geschlechtsverteilung ist – anders als bei der Migräne (überwiegend Frauen) oder beim Clusterkopfschmerz (überwiegend Männer) – relativ ausgeglichen. Die Lebenszeitprävalenz der chronischen Form des Kopfschmerzes vom Spannungstyp liegt in Deutschland bei ca. 3 %, die der episodischen Form bei ca. 38 %. Je nach Studiendesign finden sich in anderen Studien in europäischen Ländern Lebenszeitprävalenzen des episodischen Kopfschmerzes vom Spannungstyp bis 78 %, während die Rate von 3 % für Patienten mit der chronischen Form länderübergreifend konstant ist. Gerade die Minderheit mit der chronischen Form des Kopfschmerzes vom Spannungstyp ist aber diejenige, die das Gesundheitssystem in Anspruch nimmt, hohe Raten an Arbeitsfehlzeiten aufweist und damit das Bild des Spannungskopfschmerzpatienten in der Praxis prägt.

31.3.3 Pathophysiologie

Anders als bei der Migräne oder beim Clusterkopfschmerz gibt es bislang kein schlüssiges Konzept, das die Genese der Kopfschmerzen vom Spannungstyp erklärt. Es liegen eine Vielzahl von Einzelbefunden vor, die jedoch noch nicht in einem einzigen Modell zusammengeführt werden konnten. Die derzeitige Arbeitshypothese ist, dass bei den episodischen Kopfschmerzen vom Spannungstyp periphere Mechanismen und hier insbesondere die bei ca. zwei Dritteln der Betroffenen feststellbare erhöhte muskuläre Schmerzempfindlichkeit entscheidend sind. Eine schmerzhafte Verkrampfung der perikranialen Muskulatur, sei es direkt durch eine (monotone) muskuläre Überbeanspruchung oder sekundär z. B. im Rahmen von psychosozialen Belastungssituationen, löst in engem zeitlichem Zusammenhang eine befristete Kopfschmerzattacke aus. Werden diese peripheren Auslösemechanismen nicht beseitigt, resultiert über eine Langzeitaktivierung nozizeptiver Neurone im myofaszialen Gewebe im weiteren Verlauf eine zentrale Sensibilisierung gegenüber Schmerzreizen (mit erniedrigten Schmerzschwellen) und schließlich eine Dysfunktion inhibitorischer antinozizeptiver Systeme auf Hirnstammebene. Durch diese zentralen Mechanismen entsteht letztendlich der chronische Kopfschmerz vom Spannungstyp, der von den initialen Auslösesituationen losgelöst ist. Die für den Betroffenen unmittelbar erlebte Muskelverspannung ist nun zentraler Genese und durch periphere Interventionen, anders als beim episodischen Kopfschmerz vom Spannungstyp, nicht mehr anhaltend zu beeinflussen.

29.3.4 Therapie

Die Therapie des Kopfschmerzes vom Spannungstyp richtet sich nach der Verlaufsform. Während bei der episodischen Form die Akutbehandlung im Vordergrund steht, ist dies bei der chronischen Form wegen der Gefahr medikamenteninduzierter Kopfschmerzen die nichtmedikamentöse und medikamentöse Prophylaxe. Liegt jedoch ein eindeutiger ätiologischer Faktor vor, ist die Therapie der Wahl, wenn möglich, eine kausale.

29.3.4.1 Akuttherapie des Kopfschmerzes vom Spannungstyp

Die maximale Einnahmefrequenz von Analgetika ist wie bei der Migräne auf 10 Tage/Monat begrenzt, da ansonsten die Entstehung von medikamenteninduzierten Kopfschmerzen droht. Gerade beim chronischen Kopfschmerz vom Spannungstyp sollten Analgetika damit nur sporadisch zum Einsatz kommen, und ihre Einnahme sollte in einem Kopfschmerzkalender dokumentiert werden.

I. Wahl
▶ Oleum menthae piperitae (10 %ige ethanolische Lösung, mehrfach äußerlich im Bereich der schmerzhaften Kopfpartien aufgetragen)

II. Wahl
▶ Acetylsalicylsäure (1000 mg oral)
▶ Paracetamol (1000 mg oral)
▶ Ibuprofen (400–600 mg oral)
▶ Naproxen (1000 mg oral)

Als Alternative zu den Analgetika hat sich in mehreren umfangreichen, plazebokontrollierten Studien der Einsatz von kutan im Bereich der schmerzhaften Kopfregionen aufgetragenem Pfefferminzöl bewährt. Die Anwendung sollte dabei mehrfach im Abstand von ca. 15 Minuten erfolgen. Entscheidend ist, dass der Einsatz von Pefferminzöl nicht zu medikamenteninduzierten Kopfschmerzen führt.

29.3.4.2 Medikamentöse Prophylaxe des Kopfschmerzes vom Spannungstyp

Nach den Maßstäben der evidenzbasierten Medizin ist das trizyklische Antidepressivum Amitriptylin Mittel der Wahl zur Prophylaxe bei chronischen Kopfschmerzen vom Spannungstyp. Bereits für die in der Praxis mit vergleichbarem Erfolg eingesetzten eng verwandten trizyklischen Antidepressiva Doxepin, Clomipramin oder Trimipramin fehlt der ausreichende Wirknachweis in kontrollierten Studien.

I. Wahl
▶ Amitriptylin (25–150 mg oral)
▶ Doxepin (25–150 mg oral)
▶ Clomipramin (25–150 mg oral)
▶ Trimipramin (25–150 mg oral)

II. Wahl
▶ Botulinum-Toxin A (50–100 U Botox®, 200–500 U Dysport®)

Andere Antidepressiva, insbesondere die selektiven Serotonin-Wiederaufnahmehemmer, können zum Einsatz kommen, wenn ätiologisch eine depressive Störung vermutet wird.

Noch nicht abschließend geklärt ist der Stellenwert von Botulinum-Toxin A. Hier haben große kontrollierte Studien mit festen, individuelle Trigger- und Tenderpoints nicht berücksichtigenden Injektionsschemata, die darüber hinaus meist an bekanntermaßen therapieresistenten Patienten durchgeführt wurden, keinen Vorteil gegenüber Plazebo gezeigt. Dagegen wiesen Fallserien mit gezielt ausgewählten Patienten und individuellen Injektionssstellen durchweg sehr gute Erfolge auf. Wahrscheinlich ist Botulinum-Toxin A nur für eine umschriebene Subgruppe der Patienten mit Spannungskopfschmerz hilfreich, dann aber anderen Medikamenten überlegen.

Praktisches Vorgehen bei Einsatz von trizyklischen Antidepressiva:

▶ Die Zieldosis liegt bei ca. 75 mg, als abendliche, nicht retardierte Einmaldosis gegeben.

▶ Aufgrund der insbesondere in der Anfangszeit eingeschränkten Verträglichkeit ist jedoch ein vorsichtiges Aufdosieren in wöchentlichen Schritten von maximal 25 mg sinnvoll.

▶ Wird auch eine antidepressive Wirkung angestrebt, ist ein Dosisbereich von mindestens 150 mg erforderlich.

▶ Die Wirkung eines Prophylaktikums sollte erst dann überprüft werden, wenn die Zieldosis über einen Zeitraum von mindestens acht Wochen eingenommen wurde. Ist die Wirkung unbefriedigend, sollte die Substanz gewechselt werden.

▶ Auch bei erfolgreichem Einsatz kann nach insgesamt 6–9 Monaten ein Auslassversuch gemacht werden.

29.3.4.3 Nichtmedikamentöse Prophylaxe

Da die medikamentöse Prophylaxe bei Kopfschmerzen vom Spannungstyp insgesamt eher bescheidene Erfolge zeigt und der Einsatz von Analgetika notwendigerweise limitiert ist, kommt der nichtmedikamentösen Prophylaxe ein besonderer Stellenwert zu.

Grundlage der Behandlung ist die Dokumentation des Analgetikaverbrauchs durch den Patienten, da bei Vorliegen eines medikamenteninduzierten Kopfschmerzes sämtliche prophylaktischen Therapiestrategien ineffektiv sind.

Das Erlernen und die regelmäßige Durchführung der progressiven Muskelrelaxation nach *Jacobson* soll nicht nur eine allgemeine Entspannung erreichen, wie sie insbesondere bei Patienten mit anhaltendem muskulärem oder psychosozialem Stress angestrebt wird, sie soll auch die Möglichkeit einer konditionierten Entspannung unmittelbar in der Stresssituation ermöglichen.

Das EMG-Biofeedback dient der Sichtbarmachung von Anspannungs- und Entspannungszuständen bei Patienten, die Schwierigkeiten haben, allein mit der progressiven Muskelrelaxation nach *Jacobson* ihren Muskeltonus zu kontrollieren.

Ein Stressbewältigungstraining zielt darauf ab, Copingstrategien zur Bewältigung von typischen Belastungssituationen im Alltag zu vermitteln.

Gerade Patienten mit chronischen Kopfschmerzen vom Spannungstyp empfinden ihr Leben häufig als eine ständige Überforderungssituation. Entwickelt sich auf diesem Boden eine depressive Störung, kann eine medikamentöse und/oder psychotherapeutische Behandlung erforderlich werden.

Physikalische Maßnahmen wie lokale Wärmeanwendungen und Massagen sind meist nur kurzfristig wirksam, können aber bei geplagten Patienten eine wichtige vorübergehende Entlastung erbringen und haben dann durchaus ihren Stellenwert. Diese Maßnahmen können langfristig durch den Patienten selbst (Wärmeanwendungen mit Körnerkissen und Ähnlichem) oder den Partner (Massagen) übernommen werden. Als im Einzelfall hilfreich hat sich auch die transkutane elektrische Nervenstimulation (TENS) erwiesen (s. Kap. 15).

29.4 Clusterkopfschmerz und andere trigemino-autonome Kopfschmerzerkrankungen

Das Leitcharakteristikum der trigeminoautonomen Kopfschmerzerkrankungen sind einseitige und im Gegensatz zur Migräne fast ausschließlich seitenkonstante Schmerzattacken im Versorgungsgebiet des N. ophthalmicus, die mit einer unverwechselbaren gleichseitigen autonomen Begleitsymptomatik einhergehen. Am häufigsten findet sich eine konjunktivale Injektion, Lakrimation, nasale Kongestion und/oder Rhinorrhoe. Klinisch werden hauptsächlich anhand der Attackendauer und -häufigkeit der Clusterkopfschmerz, die paroxysmale Hemikranie und das SUNCT-Syndrom unterschieden. Die Therapiestrategien für diese drei Erkrankungen unterscheiden sich grundsätzlich, so dass von klinisch unterschiedlichen Kopfschmerzentitäten ausgegangen werden kann.

29.4.1 Clusterkopfschmerz

29.4.1.1 Diagnose

Bei der mit 80 bis 85 % häufigsten Verlaufsform, dem *episodischen* Clusterkopfschmerz, treten die Attacken periodisch gehäuft auf (engl. cluster = Haufen). Auf aktive Clusterperioden mit einer durchschnittlichen Dauer von zwei Wochen bis drei Monaten mit täglichen Attacken folgen beschwerdefreie Remissionsphasen, die Monate oder Jahre anhalten können. Beim *chronischen* Clusterkopfschmerz treten Clusterattacken über ein Zeitintervall von mehr als einem Jahr ohne Remissionsphasen auf, die länger als vier Wochen andauern. Ein chronischer Clusterkopfschmerz kann dabei entweder aus einer episodischen Verlaufsform hervorgehen oder primär chronisch vorhanden sein.

Clusterkopfschmerz (Diagnostische IHS-Kriterien, 2003):

A. wenigstens fünf Attacken, welche die Kriterien B–D erfüllen

B. starke oder sehr starke einseitig orbital, supraorbital und/oder temporal lokalisierte Schmerzattacken, die unbehandelt 15 bis 180 Minuten anhalten

C. Begleitend tritt wenigstens eines der nachfolgend angeführten Charakteristika auf:
    1. ipsilaterale konjunktivale Injektion und/oder Lakrimation
    2. ipsilaterale nasale Kongestion und/oder Rhinorrhoe
    3. ipsilaterales Lidödem
    4. ipsilaterales Schwitzen im Bereich der Stirn oder des Gesichtes
    5. ipsilaterale Miosis und/oder Ptosis
    6. körperliche Unruhe oder Agitiertheit

D. Die Attackenfrequenz liegt zwischen 1 Attacke jeden 2. Tag und 8 pro Tag.

E. nicht auf eine andere Erkrankung zurückzuführen

Episodischer Clusterkopfschmerz (IHS, 2003):

A. Die Attacken erfüllen die Kriterien A–E für Clusterkopfschmerz.

B. wenigstens zwei Clusterperioden mit einer Dauer von 7 bis 365 Tagen, die durch Remissionsphasen von ≥ 1 Monat Dauer voneinander getrennt sind

Chronischer Clusterkopfschmerz (IHS, 2003):

A. Die Attacken erfüllen die Kriterien A–E für Clusterkopfschmerz.

B. Attacken treten > 1 Jahr ohne Remissionsphasen auf oder die Remissionsphasen halten < 1 Monat an.

Bei vielen Patienten folgt das Auftreten der Clusterattacken bestimmten Rhythmen. Dies betrifft sowohl Clusterperioden, die häufig regelmäßig immer wieder zu bestimmten Jahreszeiten (Frühjahr/Herbst) auftreten, als auch die einzelnen Attacken. Am häufigsten sind nächtliche Attacken aus dem Schlaf heraus, entweder kurz nach dem Einschlafen oder in den frühen Morgenstunden.

Während einer Clusterattacke sind die Betroffenen im Gegensatz zu Migränepatienten meist nicht in der Lage, ruhig im Bett zu liegen. Sie laufen umher, häufig auf dem Balkon oder vor geöffnetem Fenster.

Während aktiver Clusterperioden können Attacken bei vielen Patienten reproduzierbar innerhalb von einer Stunde durch den Genuss kleiner Mengen Alkohol oder durch Nitroglyzerin getriggert werden. Dagegen hat ein regelmäßiger höherer Alkoholkonsum einen prophylaktischen Effekt. Wenn auch durch Nikotinkonsum einzelne Clusterattacken nicht provoziert werden können, so ist doch auffällig, dass Nichtraucher, die unter einem Clusterkopfschmerz leiden, bei der episodischen Verlaufsform selten und bei der chronischen eine Rarität sind.

29.4.1.2 Epidemiologie

Clusterkopfschmerzen treten erstmals in der Regel zwischen dem 20. und 40. Lebensjahr auf, im Kindesalter findet man sie nur in Ausnahmefällen. Daten zur Inzidenz und Prävalenz sind rar. Einen guten Anhaltspunkt gibt jedoch eine Untersuchung der Gesamtbevölkerung der Republik von San Marino aus dem Jahr 2002. Die Prävalenz von Clusterkopfschmerzen lag hier bei 56/100.000 Personen und die Inzidenz bei 2,5/100.000 Personen pro Jahr. Der Clusterkopfschmerz ist die einzige primäre Kopfschmerzerkrankung, die deutlich häufiger bei Männern auftritt. Das Verhältnis Männer zu Frauen liegt bei ca. 5:1. Vererbungsfaktoren scheinen insgesamt eine geringe Rolle zu spielen, doch wird für ca. 5 % der Betroffenen ein autosomal-dominanter Erbgang diskutiert.

29.4.1.3 Pathophysiologie

Die Erkenntnisse zur Genese des Clusterkopfschmerzes haben sich in den letzten Jahren vervielfacht, ohne dass jedoch bereits ein vollständiges Bild bestünde. Ergebnisse aus PET-Untersuchungen legen eine Entstehung der Attacken im Bereich des Hypothalamus nahe, genauer im inferioren hypothalamischen Grau ipsilateral zum Schmerz. Ein solcher übergeordneter Einfluss des Hypothalamus könnte sowohl die für den Clusterkopfschmerz typischen Auftretensrhythmen erklären als auch Befunde, dass bei Betroffenen die zirkadiane Ausschüttung u.a. von Kortisol und Melatonin gestört ist. In einem zweiten Schritt kommt es in diesem Erklärungsmodell zu einer

Aktivierung trigeminaler Kerngebiete im Hirnstamm und des zentralen Parasympathikus. Markersubstanzen sind hier CGRP (calcitonin gene-related peptide) und VIP (vasoaktives intestinales Polypeptid), die in der Clusterattacke im venösen Blut in erhöhter Konzentration nachgewiesen werden können. Das Ergebnis der trigeminovaskulären Aktivierung ist dann eine aseptische Entzündung u.a. im Bereich des Sinus cavernosus. Hier verlaufen auf knöchern eng begrenztem Raum gebündelt sensorische Fasern des N. ophthalmicus, venöse Gefäße, die die Orbita drainieren, und die Arteria carotis interna. Lokale entzündliche Prozesse können hier mechanisch sowohl sensorische Nervenfasern als auch Gefäße beeinflussen und damit sowohl die Schmerzen als auch die konjunktivale Injektion und ein Lidödem in der Clusterattacke erklären. Die zentrale Aktivierung des Parasympathikus wäre hingegen für eine Lakrimation, Rhinorrhoe und ggfs. eine Miosis und Ptosis verantwortlich. Hinweise für ein entzündliches Geschehen im Sinus cavernosus ergaben sich durch Tc-99m-HSA-SPECT-Untersuchungen und letztlich auch durch die prophylaktische Wirksamkeit von Steroiden. Derzeit geht man bei der Pathophysiologie des Clusterkopfschmerzes damit von einem neurovaskulären Geschehen aus.

29.4.1.4 Therapie
29.4.1.4.1 Nichtmedikamentöse Prophylaxe/ Verhaltensregeln

Im Gegensatz zur Behandlung der Migräne und des Kopfschmerzes vom Spannungstyp sind nichtmedikamentöse Therapiestrategien beim Clusterkopfschmerz von untergeordneter Bedeutung. Obwohl die genaue Art der Beziehung zwischen Clusterkopfschmerzen und Nikotinkonsum noch immer unklar ist, gilt Nikotinkonsum als der einzige Faktor, den ein Betroffener selbst beeinflussen kann, um den Übergang eines episodischen Clusterkopfschmerzes in die chronische Verlaufsform zu verhindern.

Sinnvoll ist also:
► Meiden von Triggerfaktoren während aktiver Clusterperioden (Alkohol, Nitropräparate, Aufenthalt in größeren Höhen)
► genereller Verzicht auf Nikotinkonsum

Ineffektiv sind dagegen:
► Entspannungsverfahren
► Stressbewältigungsverfahren
► physiotherapeutische oder physikalische Maßnahmen
► Akupunktur

29.4.1.4.2 Attackentherapie

Bei der überwiegenden Zahl der Patienten sind Opioid- und Nichtopioid-Analgetika in der Attackenbehandlung des Clusterkopfschmerzes ineffektiv. Als zuverlässig wirksam haben sich lediglich die Inhalation von 100%igem Sauerstoff und die subkutane Injektion von Sumatriptan 6 mg erwiesen.

I. Wahl:
► Sauerstoff (Inhalation von 100% O_2, mindestens 7 l/Min. über 15 Minuten mit Gesichtsmaske)
► Sumatriptan (6 mg s.c.)
II. Wahl:
► Sumatriptan (20 mg nasal)
► Zolmitriptan (2,5–5 mg oral, 5 mg nasal)
III. Wahl:
► Lidocain (4% Lösung nasal ipsilateral zum Schmerz)

Sauerstoff: Die Inhalation von 100%igem Sauerstoff in einer Dosierung von 7 l/Min. über ca. 15 Minuten lindert oder beendet bei ca. zwei Dritteln der Patienten Attacken innerhalb von 15 Minuten. Besonders effektiv ist die Anwendung zu Beginn der Attacke. Die Verwendung einer Gesichtsmaske ist bei Patienten mit einer nasalen Kongestion oder Rhinorrhoe zu empfehlen. Der Wirkmechanismus scheint eine akute Vasokonstriktion intrazerebraler Gefäße zu sein. Die Vorteile des Sauerstoffs sind seine extrem gute Verträglichkeit, das Fehlen von Wechselwirkungen mit Substanzen zur medikamentösen Prophylaxe von Clusterkopfschmerzen sowie die unbegrenzte Wiederholbarkeit bei erneuten Attacken während eines Tages. Wichtigster Nachteil trotz des Angebots an tragbaren Sauerstoffflaschen ist die eingeschränkte Praktikabilität. Darüber hinaus hat Sauerstoff im Gegensatz zu Sumatriptan keinerlei prophylaktische Wirkung unmittelbar nach erfolgreicher Anwendung.

Sumatriptan s.c.: Die subkutane Applikation von Sumatriptan 6 mg mittels Autoinjektor oder Fertigspritze ist die mit Abstand effektivste Behandlung der Clusterattacke. Innerhalb von 15 Minuten sind ca. 75% der behandelten Attacken beendet, die Wirkung beginnt häufig bereits nach wenigen Minuten. Die exzellente Wirksamkeit hält in Langzeitstudien über den gesamten Einnahmezeitraum an. Medikamenteninduzierte Kopfschmerzen wurden nicht beobachtet. Die Verträglichkeit ist bei Clusterpatienten im Allgemeinen sehr gut, auch bei beschriebenen Überdosierungen von bis zu 8 Injektionen innerhalb von 24 Stunden. Theoretisch ist die Anwendung auf 2×6 mg innerhalb von 24 Stunden limitiert. Zu beachten ist, dass Sumatriptan nicht mit Methysergid oder Ergotamintartrat zur Prophylaxe des Clusterkopfschmerzes kombiniert werden darf. Weiterhin zu beachten sind die generellen Kontraindikationen zum Einsatz von Sumatriptan.

Die nasale Darreichungsform von Sumatriptan mit 20 mg und Zolmitriptan als Tablette zeigten sich in kontrollierten Studien als ebenfalls wirksam. Im Vergleich zu Sumatriptan s.c. ist der Wirkeintritt jedoch deutlich verzögert und die Gesamtwirksamkeit niedriger. Die Instillation von vier Hüben einer 4%igen Lidocainlösung ins Nasenloch der betroffenen Seite bei 45° rekliniertem und 30° zur schmerzhaften Seite rotiertem Kopf kann in Einzelfällen eine Schmerzlinderung erbringen. In einer größeren offenen Fallserie war die Wirkung jedoch schlecht. Auch scheint der Wirkeintritt im Vergleich zu Sumatriptan subkutan und Sauerstoff verzögert.

29.4.1.4.3 Medikamentöse Prophylaxe

Ziel der medikamentösen Prophylaxe ist die komplette Attackenfreiheit in möglichst kurzer Zeit. Klinisch wirksame Prophylaktika können in zwei Gruppen aufgeteilt werden. Die erste Gruppe umfasst Substanzen mit einem raschen und zuverlässigen Wirkeintritt, die sich jedoch nicht oder nur begrenzt für eine längerfristige Therapie eignen. Hierzu zählen Kortikosteroide, orale Triptane und Ergotamintartrat. Sind bei einem Patienten mit einem episodischen Clusterkopfschmerz die aktiven Clusterperioden in der Vergangenheit nur relativ kurz gewesen, d. h. haben sie maximal vier Wochen angehalten, wäre eine alleinige Prophylaxe mit einer dieser Substanzen gerechtfertigt.

I. Wahl:
▶ Prednisolon (Startdosis 100 mg oral, Reduktion um 20 mg in Schritten von 3 Tagen, alternativ zunächst 3 Tage 500–1000 mg i.v.)

II. Wahl:
▶ Ergotamintartrat (2 mg abends bei nächtlichen Attacken, sonst 2 × 2 mg)
▶ Naratriptan (2,5 mg abends bei nächtlichen Attacken, sonst 2 × 2,5 mg)

Bestehen jedoch ein chronischer Clusterkopfschmerz oder dauern die Clusterperioden in der Regel länger als 4 Wochen, sollten *zusätzlich* Substanzen eingesetzt werden, die für eine längerfristige oder auch Dauertherapie geeignet sind. Zu dieser Gruppe zählen Verapamil, Lithium und Valproinsäure (früher auch Methysergid). Möglicherweise ebenfalls wirksam sind laut offener Fallserien auch Gabapentin und Topiramat. Der bei allen diesen Substanzen typische verzögerte Wirkeintritt von ca. 2 Wochen während der Aufdosierungsphase wird problemlos durch die gleichzeitige Gabe eines Kurzzeitprophylaktikums abgedeckt.

I. Wahl:
▶ Verapamil (2 × 120 bis 240 mg, in Einzelfällen bis 2 × 480 mg)

II. Wahl:
▶ Lithium (Plasmaspiegel 0,6 bis 1,0 mmol/l)
▶ Valproinsäure (20 mg/kg Körpergewicht)
III. Wahl:
▶ Topiramat (2 × 50 bis 100 mg)
▶ Gabapentin (ab 3 × 300 mg)

Sind bei einem bekannten episodischen Clusterkopfschmerz unter einer Langzeitprophylaxe über einen Zeitraum von vier Wochen keine Attacken mehr aufgetreten, kann ein schrittweiser Auslassversuch erfolgen.

29.4.2 Paroxysmale Hemikranie

29.4.2.1 Diagnose

Die paroxysmale Hemikranie ist durch Attacken mit weitgehend den gleichen Schmerzcharakteristika und Begleitsymptomen wie beim Clusterkopfschmerz gekennzeichnet. Die Attacken halten jedoch kürzer an, treten wesentlich häufiger auf, betreffen ganz überwiegend Frauen und sprechen absolut zuverlässig auf Indometacin an. Die Erkrankung ist im Vergleich zum Clusterkopfschmerz wesentlich seltener. Ähnlich wie beim Clusterkopfschmerz wird auch bei der paroxysmalen Hemikranie eine episodische und eine (hier häufigere) chronische Verlaufsform unterschieden.

Paroxysmale Hemikranie (diagnostische IHS-Kriterien, 2003)
A. wenigstens 20 Attacken, die die Kriterien B–D erfüllen.
B. starke einseitig orbital, supraorbital und/oder temporal lokalisierte Schmerzattacken, die 2 bis 30 Minuten anhalten.
C. Begleitend tritt wenigstens eines der nachfolgend angeführten Charakteristika auf:
  1. ipsilaterale konjunktivale Injektion und/oder Lakrimation
  2. ipsilaterale nasale Kongestion und/oder Rhinorrhoe
  3. ipsilaterales Lidödem
  4. ipsilaterales Schwitzen im Bereich der Stirn oder des Gesichtes
  5. ipsilaterale Miosis und/oder Ptosis

D. Die Attackenfrequenz liegt bei über 5/Tag über mindestens die Hälfte der Zeit hinweg, auch wenn Perioden mit einer niedrigeren Frequenz vorkommen können.

E. Attacken kann durch therapeutische Dosen von Indometacin komplett vorgebeugt werden.

F. nicht auf eine andere Erkrankung zurückzuführen

Episodische paroxysmale Hemikranie (IHS 2003)

A. Die Attacken erfüllen die Kriterien A–F für paroxysmale Hemikranie.

B. wenigsten 2 Kopfschmerzperioden mit einer Dauer von 7 bis 365 Tagen, die durch Remissionsphasen von ≥ 1 Monat Dauer voneinander getrennt sind

Chronische paroxysmale Hemikranie (IHS 2003)

A. Die Attacken erfüllen die Kriterien A–F für 3.2 paroxysmale Hemikranie

B. Attacken treten > 1 Jahr ohne Remissionsphasen auf, oder die Remissionsphasen halten < 1 Monat an.

Eine Unterscheidung zu einem Clusterkopfschmerz ist in der Praxis, trotz der rein formal gegebenen Überschneidungen der diagnostischen Kriterien hinsichtlich Attackenhäufigkeit und Dauer, in der Regel gut möglich. Die Patienten beschreiben meist Attacken, die unabhängig von der Tageszeit auftreten. Die durchschnittliche Attackenhäufigkeit liegt bei 10 bis 20 pro Tag, die Attackendauer bei unter 20 Minuten.

29.4.2.2 Therapie

Das diagnostische Kriterium der zuverlässigen Wirksamkeit von Indometacin beschreibt gleichzeitig die Therapie der Wahl. Während Indometacin beim Clusterkopfschmerz in der Regel weder akut noch prophylaktisch wirksam ist, kann durch Ein-

nahme von Indometacin in einer Tagesdosis von 150 mg bei Vorliegen einer paroxysmalen Hemikranie innerhalb weniger Stunden Attackenfreiheit erreicht werden. Selten werden Dosierungen von maximal 300 mg erforderlich. Andere nichtsteroidale Antiphlogistika können in Einzelfällen auch wirksam sein, meist aber nicht so vollständig wie Indometacin. Die Behandlung mit Indometacin ist gezwungenermaßen eine Dauerbehandlung: entweder so lange, bis eine akute Periode bei der episodischen Form abgeklungen ist, oder aber unbefristet bei der chronischen Verlaufsform (abgesehen von Auslassversuchen). In vielen Fällen ist jedoch im Verlauf eine niedrigere Erhaltungsdosis des Indometacins erforderlich.

I. Wahl:

▶ Indometacin (2 × 70 mg retard bis 3 × 100 mg)

29.4.3 Short-lasting Unilateral Neuralgiform headache attacks with Conjunctival injection and Tearing (SUNCT-Syndrom)

29.4.3.1 Diagnose

Unter der englischen Bezeichnung SUNCT-Syndrom findet sich eine weitere trigemino-autonome Kopfschmerzerkrankung, die im Vergleich zum Clusterkopfschmerz und der paroxysmalen Hemikranie durch nochmals kürzere und häufiger auftretende Attacken gekennzeichnet ist. Männer sind bei dieser extrem seltenen Erkrankung häufiger als Frauen betroffen. Die Erkrankung tritt häufig um das 50. Lebensjahr herum auf. Autonome Begleiterscheinungen sind eine deutliche Lakrimation und konjunktivale Injektion, während andere vegetative Symptome des Clusterkopfschmerzes seltener sind. Ähnlich wie bei der klassischen Trigeminusneuralgie treten Attacken eher am Tag als in der Nacht auf. Eine weitere Gemeinsamkeit ist die Triggerbarkeit durch Berührung und Kaubewegungen.

SUNCT-Syndrom (diagnostische IHS-Kriterien 2003):

A. wenigstens 20 Attacken, die die Kriterien B–D erfüllen.

B. einseitige orbital, supraorbital oder temporal lokalisierte Attacken von stechender oder pulsierender Qualität, die 5 bis 240 Sekunden andauern.

C. Der Schmerz wird begleitet durch eine ipsilaterale konjunktivale Injektion und Lakrimation.

D. Die Attackenfrequenz liegt bei 3 bis 200/Tag.

E. nicht auf eine andere Erkrankung zurückzuführen

29.4.3.2 Therapie

Eine zuverlässige Therapie des SUNCT-Syndroms ist nicht bekannt. Weder die Therapiestrategien bei Clusterkopfschmerz noch die bei paroxysmaler Hemikranie oder der Trigeminusneuralgie sind regelmäßig effektiv. In Einzelfällen wird jedoch immer wieder über erfolgreiche Behandlungen mit Prednisolon, Carbamazepin, Lamotrigin, Gabapentin oder Topiramat berichtet, so dass diese Substanzen zumindest versuchsweise zum Einsatz kommen sollten. Erschwerend kommt bei der Bewertung der Effektivität der Substanzen hinzu, dass die Attackenfrequenz extrem unregelmäßig ist und durchaus auch spontane Remissionsphasen auftreten können.

29.5 Kopfschmerz bei Medikamentenübergebrauch

29.5.1 Diagnose

Anders als lange Zeit angenommen, spielen bei der Entstehung von Kopfschmerzen bei Medikamentenübergebrauch die eingenommenen Tagesdosen nur eine untergeordnete Rolle. Entscheidend ist die Zahl der Tage pro Monat, an denen Medikamente eingenommen werden. In der aktuellen Klassifikation der IHS 2003 werden dementsprechend Mindesttagesdosen nicht mehr aufgeführt. Die problematischen Ein-

nahmeschwellen wurden bei Analgetika auf 15 Tage im Monat und bei Triptanen, Ergotaminen und Opioiden auf 10 Tage im Monat festgelegt. Chronische Kopfschmerzen in Verbindung mit der Einnahme von Kopfschmerzakutmedikamenten an mehr als diesen 10 bzw. 15 Tagen pro Monat gelten grundsätzlich als verdächtig für das Vorliegen eines medikamenteninduzierten Geschehens.

Kopfschmerz bei Triptanübergebrauch (diagnostische IHS-Kriterien, 2003)

A. Kopfschmerz an >15 Tage/Monat, der wenigstens eines der nachfolgenden Charakteristika aufweist und die Kriterien C und D erfüllt:
1. vornehmlich einseitig
2. pulsierende Qualität
3. mittlere oder starke Schmerzintensität
4. Verstärkung durch körperliche Routineaktivitäten (z. B. Gehen oder Treppensteigen) oder führt zu deren Vermeidung
5. Während des Kopfschmerzes besteht mindestens eines:
   - Übelkeit und/oder Erbrechen
   - Photophobie und Phonophobie

B. Triptaneinnahme (jede Darreichungsform) an ≥10 Tagen/Monat regelmäßig über ≥3 Monate

C. deutliche Zunahme der Kopfschmerzhäufigkeit während des Triptanübergebrauchs

D. Der Kopfschmerz verschwindet oder kehrt innerhalb von 2 Monaten nach Beendigung der Triptaneinnahme wieder zu seinem früheren Auftretensmuster zurück.

Kopfschmerz bei Übergebrauch von Analgetika

A. Kopfschmerz an >15 Tage/Monat, der wenigstens eines der nachfolgenden Charakteristika aufweist und die Kriterien C und D erfüllt:
1. bilateral
2. drückende/beengende (nicht pulsierende) Qualität
3. leichte oder mittlere Intensität

B. Einnahme von Analgetika an ≥ 15 Tagen/Monat regelmäßig über ≥ 3 Monate
C. Entwicklung der Kopfschmerzen oder deutliche Verschlechterung während des Analgetikaübergebrauchs.
D. Der Kopfschmerz verschwindet oder kehrt innerhalb von 2 Monaten nach Beendigung der Analgetikaeinnahme wieder zu seinem früheren Auftretensmuster zurück.

Das klinische Bild von Kopfschmerzen bei Medikamentenübergebrauch variiert in Abhängigkeit von den fehlgebrauchten Substanzen und der zugrunde liegenden Kopfschmerzerkrankung:

Bei Übergebrauch von Analgetika oder Ergotaminen:
▶ Dauerkopfschmerz mit der Phänomenologie eines Kopfschmerzes vom Spannungstyp
▶ eventuell überlagert durch zusätzliche Migräneattacken

Bei Übergebrauch von Triptanen:
▶ Häufung der Migräneattacken ohne Entwicklung eines Dauerkopfschmerzes oder
▶ Entwicklung einer chronischen Migräne oder
▶ selten Entwicklung eines spannungskopfschmerzartigen Dauerkopfschmerzes

In allen Fällen gilt, dass spätestens zwei Monate nach Beendigung des Medikamentenübergebrauches eine Besserung der Kopfschmerzsymptomatik eingetreten sein muss, um die Diagnose zu bestätigen.

29.5.2 Epidemiologie

Das wahre Ausmaß der Verbreitung von Kopfschmerzen bei Medikamentenübergebrauch in der Bevölkerung ist aufgrund einer vermutlich hohen Dunkelziffer unbekannt. Schätzungen anhand von Apothekendaten gehen von bis zu 2 % der Bevölkerung aus. Frauen sind häufiger betroffen als Männer.

Zugrunde liegende Schmerzerkrankungen sind:
▶ Migräne
▶ Kopfschmerz vom Spannungstyp
▶ Kombination aus Migräne und Kopfschmerzen vom Spannungstyp

Hinsichtlich der Entwicklung von Kopfschmerzen bei Medikamentenübergebrauch unproblematische Schmerzerkrankungen sind dagegen Clusterkopfschmerz und Schmerzen des Stütz- oder Bewegungsapparates.

Der Kopfschmerz bei Medikamentenübergebrauch ist damit eine Komplikation einer unzureichenden Behandlung von bereits primär unter Kopfschmerzen leidenden Patienten.

Rangliste der übergebrauchten Substanzen:
1. koffeinhaltige Analgetikamischpräparate
2. Triptane
3. codeinhaltige Analgetikamischpräparate
4. Ergotamine
5. Analgetikamonopräparate

Grundsätzlich kann jedoch jedes Schmerz- oder Migränemittel, das zur Akutbehandlung von Kopfschmerzen eingesetzt wird, bei zu häufigem Gebrauch selbst Kopfschmerzen verursachen. Der typische Patient setzt dabei sowohl rezeptpflichtige als auch freiverkäufliche Medikamente ein, so dass eine ärztliche Kontrolle erschwert ist, insbesondere wenn mehr als ein Arzt konsultiert wird.

29.5.3 Therapie

Die Behandlung von Kopfschmerzen bei Medikamentenübergebrauch setzt sich aus drei Schritten zusammen:
1. Aufklärung des Patienten über die paradoxe Situation, dass Kopfschmerzmittel Kopfschmerzen verursacht haben
2. Durchführung einer Medikamentenpause
3. Behandlung der primären Kopfschmerzerkrankung

Die Medikamentenpause kann ambulant oder stationär durchgeführt werden. Voraussetzungen für eine erfolgreiche ambulante Medikamentenpause sind:

► Übergebrauch von Triptanen und/oder Monoanalgetika
► Eigenmotivation des Patienten
► Entlastung im häuslichen und beruflichen Umfeld

Nach abruptem Absetzen der übergebrauchten Substanzen ist eine Medikamentenpause von ca. 10 Tagen erforderlich.

Unter folgenden Bedingungen besteht die Indikation für eine stationäre Medikamentenpause:

► Übergebrauch von Ergotaminen, Opioiden, Benzodiazepinen oder auch größeren Mengen von Kombinationsanalgetika
► fehlende Entlastung im häuslichen und beruflichen Umfeld
► fehlgeschlagener Versuch einer ambulanten Medikamentenpause
► Wunsch eines ängstlichen Patienten

Hier ist eine Medikamentenpause von etwa 14 bis 30 Tagen notwendig. Häufig treten starke vegetative Begleitsymptome auf. Bei Opioiden und Benzodiazepinen kann in Abhängigkeit von der eingenommen Dosis ein stufenweises Absetzen erforderlich werden.

Die medikamentöse Behandlung während einer Medikamentenpause (Tab. 5) unterscheidet sich bei ambulantem und stationärem Vorgehen nur darin, dass unter stationären Bedingungen parenteral behandelt werden kann.

Anschließend muss eine optimale Behandlung der primären Kopfschmerzerkrankung erfolgen, die zum Medikamentenübergebrauch geführt hat. Gelingt dies nicht, ist ein anhaltender Therapieerfolg nicht zu erreichen und ein erneuter Medikamentenübergebrauch nur eine Frage der Zeit.

Tab. 5: Medikamentöse Behandlung während einer Medikamentenpause.

Sedierung und Langzeitprophylaxe der primären Kopfschmerzen
Trizyklische Antidepressiva
► Amitriptylin, Doxepin, Trimipramin (initial 2 × 25 mg oral, dann Aufdosierung der Abenddosis bis ca. 75 mg, alternativ initial 25 mg i.v.)

Vegetative Begleitsymptomatik
Antiemetika
► Metoclopramid (10 mg oral/i.v./rektal bei Bedarf)
► Domperidon (10–30 mg oral)
► Dimenhydrinat (50 mg oral/150 mg rektal/62 mg i.v.)
► Diphenhydramin (50 mg oral/50 mg rektal)

Schmerzdistanzierung
Niedrigpotente Neuroleptika
► Melperon (25–200 mg/d oral bei Bedarf)
► Promethazin (25–100 mg/d oral bei Bedarf)

Umstellungsreaktion bei Migränepatienten
Kortikoide
► Prednisolon (100 mg oral für 2 Tage, dann Reduktion um 20 mg alle 2 Tage; alternativ Beginn mit 100–250 mg i.v.)

29.6 Trigeminusneuralgie und andere kraniale Neuralgien

29.6.1 Diagnose

Die mit Abstand häufigste kraniale Neuralgie ist die Trigeminusneuralgie. Deutlich seltener sind Neuralgien im Versorgungsbereich des N. glossopharyngeus, des N. intermedius, des N. laryngeus superior und des N. occipitalis major. Das klinische Erscheinungsbild ist jeweils sehr ähnlich.

Gemeinsame Charakteristika sind:
► stereotyper, blitzartig einschießender Schmerz
► strenge Begrenzung auf das Versorgungsgebiet des jeweils betroffenen Nerven
► mechanische Provozierbarkeit der Attacken

Bei der Trigeminusneuralgie unterscheidet die IHS in ihrer aktuellen Klassifikation eine *klassische* und eine *symptomatische* Form. Der Begriff „klassische" ersetzt die frühere Bezeichnung „idiopathische" Trigeminusneuralgie, nachdem auch hier eine Ursache der Schmerzen aufgedeckt wurde. Bei der Mehrzahl der Patienten findet sich eine mechanische Kompression der Trigeminuswurzel durch ein geschlängeltes oder elongiertes Gefäß, am häufigsten die A. cerebelli posterior (80 %). Sinnvoll ist die Unterteilung in klassisch und symptomatisch vor allem aufgrund der unterschiedlichen Therapiestrategien.

Klassische Trigeminusneuralgie (diagnostische IHS-Kriterien, 2003)

A. paroxysmale Schmerzattacken von Bruchteilen einer Sekunde bis zu 2 Minuten Dauer, die einen oder mehrere Äste des N. trigeminus betreffen und die Kriterien B und C erfüllen

B. Der Schmerz weist wenigstens eines der folgenden Charakteristika auf:
  1. starke Intensität, scharf, oberflächlich, stechend
  2. ausgelöst über eine Triggerzone oder durch Triggerfaktoren

C. Die Attacken folgen beim einzelnen Patienten einem stereotypen Muster.

D. Klinisch ist kein neurologisches Defizit nachweisbar.

E. nicht auf eine andere Erkrankung zurückzuführen

Üblicherweise beginnt eine klassische Trigeminusneuralgie zuerst im Versorgungsbereich des 2. und/oder 3. Astes und betrifft dann die Wange oder das Kinn. In weniger als 5 % der Fälle ist zunächst der 1. Ast betroffen. Der Schmerz wechselt niemals zur Gegenseite. Selten kann er bilateral auftreten. In diesen Fällen muss an eine mögliche zentrale Ursache wie z. B. eine Multiple Sklerose gedacht werden. In der Regel besteht zwischen den Paroxysmen Beschwerdefreiheit; allerdings kann bei längeren Krankheitsverläufen ein dumpfer Hintergrundschmerz persistieren. Einer Schmerzattacke folgt gewöhnlich eine refraktäre Phase, in der keine Schmerzen ausgelöst werden können. Der Schmerz wird gewöhnlich durch triviale Reize wie Waschen, Rasieren, Rauchen, Sprechen und Zähneputzen (Triggerfaktoren) ausgelöst, kann aber auch spontan auftreten. Häufig löst der Schmerz auf der betroffenen Seite Spasmen der Gesichtsmuskulatur aus (Tic douloureux).

Symptomatische Trigeminusneuralgie (diagnostische IHS-Kriterien, 2003)

A. paroxysmale Schmerzattacken von Bruchteilen einer Sekunde bis zu 2 Minuten Dauer, mit oder ohne Dauerschmerz zwischen den Paroxysmen, die einen oder mehrere Äste des N. trigeminus betreffen und die Kriterien B und C erfüllen

B. Der Schmerz weist wenigstens eines der folgenden Charakteristika auf:
  1. starke Intensität, scharf, oberflächlich, stechend
  2. ausgelöst über eine Triggerzone oder durch Triggerfaktoren

C. Die Attacken folgen beim einzelnen Patienten einem stereotypen Muster.

D. Nachweis einer ursächlichen Läsion anders als einer vaskulären Kompression mittels spezieller Untersuchungsmethode und/oder operativer Exploration der hinteren Schädelgrube

Hinweise auf das Vorliegen einer symptomatischen Trigeminusneuralgie sind:
- erstmaliges Auftreten im jungen Erwachsenenalter
- primäre Affektion des 1. Astes des N. trigeminus
- gleichzeitiger Befall aller 3 Äste des N. trigeminus
- Nachweis neurologischer Symptome, insbesondere von Sensibilitätsstörungen zwischen den Attacken

Wichtige Ursachen einer symptomatischen Trigeminusneuralgie sind:

▶ Multiple Sklerose
▶ Raumforderungen im Bereich der hinteren Schädelgrube oder des Hirnstamms (Tumoren, vaskuläre Malformationen, Aneurysmen, Megadolichobasilaris)

Die Mechanismen der Schmerzentstehung beinhalten auch hier die Komponenten Demyelinisierung und Kompression.

Die *Glossopharyngeusneuralgie* ist durch einen starken kurzzeitigen, stechenden Schmerz im Bereich des Ohres, des Zungengrundes, der Tonsillennischen oder unterhalb der Kieferwinkels gekennzeichnet. Der Schmerz wird also nicht nur im Versorgungsbereich des N. glossopharyngeus wahrgenommen, sondern auch im Versorgungsbereich der aurikulären und pharyngealen Äste des N. vagus. Der Schmerz wird üblicherweise ausgelöst durch Schlucken, Sprechen und Husten und kann nach Art der Trigeminusneuralgie remittieren und rezidivieren.

29.6.2 Epidemiologie

Zwar können Menschen bereits in der 5. Lebensdekade an einer klassischen Trigeminusneuralgie erkranken, die Inzidenz steigt jedoch deutlich mit zunehmendem Alter. Der Altersgipfel liegt in der 7. und 8. Lebensdekade. Frauen sind im Verhältnis 3 zu 2 überrepräsentiert. Insgesamt liegt die Inzidenz bei ca. 4 auf 100.000.

29.6.3 Therapie

Grundsätzlich stehen Substanzen zur medikamentösen Prophylaxe und invasive Therapieverfahren zur Behandlung der Trigeminusneuralgie zur Verfügung. Verfahren der nichtmedikamentösen Prophylaxe (physikalisch, verhaltensmedizinisch) sind durchweg unwirksam.

29.6.3.1 Medikamentöse Therapie

Die klassische Trigeminusneuralgie (und Glossopharyngeusneuralgie) spricht üblicherweise initial gut auf eine Pharmakotherapie mit Antikonvulsiva an. Bereits geringe Dosierungen erbringen eine komplette Attackenfreiheit bei guter Verträglichkeit. Mit zunehmender Krankheitsdauer lässt dieser initial gute Behandlungseffekt jedoch nach. Höhere Dosierungen werden erforderlich, es treten mehr Nebenwirkungen auf, und schließlich können die Attacken nicht mehr komplett unterdrückt werden.

I. Wahl:
▶ Carbamazepin (initial 200–400 mg oral als Suspension, dann Aufdosierung beginnend mit 2×200 mg in retardierter Form. Dosissteigerung, bis Schmerzfreiheit oder inakzeptable Nebenwirkungen auftreten)
▶ Oxcarbazepin (Aufdosierung beginnend mit 2×300 mg oral. Dosissteigerung, bis Schmerzfreiheit oder inakzeptable Nebenwirkungen auftreten)
II. Wahl:
▶ Gabapentin (Aufdosierung auf 3×300 mg oral in 3 Tagen. Dann Dosissteigerung bis 3.600 mg, bis Schmerzfreiheit oder inakzeptable Nebenwirkungen auftreten)
▶ Baclofen (in Kombination mit einem Antikonvulsivum, Startdosis 3×5 mg oral, Aufdosierung bis maximal 75 mg)
III. Wahl:
▶ Phenytoin (initial 250 mg i.v., dann 3×100 mg oral bis 3×500 mg)

29.6.3.2 Invasive Therapie

Ist der Behandlungserfolg mit Medikamenten aufgrund fehlender Wirksamkeit oder schlechter Verträglichkeit trotz Substanzwechsel oder Medikamentenkombination nicht mehr befriedigend, sind invasive Therapieverfahren indiziert (Tab. 6).

Im Vergleich zur mikrovaskulären Dekompression nach *Gardner* und *Jannetta* ist das Operationsrisiko bei den selektiv-destruktiven Verfahren deutlich geringer, so dass diese Eingriffe bei Patienten im fortgeschrittenen Alter oder bei schlechtem Allgemeinzustand bevorzugt werden.

Tab 6: Invasive Therapie der Trigeminusneuralgie.

Kausal, nicht-destruktiv

I. Wahl: mikrovaskuläre Dekompression nach *Gardner* und *Jannetta*
  Indikation: klassische Trigeminusneuralgie
  Erfolgsrate: 70 % anhaltende Schmerzfreiheit, 10 % nur noch leichte Attacken
  Nebenwirkungen: OP-Letalität ca. 1 %. Hirnnervenläsionen vorübergehend bei ca. 10 %,
                  anhaltend bei ca. 5 % der Patienten (besonders Hörverlust)

Symptomatisch, selektiv-destruktiv

I. Wahl: perkutane Thermokoagulation des Ganglion Gasseri nach *Sweet*
  Indikation: klassische und symptomatische Trigeminusneuralgie des 2. und/oder
                    3. Trigeminusastes (1. Ast erhöhtes Risiko für Hornhautschäden bei
                    Dysästhesien)
  Erfolgsrate: 70–80 % anhaltende Schmerzfreiheit
  Nebenwirkungen: Anaesthesia dolorosa < 1 %, Dysästhesien 6 %, selten Hirnnervenläsio-
                  nen III, IV, VI, VII/3 motorisch

II. Wahl: perkutane Mikrokompression des Ganglion Gasseri
  Indikation: klassische und symptomatische Trigeminusneuralgie des 1. und/oder
                    2. Trigeminusastes (3. Ast erhöhtes Risiko für Schädigung von motori-
                    schen Fasern)
  Erfolgsrate: 80–90 % initiale Schmerzfreiheit, jedoch stark variierende Rezidivraten
                    von 20–50 %
  Nebenwirkungen: Dysästhesien < 10 %

III. Wahl: perkutane retroganglionäre Glyzerin-Instillation nach *Hakanson*
  Indikation: klassische und symptomatische Trigeminusneuralgie
  Erfolgsrate: > 90 % initiale Schmerzfreiheit, jedoch hohe Rezidivraten von ca. 40 %
  Nebenwirkungen: anhaltende Dysästhesien < 40 %

29.6.4 Differenzialdiagnose: Anhaltender idiopathischer Gesichtsschmerz

Dieser früher als „atypisch" bezeichnete Gesichtsschmerz weist nicht die oben beschriebenen klassischen Charakteristika einer Trigeminusneuralgie auf. Es handelt sich um einen Dauerschmerz ohne paroxysmale Schmerzverstärkung, ohne Triggerbarkeit, ohne strenge Beschränkung auf ein trigeminales Versorgungsgebiet, dafür aber mit typischer Ausbreitungstendenz. Er ist definitionsgemäß nicht auf eine andere Erkrankung zurückzuführen.

Anhaltender idiopathischer Gesichtsschmerz (diagnostische IHS-Kriterien, 2003)

A. Gesichtsschmerz, der täglich auftritt und in der Regel den ganzen Tag bzw. die meiste Zeit des Tages vorhanden ist und der die Kriterien B und C erfüllt

B. Der Schmerz ist anfangs auf ein begrenztes Gebiet einer Gesichtshälfte beschränkt, sitzt tief und ist schwer zu lokalisieren.

C. Der Schmerz wird nicht von einem sensiblen Defizit oder anderen körperlichen Befunden begleitet.

D. Untersuchungen einschließlich Röntgendiagnostik des Gesichtes und des Kiefers zeigen keine relevanten pathologischen Befunde.

Die Schmerzen sind anfangs oft im Bereich der Nasolabialfalte oder einer Seite des Kinns lokalisiert und breiten sich dann eventuell auf den Ober- oder Unterkiefer oder weiter über Gesicht und Hals aus. Sie können durch eine Operation oder Verletzung des Gesichtes, der Zähne oder des Zahnfleischs ausgelöst werden, persistieren dann jedoch ohne nachweisbare lokale Ursache. Häufiger erfolgen die (frustranen) zahnärztlichen Eingriffe jedoch bereits aufgrund der bestehenden Schmerzen. Werden durch invasive Eingriffe nervale Strukturen verletzt, kann komplizierend ein neuropathisches Schmerzsyndrom hinzutreten.

Die Behandlung gestaltet sich meist schwierig. Minimalziel sollte zunächst die Verhinderung (weiterer) invasiver Eingriffe sein. Die medikamentöse Behandlung lehnt sich an die des chronischen Kopfschmerzes vom Spannungstyp mit Einsatz trizyklischer Antidepressiva an. Besteht eine manifeste depressive Symptomatik, können auch andere Antidepressivaklassen eingesetzt werden. Analgetika sind beim anhaltenden idiopathischen Gesichtsschmerz typischerweise unwirksam. Sie sind erst indiziert, wenn Behandlungsversuche in einer Trigeminusneuropathie resultierten. Dann können auch Antikonvulsiva zum Einsatz kommen.

29.6.5 Differenzialdiagnose: Kopf- oder Gesichtsschmerz durch Erkrankungen des Kiefergelenks (TMD)

In der Differenzialdiagnose von Schmerzen im Bereich des Kopfes oder Gesichts sind immer auch Erkrankungen des Kiefergelenks zu bedenken. Die Lokalisation der Schmerzen ist dabei nicht immer wegweisend, so können die Schmerzen ein- oder beidseitig im Bereich des betroffenen Kiefergelenks, aber auch im Bereich der Stirn-Schläfen-Region lokalisiert sein. Wichtigstes Beschwerdesymptom ist eine Schmerzprovokation beim Kauen harter oder zäher Speisen. Meist genügt bereits das Kauen eines Kaugummis. Ist dann noch die Kieferöffnung eingeschränkt, sind Geräusche bei der Kiefergelenksbewegung hörbar und ist eine lokale Druckempfindlichkeit der Gelenkkapsel vorhanden, ist die klinische Diagnose einer temporomandibulären Erkrankung gegeben. Durch gezielte weitere Untersuchungen mittels Röntgen, MRT und eventuell auch einer Knochenszintigraphie muss dann die genaue Ätiologie der Beschwerden ermittelt werden.

Kopf- oder Gesichtsschmerz durch Erkrankungen des Kiefergelenks (TMD) (diagnostische IHS-Kriterien, 2003)

A. wiederkehrender Schmerz in einer oder mehreren Regionen des Kopfes oder des Gesichtes, der die Kriterien C und D erfüllt
B. Nachweis einer Erkrankung des Kiefergelenks mittels Röntgen, MRT und/oder Knochenszintigraphie
C. Nachweis, dass der Schmerz auf eine Erkrankung des Kiefergelenks zurückzuführen ist, basierend auf wenigstens einem der folgenden Kriterien:
   1. Der Schmerz wird durch Kiefergelenksbewegungen und/oder durch Kauen harter oder zäher Speisen hervorgerufen.
   2. verminderte oder irreguläre Kieferöffnung
   3. Geräusche bei Bewegungen eines Kiefergelenks
   4. Druckempfindlichkeit der Gelenkkapsel eines oder beider Kiefergelenke
D. Der Schmerz verschwindet innerhalb von 3 Monaten nach erfolgreicher Behandlung der Erkrankung des Kiefergelenks und kehrt nicht wieder zurück.

Mögliche Ursachen sind eine Verlagerung des Meniskus, eine Osteoarthritis oder eine Gelenkhypermobilität. Es kann sich aber auch um ein Symptom einer rheumatoiden Arthritis handeln.

Erkrankungen des Kiefergelenks gehen aber keinesfalls immer mit Kopf- oder Gesichtsschmerzen einher, und häufig gibt es klinisch Überschneidungen zwischen Erkrankungen des Kiefergelenks und Kopfschmerzen vom Spannungstyp.

Die Therapie eines Kopf- oder Gesichtsschmerzes durch Erkrankungen des Kiefergelenks ist in erster Linie auf spezifisch fassbare kausale Ursachen ausgerichtet. Dies betrifft die Behandlung einer rheumatoiden Arthritis ebenso wie die von Bissanomalien mit Okklusionsstörung, die durch korrigierende Maßnahmen wie das Anpassen von Aufbissschienen behandelt werden. Gezielte physiotherapeutische Übungen können hilfreich sein. Bei Ausschöpfung konservativer Therapiemöglichkeiten können auch direkte operative Eingriffe erforderlich werden. Besonders bei einem Kopfschmerz vom Spannungstyp mit einer oromandibulären Dysfunktion sollten auch Therapieprinzipien des Kopfschmerzes vom Spannungstyp angewandt werden. Bei diesen Patienten finden sich häufig orale Parafunktionen wie Zähnepressen, Zähneknirschen, Zungenpressen oder Zungenlippenbeißen. Die Behandlung sollte hier u. a. das Erlernen eines Entspannungstrainings wie der progressiven Muskelrelaxation nach *Jacobson* und eine prophylaktische medikamentöse Behandlung z. B. mit trizyklischen Antidepressiva beinhalten.

29.7 Andere sekundäre Kopfschmerzen

Die Liste der möglichen Ursachen sekundärer (symptomatischer) Kopfschmerzen ist lang. In der Regel engt jedoch schon die Anamnese in Kombination mit dem körperlichen und neurologischen Untersuchungsbefund die Differenzialdiagnose so weit ein, dass nur noch wenige gezielte Zusatzuntersuchungen erforderlich sind.

Soweit möglich, ist die Therapie symptomatischer Kopfschmerzerkrankungen kausal ausgerichtet. Es erfolgt eine Behandlung der Grunderkrankung entsprechend den jeweiligen Therapieempfehlungen. Bessert sich die Grunderkrankung, sollten auch die Kopfschmerzen als Krankheitssymptom nachlassen. Nicht jede Ursache symptomatischer Kopfschmerzen ist jedoch kausal beeinflussbar. Entweder stehen keine Therapieverfahren zur Behandlung der Grunderkrankung zur Verfügung, oder die Kopfschmerzursache liegt unbeeinflussbar in der Vergangenheit, wie bei posttraumatischen Kopfschmerzen. In diesen Fällen bleibt nur die Möglichkeit einer symptomatischen Behandlung. Diese wird in der Regel aber

auch zusätzlich bei verzögertem Wirkeintritt kausaler Therapien erforderlich.

29.7.1 Chronischer posttraumatischer Kopfschmerz

Chronischer posttraumatischer Kopfschmerz bei mittlerer oder schwerer Kopfverletzung (diagnostische IHS-Kriterien, 2003)

A. Kopfschmerz, der die Kriterien C und D erfüllt (keine typischen Charakteristika bekannt)

B. Kopftrauma, welches wenigstens einen der folgenden Punkte erfüllt:
   1. Bewusstseinsverlust > 30 Minuten
   2. Glasgow Coma Scale (GCS) < 13
   3. posttraumatische Amnesie > 48 Stunden
   4. Nachweis einer traumatischen Hirnläsion in der zerebralen Bildgebung (zerebrales Hämatom, intrazerebrale und/oder subarachnoidale Blutung, Hirnkontusion und/oder Schädelfraktur)

C. Der Kopfschmerz tritt innerhalb von 7 Tagen nach dem Kopftrauma oder nach Wiedererlangen des Bewusstseins auf.

D. Der Kopfschmerz persistiert über 3 Monate nach dem Kopftrauma.

Chronischer posttraumatischer Kopfschmerz bei leichter Kopfverletzung (diagnostische IHS-Kriterien, 2003)

A. Kopfschmerz, der die Kriterien C und D erfüllt (keine typischen Charakteristika bekannt)

B. Kopftrauma, welches alle der folgenden Punkte erfüllt:
   1. kein Bewusstseinsverlust oder Bewusstseinsverlust < 30 Minuten Dauer
   2. Glasgow Coma Scale (GCS) > 13
   3. Symptome oder Zeichen einer Hirnerschütterung

C. Der Kopfschmerz tritt innerhalb von 7 Tagen nach dem Kopftrauma auf.

D. Der Kopfschmerz persistiert über 3 Monate nach dem Kopftrauma.

Chronische posttraumatische Kopfschmerzen sind häufig Bestandteil eines posttraumatischen Syndroms, welches in unterschiedlicher Schwere verschiedenste Symptome wie Gleichgewichtsstörungen, Konzentrationsstörungen, verminderte Arbeitsfähigkeit, verstärkte Irritabilität, depressive Stimmung und Schlafstörungen beinhaltet. Die Beziehung zwischen abschließender juristischer Regelung und dem zeitlichen Verlauf des chronischen posttraumatischen Kopfschmerzes ist noch nicht eindeutig geklärt.

Therapie des chronischen posttraumatischen Kopfschmerzes

► Bei mittlerer oder schwerer Kopfverletzung wirken Paracetamol, nichtsteroidale Antiphlogistika, Flupirtin und Opioide. Die zusätzliche Entstehung von Kopfschmerzen durch Analgetikaübergebrauch ist selten, so dass eine Analgetikadauertherapie möglich ist. Therapieversuche mit Antikonvulsiva sind sinnvoll bei einschießenden Schmerzkomponenten, trizyklische Antidepressiva können bei Dauerkopfschmerzen zum Einsatz kommen. Hier ist jedoch die krampfschwellensenkende Wirkung zu beachten!

► Bei leichter Kopfverletzung besteht am häufigsten das Bild eines chronischen Kopfschmerzes vom Spannungstyp, der dementsprechend behandelt wird (s. dort). Insbesondere sollten bei Fehlen eines morphologischen Korrelats der Schmerzen Analgetika nicht häufiger als an 10 Tagen im Monat zum Einsatz kommen, um die hier bekannte Entstehung von Kopfschmerzen durch Analgetikaübergebrauch zu vermeiden. Dies gilt insbesondere auch für Kopfschmerzen nach HWS-Beschleunigungstraumen ohne morphologische Läsion.

29.7.2 Kopfschmerz durch eine subarachnoidale Blutung

Eine Subarachnoidalblutung ist die mit Abstand häufigste Ursache für einen extremen Kopfschmerz mit abruptem Beginn (Donnerschlagkopfschmerz). Lässt man Traumata unberücksichtigt, resultieren 80 % der Fälle aus einem rupturierten sakkulären Aneurysma. Die Kopfschmerzen sind zu Beginn häufig einseitig und können von Übelkeit, Erbrechen, Bewusstseinsstörungen und Nackensteifigkeit begleitet werden, selten auch von Arrhythmien. Der abrupte Beginn ist das Leitsymptom. Die klinische Diagnose kann meist mittels CCT ohne Kontrastmittel oder MRT (T2 oder Flair Sequenz) bestätigt werden. Ist die zerebrale Bildgebung negativ, zweideutig oder technisch inadäquat, sollte eine Lumbalpunktion durchgeführt werden.

Eine Subarachnoidalblutung ist ein neurochirurgischer Notfall.

Kopfschmerz durch eine subarachnoidale Blutung (diagnostische IHS-Kriterien, 2003)

A. starker Kopfschmerz mit plötzlichem Beginn, der die Kriterien C und D erfüllt

B. Nachweis einer nichttraumatischen subarachnoidalen Blutung mit anderen oder ohne andere klinische Symptome mittels zerebraler Bildgebung (CCT oder MRT T2 oder Flair) oder Liquoruntersuchung

C. Der Kopfschmerz entwickelt sich gleichzeitig mit der Blutung.

D. Der Kopfschmerz verschwindet innerhalb von einem Monat.

Therapie

► Gabe von Paracetamol, Metamizol oder Opioiden

► keine Analgetika mit Einfluss auf den Gerinnungsstatus

► unmittelbare Weiterleitung in eine neurochirurgische Klinik

29.7.3 Kopfschmerz bei A.-carotis-Dissektion

Kopfschmerzen mit oder ohne Schmerzen im Halsbereich können die einzige Manifestation der Dissektion einer Halsarterie sein. Sie sind bei weitem das häufigste Symptom und auch das häufigste Frühsymptom. Die Kopfschmerzen (mit oder ohne

Gesichts- und Halsschmerzen) sind üblicherweise einseitig ipsilateral zur betroffenen Arterie lokalisiert, von starker Intensität und halten mehrere Tage an. Begleitsymptome in Form von Zeichen einer zerebralen oder retinalen Ischämie und lokale Zeichen sind häufig: Insbesondere ein schmerzhaftes Horner-Syndrom oder ein schmerzhafter Tinnitus mit plötzlichem Beginn weisen auf eine Dissektion der A. carotis hin.

Kopf-, Gesichts- oder Halsschmerz durch eine arterielle Dissektion (diagnostische IHS-Kriterien, 2003)

A. jeder neue, akut aufgetretene Kopf-, Gesichts- oder Halsschmerz mit/ohne neurologische/n Symptome/n, der die Kriterien C und D erfüllt

B. Nachweis einer Dissektion mittels geeigneter Gefäß- oder bildgebender Untersuchung

C. Der Kopfschmerz tritt auf derselben Seite und in engem zeitlichem Zusammenhang mit der Dissektion auf

D. Der Kopfschmerz verschwindet innerhalb eines Monats.

Die Kopfschmerzen gehen Symptomen einer Ischämie in der Regel voran und erfordern daher eine frühe Diagnose und rasche Einleitung einer Therapie. Die Diagnose basiert auf duplexsonographischen Untersuchungen, MRT, MRA oder Spiral-CT und in Zweifelsfällen auf der konventionellen Angiographie. Häufig sind mehrere dieser Untersuchungen erforderlich, da jede von ihnen unauffällig sein kann.

Therapie
Randomisierte Untersuchungen fehlen, aber es besteht der Konsens, zunächst zu heparinisieren und dann befristet auf eine orale Antikoagulation überzugehen.

29.7.4 Kopfschmerz bei Hirnvenenthrombose

Kopfschmerzen sind bei weitem das häufigste Symptom einer Hirnvenenthrombose (in ca. 80–90 % der Fälle) und auch das häufigste Frühsymptom. Die Kopfschmerzen weisen keine spezifischen Charakteristika auf. Meistens sind sie diffus, nehmen im Verlauf zu und erreichen eine starke Intensität. Kopfschmerzen können das einzige Symptom einer Hirnvenenthrombose sein. In über 90 % der Fälle werden sie jedoch von anderen Symptomen wie einem erhöhten intrakraniellen Druck, fokal-neurologischen Defiziten, zerebralen Krampfanfällen, einer subakuten Enzephalopathie oder einem Sinus-cavernosus-Syndrom begleitet.

Kopfschmerz durch eine Hirnvenenthrombose (diagnostische IHS-Kriterien, 2003)

A. jeder neu aufgetretene Kopfschmerz mit/ohne neurologische/n Symptome/n, der die Kriterien C und D erfüllt

B. Nachweis einer Hirnvenenthrombose mittels zerebraler Bildgebung

C. Der Kopfschmerz und andere neurologische Symptome (falls vorhanden) treten in enger zeitlicher Beziehung zur Hirnvenenthrombose auf.

D. Der Kopfschmerz verschwindet innerhalb eines Monats nach geeigneter Behandlung.

In Anbetracht des Fehlens spezifischer Charakteristika, sollte jeder neu aufgetretene und anhaltende Kopfschmerz verdächtig sein, insbesondere dann, wenn bei einem Patienten ein erhöhtes Thromboserisiko besteht. Die Diagnose basiert auf der zerebralen Bildgebung (MRT + MRA oder CCT + CT Angio oder in Zweifelsfällen auf der konventionellen Angiographie).

Therapie
Die möglichst früh einsetzende Therapie besteht in der Gabe von Heparin, gefolgt von einer mindestens sechsmonatigen Antikoagulation. Falls möglich, sollte bei erhöhtem Thromboserisiko eine Behandlung der ätiologischen Faktoren erfolgen.

29.7.5 Kopfschmerz bei Riesenzell-arteriitis (Arteriitis temporalis)

Die Variabilität der Kopfschmerzcharakteristika und der Begleitsymptome (Polymyalgia rheumatica, Einschränkung der Kieferöffnung) ist derart groß, dass jeder neu aufgetretene und persistierende Kopfschmerz bei einer Person über 60 Jahren an eine Riesenzellarteriitis denken lassen sollte. Ebenfalls charakteristisch für eine Riesenzellarteriitis sind in kurzer Folge rezidivierende Attacken einer mit Kopfschmerzen verbundenen Amaurosis fugax.

Kopfschmerz durch eine Riesenzellarteriitis (Arteriitis temporalis) (diagnostische IHS-Kriterien, 2003)

A. jeder neue und persistierende Kopfschmerz, der die Kriterien C und D erfüllt
B. Wenigstens einer der folgenden Punkte ist erfüllt:
   1. geschwollene und schmerzempfindliche Kopfhautarterie, verbunden mit einer erhöhten Blutsenkungsgeschwindigkeit (BSG) und/oder einem erhöhten C-reaktiven Protein (CRP)
   2. Nachweis einer Riesenzellarteriitis in der Biopsie der A. temporalis
C. Der Kopfschmerz entwickelt sich in engem zeitlichem Zusammenhang mit anderen Symptomen oder Zeichen einer Riesenzellerarteriitis.
D. Verschwinden oder entscheidende Besserung der Kopfschmerzen innerhalb von 3 Tagen nach Beginn einer Hochdosistherapie mit Kortikoiden

Das Hauptrisiko liegt in einer Erblindung als Folge einer anterioren ischämischen Optikusneuropathie. Diese kann durch eine notfallmäßig eingeleitete Kortikoidtherapie verhindert werden. Der Abstand zwischen der Erblindung eines Auges und des anderen ist üblicherweise geringer als eine Woche. Zusätzlich besteht auch das Risiko eines zerebralen ischämischen Ereignisses.

Therapie

► initial hochdosierte Kortikoidtherapie (z. B. Prednisolon 100 mg oral oder bei bereits eingetretener Visusminderung 1000 mg i.v.)
► Kopfschmerzfreiheit tritt in der Regel innerhalb von 3 Tagen ein.
► Nach ca. 4 Wochen kann die Dosis bei eingetretener Normalisierung von BSG bzw. CRP unter regelmäßiger BSG- bzw. CRP-Kontrolle langsam reduziert werden.
► Bei Auftreten von klinischen Zeichen, insbesondere Kopfschmerzen, oder erneutem Anstieg der Laborparameter muss die Prednisolondosis sofort wieder erhöht werden, um Komplikationen zu vermeiden.
► Die Erhaltungsdosis, die häufig über 1–2 Jahre eingenommen werden muss, liegt meist im Bereich von 10 mg Prednisolon.
► Sind höhere Dosen erforderlich, können zur Vermeidung von Kortisonkomplikationen auch andere Immunsupressiva wie Azathioprin eingesetzt werden.

31.7.6 Kopfschmerz bei idiopathischer intrakranialer Hypertension (Pseudotumor cerebri)

Die idiopathische intrakraniale Hypertension, auch Pseudotumor cerebri genannt, kommt gewöhnlich bei jungen, übergewichtigen Frauen vor. Meistens tritt ein Papillenödem auf. Andere Symptome sind intrakraniale Geräusche, Tinnitus, vorübergehendes Verschwommensehen oder Doppelbilder.

Kopfschmerz durch eine idiopathische intrakraniale Drucksteigerung (Pseudotumor cerebri) (diagnostische IHS-Kriterien, 2003)

A. zunehmender Kopfschmerz, der wenigstens eines der folgenden Charakteristika aufweist und die Kriterien C und D erfüllt:
   1. tägliches Auftreten
   2. diffus lokalisierter und/oder konstanter (nicht pulsierender) Schmerz

3. Verstärkung durch Husten oder Pressen
B. Es besteht eine intrakraniale Drucksteigerung, die die folgenden Kriterien erfüllt:
   1. bewusstseinsklarer Patient, entweder mit normalem neurologischem Untersuchungsbefund oder einem der folgenden Befunde:
      - Zeichen eines Papillenödems
      - vergrößerter blinder Fleck
      - Gesichtsfeldausfall (zunehmend bei fehlender Behandlung)
      - Abduzensparese
   2. erhöhter Liquordruck (>200 mm H_2O bei nicht-adipösen, >250 mm H_2O bei adipösen Patienten), bestimmt durch Lumbalpunktion im Liegen oder durch epidurales oder intraventrikuläres Druckmonitoring
   3. normale Liquorchemie (erniedrigter Eiweißgehalt möglich) und Liquorzellzahl
   4. Ausschluss einer anderen intrakranialen Erkrankung (einschließlich Hirnvenenthrombose) durch geeignete Untersuchungen
   5. keine metabolische, toxische oder hormonelle Genese der Liquordrucksteigerung
C. Der Kopfschmerz entwickelt sich in engem zeitlichem Zusammenhang zum erhöhten intrakranialen Druck.
D. Der Kopfschmerz bessert sich nach einer Reduktion des Liquordrucks auf 120–170 mm H_2O durch Ablassen von Liquor und verschwindet innerhalb von 72 Stunden nach anhaltender Normalisierung des intrakranialen Drucks.

Therapie
▶ medikamentös: Gabe von Diuretika zur Senkung der Liquorproduktion
   - Acetazolamid (2×500 mg/Tag)
   - Furosemid (1×40 mg/Tag)
▶ wiederholte Liquorpunktionen entsprechend dem Liquordruck

▶ invasiv:
   - retrobulbäre Fensterung der Optikusscheide bei rasch progredientem Visusverlust
   - als Ultima ratio Anlage eines lumboperitonealen Shunts

29.7.7 Kopfschmerz durch eine sekundäre Liquordrucksteigerung bei Hydrozephalus

Diagnostische IHS-Kriterien (2003)
A. Kopfschmerz, der wenigstens zwei der folgenden Charakteristika aufweist und die Kriterien C und D erfüllt:
   1. diffuser Schmerz
   2. Verstärkung in den Morgenstunden
   3. Verstärkung durch Valsalva-ähnliche Manöver
   4. begleitet von Erbrechen
   5. begleitet von Papillenödem, Abduzensparese, Bewusstseinsstörung, Gangunsicherheit oder erhöhtem Kopfumfang (bei Kindern unter 5 Jahren)
B. Es besteht ein Hochdruckhydrozephalus, der die folgenden Kriterien erfüllt:
   1. Ventrikelerweiterung in der zerebralen Bildgebung
   2. intrakranialer Druck >200 mm H_2O bei nichtadipösen oder >250 mm H_2O bei adipösen Patienten
   3. Es liegt keine andere Erkrankung vor, die einen erhöhten intrakranialen Druck hervorrufen kann.
C. Der Kopfschmerz entwickelt sich in engem zeitlichem Zusammenhang zum erhöhten intrakranialen Druck.
D. Der Kopfschmerz verschwindet innerhalb von 72 Stunden nach Normalisierung des Liquordrucks.

Therapie
Vorübergehend medikamentös:
▶ Gabe von Diuretika zur Senkung der Liquorproduktion
   - Acetazolamid (2×500 mg/Tag)
   - Furosemid (1×40 mg/Tag):
▶ Gabe von Osmodiuretika zur Senkung des intrakranialen Drucks

● Mannitol (bis 10 ml/kg KG u. Tag; Infusionsgeschw.: max. 2 ml/kg KG u. h)

Operativ zur Normalisierung des intrakranialen Drucks:

▶ externe Liquordrainage
▶ Anlage eines Shuntsystems

29.7.8 Postpunktioneller Kopfschmerz

Die diagnostischen Kriterien des postpunktionellen Kopfschmerzes beinhalten bereits den typischen Verlauf mit Spontanremission innerhalb weniger Tage.

Diagnostische IHS-Kriterien (2003)

A. Kopfschmerz, der sich innerhalb von weniger als 15 Minuten nach Aufsetzen oder Aufstehen verstärkt und sich innerhalb von 15 Minuten nach Hinlegen bessert, von wenigstens einem der folgenden Symptome begleitet wird und die Kriterien C und D erfüllt:
   1. Nackensteifigkeit
   2. Tinnitus
   3. Hypakusis
   4. Photophobie
   5. Übelkeit
B. Zustand nach duraler Punktion
C. Der Kopfschmerz entwickelt sich innerhalb von 5 Tagen nach der duralen Punktion.
D. Der Kopfschmerz verschwindet entweder
   1. spontan innerhalb einer Woche
   2. innerhalb von 48 Stunden nach erfolgreichem Verschluss des Liquorlecks (üblicherweise durch ein epidurales Blutpflaster).

Therapie

▶ meist Spontanbesserung innerhalb weniger Tage
▶ Bedarfsmedikation mit Paracetamol
▶ bei anhaltenden Beschwerden epidurales Blutpflaster am Punktionsort

29.8 Kasuistiken

Fall 1: 42-jähriger Manager

Ein 42-jähriger Manager berichtet im Erstgespräch über durchschnittlich 3 Migräneattacken ohne Aura im Monat, deren Dauer meist bei ca. 10 Stunden liegt. Die Attacken treten häufig bei der Arbeit auf. Die Einnahme von 3 Tabletten ASS à 500 mg in Kombination mit 30 Tropfen Metoclopramid lindern die Beschwerden nur wenig, der Patient ist weiterhin bei der Arbeit sehr behindert. Es bestehen keine weiteren Grunderkrankungen. Die körperliche und neurologische Untersuchung ist unauffällig.

Therapieempfehlung

▶ Attackenbehandlung mit schnell wirksamem Triptan, da Wiederkehrkopfschmerz bei der Kürze der Attacken keine Rolle spielt: Sumatriptan 6 mg s.c. oder 20 mg nasal, Rizatriptan 10 mg oral oder Zolmitriptan 5 mg nasal
▶ bei der derzeitigen Attackenhäufigkeit (3 Tage im Monat) keine medikamentöse Prophylaxe
▶ Extrem wichtig sind jedoch Verhaltensmaßnahmen: Einhalten eines regelmäßigen Schlaf-Wach-Rhythmus, regelmäßige Nahrungs- und Flüssigkeitszufuhr, regelmäßiger Ausdauersport, Erlernen und Praktizieren eines Entspannungsverfahrens wie der progressiven Muskelrelaxation nach *Jacobson*, Führen eines Kopfschmerzkalenders, auch zur Dokumentation der weiteren Kopfschmerzhäufigkeit und Akutmedikation

Fall 2: 38-jährige Sekretärin

Eine 38-jährige Sekretärin, verheiratet, ein Kind (18 J.), berichtet über 3–6 heftige Migräneattacken ohne Aura im Monat, deren Dauer bei jeweils 36 Stunden liegt. Frei erhältliche Schmerzmittel (ASS, Paracetamol, Ibuprofen), auch in Kombination mit Dimenhydrinat oder Metoclopramid, waren ebenso unwirksam wie Ergotamintartrat-Suppositorien. Ebenfalls keine Wirkung hätten Sumatriptan als Tablette und Nasenspray, Zolmitriptan als Tablette, Rizatriptan, Almotriptan, Naratriptan, Frovatriptan und Eletriptan als Tablette gezeigt. Daher derzeit keine Medikamenteneinnahme zur Anfallsbehandlung. Betablocker, Antidepressiva, Antiepileptika, Magnesium, Johanniskraut und Pestwurz hätten keinen Einfluss auf die Attackenhäufigkeit gehabt. Auch ein Heilpraktiker habe nicht helfen können. Die körperliche und neurologische Untersuchung ist unauffällig.

Therapieempfehlung
▶ Die bisherige Therapieresistenz lässt auf den ersten Blick an der Diagnose einer Migräne zweifeln. Bei typischer Kopfschmerzphänomenologie und unauffälligem Untersuchungsbefund sowie bei glaubhafter Verneinung einer derzeitigen Attackentherapie (was einem Ausschluss eines medikamenteninduzierten Kopfschmerzgeschehens gleichkommt), handelt es sich jedoch definitiv um eine Migräne.
▶ In den meisten Fällen ist eine bisherige Therapieresistenz gegenüber medikamentösen Therapieansätzen auf zu niedrige Dosierungen (Attackentherapie, Prophylaxe) oder eine zu kurze Einnahmedauer (Prophylaxe) zurückzuführen. Psychosoziale Belastungssituationen können häufig zur Exazerbation einer Migräne führen, die auf medikamentöse Prophylaktika dann nicht mehr anspricht. Die Attackenbehandlung ist meist jedoch weiter erfolgreich – was leider in einen Kopfschmerz bei Substanzübergebrauch münden kann. Dies liegt bei der Patientin aber nicht vor.
▶ Zur Feststellung einer Triptan-Sensitivität der Migräne eignet sich letztlich nur die effektivste Darreichungsform: Sumatriptan 6 mg s.c. Erst wenn hier keine Wirkung zu erzielen ist, können Triptane als unwirksam angesehen werden. Dann bleiben nur Analgetika in Kombination mit Antiemetika.
▶ Vor einer erneuten medikamentösen Prophylaxe müssen anamnestisch Dosierung und Einnahmedauer der bisher erprobten Substanzen erfragt werden. Sind die Dosierungen oder die Einnahmedauer nicht ausreichend gewesen oder fehlen die Angaben, sollte die Behandlung wiederholt werden, andernfalls können Prophylaktika zur Wirkverstärkung auch kombiniert werden. Hier verlässt man dann aber durch Studien gesicherte Therapieschemata.
▶ Auch hier sind sicherlich die bekannten nichtmedikamentösen Verhaltensmaßnahmen (s. o.) wichtig.

Fall 3: 50-jährige Hausfrau
Eine 50-jährige Hausfrau, verheiratet, 3 Kinder, gibt Migränebeschwerden an 15 Tagen im Monat an, wobei sich immer ein Schmerztag und ein beschwerdefreier Tag abwechseln. Die Behandlung erfolgt effektiv mit Ergotamintartrat $1/2$ Suppositorium (= 1 mg) pro Schmerztag. Die Verträglichkeit ist jedoch nicht gut, im Vordergrund stehen eine ständige Übelkeit und Wadenschmerzen. Rezeptfrei erhältliche Schmerzmittel (ASS, Paracetamol) waren unwirksam. Die körperliche und neurologische Untersuchung ist unauffällig

Therapieempfehlung
▶ Bei Einnahme von Ergotaminpräparaten an 15 Tagen pro Monat ist – auch wenn die Einmaldosis jeweils gering ist – vom Vorliegen eines Kopfschmerzes bei Ergotaminübergebrauch auszugehen.
▶ Jegliche Versuche einer medikamentösen Prophylaxe sind zu diesem Zeitpunkt zum Scheitern verurteilt.
▶ Ein Wechsel von Ergotamin auf ein besser verträgliches Triptan würde nur eine Verschiebung der Problematik hin zu einem Kopfschmerz bei Triptanübergebrauch bewirken. Aufgrund der kürzeren Halbwertszeiten und damit auch Wirkdauer würde bei einem Triptanübergebrauch jedoch der Wiederkehrkopfschmerz nicht wie in diesem Fall unter Ergotaminen nach 48 Stunden, sondern schon innerhalb von 24 Stunden auftre-

ten. Damit wäre ein täglicher Kopf-schmerz entstanden!

▶ Einzig sinnvolle Therapieoption ist eine konsequente Medikamentenpause für wahrscheinlich mindestens 14 Tage und anschließend eine Optimierung der Mi-gränebehandlung einschließlich Triptan und medikamentöser Prophylaxe mit der eindeutigen Maßgabe, eine Kopfschmerz-akutmedikation künftig an maximal 10 Tagen im Monat einzusetzen.

Fall 4: 73-jähriger Rentner

Ein 73-jähriger Rentner, der seit 2 Jahren verwitwet ist, verlor vor 4 Monaten auch noch seinen Hund durch einen Verkehrsun-fall. Seit ca. 3 Monaten klagt er über zuneh-mende Schmerzen links im Stirn-Schläfen-Bereich, die mit Intensitätsschwankungen ständig vorhanden sind. Die Stimmung ist gedrückt, es bestehen Ein- und Durch-schlafstörungen und eine Antriebsminde-rung. Er verlässt das Haus nur noch für Arztbesuche. ASS und Paracetamol-Tablet-ten helfen nicht. Als Grunderkrankung be-steht eine KHK.

Therapieempfehlung

▶ Spontan ist man verleitet, in diesem Fall vom Vorliegen eines Kopfschmerzes als Symptom der beschriebenen depressiven Störung auszugehen und hauptsächlich die Vereinsamung für die Gesamtproble-matik verantwortlich zu machen.

▶ Eine medikamentöse antidepressive Be-handlung mit oder ohne Empfehlung, einen neuen Hund anzuschaffen, würde bei diesem Patienten jedoch mit einer über 50 %igen Wahrscheinlichkeit zu einer Erblindung auf zumindest einem Auge führen.

▶ Jeder neue Kopfschmerz im fortgeschrit-tenen Alter ist zunächst verdächtig auf das Vorliegen einer Arteriitis temporalis bzw. einer Riesenzellarteriitis von Kopf-arterien – bis das Gegenteil bewiesen ist.

▶ In diesem Fall hätte eine Bestimmung der Blutsenkungsgeschwindigkeit oder des CRP die Arteriitis temporalis sofort

bestätigt. Therapie der Wahl ist dann eine Behandlung mit Prednisolon und/ oder Immunsuppressiva bis zum voll-ständigen Abklingen der entzündlichen Erkrankung.

Fall 5: 26-jährige Medizinstudentin

Eine 26-jährige Medizinstudentin klagt seit 2 Wochen über einschießende Schmerz-attacken im linken Unterkiefer. Dabei wechseln sich Phasen mit Attacken im Mi-nutentakt mit attackenfreien Stunden ab. Die Attacken sind durch Sprechen, Kauen und Schlucken zum Teil provozierbar. Schmerzmittel halfen bisher nicht

Therapieempfehlung

▶ Phänomenologisch handelt es sich um eine Trigeminusneuralgie des N. V/III links. Typisch sind die Attackenlokalisa-tion und -dauer sowie die Provozierbar-keit der Attacken. Auch das Auftreten von beschwerdefreien Phasen, insbeson-dere nachts, sieht man häufig, zumindest in der Anfangszeit.

▶ Ein Therapieversuch mit dem Stan-dardtherapeutikum für neuralgiforme Schmerzen (Carbamazepin) dürfte in diesem Fall dennoch eine nur unzuver-lässge Wirkung haben.

▶ Bei einem Erkrankungsbeginn vor dem 30. Lebensjahr ist das Vorliegen einer klassischen Trigeminusneuralgie prak-tisch ausgeschlossen. Häufige Ursache einer symptomatischen Trigeminusneu-ralgie in diesem Alter wäre hingegen z. B. eine Multiple Sklerose.

▶ In diesem Fall ist eine weiterführende Diagnostik vor Einleitung der Therapie unumgänglich und sollte unbedingt ne-ben einer zentralen Bildgebung des Hirns auch eine Liquoruntersuchung be-inhalten, auch um weitere entzündliche oder raumfordernde Ursachen auszu-schließen.

▶ Bei der Patientin liegt ursächlich tatsäch-lich ein Schub einer Multiplen Sklerose vor. Der primäre Therapieansatz wäre da-her zunächst eine Kortisonbehandlung.

Literatur

Goadsby PJ, Edvinsson L, Ekman R. Release of vasoactive peptides in the extracerebral circulation of humans and the cat during activation of the trigeminovascular system. Ann Neurol 1988; 23(2): 193–196.

Göbel H, Fresenius J, Heinze A, Dworschak M, Soyka D. Effectiveness of Oleum menthae piperitae and paracetamol in therapy of headache of the tension type. Nervenarzt 1996; 67(8): 672–681.

Göbel H, Hamouz V, Hansen C, et al. Chronic tension-type headache: amitriptyline reduces clinical headache-duration and experimental pain sensitivity but does not alter pericranial muscle activity readings. Pain 1994; 59(2): 241–249.

Göbel H, Heinze A. Die Attackenbehandlung der Migräne. Schmerz 2002; 16(1): 59–81.

Göbel H, Heinze A. Die medikamentöse Prophylaxe der Migräne. Schmerz 2002; 16(3): 223–240.

Göbel H, Heinze A, Heinze-Kuhn K, Austermann K. Botulinum toxin A in the treatment of headache syndromes and pericranial pain syndromes. Pain 2001; 91(3): 195–9.

Göbel H, Lindner V, Heinze A, Ribbat M, Deuschl G. Acute therapy for cluster headache with sumatriptan: findings of a one-year long-term study. Neurology 1998; 51(3): 908–911.

Göbel H, Petersen-Braun M, Soyka D. The epidemiology of headache in Germany: a nationwide survey of a representative sample on the basis of the headache classification of the International Headache Society. Cephalalgia 1994; 14(2): 97–106.

Göbel H, Stolze H, Heinze A, Dworschak M. Easy therapeutical management of sumatriptan-induced daily headache. Neurology 1996; 47(1): 297–298.

Headache classification committee of the International Headache Society. Classification and diagnostic criteria für headache disorders, cranial neuralgias and facial pain. Cephalalgia 1988; 8(suppl 7): 1–96.

Kopfschmerzklassifikationskomitee der International Headache Society. Die Internationale Klassifikation von Kopfschmerzerkrankungen. 2. Auflage. Nervenheilkunde 2003; 22: 531–670.

Limmroth V, Katsarava Z, Fritsche G, Przywara S, Diener HC. Features of medication overuse headache following overuse of different acute headache drugs. Neurology 2002; 59(7): 1011–1014.

Ophoff RA, Terwindt GM, Vergouwe MN, et al. Familial hemiplegic migraine and episodic ataxia type-2 are caused by mutations in the Ca2+ channel gene CACNL1A4. Cell 1996; 87(3): 543–552.

Weiller C, May A, Limmroth V, et al. Brain stem activation in spontaneous human migraine attacks. Nat Med 1995; 1(7): 658–660.

Weiterführende Monographien

Olesen J, Tfelt-Hansen P, Welch KMA, eds. The Headaches. 2nd ed. New York: Raven Press; 1998.

Göbel H. Die Kopfschmerzen. 2nd ed. Berlin, Heidelberg, New York: Springer, 2003.

30 Neuropathische Schmerzen

Kai-Uwe Kern

30.1 Definition

Neuropathische Schmerzen sind Schmerzen, die durch eine Läsion oder Dysfunktion des Nervensystems ausgelöst oder bedingt werden (International Association fort the Study of Pain, IASP).

Im Gegensatz zu nozizeptiven Schmerzen, bei denen Gewebetraumen über intakte, periphere und zentrale neuronale Strukturen gemeldet werden, verändern sich bei neuropathischen Schmerzen die nozizeptiven und nicht nozizeptiven Neurone biochemisch, morphologisch und physiologisch. Mit dem Nervenschaden ändern sich die sensorischen, affektiven und motorischen Schmerzanteile, vegetative Begleiterscheinungen treten häufig hinzu.

Der Begriff „Neuralgie" ist die rein deskriptive Terminologie eines Ruhe- oder provozierbaren Schmerzes im Innervationsgebiet eines Nerven. Schmerzqualität, Pathophysiologie oder neurologische Begleitsymptomatik werden hierbei nicht erfasst.

30.2 Einteilung

In der klinisch-ätiologischen Einteilung neuropathischer Schmerzen unterscheidet man periphere und zentrale neuropathische Schmerzen durch Läsionen der sensiblen Bahnen im ZNS (Schädigung der Hinterstränge, der spinothalamischen Fasern oder Läsion des Thalamus). Innerhalb der peripheren Neuropathien lassen sich fokale und diffuse Nervenschädigungen (Polyneuropathien) unterscheiden. Unter anatomischen Gesichtspunkten sind je nach Erkrankung isoliert oder besonders das periphere Nervensystem, spinale oder zerebrale Strukturen betroffen, bei einzelnen Erkrankungen ausschließlich Hirnnerven oder mehrere Strukturen.

Auch nach pathophysiologischen Mechanismen lassen sich neuropathische Schmerzen unterscheiden: Je nach Erkrankung oder Krankheitsausprägung kann neben der Veränderung peripherer nozizeptiver Neurone (ektope Impulsbildung, chronische Sensibilisierung) auch eine zentrale Sensibilisierung oder Degeneration hemmender spinaler Neuronensysteme bedeutsam sein.

Eine Entzündung peripherer Nerven wird unter diesem Gesichtspunkt anders bewertet als eine Schmerzentstehung unter Vermittlung des Sympathikus oder eine eingeschränkte Leistungsfähigkeit deszendierender, hemmender Schmerzbahnen.

30.3 Symptomatik

Schmerzlokalisation

Zum Verständnis und zur mechanismenorientierten Therapie neuropathischer Schmerzen ist die Kenntnis der speziellen Symptome und entsprechenden Terminologie unerlässlich.

Segmentale Schmerzangaben in einer Extremität (radikulär) sind typisch für Wurzelaffektionen. Schmerzen der gesamten Extremität oder eines Körperquadranten können oft zentralen Schmerzsyndromen zugeordnet werden, symmetrische strumpf- und handschuhförmige Ausbreitung spricht dagegen für eine Polyneuropathie. Periphere Neuropathien lassen sich häufig dem Areal des Nerven zuordnen und sind gelegentlich durch manuelle Irritation des Nerven auslösbar. Differenzialdiagnostisch wird ein beidseitiger, symmetrischer Befall gelegentlich mit Kribbeln und brennenden Schmerzen auch beim sog. Fibromyalgie-Syndrom geschildert.

Schmerzintensität

Die subjektive Schmerzintensität ist schwer beurteilbar. Einige neuropathische Schmerzsyndrome zählen jedoch zu den schwersten bekannten Schmerzen oder dauerhaftesten quälenden Missempfindungen. Eine Schmerzzunahme in den Abendstunden und in Ruhe wird auffällig häufig berichtet.

Schmerzqualität

Typisch für neuropathische Schmerzen sind Beschwerden wie „Brennen", „Elektrisieren", „attackenförmige Schmerzsensationen" oder „quälendes Ameisenlaufen". Einige neuropathische Schmerzen sind über spezifische Trigger auslösbar, andere treten unangekündigt spontan auf oder bestehen ununterbrochen.

Typisches Phänomen ist die sog. Allodynie, eine Wahrnehmung von Schmerzsensationen bei nicht noxischer Reizung (s. u.). Sie unterscheidet sich von der klinisch weniger bedeutsamen Hyperalgesie, einer inadäquaten Reaktion auf schmerzhafte Reizung. Unter pathophysiologischen Aspekten ist die klinische Kenntnis der verschiedenen Allodynieformen bedeutsam. Dysästhesien sind abnorme Sensationen, welche vom Patienten als eindeutige Missempfindung bewertet werden, der Übergang zur Allodynie ist unscharf. Bei der Parästhesie berichtet der Patient eine Qualität „leichter Nadelstiche" entweder nicht oder kaum schmerzhaft. Einige neuropathische Schmerzsyndrome (insbesondere das akute komplexe regionale Schmerzsyndrom, CRPS, und die akute Zosterneuralgie) können gelegentlich durch Unterbrechung der efferenten, sympathischen Innervation (d. h. Sympathikusblockaden) gelindert werden. Evozierte Schmerzen werden in diesem Fall durch sympathische Aktivität vermittelt, man spricht von sympathisch unterhaltenem Schmerz (Sympathetically Maintained Pain, SMP). Im Zusammenhang mit neuropathischen Schmerzen berichten Patienten außerdem häufig über autonome Begleiterscheinungen wie Schwellneigung, spontane Durchblutungs-änderung, veränderte Schweißneigung, trophische Störungen und offenbar zentralnervöse Auswirkungen der Nervenschädigung wie Tremor, Bewegungsstörungen u. a.

30.4 Diagnostik

Anamnese und Befund

Viele neuropathische Schmerzsyndrome lassen sich anhand einer „klassischen" Anamnese erfassen. Es sollten Traumata, Operationen, Noxen, Begleiterkrankungen, Schmerzcharakter und Schmerzauslöser genauestens erfasst werden. Auch die Behandlungserfolge der bisherigen Medikation können ein diagnostisches Kriterium bieten (z. B. Schmerzlinderung durch Antikonvulsiva oder Trizyklika). Bei der Inspektion geben blasse oder livide Hautfarbe und kühle Temperatur an der Extremität einen Hinweis auf eine mögliche Polyneuropathie. Außerdem bestehen neben einer verminderten Schweißsekretion häufig trophische Störungen und eine Schwellneigung. Bei Mononeuropathien und Plexusläsionen lassen sich Atrophien und Gefühlsstörungen im Versorgungsgebiet verifizieren. Die neurologische Symptomatologie kann auf zentrale Schmerzen hinweisen. In der klinischen Basisuntersuchung lassen sich Oberflächensensibilität, Temperaturempfinden, Vibrationsempfinden und 2-Punkt-Diskrimination sowie der Reflexstatus problemlos erheben. Eine differenzierte Untersuchung eines Allodynieareals liefert Informationen zur zentralen Schmerzverarbeitung, motorische Ausfälle oder Bewegungsstörungen weisen auf den Läsionsort hin.

Labor

Neuropathische Schmerzen sind nicht durch typische, laborchemische Veränderungen gekennzeichnet. Bei einzelnen Krankheitsbildern jedoch kann die Laboruntersuchung sinnvoll und richtungweisend sein. Hierzu gehört die virologisch-bakteriologische Untersuchung auf neurotrope Erreger im Blut und Liquor (z. B.

Schmerzen bei Borreliose, Herpes zoster, Herpes simplex, Cytomegalie, FSME, HIV, Treponema und Protozoen). Entzündliche, zentralnervöse Erkrankungen (z. B. Multiple Sklerose, MS) lassen sich durch oligoklonale Banden im Liquor sichern, Blutzuckertagesprofile und HbA_{1c} helfen zur Einschätzung einer diabetischen Polyneuropathie. Auch bei neuropathischen Schmerzen durch Vitamin B-Hypovitaminosen, Hypothyreose, Amyloidose und Vaskulitiden (z. B. Kollagenosen) ist eine zusätzliche Laboruntersuchung hilfreich.

Elektrophysiologische Diagnostik
Bei Verdacht auf Polyneuropathie oder periphere Läsionen hilft die quantitative Analyse mit Nervenleitgeschwindigkeit (NLG) und Elektromyographie (EMG). Es können allerdings nur schnell leitende, myelinisierte, motorische und afferente Fasern des A-α- und A-β-Spektrums analysiert werden, welche nur 10–20% der Nervenfasern ausmachen. Marklose, dünne Fasersysteme, wie z. B. die Schmerzfasern entgehen so der Routinediagnostik, eine isolierte Neuropathie dieser Fasern kann mit diesem Verfahren nicht diagnostiziert werden. Marklose vegetative Faser können über die Testung der sympathischen Hautantwort überprüft werden. Somatosensorisch evozierte Potenziale (SEP) analysieren die Funktion der Hinterstränge und des lemniskalen Systems und liefern Hinweise auf zentrale Schmerzsyndrome. Auch hier ist zu beachten, dass durch SEP die Leitung der Schmerzbahnen im Tractus spinothalamicus nicht erfasst wird. SEP haben einen eingeschränkten Wert in der sensibel-nozizeptiven Neuropathiediagnostik, liefern jedoch möglicherweise Hinweise auf eine begleitende Myelopathie.

Bildgebende Diagnostik
Bildgebende Verfahren haben einen wichtigen Stellenwert in der Diagnose zentralnervöser Läsionen (MS, Syringomyelie, Tumoren, Entzündungen), werden aber bei Lumboischialgien zu häufig und ungezielt

eingesetzt. Die Befunde bei diesen Beschwerden korrelieren nur unbefriedigend mit der geschilderten Schmerzsymptomatik. Bei peripheren Nervenschäden können Magnetresonanztomographie (MRT) und Sonographie zur Lokalisation hilfreich sein (Neurome, Narbenstränge, perineurale Ödeme, Nervenkompressionen). Bei der Trigeminusneuralgie lässt sich gelegentlich ein Gefäß-Nerven-Kontakt der zerebralen Nervenaustrittsstelle darstellen und hilft bei der Entscheidung zur sog. Janetta-Operation. Die 3-Phasen-Skelettszintigraphie gehört beim CRPS I (Reflexdystrophie) heute zu den empfohlenen Untersuchungsmethoden zur Diagnosestellung und Verlaufsbeobachtung.

Sonstige Verfahren
Hautbiopsien sind bei neuropathischen Schmerzen speziellen Fragestellungen vorbehalten, z. B. können ggf. eine Small-fiber-Neuropathie bei Sarkoidose oder anamnestisch unklare postherpetische Neuropathie mit Veränderung der intraepidermalen Fasertextur von psychogenen Zuständen mit Allodynie und Hyperalgesie abgegrenzt werden. Nervenbiopsien sind u. U. zur Diagnostik bei Polyneuropathien durch Vaskulitiden indiziert, solche von Rektum und Fettgewebe zur Abklärung einer ursächlichen Amyloidose.

Die Thermographie wird zur Darstellung der Durchblutungsverhältnisse (z. B. bei CRPS) gelegentlich, jedoch nicht routinemäßig eingesetzt. Funktionelle Bildgebung mittels Positronemissionstomographie (PET) und funktioneller Magnetresonanztomographie (fMRI) liefert zurzeit entscheidende Erkenntnisse in der Schmerzforschung. Reorganisationsphänomene (z. B. bei Phantomschmerzen) und Prozesse zentralnervöser Schmerzverarbeitung lassen sich darstellen.

Diagnostische Blockaden
Die neurologisch orientierte Diagnostik lässt sich ergänzen durch anästhesiologische Blockadetechniken: Schmerzlöschun-

gen durch periphere Nervenblockaden mit der zu erwartenden Wirkdauer des Lokalanästhetikums geben Hinweise auf eine mononeuropathische Schmerzgenese. Ebenso können Regionalblockaden (Plexusblockade, Periduralanästhesie u. a.) die Vermutung einer peripheren Schmerzgenese erhärten, jedoch nicht sicher beweisen (z. B. fortbestehende Phantomschmerzen trotz vollständiger Regionalanästhesie). Die diagnostische Lokalanästhesie (z. B. an Narben) kann ektope Impulsbildungen blockieren. Ein Löschen des Schmerzes durch Sympathikusblockaden lässt sich beim sympathisch unterhaltenen Schmerzsyndrom erreichen.

30.5 Pathophysiologie neuropathischer Schmerzen

Grundlagen und Wirkorte modulierender Substanzen

Unter Normalbedingungen wird von im Gewebe liegenden, freien Nervenendigungen, den Nozizeptoren, die Schmerzinformation ins Rückenmark vermittelt. Dort wird die Information vom peripheren, ersten Neuron auf das sog. wide dynamic range-Neuron (WDR-Neuron) umgeschaltet. Die nozizeptive Information fließt hier über unmyelinisierte C-Afferenzen und schnell leitende, myelinisierte A-δ-Afferenzen. Auf Höhe der Umschaltstelle im Hinterhorn nehmen hemmende Intereurone, hemmende, deszendiere Bahnen und propriozeptive Information über A-β-Fasern Einfluss auf die nozizeptive Gesamtinformation. Diese wird dann über den kontralateralen Tractus spinothalamicus zur Umschaltstelle auf das dritte Schmerzneuron im Thalamus geleitet, wo bereits eine erste affektive Bewertung mit einfließt.

Die dritte und letzte Schmerzbahn verläuft von dort zum Kortex, wo die genaue Schmerzlokalisation erfolgt. Nervenläsionen verändern geschädigte und intakte Nervenfasern erheblich. An der Membran afferenter Neurone werden Rezeptor- und Kanalproteine neu exprimiert. Nozizeptive C-Fasern können ektope Impulse im Faserverlauf oder Spinalganglion generieren, die für Attackenschmerzen verantwortlich gemacht werden. Eine chronische Sensibilisierung der peripheren Nozizeptoren mit erhöhter Ruheaktivität ist möglich und erzeugt eine supranormale Antwort auf überschwellige Reize. Eine anhaltende Aktivität der neuropathisch geschädigten Fasern führt im zentralen Nervensystem zu neuroplastischen Veränderungen. WDR-Neurone im Hinterhorn reagieren verstärkt auf C-Faser-Aktivität (wind up). Sie können nun möglicherweise durch niederschwellige Mechanorezeptoren und Kaltrezeptoren (A-β- und A-δ-Fasern) erregt werden. Man spricht von „zentraler Sensibilisierung". Leichteste Berührungsreize können nun als Schmerz wahrgenommen werden (Allodynie), die zentralen Veränderungen sogar bei Behebung der peripheren Ursache (z. B. Abklingen einer Neuritis) fortbestehen.

Chronische, neuropathische Aktivität kann ferner das inhibitorische System der deszendierenden Bahnen beeinträchtigen, welches normalerweise die Schmerzweitergabe durch das zweite Neuron im Hinterhorn hemmt. Während an der nozizeptiven Umschaltstelle die Transmitter Substanz P, Glutamat und Neurokinin A von Bedeutung sind, arbeiten die deszendierenden Hemmsysteme u. a. mit Serotonin und Noradrenalin. Hier ist der Ansatz für die Behandlung neuropathischer Schmerzen mit Trizyklika und z. B. intrathekalem Clonidin. Nozizeptiv ausgeschüttetes Glutamat bindet an den postsynaptischen NMDA-Rezeptor, seine Wirkung kann dort durch NMDA-Antagonisten blockiert werden. Opiate lindern neuropathische Schmerzen durch Hemmung der Ausschüttung von Substanz P und Glutamat aus dem ersten Schmerzneuron. Sie besetzen ferner direkt hemmende Opiatrezeptoren auf dem Hinterhornneuron. Sowohl chronischer Input als auch ausgeprägter Ausfall sensorischer Informationen wie bei Deafferentierungen führt zu erheblichen, plastischen supraspinalen Veränderungen. Diese lassen sich mit PET-Untersuchungen dokumentieren und erweitern derzeit erheblich unser Schmerzverständnis.

Allodynie
Ein typisches Phänomen neuropathischer Schmerzen ist die Allodynie (Abb. 1). Man unterscheidet mechanische und thermische Allodynien. Bei den mechanischen Allodynien differenziert man drei Typen:
1. Die dynamische Allodynie (leichtes Bestreichen der Haut wird schmerzhaft empfunden) wird über niederschwellige, mechanosensible A-β-Afferenzen ausgelöst und über o.g. zentralnervöse Veränderungen schmerzhaft verstärkt.
2. Die punktförmige, mechanische (Pin Prick) Allodynie vermittelt nur leicht stechende Reize als deutlich unangenehmen Schmerz. Sie wird über mechanosensible A-δ-Fasern vermittelt. Sie ist wie die dynamische Allodynie auch außerhalb der primären Verletzungszone zu finden (z.B. Segment überschreitende Empfindlichkeit bei Postzosterneuralgie).
3. Die statisch-mechanische Allodynie ist im Bereich der geschädigten Nervenendigungen auf Druck zu finden, die pathophysiologischen Prozesse betreffen nozizeptive, afferente C-Faser-Neurone.

Bei den thermischen Allodynien unterscheidet man die Hitzehyperalgesie/-allodynie (Mechanismus wie bei statisch-mechanischer Allodynie) und die Kältehyperalgesie/-allodynie, bei der Kaltreize heftige Schmerzen auslösen können. Normalerweise werden Kaltempfindungen über kaltsensible A-δ-Fasern vermittelt und der Kälteschmerz über nozizeptive kaltsensible C-Fasern. Man nimmt an, dass bei der Kälteallodynie (ähnlich wie bei dynamischer Allodynie) A-δ-Fasern auf übererregbare, zentrale nozizeptive Neurone treffen.

Sympathisch unterhaltener Schmerz
Sympathisch unterhaltene Schmerzsyndrome (Sympathetically Maintained Pain, SMP) können, wie beschrieben, durch Unterbrechung der efferenten sympathischen Information gelindert werden. SMP gilt als fakultatives Symptom neuropathischer Schmerzsyndrome und nicht als eigenständige Diagnose. Man findet ihn vor allem bei CRPS I (sympathische Reflexdystrophie) und CRPS II (Kausalgie), jedoch auch bei Postzosterneuralgien und territorialen, neuropathischen Schmerzsyndromen.

Pathophysiologische Grundlage des sympathisch vermittelten Schmerzes ist die sog. sympathisch-afferente Kopplung nach Nervenläsionen: Durch die Nervenläsion kommt es zur Sensibilisierung des peripheren Nerven gegenüber noradrenergen Sub-

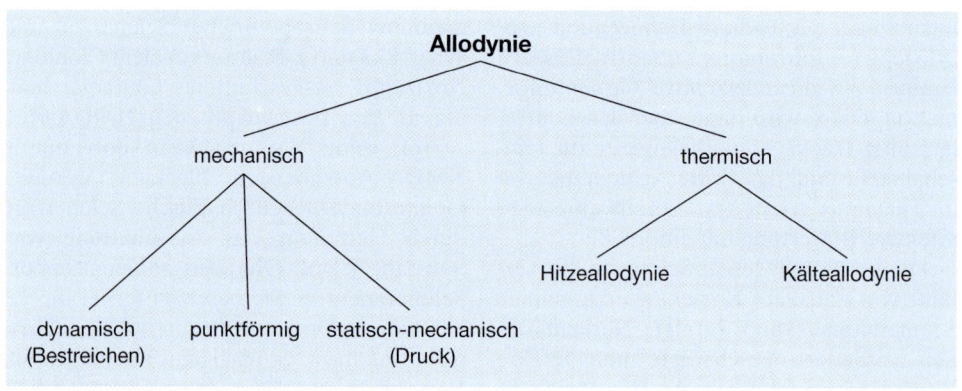

Abb. 1: Allodynie – Formen bei neuropathischen Schmerzen.

stanzen. Die sympathische Schmerzantwort wirkt schmerzverstärkend, ihrerseits wiederum durch den nozizeptiven Input ausgelöst.

30.6 Therapie neuropathischer Schmerzsyndrome

Für die Therapie neuropathischer Schmerzen gelten selbstverständlich uneingeschränkt die Prinzipien fachgerechter Schmerztherapie vor dem Hintergrund eines bio-psycho-sozialen Schmerzmodells.

Wegen des oft heftigen und quälenden Schmerzausmaßes und überraschenden Schmerzbeginns gewinnen sowohl psychologische als auch invasive therapeutische Verfahren an Bedeutung. Die Möglichkeiten einer kausalen Therapie (operative Neurolyse, Blutzuckereinstellung, Behandlung von Grunderkrankungen) sind sorgfältig zu erwägen. Wegen des oft langwierigen Schmerzverlaufs ist eine besondere Aufklärung zum Erreichen einer optimalen Compliance unerlässlich. Allenfalls werden möglicherweise Behandlungsoptionen verschenkt oder frühzeitig abgebrochen.

Psychologische Therapie

Neuropathische Schmerzen gehören zu den heftigsten und quälendsten Schmerzsyndromen überhaupt. Trigeminusneuralgien und Phantomschmerzen können zur fast vollständigen Beeinträchtigung der Lebensqualität führen, postzosterische Neuralgien sollen zu den häufigsten Suizidursachen jenseits des 70. Lebensjahres gehören. Neuropathische Schmerzen treten häufig in höherem Lebensalter auf, wo zusätzliche Gebrechen, Vereinsamung und umweltbezogene Reizarmut ein zusätzliches Problem darstellen. Schmerzzunahme in den (ruhigen) Abendstunden sowie bei Aufregung und Stress werden besonders häufig berichtet. Der oft attackenförmige Schmerzcharakter führt zu phobischem Vermeidungsverhalten, es entsteht eine „Angst vor dem Schmerz", die schmerzfreie Zeiten zusätz-

lich erheblich beeinträchtigen kann. Eine suffiziente psychologische Schmerztherapie hilft mit verhaltenstherapeutischen, entspannenden oder hypnotherapeutischen Ansätzen unter fachmännischer Führung.

Nichtmedikamentöse Verfahren

Die Datenlage zur Wirksamkeit nichtmedikamentöser Verfahren ist wesentlich begrenzter als zur medikamentösen Therapie. Wärme- oder Kältebehandlungen, Hydrotherapie und Ergotherapie werden vielfach nicht nur zur Schmerzlinderung eingesetzt, sondern um Funktionsausfälle, Sekundärveränderungen und pathologische Bewegungsabläufe zu beeinflussen. Insofern sind sie notwendige Maßnahmen zur Behandlung begleitender muskulärer, arthrogener und ossärer Schmerzen. Krankengymnastische Maßnahmen und eine der neurologischen Störung angepasste Hilfsmittelversorgung lindern Schmerzen, verbessern die Lebensqualität und schützen vor Sekundärschäden.

Zur Akupunktur bei neuropathischem Schmerz gibt es nur wenige Daten. Allgemein muss die Wirkung von Akupunktur auf neuropathische Schmerzen eher zurückhaltend eingeschätzt werden. Bei funktionellen und muskulären Folgeerscheinungen neuropathischer Störungen hat sie möglicherweise günstigen Einfluss. Diskutiert wird eine Modulation der deszendierenden, schmerzhemmenden Bahnen sowie die Ausschüttung endogener Opioide.

Die transkutane elektrische Nervenstimulation (TENS) ist theoretisch gut begründet und soll über A-β-Fasern die Schmerzverarbeitung der WDR-Neurone beeinflussen. Gereizt wird entweder direkt über dem Schmerzareal oder dem Hauptnervenstamm, der das Schmerzgebiet innerviert, womit reizinduzierende Parästhesien abgedeckt werden. Niederfrequente TENS-Therapie soll segmental inhibitorische Bahnen aktivieren. Ist die lokale TENS-Anwendung wegen einer Allodynie zu schmerzhaft, kann die Anwendung auf der kontralateralen Seite versucht werden. Wirkungen sind über den segmentalen, spinalen Einfluss denkbar und klinisch beschrieben. Bei bestimmten Formen zentraler Sensibilisierung kann durch TENS jedoch durchaus auch eine Schmerzverstärkung resultieren.

Rückenmarksstimulation (Spinal Cord Stimulation, SCS). Eine peridurale Sonde wird so platziert, dass unter Mitarbeit des analgosedierten Patienten Parästhesien im Schmerzgebiet erzeugt werden können. Während einer Testphase von einigen Tagen werden „TENS-ähnlich" verschiedene Frequenzen und Stromstärken angewendet. Da die Sondenspitze mehrere Kontaktstellen aufweist, sind unterschiedliche Flussstromrichtungen und -strecken einstellbar. SCS wirkt über eine Aktivierung hemmender Fasern auf das WDR-Hinterhornneuron. Auch die Aktivierung deszendierender serotonerger und noradrenerger Bahnen spielt eine Rolle. Neuere Arbeiten weisen auf eine Beteiligung supraspinaler Zentren bei der Wirkung der SCS hin.

Nach erfolgreicher Testphase erhält der Patient einen subkutanen Impulsgeber. Dieser kann von außen an- und ausgestellt und in der Stromstärke (begrenzt) variiert werden. Besonders gut ist die Datenlage für einseitige, neuropathische Schmerzsyndrome (CRPS I und II, Phantom-/Stumpfschmerz, Postlaminektomiesyndrom und Plexusschäden ohne Wurzelausriss). Invasivität, Dauerimplantat und Sondendislokationen begrenzen das Verfahren.

Periphere Nervenstimulation. Eine Spezialelektrode wird unter mikrochirurgischen Bedingungen in Lokalanästhesie unter Mitarbeit des Patienten an den neuropathisch geschädigten Nerven platziert. Nach erfolgreicher Testphase erfolgt die Implantation eines Impulsgebers subkutan am Rumpf. Besonders therapieresistente Beschwerden bei CRPS sprechen auf diese Technik an. Eine Sonderform peripherer Nervenstimulation stellt die Stimulation des Ganglion gasseri bei Trigeminusneuralgie nach iatrogener oder traumatischer Schädigung dar. Sie ist nicht indiziert für die idiopathische Trigeminusneuralgie.

Deep Brain Stimulation (DBS) wird bereits seit den 1950er-Jahren durchgeführt, die genauen Mechanismen der Schmerzreduktion sind unbekannt. Gegenüber stereotaktischen Läsionen besteht eine geringere Nebenwirkungsrate. Die Aktivierung körpereigener Endorphine, aber auch nichtopioderge Mechanismen spielen eine Rolle, die Blockade erfolgt durch hochfrequente Stimulation. Klassische Stimulationsorte sind das periventrikuläre Grau und der laterale somatosensorische Thalamus. Die tiefe Hirnstimulation gilt als Ultima ratio für die Indikation peripherer neuropathischer Schmerzen mit Langzeiterfolgen zwischen 20 % und 70 %, einer temporären und permanenten Komplikationsrate um 20 % und dauerhaften neurologischen Defiziten von ca. 2 %. Alternativ kommt die weniger invasive Motorkortexstimulation insbesondere bei thalamischen Schmerzsyndromen, trigeminalen Deafferenzierungsschmerzen und anderen neuropathischen Schmerzen in Betracht.

Intrathekale Medikamenten-Applikation. Können neuropathische Schmerzen nicht oder nur unter inakzeptablen Nebenwirkungen auf anderem Wege gelindert werden, kann die intrathekale Applikation diskutiert werden. Nach Austestung der Wirksamkeit wird eine unter der Bauchhaut implantierte Pumpe mit einem über die Flanke nach intrathekal geleiteten Katheter verbunden. Über mehrere Wochen wird die Substanz aus dem Medikamentenreservoir dosiert abgegeben und anschließend aufgefüllt.

Die Lage des Katheters ist durch die Liquorzirkulation (im Gegensatz zu Elektrosonden) hierbei nicht bedeutsam. Da die lokalen Dosierungen nur einen Bruchteil der systemischen Dosierung ausmachen, lassen sich zentralnervöse Nebenwirkungen drastisch senken. Goldstandard der intrathekalen Dauertherapie ist Morphin, für schwere neuropathische Schmerzen hat sich eine Kombination mit Clonidin und Lokalanästhetika bewährt. In einzelnen Fällen (z. B. plexusbedingter Tumorschmerz) kann ferner Ketamin eingesetzt werden. Baclofen führt zu einer segensreichen Muskelrelaxation bei Schmerzen durch generalisierte Spastik nach spinalen oder zerebralen Läsionen.

Nervenblockaden sind zu diagnostischen und therapeutischen Zwecken hilfreich. Eine periphere Nervenblockade von Einzelnerven oder Nervengeflechten (Neurominjektionen, Handblock, Fußblock, periphere Nervenblockade, Plexusblockaden u. a.) kann zur Unterscheidung peripherer und zentraler neuropathischer Schmerzen beitragen. Sympathikusblockaden mit Lokalanästhetika werden bei CRPS (Stellatumblockade), Postzosterneuralgie (PZN) (rückenmarksnahe Sympathikusblockade), ischämischer Neuropathie (Grenzstrangblockade) und Postamputationsschmerzen (peridurale Sympathikusblockade) häufig eingesetzt.

Eine Sonderform stellt die sog. GLOA (ganglionäre lokale Opioidanalgesie) dar, eine Applikation von Buprenorphin an sympathische Ganglien. Sie erfolgt unter der Vorstellung einer Substitution erschöpfter, körpereigener Endorphine bei der sympathischen Transmission bzw. der Blockade neu exprimierter Opioidrezeptoren in entzündetem Gewebe. GLOA wird am Ggl. stellatum bei CRPS und PZN, am Ggl. cervicale superius (Rachenhinterwand) bei Gesichts-PZN und gelegentlich bei atypischem Gesichtsschmerz oder Trigeminusneuralgie eingesetzt.

Neurolytische Blockaden zur Behandlung von Neuromen oder z. B. tumorinfiltrierten Nerven erfolgen mit Phenol oder Alkohol bei strenger Indikationsstellung. Eine Sonderform einer Nervenblockade stellt die dauerhafte rückenmarksnahe Blockade peridural oder intrathekal mit Lokalanästhetika im Finalstadium neuropathischer Tumorschmerzen dar. Thermo- und Kryoläsionen können zur Neurombehandlung oder am Ggl. gasseri wie bei Trigeminusneuralgie eingesetzt werden.

Operative Verfahren bei neuropathischen Schmerzen werden zur Entlastung neuraler Strukturen, Entfernung pathologischer neurogener Gewebe (Neurome) oder Einflussnahme auf die Schmerzleitungsbahnen eingesetzt. Mit entlastenden Verfahren sind Kompartmentsyndrome (z. B. N. medianus, N. ulnaris, N. tibialis) operativ behandelbar, ebenso lassen sich radikuläre Kompressionssymptome verbessern oder beseitigen. Die Exzision kann bei Neurombildungen oder neuropathisch aktivem Narbengewebe indiziert sein, wobei beachtet werden muss, dass es häufig zu erneuten Beschwerden kommt. Eine Sonderform der Behandlung neuropathischer Schmerzen mit chirurgischen Mitteln ist die Trigeminuschirurgie (s. u.).

Die mikroneurochirurgische, selektive Ausschaltung schmerzleitender Hinterhornstrukturen (Dorsal Root Entry Zone Lesion, DREZ) beeinflusst die Schmerzweiterleitung und kann bei therapierefraktären Brennschmerzen nach zervikalen Wurzelausrissen und bei Paraplegieschmerzen indiziert sein. Sie ist nicht indiziert bei Phantomschmerzen und Postzosterneuralgie und birgt grundsätzlich die Gefahr unbeabsichtigter, neurogener Schädigungen. Ähnlich wie Stimulationstechniken zählt sie zur Ultima ratio.

Medikamentöse Therapie
Grundsätze. Die pharmakologische Basistherapie neuropathischer Schmerzsyndrome besteht aus trizyklischen Antidepressiva, Antikonvulsiva und lang wirksamen Opioiden (Abb. 2). Die zwangsläufigen, zentralnervösen Nebenwirkungen erfordern bei Patient und Arzt eine geduldige Suche nach der ausreichenden und vertragenen Dosis eines Medikamentes oder einer Kombination. Eine enge Patientenführung kann helfen, die Adaptation an initiale Nebenwirkungen zu überstehen. Die Patienten müssen über den „artfremden" Einsatz von Antidepressiva und Antikonvulsiva ebenso aufgeklärt werden wie bezüglich der häufig bestehenden Vorurteile gegenüber Opioiden. Die Definition gemeinsamer Therapieziele (z. B. Schmerz-

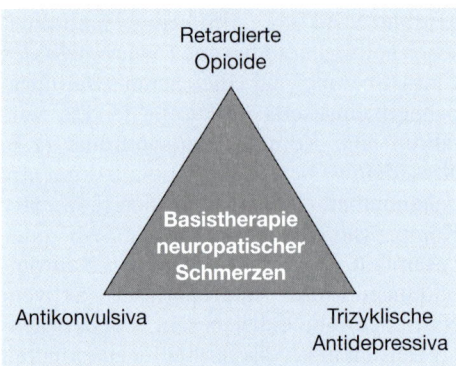

Abb. 2: Basissubstanzen der Mono- und Kombinationstherapie neuropathischer Schmerzsyndrome.

reduktion >50%, Verringerung der Attackenfrequenz, Verbesserung der Schlafqualität u. a.) schützt vor einseitigen Enttäuschungen, da Schmerzfreiheit nur selten erreicht werden kann.

Tabelle 1 gibt eine Übersicht über die Dosierung der wichtigsten Substanzen für die Therapie von Neuropathien bei Erwachsenen. Die Wertigkeit einzelner Substanzen wird im Folgenden dargestellt.

Nichtopioidanalgetika. NSAR, Paracetamol und Metamizol sind bei neuropathischen Schmerzen wenig wirksam. Soweit neuropathische Schmerzsyndrome eine entzündliche Komponente aufweisen, wie z. B. Neuritiden oder das CRPS, ist der Einsatz gerechtfertigt, kontrollierte Studien liegen jedoch nicht vor.

Opioide. Nach Nervenläsionen werden Opioidrezeptoren herabreguliert, weshalb die Wirksamkeit von Opioiden in Frage gestellt wurde. Dennoch wurde eine Wirkung für Tramadol bei diabetischer Neuropathie, für Morphin und Fentanyl bei verschiedenen neuropathischen Schmerzen und für Oxycodon bei Postzosterneuralgie nachgewiesen. Methadon soll über einen Antagonismus am NMDA-Rezeptor hilfreich sein. Wenngleich nicht alle Patienten befriedigend auf Opioide ansprechen, gehören schwache und starke Opioide zur Basistherapie bei neuropathischen Schmerzen.

Antidepressiva. Seit langem ist bekannt, dass trizyklischen Antidepressiva auch eine analgetische Wirkung haben. Diese wird durch eine präsynaptische Wiederaufnahmehemmung von Serotonin und Noradrenalin an den deszendierenden, hemmenden Schmerzbahnen erklärt. Auch eine Blockade von Natriumkanälen, Verminderung der efferenten Sympathikusaktivität und ein NMDA-Rezeptor-Antagonismus werden diskutiert. Die Gesamtdosis liegt unter der antidepressiv wirksamen Dosis, der Effekt tritt nach zirka zwei Wochen ein. Am besten belegt ist die Wirksamkeit für Amitriptylin, Desipramin und Imipramin, etwas schwächer wirksam sind Nortriptylin und Maprotilin. Bei problematischer Sedierung durch Amitriptylin können die weniger sedierenden Substanzen Imipramin und Clomipramin eingesetzt werden. Als Kontraindikationen sind das Glaukom, die Prostatahypertrophie, Miktionsstörungen und kardiale Reizleitungsstörungen zu berücksichtigen. Trizyklika behandeln sowohl brennende als auch einschießende und evozierte Schmerztypen.

Selektive Serotonin-Wiederaufnahmehemmer (SSRI). Die Effizienz von SSRI bei neuropathischen Schmerzen ist deutlich geringer als bei Trizyklika. Fluoxetin, Citalopram und Paroxetin kommen daher allenfalls bei Unverträglichkeit oder Kontraindikation für Trizyklika für einen Therapieversuch in Betracht.

Neuere Antidepressiva. Die kombinierte Wiederaufnahmehemmung von Noradrenalin und Serotonin scheint bezüglich neuropathischer Schmerzen effizienter als die isolierte Serotonin-Wiederaufnahmehemmung. Die Substanzen Venlafaxin, Mirtazapin und Duloxetin sollten daher ebenfalls günstige Behandlungsergebnisse zeigen. In einzelnen Studien und Fallbeschreibungen deutete sich diese Datenlage auch an, sie ist jedoch bisher nicht durch qualitativ hochwertige Studien belegt.

Antikonvulsiva. Man unterscheidet Antikonvulsiva mit membranstabilisierender Wirkung (Natriumkanalblocker) und Anti-

Tabelle 1: Dosierungsempfehlungen für Substanzen zur Therapie neuropathischer Schmerzsyndrome bei Erwachsenen

Antidepressiva

Substanz	Startdosis [mg/d]	Steigerungs-intervall [d]	Steigerungs-dosis [mg]	Zieldosis [mg/d]	Einzeldosen
Amitriptylin	10–25	4–7	25	50–75	0-0-0-1
Clomipramin	10–25	4–7	25	50–75	0-0-0-1
Desipramin	10–25	4–7	25	50–75	1-1-0
Mirtazapin	7,5–15	4–7	15	15–30	0-0-0-1

Antikonvulsiva

Substanz	Startdosis [mg/d]	Steigerungs-intervall [d]	Steigerungs-dosis [mg]	Zieldosis [mg/d]	Einzeldosen
Gabapentin	300	1	300	1200–2400	1-1-1
Carbamazepin retard	100–200	3–5	100	600–1200	1-0-1
Pregabalin	2 × 75 mg	3–7	150	450–600	1-(1)-1
Oxcarbazepin	300	7	300	900–1200	1-0-1

Retardierte Opioide

Substanz	Startdosis [mg/d]	Steigerungs-intervall [d]	Steigerungs-dosis [mg]	Zieldosis [mg/d]	Einzeldosen bei Zieldosis
Tilidin/Naloxon retard	50/4	2–3	50/4	Titration bis 600	1-(1)-1
Tramadol retard	50–100	2–3	100	Titration bis 600	1-(1)-1
Morphin retard	10–30	2–3	10–30	keine	1-(1)-1
Oxycodon	10–20	2–3	10–20	keine	1-(1)-1
Fentanyl transdermal	je nach Vor-medikation	2–3	individuell	keine	Wechsel n. 72 h (evtl. 48 h)
Buprenorphin transdermal	je nach Vor-medikation	2–3	individuell	keine	Wechsel n. 72 h (evtl. 48 h)

GABA-B-Agonisten

Substanz	Startdosis [mg/d]	Steigerungs-intervall [d]	Steigerungs-dosis [mg]	Zieldosis [mg/d]	Einzeldosen bei Zieldosis
Baclofen	5	3–5	5	20–60	1-1-1-1

Topische Therapie

Substanz	Startdosis [mg/d]	Steigerungs-intervall [d]	Steigerungs-dosis [mg]	Zieldosis [mg/d]	Einzeldosen bei Zieldosis
Capsaicin-Salbe	0,025–0,01 % 4 × täglich	–	–	–	4 × täglich
Lidocain-Pflaster	5 % (=700 mg) 1 ×/d für 12 h	Pause mind. 12 h	–	–	1 × täglich

konvulsiva mit Wirkung auf neuronale Kalziumkanäle. Zur ersten Gruppe gehören z. B. Carbamazepin, Oxcarbazepin, Phenytoin und Lamotrigin, aus der zweiten Gruppe finden Gabapentin und Pregabalin Anwendung.

Carbamazepin ist chemisch mit den Trizyklika verwandt. Es blockiert am Natriumkanal die Spontanaktivität erkrankter Nerven, ohne die normale Nervenleitung zu beeinträchtigen. Carbamazepin wurde zunächst bei Trigeminusneuralgie eingesetzt, die Wirksamkeit ist gut belegt. Auch bei diabetischer Neuropathie, Guillain-Barré-Syndrom und zentralem Schmerz ließ sich eine Wirkung nachweisen. Die Startdosis beträgt 100–200 mg zur Nacht und kann langsam auf 2×400 mg eines Retardpräparats gesteigert werden. Bei Trigeminusneuralgie sind oft höhere Dosen erforderlich. Klinisch ist Carbamazepin besonders bei einschießenden oder triggerbaren Schmerzen effizient, dies ist jedoch nicht durch gesicherte Daten belegt.

Oxcarbazepin wurde neu zugelassen und weist ein etwas günstigeres Nebenwirkungsprofil auf. Es stellt vor allem bei allergischen Reaktionen, Hepatotoxizität und Therapie mit oralen Antikoagulanzien eine Alternative dar.

Phenytoin. Die Wirksamkeit von Phenytoin wurde für verschiedene neuropathische Schmerzsyndrome belegt. Es wird zur Schnellaufsättigung bei schwerer Trigeminusneuralgie eingesetzt, zählt ansonsten jedoch nur als Reservemedikament. Ein zurückhaltender Einsatz ist wegen der möglichen Nebenwirkungen wie Gingivahyperplasie und Kleinhirnatrophie angezeigt.

Lamotrigin blockiert spannungsabhängig Ionenkanäle und hemmt die Freisetzung von Glutamat bei gleichzeitiger Freisetzung des hemmenden Transmitters GABA. Es wurde erfolgreich bei neuropathischen Schmerzen infolge spinaler Läsionen und als zusätzliche Medikation bei carbamazepinrefraktärer Trigeminusneuralgie erfolgreich eingesetzt. In offenen Studien wurde weiterhin eine Wirkung bei Phantomschmerz, Multipler Sklerose und nach Apoplex sowie diabetischer Polyneuropathie gezeigt.

Benzodiazepine sind Agonisten des hemmenden Transmitters GABA und könnten theoretisch neuropathische Schmerzen reduzieren. Sowohl experimentelle als auch klinische Befunde sprechen jedoch gegen eine relevante Wirkung. Benzodiazepine werden für die Behandlung neuropathischer Schmerzen daher nicht empfohlen.

Gabapentin. Die Wirkungsweise von Gabapentin ist letztlich nicht sicher bekannt. Es agiert wahrscheinlich nicht über den GABA-Rezeptor, sondern u. a. über die präsynaptischen Kalziumkanäle. Für Gabapentin konnte eine Wirksamkeit bei diabetischer Neuropathie und postherpetischer Neuralgie gut belegt werden. Ein Behandlungseffekt ist ab 1.800 mg zu erwarten. Es sollte einschleichend dosiert werden, bis ein ausreichender Effekt eintritt oder Nebenwirkungen die weitere Dosissteigerung verhindern. In offenen Studien wurde ein Effekt von Gabapentin auch für Schmerzen bei MS, CRPS, HIV-Neuropathie, Trigeminusneuralgie und neuropathischen Tumorschmerzen gezeigt. Dosierungen von 2.400 bis 3.600 mg sind möglich, eine Kontrolle der Pankreasenzyme sinnvoll.

Pregabalin ist wie Gabapentin ein GABA-Analogon, ohne mit dem GABA-Rezeptor zu interagieren oder zu GABA metabolisiert zu werden. Es wirkt auf die $\alpha2\delta$-Untereinheit präsynaptischer Kalziumkanäle im Hinterhorn und reduziert dort die Ausschüttung des nozizeptiven Transmitters Glutamat. In Doppelblindstudien konnte eine signifikante Wirkung auf neuropathische Schmerzen bei diabetischer Neuropathie und Postzosterneuralgie gezeigt werden, die Substanz ist für diese Indikation zugelassen. Die Dosierungen liegen zwischen 2×75 mg initial und 4×150 mg als Maximaldosis, eine Anpassung bei eingeschränkter Nierenfunktion ist wegen der renalen Ausscheidung erforderlich. Eine gleichzeitig anxiolytische und schlafverbessernde Wirkung der Substanz könnte bei chronisch neuropathischen Schmerzen vorteilhaft sein.

Baclofen, ein GABA-B-Rezeptor-Agonist, ist zur oralen und intrathekalen Therapie spastischer Syndrome zugelassen. Sofern keine Kontrakturen bestehen, lassen sich einschießende oder dauerhafte Spasmen und damit verbundene nozizeptive und neuropathische Schmerzsyndrome lindern. Baclofen kann auch als Begleitmedikation bei Trigeminusneuralgie eingesetzt werden und ist unter Umständen hilfreich zur intrathekalen Therapie bei schwerem CRPS mit Dystonien an der unteren Extremität.

Alpha-Liponsäure ist ein Radikalenfänger und soll pathogenetisch bedeutsame freie Radikale bei diabetischer Polyneuropathie binden. Bei uneinheitlicher Studienlage sollte die Gabe auf Infusionen von 600 mg pro Tag über zwei bis drei Wochen begrenzt werden. Eine prolongierte orale Therapie ist nicht indiziert.

Capsaicin ist der scharfe Inhaltsstoff des Chilipfeffers und bindet an den Vanilloid-(VR1-)Rezeptor. Es führt zur Ausschüttung von Substanz P und initiiert somit einen Brennschmerz. Genau bei dieser Indikation kann über eine Transmittererschöpfung bei dauerhafter Anwendung möglicherweise eine Schmerzreduktion erreicht werden. Capsaicin-Salbe ist wirksam bei diabetischer Neuropathie und bei einer Subgruppe von Patienten mit Postzosterneuralgie. Die Berührungsempfindlichkeit der Haut in diesen Fällen verhindert jedoch oft die dauerhafte Anwendung einer Salbenmedikation. Eine Capsaicin-Anwendung sollte wegen der initialen Schmerzverstärkung mit einem Analgetikum unterstützt werden.

Lidocain-Pflaster können bei peripheren, neuropathischen Schmerzen eine gute Linderung von Allodynie und Hyperalgesie erzeugen. Zentrale Nebenwirkungen sind wegen geringer, systemischer Resorption nicht zu erwarten. Eine Toleranzentwicklung ist nicht beschrieben. Belegt ist der therapeutische Effekt bei Postzosterneuralgie, der Bezug ist derzeit nur über die Auslandsapotheke möglich.

Clonidin wirkt unter anderem über spinale α2-Rezeptoren analgetisch. Die orale Behandlung ist analgetisch nicht ausreichend, hilfreich ist Clonidin bei der intrathekalen Dauerbehandlung mittels implantierter Pumpe. Hier stellt Clonidin ein weit verbreitetes Additivum zur Opioidtherapie, insbesondere bei neuropathischen Schmerzen und Tumor-Plexusinfiltrationen, dar. Der Einsatz kann als sicher gelten.

Medikamentöse Perspektiven

In der Behandlung neuropathischer Schmerzen könnten sog. neurotrophe Faktoren zukünftig hilfreich sein. GDNF (glial derived neurotrophic factor) und der neurotrophe Faktor Prosaptid könnten nach ersten Befunden nach Nervenläsion zur Normalisierung neuropathischer Gewebe beitragen. Die klinische Forschung ist nicht abgeschlossen.

Ketamin. Der NMDA-Antagonist Ketamin ist bei Nervenläsionen mit Phantomschmerz und Postzosterneuralgie wirksam. Schwächere NMDA-Antagonisten, welche oral verfügbar sind, haben bisher nicht überzeugt. Fortentwicklungen oraler NMDA-Antagonisten könnten zukünftig die Therapie neuropathischer Schmerzsyndrome bereichern. Auch über die Antagonisten des postsynaptischen Neurokinin-(NK)1-Rezeptor am Hinterhornneuron für Substanz P lassen sich möglicherweise weitere analgetische Effekte erzeugen, über Wirksamkeit und Einsatz bei Menschen gibt es bisher keine Daten.

Cannabinoide. Im Blickpunkt des Interesses sind auch Cannabinoide, welche über die Cannabinoid-Rezeptoren CB1 und CB2 wirksam werden. Der analgetische Effekt von Cannabinoiden ist mittelstark, die Indikation „neuropathischer Schmerz" bisher nicht systematisch untersucht. Im klinischen Alltag scheinen Cannabinoide neuropathische Schmerzen bei Multipler Sklerose und Querschnittsyndromen (spinal cord injury pain, SCIP) günstig zu beeinflussen.

30.7 Neuropathische Schmerzkrankheitsbilder

30.7.1 Herpes zoster und postherpetische Neuralgie

Ätiologie und Symptomatik

Herpes zoster entsteht durch die Reaktivierung des Varizella-zoster-Virus aus zentralen oder spinalen Ganglien. Die virusbedingte Entzündung führt zu typischen Hautveränderungen, häufig mit entzündlicher, peripherer Nervenschädigung. Das Risiko der Entwicklung einer Postzosterneuralgie (PZN) aus einer akuten Erkrankung steigt ab dem 50. Lebensjahr dramatisch an. Die Wahrscheinlichkeit einer PZN ist somit für ältere Patienten größer als 50 %! Trotz uneinheitlicher Definitionen in der Literatur kann man von einer Postzosterneuralgie, also einem neuropathischen Restzustand, ausgehen, wenn ein bis drei Monate nach den Hauterscheinungen Schmerzen fortbestehen.

Der Schmerz wird typischerweise als brennend, juckend und drückend beschrieben und die meisten Patienten leiden unter einer ausgeprägten dynamischen Berührungsallodynie. Besonders der kraniale Befall und Befall des Plexus brachialis sowie thorakale Lokalisationen sind gehäuft durch eine PZN gekennzeichnet. Frühe, starke Schmerzen und hämorrhagische Verlaufsformen erhöhen ebenfalls das Risiko. In Einzelfällen können Schmerzen auch ohne Hauterscheinungen auftreten, man spricht von Herpes zoster sine herpete.

Pathophysiologische Besonderheiten

Die Pathophysiologie der Zosterneuralgie ist gekennzeichnet durch eine sog. Faserdissoziation: In den betroffenen Segmenten kommt es zu einer Abnahme dickerer Nervenfasern, während der Anteil dünnerer Nervenfasern ansteigt. Hierdurch kommt es offenbar zu einer Abnahme der propriozeptiven Hemmung nozizeptiver Reize bei gleichzeitigem synaptischem Umbau im Rückenmark. Berührungsreize werden sodann als Schmerzreize wahrgenommen.

Darüber hinaus sind entzündlich geschädigte Schmerzfasern Ausgangspunkt peripherer neuropathischer Schmerzen, gefolgt von einer zentralen Sensibilisierung. Auch hierdurch werden Berührungsafferenzen schmerzhaft verstärkt.

Therapie

Aus oben genannten pathophysiologischen Erkenntnissen ergibt sich für die Akuttherapie die Forderung einer konsequenten, frühzeitigen virostatischen Therapie zur Entzündungshemmung und eine ebenso konsequente Akutschmerztherapie zur Verhinderung peripherer und zentraler Sensibilisierung. Virostatika können die akute Schmerzdauer reduzieren, eine PZN jedoch nicht vollständig verhindern. Die Virostatika Brivudin und Famciclovir können die Entwicklung einer PZN gegenüber Aciclovir um ca. 25 % senken. Die geringere notwendige Einnahmefrequenz und früher erreichte virostatische Blutspiegel sind hierbei möglicherweise von Bedeutung.

Virostatika sind nur wirksam bei Anwendung innerhalb 48 (bis 72) Stunden nach Krankheitsbeginn. Dosiert wird mit einer fünfmaligen Gabe von 800 mg Aciclovir, alternativ einmal tägl. 125 mg Brivudin p.o. oder dreimal 250 mg Famciclovir für die Dauer von sieben Tagen. Die lokale Anwendung hat außer beim Zoster opthalmicus keine Bedeutung.

Während beim akuten Herpes zoster antiinflammatorische Medikamente wie Azetylsalizylsäure, NSAR und Glukokortikoide zum Einsatz kommen, haben diese bei der PZN keine Bedeutung mehr. Hier steht die Behandlung des neuropathischen Schmerzes mit Trizyklika und Antikonvulsiva im Vordergrund. Opioide sind bei beiden Verlaufsformen indiziert, jedoch nicht bei allen Patienten erfolgreich.

Die PZN gehört zu den schwer behandelbaren neuropathischen Schmerzkrankheitsbildern. Gut belegt ist die Wirksamkeit für Amitriptylin und Oxycodon. Bei den Antikonvulsiva ist die Datenlage gut für Gabapentin und das für diese Indikation neu zugelassene Pregabalin. Beide wirken über präsynaptische Kalziumkanäle mit der Folge einer reduzierten Ausschüttung von Glutamat und somit Erregung des NMDA-Rezeptors im Hinterhorn.

In der Wirksamkeit deutlich abgeschlagen hinter diesen Maßnahmen kommen Capsaicin, topisches Lidocain, NMDA-Antagonisten und die invasiven Therapieverfahren zum Einsatz. Capsaicin ist wegen der Notwendigkeit der Einreibung und des verstärkten Initialschmerzes nur selten für Patienten einsetzbar. Hilfreich kann die Lidocain-Pflastertherapie im Allodyniareal sein, sie ist jedoch keine Langzeitoption.

Der offenbar einzig wirksame NMDA-Antagonist Ketamin steht oral nicht zur Verfügung. Seine Wirkung ist sowohl für die subkutane als auch für die intravenöse und die rückenmarksnahe Applikation berichtet. Andere NMDA-Antagonisten konnten keine sichere Wirksamkeit nachweisen.

Orale Glukokortikoide sind bei PZN wirkungslos. Der perineurale, epidurale und intrathekale Einsatz ist erfolgreich beschrieben, jedoch nicht hinreichend gesichert. Lokale Infiltrationen und Nervenblockaden mit Lokalanästhetika können auch lange über die eigentliche Wirkdauer des Anästhetikums hinaus effektiv sein. Hierbei lässt sich häufig das Allodyniareal verkleinern, ferner können regionale muskuläre Begleitveränderungen behandelt werden. Sympathikusblockaden sind im Frühstadium analgetisch effektiv und sollten besonders wegen des hohen Risikos bei betagten Patienten eingesetzt werden. Sie können wahrscheinlich das Auftreten einer PZN reduzieren, die Wirksamkeit bei stattgefundener PZN ist umstritten.

Besonders beim Befall der Trigeminusäste hat sich die ganglionäre lokale Opioidanalgesie (GLOA) bewährt. Die perorale Applikation von Buprenorphin in 0,9%igem Kochsalz an das Ganglion cervicale superius zeigt sowohl bei akuter als auch chronischer Zosterneuralgie eine zum Teil eindrucksvolle Wirkung.

TENS wird ebenfalls häufig eingesetzt, die Effektivität ist jedoch höchst unterschiedlich. Bei ausgeprägter Allodynie kann ein Behandlungsversuch kontralateral im gleichen Segment versucht werden. Eine Wirkung von Akupunktur ist nicht zu erwarten oder belegt, sie ist jedoch möglicherweise hilfreich bei den myofaszialen Begleiterscheinungen der Erkrankung.

Zusammenfassend ist eine frühzeitige, konsequente antivirale und analgetische Therapie besonders bei älteren Patienten entscheidend.

30.7.2 Trigeminusneuralgie
Ätiologie und Symptomatik
Die Trigeminusneuralgie ist als blitzartig einschießender, extrem heftiger, elektrisierender und stechender Schmerz im Versorgungsgebiet eines oder mehrer Trigeminusäste definiert. Typischerweise dauern die Attacken zwischen Sekunden und maximal zwei Minuten und lassen sich durch Berührungen im N.-trigeminus-Versorgungsgebiet, aber auch durch Kauen, Sprechen, Schlucken und Zähne putzen triggern. Zwischen den Attacken besteht Beschwerdefreiheit, zwischen den Attackenphasen treten Remissionen über Wochen bis Monate auf. Je zirka ein Viertel der Betroffenen erlebt nur eine Episode im Leben, drei oder mehr Episoden oder sogar jährliche Attackenphasen in den ersten fünf Jahren. Man unterscheidet die idiopathische von der symptomatischen Trigeminusneuralgie, bei welcher auch zwischen den Attacken häufig Schmerzen fortbestehen und öfter ein sensibles Defizit im betroffenen Ast nachzuweisen ist.

Pathophysiologische Besonderheiten
Bei der idiopathischen Trigeminusneuralgie findet sich häufig ein pathologischer Gefäß-Nerven-Kontakt, also eine vaskuläre Kompression mit Demyelinisierungen der Nervenwurzel. Dies begünstigt das ephaptische Übertragen von elektrischen Entladungen nicht nozizeptiver Afferenzen auf nozizeptive Afferenzen. Im Rahmen einer Multi-

519

plen Sklerose kann eine Schädigung der Myelinscheide im Bereich der Eintrittsstelle der Nervenwurzel die Schmerzattacken symptomatisch generieren. Die Differenzierung der Pathogenese ist bedeutsam für die Wahl invasiver Verfahren zur Therapie.

Therapie

Das primäre therapeutische Vorgehen ist konservativ. Nur bei Therapieresistenz wird man von einer Monotherapie auf eine Kombinationstherapie übergehen. Mittel der Wahl sind Antikonvulsiva, welche dann mit langsamen Dosissteigerungen eingesetzt werden. Bei erfolgreicher Behandlung und Beschwerdefreiheit von zirka zwei Monaten kann stufenweise ein Reduktionsversuch gemacht werden. Substanz der ersten Wahl ist Carbamazepin (ggf. Oxcarbazepin), nur bei der Notwendigkeit einer raschen Intervention wird Phenytoin i.v eingesetzt.

Der GABA-B-Rezeptoragonist Baclofen, der Natriumkanalblocker Lamotrigin und das GABA-erge Gabapentin sind in Studien mit ebenfalls positiven Ergebnissen eingesetzt worden. Positive Erfahrungsberichte liegen auch über Valproinsäure und Topiramat vor, ausreichende Studiendaten liegen nicht vor. Versagt die primäre Medikation mit Carbamazepin oder einem Alternativmedikament, kann eine Kombination (z. B. Carbamazepin und Baclofen) versucht werden. Auch Kombinationen von Gabapentin und Lamotrigin beziehungsweise Carbamazepin sind erfolgreich eingesetzt worden.

Beim Versagen der konservativen Therapie bieten sich invasive Behandlungen an. Am Ganglion Gasseri kann perkutan neben einer temperaturgesteuerten Koagulation eine Glycerinrhizolyse oder Ballonkompression durchgeführt werden. Die Verfahren beinhalten das Risiko einer Anaesthesia dolorosa des Gesichtes. Die mikrovaskuläre Dekompressionsoperation nach *Janetta* im Kleinhirnbrückenwinkel gilt operativ als das Verfahren der Wahl. Ein pathologischer Gefäß-Nerven-Kontakt wird mit alloplastischem Material oder körpereigener Muskulatur abgepolstert, die Erfolgsraten liegen bei ca. 80 % initial und 60–70 % nach zehn Jahren. Als drittes invasives Verfahren kann auf die Bestrahlung mittels sog. Gamma-Knife oder Linearbeschleunigern zurückgegriffen werden.

30.7.3 Engpasssyndrome

Ätiologie und Symptomatik

Überall dort, wo Nerven anatomisch bedingt durch einen Engpass hindurch treten müssen, sind sie mechanischen, gelegentlich komprimierenden Einflüssen unterworfen. Solche engpassbedingten Störungen und Schmerzen zeigen sich in je nach Nerv typischer Symptomatologie und Lokalisation. Sensible und motorische Störungen im Nervenverlauf lassen sich häufig verifizieren, das Beklopfen des Nerven (Hoffmann-Tinel-Zeichen) erzeugt ein Elektrisieren.

Das Karpaltunnelsyndrom ist das häufigste periphere Engpasssyndrom. Neben Schwangerschaft, Hypothyreose, Handgelenkarthrose und Diabetes mellitus wirkt eine primär chronische Polyarthritis begünstigend. Frauen sind deutlich häufiger betroffen. Besonders nachts treten Missempfindungen im Handbereich, insbesondere den Thenar betreffend, mit Ausstrahlung in Daumen und Zeigefinger auf. Diagnostisch verwertbar sind Provokationstests wie kurzzeitige Drosselung der Blutzufuhr mittels Blutdruckmanschette oder das forcierte Extendieren bzw. Flektieren des Handgelenkes für zirka eine Minute. Die Diagnose wird elektrophysiologisch gesichert.

Das Kompressionssyndrom des N. ulnaris (Sulcus-ulnaris-Syndrom) erzeugt Kribbelmissempfindungen und Taubheit des 4. und 5. Fingers sowie eine eventuell erhöhte mechanische Irritierbarkeit des medialen Ellbogens. Die motorischen Symptome reichen von leichter Ungeschicklichkeit bis deutlicher Schwäche der betroffenen Handmuskulatur.

Beim Kompressions-Syndrom des N. peroneus ist der Nerv im Verlauf um das Fibulaköpfchen verletzungsanfällig, die Druckschädigung hier das häufigste Engpasssyndrom der unteren Extremität. Druckschäden z. B. im Schlaf oder in Narkose sind möglich. Bei der klinischen Untersuchung finden sich Sensibilitätsstörungen unterschiedlicher Ausprägung im Versorgungsgebiet des N. peroneus communis mit entsprechenden motorischen Ausfällen.

Beim Tarsaltunnelsyndrom ist der N. tibialis am Innenknöchel mit Gefühlsstörungen und Missempfindungen der Fußsohle betroffen.

Meralgia paraesthetica. Eine rein sensible und von Parästhesien begleitete Störung am lateralen Oberschenkel ist die Druckschädigung des N. cutaneus femoris lateralis, die sog. Meralgia paraesthetica. Weitere Druckschäden sind bekannt für den N. suprascapularis in der Incisura scapulae, den N. ilioinguinalis beim Durchtritt durch die Bauchdecke sowie den N. obturatorius im Canalis obturatorius.

Pathophysiologische Besonderheiten

In der elektrophysiologischen Untersuchung zeigt sich bereits frühzeitig eine Reduktion des sensiblen Nervenaktionspotenzials mit Reduktion der distalen sensiblen Leitgeschwindigkeit. Durch die mechanische Nervenschädigung kommt es zu fokaler Demyelinisierung, später durch konstante Druckeinwirkung zur Wallerschen Degeneration mit Denervierung betroffener Muskelfasern. Die äußeren, dickeren Nervenfasern sind deutlich häufiger betroffen als die tiefer gelegenen Fasern und generieren die klinischen Zeichen von Gefühlsstörung, Kribbelmissempfindung und elektrischer Sensation.

Therapie

Bei vorübergehender oder medikamentös behandelbarer Ursache (Schwangerschaft, Hypothyreose, Eiweißmangel u. a.) kommt eine Operation nur ausnahmsweise in Betracht. Bei den anderen Kompressionsursachen ist die operative Therapie Mittel der Wahl. Beim Karpaltunnelsyndrom erfolgt die Spaltung des Retinaculum flexorum,

beim Sulcus-ulnaris-Syndrom sollte zunächst eine Polsterung des Nerven am Ellbogen vorgenommen werden. Die operative Therapie ist hier deutlich weniger erfolgreich, nur ca. 60 % der Patienten profitieren. Beim Druckschaden des N. peroneus am Fibulaköpfchen ist nur selten eine chirurgische Revision erforderlich, Druckschäden bilden sich häufig spontan binnen Wochen zurück. Während beim Tarsaltunnelsyndrom gelegentlich Operationen angezeigt sind, spielen sie beim Kompressionssyndrom von N. cutaneus femoris lateralis, N. ilioinguinalis, N. obturatorius oder N. ischiadicus (Piriformis-Syndrom) kaum eine Rolle. Bei muskulären Nervenkompressionen ist der gezielte, relaxierende Einsatz von Botulinumtoxin (z. B. M. piriformis) möglicherweise eine neue Option.

30.7.4 Schmerzsyndrome bei Mono- und Polyneuropathien

Ätiologie und Symptomatik

Schmerzhafte Mononeuropathien kommen bei einer Vielzahl von Erkrankungen vor. Neben einer isolierten Nervenschädigung bei Herpes zoster finden sich Mononeuropathien, z. T. mit Hirnnervenbeteiligung, bei HIV (z. B. HIV-assoziierte Vaskulitis des peripheren Nerven) und bei Infektionen wie Zytomegalie, Lepra, Borreliose und anderen Erkrankungen. Traumatische Mononeuropathien, Radikulopathien im Rahmen von Wirbelsäulenerkrankungen und Engpasssyndrome sind häufige Ursachen stärkster neuropathischer Schmerzen. Häufig übersehen wird die Möglichkeit einer Mononeuropathie im Rahmen einer diabetischen Schädigung verbunden mit peripherer Nervenischämie. Entsprechende Muskelatrophien können wegweisend sein, sensible Defizite halten sich dementsprechend an ein Versorgungsgebiet. Im Rahmen eines Diabetes mellitus, aber auch von Vaskulitiden können Hirnnerven schmerzhaft betroffen sein.

Bei Polyneuropathien ist das gesamte periphere Nervensystem betroffen. Die Anamnese spezifischer, motorischer und sensibler Nervenausfälle, manchmal in Verbindung mit autonomen Symptomen, weist auf eine Polyneuropathie hin. Fast immer lässt sich eine Ursache finden, nur in 10 % muss man von einer idiopathischen Neuropathie ausgehen. Typischerweise schmerzhafte Polyneuropathien sind die diabetische Polyneuropathie, Neuropathien bei Amyloidose und Vaskulitiden sowie die große Gruppe der infektiösen Polyneuropathien. Schmerzen treten auch bei paraneoplastischen, toxischen und medikamentös bedingten Polyneuropathien (z. B. Alkoholabusus, Chemotherapeutika) auf. Die differenzialdiagnostische Abklärung erfolgt meist durch Neurologen unter Einsatz elektrophysiologischer Messungen und laborchemischer Untersuchungen.

Klinisch entwickeln sich die meisten Erkrankungen langsam progredient über Wochen oder Monate und bereiten initial Parästhesien und Sensibilitätsstörungen. Die Patienten beklagen meist symmetrische, distal betonte handschuh- oder strumpfförmige Beschwerden, gleichzeitig sind Muskeleigenreflexe abgeschwächt oder fehlen vollständig. Motorische Ausfälle sind eher selten, häufig ist die Tiefensensibilität gestört mit der Folge einer sensiblen Ataxie. Störungen der autonomen Innervation führen zu Ödemen, Änderungen der Schweißbildung, trophischen Störungen und Hautverfärbungen. Prinzipiell sind alle Arten neuropathischer Schmerzen möglich, besonders häufig werden jedoch Spontanschmerzen und Dysästhesien von reißendem, brennendem Charakter beklagt. Durch Störungen der neuromuskulären Übertragung kommt es zu Muskelkrämpfen. Sonderformen neuropathischer Schmerzausprägungen sind das Burningfeet-Syndrom und das sekundäre Restlesslegs-Syndrom.

Die diabetische Polyneuropathie ist die häufigste Polyneuropathie. Sie kann sich auch als lumbosakrale Radikuloplexopathie („proximale diabetische Amyotrophie") äußern und mit heftigen Schmerzen im Rücken, Gesäß- und Oberschenkelbereich einhergehen. Bei der „trunkalen diabetischen Radikulopathie" kommt es zur Affektion der lumbalen und thorakalen Hinterwurzeln, verbunden mit intensiven Schmerzen und abdominaler Muskelschwäche.

Therapie
Bei der diabetischen Polyneuropathie kann eine strenge Blutzuckereinstellung die schmerzhaften Symptome deutlich günstig beeinflussen. Die Behandlung mit Vitaminen, Alpha-Liponsäure und Nerve-Growth-Factor konnte in ihrer Wirksamkeit nicht sicher belegt werden. Eingesetzt werden die üblichen Substanzen zur Behandlung neuropathischer Schmerzen (Trizyklika, Antikonvulsiva, Opioide). Im Einzelfall können Capsaicin-Einreibungen hilfreich sein. Neu zugelassen zur Behandlung diabetischer Neuropathie ist Pregabalin, ein Antikonvulsivum mit Wirkung auf die synaptische Transmission im Hinterhorn.

Die neurologischen Ausfälle und Beschwerden der Alkoholpolyneuropathie bilden sich bei strenger Alkoholabstinenz, Normalisierung der Essensgewohnheiten und Vitaminzufuhr (besonders Vitamin B1) meistens ganz oder teilweise zurück.

Bei neuropathischen Schmerzen durch vaskulitische Neuropathien kommen Kortikoide, gelegentlich Cyclophosphamid und Azathioprin oder Methotrexat zum Einsatz. Infektiöse Neuritiden werden zusätzlich antibakteriell oder antiviral behandelt, bei toxischen und nutritiven Polyneuropathie ist selbstverständlich die Elimination des auslösenden Agens anzustreben. L-Dopa wird gegeben bei polyneuropathischen Schmerzen im Rahmen eines „Restlesslegs-Syndroms", Lidocain-Infusionen und orale Lokalanästhetika-Äquivalente (z. B. Mexiletin) können zur generalisierten Dämpfung des Nervensystems versuchsweise eingesetzt werden.

30.7.5 Zentrale neuropathische Schmerzsyndrome

Ätiologie und Symptomatik

Die Diagnose zentraler Schmerzsyndrome setzt den Ausschluss peripherer Neuropathien und nozizeptiver Schmerzursachen voraus. Der Prototyp des zentralen Schmerzes ist der Thalamusschmerz durch Schädigung thalamischer Kernstrukturen, aber auch extrathalamischer Hirnareale. Der Thalamusschmerz äußert sich mit brennendem, reißendem, aber auch bohrend-drückendem Schmerzcharakter ausgeprägter Stärke als Quadrantenschmerz oder Halbseitenschmerz. Andere zentrale Schmerzen entstehen bei Syringomyelie, Encephalomyelitis disseminata, spinalen Prozessen und Zerebralparese. Funikuläre Spinalerkrankungen oder Rückenmarktraumata (Querschnittsyndrom) und wahrscheinlich auch Amputationen (Phantomschmerz) sind weitere Ursachen für zentrale Schmerzerkrankungen.

Schulterschmerzen nach zentral bedingter Hemiparese sind häufig durch Subluxationstendenzen infolge der Parese oder eines Hypertonus des M. subscapularis bedingt und müssen von zentralen Schmerzen abgegrenzt werden.

Pathophysiologische Besonderheiten

Die genaue Pathogenese des Thalamusschmerzes und anderer zentraler Schmerzsyndrome ist nicht bekannt, in 1–8 % aller Schlaganfälle ist mit der Entstehung eines zentralen Schmerzsyndroms (Central Poststroke Pain) zu rechnen. Nur in der Hälfte dieser Fälle ist eine direkte Thalamusläsion nachweisbar. Eine Beteiligung des sympathischen Nervensystems, des Hypothalamus und deszendierender Hemmsysteme an der Schmerzentstehung wird vermutet und begründet möglicherweise den erschwerten therapeutischen Zugang.

Therapie

Zentrale Schmerzen gehören zu den am schwierigsten behandelbaren Schmerzzuständen, Therapierichtlinien existieren nicht. Neben Antidepressiva, Antikonvulsiva und Opioiden kommen bei dieser Schmerzform auch Neuroleptika zum Einsatz, in therapieresistenten Situationen kann z. B. bei Thalamusschmerz als Ultima ratio auf die stereotaktische Elektrostimulation zurückgegriffen werden.

Neuropathische Schmerzen bei Multipler Sklerose und Querschnittsymptomatik (Spinal Cord Injury Pain) kommen selten isoliert vor. Auch bei diesen Krankheitsbildern treten myofasziale, arthrogene und nozizeptive Schmerzen im Rahmen gestörter Bewegungsmuster und Spastik hinzu. Sie bedürfen einer entsprechend ausgerichteten Therapie. Bezüglich der zentralen Schmerzanteile berichten Patienten von günstiger Wirkung von Tetrahydrocannabinol. Der Cannabiswirkstoff Dronabinol ist in Deutschland gegen Übelkeit und Erbrechen unter Chemotherapie sowie zur Appetitsteigerung bei AIDS zugelassen und wird gelegentlich (auf BTM-Rezept) zur Off-Label-Behandlung dieser neuropathischen Schmerzen eingesetzt.

30.7.6 Postamputations- und Deafferenzierungsschmerzen

Ätiologie und Symptomatik

Deafferenzierungsschmerzen treten vor allem bei Plexusaffektionen und Wurzelausrissen vor. Sie haben bezüglich Klinik und Schmerzentstehung große Ähnlichkeiten mit Postamputationsschmerzen.

Bei den Postamputationsschmerzen unterscheidet man Stumpfschmerzen und Phantomschmerzen. Stumpfschmerzen betreffen den Amputationsstumpf selbst, Phantomschmerzen werden in der nicht mehr vorhandenen Extremität lokalisiert, wobei zu beachten ist, dass diese häufig sehr stumpfnah, gelegentlich sogar im Stumpf wahrgenommen wird. Es ist daher bei Stumpfschmerzen unbedingt zu hinterfragen, ob die Schmerzen zwar im Stumpf lokalisiert, jedoch z. B. in den Zehen wahrgenommen werden. Neben Phantomschmerzen werden häufig Phantomwahrnehmungen (Spüren des Phantoms), Phantombewegungen (willkürlich oder unwillkürlich), Phantomsensationen (Dysästhesien, Kribbeln, Jucken) und Phantomfehlstellungen (Verwringung oder Abknickung – entsprechend des Unfallmechanismus) berichtet. Die Phantomschmerz-Prävalenz wird zwischen 20 % und 70 % angegeben, frühzeitige und häufige Prothesennutzung wirkt reduzierend. Der Schmerzcharakter von Phantomschmerzen ist häufig einschießend, brennend und krampfend. Häufig wird ein attackenförmiger Schmerzverlauf berichtet, Phantomschmerzen lassen sich oft durch äußere Einflüsse auslösen. Sowohl kutane als auch muskuläre Trigger des Stumpfes, der Amputationsseite oder auch von kontralateral können schmerzverstärkend wirken.

Für Stumpfschmerzen kommen natürlich lokale Ursachen differenzialdiagnostisch in Betracht: Schlechte Weichteildeckung, Entzündungen, Druckstellen, Neurome und Anderes müssen klinisch und bildgebend ausgeschlossen werden.

Pathophysiologische Besonderheiten

Bei Phantomschmerzen nimmt man eine multikausale Ätiologie an, sowohl periphere als auch spinale und zerebrale Faktoren spielen eine Rolle. Kortikal konnte eine sog. Reorganisation bildgebend nachgewiesen werden. Die durch Amputation „arbeitslos" gewordenen, kortikalen Strukturen übernehmen Funktionen der Nachbarregion, was o.g. Phänomene begründet. Das Auftreten unter Anlage von Regionalanästhesien (Plexusanästhesie, Spinalanästhesie) beim Gesunden deutet darauf hin, dass der Ausfall der sensorischen Informationen möglicherweise zur Entstehung von Phantomgefühlen beitragen kann. Andererseits scheint periphere, schmerzhafte Information (z. B. aus Neuromen oder Muskulatur) zur Entstehung von Phantomschmerzen beizutragen, welche dann durch Regionalblockaden zu beheben sind. Häufig ist die Temperatur in Amputationsstümpfen niedriger als kontralateral, sympathisch unterhaltene Schmerzsyndrome

bis hin zum CRPS sind beschrieben. Niedrige Stumpftemperatur ist mit Phantomschmerzen positiv korreliert. Über ektope Reizbildung im Stumpf kann es zur peripheren und zentralen Sensibilisierung mit der Folge einer Stumpfhyperalgesie und Narbenallodynie kommen. Für die Einstufung von Phantomschmerzen als zentrale Schmerzen spricht auch das sog. Telescoping-Phänomen. Das Phantom wird hierbei verkürzt erlebt, bisweilen befindet sich die distale Extremität unmittelbar am Stumpf. Dass Phantomschmerzen nicht von der Läsion peripherer Extremitätennerven abhängig sind, zeigt die Tatsache, dass diese Schmerzart nach allen Amputationen möglich ist: Sowohl nach Mammaamputationen, Rektumamputationen, Zystektomien und Zahnextraktionen als auch nach Entfernungen von Augen sind diese beschrieben. Bei Schmerzen in diesen Lokalisationen ist also immer ein Phantomschmerz bei entsprechender Anamnese mit in Betracht zu ziehen. Da es bei chronischem, sensorischem Input aus dem Amputationsstumpf zur Erweiterung rezeptiver Felder auf spinaler Ebene kommt, müssen Übertragungsschmerzen ins Phantom, generiert z. B. aus der Stumpfmuskulatur, ebenfalls in Betracht gezogen werden.

Phantomschmerzen treten umso häufiger auf, je länger ein Präamputationsschmerz bestand und je schlechter die perioperative Analgesie war. Aus diesem Grund gilt heute als Standard, eine Amputation soweit möglich in Regionalanästhesie (ggf. plus Vollnarkose) durchzuführen. Die Lokalanästhetikainfiltration vor Nervendurchtrennung sollte selbstverständlich sein.

Therapie

Bei klarer, lokaler Stumpfpathologie muss die kausale, zum Teil operative Behandlung erfolgen. Hierbei ist eine enge Zusammenarbeit mit Physiotherapeuten und Orthopädietechnikern notwendig. Die Neuromchirurgie zeigt (möglicherweise wegen stattgefundener Zentralisierung) enttäuschende

Ergebnisse; sofern sich initiale Erfolge einstellen, sind diese leider meist nicht von Bestand. Für die Behandlung von Phantomschmerzen liegen keine kontrollierten Therapiestudien vor. Keine der in Lehrbüchern empfohlenen therapeutischen Ansätze ist durch große, randomisierte und verblindete Studien belegt. Beim individuellen Therapieversuch werden Antikonvulsiva, Trizyklika und Opioide mit dennoch z. T. unbefriedigendem Erfolg eingesetzt. Alternativ kann eine Behandlung mit Calcitonin, NMDA-Antagonisten und Sympathikolysen versucht werden. Hypnose, EMG-Biofeedback, Temperatur-Biofeedback und lerntheoretische Behandlungsansätze werden versuchsweise eingesetzt, zusätzlich Myotonolytika, TENS und Akupunktur. Bei Therapieversagern kann bei strenger Indikationsstellung eine Rückenmarkstimulation oder intrathekale Opiattherapie nach sorgfältiger Testung erfolgen. Injektionen mit Lokalanästhetika und Botulinumtoxin sind in Einzelfällen erfolgreich beschrieben, jedoch ebenfalls bisher nicht hinreichend untersucht.

30.7.7 Komplexes regionales Schmerzsyndrom (CRPS, complex regional pain syndrome)

Ätiologie und Symptomatik

Der von der IASP (International Association for the Study of Pain) geprägte Begriff beschreibt einen häufig gemeinsam auftretenden Symptomenkomplex, dessen Pathophysiologie nicht abschließend geklärt ist. Unterschieden wird zwischen Typ I ohne begleitende Nervenverletzung (ehemals Morbus Sudeck, sympathische Reflexdystrophie) und Typ II mit begleitender Nervenverletzung (ehemals Kausalgie).

Ein CRPS entsteht meist postoperativ oder traumatisch (ca. 80 %), jedoch auch infolge entzündlicher oder rheumatischer Erkrankungen, ZNS-Erkrankungen, Intoxikationen oder internistischer Erkrankungen (zusammen ca. 20 %). Es ist charakterisiert durch spontan auftretende und evozierbare Schmerzen, überdurchschnittlich andauernd und intensiv gemessen am Ursprungsereignis. Ziehende und brennende Dauerschmerzen werden neben einschießenden, messerstichartigen und für Sekunden anhaltenden Schmerzattacken beschrieben. Typisch ist eine Schmerzverstärkung durch Berührung (Allodynie) oder nach Belastung bzw. beim Herabhängen der betroffenen Gliedmaße. Je nach Ausprägung werden drei Schweregrade unterschieden, die Erkrankung führt im Extremfall (Grad III) zum Funktionsverlust der Extremität. Charakteristisch, jedoch inter- und intraindividuell im Verlauf sehr unterschiedlich ausgeprägt, finden sich vegetative und trophische Störungen mit Ödem, gestörte Sudomotorik, Glanzhaut, verändertem Haar- und Nagelwachstum sowie Osteoporose und Temperaturseitendifferenzen. Die Patienten berichten häufig von intermittierender Verfärbung der Extremität im Sinne einer Rötung, Zyanose oder marmorierten Musterung.

Neben diesen klinischen Zeichen lassen sich bei subtiler neurologischer Untersuchung weitere Symptome feststellen. Neben einer dermatomunabhängigen Hypästhesie kommt eine Hyperalgesie ebenso vor wie motorische Störungen oder zum Teil zirkuläre Sensibilitätsstörungen. Bei ca. 50 % entwickelt sich ein Tremor der betroffenen Extremität, dystone Bewegungsstörungen sind beschrieben. Mehr als die Hälfte der Patienten leidet unter zunehmenden Störungen der Eigenwahrnehmungen der betroffenen Gliedmaße bis hin zu neclect-artigen Phänomenen.

Die Diagnose wird im Wesentlichen klinisch gestellt, bestätigt wird sie durch typische Befunde in MRT, 3-Phasen-Skelettszintigraphie und der Nativröntgenuntersuchung. Laboruntersuchungen sind außer in der Akutphase mit Entzündungszeichen unergiebig, gelegentlich findet man verschiedene Autoantikörper.

Pathophysiologische Besonderheiten

Das bisher gebräuchliche pathophysiologische Konzept ging von einer peripher sympathisch vermittelten Pathogenese des Schmerzes und der autonomen Störungen aus. Dies war die Grundlage für Sympathikusblockaden, welche halfen, den sympathisch vermittelten Schmerz (SMP, sympathetically maintained pain) vom nicht sympathisch vermittelten (SIP, Sympathetically Independent Pain) zu unterscheiden. Aktuelle Ergebnisse deuten darauf hin, dass es sich weniger um eine neurogen oder humoral vermittelte Überfunktion des Sympathikus bei CRPS-Patienten handelt, sondern vielmehr um eine neurogen vermittelte Entzündung der betroffenen Extremität. Calcitonin Gene Related Peptide (CGRP), ein Neuropeptid, scheint hierbei eine besondere Rolle zu spielen. Sensibilitätsstörungen mit zentralem Verteilungsmuster, Störungen der Eigenwahrnehmung, Tremor und dystone Bewegungsstörungen weisen auf eine Beteiligung des ZNS hin. Neuere Untersuchungsergebnisse zeigen eine Änderung der kortikalen Repräsentation der betroffenen Extremität, die offenbar mit subjektiver Schmerzwahrnehmung assoziiert ist. Diese veränderte Repräsentation könnte auch durch eine Änderung der Bewegungsplanung motorische Defizite erklären. Die aktuelle Datenlage spricht mehr für eine zentral als peripher bedingte Sympathikusstörung, wobei nicht mehr sicher von einer Sympathikusüberfunktion als alleinige Ursache ausgegangen werden kann.

Therapie
Wesentlicher Bestandteil der Therapie beim CRPS ist eine stadienadaptierte Physiotherapie und Krankengymnastik. Die Akutbehandlung ist orientiert am Ziel der Schmerzfreiheit in Ruhe und rascher Rückbildung des initialen Ödems. Kortikosteroide und freie Radikalfänger wie Dimethylsulfoxid (DMSO), N-Acetyl-Cystein (NAC) und hochdosiertes Vitamin C können die Entzündungssymptomatik verringern. Von Biphosphonaten wie z. B. Clodronat wurde eine analgetische Wirkung berichtet, die nicht auf die Inhibition der Osteoklastenaktivität, sondern die Hemmung der Freisetzung pro inflammatorischer Zytokine und der Bildung von Prostaglandin E2 zielt. Wenngleich die Datenlage für NSAR unbefriedigend ist, sollten sie in der Frühphase eines CRPS aufgrund pathophysiologischer Überlegungen eingesetzt werden.

Der Wert von Sympathikusblockaden bleibt umstritten, ihr Effekt scheint in frühen Behandlungsphasen erfolgreicher zu sein als bei langem Krankheitsverlauf. Bei sympathisch vermitteltem Schmerz (SMP) können Sympathikusblockaden allerdings die Schmerzsymptomatik erheblich beeinflussen. Zur Verfügung stehen für die obere Extremität die Stellatumblockade, IVRSB (intravenöse regionale Sympathikusblockade mit Guanethidin) und die ganglionäre lokale Opioidanalgesie (GLOA) am Ganglion stellatum mit Buprenorphin. Ob kontinuierliche Verfahren der Regionalanästhesie (z. B. Plexuskatheter) Vorteile bringen, ist nicht abschließend untersucht. Trizyklika, Antikonvulsiva und Opioide kommen, wie bei allen neuropathischen Schmerzen, zum Einsatz, wenngleich der Therapieeffekt bisher nicht durch kontrollierte, doppelblinde Studien oder Metaanalysen belegt ist. In Einzelfällen kann die Therapie mit Capsaicin-Salbe helfen, auch hier ist die Studienlage lückenhaft. NMDA-Antagonisten wie Ketamin, aber auch Calcitonin (z. B. als Nasenspray) wurden erfolgreich eingesetzt, in Einzelfällen auch Baclofen.

Bei hohem Leidensdruck und nachgewiesenem, positivem Effekt von Sympathikusblockaden kann eine dauerhafte Sympathektomie (z. B. endoskopisch zervikothorakal oder perkutan-neurolytisch lumbal) indiziert sein. Alternativ ist der Einsatz einer epiduralen Stimulation (SCS) zu erwägen, welche für CRPS-Schmerzen aufgrund des einseitigen, peripheren und neuropathischen Schmerzcharakters durchaus befriedigende Ergebnisse zeigt.

Literatur

Baron R. Neuropathic pain. The long path from mechanisms to mechanism-based treatment, Anaesthesist 2000; 49: 373–386.

Collins Sl, Moore RA, et al. Antidepressants and anticonvulsants tor diabetic neuropathy and postherpetic neuralgia: a quantitative systematic review. J Pain Symptom Manage 2000; 20: 449–458.

Diener HC, Maier C (Hrsg). Das Schmerz-Therapiebuch. 2. Auflage. München, Wien, Baltimore: Urban und Schwarzenberg, 2003.

Egle TU, Hoffmann SO, Lehmann KA, Nix WA (Hrsg). Handbuch Chronischer Schmerz. Stuttgart: Schattauer 2003.

Förderreuther S. Klinische, elektrophysiologische und bildgebende Befunde bei Patienten mit komplexem regionalem Schmerzsyndrom. Klin Neurophysiol 2004; 35: 235–240.

Harati Y, Gooch C, et al. Double-blind randomized trial of tramadol for the treatment of the pain of diabetic neuropathy. Neurology 1998; 50: 1842–1846.

Jänig W. Mechanismen neuropathischer Schmerzen. Nervenheilkunde 2004; 23: 251–263.

Lehmann KA (Hrsg). Analgetische Behandlung mit Opioiden. Bremen, London, Boston: Uni-Med, 2002.

McQuay HJ, Tramer M, et al. A systematic review of antidepressants in neuropathic pain. Pain 1996; 68: 217–227.

Rowbotham M, Harden N, et al. Gabapentin for the treatment of postherpetic neuralgia: a randomized controlled trial. J Am Med Assoc 1998; 280: 1837–1842.

Sindrup SH, Jensen TS. Efficacy of pharmacological treatments of neuropathic pain an update and effect related to mechanism of drug action. Pain 1999; 83: 389–400.

Sommer C (Hrsg). Therapie neuropathischer Schmerzsyndrome. 1. Auflage. Bremen, London, Boston: Uni-Med, 2003.

Schattschneider J, Wasner G, Binder A, Baron R. Sensorische Symptome und Schmerzformen bei neuropathischen Schmerzen – Identifikation beim Patienten, Fragen an die Wissenschaft. Nervenheilkunde 2004; 23: 264–268.

Tronnier V (Hrsg). Neuromodulation bei chronischen Schmerzzuständen. 1. Auflage. Bremen, London, Boston: Uni-Med, 2003.

Wasner G, Baron R. Zentrale Schmerzen – Klinik, Pathophysiologische Konzepte und Therapie. Akt Neurologie 1998; 25: 267–269.

Wessely P. Neuropathische Schmerzen. Berlin, Heidelberg, New York: Springer, 2001.

Wörz R (Hrsg). Differenzierte medikamentöse Schmerztherapie. 2. Auflage. München und Jena: Urban&Fischer, 2001.

Woolf CJ, Mannion RJ. Neuropathic pain: aetiology, symptoms, mechanisms, and management. Lancet 1999; 353: 1959–1964.

Zenz M, Jurna H. Lehrbuch der Schmerztherapie. 2. Auflage. Stuttgart: Wissenschaftliche Verlagsgesellschaft, 2001.

Ziegler A. Behandlung neuropathischer Schmerzen. Nervenheilkunde 2004; 23: 279–286.

31 Tumorschmerztherapie

Mechthilde Burst

31.1 Einleitung

Die immense Bedeutung einer effektiven Schmerztherapie bei Tumorerkrankungen wird anhand folgender Zahlen deutlich: Zurzeit erkrankt jeder Dritte in Deutschland an einem Tumorleiden und jeder Vierte verstirbt daran. Schätzungen zufolge ist zudem mit einer Zunahme der Tumorerkrankungshäufigkeit in den nächsten Jahren zu rechnen. Betrachtet man die Schmerzprävalenz, so zeigt sich, dass ca. 50 % der Patienten im Frühstadium der Tumorerkrankung, ca. 70–80 % im fortgeschrittenen Tumorstadium und immerhin 75–90 % im Terminalstadium an Schmerzen leiden.

Ziele der Tumorschmerztherapie sind die Schmerzreduktion und die Rehabilitation. Der Patient soll befähigt werden, am Alltag wieder aktiv teilnehmen und diesen weitestgehend selbstständig bewältigen zu können. Hierfür stehen verschiedenste Methoden und Verfahren zur Verfügung. Oberste Priorität haben hierbei der Wille des Patienten und dessen Gewinn an Lebensqualität. Die multimodale, interdisziplinäre Therapie muss sich daher oft auf dem schmalen Grat zwischen maximaler Effektivität und kleinstmöglicher Beeinträchtigung des Patienten bewegen. Dadurch sind zwangsläufig regelmäßige Therapieüberprüfungen und ggf. -anpassungen unumgänglich.

31.2 Schmerzarten und -ursachen

Voraussetzung für eine zielgerichtete, effektive Therapie ist die genaue Kenntnis der Schmerzart und -ursachen. Im Rahmen der Tumorschmerztherapie treten nozizeptive Schmerzen mit einer Häufigkeit von 62–83 %, neuropathische Schmerzen in 9–36 % und kombinierte Schmerzarten (mixed pain) in 25–31 % auf. Die Erregung somatischer Nozizeptoren im Bereich von Haut, Bindegewebe, Periost, Skelettmuskeln, Sehnen, Faszien, parietaler Pleura oder Peritoneum führt zu gut lokalisierbaren, belastungsabhängigen Dauerschmerzen verschiedener Qualität. Ein schlecht lokalisierbarer, in der Tiefe gelegener Dauerschmerz tritt durch die Erregung viszeraler Nozizeptoren im Bereich der Eingeweide von Brust-, Bauch- und Retroperitonealraum auf. Die hierdurch hervorgerufenen dumpfen, brennenden, reißenden, kolikoder krampfartigen Schmerzen können mit vegetativen und gastrointestinalen Symptomen einhergehen. Neuropathische Schmerzen im Gefolge von Irritationen und/oder Schädigungen im Bereich des peripheren, zentralen und/oder sympathischen Nervensystems können ganz oder teilweise im Innervationsgebiet eines oder mehrerer Nerven lokalisiert sein. Spontane oder evozierbare Schmerzen, brennende, elektrisierende, ziehende oder kälte- und berührungsempfindliche Dauerschmerzen und/oder paroxysmal einschießende Schmerzen können hinweisend sein. Eine eventuelle neurologische Minus- oder Plussymptomatik in Form von z. B. Paresen, Hyp-/Dysästhesie oder Allodynie muss beachtet werden.

Auch im Rahmen der Tumorschmerztherapie wird zwischen akuten und chronischen Schmerzen unterschieden, da sie unterschiedliche therapeutische Maßnahmen nach sich ziehen.

Akute Schmerzen haben eine sinnvolle Warn-, Schutz- und Heilfunktion. Sie stehen in direktem zeitlichen Zusammenhang mit einem akuten schmerzauslösenden Ereignis, von dessen Ausmaß die Dauer und Intensität der Schmerzen unmittelbar abhängig sind. Das Therapieziel ist die schnellstmögliche Schmerzlinderung. Mittel der Wahl sind schnell wirkende, also nicht retardierte Analgetika. Diese werden bei Bedarf oder patientenkontrolliert, z. B. über verschiedene Pumpensysteme, oral oder parenteral, singulär bzw. als sog. On top Medikation bei einer Basisanalgesie mit retardierten Analgetika verabreicht.

Chronische Schmerzen sind in der zeitbezogenen Definition durch eine ununterbrochene Schmerzdauer von mindestens drei Monaten charakterisiert. Zusätzlich haben chronische Schmerzen die Leit- und Warnfunktion verloren. Sie sind meist multikausal bedingt und werden durch vielerlei perpetuierende Faktoren kompliziert, so dass eine kausale Therapie selten möglich ist. Chronische Schmerzen können selbstständigen Krankheitswert erlangen. Die Therapie ist oft langwierig und aufwändig. Multimodale, interdisziplinäre Therapieansätze sind vonnöten. Mittel der Wahl sind retardierte Analgetika sowie Koanalgetika. Unabdingbar ist auch hier die Bereitstellung von nicht retardierten Analgetika für die Therapie plötzlich auftretender, sog. Durchbruchsschmerzen.

Die Schmerzursachen im Bereich der Tumorerkrankung sind vielfältig. Eine genaue Differenzierung ist für die weitere Therapieplanung obligat.

Tumorbedingte Schmerzen (60–90 %) sind durch den Tumor selbst bzw. dessen Metastasen bedingt, z. B. durch
▸ Infiltration und/oder Kompression von Nervengewebe
▸ Ulzeration von Haut und Schleimhäuten mit und ohne Infektion
▸ Weichteilinfiltration
▸ Infiltration von Hohlorganen
▸ Knochenmetastasen, primäre Knochentumoren
▸ Verlegung von Blut-, Lymphgefäßen, Hohlorganen
▸ erhöhten Hirndruck.

Therapiebedingte Schmerzen (10–25 %) treten im Gefolge der diagnostischen und/oder therapeutischen Maßnahmen auf, z. B. in der Folge von
▸ Operationen (Nervenläsion, Stumpf- und Phantomschmerz, komplexes regionales Schmerzsyndrom [CRPS], Narbenbildung, Muskelverspannung, Ödem)
▸ Bestrahlungen (Strahlenfibrose, Mukositis, Myelopathie, Plexopathie)
▸ Chemotherapien (Polyneuropathie, Stomatitis, orale Mukositis, steroidbedingte Osteonekrose, Paravasat, Entzündung).

Tumorassoziierte Schmerzen (5–20 %) werden nicht durch den Tumor selbst ausgelöst, treten aber häufig im Rahmen der Tumorerkrankung auf, wie z. B.
▸ para- und postinfektiöse Schmerzen (z. B. Zosterneuralgie)
▸ paraneoplastische Symptome (Arthralgien, sekundärer Morbus Raynaud)
▸ Schmerzen als Folge tumorverursachter Gefäßverschlüsse (Thrombosen, Embolien)
▸ myofasziale Schmerzen in Folge statischer Fehlhaltung durch Wirbelkörperosteolysen oder nach Bestrahlung.

Tumorunabhängige Schmerzen (3–10 %). Hierzu zählen alle Schmerzen, die nicht durch die Tumorerkrankung bzw. deren Therapie bedingt sind, wie z. B. Rücken-, Kopf-, Gelenkschmerzen entzündlicher oder degenerativer Genese.

31.3 Schmerzanalyse

Das Schmerzgeschehen im Rahmen der Tumorerkrankung ist i.d.R. multifaktoriell bedingt, so dass eine exakte Diagnostik vor Therapiebeginn, aber auch deren regelmäßige Evaluation im weiteren Verlauf unabdingbar sind.

Vorraussetzungen für eine exakte Diagnose:
▸ **Sichtung der vorhandenen Befunde** (allgemeine und onkologische Anamnese)
▸ **Genaue Schmerzanamnese.** Geklärt werden müssen folgende Fragen:

– Schmerzlokalisation, ggf. Schmerzaus-strahlung (Wo und wohin?)
– Schmerzart (Wie?)
– Schmerzintensität (Wie stark? bzw. konkreter: Wie stark in Ruhe, wie stark bei Bewegung/Belastung? und: Bei welcher Schmerzstärke wären die Schmerzen erträglich?). Hierzu können visuelle oder numerische Schätz-skalen (Range: 0–10 oder 0–100; 0 = kein Schmerz; 10 bzw. 100 = stärkster vorstellbarer Schmerz) herangezogen werden.
– Beginn der Schmerzen (Seit wann?)
– Häufigkeit der Schmerzen (Wann? Wie oft?)
– Beeinflussbarkeit der Schmerzen (Wodurch wird der Schmerz verstärkt, wodurch wird er gelindert?)
– Auswirkungen des Schmerzes (Wie beeinflusst Sie der Schmerz?)
– Effektivität der ggf. schon bestehen-den Medikation einschließlich deren Nebenwirkungen

▶ **Psychosoziale Diagnostik.** Die somati-sche Diagnose muss durch eine psycho-logische Diagnostik unter Berücksichti-gung des psychosozialen Umfeldes des Patienten komplettiert werden. Gerade Tumorkranke befinden sich in einer be-sonderen physischen, psychischen und sozialen Situation, die neben dem kör-perlichen und kognitiven Verfall, oftmals dem Verlust der Autonomie auch die Auseinandersetzung mit der lebensbe-drohlichen Situation bzw. dem nahenden Tod beinhaltet, wodurch die Schmerz-wahrnehmung und -verarbeitung beein-flusst werden kann.

▶ **Komplette neuroorthopädische Unter-suchung**

▶ **Ggf. weiterführende Diagnostik.** Bedür-fen die erhobenen Befunde einer weite-ren Abklärung, so können im Einzelfall radiologische, endoskopische oder La-boruntersuchungen notwendig sein.

31.4 Therapie

Es gibt viele zur Verfügung stehende The-rapiemethoden, die für eine effektive Schmerztherapie im Rahmen einer Tumor-erkrankung im Einzelfall konsequent und sinnvoll miteinander kombiniert werden müssen.

▶ **Tumorreduktive/tumorspezifische The-rapie.** Durch Operation, Chemo-, Strah-len-, Hormon- oder Radioisotopenthera-pie soll im Sinne eines kausalen Thera-pieansatzes eine Aktivitätsminderung, eine Verkleinerung oder eine Beseiti-gung des Tumors selbst bewirkt werden.

▶ **Analgetische Pharmakotherapie** (s. u.)

▶ **Psychologische Unterstützung.** Viele Faktoren können im Sinne einer bio-psy-cho-sozialen Betrachtung des Tumor-schmerzes auslösend oder modulierend auf das Schmerzgeschehen einwirken. Die Tumorpatienten sind extrem belastet sowohl durch die Diagnosestellung als auch im weiteren Krankheitsverlauf im Gefolge von verschiedenen Therapien, bei neu aufgetretenem Tumorprogress bzw. Metastasierung, durch eventuelle tumorbedingte oder -assoziierte Sympto-me sowie durch die Auseinandersetzung mit der eigenen Endlichkeit. Die Auswir-kungen der Tumorerkrankung auf den beruflichen, wirtschaftlichen, familiären und sozialen Bereich können zu latenten oder manifesten Konfliktsituationen führen. Eine stützende, psychoonkologi-sche Betreuung ist deshalb im Einzelfall ein wesentlicher Bestandteil in der Tu-morschmerztherapie.

▶ **Soziale Beratung.** Vielerlei sozialmedizi-nische Fragen werden mit der Diagnose-stellung der Tumorerkrankung aufge-worfen. Es muss z. B. abgeklärt sein, ob der Patient weiterhin im häuslichen Be-reich gepflegt werden kann, welche Res-sourcen das soziale Umfeld hat und ob es überhaupt bereit ist, die Pflege des Pa-tienten zu übernehmen. Pflegehilfsmittel und die Eingruppierung in die Pflegestu-fen müssen ggf. beantragt werden. Sind diese Fragen ungeklärt, kann dies zu starken Ängsten beim Patienten und damit zu Schmerzverstärkung führen.

▶ **Spiritueller Beistand.** Bei keiner anderen Diagnose wird die Frage nach dem „Warum", dem Sinn des Lebens, dem „Danach" so häufig gestellt. Viele Patienten können in dieser Situation durch den spirituellen Beistand eine wesentliche Unterstützung erfahren.

▶ **Physikalische Therapie.** Krankengymnastik und Physiotherapie stellen einen weiteren Bestandteil in der Tumorschmerztherapie dar. Die gezielten, der jeweiligen Situation des Patienten angepassten therapeutischen Maßnahmen können unterstützend im Sinne einer Schmerzreduktion und damit Einsparung von Analgetika wirken.

▶ **Optimale Pflege.** Der Stellenwert einer optimalen Pflege kann nicht stark genug betont werden. Der professionelle Umgang mit Lagerungstechniken, Wundversorgung, Flüssigkeits- und Nahrungssubstitution, aber auch die allgemeine Pflege eingebettet in einer liebevollen Zuwendung sind unschätzbare Pfeiler einer effektiven Tumorschmerztherapie.

Der Schwerpunkt dieses Artikels ist die medikamentöse Schmerztherapie, wohl wissend, dass sie nur ein Baustein eines multimodalen Therapiekonzeptes darstellt. Zur Vertiefung der übrigen Themengebiete sei auf die entsprechende Fachliteratur verwiesen.

31.4.1 Analgetische Pharmakotherapie

In der medikamentösen Therapie chronischer Schmerzen, aber gerade in der Tumorschmerztherapie gilt es einige Grundregeln zu beachten.

Bevorzugung der oralen Medikation. Die orale Applikationsform sollte bevorzugt werden, um die Unabhängigkeit des Patienten weitgehend zu erhalten. Für Patienten mit Schluckstörungen stellt die transdermale Opioidapplikation eine günstige Therapiealternative dar. Die sublinguale, rektale oder invasive Verabreichung von Analgetika ist besonderen Indikationen vorbehalten.

Regelmäßige Einnahme nach festem Zeitschema. Die Medikamente werden konsequent nach festem Zeitplan und entsprechend ihrer Wirkdauer im Sinne der Antizipation dosiert, wodurch relativ konstante Plasmaspiegel erreicht werden sollen. Hierbei ist Retardpräparaten der Vorzug zu geben.

Festgelegte individuelle Dosierung. Neben der regelmäßigen, zeitkontingenten Medikamentengabe ist die Festlegung der Bedarfsmedikation bei jeder Schmerztherapieplanung obligat, um so auf Schmerzspitzen ohne Zeitverlust reagieren und die individuell notwendige Medikamentendosierung titrieren zu können. Als Bedarfsmedikation sind schnell wirksame Medikamente bzw. Applikationsformen einzusetzen.

Kontrollierte Dosisanpassung. Regelmäßige, in kritischen Phasen engmaschige Therapiekontrollen und -anpassungen müssen durchgeführt werden, um eine effektive Schmerztherapie gewährleisten zu können.

Medikation nach dem WHO-Stufenschema. Mit dem Stufenschema der WHO ist eine erste Orientierungshilfe für die Tumorschmerztherapie gegeben (Abb. 1). Im Einzelfall kann es aber Ursache für eine unzureichende analgetische Therapie sein, wenn es zwar strikt nach den Empfehlungen und abgestuft, aber unreflektiert und nicht gemessen an der individuellen Schmerzstärke bzw. der bestehenden Schmerzart umgesetzt wird. Gerade in der Tumorschmerztherapie ist oftmals bei starken bis stärksten Schmerzen ein sofortiger Therapiebeginn mit Opioiden der Stufe II oder III vonnöten. Gegebenenfalls sollen und müssen auf jeder Stufe des WHO-Schemas adjuvante Therapieverfahren (z. B. Koanalgetika, Medikamente zur Symptomkontrolle, nicht medikamentöse Verfahren) eingesetzt werden.

Problematisch erscheint auch, dass Studiendaten bei akuten Schmerzsyndromen oft auf chronische Tumorschmerzen über-

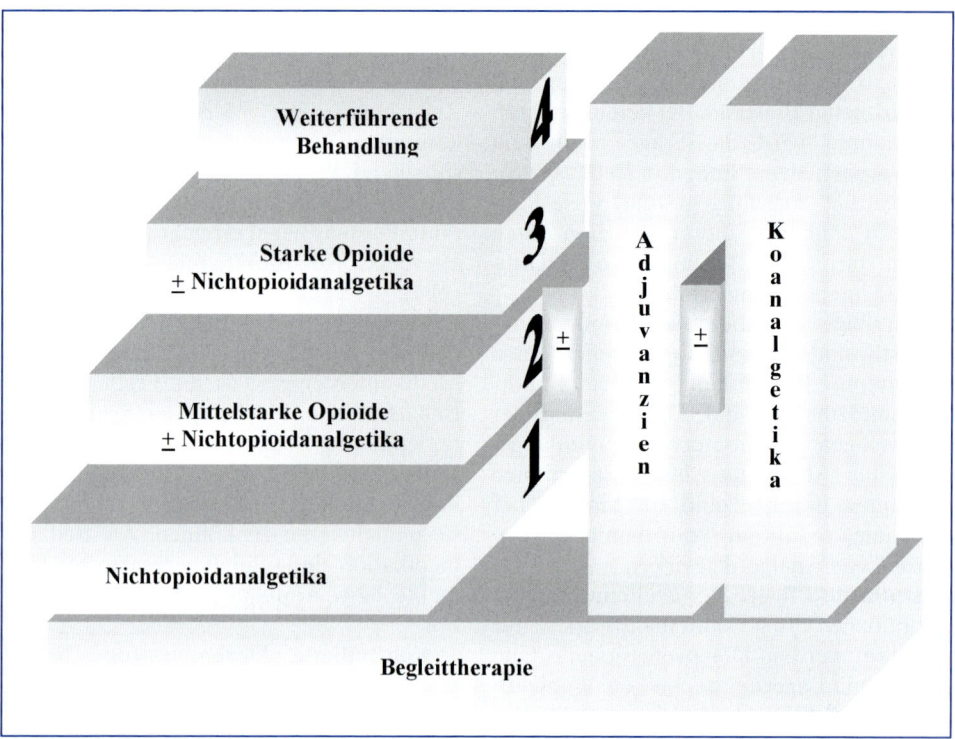

Abb. 1: WHO-Stufenschema (modifiziert).

tragen werden, ohne dass mögliche Unterschiede bei den Umrechnungsfaktoren oder in der Bewertung von Restschmerz und Nebenwirkungen berücksichtigt werden.

► **Nichtopioide** (siehe auch Kapitel 7: Nichtopioidanalgetika). Bei der Therapieplanung müssen die entsprechenden Halbwertszeiten und die jeweils erforderlichen Einzel- und Tageshöchstdosierungen berücksichtigt werden. Eine Kombination verschiedener NSAR (nichtsteroidale Antirheumatika) ist nicht sinnvoll, da sich außer einer Toxizitätssteigerung mit Zunahme der Nebenwirkungsrate keine additive analgetische Wirkung ergibt. Des Weiteren ist die antipyretische Wirkung aller Substanzen zu beachten. An möglichen Nebenwirkungen sind gastrointestinale funktionelle Störungen, aber auch leichtere bis lebensbedrohliche Blutungen, pseudo-

allergische Reaktionen, Natrium- und Wasserretention, Nieren- und Leberschädigung sowie das Reye-Syndrom bei Kindern nach der Einnahme von Azetylsalizylsäure zu benennen. Für den Einsatz der selektiven Cox-2-Inhibitoren bestehen die gleichen Indikationen wie für die unselektiven NSAID. Umfangreichen Studien zufolge haben die Cox-2-Hemmer ein gastrointestinales Nebenwirkungsprofil, das dem der Plazebos entspricht. Das renale Risiko ist vorläufig nicht sicher abschätzbar. Ebenso sollte die langfristige Einnahme aber vor dem Hintergrund der Diskussion der kardiovaskulären Komplikationen kritisch abgewogen werden (Tab. 1).

► **Opioide** (siehe auch Kapitel 8: Opioide). Gerade in der Tumorschmerztherapie bietet die Opioidtherapie vielerlei Vorteile. Neben fehlender Organtoxizität

Tab. 1: Nichtopioide (Auswahl).

Medikament	Diclofenac	Metamizol	Paracetamol	Flupirtin
Einzeldosis [mg]				
– oral	50–75	500–1000	500–1000	100–(200)
– i.v.	–	500–1000	1000	
– Supp.	50–100	–	500–1000	
Max. Tagesdosis [mg]	150	6000	6000	600
Wirkungszeit [h]	6–8–(12)	4–6	4–6	8–10
Nebenwirkungen	Gastrointestinale Komplikationen, Hautreaktionen, Thrombozyten-aggregations-hemmung, Blutbildverände-rungen, Natrium- und Wasserretention, Nierenfunktions-störung	Agranulozytose, Leukopenie, allerg. Reaktionen; bei i.v.-Gabe starker Blutdruck-abfall	Cave: bei Leber-werterhöhung; bei Überdosierung: letale Komplika-tionen	Sedierende Nebenwirkung
Wirkung				
– Analgetisch	++	+++	+	++
– Antipyretisch	+	+++	+(+)	–
– Antiphlogistisch	+++	–	–	–
– Spasmolytisch	–	+	–	–
– Muskelrelaxierend	–	–	–	++

und mannigfaltigen Verabreichungsformen sind Opioide sehr gut mit weiteren Medikamenten kombinierbar. Ein Suchtpotenzial besteht nur in Abhängigkeit von der Galenik, nicht vom eigentlichen Wirkstoff, so dass für die Basismedikation oralen Retardpräparaten der Vorzug gegeben werden sollte. Opioidtypische Nebenwirkungen wie Übelkeit, Erbrechen, Obstipation, Sedierung, Konzentrationsstörung, Juckreiz, etc. sind zu beachten und – gegebenenfalls auch prophylaktisch – zu behandeln.

Opioide der WHO-Stufe II sind potente Analgetika, die sich in Abhängigkeit von der Schmerzstärke besonders beim opioidnaiven Patienten zur Ersteinstellung einer Opioidtherapie eignen. Neben Retardpräparaten sind auch kurz wirkende Appli-kationsformen erhältlich. Die schwachen Opioide unterliegen nicht der BTM-Pflicht, weshalb sie allgemein eine große Akzeptanz erfahren. Nachteilig ist der bekannte Ceiling-Effekt mit Dosisobergrenzen, so dass sie bei starken bis stärksten Schmerzen ungenügend analgetisch wirksam sein können. Zusätzlich sind gerade bei Tramadol neuroexzitatorische Nebeneffekte möglich (Tab. 2).

Der Einsatz von Opioiden der WHO-Stufe III ist unerlässlich bei starken bis stärksten Schmerzen. Sie haben nahezu unbegrenzten Dosierungsspielraum. Dosislimitierend können opioidtypische Nebenwirkungen wie Übelkeit, Erbrechen, Obstipation, Sedierung (i.d.R. initial), Konzentrationsstörungen, Verwirrung, Juckreiz etc. sein. Die Retardpräparate wie auch die

Tab. 2: Opioide der WHO-Stufe II (Auswahl).

Opioid	Einzeldosis [mg]	Zeitintervall [h]	Ceiling dosis [mg/d]	Nebenwirkungen
Codein	30–100	4	300	Obstipation!
Dihydrocodein	40–80	8–12	240	Obstipation, Übelkeit
Tramadol	50–200	2–4 nicht retardiert 8–12 retardiert	600–800	Übelkeit, Erbrechen, Schwitzen, neuroexzitatorische Nebenwirkungen
Tilidin	50–200	2–4 nicht retardiert 8–12 retardiert	600–800	Übelkeit, Erbrechen, Schwindel

nicht retardierten, kurz wirkenden Zubereitungen sind in verschiedenen Applikationsformen erhältlich. Die BTM-Pflicht sowie der noch immer weithin verbreitete Morphinmythos wirken sich nachteilig auf den Einsatz der starken Opioide aus (Tab. 3 und 4).

Bedarfs-/Dauermedikation. Die Dosis der Bedarfsmedikation wird nach der Opioiddosis/24 h berechnet, während die der Dauermedikationsdosis von der Schmerzstärke abhängig ist.

Anhaltspunkt für die Dosierung der Bedarfsmedikation:

Tab. 3: Retardierte Opioide der WHO-Stufe III (Auswahl)

Retardierte Opioide	Darreichungsgrößen	Wirkungsdauer [h]	Nebenwirkungen
Morphin	10/20/30/60/100/200 mg	8–12	Obstipation,
Oxycodon	5/10/20/40/80 mg	(8)–12	Übelkeit,
Hydromorphon	4/8/12/24 mg	(8)–12	Erbrechen,
Fentanyl TTS	12/25/50/75/100 µg/h	(48)–72	initial Müdigkeit
Buprenorphin	0,2/0,4 mg	6–8–12	
Buprenorphin TTS	35/52,5/75 µg/h	(48)–72	
Levomethadon	Tropfen	8–12–16–24	

Tab. 4: Nicht retardierte Opioide der WHO-Stufe III (Auswahl).

Nicht retardierte Opioide	Handelsname (z. B.)	Max. Wirkdauer [h]
Morphin		
► Tropfen	Morphin® 0,5/2 %	
► Tabletten	Sevredol® 10/20 mg	4
► Brausetabletten	PAINBREAK® 20 mg	
► Suppositorien	MSR-Supp® 10/20/30 mg	
► Ampullen	MSI® 10/20/100/200 mg	
Hydromorphon	Palladon® 1,3 bzw. 2,6 mg	4
Fentanyl transmukös	Actiq® Lutschtablette 200/400/800/1200/1600 µg	1–2
Buprenorphin	Temgesic® 0,2/0,4 mg	6–8–12

► Bei der oralen oder transdermalen Opioidapplikation:
Bedarfsmedikation oral
= 1/6 der gesamten Opioidtagesdosis

► Bei der s.c.- oder i.v.-Opioiddauerinfusion:
Bedarfsmedikation i.v./s.c.
= 1 (–2) volle Stundendosierungen

Prophylaxe und Therapie von Nebenwirkungen durch Adjuvanzien. Siehe folgender Abschnitt zum Thema Symptomkontrolle.

Konsequenter Einsatz von Koanalgetika. Koanalgetika sind keine Schmerzmittel im engeren Sinne. Durch ihren gezielten Einsatz soll eine additive, analgetische Wirkung erreicht und ggf. eine verbesserte Analgesie bzw. eine Dosisreduktion der bislang eingesetzten Analgetika (und damit eine Abnahme der dosiskorrelierten Nebenwirkungsrate) ermöglicht werden. Hierzu werden verschiedenste Medikamente in Abhängigkeit von der zugrunde liegenden Schmerzart bzw. dem erwünschten Effekt eingesetzt (Tab. 5).

Tab. 5: Koanalgetika (Auswahl).

Wirkstoff	Indikation/Wirkung	Dosierung/Hinweise
Kortikosteroide	– Hirndruck – Antiödematös – Antiphlogistisch – Roborierend und appetitsteigernd – Stimmungsaufhellend	Dosierung abhängig von der zugrunde liegenden Indikation Dexamethason: 2–32 mg/die
Trizyklische Antidepressiva	– Neuropathische Schmerzen – Schmerzdistanzierend – Stimmungsaufhellend – Meist sedierend	Amitriptylin: 10–25 mg/die Doxepin: 5–10 mg/die Clomipramin: 10–25 mg/die
Antikonvulsiva	Neuropathische Schmerzen mit attackenförmiger Verstärkung	Langsame Dosistitration! Cave: sedierende Nebenwirkung Carbamazepin ab 100 mg/die Gabapentin ab 300 mg/die Pregabalin ab 100 mg/die
Neuroleptika	– Antiemetisch – Sedierend – Anxiolytisch – Gering analgetisch	Dosierung abhängig vom gewünschten Effekt Haloperidol 0,5–3 mg Levopromazin 10–50 mg
Bisphosphonate	– Knochenmetastasen bzw. Tumorosteopathie; – Mittel der Wahl bei Hyperkalzämie	Orale und parenterale Therapie möglich
Alpha-2-Agonisten	– Als Adjuvans bei rückenmarksnahen Applikationen (bislang keine Zulassung); – Zur Dämpfung vegetativer und erregender Symptome bei Opioidentzug	Epidurale Dosis: Clonidin 0,15–0,3 mg, ggf. anschl. Infusion von 0,02–0,04mg/h
Kalzitonin	– Neuropathische und ossäre Schmerzen	Dosierung abhängig von der Indikation und den Applikationsformen

Einsatz von nicht medikamentösen Verfahren

▶ Physikalische Therapie
▶ Die transkutane elektrische Nervenstimulation (TENS) ist besonders bei lokalisierten Muskelverspannungen als praktisch nebenwirkungsfreies Therapieverfahren eine Option.
▶ Akupunktur kann zur Mitbehandlung von Begleitsymptomen wie Übelkeit, Schlafstörung, Singultus etc., aber auch bei verschiedenen Schmerzen (Kopfschmerzen, myofasziell bedingten Schmerzen etc.) eingesetzt werden.

31.4.2 Opioidwechsel

Vielerlei Faktoren können im Verlauf einer Tumorerkrankung einen Opioidwechsel oder den Wechsel der Opioidapplikationsform notwendig machen. Beispiele hierfür sind das Auftreten von schwer therapierbaren Nebenwirkungen unter der Chemo-, Radio- und/oder Opioidtherapie (anhaltendes Erbrechen, Obstipation, Diarrhö, psychomimetische Nebenwirkungen, etc.), Dysphagien, Subileus-/Ileussymptomatik, Wirkungsveränderungen unter Opioidtherapie oder Bewusstseinstrübung. Sind die kausalen Therapieansätze ausgeschöpft, so muss das therapeutische Vorgehen situativ und individuell angepasst bzw. verändert werden. Abhängig von der Ausgangssituation ist zunächst ein Opioidwechsel oder ggf. der Wechsel zur transdermalen, sublingualen und/oder rektalen Medikamentenapplikation zu diskutieren. Hierfür stehen Äquivalenzdosierungstabellen zur Verfügung (Tab. 6).

Tab. 6: Äquivalenzdosierung

Morphin: Oxycodon	2 : 1
Morphin: Hydromorphon	7,5 : 1
Morphin : Tramadol	1 : 10
Morphin : Tilidin	1 : 10

Ist der Wechsel auf eine transdermale Opioidapplikation notwendig, so müssen dem Patienten besonders in den ersten 12 bis 24 Stunden zusätzliche Opioidgaben ermöglicht werden. Ursächlich liegt diesem Vorgehen die relativ lange Anflutzeit der transdermalen Systeme bis zum Erreichen eines adäquaten Plasmaspiegels zugrunde (Tab. 7).

31.4.3 Invasive Tumorschmerztherapie

Ein invasives Behandlungsregime ist bei Tumorpatienten nur selten notwendig (ca. 3 %), kann aber situativ, z. T. auch nur vorübergehend notwendig werden.

Parenterale Medikamentenapplikation, subkutan/intravenös. Sowohl bei der subkutanen als auch bei der intravenösen (via Venenkatheter oder Port) Medikamentenapplikation ist eine Bolusinjektion oder kontinuierliche Gabe (ggf. mit PCA-Modus kombiniert) via externer Pumpe möglich.

Rückenmarksnahe Applikation, peridural/intrathekal. Die Medikamentenapplikation kann über einen nach außen geleiteten Katheter in Form von Single Shot oder als kontinuierliche Gabe (via externer Pumpe ggf. mit PCA-Modus kombiniert) durchgeführt werden. Möglich ist aber auch ein implantierter Katheter, der dann üblicherweise mit einem Port oder einer implantierten Pumpe konnektiert ist. Bei der intrathekalen Medikamentenapplikation wird aufgrund des Infektionsrisikos die kontinuierliche Gabe über implantierte Pumpen bevorzugt (Tab. 8).

Therapeutische Lokalanästhesie, Blockade peripherer Nerven bzw. sympathischer Ganglien. Diese Blockadetechniken können im Rahmen des multimodalen Therapiekonzeptes ein sinnvolles Adjuvanz darstellen. Sind hiermit nur kurzfristige Wirkungen zu erzielen, so überwiegen die Nachteile wie Invasivität und Abhängigkeit des Patienten vom Therapeuten. Strenge Indikationsstellung und kritische Evaluation des Therapieeffekts mit konsekutiv abgestimmter Therapieanpassung sind somit unbedingte Voraussetzung. Indikationen:

Tab. 7: Äquivalenzdosierung beim Wechsel auf ein transdermales Opioid.

Fentanyl TTS Pflastergröße [cm²]	Durogesic® SMAT [µg/h]	Orales Morphin [mg/24 h]
5,25	12	bis 45
10	25	0–90
20	50	91–150
30	75	151–210
40	100	211–270
Buprenorphin TTS Pflastergröße [cm²]	Transtec® [µg/h]	Orales Morphin [mg/24 h]
25	35	30–60
37,5	52,5	90
50	70	120

Tab. 8: Äquivalenzdosierungen bei verschiedener Applikationsform (aus [21]).

Applikations- form	Morphin
Oral	30 mg
Subkutan	15 mg ⇒ 50 % der oralen Dosis
Intravenös	10 mg ⇒ 1/3 der oralen Dosis
Peridural	1–3 mg ⇒ 10–30 % der parentalen Dosis
Intrathekal	0,1–0,3 mg ⇒ 10 % der epiduralen Dosis

▶ Infiltrationen zur Behandlung von schmerzhaften Muskelverspannungen
▶ Stellatumblockaden oder lumbale Sympathikusblockaden bei Lymphabflussstörungen oder sympathisch unterhaltenem Schmerz
▶ Ganglionäre lokale Opioidapplikation (GLOA) bei Gesichtsschmerzen
▶ Testblockaden vor chemischer Neurolyse bzw. Kryoanalgesie

Kryoanalgesie. Sie wird heute nur noch selten angewendet. Es handelt sich um eine reversible, aber wiederholbare Leitungs-anästhesie mit begrenzter Wirkdauer. Als Indikation gilt der neuropathische Schmerz im Bereich oberflächlich liegender peripherer Nerven (z. B. Interkostalnerven bei Rippenmetastasen).

Neurodestruktive Verfahren. Die Bedeutung der neurodestruktiven Verfahren in der Schmerztherapie ist durch die ständige Optimierung der oralen Schmerztherapie, der zur Verfügung stehenden unterschiedlichen Applikationsformen sowie durch die Einbeziehung kausaler Therapiekonzepte deutlich rückläufig. Selbst in der Behandlung von Tumorpatienten werden sie meist nur noch als Ultima-Ratio-Therapien eingesetzt. Eine Ausnahme ist die chemische Neurolyse des Plexus coeliacus. Sie kann bei tumorbedingten viszeralen Oberbauchschmerzen indiziert sein. Oftmals wird jedoch je nach Tumorausdehnung nur eine – aufgrund der Nebenwirkungen durchaus wünschenswerte – Reduktion der Analgetikadosis erreicht.

31.5 Symptomkontrolle

In der Tumorschmerztherapie sind Patienten, Angehörige und das behandelnde Team häufig neben dem Schmerzgeschehen mit vielerlei Symptomen wie Übelkeit/Erbrechen, Obstipation, Atemnot und Husten, Verwirrung etc. konfrontiert. Diese Symptome müssen sehr ernst genommen werden, da sie zu großen Ängsten und Unsicherheiten bei allen Beteiligten und nicht zuletzt zu einer immensen Einschränkung der Lebensqualität beim Patienten führen können. Wichtig ist ein aufklärendes Gespräch, das sinnvoller Weise vor Auftreten der ersten Symptome geführt werden sollte und in dem mögliche – auch prophylaktische – Therapieansätze wie z. B. Adjuvanzien und supportive Maßnahmen, angesprochen werden.

Voraussetzung für eine effektive Therapie ist eine vom Stadium der zugrunde liegenden Erkrankung abhängige adäquate Diagnostik, um tumor-, therapiebedingte, aber auch tumorassoziierte und tumorunabhängige Faktoren verifizieren und gegebenenfalls kausal therapieren zu können. Des Weiteren ist es notwendig, koinzidente oder primär ursächliche psychosoziale Faktoren abzuklären, um sie bei der Therapieplanung unbedingt mit zu berücksichtigen.

Nur durch ein individuelles, auf die Bedürfnisse des einzelnen Patienten zugeschnittenes, multimodales, interdisziplinäres Therapiekonzept können die i.d.R. multifaktoriell bedingten Symptome adäquat therapiert werden. Ziel muss die Wiederherstellung bzw. Wahrung der Lebensqualität des Patienten sein, wobei die Autonomie und der Wille des Patienten unbedingt zu respektieren sind. Regelmäßige Evaluation und ggf. Anpassung der Therapie sind weitere notwendige Voraussetzungen für eine effektive Therapie.

31.5.1 Gastrointestinale Symptome

31.5.1.1 Mukositis

Die Mukositis stellt ein sehr häufiges Symptom bei der Behandlung von Tumorpatienten dar. Neben Schmerzen, Mundtrockenheit und -geruch klagen die Patienten oft über Geschmacksveränderungen und ein Gefühl der „dicken" Zunge sowie über ein schweres Krankheitsgefühl. Die Patienten erleben eine sehr starke Einschränkung der Lebensqualität, da die Nahrungs- und Flüssigkeitsaufnahme, zum Teil aber auch das Sprechen erschwert oder nicht mehr möglich ist. Komplizierend können unzureichende Nahrungsaufnahme, Zunahme der Kachexie, Superinfektionen, Sepsis, Schleimhautblutungen, etc. hinzutreten.

Die Ursachen sind vielfältig:

▶ **Radio- und Chemotherapie.** Die Mukositis kann unter einer Chemotherapie sowohl als sog. Frühreaktion fünf bis sieben Tage nach Therapiebeginn als auch als Folge einer Neutropenie zu einem späteren Zeitpunkt (zwischen dem 10. und 21. Behandlungstag) auftreten. Wird der Kopf-Hals-Bereich bestrahlt, so ist die Mukositis auch ein Frühsymptom, d. h. sie findet sich innerhalb weniger Tage nach Bestrahlungsbeginn. Die Latenzzeit zwischen der Radiatio anderer Körperregionen und dem Auftreten von Mukositis wird mit drei bis fünf Wochen nach Bestrahlungsende angegeben.

▶ **Infektionen.** Sowohl Pilzinfektionen (Candida, Aspergillus etc.) als auch bakterielle (hpts. gramnegative Bakterien) und virale (Herpes simplex, Zytomegalie, Varizellen etc.) Infektionen können eine Mukositis verursachen und bedürfen dann der spezifischen Therapie.

▶ **Pharmaka.** Hier müssen neben den genannten Chemotherapeutika Kortikosteroide und Antibiotika genannt werden.

▶ **Mangelernährung.** Vitamin- und Eiweißmangel, aber auch die Tumoranämie selbst können ursächlich an einer Mukositis beteiligt sein.

Ziel der Therapie ist neben der Symptomlinderung und einer suffizienten Analgesie die Minderung der Verletzungsgefahr der Schleimhaut und die Infektionsprophylaxe. An erster Stelle steht die kausale Therapie. Behandelt wird je nach Schweregrad der Erkrankung nur topisch (Sprays und Gels, Mundspüllösungen und Suspensionen) bzw. in Kombination mit einer systemischen, parenteralen Medikamentengabe.

Topisch werden Lokalanästhetika, topisch und systemisch Antimykotika, Antibiotika bzw. Virustatika eingesetzt. Um eine ausreichende Schmerzlinderung zu erreichen, ist meist eine parenterale Analgesie, in der Regel mit Opioiden der WHO-Stufe III unumgänglich.

31.5.1.2 Übelkeit und Erbrechen

Übelkeit/Erbrechen ist eines der am häufigsten auftretenden Begleitsymptome in der Tumorschmerztherapie. Patienten mit fortgeschrittenem Tumorleiden leiden in 40–70 % darunter. Im Rahmen einer Opioidtherapie ist initial mit einer Häufigkeit von 20–30 % zu rechnen, wobei eine Toleranzentwicklung nach 8–10 Tagen auftritt. Eine antiemetische Prophylaxe bei Beginn einer Opioidtherapie ist somit von unschätzbarem Wert.

Vielerlei Faktoren müssen bei der Genese und bei der späteren Therapie von Übelkeit und Erbrechen berücksichtigt werden:

Gastrointestinale Ursachen (54 %)

- ▶ Ösophagus: Soor, Ulzeration, Obstruktion, Spasmus
- ▶ Gastrale Irritation: Entzündung, Ulkus, Tumor, Medikamente, Alkohol, Blut
- ▶ Gastrale Stauung: Lebermetastasen, Primärtumor, Aszites, exzessive Nahrungsaufnahme
- ▶ Obstipation
- ▶ Ileus/gastrointestinale Obstruktion

Chemische Ursachen (32 %)

- ▶ Metabolische Veränderungen, Toxine: Medikamente, Hyperkalzämie, Hyponatriämie, Urämie, Infektionen, Tumortoxine, großflächige Radiatio des Gastrointestinaltrakts

Zentrale Ursachen (2 %)

- ▶ ZNS-Veränderungen: erhöhter intrakranieller Druck durch Primärtumor, Metastasen, bakterielle, virale, karzinomatös bedingte Meningitis, vestibuläre Veränderungen durch Tumor oder Metastasen

Andere Ursachen (12 %)

- ▶ Angst, Depression, Stress
- ▶ Schmerz
- ▶ Husten
- ▶ Antizipatorisches Erbrechen

Pathophysiologisch betrachtet wird das Symptom Übelkeit und Erbrechen über unterschiedliche Rezeptoren in verschiedenen anatomischen Arealen (Chemorezeptortriggerzone, Brechzentrum sowie über den N. vagus) vermittelt.

Anamnese, körperliche Untersuchung, ggf. Laboruntersuchungen und – falls notwendig – bildgebende Verfahren sind unentbehrliche Voraussetzungen für eine suffiziente, wenn möglich kausale Therapie. Sind diese Therapieansätze ausgeschöpft, so können initial oder begleitend zur antiemetischen Therapie folgende allgemeine Maßnahmen sehr hilfreich sein: kritische Überprüfung der aktuellen Medikation, Beseitigung von unangenehmem Geruch durch exulzerierende Tumore oder Dekubiti, Schaffung einer ruhigen Umgebung, Angebot von „Wunschmahlzeiten" in kleinen Portionen.

Bei der medikamentösen Therapie wird das primär gewählte Antiemetikum nach festem Zeitschema, z.T. initial rektal oder parenteral, gegeben. Eine zusätzliche antiemetische Bedarfsmedikation ist vorzuhalten. Engmaschige Therapiekontrollen und ggf. -modifikationen (ggf. feste Kombination von mehreren Antiemetika) sind unumgänglich (Tab. 9).

31.5.1.3 Obstipation

Ca. 50 % der Patienten im fortgeschrittenen Stadium der Tumorerkrankung sind von Obstipation betroffen. Unter einer Morphintherapie ist in 95 % der Fälle mit einer Obstipation zu rechnen, wobei keine Toleranzentwicklung im Verlauf der Morphintherapie auftritt, d.h. die Patienten bleiben auf eine lebenslange, konsequente adjuvante Therapie angewiesen.

Die klinischen Symptome sind mannigfaltig und reichen vom abdominellen Un-

Tab. 9: Antiemetika (Auswahl)

Substanzgruppe	Substanz (Beispiel)	Einzeldosis	Wirk-dauer	Wirk-ort	Hinweise
Antihistaminika	Dimenhydrinat (Vomex A®)	100–200 mg	8 h	B, C	Aufhebung der prokinetischen Wirkung von Metoclopramid und anderen Neuroleptika
Neuroleptika	Butyrophenon (Haldol®)	0,3–0,5–1 mg	8–12 h	C	Starke zentralnervöse Nebenwirkungen
Anticholinergika	Scopolamin (Scopoderm TTS®)	1 Pflaster = 1,5 mg	3 (–4) Tage	B	Obstipationsneigung erhöht
Prokinetika	Metoclopramid (Paspertin®, MCP®)	10 mg	4–5 h	G, C	
5-HT-3-Antagonist	Ondansetron (Zofran®)	4–8 mg	8–12 h	B	Hauptsächlich bei chemotherapie-induzierter Nausea; Obstipationsneigung erhöht
Glukokortikoide	Dexamethason (Dexamethason®)	4–8 mg	6–24 h	B	
Cannabinoide	Tetrahydrocannabinol (Dronabinol®)	Einschleichende, individuelle Dosierung	8–12 h	ZNS	Betäubungsmittelrezept notwendig

B: Brechzentrum   C: Chemorezeptortriggerzone   G: Gastrointestinaltrakt

wohlsein, Völlegefühl, kolikartigen Schmerzen, Tenesmen, Übelkeit/Erbrechen, Foetor ex ore und Sensibilitätsstörungen im Analbereich bis zum Nachlassen des Stuhldrangs. Komplizierend kann eine Überlaufdiarrhö durch impaktierte Stuhlmassen, Gewichtsabnahme, Ileussymptomatik, Darmperforation oder Harnverhalt auftreten.

Obstipation ist wie die anderen Symptome meist multifaktoriell bedingt. Durch eine ausführliche Anamnese, eine exakte, körperliche Untersuchung (immer! inklusive der rektalen Untersuchung) und – ggf. und nur in Abhängigkeit des Erkrankungsstadiums und des Allgemeinzustandes des Patienten – apparative Untersuchungen können die Ursachen der Obstipation diagnostiziert werden:

▶ Zunehmende Immobilität/Inaktivität des Patienten im Verlauf der Erkrankung
▶ Eingeschränkte Nahrungs-, Flüssigkeits- und Ballaststoffzufuhr
▶ Intraabdominelles Tumorwachstum, Verletzung des Nervensystems, Strahlenfibrose
▶ Elekrolytstörungen wie Hypokaliämie, Hyperkalzämie
▶ Endokrine Dysfunktion, z.B. Hypothyreose
▶ Divertikulose, Analfissuren, Hämorrhoiden
▶ Nebenwirkungen der verschiedenen Medikamente, z.B. Antidepressiva, anticholinerg wirkende Substanzen, Opioide, Sedativa, Antihypertensiva, längerer Laxanzienabusus etc.
▶ Depression, psychogener Stuhlverhalt

Als Ursache der opioidbedingten Obstipation wird die Bindung der Opioide an spezifische Rezeptoren im Plexus myentericus mit konsekutiv verminderter Freisetzung von Azetylcholin, die unkoordinierte Tonuserhöhung einzelner Darmabschnitte, der Ileozökalklappe und des Analsphinkters sowie der Ausfall der großen migrierenden Kontraktilitätskomplexe diskutiert. Hierdurch wird die propulsive Motorik gehemmt und eine Eindickung der Fäzes durch Wasserentzug bewirkt.

Therapie

An erster Stelle der zielgerichteten, abgestuften Obstipationstherapie steht neben einem aufklärenden Gespräch die kausale Therapie. Des Weiteren sind verschiedene Basismaßnahmen zu diskutieren wie z.B. Erhöhung der täglichen Trinkmenge auf ca. 1,5 bis 2 l/die, Toilettentraining, diätetische Maßnahmen, d.h. Umstellung auf ballaststoffreiche Ernährung (ca. 30 g Ballaststoffe/die), Intensivierung der körperlichen Aktivität und Kolonmassage. Diese Basismaßnahmen dürfen allerdings nicht unkritisch und allgemeingültig empfohlen werden, da sie je nach Stadium der Tumorerkrankung, der begleitenden Symptomatik und individueller Vorlieben nicht möglich, nicht sinnvoll oder gar risikoträchtig sein können. Außerdem sollte bei der Auswahl eines Opioids bedacht werden, dass alternativ zum Morphin semisynthetische Opioide wie Hydromorphon, Oxycodon und Fentanyl in der Regel mit wenig obstipierenden Nebenwirkungen behaftet und differenzialtherapeutisch zu bevorzugen sind, wenn eine tumor- oder therapiebedingte Obstipation zu befürchten oder bereits eingetreten ist.

Tab. 10: Aufweichende Laxanzien

Hauptwirkstoff (Handelsname)	Applikation	Dosierung	Wirkungseintritt	Nebenwirkungen/ Hinweise
Ballast- und Quellstoffe				
Flohsamenschalen (Agiolax®)	Oral	20–30 g	Initial 24–72 h, dann 8–24 h	– Flatulenz – Völlegefühl – mechanische Obstruktion
Weizenkleie, Leinsamen	Oral	50–100 g		
Osmotisch wirksame Laxanzien				
Lactulose (Bifiteral®)	Oral	10–30 ml	8–10 h	Blähungen, Völlegefühl
Natriumsulfat (Glaubersalz)	Oral	10–20 g	2–4 h	Cave: Überwässerung, Natriumretention
Sorbit (Microklist®)	Rektal	1 Klistier	15–60 min	
Polyethylenglykol (Movicol®)	Oral	1–3 × 1 Btl.	Initial: 48–72 h, dann: 8–24 h	Abdominelles Unwohlsein
Gleitmittel				
Paraffin (Obstinol®)	Oral	10–30 ml	8–12 h	Geschmacksempfinden herabgesetzt, Cave: Aspiration
Docusat-Na (Norgalax®)	Oral	50–100 mg	12–48 h	

Tab. 11: Antiresorptiv und sekretagog wirkende Laxanzien

Hauptwirkstoff (Handelsname)	Applikation	Dosierung	Wirkungseintritt	Nebenwirkungen/ Hinweise
Stimulierende Laxanzien				
Senna (Liquidepur®)	Oral	2–4 Drg. 5–20 ml	8–12 h 8–12 h	Melanosis coli, limitierte Einnahme: max. 1–2 Wochen
Bisacodyl (Dulcolax®)	Oral Rektal	10 mg 1–2 Supp.	8–12 h 15–60 min	
Natriumpicosulfat (Laxoberal®)	Oral	10–40 Tr.	5–8 h	
Rizinusöl (Laxopol®)	Oral	3–5 Kaps.		Nur bei spez. Indikationen
Phenolphthalein (früher: Agarol®)	Wegen V.a. erhöhte Kanzerogenität nicht mehr im Handel; bislang fehlender epidemiologischer Beweis			

Laxanzien

Ein weiterer Baustein in der Obstipationstherapie ist die Laxanziengabe (oral – rektal – i.v.) entsprechend der zugrunde liegenden Ursache, der Stuhlkonsistenz und dem Stadium der Tumorerkrankung. Man unterscheidet aufweichende Laxanzien von antiresorptiv und sekretagog wirkenden Laxanzien (Tab. 10 und 11).

Zu den **aufweichenden Laxanzien** zählen Ballast-/Quellstoffe, osmotische Laxanzien und Gleitmittel. Wirkmechanismus: Erhöhung des Stuhlvolumens durch Flüssigkeitsaufnahme bzw. -bindung, wodurch reflektorisch die Darmperistaltik angeregt wird. Nebenwirkungen: Völlegefühl, Flatulenz. Bei bettlägrigen Patienten mit langsamer gastrointestinaler Transitzeit cave Gabe von Quell- und Ballaststoffen, da Gefahr der Stuhlimpaktion.

Im Gegensatz zu den übrigen osmotisch wirksamen Laxanzien wird Macrogol 3350 (= Polyethylenglykol) praktisch nicht resorbiert und metabolisiert, d. h. pH-Wert, Darmflora und gebundene Wassermenge bleiben unverändert. Es entsteht keine klinisch relevante Störung des Wasser- und Elektrolythaushaltes, auch nach längerem Einsatz entwickelt sich keine Toleranz.

Gleitmittel werden wegen ihres Nebenwirkungsprofils (Granulombildung, Malabsorption fettlöslicher Vitamine) heute nur noch sehr zurückhaltend, aber durchaus in der Palliativmedizin eingesetzt.

Antiresorptiv und sekretagog wirkende Laxanzien sind stimulierende Laxanzien und Prokinetika (Tab. 11). Wirkmechanismus der stimulierenden Laxanzien: Erhöhung der Kolonmotilität, Hemmung der intestinalen Flüssigkeitsresorption sowie Steigerung der mukosalen Sekretion. Nebenwirkung: krampfartige Magen-Darm-Beschwerden. Bei chronischer Anwendung droht Elektrolytverlust. Kontraindikation ist eine gastrointestinale Obstruktion. Wirkmechanismus der Prokinetika: Verstärkung und Koordination der gastrointestinalen Motilität. Zurzeit ist in Deutschland keine rein prokinetisch wirkende Substanz mehr im Handel.

Im Einzelfall reicht die orale Gabe eines Laxans nicht aus, so dass die direkte rektale Gabe als Klysma oder Einlauf, die parenterale Gabe, aber auch eine digitale Ausräumung notwendig sein können. Hinweisend ist der körperliche bzw. der rektale Untersuchungsbefund (Abb. 2).

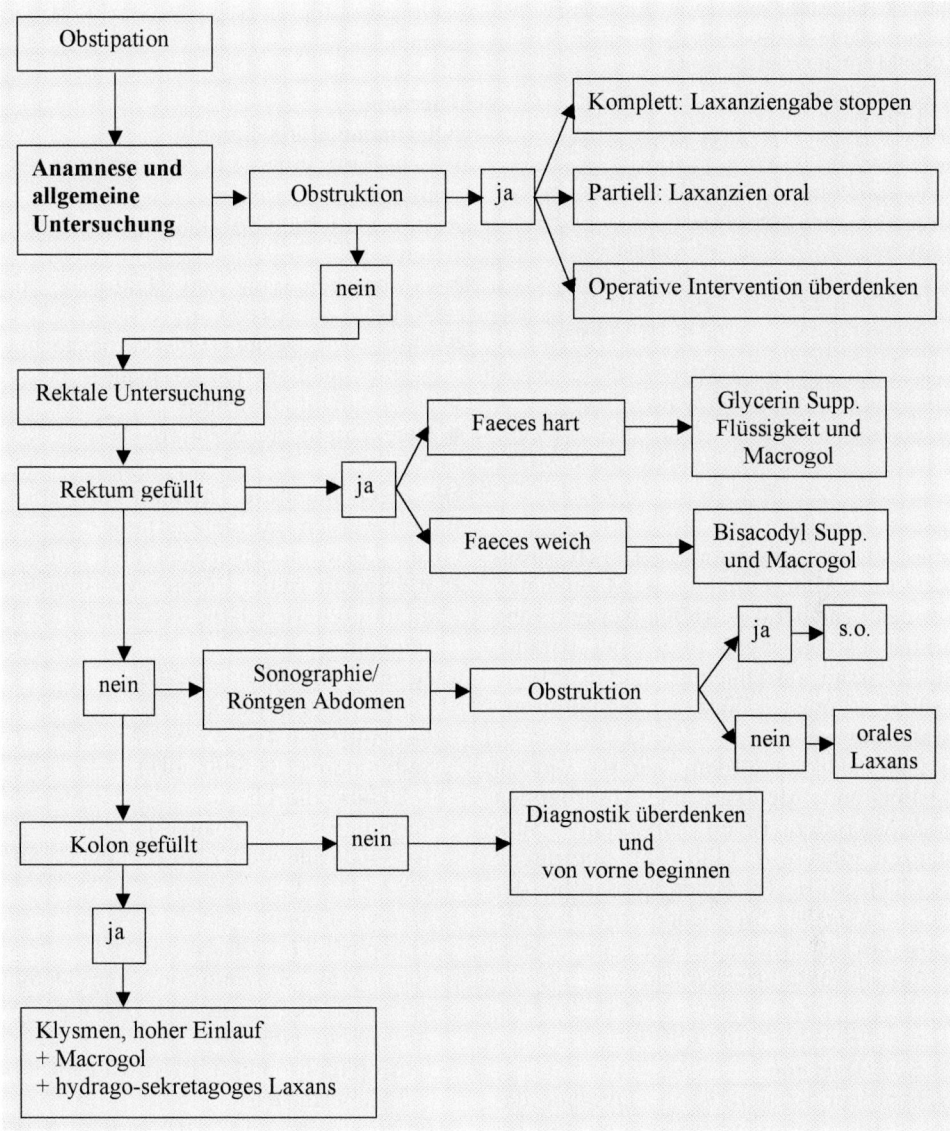

Abb. 2: Flussdiagramm zur Therapie der Obstruktion bei Patienten in der Palliativmedizin (nach [12]).

31.5.1.4 Diarrhö

Unter Diarrhö leiden ca. 7–10 % der Patienten mit fortgeschrittener Tumorerkrankung. Fehlernährung, Flüssigkeits- und Elektrolytverschiebungen, Abwehrschwäche sowie eine Irritation der Perianalregion können komplizierend hinzutreten. Die psychosozialen Aspekte der Diarrhö müssen mitberücksichtigt werden. Die Ursachen der Diarrhö sind mannigfaltig, wobei ein Laxanzienabusus immer unbedingt ausgeschlossen werden muss.

Bei der Therapie ist ein abgestuftes Vorgehen sinnvoll. Oftmals reicht eine Dosisreduktion bzw. ein Absetzen der Laxanzien für einige Tage schon aus. Auf eine adäqua-

Tab. 12: Bei Diarrhö eingesetzte Substanzen

Obstipierende Medikamente
- Opiumtinktur — 5–20 Tr., ggf. 4-stündlich
- Loperamid — 2 mg p.o. nach jedem Stuhlgang, max. 12 Kps./die

Absorbierende Substanzen
- Kaolin — 4–8 Esslöffel nach jedem Stuhlgang
- Medizinische Kohle — 3–4 × 2–4 Tabl.
- Backhefe — 1/2 Esslöffel/die

Mikroorganismen
- Saccharomyces boulardii — 3 × 2 Kps.

te Flüssigkeitssubstitution, ggf. auch parenteral, ist zu achten. Diätetische Maßnahmen können begleitend getroffen werden. Eine rektale Untersuchung kann eine „paradoxe" Diarrhö ausschließen: Sind Kotsteine tastbar, so müssen diese ggf. digital ausgeräumt werden.

Zur medikamentösen Therapie werden obstipierende Medikamente, Absorbentien und Mikroorganismen enthaltende Substanzen eingesetzt (Tab. 12). Spezifische medikamentöse Therapien werden bei der Behandlung der Strahlenenteritis, bei enterokolischen Fisteln, bei der pseudomembranösen Kolitis erforderlich.

31.5.2 Pulmonale Symptome

31.5.2.1 Dyspnoe

Neben dem Schmerz ist die Dyspnoe das am meisten gefürchtete Symptom von Tumorpatienten. Patienten im fortgeschrittenen Tumorstadium sind in 40–60 % davon betroffen. Die Ursachen der Dyspnoe sind multifaktoriell. Außer somatischen Ursachen (pulmonal, kardial, extrathorakal, neuromuskulär, vaskulär) müssen immer psychogene Faktoren wie Angst, Erregung, etc. berücksichtigt werden. Die Dyspnoe kann beim Patienten, den Angehörigen, aber auch dem behandelnden Team große Angst auslösen, wodurch die Atemnot im Sinne eines Teufelskreises verstärkt werden kann.

Therapie
Allgemeine Maßnahmen
▶ Schaffung einer ruhigen, sicheren Atmosphäre
▶ Information und Aufklärung des Patienten
▶ Ansprechen von Stressfaktoren und Ängsten
▶ Optimale Lagerung (Oberkörperhochlagerung, ggf. Lagerungsdrainage)
▶ Frischluftzufuhr sichern
▶ Befeuchtung der Atemluft

Die medikamentöse Therapie muss abgestimmt werden auf die zugrunde liegende Ursache bzw. auf den erwünschten Effekt.
▶ **Bei Spastik** ist der Einsatz von Bronchodilatatoren (inhalativ, systemisch, oral) sinnvoll:
Beta2-Sympathikomimetika:
Fenoterol (z. B. Berotec®)
1–2 Hübe alle 4 h
Salbutamol (z. B. Sultanol®)
1–2 Hübe alle 4 h
Terbutalin (z. B. Bricanyl®)
1–2 Hübe alle 6–8 h oder 0,25 mg s.c. alle 6–8 h
Methylxanthine:
Theophyllin (z. B. Euphyllin®):
300 mg als Kurzinfusion über 30 min oder orale Tagesdosis: 600–1200 mg
Anticholinergika:
Ipatropiumbromid (z. B. Atrovent®)
1–2 Hübe alle 8 h
Oxitropiumbromid (z. B. Ventila®) 2 Hübe alle 8–12 h
▶ **Bei Erregung,** Beunruhigung des Patienten, wenn die allgemeine Maßnahmen nicht ausreichen:
Benzodiazepine:
Lorazepam (z. B. Tavor expidet®)
0,5–1 mg p.o.
Midazolam (z. B. Dormicum®)
1–5 mg s.c., i.v.
Diazepam (z. B. Valium®)
2–10 mg p.o., i.v., rektal

Neuroleptika:
Promethazin (z. B. Atosil®):
25–50 mg p.o., i.m., s.c., i.v.
Levomepromazin (z. B. Neurocil®):
12,5–25 mg i.m. (cave: stark sedierend!)

▶ **Zur Linderung des Gefühls der Atemnot** erfolgt die Symptomkontrolle mit Morphin:
Opioidnaive:
5–10 mg p.o. in Form von Morphin-Tr. oder 1–2 mg i.v. oder 2,5–5 mg s.c., ggf. Wiederholung, bis Symptomkontrolle erreicht ist.
Opioidgewohnte Patienten:
1/6–1/4 der vorbestehenden Morphintagesdosierung, ggf. Wiederholung, bis Symptomkontrolle erreicht ist.

▶ **Bei asthmatischer Komponente, Lymphangiosis carcinomatosa, möglicher Tumorobstruktion:**
Steroide:
inhalativ: Beclometason (z. B. Sanasthmax®): 2–4 Hübe
systemisch: Stoßtherapie mit Dexamethason (z. B. Fortecortin®): 8–16 mg/die

▶ **Bei gleichzeitigem Husten:**
Opioid: Hydrocodon-HCl (z. B. Dicodid®) 7,5–15 mg s.c.

31.5.3 Neuropsychiatrische Symptome

31.5.3.1 Akute Verwirrtheit

Verwirrtheit löst Angst und Unsicherheit nicht nur beim Patienten, sondern auch bei den Angehörigen und beim behandelnden Team aus.

Verwirrtheit ist kein eigenständiges Krankheitsbild, sondern ein Symptom bzw. ein Symptomenkomplex. Klinisch werden folgende Formen unterschieden:

▶ **Hyperaktive Form.** Die Patienten sind antriebsgesteigert, produktiv; motorisch und verbal unruhig, z.T. kombiniert mit Auto- und/oder Fremdaggression.

▶ **Hypoaktive Form.** Diese Form wird aufgrund der unspezifischen Symptome wie Antriebsstörung, Müdigkeit, Teilnahmslosigkeit und Lethargie oftmals nicht oder nur verzögert diagnostiziert.

▶ **Mischformen**

▶ **Nocturales Delir.** Gerade bei neu aufgetretenen Schlafstörungen und nächtlichen Unruhezuständen ist das nocturale Delir differenzialdiagnostisch zu bedenken.

Ursächlich können zerebrale und extrazerebrale Erkrankungen zugrunde liegen. Des Weiteren müssen medikamentöse Einflüsse sowie bekannte oder zuvor subklinische, nicht diagnostizierte Demenzprozesse ausgeschlossen werden. Psychosoziale Faktoren, aber auch der Einfluss durch veränderte Umgebungsbedingungen gerade beim älteren Patienten sind zu berücksichtigen.

Klinische – frühe – Zeichen sind häufig Schlafstörungen, Zurückgezogenheit, Irritierbarkeit, Vergesslichkeit oder eine neu aufgetretene Inkontinenz. Im weiteren Verlauf können Wutattacken, Agitation, illusionäre Verkennungen oder Halluzinationen, oft mit paranoidem Inhalt, hinzutreten.

Aufgrund der möglichen multifaktoriellen Genese ist ein interdisziplinäres, multiprofessionelles Vorgehen indiziert. Bei der Therapie steht die Behandlung reversibler Ursachen an erster Stelle. Empathisches Zuhören, aufklärende Gespräche mit dem Patienten, den Angehörigen und dem Team, Gabe von Orientierungshilfen an den Patienten, ggf. Bezugspflege, etc., werden als unterstützend und z. T. entlastend empfunden. Eine medikamentöse Therapie sollte nur bei unkontrollierter Angst, Eigen- oder Fremdgefährdung sowie bei „unerreichbarer" Qual des Patienten durchgeführt werden.

Medikamentöse Therapie

▶ **Delirantes Syndrom ohne Erregungszustand:**
– Leichte Symptomatik: 4–8 mg p.o. /die Haloperidol
– Stark ausgeprägte Symptomatik: initial 1–2 mg Haloperidol i.v., Wiederholung bis zur Symptomkontrolle möglich

▶ **Delirantes Syndrom mit Erregungszustand und motorischer Unruhe:**
- Erhöhung der Haloperidol-Dosis: z. T.
30–50 mg/die p.o., i.v., s.c.
- Ggf. zusätzliche Gabe von Benzodiazepin notwendig.

31.5.3.2 Angst

Neben Angstgefühlen und Panikzuständen
können auch innere Unruhe, Gespanntheit
des Patienten, aber auch Schlafstörungen
und depressive Stimmungslage klinische
Symptome für eine Angstsymptomatik sein.
Oft finden sich „nur" körperliche Symptome wie Tachykardie, Blutdruckanstieg,
Tachypnoe, thorakales Druckgefühl, Globusgefühl, gastrointestinale Symptome sowie Schwitzen, Zittern, Mundtrockenheit,
Mydriasis, Schwindel u.v.a.m.

Die Ursachen der Angst sind vielfältig.
Neben nicht ausreichend kontrollierten
Symptomen, insbesondere Schmerzen und
Dyspnoe, können Medikamente bzw. deren
Entzug zur Angstsymptomatik führen. Des
Weiteren sind kardiale und pulmonale Erkrankungen, aber auch endokrine Dysfunktionen und Infektionen ursächlich auszuschließen. Schließlich müssen psychotische
Ängste (z. B. bei Halluzinationen, Wahn,
Delir, Depression) und reale Ängste (z. B.
vor konkreten Entscheidungen, vor diagnostischen und therapeutischen Eingriffen) sowie psychosozial bedingte Ängste (Angst
vor dem Alleinsein, bei familiären Problemen, Angst vor Autonomie-, Würdeverlust
bei fortschreitender Tumorerkrankung,
Angst vor dem Tod, etc.) differenzialdiagnostisch abgeklärt werden.

Ein kausaltherapeutisches Vorgehen ist
primär anzustreben. Besonders wichtig sind
aber stützende, empathische Gespräche, um
gezielt auf die angstbesetzte Problematik
eingehen zu können. Körperlicher Kontakt
wird von vielen Patienten als hilfreich und
beruhigend empfunden. Die medikamentöse Therapie sollte bei manifesten Angstzuständen eingeleitet werden. Hierbei kommen neben Benzodiazepinen (z. B. Lorazepam), Neuroleptika (z. B. Levomepromazin) oder Antidepressiva (z. B. Amitriptylin,
Doxepin) zum Einsatz.

31.5.3.3 Depression

Untersuchungen zufolge ist die Häufigkeit
von Depressionen bei Patienten mit schweren somatischen Erkrankungen ca. zwei- bis
viermal höher gegenüber der Allgemeinbevölkerung. Als Ursache müssen sowohl psychosoziale als auch biologische Faktoren
diskutiert werden.

Die klinische Symptomatik der Depression ist facettenreich: Typische Symptome
wie Schlaf- und Appetitlosigkeit; Energie-
verlust und Antriebslosigkeit, starke körperliche Erschöpfbarkeit, Schmerzen, aber
auch verschiedene vegetative Symptome,
etc. werden jedoch häufig als Auswirkungen
der Tumorerkrankung fehlinterpretiert.

Auch hier steht die Therapie reversibler
Ursachen an erster Stelle. Eine medikamentöse, antidepressive Therapie sollte
dann eingeleitet werden, wenn die menschliche und psychosoziale, empathische Betreuung des Patienten zu keinem ausreichenden Effekt führt. Mittel der ersten
Wahl sind die klassischen Antidepressiva.
Bei zusätzlicher Angstsymptomatik können
auch Benzodiazepine eingesetzt werden. Im
Einzelfall sind psychotherapeutische Kri-
seninterventionen oder auch längerfristige
Behandlungen vonnöten.

31.6 Fazit

Eine adäquate Tumorschmerztherapie und
Symptomkontrolle kann nur unter Berücksichtigung der bio-psycho-sozialen Zusammenhänge des einzelnen Patienten durchgeführt werden. Dies setzt ein multimodales Therapiekonzept im interdisziplinären,
multiprofessionellen Team voraus. Die Autonomie und der Wille des Patienten sind
unbedingt zu respektieren und das soziale
Umfeld mit einzubeziehen. Oberste Priorität
hat die Lebensqualität des Patienten gemäß
den Worten „Nicht dem Leben mehr Tage,
sondern dem Tag mehr Leben zu geben".

31.7 Patientenvorstellung

69-jähriger, männlicher Patient.

Anamnese

Seit drei Jahren bestehen heftige Durchfälle in Kombination mit einem Gewichtsverlust von zuletzt 17 kg in zehn Monaten. Trotz Konsultation mehrerer Fachärzte und Durchführung verschiedenster diagnostischer Maßnahmen wurde erst vor einem Jahr die Diagnose inoperables Adenokarzinom des Pankreasschwanzes mit Peritonalkarzinose und Aszitesbildung gestellt. Danach Chemotherapie sowie Einleitung einer Therapie mit Octreotid aufgrund des Verdachts auf paraneoplastische Hormonproduktion mit ausgeprägten Diarrhöen. Vor drei Monaten akute Schmerzsymptomatik bei Verdacht auf Einblutung der Milzfiliae.

Aktuelle Schmerzsymptomatik

Vor fünf Tagen akut aufgetretene, permanente, stärkste, bohrende Schmerzen im Bereich der linken Schulter mit Ausstrahlung ins linke Ohr; Schmerzscore NAS 8. Seit dieser Zeit besteht ein permanenter Schmerz mit einem Schmerzscore NAS (Ruhe/Belastung) von 5/6 unter der derzeitigen analgetischen Therapie (s. u.). Schmerzverstärkung beim Liegen auf der linken Seite; ein- bis maximal zweimal pro Tag Absetzen von weichem, breiigem, flüssigem Stuhl, was z. T. mit kolikartigen Krämpfen einhergeht. Zusätzlich besteht Taubheitsgefühl beider Füße und Unterschenkel sowie Hände und Arme mit Besserung durch Bewegung.

Untersuchungsbefund

Reduzierter AZ und EZ; blasses, leicht ikterisches Hautkolorit, trockene Schleimhäute; Abdomen weich bis leicht gespannt, Druckschmerz und diskrete Abwehrspannung im linken Oberbauch: Umbilikal lässt sich eine nicht druckdolente, relativ große Resistenz tasten. Rektale Untersuchung bis auf eine vergrößerte Prostata unauffällig.

Restlicher Untersuchungsbefund ohne pathologischen Befund.

Sozialanamnese

Der Patient kann aufgrund der rezidivierenden Diarrhöen und des reduzierten Allgemeinzustandes bei starker Gewichtsabnahme seinen Beruf als selbstständiger Architekt nicht mehr ausüben. Der Patient ist verheiratet, hat keine Kinder; gute Unterstützung durch Ehefrau.

Bisherige Medikamenteneinnahme

▶ Je 20 Tr. Tramal® und Novalgin® in 6-stdl. Wechsel
▶ Bei Bedarf 10 mg MST®
▶ Therapie mit Octreotid aufgrund des V. a. paraneoplastische Hormonproduktion mit ausgeprägten Diarrhöen

Bisherige Diagnostik und Therapie, Behandlungsergebnisse

Sonographie: multiple zystische Läsionen der gesamten Milz, V. a. Einblutung; geringe Menge Aszites im gesamten Peritonealraum; drei zystische Raumforderungen im rechten Mittelbauch paraumbilikal, im mittleren Oberbauch am linken Leberunterrand sowie im linken Unterbauch.

Diagnosen

▶ Abdominalschmerz bei Pankreasneoplasma (viszerale Schmerzen bei dringendem V. a. Einblutung in Milzfiliae)
▶ Schulterschmerz bei Pankreasneoplasie (Einblutung in Milzfiliae)
▶ Chronifizierungsstadium nach Gerbershagen III
▶ Neuropathische Schmerzen im Sinne einer Polyneuropathie nach Chemotherapie

Therapie

▶ Zur Akuttherapie: i. v. Gabe von Morphin, bis eine deutliche Schmerzreduktion erreicht werden konnte.
  – Orale Dauerschmerztherapie:
  – Morphinsulfat retardiert 30 mg 1–0–1
  – Novaminsulfon 4 × 40 Tr.

– Amitriptylin 10 mg z.N.
– Bei Bedarf 10 mg Morphin schnell freisetzend
▶ Fortsetzen der Therapie mit Octreotid
▶ Angebot einer psychoonkologischen Begleittherapie

Mittels dieser Therapie konnte der Schmerzscore NAS (Ruhe/Belastung): auf 3/4 gesenkt werden.

Weiterer Verlauf

Zunehmende Verschlechterung des Allgemeinzustandes. Progrediente Schmerzsymptomatik hauptsächlich im Bereich des unteren linken Rippenbogens, der linken Schulter sowie gelegentlich auftretenden Schmerzen im linken Oberbauch und Rücken. Des Weiteren krampfartige Schmerzen vor der Defäkation; Sistieren der Diarrhöen, dafür aber vermehrt Übelkeit und Juckreiz. Schmerzscore NAS: 8/10. Zusätzlicher Schmerzmittelbedarf: 6–7 Tabletten Morphin schnell freisetzend à 10 mg/die. Weiterer Gewichtsverlust in den letzten drei Monaten: 5 kg. Schlechter Nachtschlaf.

Befunde der Oberbauchsonographie als auch des CT-Thorax und -Abdomen: Z.n. Milzblutung mit Destruktion von großen Teilen des Organs und Flüssigkeitsansammlung in den Defekten neben den bekannten Pankreasbefunden.

Therapie

▶ Optimierung der Analgesie: Hierbei Umsetzen auf Hydromorphon, da keine histaminbedingten Nebenwirkungen.
– Hydromorphon retardiert 12 mg 1–0–1
– Novaminsulfon 4 × 40 Tropfen
– Metoclopramid 3 × 30 Tropfen
– Haloperidol 5 Tropfen bei Übelkeit bei Bedarf
– Bei Bedarf Hydromorphon 2,6 mg schnell freisetzend
– Bei Obstipation Macrogol 1 Beutel
▶ Fortsetzung der psychoonkologischen Begleittherapie

Der Patient war mit dieser Therapie analgetisch gut eingestellt; nur gelegentliches Erbrechen, keine Diarrhö mehr. Schmerzscore NAS (Ruhe/Belastung): 0/3–4. Guter Nachtschlaf.

Literatur

1. **Aulbert E, Zech D.** Lehrbuch der Palliativmedizin. Stuttgart: Schattauer, 1997.
2. **Beck D, Kettler D.** Symptomkontrolle in der Palliativmedizin. Schmerz 2001; 15: 320–332.
3. **Binsack T.** Dyspnoe in der Terminalphase. Schmerz 2001; 15: 370–373.
4. **Bausewein C, Roller S, Voltz R.** Leitfaden: Palliativmedizin. München Jena: Urban & Fischer, 2000.
5. **Diener HC, Maier C.** Das Schmerztherapie-Buch. München Jena: Urban & Fischer, 2003.
6. **Doyle F, Hanks GWC, MacDonald N.** Oxford Textbook of Palliative Medicine. Oxford University Press 1996.
7. **Ensink FB et al.** 1999.
8. **Hankemeier U, Schüle-Hein K, Kruzanits F.** Tumorschmerztherapie. Berlin Heidelberg: Springer, 2001.
9. **Husebö S, Klaschik E.** Palliativmedizin. Berlin Heidelberg: Springer, 2003.
10. **Klaschik E.** Medikamentöse Schmerztherapie bei Tumorpatienten – ein Leitfaden. 5. überarbeitete Auflage. Bonn: Pallia Med, 1998.
11. **Klaschik E.** Palliativmedizin Praxis. Bonn: Pallia Med, 2002.
12. **Klaschik E.** Symptome in der Palliativmedizin: Obstipation. Hannover: Schlütersche GmbH, 2003.
13. **Kloke M.** Mixed Pain am Beispiel Tumorschmerz. Schmerz 2003; 17 (Suppl 1): S56:LS3.3.
14. **Koch U, Weis J.** Krankheitsbewältigung bei Krebs. Stuttgart: Schattauer, 1998.
15. **Kojer M.** Alt, krank und verwirrt. Freiburg: Lambertus, 2003.

16. **Larbig W, Fallert B, de Maddalena H.** Tumorschmerz. Stuttgart: Schattauer, 2002.

17. **Radbruch L, Nauck F.** Opioide – evidenzbasierte Therapie tumorbedingter Schmerzen. Schmerz 2003; 17 (Suppl 1): S32:S24.2.

18. **Späth-Schwalbe E.** Schmerzsymptomatik bei Tumorpatienten. Schmerz 2003; 17 (Suppl 1): S26:S19.1.

19. **Twycross R, Wilcock A, Charleswort S, Dickman A.** Palliative Care Formulary. Oxon UK: Radcliff Medical Press Ltd, 2002.

20. **Voltz R, Borasio GD.** Neuropsychiatrische Symptome in der Palliativmedizin. Schmerz 2001; 15: 339–343.

21. **Zenz M, Jurna I.** Lehrbuch der Schmerztherapie. Stuttgart: Wissenschaftliche Verlagsgesellschaft mbH, 2001.

32 Palliativmedizin

Thomas Nolte

32.1 Einleitung

Palliativmedizin versteht sich sowohl auf die Behandlung und Begleitung von Tumorpatienten als auch von allen anderen Patienten, die aufgrund einer chronischen Krankheit an gravierenden und lang anhaltenden Symptomen leiden. Dabei ist nicht das möglicherweise nahende Lebensende Anlass, palliativmedizinisch tätig zu werden, sondern allein die Intensität und das Ausmaß der belastenden und quälenden Symptome. Unterstützt wird die Palliativmedizin durch die Hospizarbeit, bei der die psychosozialen und spirituellen Probleme am Lebensende eines Menschen in den Vordergrund treten.

Palliativmedizin
- fördert die Lebenszufriedenheit,
- bejaht das Leben,
- akzeptiert das Sterben als normalen Prozess,
- lindert Schmerzen,
- behandelt quälende Symptome,
- bietet der Familie Unterstützung,
- integriert die psychischen und spirituellen Bedürfnisse,
- begleitet die Angehörigen in der Trauerphase.

Der Bedarf an qualifizierter Schmerztherapie und ganzheitlicher palliativmedizinischer Betreuung am Lebensende ist groß. So liegt die Inzidenz von Tumorerkrankungen in Deutschland bei etwa 250.000 Erkrankungen pro Jahr. Bedingt durch den demographischen und medizinischen Wandel wird dieser Bedarf in Zukunft noch steigen.

Perspektiven des demographischen Wandels
- Steigende Lebenserwartung bei abnehmender Gesamtbevölkerung
- Zuwachsraten bei über 70-Jährigen von 20 auf 25 Millionen im Jahr 2020, auf 35 Millionen im Jahr 2050
- Abnehmender sozialer Zusammenhalt
- Enorme Ausgabensteigerungen im Gesundheitswesen
- Starke Zunahme der Morbidität
- Anstieg der Krebsmortalität von 25 % auf 35–40 % in 15 Jahren
- Starke Zunahme der Nachfrage nach ambulanter und stationärer Pflege
- Verschlechterung der häuslichen und familiären Betreuung Schwerstkranker durch Zunahme der Singlehaushalte und Rückgang der Geburten

Perspektiven des medizinischen Wandels
- Invasivere therapeutische Maßnahmen
- Frühere Krankenhausentlassungen
- Mehr ambulante Medizin
- Multimorbidere Patienten

32.2 Entwicklung der Palliativmedizin in Europa

Der Beginn der Hospizbewegung ist eng verknüpft mit dem Namen *Cicely Saunders*, die 1967 das erste Hospiz in London eröffnete. Dies war der Beginn einer schnellen Ausbreitung von stationären Einrichtungen zur Betreuung von Patienten am Lebensende, insbesondere in den angloamerikanischen Ländern. Aus dem primär pflegerischen wie auch spirituellen Hintergrund der Hospizidee entwickelte sich die Palliativmedizin. 1975 wurde in Montreal die erste Palliativstation gegründet.

Gerade die enge Verzahnung der interdisziplinären Zusammenarbeit der verschiedenen beteiligten Berufsgruppen in der Betreuung von Schwerstkranken begründete den großen Erfolg und die große

Dynamik der Ausbreitung der Hospizidee und palliativmedizinischen Versorgung.

In England und Norwegen wie auch in einzelnen modellhaften Regionen, z. B. in Spanien, sind mittlerweile flächendeckende Versorgungsstrukturen etabliert. Die Palliativmedizin ist als unverzichtbarer Bestandteil einer umfassenden medizinischen Versorgung akzeptiert. So ist insbesondere in England ein dichtes Versorgungsnetz geknüpft worden, in dem ein großer Teil von Patienten am Lebensende von palliativmedizinischen Versorgungsteams betreut wird. Für die dazu notwendige fachliche Kompetenz wurden Lehrstühle für Palliativmedizin eingeführt wie auch ein eigener Fachbereich etabliert. Auch für das Pflegepersonal werden eigene Ausbildungsgänge angeboten, die mit ihrer Qualifikation für eine abgestufte qualifizierte Palliativversorgung garantieren.

In Norwegen ist neben einem bereits gut ausgebauten ambulanten Versorgungsnetz insbesondere auch die Betreuung von alten Menschen in Alten- und Pflegeheimen ein besonderes nationales Anliegen der palliativmedizinischen nationalen Versorgung. Im Hinblick auf die zu erwartenden demographischen Veränderungen liegt hier wahrscheinlich für die Zukunft ein weiteres, bisher vernachlässigtes Aufgabengebiet der Palliativmedizin.

Auch andere Länder in Europa bemühen sich um Verbesserung ihrer palliativmedizinischen Versorgungsstrukturen und versuchen, unter Berücksichtigung der nationalen Besonderheiten, hier Lösungen zu entwickeln. So ist insbesondere in Frankreich und Österreich die Unterstützung der Angehörigen durch Freistellung von beruflicher Tätigkeit für die Versorgung von Familienangehörigen ein besonderes Anliegen (Karenzregelung). Insbesondere Österreich hat einen ehrgeizigen Strukturplan zur abgeschafften Hospiz- und Palliativversorgung aufgestellt, der sich über alle Bereiche des Gesundheitswesens und landesweit bis Ende des Jahrzehnts erstrecken soll.

Allein die Niederlande und Belgien gehen mit ihrer offensiven Befürwortung der aktiven Sterbehilfe einen Sonderweg, der allerdings durch eine unkontrollierte und ausufernde Anwendung in den letzten Jahren einer deutlich verschärften Kritik unterliegt. Dies hat dazu geführt, dass im Besonderen die Niederlande bemüht sind, ihre hospizlichen und palliativmedizinischen Versorgungsangebote zu verbessern, um Alternativen zur aktiven Sterbehilfe aufzuzeigen.

32.3 Palliativmedizin in Deutschland

Mit einiger Verzögerung und angstbesetzter Zurückhaltung in der Auseinandersetzung mit der Hospizbewegung dauerte es in Deutschland bis zum Jahre 1983, als die erste Station für palliative Therapie an der Universitätsklinik Köln mit Hilfe der deutschen Krebshilfe eröffnet wurde. Aus dieser Keimzelle gingen ein Hausbetreuungsdienst sowie ein Hospiz für palliative Therapie hervor. Drei Jahre später öffnete das erste stationäre Hospiz in Aachen.

Doch die öffentliche Meinung, Medien wie auch die Kirchen standen einer weiteren Verbreitung der Hospizidee sehr skeptisch gegenüber! Erschwert wurde die Weiterentwicklung auch durch die Berührungsängste der Ärzteschaft mit den Hospizinitiativen und umgekehrt. Deshalb dauerte es noch fast zehn Jahre, bis sich auch im öffentlichen Bewusstsein und bei den politisch Verantwortlichen die Idee und Notwendigkeit einer Ausbreitung der Hospizbewegung und Palliativversorgung durchsetzten.

Mit Beginn der 1990er-Jahre beschleunigte sich erfreulicherweise diese Entwicklung. 1990 gab es drei Hospize und drei Palliativstationen, 2000 waren es bereits 87 Hospize und 65 Palliativstationen. 2002 erfolgte die Einführung der „Schwerpunktqualifikation Palliativmedizin" durch die Deutsche Gesellschaft für Schmerztherapie, 2003 etablierte die Bundesärztekammer die Zusatzweiterbildung „Palliativmedizin".

Trotz aller Dynamik der letzen 15 Jahre bestehen jedoch erhebliche Defizite in der palliativmedizinischen Aus- und Weiterbildung sowie in der medizinischen Versorgung.

► Palliativmedizinisch-ärztliche Kompetenz ist bei ambulanten Hospizvereinen und stationären Hospizen nur mangelhaft eingebunden, so dass hier fehlende Standards eine sinnvolle und notwendige Kooperation behindern.

► Die heterogenen Zuständigkeiten in der ambulanten Versorgung behindern den Aufbau flächendeckender palliativmedizinischer Versorgungsstrukturen.

► Krankenkassen meiden alle Bereiche im Umfeld des Themas „Sterben und Tod", da es mit ihrer Außendarstellung als Garanten von Gesundheit und Unsterblichkeit unvereinbar ist und mit vermeintlichen Wettbewerbsnachteilen assoziiert wird.

► Die Politik bemüht sich um Stärkung des Patientenwillens am Lebensende, vergisst aber dabei den Aufbau flächendeckender Versorgungsstrukturen zu einer gesellschaftspolitischen und auch medizinischen Notwendigkeit zu erklären.

► An den Universitäten gehören palliativmedizinische Inhalte nicht zur Pflichtweiterbildung angehender Ärzte/innen.

► Den Hausärzten soll zwar mehr Verantwortung am Lebensende ihrer Patienten übertragen werden, das notwendige Wissen um palliativmedizinische Inhalte ist allerdings nur marginal vorhanden.

► Flächendeckend vernetzte Versorgungsstrukturen (Schlagwort: Integrierte Versorgung) sollen zwar nach dem Gesundheitsmodernisierungsgesetz 2004 gefördert werden, sind aber bislang eher in Bereichen der schon bestehenden Regel- bzw. Überversorgung angesiedelt: 80 % der Verträge der integrierten Versorgung wurden im Bereich der endoprothetischen Versorgung abgeschlossen. Nur

zaghaft sind bis Mitte 2005 vereinzelte integrierte Versorgungskonzepte im Hospiz- und Palliativbereich wie in Dresden und Singen abgeschlossen worden. Durch ihre regionale Begrenzung und die Beschränkung auf eine oder wenige Krankenkassen ist dies kaum mehr als ein Tropfen auf den heißen Stein.

32.4 Ethik in der Palliativmedizin

Die Frage nach den Umständen seines Todes, die sich jeder Mensch im Laufe seines Lebens stellen muss, löst in jeder Lebensphase erhebliche Unsicherheit und Ängste aus. Denn nur wir Menschen wissen, dass unser Leben endlich ist und wir uns von der Tier- und Pflanzenwelt dadurch unterscheiden, dass wir die Umstände unseres Todes reflektieren. Alle Fragen um das Sterben und den Tod sind mit einem Geheimnis belegt, auf das die Menschen seit Jahrtausenden nach Antworten suchen. Dabei reflektiert jede Interpretation dieses existenziellen Themas die religiösen und soziokulturellen Besonderheiten ihrer Gesellschaft. Deshalb ist auch der Umgang mit dem Sterben ein Spiegelbild des Wertesystems und der Einstellung von Menschen zu ihrem Leben und ihrem Ableben. So wie die Religion Antworten formuliert auf die Sinnfragen dieses Lebens, so stellt die Ethik in der Palliativmedizin die Würde des Menschen im Sterben bis zuletzt in den Mittelpunkt. Die dabei immer wieder diskutierten Fragen beschäftigen sich mit dem Problem der Selbstbestimmung des Menschen, dem Erhalt der Lebensqualität wie auch mit allen Facetten der verschiedenen Formen der Sterbehilfe.

Die sowieso schon besondere Brisanz dieser existenziellen Themen wird noch dadurch verschärft, dass die Möglichkeiten einer hoch technisierten Medizin die Grenzen zwischen Leben und Tod verwischen. So ermöglichen Therapieangebote mit dem Aufheben natürlicher Sterbeprozesse durch künstliche Ernährung und maschinelle Beatmung auf der einen Seite Hoffnung, wecken andererseits aber auch tief liegende Ängste und Skepsis, ob diese Entscheidungen auch im Sinne und Interesse des Betroffenen liegen. In dem Spannungsfeld zwischen „nicht sterben wollen", „nicht länger leben wollen" und der ubiquitären „Angst vor dem Sterben müssen" bewegen sich die lebhaften Diskussionen einer individuell, sozialpolitisch und international geführten Diskussion.

32.5 Was halten die Deutschen von Sterbehilfe?

Seit dem Jahre 2002 ist sowohl in den Niederlanden als auch in Belgien die aktive Sterbehilfe erlaubt. Diese juristische Entscheidung, die die dort seit Jahren bereits praktizierte aktive Sterbehilfe legitimieren, hat in Europa und insbesondere in Deutschland Unverständnis, ja teilweise Empörung ausgelöst. Dadurch ist die Debatte um den guten Tod und das richtige Sterben auch hier in den Mittelpunkt gesellschaftspolitischer Diskussionen gerückt.

Während aber in Kreisen der ärztlichen Standesorganisationen, der Politik, unter den Palliativmedizinern wie auch den Kirchen die Reaktion durchgängig negativ ausfiel, bestand und besteht bis heute eine sehr hohe Akzeptanz der aktiven Sterbehilfe in der Bevölkerung und auch immerhin noch mit über 40 % unter praktisch tätigen Ärzten.

„Möglichst schnell – und am besten gar nicht dabei sein." Nach einer TNS-Emnid-Studie 2004 wollen die Deutschen am liebsten so sterben. Daher befürworten aktuell 79 % Sterbehilfe, 34 % sprechen sich sogar für alle Formen der Sterbehilfe aus, also auch für die aktive Tötung eines Schwerstkranken, sofern eine entsprechende Willensbekundung vorliegt. 45 % befürworten nur passive Hilfe, stimmen also nur dem Verzicht von lebensverlängernden Maßnahmen zu. Nur noch 18 % wollen Hilfe zum Sterben als letzten Willen weiterhin verboten sehen.

Das Problem ist, dass der Sterbende lebt. Da nach Einschätzung der Bevölkerung moderne Medizin den Weg zum Tod zur Tortur machen kann, Maschinen den Todeskampf verlängern, verkehrt sich der Nutzen der einseitig kurativ ausgerichteten Medizin um in einen quälendes Ringen um ein Überleben um jeden Preis. Konsequenterweise wünschen sich laut Umfrage 74 % eine gesetzliche Regelung zur Sterbehilfe.

32.6 Auf der Suche nach dem guten Tod und dem richtigen Sterben

In dieser erstaunlich hohen Akzeptanz der aktiven Sterbehilfe in der öffentlichen Meinung drückt sich ein allgegenwärtiges Unbehagen in Bezug auf die Möglichkeiten einer hoch technisierten Medizin aus. Die technischen Errungenschaften, das physische Leben auch über ethische sinnvolle Grenzen hinweg ärztlich kontrolliert steuern zu können, übertragen der Ärzteschaft eine besondere Verantwortung im Umgang mit den Grenzfragen des Lebens.

Insofern ist bereits heute in vielen Sterbefällen der Arzt mit seinen medizinischen Fähigkeiten und Entscheidungen an der Begrenzung der Lebenszeit beteiligt. Dies hat bei Patienten mit Recht die Angst mobilisiert, dass sie, nach der immer noch unter Ärzten weit verbreiteten Einstellung „alles tun zu wollen", gegen ihren Willen am Leben erhalten werden. Doch anstatt eine notwendige und überfällige Diskussion in den Familien zu entfachen, stehen als Motivation der Befürwortung der aktiven Sterbehilfe unreflektierte Ängste und Verdrängung in der eigenen Auseinandersetzung mit dieser existenziellen Problematik im Vordergrund. Wenn der Zeitpunkt des Sterbens gekommen ist, soll es schnell gehen, niemand im Umfeld belastet und Leiden abgeschaltet werden. Nicht die wesentlichen Fragen der Bewältigung des eigenen Sterbens, die Bedeutung von Nähe und Zuneigung, des „Da-Seins" sind die letzten

Erfahrungen des Sterbenden, sondern die Fortsetzung technischer Maßnahmen unter anderen Vorzeichen.

Die vermeintlich autonome Entscheidung des Betroffenen für die aktive Sterbehilfe am Lebensende ändert aber grundsätzlich nichts an der Allmacht der Ärzte, über Leben und Tod zu entscheiden, auch wenn dies mehr oder weniger im Konsens mit dem Betroffenen geschieht. Denn eine in diesem Punkt mehr denn je notwendige fundierte Entscheidung kann nur im Sinne des Betroffenen in Autonomie und Würde entschieden werden, wenn eine Abwägung unter Berücksichtigung aller Möglichkeiten, ins-

besondere der einer ganzheitlichen Palliativversorgung, getroffen wird. Erst wenn ich weiß, dass ich keine Schmerzen haben werde, nicht leiden muss und immer jemand für mich erreichbar sein wird, wenn ich sterbe, kann ich mich für diesen Weg entscheiden.

32.7 Formen von Sterbehilfe

Erschwert wird jede Diskussion über dieses Thema außerdem durch die Tatsache, dass es eine Vielfalt verschiedener Formen von Sterbehilfe gibt. Nur wenigen Eingeweihten ist klar, was sich hinter aktiver, passiver und

Tab.1: Definitionen für Formen vorzeitiger Lebensbeendigung

Aktive Sterbehilfe (Euthanasie)	Intendierte (von einem Arzt auf Verlangen des kompetenten Patienten), aktiv durchgeführte, vorzeitige Lebensbeendigung durch Verabreichung einer tödlichen Medikation. Es werden freiwillige, unfreiwillige und nichtfreiwillige Formen unterschieden. Aktive Sterbehilfe ist in Deutschland nach § 216 StGB („Tötung auf Verlangen") bzw. § 211, § 212 StGB („Mord, Totschlag") gesetzlich nicht erlaubt.
Passive Sterbehilfe	Behandlungsabbruch oder Beendigung lebensverlängernder Maßnahmen bei sterbenden Patienten bzw. in aussichtslosen Krankheitssituationen mit (mutmaßlicher) Einwilligung des Patienten.
Indirekte Sterbehilfe	Unbeabsichtigte, vorzeitige Lebensverkürzung als Nebenwirkung einer zur Leidens- bzw. Symptomlinderung indizierten und regelrecht durchgeführten Therapiemaßnahme. Die Inkaufnahme der Todesfolge wird nach „allgemein ethischer Auffassung" als zulässig angesehen.
Beihilfe zum Suizid (medizinisch-assistierter Suizid)	Aktive Unterstützung des Arztes (z. B. durch Bereitstellung einer tödlichen Substanz) zur Selbsttötung. Medizinisch assistierter Suizid bleibt mangels Vorliegens einer rechtswidrigen Haupttat straflos, wenn der Selbsttötung eine frei verantwortliche Willensentscheidung des Betroffenen zugrunde liegt, da die Selbsttötung nach § 27 StGB keinen Straftatbestand darstellt.
Sedierung am Lebensende (terminale Sedierung)	Medizinische Maßnahmen am Lebensende, die darauf abzielen, den unheilbar kranken Patienten mit seiner Zustimmung so zu sedieren, dass er keine Schmerzen oder andere belastende Symptome mehr wahrnimmt. Die Intention des Handelnden stellt die Symptomlinderung dar. Es handelt sich um eine Form der indirekten Sterbehilfe.
Therapiebeendigung ohne ausdrückliche Zustimmung mit dem Ziel, das Sterben zuzulassen	Unterlassen oder Beendigung einer krankheitsbezogenen Therapie bei einem schwerkranken Patienten dessen Krankheit so weit fortgeschritten ist, dass keine Aussicht mehr auf Rückbildung oder Heilung besteht oder deren (weitere) Durchführung mit großer Wahrscheinlichkeit schwer wiegende Belastungen für den Patienten bringt, die seine ohnehin begrenzte Lebenserwartung und Lebensqualität nur noch weiter reduzieren würde. Die rechtliche Bewertung ist unklar.

indirekter Sterbehilfe verbirgt. Außerdem taucht im internationalen Raum hierzu noch der Begriff der „Euthanasie" als Synonym der aktiven Sterbehilfe auf, der in Deutschland durch die Gräueltaten in der Nazizeit so negativ geprägt ist, dass er hierzulande nicht verwendet wird. Um die Verwirrung abzurunden, werden außerdem die „Beihilfe zum Suizid", die „Sedierung am Lebensende" wie die „Therapiebeendigung bei nicht zustimmungsfähigen Patienten" unterschieden (Tab. 1).

Aktive/passive Sterbehilfe

Während die aktive Sterbehilfe als „medizinische Intervention mit tödlichem Ausgang" definiert ist, handelt es sich bei der passiven Sterbehilfe um „den Abbruch, die Minimierung bzw. den Verzicht auf therapeutische Maßnahmen, die zu einer Verlängerung der reinen Überlebenszeit führen". Irritationen treten allerdings da auf, wo eine aktive Maßnahme, zum Beispiel das Abstellen eines Beatmungsgerätes oder aber das Einstellen einer Infusionstherapie als an sich aktive Maßnahmen im eigentlichen Sinne, trotzdem als passive Sterbehilfe eingeordnet werden: Aktiv wird eine therapeutische Maßnahme beendet, in der eigentlichen Konsequenz stellt dies aber einen Verzicht auf weitere unnötige Lebensverlängerung im Sinne der passiven Sterbehilfe dar.

Indirekte Sterbehilfe

Eine weitere Verunsicherung entsteht durch den Begriff der indirekten Sterbehilfe, bei der durch die wirkungsvolle Schmerztherapie möglicherweise als Nebenwirkung eine Lebensverkürzung in Kauf genommen werden muss, ohne dass diese primär in der Intention des Behandlers lag. Dieser Begriff ist aber nicht nur zusätzlich irreführend, sondern schlichtweg überflüssig, da bei einer qualifizierten, nach den heutigen Standards durchgeführten Schmerztherapie, ob mit oder ohne Opioiden, niemals mit einem vorzeitig tödlichen Ausgang durch die Schmerzbehandlung zu rechnen ist. Dies spiegelt nur einmal

mehr die den Opioiden gegenüber gepflegten Ängste und Vorurteile wider! Dieser Definition liegen eher historische Umstände zugrunde, als der Einsatz von Opioiden mit vielen Fragezeichen und mangelnder ärztlicher Erfahrung verknüpft war.

Beihilfe zum Suizid

Bei der Beihilfe zum Suizid stellt in der Regel der Arzt oder aber wie in der Schweiz ein Verein wie „Exit" aktiv Substanzen zur Verfügung, die der Betroffene selbst ohne fremde Hilfe einnimmt. Da es sich um einen Akt der Selbsttötung aus freier Entscheidung handelt, bleiben die Beteiligten nach deutscher Rechtssprechung im Gegensatz zur aktiven Sterbehilfe straffrei.

Terminale Sedierung

Bei der „terminalen Sedierung" handelt es sich um einen durch Medikamente herbeigeführten Schlaf am erwarteten Lebensende des Patienten, um so belastende Symptome wie Schmerzen, Übelkeit und Erbrechen zu reduzieren. Dies setzt immer den Konsens aller Beteiligten und die Zustimmung des Patienten voraus. Der Begriff ist allerdings missverständlich, da jede terminale Sedierung ohne künstliche Flüssigkeitszufuhr nach wenigen Tagen zum Tode führt, unabhängig vom Krankheitsstadium des Betroffenen. Ein eindeutigerer und unmissverständlicherer Begriff wäre in diesem Zusammenhang die „Sedierung am Lebensende", da hier deutlicher zwischen Zeitpunkt und Therapieziel unterschieden wird: Beabsichtigt ist eine Sedierung am deutlich absehbaren Todeszeitpunkt und nicht die Sedierung bis der Tod eintritt!

Therapiebegrenzung und -beendigung

Ein weiteres, besonders sensibel zu behandelndes Thema ist die Therapiebegrenzung oder -beendigung bei nicht zustimmungsfähigen bewusstlosen Patienten, wie es häufig nach intrazerebralen Blutungen oder aber auch nach Unfällen mit nachfolgenden langjährigen Verläufen im Koma vorkommt. Da hier in der Regel kein mutmaßlicher Wille des Patienten vorliegt und der Betreuer mit der Entscheidungsfindung überfordert ist, liegt hier in Konfliktfällen die Entscheidung nach wie vor beim Vormundschaftsgericht, wie ein Bundesgerichtshofurteil vom März 2003 festgestellt hat. Allerdings wird in diesem Urteil auch die besondere Bedeutung von Patientenverfügungen hervorgehoben, deren Verbindlichkeit ausdrücklich betont wird.

Gerade das Bundesjustizministerium bemüht sich hier weiter um Aufwertung des schriftlich oder auch mündlich geäußerten Patientenwillens, so dass auch bei noch nicht erkennbar irreversiblem Verlauf der Erkrankung nach dem Patientenwunsch entschieden werden soll. Die vom Bundesjustizministerium eingesetzte Arbeitsgruppe „Patientenautonomie am Lebensende" kommt in ihrem Abschlussbericht vom 10.6.2004 zu dem Ergebnis, dass sich die Verbindlichkeit einer Patientenverfügung auch im Hinblick auf ein Behandlungsverbot ausschließlich auf den Patientenwillen bezieht und dass das Krankheitsstadium nicht berücksichtigt werden muss.

Dem widersprechen die Enquete-Kommission des Bundestags „Ethik und Recht der modernen Medizin" wie auch andere Standes- und Patientenorganisationen. Diese betonen im Gegensatz zur Einschätzung des Bundesjustizministeriums, dass die Entscheidung über den Abbruch lebensverlängernder Maßnahmen bei nicht einwilligungsfähigen Patienten an strenge Voraussetzungen zu knüpfen ist. Passive Sterbehilfe dürfe nur dann in Betracht kommen, wenn die Patientenverfügung schriftlich abgefasst sowie zeitlich aktuell sei und sich auf die momentane Behandlungssituation beziehe. Im Zweifelsfall müssten die Weiterbehandlung und der Lebensschutz jedoch stets Vorrang haben, damit Patientenverfügungen nicht durch die Hintertür zu einem impliziten Instrument der aktiven Sterbehilfe gemacht werden können.

Die dabei im gleichen Atemzug geäußerte Notwendigkeit des Aufbaus flächendeckender Versorgungsstrukturen wird da-

bei allenthalben kopfnickend befürwortet, entsprechende Initiativen im Rahmen der Regelversorgung und auch neue gesetzliche Rahmenbedingungen wie Konzepte der integrierten Versorgung bleiben jedoch aufgrund des Desinteresses der Krankenkassen und Kassenärztlichen Vereinigungen ungenutzt. Politische gesetzliche Vorgaben durch Aufnahme der Palliativmedizinischen Versorgung in den SGB V sind wahrscheinlich unumgänglich, um die Verantwortlichen durch gesetzliche Auflagen zu verpflichten.

Diese Vielfalt der Diskussionen wie auch ihre schwierige inhaltliche Einstufung haben nicht nur in der Bevölkerung, sondern auch unter Ärzten Verwirrung und Unsicherheit ausgelöst. Aus der oben genannten Umfrage ist vielleicht auch erkennbar, dass durch diese Begriffsverwirrung ein unkritischer Zuspruch für die aktive Sterbehilfe entsteht, der die Bevorzugung einfacher Lösungen, wie sie bei der aktiven Sterbehilfe und der Beihilfe zum Suizid so pragmatisch angedient werden, dieser Verwirrung aus dem Wege geht.

32.8 Änderung des Therapieziels

Im September 1998 hat das Deutsche Ärzteblatt Grundsätze zur ärztlichen Sterbebegleitung veröffentlicht, um die auf den Boden der irreführenden Diskussion der verschiedenen Definitionen der Sterbehilfe entstandene Konfusion durch verständlichere und sinnvollere Kriterien für das ärztliche Handeln zu definieren. In diesem Zusammenhang erscheint als neuer Orientierungspunkt die „Änderung des Behandlungsziels" als Steuerungselement in der medizinischen Behandlung.

Wenn das sicher immer noch prioritär erwünschte Ziel, nämlich die Lebensverlängerung unter menschlichen Gesichtspunkten, nicht mehr erreicht oder erhalten werden kann, tritt an diese Stelle als Behandlungsziel das aktive Bemühen um Autonomie, Symptomkontrolle und Lebensqualität bis zum letzten Lebenstag. Diese Umorientierung am Lebensende bedeutet weder einen Therapieabbruch noch eine Minimierung therapeutischer Maßnahmen, sondern die Fortführung einer optimalen individuellen Behandlung mit einem geänderten Therapieziel: „Lebensqualität anstatt Lebensverlängerung um jeden Preis"!

Dabei spielt die Unterscheidung in passive und indirekte Sterbehilfe keine Rolle mehr, da das aktive Einstellen einer Therapie als passive Sterbehilfe sich dem neu definierten Behandlungsziel unterordnet. Dieses neue Behandlungsziel „Lebensqualität bis zuletzt" wird allerdings nicht durch Passivität und Abwarten erreicht, sondern stellt eine therapeutische Herausforderung unter dem Oberbegriff einer umfassenden Palliativversorgung dar: denn es gibt in einem ganzheitlichen Betreuungskonzept am Lebensende für den Betroffenen und die Angehörigen, auch über den Tod hinaus, viel zu tun.

Autonomie und Selbständigkeit

Viele Menschen haben am Lebensende Angst davor, mit Schmerzen unter Verlust ihrer Würde und Selbstbestimmung unnötig mit therapeutischen Maßnahmen am Leben erhalten zu werden. Um einer notwendigen Selbstreflexion dieser beängstigenden Fragen aus dem Wege zu gehen, wählen viele Menschen, die zu diesem Thema befragt werden, die Möglichkeit der aktiven Sterbehilfe als Notausstieg, um hierdurch ihre eigene Vorstellung von Autonomie und Selbstbestimmung gewahrt zu sehen.

Eine Meinungsbildung kann allerdings nur dann erfolgen, wenn in einem größeren Umfang Informationen für die Betroffenen darüber vorliegen, welche Möglichkeiten am Lebensende bestehen, um Schmerzen und Leid zu mindern oder sogar zu vermeiden, psychosozialen Beistand zu leisten und mit der Änderung des Therapieziels zu „Lebensqualität" die Würde des Sterbenden bis zuletzt zu wahren. Wenn diese Informationen vorliegen, ändern erstaunlich viele Befragte ihre Einstellung gegenüber der aktiven Sterbehilfe.

Ein würdevolles Sterben setzt also voraus, dass die Möglichkeiten einer qualifizierten Palliativmedizin auch gesellschaftlich diskutiert und verbreitet werden. Dieser Paradigmenwechsel „Lebensqualität anstatt Lebensverlängerung um jeden Preis", für den die Palliativmedizin und ebenso die Hospizarbeit stehen, setzt allerdings auch ein abgestuftes Versorgungskonzept mit einem multiprofessionellen Team voraus. Die professionellen Ressourcen sind vorhanden, die Fragen der Finanzierung bis heute gänzlich ungeklärt. Bisher wird Palliativmedizin gesellschaftspolitisch und medizinisch gefördert bis zu dem Punkt, an dem Kosten entstehen. Palliativmedizin bleibt solange ein Alibi, wie parallel zu dem gesellschaftlichen Konsens nicht auch die dazu notwendigen Versorgungsstrukturen durch integrierte Konzepte der interdisziplinären Zusammenarbeit etabliert werden.

Aufklärung und dosierte Wahrhaftigkeit

Außerdem brauchen wir eine breite gesellschaftliche Diskussion über die Möglichkeiten der modernen Medizin, ihre Gefahren und die besonderen Probleme und Schwierigkeiten, Therapieziele im Laufe einer Behandlung den sich verändernden Umständen laufend anzupassen. Möglich wird dies allerdings nur durch eine wahrhaftige Kommunikation zwischen allen Beteiligten und eine fortwährende kritische Reflexion therapeutischer Strategien im Laufe einer Behandlung. Wichtig ist dabei nicht eine schonungslose Offenheit, sondern die an die Situation und den Patienten angepasste Aufklärung über die Entwicklung der Krankheit und ihre Prognose.

Nur durch eine Kultur des offenen Dialogs zwischen Patient, Angehörigen und Arzt, einer interdisziplinären kollegialen Kommunikation des therapeutischen Teams wie auch durch eine in der Zukunft noch bessere Öffentlichkeitsarbeit über die Möglichkeiten der Palliativmedizin werden wir einen großen Schritt auf dem Weg zu einer Emanzipation im Sterben erreichen können.

Die vier Kernbedürfnisse eines Menschen in der letzten Lebensphase hat *Cicely Saunders*, die Gründerin des ersten Hospizes 1967 in London, zusammengefasst.

▶ **Im Sterben nicht alleine gelassen zu werden, sondern an einem vertrauten Ort, möglichst zu Hause, inmitten nahe stehender Menschen zu sterben.** Überall dort, wo ambulante Versorgungsstrukturen in Pflege und hausärztlicher Versorgung mit hospizlicher und palliativmedizinischer Unterstützung zusammenarbeiten, können bis zu 70 % der Betroffenen zu Hause in vertrauter Umgebung sterben. Da jedoch in Deutschland eine hoffnungslose Unterversorgung besteht, geht bei vielen (nämlich weniger als 30 %) dieser Wunsch leider nicht in Erfüllung!

▶ **Im Sterben nicht unter starken körperlichen Beschwerden leiden zu müssen.** Hier führen Unwissen und Unkenntnis therapeutischer Standards in der Tumorschmerztherapie zu unnötigem Leid. Allein schon durch den richtigen Einsatz der heute zur Verfügung stehenden therapeutischen Möglichkeiten in der Schmerztherapie, insbesondere einer individuellen Pharmakotherapie mit retardierten Opioiden als Hauptpfeiler, könnte in über 90 % der betroffenen Tumorschmerzpatienten eine ausreichende Schmerzlinderung erzielt werden. Für die Behandlung von schwer wiegenden Symptomen wie Übelkeit, Erbrechen, Appetitmangel und Schwäche gibt es überprüfte und wirkungsvolle Therapiestandards, die allerdings bislang wenig allgemeinärztliche Verbreitung gefunden haben.

▶ **Letzte Dinge („unerledigte Geschäfte") regeln zu können.** Viele Patienten quälen neben den körperlichen Symptomen auch die Sorge um noch offene soziale Fragen und möglicherweise ungelöste psychische Konflikte. Die Einheit von Leib und Seele schürt hier wechselseitig das physische Leid und die psychische Not. Jeder ungelöste psychosoziale Konflikt verstärkt körperlichen Schmerz und andere quälende Symptome, jeder ungelöste körperliche Schmerz verhindert die Lösung psychosozialer Fragen!

▶ **Fragen stellen zu dürfen, z. B. nach dem Sinn von Leben und Sterben und nach dem „Danach".** Die zerstörerische Macht des unkontrollierten Schmerzes in den letzten Lebenstagen vereitelt schon im Ansatz jeden Gedanken an die Verwirklichung eines Lebensschicksals im Angesicht des Todes. Sinnfragen erreichen den Betroffenen erst dann, wenn seine physische Not in erträglichen Grenzen in den Hintergrund getreten ist.

32.9 Perspektiven

Deshalb ist besonders zu begrüßen, dass der 106. Deutsche Ärztetag im Mai 2003 die besondere Bedeutung der Palliativmedizin als wesentliches Element ärztlichen Handelns herausgestellt hat. Neben den Gesichtspunkten der Fort- und Weiterbildung standen insbesondere die Fragen einer abgestuften palliativmedizinischen Versorgung im Mittelpunkt der Diskussionen wie auch der Beschlussfassungen. Gefordert wurde insbesondere der Aufbau einer flächendeckenden Versorgung im ambulanten Bereich durch Politik und Krankenkassen, die den Besonderheiten einer zeit- und zuwendungsintensiven Betreuung im wahrsten Sinne Rechnung trägt! Ohne einen Paradigmenwechsel mit der Gleichstellung von kurativer und palliativer Medizin wird dieser Wechsel jedoch noch lange auf sich warten lassen. Allerdings werden die demographischen Veränderungen in den nächsten 50 Jahren in Deutschland wie auch die Weiterentwicklung der medizinischen Möglichkeiten die Notwendigkeit des Umsteuerns zu einer Frage des Überlebens unserer Sozialsysteme machen. Erkannt hat dies die Enquete-Kommission „Ethik und Recht in der modernen Medizin" in ihrem Zwischenbericht vom Juni 2005 zur „Verbesserung der Versorgung Schwerstkranker und Sterbender in Deutschland durch Palliativmedizin und Hospizarbeit", die darin die Defizite und die Notwendigkeit zum Umdenken deutlich benennt.

32.10 Strategien für die Zukunft

In Ländern mit einer gut entwickelten Palliativmedizin verbringen über 50 % der Patienten ihre Lebensendphase zuhause und sterben zuhause, wenn sie von spezialisierten ambulanten Palliativdiensten mitbetreut und versorgt werden. Diese kooperieren mit Palliativstationen, schmerztherapeutischen Einrichtungen, Hospizen und Krankenhäusern und koordinieren mit dem Hausarzt, den Pflege- und Hospizdiensten die Betreuung des Patienten und auch seiner Angehörigen im häuslichen Umfeld.

Auch in Deutschland könnten 60–80 % aller Patienten in der Lebensendphase bis zum Tod ihrem Wunsch gemäß behandelt und betreut werden, wie Erfahrungen des palliativmedizinischen Konsiliardienstes belegen. Allerdings herrscht im Bereich qualifizierter ambulanter Palliativdienste bislang eine hoffnungslose Unterversorgung! Während die Bettenzahlen auf Palliativstationen und auch in Hospizen in den letzten Jahren exponentiell angestiegen sind, stagniert im ambulanten Bereich die Entwicklung auf unterstem Niveau, da jede Entwicklung an den fehlenden Honorarstrukturen scheitert.

Dabei wird auf Jahre hinaus eine Unterstützung der Hausärzte vor Ort aufgrund fehlender Ausbildung in der Schmerztherapie und Palliativmedizin notwendig sein. So wie der Deutsche Ärztetag den Konsiliararzt für Palliativfragen abteilungsübergreifend für Krankenhäuser einfordert, wird auch in der ambulanten Versorgung eine derartige konsiliarische Unterstützung der hausärztlichen Versorgungsebene in Zukunft notwendig und unverzichtbar sein.

32.11 Hausärztliche Versorgung

Dem Hausarzt obliegt die koordinative und therapeutische Betreuung seines Patienten in der Lebensendphase im Sinne seiner vielfach postulierten Lotsenfunktion. Er ist aber auf die Unterstützung durch einen qualifizierten Palliativdienst aus geschulten Ärzten und Pflegenden angewiesen, um diese komplexe und sich ständig verändernde Situation medizinisch, pflegerisch wie auch psychosozial meistern zu können und vorausschauend zu planen. Denn krisenhafte Entwicklungen in der Lebensendphase führen immer wieder zu unnötigen Belastungen des Patienten durch diagnostische Maßnahmen, die leider oft ohne Berücksichtigung der Prognose der Erkrankung veranlasst werden, wie auch durch überstürzte Krankenhauseinweisungen, insbesondere seitens des notärztlichen Dienstes; die nicht zuletzt auch vermeidbare Kosten nach sich ziehen. Insbesondere ein über 24 Stunden erreichbares Palliativteam würde den Hausarzt in der Therapieplanung und -koordination konsiliarisch und supportiv zu allen Fragen und zu allen Zeiten unterstützen.

Dies ist auch im Sinne des Patienten, der eine durch den Hausarzt koordinierte und abgestufte schmerztherapeutische und palliativmedizinische Basisversorgung als Voraussetzung für ein Höchstmaß an Lebensqualität in der Lebensendphase benötigt. Hierbei steht die Kompetenzerweiterung im Team durch interdisziplinäre Kooperation als Leitidee im Mittelpunkt dieses palliativmedizinischen Konzeptes (Abb. 1)!

Die Unterstützung des Hausarztes in seiner zentralen Rolle erlaubt die Kontinuität in der hausärztlichen Versorgung, fördert den interdisziplinären Dialog und stabilisiert die häusliche Umgebung des Patienten. Durch das abgestimmte gemeinsame Vorgehen in einem Behandlungsteam werden insbesondere auch die Möglichkeiten der häuslichen Betreuung bis zuletzt ausgeschöpft und stationäre Einweisungen konsequent vermieden.

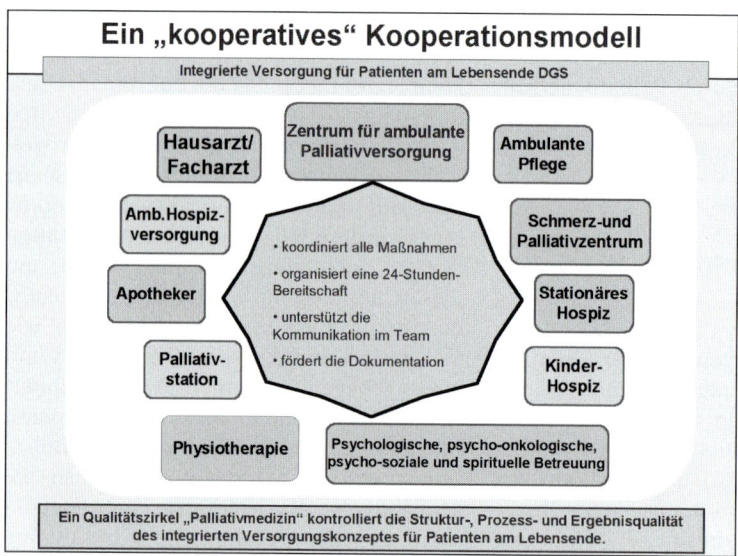

Abb. 1: Interdisziplinäre Kooperation ist die Leitidee dieses palliativmedizinischen Modells. (Nolte, Palliativnetz Wiesbaden).

32.12 Zusammenfassung

In Anbetracht des bereits heute bestehenden Mangels in der palliativmedizinischen Versorgung wie auch der zu erwartenden demographischen Entwicklungen mit ihren Auswirkungen auf die Morbidität und damit der Beanspruchung der Sozialsysteme ist eine Änderung der bisher praktizierten Strategie der Nichtwahrnehmung der menschlichen, ethischen und medizinischen Probleme am Lebensende unabdingbar.

Benötigt wird ein harmonisch aufeinander abgestimmtes Versorgungskonzept auf den verschiedenen Ebenen der medizinischen Behandlung von symptombelasteten

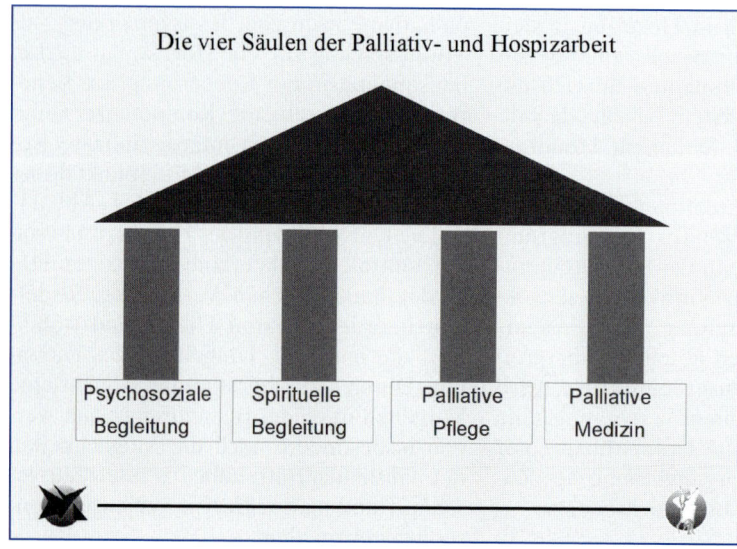

Abb. 2: Vier Pfeiler stützen die Hospiz- und Palliativarbeit (G. Graf: BAG-Hospiz).

Patienten. Neben der unabdingbaren Qualifikation in der Palliativmedizin und Schmerztherapie bei Tumorpatienten ist ein Netzwerk der interdisziplinären Zusammenarbeit mit allen Beteiligten aus den vier Pfeilern der Hospiz- und Palliativarbeit notwendig (Abb. 2).

Im Mittelpunkt stehen dabei vorrangig der Erhalt und Zugewinn an Lebensqualität für den schwerstkranken Patienten in der Terminalphase seiner Erkrankung und die Unterstützung des familiären Umfeldes, da, dem Patientenwunsch entsprechend, eine häusliche Betreuung bis zuletzt in hohem Maße in Würde möglich wird. Wahrscheinlich wird dann auch der Zuspruch für aktive Sterbehilfe in der Öffentlichkeit leiser werden.

Literatur

Aulbert E, Klaschik E, Kettler D (Hrsg). Beiträge zur Palliativmedizin. Band 1–6. Stuttgart: Schattauer, 1998–2004.

Aulbert E, Zech D. Lehrbuch der Palliativmedizin. Stuttgart: Schattauer, 1997.

BioSkop-AutorInnenkollektiv. „Sterbehilfe". Die neue Zivilkultur des Tötens? Frankfurt: Mabuse, 2002.

Sabatowski R, Radbruch L. Hospiz- und Palliativführer 2004. MediMedia-Verlag, 2004.

Husebö S, Klaschik E. Palliativmedizin. Berlin Heidelberg: Springer, 2003.

Müller-Busch H-C, Klaschik E, Oduncu F, Schindler T, Woskanjan S. Euthanasie bei unerträglichem Leid? Eine Studie der Deutschen Gesellschaft für Palliativmedizin zur Sterbehilfe im Jahre 2002. Z Palliativmedizin 2003; 3: 75–84.

Nolte Th. Netzwerk Palliativmedizin in Wiesbaden. STK-Zeitschrift für angewandte Schmerztherapie. Sonderheft Palliativmedizin 2003.

Schell W. Sterbebegleitung und Sterbehilfe. Hagen: Brigitte Kunz Verlag, 1998.

Schöppner K-P. Die große Mehrheit der Deutschen möchte selbstbestimmt sterben. Die Welt, Pressemitteilung, 20.12. 2004.

33 Ischämischer Schmerz

Thomas H. Cegla

33.1 Einleitung

Erkrankungen des Herzens und der Gefäße sowie chronische Schmerzen sind von herausragender epidemiologischer und volkswirtschaftlicher Bedeutung. Allein die Anzahl an Patienten mit chronischen Ischämieschmerzen oder auch mit andersartigen chronischen Schmerzen ist bedeutend: In Deutschland leiden bis zu 20 Mio. Menschen, also 1/3 der erwachsenen Bevölkerung, unter chronischen oder immer wiederkehrenden Schmerzen.

33.2 Epidemiologie der chronisch ischämischen Herzerkrankung

An einer chronisch ischämischen Herzkrankheit litten nach Angaben des statistischem Bundesamtes in Wiesbaden im Jahr 1999 384.678 aller aus dem Krankenhaus entlassenen vollstationären Männer sowie 188.601 aller Frauen (einschließlich Sterbefälle, ohne Stundenfälle). Dies war bei den Männern die häufigste, bei den Frauen die dritthäufigste Diagnose. Die Arteriosklerose wurde bei 92.386 Männern angeben.

Tab. 1: Aus dem Krankenhaus entlassene vollstationäre Patienten (einschließlich Sterbefälle und Stundenfälle).

Häufigste Diagnosen bei männlichen Patienten, 2003			
Rang	Pos. Nr. der ICD-10	Diagnoseklasse Behandlungsanlass	Anzahl
1	I25	Chronisch ischämische Herzkrankheit	246.000
2	F10	Psychische und Verhaltensstörungen durch Alkohol	215.936
3	K40	Hernia inguinalis	175.017
4	I20	Angina pectoris	157.995
5	G47	Schlafstörungen	122.150
6	I50	Herzinsuffizienz	120.879
7	S06	Intrakranielle Verletzung	119.954
8	I21	Akuter Myokardinfarkt	119.732
9	C34	Bösartige Neubildung der Bronchien und der Lunge	115.889
10	J18	Pneumonie, Erreger nicht näher bezeichnet	110.196
11	J35	Chronische Krankheit der Gaumen und Rachenmandeln	97.328
12	N20	Nieren- und Ureterstein	93.454
13	I70	Atherosklerose	89.575
14	I48	Vorhofflattern und Vorhofflimmern	89.077
15	C61	Bösartige Neubildung der Prostata	86.925
16	S82	Fraktur des Unterschenkels, einschl. des oberen Sprunggelenks	83.433
17	J44	Sonstige chronische obstruktive Lungenkrankheit	82.603
18	M23	Binnenschädigung des Kniegelenks (internal derangement)	82.046
19	I63	Hirninfarkt	81.802
20	M51	Sonstige Bandscheibenschäden	78.406

Tab. 2: Aus dem Krankenhaus entlassene vollstationäre Patientinnen (einschließlich Sterbefälle und Stundenfälle).

Häufigste Diagnosen bei weiblichen Patienten, 2003			
Rang	Pos. Nr. der ICD-10	Diagnoseklasse Behandlungsanlass	Anzahl
		Insgesamt	9.045.898
1	O80	Spontangeburt eines Einlings	168.756
2	C50	Bösartige Neubildung der Brustdrüse (Mamma)	156.205
3	I50	Herzinsuffizienz	150.647
4	K80	Cholelithiasis	146.759
5	H25	Cataracta senilis	121.491
6	M17	Gonarthrose (Arthrose des Kniegelenks)	116.354
7	I83	Varizen der unteren Extremitäten	113.944
8	S72	Fraktur des Femurs	113.050
9	I25	Chronisch ischämische Herzkrankheit	109.263
10	I20	Angina pectoris	108.603
11	J35	Chronische Krankheiten der Gaumen- und Rachenmandeln	106.526
12	D25	Leiomyom des Uterus	96.844
13	J18	Pneumonie, Erreger nicht näher bezeichnet	95.762
14	S06	Intrakranielle Verletzung	92.165
15	I10	Essentielle (primäre) Hyperetonie	91.240
16	I63	Hirninfarkt	88.504
17	K16	Koxarthrose (Arthrose des Hüftgelenks)	88.144
18	I48	Vorhofflattern und Vorhofflimmern	87.280
19	S82	Fraktur des Unterschenkels, einschließlich des oberen Sprunggelenks	84.920
20	O70	Dammriss unter der Geburt	82.105

Von den 828.541 Todesfällen im Jahr 2001 waren durch Erkrankungen des Kreislaufsystems 391.727 bedingt. Damit gehören die ischämischen Herzerkrankungen einschließlich des akuten Myokardinfarktes zu den häufigsten Todesursachen in Deutschland (Tab. 1 und 2).

33.3 Definition

Ischämie beschreibt den Zustand einer Blutleere einzelner Organteile in Folge mangelnder Blutzufuhr. Ischämieschmerzen werden durch arterielle Durchblutungsstörungen der Herzkranzgefäße sowie der peripheren arteriellen Gefäße ausgelöst. Beide sind regionale Ausprägungen einer generalisierten Arteriosklerose. Die ischämiebedingte Symptomatik der Koronarsklerose oder der koronaren Herzkrankheit (KHK) bezeichnen wir als Angina pectoris (AP), die der peripheren arteriellen Verschlusskrankheit (pAVK) als Claudicatio intermittens (Schaufensterkrankheit). Konservative, interventionelle oder operative Verfahren können den Erkrankungsverlauf positiv beeinflussen. Eine besondere Bedeutung kommt vor allem der Reduzierung der Risikofaktoren zu.

Bei der therapierefraktären chronifizierten Angina pectoris bestehen trotz der durchgeführten kardiologischen und/oder kardiochirurgischen Maßnahmen weiterhin AP-Schmerzen. Dies führt zu stark herabgesetzter Lebensqualität.

Chronische über Jahre bestehende AVK-bedingte Schmerzen gehen mit begleitenden Polyneuropathien, körperlicher Inaktivität und zunehmendem Funktionsverlust der betroffenen Extremität einher.

33.4 Pathophysiologie

33.4.1 Pathophysiologie der Ischämie

Ursächlich für eine Ischämie ist immer eine nicht mehr kompensierbare Unterversorgung eines Organs oder einer Gewebestruktur mit Sauerstoff und Nährstoffen. Risikofaktoren:

▶ Nikotinkonsum
▶ Hypertonus
▶ Fettstoffwechselstörungen
▶ Übergewicht
▶ Diabetes mellitus.

Durchblutungsstörungen treten auf, wenn der extravasale Gewebedruck erhöht ist, der arterielle Zufluss zu niedrig ist und/oder die Mikrozirkulation gestört wird. Die Flussminderung durch Stenosen muss durch die Ausbildung von Kollateralkreisläufen kompensiert werden. Die Blutversorgung des Organs ist dabei vom Druck hinter der Stenose und vom Widerstand abhängig. Anfangs reicht die Sauerstoff- und Nährstoffversorgung nur unter Belastung nicht aus. Belastungsabhängige Schmerzen sind die Folge:

▶ Angina pectoris bei KHK, z. B. Thoraxschmerzen beim Treppensteigen
▶ Claudicatio intermittens bei AVK, z. B. Schmerzen abhängig von der Gehstrecke (von Schaufenster zu Schaufenster).

Die Ischämie kann durch eine erhöhte Thrombozytenaggregation, Veränderungen des Gefäßendothels und Gefäßspasmen bis hin zu Gefäßverschlüssen verstärkt werden. Eine besondere Rolle für die Durchblutung und das Schmerzempfinden spielt das sympathische Nervensystem. Durch Änderung des Gewebedruckes und des Gewebemilieus wird der Sympathikus stimuliert und führt zu Vasokonstriktion und Schmerz. Bei der AVK zeigt sich eine verminderte Haut-

temperatur der betroffenen Region. Sind sensible Nervenfasern geschädigt, wie z. B. beim Diabetes mellitus, so kann der Patient trotz Vorliegen einer Ischämie schmerzfrei sein. Die diabetische Polyneuropathie in Kombination mit einer AVK führt zudem zu einer Luxusperfusion und Erwärmung der Haut.

33.4.2 Pathophysiologie ischämiebedingter Schmerzen

Starke oder wiederholte Schmerzreize führen zu einer langandauernd erhöhten Sensibilität für noxischen Input und/oder zu einer nachhaltigen Spontanaktivität im nozizeptiven System. Ursächlich liegt eine vermehrte Freisetzung und Wirksamkeit von entzündungsfördernden Neuropeptiden (z. B. Substanz P) und exzitatorischen Neurotransmittern (z. B. Glutamat, u. a. an NMDA-Rezeptoren) sowie eine Abschwächung hemmender Systeme (z. B. endogene Opioide, Serotonin oder GABA) vor. Diese Chronifizierungsfaktoren führen bei chronisch ischämischen Schmerzen gemeinsam mit einem erhöhten Sympathikotonus zu einer Verschlechterung des Krankheitsbildes. Mit fortschreitender Erkrankung nimmt die Belastbarkeit ab und endet im Ruheschmerz.

33.5 Klinische Syndrome

33.5.1 Die arterielle Verschlusskrankheit (AVK)

Die AVK wird aufgrund ihrer Symptome auch als Schaufensterkrankheit oder Claudicatio intermittens bezeichnet. Die verminderte Durchblutung reduziert die schmerzfreie Gehstrecke der Patienten. Die notwendige Pause wird z. B. durch Schaufensterbetrachten überbrückt. In dieser Gehpause verbessert sich die Sauerstoffversorgung der Muskulatur und der Schmerz lässt wieder nach. Es sind fast ausschließlich die unteren Extremitäten betroffen. Ernährung, Nikotinkonsum, Bluthochdruck, Übergewicht, Diabetes mellitus und konstitutionelle Faktoren (auch das Lebensalter) beeinflussen das Auftreten und Fortschreiten der Erkrankung.

33.5.1.1 Diagnostik

Anamnese, Untersuchung mit Pulsstatus und Auskultation sind die Grundlagen der Diagnostik.

Bei der Lagerungsprobe nach *Ratschow* wird die Extremität hochgelagert. Blasst die Haut ab und treten Schmerzen treten auf, ist dies ein Hinweis auf eine AVK. Eine reaktive Hyperämie der Extremität bei anschließendem Herabhängen tritt mit zunehmendem Schweregrad der Erkrankung verzögert auf.

Am liegenden Patienten wird zur Verschlussdruckmessung beidseits der systolische Druck an beiden Oberarmen und an den Arteriae tibiales posteriores gemessen. Der Quotienten aus Knöchelarteriendruck und Oberarmarteriendruck, der so genannte Doppler-Index, liegt bei einer AVK unter 0,9.

Auch eine Seitendifferenz der Druckwerte ist ein Hinweis.

Technische nicht invasive Möglichkeiten sind:
- ► Ultraschalldoppler
- ► Oszillographie
- ► Duplex
- ► Venenverschlussplethysmographie
- ► Transkutane Sauerstoffpartialdruckbestimmung
- ► Dopplersonographische Druckmessung (besonders aufschlussreich ist der Vergleich von Dopplerdrücken vor und nach Belastung).

Das Standardverfahren zur bildgebenden Diagnostik für aorto-iliakale Arterienveränderungen ist die intraarterielle digitale Subtraktionsangiographie (DSA). Zur weiterführenden invasiven Diagnostik wird die konventionelle Katheter-Arteriographie eingesetzt. Unklare motorische und sensible Ausfallerscheinungen, Muskelatrophien oder Polyneuropathien können Indikationen für ein Elektromyogramm (EMG) und eine Elektroneurographie (ENG) sein.

33.5.1.2 Verlauf

Der Verlauf hängt von der Zunahme der Stenosen und der Ausbildung von Kompensationsmechanismen ab. Im Anfangsstadium können Kälte- und Taubheitsgefühle der Beine im Vordergrund stehen. Danach treten Schmerzen in der beanspruchten Muskulatur bei längeren Gehstrecken auf. Im weiteren Verlauf verkürzen sich die schmerzfreien Gehstrecken bis hin zum Schmerz in Ruhe. Die fortschreitende Arteriosklerose führt zu Gefäßwandveränderungen mit Elastizitätsverlust. Eine zunehmende Verengung der Gefäßlichtung ist die Folge.

33.5.1.3 Differenzialdiagnostik

Die arterielle Durchblutungsstörung ist in den Fontaine-Stadien II, III und IV durch eine typische, aber keineswegs spezifische Symptomatik charakterisiert (Tabelle 3 und 4). Schmerzen beim Gehen und in Ruhe sind dann einer AVK zuzuordnen, wenn diese Diagnose bestätigt wurde. Sie können aber auch Folge neurologischer Erkrankungen (z. B. radikuläre Schmerzen bei Wurzelirritationen und engem Spinalkanal, Polyneuropathien, neurologischen Systemerkrankungen), orthopädischen Erkrankungen (z. B. Gonarthrosen, Coxarthrosen, Fußfehlhaltungen, Wirbelsäulenveränderungen) und allgemeiner internistischer Krankheitsbilder sein. Da bei 65 % aller Patienten mit einer gesicherten arteriellen Verschlusskrankheit auch gleichzeitig neurologische und orthopädische Erkrankungen die Symptome einer arteriellen Verschlusskrankheit überlagern oder bei asymptomatischen Stadien einer AVK ein symptomatisches Stadium vortäuschen können, sollen neurologische und orthopädische Untersuchungen immer dann vorgenommen werden, wenn:

1. Eine AVK durch apparative Untersuchungen ausgeschlossen wird, aber eine Claudicatio-ähnliche Symptomatik vorliegt.
2. Eine AVK nachgewiesen wurde, die klinischen Befunde aber nicht dem objektiven hämodynamischen Status entsprechen. Dies gilt für Schmerzen, deren In-

Tab. 3: Modifizierte kanadische Einteilung des Schweregrades der Angina pectoris.

Schweregrad I	Schweregrad II	Schweregrad III	Schweregrad IV
Keine Einschränkung täglicher Aktivitäten mehr möglich	Geringe Einschränkung täglicher Aktivitäten	Ausgeprägte Einschränkung täglicher Aktivitäten	Alltägliche Aktivität ohne Angina nicht möglich
Angina nur bei extremen Belastungen oder schneller oder sehr langer Belastung während der Arbeit	Angina bei schnellerem Gehen und Steigen, Aufwärtsgehen, Gehen nach dem Essen, Gehen in der Kälte und bei Wind, unter psychischer Belastung oder in den ersten Stunden nach dem Aufwachen	Angina nach wenigen Metern – von einer Straße zur anderen, Ersteigen einer Etage bei normalen Bedingungen und normaler Geschwindigkeit	

Tab. 4: Stadien der arteriellen Verschlusskrankheit.

Schweregrad I	Schweregrad II	Schweregrad III	Schweregrad IV
asymptomatisch	Belastungsabhängige Schmerzen	Schmerzen in Ruhe	Nekrosen, Ulzera, Gangrän
Kälte- und Taubheitsgefühle in den Beinen	Krampfähnliche Schmerzen in der beanspruchten Muskulatur, Verkürzung der schmerzfreien Gehstrecke		

Tab. 4a: AVK - arterielle Verschlusskrankheit.

Stadium I: Pulsausfall ohne Symptome (Zufallsbefund)
Stadium II: belastungsabhängige Schmerzen, z. B. nach einer gewissen Gehstrecke (Claudicatio intermittens = Schaufensterkrankheit)
Stadium III: Ruheschmerz, vor allem in Horizontallage, bei Herabhängen der Extremität lassen die Schmerzen nach
Stadium IV: Nekrose, Gangrän
(Stadien nach *Fontaine*)

Tab. 4b: Ursachen, Risikofaktoren.

Geschlecht (männlich), Alter, Adipositas, Bewegungsmangel, Stress, Rauchen, Diabetes mellitus, Gicht, Hypertonie

tensität stärker ist als die Untersuchungsbefunde erwarten lassen, und für Schmerzen, die sofort mit dem Auftreten und Beginn des Laufens einsetzen. An andere Ursachen als eine AVK muss gedacht werden, wenn beim Stehenbleiben nach einer Claudicatio-ähnlichen Symptomatik kein rascher Schmerzverlust eintritt, die Schmerzen persistieren und Schmerzen beim Gehen proximal eines Arterienverschlusses auftreten. Das gilt auch für Schmerzen, die beim Gehen trotz nachgewiesener AVK in den Hüft-, Knie- oder Sprunggelenken auftreten und nicht in die Extremitätenmuskulatur projiziert werden. Eine Polyneuropathie kann zu strumpfförmigen Schmerzen an beiden Füßen und Unterschenkeln führen. Degenerative LWS-Veränderungen mit radikulär oder segmental auftretenden Schmerzen können das Symptombild einer AVK überlagern.

3. Schmerzen bei Nekrosen, die lediglich im Wundbereich lokalisiert sind, können AVK-typische Ruheschmerzen auslösen, ohne Ausdruck einer Ischämie zu sein.

33.5.1.4 Therapie der AVK

Die Therapie einer AVK ist symptomatisch. Kurativ können die erkrankten Gefäße nicht behandelt werden. Ziel ist es, die Auswirkung der Erkrankung zu verhindern und ein Fortschreiten zu verlangsamen oder zu stoppen.

▶ Neben der Ausschaltung von Risikofaktoren ist ein Gehtraining notwendig. Gymnastik, Bewegungsbäder und Unterschenkelgüsse sind sinnvoll.

▶ Prostaglandine wie das E1-Analogon Alprostadil (Prostavasin®) führen zu einer Durchblutungsverbesserung. Thrombozytenaggregationshemmer sollen das Verklumpen der Blutplättchen und eine weitere Lumeneinengung verhindern.

▶ Interventionelle Katheterverfahren ermöglichen die Rekanalisierung von hochgradigen Stenosen und Verschlüssen. Aorten- und Beckenarterienverschlüsse können Gefäßoperationen notwendig machen.

▶ Sympathikolytische Nervenblockaden führen zu einer Vasodilatation und Schmerzlinderung. Sie können ein Gehstreckentraining begleiten. Bei der periduralen Applikation von Lokalanästhetika ist die Verwendung von Naropin aufgrund der geringen motorischen Blockade vorteilhaft. Eine direkte Grenzstrangblockade führt häufig auch noch im Stadium III und IV zu einer Durchblutungsverbesserung und Schmerzlinderung. In diesem Fall ist eine Grenzstrangneurolyse sinnvoll. Sind nur Unterschenkel und Füße betroffen, können als Erstes Blockaden des Nervus ischiadicus durchgeführt werden.

▶ Die elektrische Stimulation afferenter Nervenbahnen im Hinterhorn des Rückenmarks wird als milde Parästhesie wahrgenommen und kann Schmerzen lindern. Ziel ist die Überdeckung des Schmerzareales mit Parästhesien.

33.5.2 Koronare Herzkrankheit (KHK)

Unter koronarer Herzkrankheit versteht man eine Koronarinsuffizienz, d. h. ein Missverhältnis von Sauerstoffangebot und -bedarf im Herzmuskel. Dieser Sauerstoffmangel kann Schmerzen verursachen, die sich in Angina-pectoris-Anfällen ausdrücken. Angina pectoris bedeutet „Enge in der Brust". Ein Anfall tritt meistens während körperlicher oder seelischer Belastungen und somit erhöhtem kardialen Sauerstoffbedarf auf.

Die Schmerzlokalisation ist meist links thorakal, retrosternal oder (seltener) rechts thorakal oder im Schulterbereich. Eine Ausstrahlung in den linken Arm wird häufig empfunden, seltener eine in die Hals-Kiefer-Region oder den Oberbauch (Abb. 1). Die Beschwerden können sich auf andere Körperregionen ausdehnen und ein Taubheitsgefühl oder Schmerzen in Schultern, Armen oder Gelenken sowie in Kiefer, Nacken, Rachen, Zähnen, Gaumen oder sogar im Ohrläppchen hervorrufen. Die Schmerzqualität wird mit Schwere, Enge, Brennen, Druck oder Beklemmung hinter dem Brustbein beschrieben. Es können auch Übelkeit, Atemnot oder ein Gefühl des Erstickens auftreten. Die Schmerzstärke wird auf einer nummerischen Analogskala von 0–10 bei etwa 6–7(–10) angegeben. Schmerz- und Beschwerdedauer betragen nur wenigen Minuten. Die Beschwerden beginnen langsam, steigern sich und flachen wieder ab.

33.5.2.1 Differenzialdiagnose des Thoraxschmerzes

Die weitere Differenzialdiagnose eines Thoraxschmerzes macht die Einteilung in somatische und viszerale Schmerzen erforderlich. *Somatisch* bedingt können Schmerzen des Brustkorbes durch radikuläre Wirbelsäulensyndrome, eine Zosterneuralgie, Myalgien, Interkostalneuralgien, Arthriti-

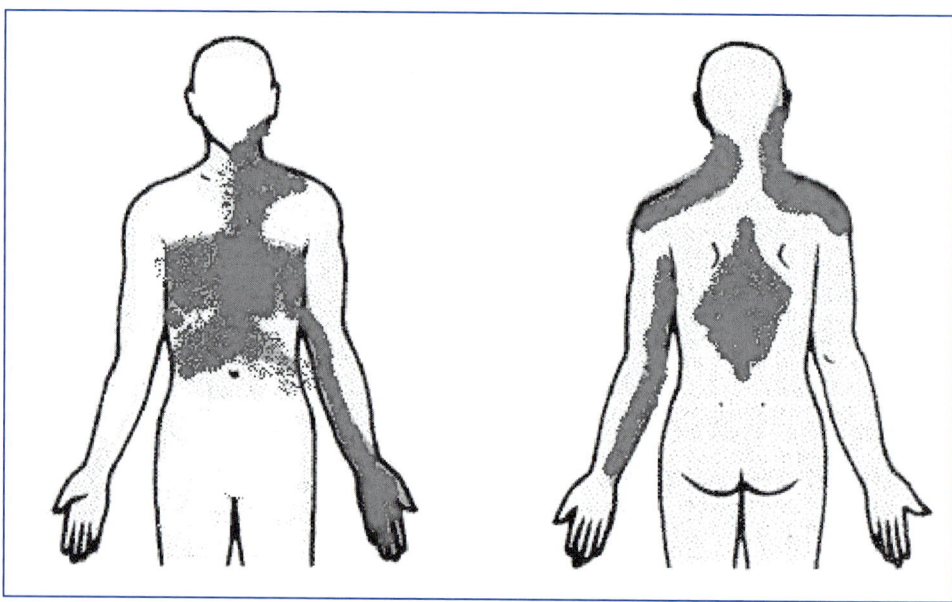

Abb. 1: Schmerzprojektion bei Angina pectoris.

den, ein Tietze-Syndrom (Chondropathia tuberosa – schmerzhafte Verdickung des Rippenknorpels), Neuropathien oder aber auch durch Tumoren hervorgerufen werden. Nicht zuletzt liegen viele Triggerpunkte im und projizieren in den Bereich der Muskulatur des Brustkorbes. Dabei ist der somatisch bedingte Thoraxschmerz meist oberflächlich, scharf begrenzt, gut lokalisierbar und wird als stechend-brennend empfunden. Er ist durch Druck lokal auslösbar. Viszerale Schmerzursachen können durch Erkrankungen von Herz, Perikard, Aorta, Lunge, Mediastinum oder Verdauungstrakt verursacht werden. Dabei wird der viszeral bedingte Thoraxschmerz in der Tiefe liegend als diffus, ausstrahlend, oft dumpf-bohrend empfunden. Er ist durch Druck lokal nicht auslösbar. Hier ist eine weiterführende internistische Diagnostik erforderlich. Tritt das Schmerzereignis sehr heftig erstmalig auf, muss immer auch an die Möglichkeit eines Herzinfarktes gedacht werden. Hier ist eine sofortige Diagnostik und gegebenenfalls Therapie erforderlich.

Ist der akut einsetzende Thoraxschmerz mit Dyspnoe/Tachypnoe, Tachykardie, Husten, Beklemmungsgefühl und/oder Schweißausbruch verbunden, muss an eine Lungenembolie gedacht werden, insbesondere wenn Venenentzündungen vorliegen.

Eine weitere lebensgefährliche Erkrankung ist das akute Aortensyndrom. Dieses entsteht durch Dissektion der Aorta. Ein Sekunden bis Minuten anhaltender vernichtender Schmerz mit mehrgipfligem Verlauf und Verlagerung der Schmerzlokalisation entsprechend der reißverschlussartigen Dissektion der Aorta sind typisch.

Besteht bei Thoraxschmerzen der Verdacht auf eine lebensbedrohliche Erkrankung, so sind eine unverzügliche notfallmedizinische Überwachung und Therapie unverzichtbar. Nach einer Diagnostik kommen intensivmedizinische, interventionelle oder operative Maßnahmen zum Einsatz.

33.5.2.2 Verlauf

Die typischen Verlaufsformen der symptomatischen KHK sind stabile und instabile

Angina pectoris, Herzinfarkt, Herzinsuffizienz und Reizleitungsstörungen.

Bei der *stabilen AP* ist der Schmerzcharakter der Anfälle gleichbleibend. Die Beschwerden lassen sich medikamentös beeinflussen.

Bei der *instabilen Angina pectoris* treten die Beschwerden mit zunehmender Dauer und Intensität auch in Ruhe oder bei geringer Belastung auf. Sie reagieren verzögert auf Nitroglyzerin. Die instabile Angina pectoris kann sich aus der stabilen Form entwickeln.

Die starken oder wiederholten Schmerzreize können zu einer Chronifizierung führen. Der Schmerz hat immer weniger Leit- und Warnfunktion und immer mehr selbstständigen Krankheitswert. Die Anamnese ist in der Regel länger als ein halbes Jahr. Einschränkung der Lebensqualität und Schmerzhäufigkeit und -stärke korrelieren hierbei oft nicht mit dem Koronarbefund.

Für die Prognose der KHK entscheidend sind das Ausmaß, die Lokalisation, der Stenosegrad sowie der Funktionszustand des linken Ventrikels.

Von der Angina pectoris zu unterscheiden sind die Symptome eines akuten Herzinfarktes. Dieser geht oft mit starken Schmerzen (Druck, Brennen) in der linken Brust verbunden mit Todesangst einher. Vegetative Begleitsymptome sind Übelkeit und Schweißausbruch.

33.5.2.3 Therapie der KHK

Entscheidend für den Verlauf der KHK ist die Ausschaltung der Risikofaktoren: Übergewicht, Nikotinkonsum, arterielle Hypertonie sowie schlecht eingestellter Diabetes mellitus, Hyperlipoproteinämie.

Medikamentöse Therapie: Sie soll das Verhältnis von Sauerstoffangebot und -bedarf des Herzens regulieren. Dies geschieht durch Gefäßerweiterung und Senkung der Vorlast. Der daraus resultierende erniedrigte enddiastolische linksventrikuläre Druck sorgt für eine verbesserte Perfusion.

Zur Linderung pektanginöser Beschwerden werden Nitrate, Betarezeptorenblocker und Kalzium-Kanal-Antagonisten eingesetzt. Besteht eine Herzinsuffizienz, kommen Angiotensin-Converting-Enzymhemmer, Diuretika und Digitalis zum Einsatz. Azetylsalizylsäure in niedriger Dosierung oder andere Thrombozytenaggregationshemmer werden empfohlen.

Weitere therapeutische Möglichkeiten sind die koronare Revaskularisation mittels invasiver Kathetertechniken, wie die PTCA, Stent-Implantation und Laserungen sowie die operativen Methoden der Bypass-Chirurgie mit und ohne Einsatz der Herz-Lungen-Maschine.

Problematische Angina-pectoris-Beschwerden führen zu schmerzbedingter starker Einschränkung der Lebensqualität, zu psychischen Belastungen, verändertem Bewegungsmuster und durch Inaktivität zu muskulären Verspannungen. Von schmerztherapeutischen Methoden profitieren könnten jene zehn Prozent der Patienten mit Angina pectoris, die nicht mehr auf eine Behandlung ansprechen.

Schmerztherapeutische Methoden: Diese können symptomorientiert sein. Dort, wo auch der erhöhte Sympathikustonus reguliert wird, haben sie aber auch direkte Auswirkung auf die Koronarperfusion.

Nach spezieller Schmerzanamnese und therapiebegleitender Dokumentation müssen mit dem Patienten individuelle Therapiepläne erstellt werden. Unter Beachtung des Risikoprofils ist ein Stufenschema zu empfehlen (Tabelle 5).

Stufe 1:

▶ Ein Entspannungstraining nach *Jacobson* kann geeigneten Patienten empfohlen werden. Begleitend kann eine Körperakupunktur zu einer muskulären Entspannung und psychischen Stabilisierung führen. Der Erfolg ist jedoch nicht vorhersehbar. In der Regel sind mehrere Sitzungsintervalle notwendig.

Tab. 5: Schmerztherapeutische Intervention bei Angina pectoris.

1. Stufe	
Progressive Muskelrelaxation nach *Jacobson*	Muskuläre Entspannung und psychische Stabilisierung.
Akupunktur	
Medikamentöse Therapie	Retardierte Opiate der Stufe II des WHO-Stufenschemas plus kurzwirksame Opiate bei Schmerzspitzen. Bei muskulärer Beteiligung auch Stufe I Analgetika.
Transkutane Nervenstimulation	Parasternal mit einem 4-Kanal-Gerät und einer Burst-Stimulation mit 30 Hz.
2. Stufe	
Ganglion-stellatum-Blockaden	Blockaden des linksseitigen Ganglions mit Scandicain und/oder Bupivacain.
3. Stufe	
Neurostimulation	Über eine Elektrode auf Höhe der oberen Brustwirbel (Th 1 / Th 2) wird das Rückenmark stimuliert.

► Eine medikamentöse Therapie kann sich wie bei chronischen Schmerzen üblich an dem WHO-Stufenschema, orientieren, z. B.: regelmäßige Gaben retardierter Opiate der Stufe II kombiniert mit kurzwirksamen Opiaten bei Schmerzspitzen. Bei muskulärer Beteiligung kommen auch Stufe-I-Analgetika zum Einsatz.

► Durch die transkutane Nervenstimulation können sowohl muskuläre Entspannung als auch Veränderung von Schmerzverarbeitung und kardialem Sympathikotonus erreicht werden. Es sollte parasternal mit einem 4-Kanal-Gerät und einer Burst-Stimulation mit 30 Hz mehrmals täglich über 20 Minuten therapiert werden. Eine Kontraindikation besteht bei implantierten Demand-Herzschrittmachern und Defibrillatoren.

Stufe 2:

► Durch Ganglion-stellatum-Blockaden wird der kardiale Sympathikustonus herabgesetzt. Dieses Ganglion ist eine Verschmelzung von zervikalen und thorakalen Sympathikusganglien. Blockadeserien (5–10) des linksseitigen Ganglion stellatum mit Scandicain und/oder Bupivacain können durchgeführt werden. Dabei müssen die für Regionalanästhesien üblichen Vorsichtsmaßnahmen beachtet werden.

Stufe 3:

► Als invasive erfolgversprechende Methode steht die elektrische Reizung des Rückenmarks zur Verfügung. Diese kann eine deutliche Linderung der Beschwerden erzielen. Die als „Spinal cord stimulation" (SCS) bezeichnete Neuromodulation ist seit 30 Jahren in der Behandlung von Patienten mit chronischen Rumpf- und Gliederschmerzen bekannt. Seit 1987 wird die SCS auch bei Angina pectoris eingesetzt. Über eine Elektrode auf Höhe der oberen Brustwirbel (Th 1/Th 2) wird das Rückenmark stimuliert. Der Impulsgeber kann wie ein Herzschrittmacher implantiert werden. Die Patienten fühlen sich direkt nach der Stimulation besser, bei geringeren pektanginösen Beschwerden. Randomisierte Studien belegen zudem eine Verbesserung der Belastbarkeit als Hinweis auf antiischämische Effekte durch die sympathikolytische Vasodilatation, Widerstandsabnahme und Nachlastsenkung. Der SCS-Effekt ist so selektiv, dass der Warnschmerz eines Infarkts nicht ausgeschaltet wird.

Die frühzeitige Zusammenarbeit von Hausärzten, Kardiologen, Kardiochirurgen und Schmerztherapeuten ist die notwendige Voraussetzung für eine verbesserte Betreuung von Patienten mit problematischen Angina-pectoris-Beschwerden. Dabei muss jede Schmerztherapie ein Teil eines von allen Partnern akzeptierten gemeinsamen Behandlungskonzepts sein.

33.5.3 Raynaud-Syndrom

33.5.3.1 Definition

Anfallsartig auftretende Vasospasmen der Finger- und Zehenarterien, die durch Kälte, emotionalen Stress, medikamentöse Verfahren und lokale Kompressionsphänomene induziert werden, werden unter dem Raynaud-Syndrom oder als Raynaud-Phänomen zusammengefasst. Häufig sind die Fingerarterien betroffen, die Zehenarterien nur in seltenen Fällen.

Primäres Raynaud-Syndrom: Es liegt keine auslösende Grunderkrankung vor.

Sekundäres Raynaud-Syndrom: Ursächlich sind eine bestimmte Grunderkrankung oder Arterienverschlüsse.

33.5.3.2 Therapie

Die Therapie ist abhängig von der Dauer und der Häufigkeit der Vasospasmen. Unter zweimaligem Auftreten pro Woche und einer Dauer unter 30 Minuten ist in der Regel keine Behandlung erforderlich. Die Patienten sollten im Allgemeinen Kälte und Nässe meiden. Autogenes Training, Biofeedback und gegebenenfalls weitere Maßnahmen zur Stressreduktion sind sinnvoll. Kontraindiziert sind Betablocker, ergotaminhaltige Medikamente und Nikotin. Eine Anfallsprophylaxe mit lokal applizierten Nitroglyzerinpräparaten, Kalziumantagonisten und Alpha-1-Rezeptoren-Blockern ist möglich. Prostanoid-Infusionen können zu einer Reduktion der Anfallshäufigkeit und -intensität führen. Sympathikusblockaden sind das Mittel der Wahl zur Diagnostik der vasospastischen Komponente. Diese können als intravenöse Regionalanästhesie oder als Blockade des Ganglion stellatum durchgeführt werden. Der Einsatz von Guanethidin bei der intravenösen Blockade ist umstritten.

33.5.4 Arteriitis temporalis

Lokale Ausprägung der entzündlichen Systemerkrankung Riesenzellarteriitis Horton (Arteriitis temporalis) ist eine tastbare Veränderungen der Temporalarterie. Sie tritt in der Regel bei älteren Menschen auf. Symptome sind Fieber, Gewichtsverlust, depressive Verstimmung und Kopfschmerzen. Die Schmerzen können durch Belastung der Kaumuskulatur ausgelöst werden.

33.5.4.1 Therapie

Steroide oral, z.B. Prednisolonäquivalent 1 mg/kg KG/Tag

33.5.5 Diverse Angiitiden

Die Therapieformen der folgenden Erkrankungen sind, wenn nicht anders beschrieben, symptomatisch. Gerinnungshemmende Medikamente und Sympathikusblockaden werden eingesetzt.

33.5.5.1 Thrombangiitis obliterans (Buerger-Syndrom)

Eine nicht arteriosklerotische multilokuläre segmentäre schubweise verlaufende Gefäßerkrankung unbekannter Ätiologie im Sinne einer Panangiitis der kleinen und mittelgroßen Arterien und Venen, die zu einer sekundären Thrombosierung des Gefäßlumens führt. Betroffen sind fast ausnahmslos Raucher.

33.5.5.2 Popliteakompressionssyndrom (Entrapment-Syndrom)

Bei Kompression der A. poplitea durch anatomische Variationen des Gefäßverlaufs oder der Muskelansätze führen Arterienwand- und Intimaschäden durch wiederholte Traumen zu Thrombosen, Stenosen oder Verschlüssen. Betroffen sind meist junge Patienten.

33.5.5.3 Poplitea-Aneurysma

Das häufigste periphere Aneurysma ist in bis zu 25 % der Fälle bilateral. Nur bei der Hälfte der Patienten bestehen zum Zeitpunkt der Diagnosestellung klinische Symptome.

33.5.5.4 Fibromuskuläre Dysplasie

Seltene mesenchymale Bauplananomalie der Arterienwand mit segmentärer Proliferation der glatten Muskelzellen und Grundsubstanz unbekannter Ätiologie bei jungen Frauen.

33.5.5.5 Akrozyanosen, Livedo, Erythromelalgie

Phasenhaft auftretende oder dauernd bestehende Blau-(rot)verfärbung an den Händen, Füßen, Knien zum Teil mit teigiger Hautschwellung, Hyperhidrosis und selten mit Taubheitsgefühl.

Ursächlich sind Herz-Lungenerkrankungen, Kälteagglutininerkrankung, Polyglobulie und Karzinoid.

33.5.5.6 Sichelzellanämie

Diese autosomal rezessive erbliche Hämoglobinopathie führt durch Veränderung der Erythrozyten zu Erhöhung der Blutviskosität und Stase. Eine chronisch hämolytische Anämie sowie die Gefahr von Organinfarkten sind die Folge. Die Patienten sind fast ausnahmslos Afrikaner oder Afroamerikaner.

Therapie: Symptomatisch wird Folsäure eingesetzt. Die einzige kurative Maßnahme ist eine Knochenmarkstransplantation.

33.5.5.7 Therapie ischämisch bedingter Schmerzen durch Sympathikusblockaden

Die Blockade der sympathischen Nervenfunktion führt zu einer Vasodilatation von Venen und Arterien. Voraussetzung ist ein gleichbleibender Blutdruck. Unter Sympathikolyse kommt es zu Erwärmung der Akren, Steigerung der Hautdurchblutung, Verbesserung der Funktion peripherer Nerven sowie des Temperatur- und Schmerzempfindens. Der AVK-bedingte Muskelschmerz ist abhängig vom Energiestoffwechsel des Muskels. Dieser wird durch Sympathikusblockaden günstig beeinflusst, obwohl die Durchblutung der Muskulatur nicht zunimmt. Ischämiebedingte Durchblutungsstörungen führen zu Vasokonstriktion, Schmerz und veränderten Stoffwechselprozessen. Sympathikusblockaden durchbrechen diesen Kreislauf.

33.5.6 Schmerzen bei venösen Erkrankungen

Venöse Erkrankungen sind häufig. Unter chronischen Venenerkrankungen leiden in der Bundesrepublik Deutschland ca. 17 Millionen Menschen. Pro Jahr bekommen 3 von 1.000 Bundesbürgern eine Venenthrombose. An der gefürchteten Komplikation Lungenembolie versterben pro Jahr 30.000 Menschen.

Risikofaktoren sind Varikosis, Übergewicht, stehende Tätigkeiten, Schwangerschaft und angeborene Venenwandschwäche. Neben Schweregefühl der Beine, Schwellung und Juckreiz können Spannungsschmerzen ein Symptom sein. Gehäuft treten auch Wadenkrämpfe auf. Ein Unterschenkelgeschwür (Ulcus cruris) ist das Endstadium der Erkrankung. Es verursacht Wundschmerzen.

33.5.6.1 Definition

Die chronisch venöse Insuffizienz ist eine dauerhafte Abflussstörung. Das sauerstoffarme Blut wird nicht in der notwendigen Geschwindigkeit zum rechten Herzen zurückgeleitet.

33.5.6.2 Diagnostik

Anamnese und klinische Untersuchung einschließlich Pulstastbefund, Dopplersonographie der Venen, farbkodierte Duplexsonographie oder Venen-Verschlussplethysmographie sind diagnostische Grundlagen. Als Likersches Zeichen wird der schmerzhafte Druck auf das Tibiaperiost bei chronisch venöser Insuffizienz bezeichnet.

33.5.6.3 Therapie

Gewichtsreduktion, Bewegung, Kompressionsbehandlung der betroffenen Extremität aber auch Medikamente werden zur Therapie eingesetzt. Operativ können Varizen (nicht funktionsfähige Venen) entfernt werden.

33.5.7 Wadenkrämpfe

Die nächtlichen Wadenkrämpfe (Crampi nocturni) sind überwiegend harmlos und lösen sich durch Bewegung. Bei gehäuftem Auftreten kann eine medikamentöse Therapie durchgeführt werden. Diese besteht in der Verabreichung von Elektrolyten und Vitaminen wie Magnesium, Vitamin B2, Chinin/Theophyllin (Limptar®) oder Chininsulfat und Chloroquinphosphat.

Bei Polyneuropathien, Myelitiden und der amyotrophen Lateralsklerose (ALS) treten Wadenkrämpfe gehäuft auf.

33.6 Kasuistiken

Fall 1: AVK

Ein 74-jähriger männlicher Patient gibt bei seiner Vorstellung beim Angiologen und Gefäßchirurgen an, seit ca. fünf Jahren unter Gehbeschwerden zu leiden. Infusionstherapien und Katheteruntersuchungen brachten längerfristige Besserungen. Jetzt treten erneut stärkere Schmerzen auf, die sich ab einer Gehstrecke von ca. 150 m in der linken Wade bemerkbar machen. Therapeutisch „sei aber nichts zu machen", so der Patient. Die Schmerzstärke ist innerhalb der letzten vier Wochen progredient angestiegen. Auf der numerischen Analogskala (NAS) von 0–10 werden beim Ersttermin die Schmerzen mit einer Stärke von 8–9 angegeben. Sie sind in der Qualität stechend, ziehend und dauern belastungsabhängig an. Beide Beine sind eher kalt. Zusätzlich besteht ein unangenehmes schmerzhaftes Gefühl in beiden Füßen und Unterschenkeln. Es ist belastungsunabhängig und wird auf der NAS mit 6 angegeben.

Diagnose

Die angiologische Diagnostik zeigt eine langstreckige Einengung der Arteria femoralis. Es besteht eine AVK Typ II sowie eine Polyneuropathie, deren Ursache der Diabetes und/oder die AVK sein können. Der neuroorthopädische Befund ist unauffällig.

Differenzialdiagnosen:
▶ Chronische Schmerzkrankheit
▶ Diabetes mellitus Typ II
▶ Arteriosklerose
▶ Arterielle Verschlusskrankheit II.

Therapie und Verlauf

Stufenweise wird bis zu einer Tagesdosis von 1,2 g Gabapentin oral und retardiertes Tilidin/Naloxon in einer Tagesdosis von 2 × 12 mg oral gegeben. Die durch die Polyneuropathie bedingten Schmerzen wurden in ihrer Stärke auf 2–3 NAS reduziert. Nach erneuter Vorstellung beim Angiologen sowie Gefächirurgen wird eine passagere Sympathikolyse über peridurale Injektionen mit Naropin erreicht. Die Schmerzen sind für die Zeitdauer der Sympathikolyse deutlich reduziert. Unter Bildwandlerkontrolle wird eine chemische Neurolyse des Sympathikus durchgeführt. Eine Zunahme der Gehstrecke auf über 400 m ist jetzt möglich. Weiteres Gehstreckentraining, kombiniert mit medikamentöser Schmerztherapie, wird durchgeführt.

Fall 2: KHK

Ein 43-jähriger männlicher Patient gibt beim Ersttermin an, seit zwei Jahren an belastungsabhängigen Angina-pectoris-Anfällen zu leiden. Die Beschwerden sind erstmalig nach einem Herzinfarkt aufgetreten. Er wurde operiert und mit einem aortokoronaren Bypass versorgt. Etwa drei Monate nach der Operation sind die Schmerzen erneut aufgetreten. Mehrere medikamentöse Therapieversuche sowie interventionelle kardiologische Maßnahmen (STENT-Implantation, Laserung) wurden durchgeführt. Auf der numerischen Analogskala von 0–10 werden beim Ersttermin die Schmerzen mit einer Stärke von 8–9 angegeben. Sie sind in der Qualität stechend, ziehend und linksseitig in Unterkiefer und Schulter ausstrahlend. Anfangs waren sie belastungsabhängig, jetzt treten sie aber auch in Ruhe auf. Kardiologisch und kardiochirurgisch sei er „austherapiert".

Diagnose

Therapierefraktäre Angina pectoris
Differenzialdiagnosen:

▶ Chronische Schmerzkrankheit (R 52,5)
▶ Koronararteriensklerose (I 25.19 G)
▶ Atherosklerotische Herzkrankheit
  (I 25.19 G)
▶ Vorhandensein eines aortokoronaren
  Bypasses (Z 95.1)
▶ Myokardinfarktnarbe (I 25.29)
▶ Inkurable Angina pectoris.

Therapie und Verlauf

Der Patient erhält zweimal täglich Tramadol 200 mg oral (Opioide der WHO-Stufe
II). Eine dreimal tägliche TENS-Stimulati-
on über dem schmerzhaften Gebiet führt
der Patient nach Anleitung selbstständig
durch. Die Sympathikusblockaden des Ggl.
stellatum mit Bupivacain 0,25 % werden
zweimal wöchentlich über insgesamt drei
Wochen durchgeführt. Der Patient berichtet nach zwei Wochen über eine deutliche
Beschwerdelinderung mit besserer Belastbarkeit ohne Ruheschmerz.

Die Therapieoptionen bei erneuten Beschwerden bestehen wiederum in Sympathikusblockaden sowie einer Implantation eines Spinal-Cord-Stimulation-Aggre-
gates.

Literatur

Maier C, Gleim M. Lehrbuch der Schmerztherapie. 2nd ed. Stuttgart: Wiss. Verl.-Ges, 2001.

Cegla T. Schmerztherapie bei koronarer Herzkrankheit und arterieller Verschlusskrankheit. STK Zeitschrift für angewandte
Schmerztherapie 2003; 19: 5–7.

Soeffker G, Schmidt HB, Rainov NG, Werdan K.
Therapierefraktäre Angina pectoris im Endstadium der koronaren Herzkrankheit. Internist 2001; 42: 571–579.

Vasa. Zeitschrift für Gefäßkrankheiten 2001;
Band 30, Supplementum 57.

**Leitlinien zur Diagnostik und Therapie der arte-
riellen Verschlusskrankheit der Becken-
Beinarterien.** Deutsche Gesellschaft für An-
giologie. 2001.

Muscle Nerve Supplement. 2002; 1: 77–82.

34 Viszeraler Schmerz

Oliver Kremer, Selçuk Ünal, Ernst Eypasch

34.1 Einleitung

Die Lebensrettung, die Lebenserhaltung und die Therapie von Schmerzen zählen seit jeher und über alle Kulturkreise hinweg zu den drei zentralen Aufgaben von Medizinmännern, Schamanen, Badern und Ärzten. Trotzdem muss die Schmerztherapie noch immer als Stiefkind der Medizin betrachtet werden, weist die Schmerzbehandlung von Patienten nach Traumen, Entzündungen und Ischämien in deutschen Kliniken weiterhin noch gravierende Defizite auf.

Dies gilt, obwohl neben der moralischen Verpflichtung eines Arztes, dem Patientenwunsch nach Schmerzlinderung nachzukommen, sogar eine rechtliche Vorgabe besteht. Ein Arzt, der es unterlässt, starke Schmerzen zu lindern, kann sich gleich nach drei Paragraphen des Strafgesetzbuches (StGB) strafbar machen: § 323 c StGB: wegen unterlassener Hilfeleistung, §§ 223 und 230 StGB: wegen vorsätzlicher oder fahrlässiger Körperverletzung durch Unterlassung.

34.2 Physiologie des Schmerzes

Die Empfindung von Schmerzen ist ein subjektives Erlebnis, das zahlreichen Einflüssen unterliegt. Zum einen ist Schmerz ein Signal zur Überlebensstrategie, das rechtzeitig über drohende Gefahren und Noxen für den Körper informieren kann. Zum anderen gehört Schmerz zu den gravierendsten negativen Faktoren für die subjektive Lebensqualität.

Laut der Internationalen Gesellschaft zum Studium des Schmerzes (IASP/1979) ist Schmerz „ein unangenehmes Sinnes- und Gefühlserlebnis, das mit aktueller oder potenzieller Gewebeschädigung verknüpft ist oder mit Begriffen einer solchen Schädigung beschrieben wird". Der Schmerz ist somit neben einer reinen Sinnesempfindung häufig gleichzeitig ein unlustbetontes Gefühl und enthält sowohl eine somatische als auch psychische Komponente. Der Schmerz ist bezüglich diverser Schmerzkomponenten und -qualitäten unterteilbar.

34.2.1 Schmerzkomponenten

Schmerz lässt sich in unterschiedliche Komponenten differenzieren. Die sensorisch-diskriminative Komponente beschreibt die Sinnesempfindung über Beginn, Intensität und Ende eines Reizes. Die affektiv-emotionale Komponente ist Ausdruck der Auslösung nahezu immer unlustbetonter Gefühle. Die vegetativ-autonome Komponente zeigt reflektorische Reaktionen auf Schmerzreize, und die motorische Komponente ist als Schutz- und Fluchtreflex aufzufassen. Schmerz ist somit ein komplexes subjektives Gesamterlebnis.

Die Schmerzempfindung ist höchst unterschiedlich und individuell. Sie unterliegt sowohl patientenabhängigen als auch -unabhängigen Faktoren. So kann Schmerzempfindung bei ein und demselben Patienten bei identischem auslösendem Agens zu unterschiedlichen Zeitpunkten andere Schmerzerlebnisse auslösen.

Schmerzerleben ist zum einen geprägt durch patientenbezogene Erfahrungen wie Erziehung, Kulturkreis, Weltbild, bereits durchlebte Schmerzsituationen (kognitive Komponente) und die Prognose der Erkrankung. Dem gegenüber stehen patientenunabhängige Einflussgrößen wie Art, Dauer und Intensität des Schmerzreizes.

34.2.2 Schmerzqualitäten

Bezogen auf den Entstehungsort unterscheidet man den neuropathischen vom nozizeptiven Schmerz (Abb. 1). Beim neuropathischen Schmerz entspricht der Schmerz-

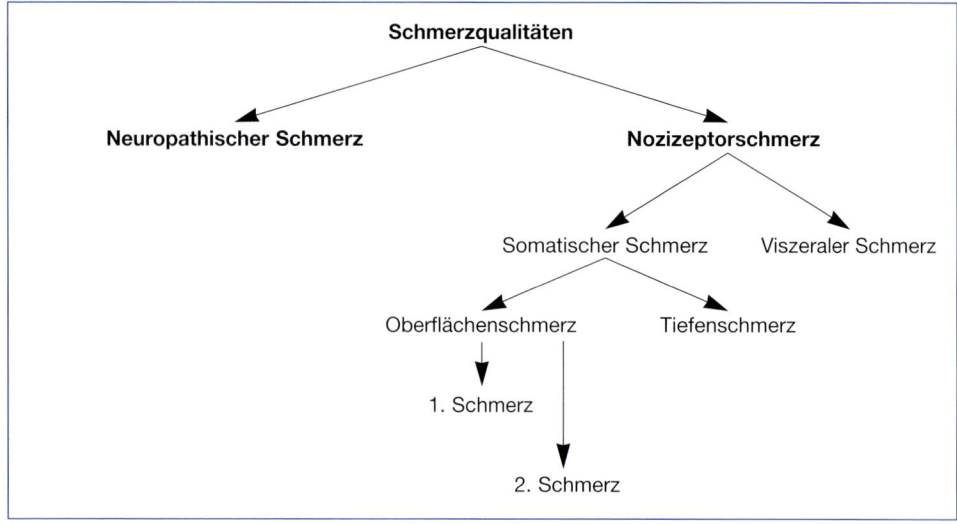

Abb. 1: Schmerzqualitäten.

ort nicht dem Entstehungsort. Er ist häufig ausstrahlend, einschießend, brennend und schlecht lokalisierbar. Ursache kann z. B. eine Nervenkompression sein.

Beim Nozizeptorschmerz entspricht der Schmerzort dem Entstehungsort. Er lässt sich in den somatischen und viszeralen Schmerz unterteilen. Der somatische Schmerz lässt sich weiter in die Subqualitäten Oberflächenschmerz, wenn er z. B. lokalisiert an der Haut nach Nadelstichverletzung auftritt, und den Tiefenschmerz bei Lokalisation in Muskeln, Knochen und Gelenken, z. B. beim Muskelkrampf aufgliedern.

Beim Oberflächenschmerz werden zeitlich zwei weitere Schmerztypen unterschieden. Der erste Schmerz tritt unmittelbar nach dem auslösenden Agens auf und ist ein heller, scharfer, gut zu lokalisierender Schmerz, der direkt nach Beendigung des Reizes wieder verschwindet. Er wird über schnelle myelinisierte A-Delta-Fasern (mittlere Leitungsgeschwindigkeit 15 m/sec.) zum Rückenmarkshinterhorn fortgeleitet und dient vor allem der Auslösung von Fluchtreflexen. Man bezeichnet ihn auch als epikritischen Schmerz.

Der zweite Schmerz folgt ca. eine Sekunde nach auslösendem Reiz und ist eher dumpf, brennend und schlecht zu lokalisieren. Er überdauert das auslösende Agens und wird über langsame marklose C-Fasern (mittlere Leitungsgeschwindigkeit 1 m/sec.) fortgeleitet.

Der viszerale Schmerz wird auch als Eingeweideschmerz bezeichnet. Er hat bohrenden, krampfartigen Charakter und tritt bei rascher, starker Dehnung innerer Hohlorgane auf, z. B. bei Gallenblasen- oder Nierenkoliken.

Er ist ebenfalls schlecht lokalisierbar, wird häufig von vegetativen Reaktionen begleitet und über marklose C-Fasern vermittelt. Dieser Schmerztyp, über Rezeptoren aus dem Körperinneren aufgenommen und über C-Fasern fortgeleitet, wird als protopathischer Schmerz bezeichnet.

34.2.3 Schmerzleitung

Mechanische, thermische und chemische exogene oder endogene Noxen wie Entzündung, Ischämie und Tumor reizen die Nozizeptoren. Diese Schmerzrezeptoren liegen vor allem in der Haut, aber auch in anderen Geweben. Bei einer Gewebsschädigung werden algogene Transmitter (Substanz P, Glutamat, Calcitonin) freigesetzt, die die Nozizeptoren erregen. Gleichzeitig kommt es zur Bildung von Prostaglandinen und Kininen. Insbesondere Prostaglandin E_2 und Bradykinin erhöhen die Sensibilität der Schmerzrezeptoren und somit ihre Ansprechempfindlichkeit auf o. g. Transmitter.

Die Fortleitung der Schmerzreize über die Nozizeptoren zum Rückenmark erfolgt dann schmerztypenabhängig über A-Delta oder C-Fasern. Diese periphere Afferenz (1. Neuron) tritt über die Hinterwurzel in das Rückenmark ein und endet in der Substantia gelantinosa des Hinterhorns. Hier erfolgt die synaptische Umschaltung auf das 2. Neuron. Nach Kreuzung im Bereich der vorderen Kommissur zur Gegenseite erfolgt die Fortleitung über den kontralateralen Tractus spinothalamicus zum Gehirn. Über die Verbindungen des 2. Neurons zu sympathischen und motorischen Efferenzen werden z. B. Fluchtreflexe ausgelöst.

Der Tractus spinothalamicus leitet die Information zum Thalamus. Dieses 3. Neuron der Schmerzbahn gibt den epikritischen Schmerz zum Gyrus postcentralis im Parietallappen, den protopathischen Schmerz auf verschiedene Hirnregionen, z. B. das limbische System weiter.

Dies erklärt die gute Lokalisation des epikritschen Schmerzes durch Abbildung im somato-sensorischen Kortex und das Auftreten von affektiv-emotionalen Komponenten insbesondere beim protopathischen Schmerz durch Beteiligung des limbischen Systems. Vom Thalamus aus bestehen zusätzliche Verbindungen zur Hypophyse und somit zum endokrinen System.

Auf Rückenmarksebene, bereits bei Umschaltung des afferenten 1. auf das 2. Neuron, finden eine Vielzahl von Umschaltungs- und Modulationsprozessen, inklusive Auslösung von hemmenden deszendierenden Bahnen statt. Als Transmitter sind hierbei insbesondere Noradrenalin und Serotonin von Bedeutung.

34.3 Pathophysiologie des viszeralen Schmerzes

Epidemiologisch gesicherte Daten über den viszeralen Schmerz existieren nahezu nicht. Die Vielzahl der unterschiedlichen Krankheitsbilder und auslösenden Ursachen sowie heterogene Therapieregime lassen eine aussagekräftige Untersuchung über die Gesamtprävalenz des Eingeweideschmerzes kaum zu.

Die adäquaten Reize für die Auslösung eines Eingeweideschmerzes sind veränderte Dehnungs- und Spannungszustände, Kontraktionen, Spasmen, Torsionen, Entzündungen und Ischämien. Die Hauptafferenzen der Eingeweideorgane werden über den N. vagus sowie die Nn. splanchnici minores, majores, lumbales und pelvinae mittels markloser C-Fasern geleitet.

Dabei werden Afferenzen aus zwerchfellnahen Bereichen, so z. B. der Leber über den N. phrenicus übermittelt. Das Ganglion coeliacum dient als Umschaltzentrale für Afferenzen aus Magen, Dünndarm und Bauchspeicheldrüse.

Der Plexus mesenterialis ist Knotenpunkt für Informationen aus dem Dickdarm und dem kleinen Becken, der Plexus hypogastricus für Harnblase und Enddarmreize.

Die Auslösung eines viszeralen Schmerzes führt zu einer regelrechten Ereigniskaskade. Der genaue Mechanismus von Schmerzauslösung bis hin zur Schmerzwahrnehmung ist dabei noch nicht geklärt. Fest steht jedoch, dass der Eingeweideschmerz zu einer Verschiebung des lokalen pH-Wertes in den sauren Bereich mit einer erhöhten Nozizeptorempfindlichkeit und einer sinkenden Schmerzschwelle führt. Durch zusätzliche vasokonstriktorische Modulationen bis hin zur passageren Ischämie und Entzündungsreaktion kommt es zur Verstärkung des Schmerzcharakters.

34.4 Übertragener Schmerz/ Head'sche-Zonen

Der übertragene Schmerz (referred pain) ist eng mit dem Namen des englischen Neurologen Sir *Henry Head* verbunden. Der übertragene Schmerz ist ein spezielles Erscheinungsbild des viszeralen Schmerzes. Bei Auslösung eines Eingeweideschmerzes tief im Körperinneren wird dieser z. T. in entfernten Hautarealen der Körperoberfläche, den Head'schen Zonen, wahrgenommen (Abb. 2). Die Erklärung ist durch die intensive Verteilung der Nozizeptoren in der Haut (90 %) und den vergleichsweise gering innervierten abdominellen Organen gegeben.

Die Afferenzen bestimmter Hautareale (Dermatome) der Körperoberfläche konvergieren mit denen der inneren Organe auf Rückenmarksebene im Hinterhorn. Durch den Zusammenfluss dieser unter-schiedlichen Schmerzleitungsbahnen geht die Information über die ursprüngliche Lokalisation verloren. Da das Gehirn jedoch regelrecht gelernt hat, gemischt afferente Erregungsmuster denjenigen Ursprungsorten zuzuordnen, die durch die Nozizeptorenverteilung stärker repräsentiert sind (Körperoberfläche), kann auch im Falle eines viszeralen Schmerzes im zugehörigen Dermatom (Head'sche Zone) Hyperästhesie und Hyperalgesie auftreten.

Typische klinische Beispiele sind:
▶ der linke Schulterschmerz bei Milzaffektionen
▶ linker Oberarmschmerz bei koronarer Herzkrankheit
▶ rechter Schulterschmerz bei Gallenblasenerkrankungen
▶ Rückenschmerz bei Pankreatitis
▶ der Lenden-, Leisten- und Genitalschmerz bei der Ureterkolik

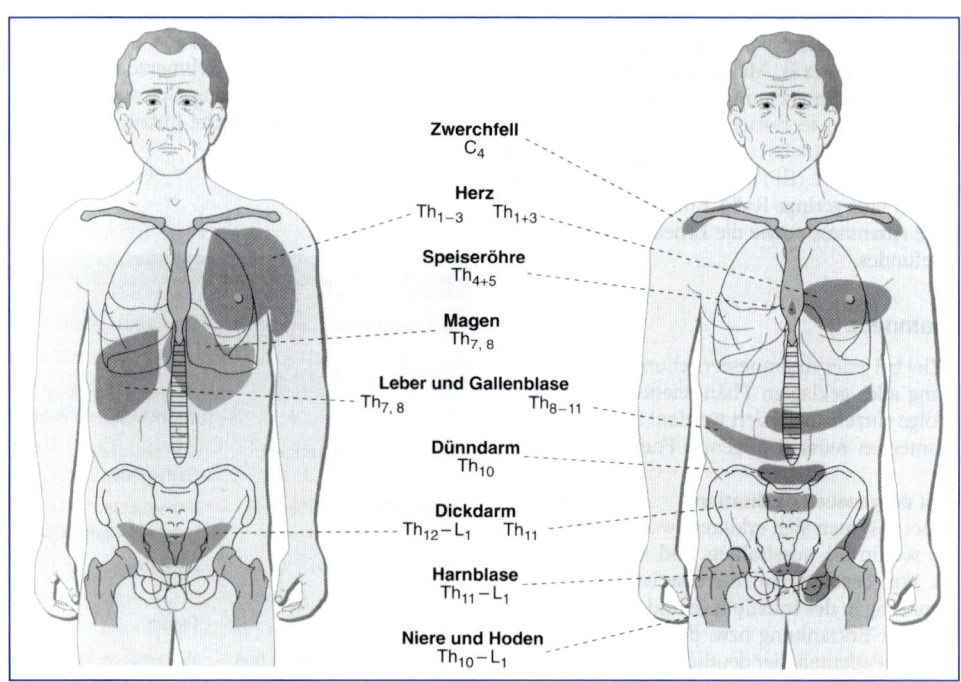

Abb. 2: Head'sche Zonen. (*Classen M, Diehl V, Koch KM*, ed: Differentialdiagnose Innere Medizin. 1998; S. 449, Urban & Schwarzenberg Verlag)

Bei einem starken viszeralen Schmerz kann der klinische Nachweis einer Head'-schen Zone häufig ein erstes wichtiges diagnostisches Kriterium sein.

34.5 Klinisches Beispiel: Akutes Abdomen

34.5.1 Definition

Der Begriff des akuten Abdomens ist eine klinische Bezeichnung für eine akut einsetzende und rasch progrediente, häufig lebensgefährliche Abdominalsymptomatik. Das akute Abdomen ist keine spezifische Diagnose, erfordert aber eine rasche diagnostische Abklärung und Therapieempfehlung.

Ursache der Bauchsymptomatik ist entweder die Manifestation einer intraabdominellen Erkrankung oder die Projektion einer extraabdominellen Ursache in das Abdomen.

34.5.2 Leitsymptome

Leitsymptom kann neben vegetativer Begleitsymptomatik, abdomineller Abwehrspannung und Kreislaufschock insbesondere der akut auftretende Schmerz sein.

Beim viszeralen Schmerz lassen sich je nach Ursprung vier Grundtypen unterscheiden:
► plötzlich einsetzender Vernichtungsschmerz mit Todesangst bei Perforation, Pankreatitis und Myokardinfarkt
► krampfartige wellenförmige Schmerzen durch Spasmus eines glattmuskulären Hohlorgans wie bei Gallen- oder Harnleiterkolik
► dumpfe drückende Schmerzen bei Kapselspannung eines parenchymatösen Organs, z. B. Leber- oder Milzaffektionen
► bohrende brennende Schmerzen wie bei gastroösophagealer Refluxkrankheit

34.5.3 Topographische Differenzialdiagnosen des akuten Abdomens

Die Beschreibung aller Erkrankungen, die ein akutes Abdomen auslösen können, wür-

Tab. 1: Abdominelle Ursachen.

Rechter Oberbauch:	Cholezystitis, Cholezys-to-Choledocholithiasis, Leberkapselspannung
Linker Oberbauch:	Milzruptur und -infarkt, Kapselspannung
Oberbauch beidseits:	Pankreatitis, Ulkusperforation, Nierenbeckenstein, Abszess, Tumor
Periumbilikal:	inkarzerierte Hernie, Ösophagusperforation, dissezierendes Aortenaneurysma, Meckel-Divertikel, Überlaufblase
Rechter Unterbauch:	Appendizitis, Morbus Crohn
Linker Unterbauch:	Sigmadivertikulitis
Unterbauch beidseits:	Harnleiterstein, inkarzerierte Hernie, Extrauterinschwangerschaft, Adnexitis, stielgedrehtes Ovar, Abszess, Peritonitis, Mesenterialinfarkt, Tumor, Aneurysma

Tab. 2: Extraabdominelle Ursachen.

Pulmonal:	Pleuritis, Pneumothorax
Kardiovaskulär:	Myokardinfarkt, Perikarditis
Metabolisch:	Diabetes mellitus, Porphyrie, Urämie
Hämatologisch:	Leukosen

de den Rahmen dieses Kapitels sprengen, daher kann hier lediglich ein Überblick über die topographischen Differenzialdiagnosen aufgezeigt werden (Tab. 1 und Tab. 2). Unterschiedliche klinische Verläufe und Therapieregime werden durch Kasuistiken von häufigen Krankheitsbildern im Weiteren detailliert dargestellt.

34.5.4 Diagnostische Maßnahmen

Beim akuten Abdomen soll durch eine zielgerichtete, kompetente Befunderhebung eine rasche Diagnose gestellt werden. Durch die Vielzahl der möglichen auslösenden Krankheitsbilder sind unterschiedliche individuelle Untersuchungsschritte nötig. Ein diagnostisches Basisprogramm zum Erreichen o. g. Zielsetzung ist aber unerlässlich.

Die Anamneseerhebung ist neben der körperlichen Untersuchung inklusive Inspektion, Palpation, Perkussion, Auskultation und rektaler Untersuchung zentraler Bestandteil dieses diagnostischen Algorithmus. Durch zusätzliche Labor- und Temperaturerhebungen sowie Abdomensonographie, Röntgen-Thorax und Abdomenübersichtsaufnahmen lässt sich bereits in mehr als 75 % aller Fälle eine erste Diagnose stellen.

Die weiterführende Diagnostik mit Ösophagogastroduodenoskopie (ÖGD), Koloskopie, Kolonkontrasteinlauf, endoskopischer retrograder Cholangiopankreographie (ERCP), Computertomographie (CT), Angiographie, Laparoskopie etc. hängt vom klinischen Erscheinungsbild des Einzelfalles ab.

34.6 Klinischer Verlauf und Therapie

Die große heterogene Gruppe von Krankheitsbildern, die ein akutes Abdomen mit starken viszeralen Schmerzen auslösen kann, macht es unmöglich, jeden Symptomenkomplex im Einzelnen abzuhandeln. Hier werden im Rahmen ausgewählter Patientenkasuistiken typische Krankheitsbilder exemplarisch vorgestellt.

Dabei ist der individuelle Schmerzverlauf durch dokumentierte Schmerzmessung neben der klassischen Temperatur- und Pulserhebung als grüne Kurve in den Patientenakten abgebildet.

Der starke Schmerz ist häufig das erste Leitsymptom beim akuten Abdomen und das aussagekräftigste diagnostische Mittel. Nach einer gezielten Befunderhebung mit rascher Diagnosestellung soll eine kompetente Therapie zügig eingeleitet werden. Dabei kann sich dieses Therapieregime unabhängig von der Ursache auf vier Säulen stützen:

▶ Behandlung der Grundkrankheit
▶ Indikationsstellung eines operativen Vorgehens
▶ Option der interdisziplinären Behandlung
▶ Effektive Schmerztherapie

Der Schmerz soll möglichst schnell und erfolgreich therapiert werden. Neben Anamneseerhebung und klinischer Untersuchung kann eine suffiziente Analgetikagabe erfolgen.

34.6.1 Kasuistik 1: Pankreatitis

Die Inzidenz der akuten Pankreatitis hat in den letzten Jahren in Europa deutlich zugenommen. Sie beträgt acht bis zehn Fälle pro 100.000 Einwohner, ca. 1,5 % aller Krankenhauspatienten haben eine Pankreatitis. Hauptursache der akuten Pankreatitis ist neben den Gallenwegserkrankungen (40 % bis 50 %) der Alkoholismus (30 % bis 40 %). Dieser ist in bis zu 80 % der Fälle für eine chronische Pankreatitis verantwortlich.

Eine akute Pankreatitis ist ein schweres Krankheitsbild, das sich durch einen plötzlichen starken Oberbauchschmerz im Rahmen eines akuten Abdomens manifestieren kann.

Die Diagnose wird durch Anamneseerhebung, klinische Untersuchung, Laborparameterbestimmung, Abdomensonographie, ggf. ERCP und CT gestellt.

Kasuistik: Der Patient Herr H. war 58 Jahre alt und seit über 20 Jahren Alkoholiker. Wiederholte Entziehungskuren blieben erfolglos. Herr H. war geschieden, Vater zweier Kinder und von Beruf Schweißer.

Er lag wegen äthyltoxisch-bedingter Pankreatitis bereits vielfach in verschiedenen Krankenhäusern. Die Diagnose einer chronisch rezidivierenden Pankreatitis war bekannt.

Bei der Aufnahme im November 2003 in unserem Hause klagte er über plötzlich einsetzende starke Oberbauchschmerzen beidseits nach Genuss fettiger Nahrung, Kaffee und Alkohol. Der Schmerz wurde als stumpf und bohrend beschrieben, er hatte die Intensität eines Vernichtungsgefühls. Initial lag ein hoher Schmerzwert VAS 9 (Skala von 0 = kein Schmerz bis 10 = stärkster Schmerz) vor. Herr H. gab darüber hinaus an, in den letzten Monaten unter übelriechenden Fettstühlen zu leiden, er hatte 8 kg in sechs Monaten abgenommen.

Aufgrund seiner Vorkenntnisse durch andere Krankenhausaufenthalte berichtete er über seine Angst vor quälenden Magensonden und ineffektiver Schmerzbehandlung.

Durch Anamnese, Untersuchung, Laborbestimmung, Abdomensonographie und CT konnte ein erneuter pankreatitischer Schub auf dem Boden einer chronisch rezidivierenden Pankreatitis nachgewiesen werden. Eine Nekrosenbildung lag nicht vor, eine Gallenwegserkrankung konnte ausgeschlossen werden. Ebenso waren eine Gastroskopie und Koloskopie ohne weiteren pathologischen Befund.

Die konservative Therapie beinhaltete die Anlage eines zentralvenösen Katheters, eine ausreichende Volumensubstitution und parenterale Ernährung mit Elektrolytsubstitution. Neben Nulldiät und Magensonde wurde eine intensive Schmerztherapie durchgeführt. Perfusorgesteuert erfolgte zunächst die Applikation von 500 mg Tramadol, 5 g Metamizol und 30 mg Metoclopramid über 24 Stunden. Da hierdurch nur eine unzureichende Schmerzreduktion von VAS 9 auf VAS 7 erreicht werden konnte, wurde die kontinuierliche i.v.-Gabe von 2 g Procain/24 Stunden durchgeführt. Hieraus resultierte zwar eine zügige suffiziente Schmerzreduktion auf VAS 2, aufgrund einer Kreislaufdysregulation wurde das Verfahren jedoch beendet.

Eine dauerhaft effektive Schmerzbehandlung konnte schließlich durch eine PCA-Pumpe mit Pethidin erzielt werden (VAS 1–2). Dieses Opioid wurde bewusst

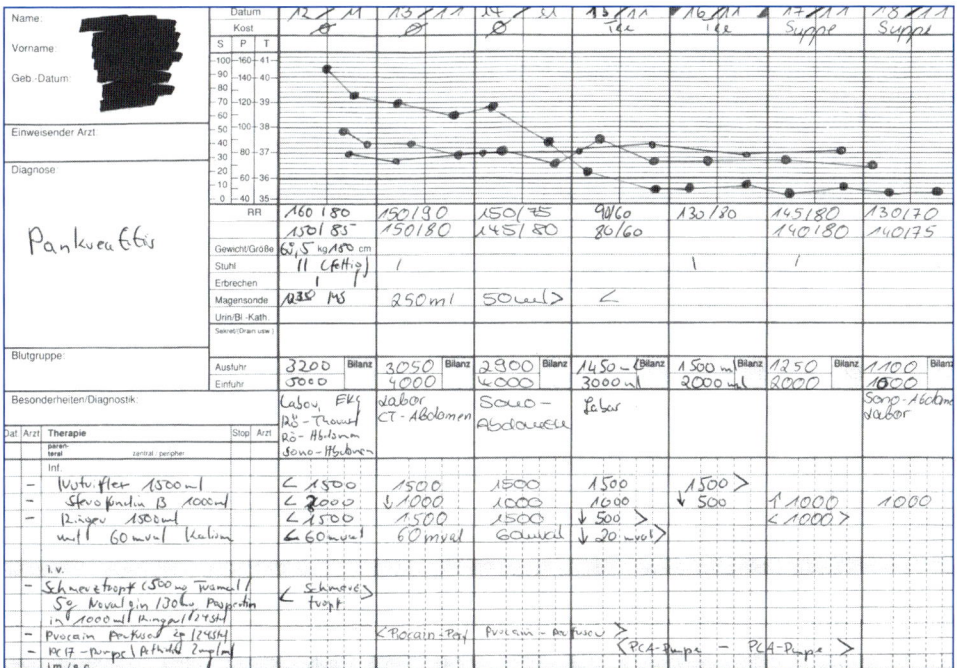

Abb. 3: Patientenkasuistik Pankreatitis.

ausgewählt, hat es doch den geringsten Einfluss auf Auslösung des Sphincter-Oddii-Spasmus. Wir verwendeten eine Konzentration von 2 mg/ml. Der Bolus wurde auf 5 mg, die Sperrzeit auf 10 Minuten, das Limit auf 150 mg/4 h eingestellt.

Dieses Regime wurde über drei Tage fortgeführt; nach Absetzen der PCA-Pumpe erhielt der Patient eine orale Analgetikamedikation (Tilidin/Naloxon 2 × 100 mg retard/Tag).

Die weitere Genesung vollzog sich komplikationslos. Nach vollständigem Kostaufbau wurde der Patient am 11. Tag wieder in die hausärztliche Betreuung mit dem Rat der äthyltoxischen Noxenmeidung entlassen.

Fazit:

Zusammenfassend wird deutlich, dass der Schmerztherapie beim Schub einer Pankreatitis eine zentrale Bedeutung zukommt. Neben den intravenösen Gaben von Nicht-Opioiden, Opioiden und Spasmolytika stehen weitere Therapieoptionen wie PCA-Pumpe, Katheterverfahren, Ganglionblockade und kontinuierliche intravenöse Lokalanästhetikagaben zur Verfügung.

34.6.2 Kasuistik 2: Cholezysto-Choledocholithiasis

In den Industrienationen liegt die Prävalenz der Cholezystolithiasis bei über 10 %. Die Entstehung von Steinen in der Gallenblase betrifft jenseits des 40. Lebensjahres über 30 % der Frauen und über 10 % der Männer. Etwa 2/3 aller Steinträger bleiben jedoch asymptomatisch.

Die Steinbildung ist Folge eines Lösungsungleichgewichtes in der Gallenblase mit Zunahme von festen Bestandteilen wie Gallenfarbstoffen, Cholesterin und Kalziumkarbonat. Sie fördern die Lithogenität. Eine Choledocholithiasis entsteht meist sekundär durch Steinabgang aus der Gallenblase.

Eine symptomatische Cholezystolithiasis ist ein schmerzhaftes Krankheitsbild, das durch einen plötzlichen kolikartigen Oberbauchschmerz mit vegetativer Begleitsymptomatik ein akutes Abdomen darstellen kann. Schmerzauslöser sind dabei wahrscheinlich Dehnungs- und Kontraktionsreize der Gallenblase oder Passagehindernisse der ableitenden Gallenwege.

Die Diagnose wird durch Anamneseerhebung, klinische Untersuchung, Laborparameterbestimmungen, Abdomensonographie und ggf. endoskopische retrograde Cholangiopankreatikographie (ERCP) gestellt.

Kasuistik: Die 42-jährige adipöse Frau K. wurde gegen 21.00 Uhr am 12.08.2003 mit dem Rettungswagen in unsere Notfallambulanz gefahren. Die Patientin klagte über intermittierende starke Schmerzen im rechten Oberbauch mit Ausstrahlung in die rechte Schulter. Die Symptomatik wurde von Übelkeit und Erbrechen begleitet. Schon seit Monaten litt die Patientin unter Völlegefühl und Sodbrennen, insbesondere postprandial. Das vom Hausarzt verschriebene Medikament Omeprazol half nur unbefriedigend. Aktuell hatten heftigste, krampfartige, wellenförmige, rechtsseitige Oberbauchschmerzen nach Genuss einer fleisch- und fetthaltigen Mahlzeit eingesetzt. Frau K. gab eine Schmerzintensität von VAS 8 an.

Bei der körperlichen Untersuchung zeigte sich eine adipöse Patientin, das Abdomen war gebläht ohne Abwehrspannung, es lag eine verminderte Peristaltik mit isoliertem Druckschmerz im rechten Oberbauch vor. Ein Ikterus war klinisch nicht nachzuweisen.

Die Abdomensonographie bestätigte die Diagnose einer symptomatischen Cholezysto-Choledocholithiasis. Die Gallenblase enthielt deutliche Mengen von Sludge und kleinen Konkrementen. Der Durchmesser des Ductus hepatocholedochus war mit 1,2 cm erweitert, sonographische Entzündungszeichen lagen nicht vor. Die Laboranalyse zeigte einen erhöhten Billirubinwert mit 1,9 mg/dl, GOT 11 U/l, GPT 20 U/l, AP 390 U/l, µGT 285 U/l, die Pankreasenzyme waren normwertig.

Differenzialdiagnostisch wurde ein frischer Myokardinfarkt, intraabdominelle freie Luft und eine Ileussituation durch entsprechende Zusatzdiagnostik ausgeschlossen.

Nach zügiger Anamnese und Diagnosestellung erfolgte eine Schmerztherapie und Flüssigkeitssubstitution. Dabei orientierte sich die Wahl des Analgetikums am Schmerzcharakter. Effektiv wirksam ist Metamizol, da es neben der ausgeprägten analgetischen auch eine spasmolytische Komponente hat. Um diesen Effekt zu verstärken, ist eine Kombination mit Butylscopolamin sinnvoll.

Wir verabreichten der Patientin 2,5 g Metamizol und 40 mg Butylscopolamin. Noch während der Infusionsgabe verspürte Frau K. eine deutliche Befundverbesserung. Der Schmerzwert sank von VAS 8 auf VAS 4. Ein dumpfer Dauerschmerz im rechten Oberbauch blieb zunächst jedoch bestehen. Nach ca. zwei Stunden klagte die Patientin über erneute rechtsseitige Oberbauchkoliken bei einer Schmerzintensität VAS 7. Wir applizierten das Opioid Pethidin, um einen geringen Einfluss auf den Sphinkter Oddi auszuüben. Es wurden 25 mg Pethidin in 250 ml NaCl 0,9 % neben 62 mg Dimenhydrinat verabreicht. Nach ca. 25 Minuten wurde eine Schmerzreduktion auf VAS 3 erreicht.

Am 13.08.2003 wurde eine ERCP mit Papillotomie und Steinextraktion durchgeführt. Am 14.08.2003 folgte die laparoskopische Cholezystektomie zur Entfernung der Steinquelle. Der weitere postoperative Heilungsverlauf war komplikationslos. Die Patientin konnte bei vollem Kostaufbau am vierten postoperativen Tag bei normalen Laborwerten schmerzfrei (VAS 0–1) entlassen werden.

34.6.3 Kasuistik 3: Morbus Crohn

Der Morbus Crohn (Enteritis regionalis) ist eine chronisch entzündliche Erkrankung

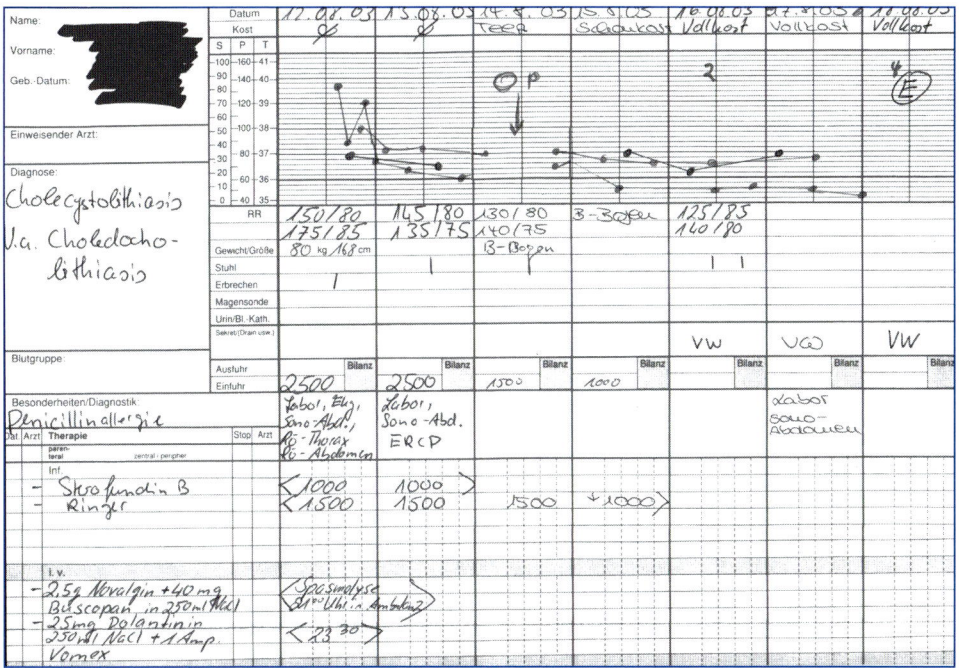

Abb. 4: Patientenkasuistik Cholezysto-Choledocholithiasis.

des Verdauungstraktes unklarer Genese. Es liegt eine Störung der Immunregulation der Schleimhaut vor. Die Prävalenz liegt bei 30 bis 50 Erkrankten/100.000 Einwohner. Die Krankheit manifestiert sich bevorzugt zwischen dem 20. und 40. Lebensjahr.

Der M. Crohn ist gekennzeichnet durch einen diskontinuierlichen, von proximal nach distal verlaufenden transmuralen Schleimhautbefall, insbesondere des terminalen Ileums mit Ausbildung von Fisteln, Abszessen und Stenosen.

Die folgende Patientenkasuistik soll nicht nur die Behandlung eines akuten viszeralen Schmerzes am Beispiel eines fortgeschrittenen M. Crohn aufzuzeigen, sondern auch auf die rechtzeitige Entdeckung von postoperativen Komplikationen durch eine etablierte suffiziente Schmerztherapie hinweisen.

Kasuistik: Die Patienten Frau H. war 37 Jahre alt, Gymnasiallehrerin, Mutter einer Tochter.

Die Diagnose eines M. Crohn war bereits seit Jahren gesichert. An abdominellen Voroperationen bestand lediglich eine Appendektomie im Kindesalter. Frau H. nahm nach Rücksprache mit ihrem Gastroenterologen aufgrund von Beschwerdefreiheit seit drei Jahren keine spezielle Medikation zur Behandlung des M. Crohn mehr ein.

Die Vorstellung am 10.09.2003 in unserer Klinik erfolgte wegen akut einsetzender starker Schmerzen im rechten Unterbauch. Die Patientin klagte über Übelkeit, Brechgefühl und eine allgemeine Mattigkeit. Bereits seit dem Vortage fühlte sie sich unwohl, seit zwei Tagen bestanden dünnflüssige schleimige Stühle.

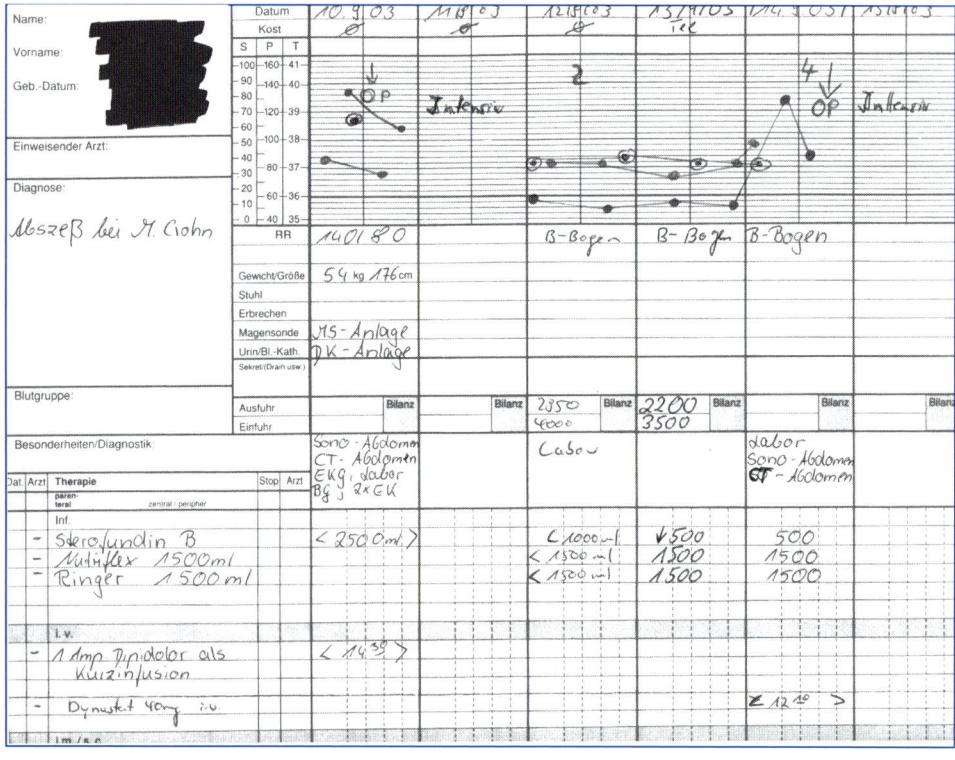

Abb. 5: Patientenkasuistik M. Crohn.

Die klinische Aufnahmeuntersuchung zeigte einen deutlichen Druckschmerz im rechten Unterbauch mit lokaler Abwehrspannung. Die Narbe nach Appendektomie war reizlos. Die Temperatur betrug 38,9 °C rektal, in der Laboranalyse lag eine Leukozytose von 18.500 U/l und ein CRP von 215 mg/l vor. Die Sonographie und Computertomographie des Abdomens bestätigten eine Abszessbildung im rechten Unterbauch.

Am 10.09.2003 folgte nach weiterer Vorbereitung inklusive Gabe von 15 mg Piritramid i.v. bei initialem Schmerzniveau von VAS 8 die zügige Laparotomie mit Ileozökalpolresektion und Abszessdrainage. Intraoperativ zeigte sich ein fortgeschrittener fistelnder abszedierender M. Crohn mit Befall des terminalen Ileums.

Die Patientin wurde am 12.09.2003 nach eintägigem Intensivaufenthalt auf die Normalstation verlegt. Der weitere postoperative Heilungsverlauf mit niedrigen Schmerzniveaus war bis zum vierten postoperativen Tag regelrecht.

Am 14.09.2003 klagte Frau H. jedoch wieder über plötzlich einsetzende starke Bauchschmerzen (VAS 7). Es wurden 40 mg Parecoxib intravenös verabreicht, Fieber oder Laborauffälligkeiten lagen nicht vor. Eine zügige Schmerzreduktion wurde erreicht, die plötzlich aufgetretene Schmerz-spitze führte jedoch zur Kontrollsonographie. Der Verdacht eines postoperativen Schlingenabszesses bestätigte sich in der Computertomographie des Abdomens, daher erfolgte am 14.09.2003 die Relaparotomie mit Abszessdrainage und Bauchraumlavage. Der weitere Heilungsverlauf war komplikationslos, die Patientin wurde am 16. postoperativen Tag entlassen. Es folgte eine Anschlussheilbehandlung inklusive fachgastroenterologischer Betreuung.

Fazit:
Diese Kasuistik verdeutlicht, dass Schmerz ein erstes diagnostisches Kriterium sein kann.

Durch Etablierung eines effektiven ausgewogenen Schmerzmanagements mit enger Rückkopplung zwischen Patient, Pflegepersonal und Ärzten durch routinemäßige Schmerzmessung und -dokumentation werden mögliche Komplikationen nicht verschleiert. Ein plötzlicher Schmerzanstieg kann der erste Hinweis auf Ausbildung eines infizierten Hämatoms, intraabdominellen Abszesses oder Anastomoseninsuffizienz sein. Die Schmerztherapie sollte daher zu allen Zeitpunkten der Patientenbetreuung zentraler Bestandteil des ärztlichen Handelns sein.

Literatur

Attard AR, Corlett MJ, Kidner NJ, Leslie AP, Fraser IA. Safety of early pain relief for acute abdominal pain. Brit Med J 1992; 305: 554–556.

Azpiroz F. Pain from the gastrointestinal system. Pain 1999; 59–63.

Baumann TJ. Pain Management. In: **Dipiro JT, et al.,** eds. Pharmacotherapy: A Pathophysiologic Approach, 3rd ed. Stamford, CT: Appleton & Lange 1997: 1259–1278.

Bierbach H. Die Behandlung akuter gastrointestinaler Schmerzen. Schmerz. 1993; 7: 154–59.

Braun R, ed. Manual der Schmerztherapie. Stuttgart, New York, Thieme, 2002.

Brune K, Beyer A, Schäfer M, ed. Schmerz. Berlin, Heidelberg, New York: Springer, 2001.

Cevero F. Mechanisms of acute visceral pain. J Physiol Pharmacol 1991; 69: 627–634.

Cevero F, Jänig W. Visceral nociceptors – a new world order. Trends Neurosci. 1992; 15: 374.

Crook J, Rideout E, Browne G. The prevalence of pain complaints in a general population. Pain 1984; 18: 299–314.

Forth W, Henschler D, Rummel W, Starke K, eds. Allgemeine und spezielle Pharmakologie und Toxikologie. Heidelberg, Berlin, Oxford: Spektrum Akademischer Verlag, 1996.

Freye E, ed. Opioide in der Medizin. Berlin, Heidelberg, New York: Springer, 1999.

Fülgraff G, Palm D, eds. Pharmakotherapie – Klinische Pharmakologie. Stuttgart, Jena, Lübeck, Ulm: Fischer, 1997.

Grond S, Radbruch L. Schwach wirksame Opioide – Metaanalyse zur Therapie chronischer Schmerzen. Schmerz 1998; 12: 142–155.

Hempel V. Metamizol – praktische Anwendung. Schmerz 1998; 2: 170–172.

Juma I, Baldauf J. Retardiert freigesetztes Naloxon oral: Aufhebung der Obstipation durch orales Morphin ohne Beseitigung der Analgesie. Schmerz 1993; 7: 314–321.

Kieffer BL. Opioids: First lessons from knockout mice. Trends Pharmacol Sci 1999; 20: 19–26.

Labrecque G, Vanier MC. Biological rhythms in pain and in the effects of opioid analgesics. Pharmacol Ther 1995; 68: 129–147.

Lankisch PG. Chronische Pankreatitis. Internist 1991; 32: 93–104.

Lawlor PG, Bruera E. Side-effects of opioids in chronic pain treatment. Curr Opin Anesthesiol 1998; 11: 539–545.

Lempa M, Gerards P, Eypasch E, Troidl H, Neugebauer E. Organisation der Schmerztherapie in der Chirurgie. Der Chirurg 2003; 74: 821.

Löhmer P, Tolksdorf W. Pethidin. Schmerz 1989; 3: 41–45.

Maier C, Diener HC, eds. Das Schmerztherapie-Buch. München: Urban & Schwarzenberg, 1997.

Meßlinger K. Was ist ein Nozizeptor? Schmerz 1997; 11: 353–366.

Neugebauer E, Wiebalck A, Stehr-Zirngibl S, eds. Akutschmerztherapie – Ein Curriculum für Chirurgen. Bremen, London, Boston: Uni-Med, 2003.

Ostgathe C, Nauck F, Klaschik E. Schmerztherapie heute. AINS 2003; 38: 312–20.

Reng M, Lock G, Messmann H, Fürst A, Schölmerich J. Präklinische Notfallmedizin – Akutes Abdomen. Internist 1998; 39: 161–170.

Schockenhoff B, ed. Spezielle Schmerztherapie. München, Jena: Urban & Fischer, 1999.

Schumpelick V, Bleese N, Mommsen U, eds. Chirurgie. Stuttgart, New York: Thieme, 2000.

Sorge J, Werry C. Stark wirksame Opioide zur Therapie chronischer Schmerzen. Der Schmerz 1997; 11: 400–410.

Stamer UM, Lehnen K, Stüber F. Postoperative Analgesie mit Tramadol und Metamizol. Kontinuierliche Infusion versus patientenkontrollierte Analgesie. Anästhesist 2003; 52: 33–41.

Stiefelhagen P. Heftigster Bauchschmerz. MMW Fortschr Med 2002; 144: 47–48.

Striebel HW, ed. Therapie chronischer Schmerzen. Stuttgart, New York: Schattauer, 1999.

Terjung B, Neubrand M, Sauerbruch T. Die akute Gallenkolik. Internist 2003; 44: 570–584.

Van der Hoef M, Schlatter M, Gemsenjäger E. Viszeraler Schmerz bei akutem Abdomen. Schweiz Rundsch Med Prax 1999; 88: 663–668.

Vigelius-Rauch U, Bräu M. Schmerztherapie morgen. AINS 2003; 38: 321–25.

Wallace JL. Selective COX-2 inhibitors: Is the water becoming muddy? Trends Pharmacol Sci 1999; 20: 4–6.

Wörz R, ed. Differenzierte medikamentöse Schmerztherapie. München, Jena: Urban & Fischer, 2000.

35 Schmerz bei rheumatischen Erkrankungen

Christoph Baerwald

35.1 Formen

Bei den meisten rheumatischen Erkrankungen sind die Schmerzen am Bewegungsapparat nicht nur das Leitsymptom der Erkrankung, sondern zugleich das Hauptleiden der Erkrankten. Rheumatische Erkrankungen sind mit 35 % die häufigste Ursache für chronische Schmerzen, wobei ein Fünftel der Betroffenen bereits die Arbeitsstelle unter anderem wegen der Schmerzen verloren hat. Der Schmerz spielt bei den rheumatischen Erkrankungen eine zentrale Rolle, indem er auch fast bei jedem Zweiten die täglichen Aktivitäten erheblich beeinträchtigt. Die Schmerzen prägen oft das gesamte Beschwerdebild des Patienten, zum Teil sind sie nur Nebenschauplatz der eigentlichen Erkrankung (zum Beispiel diabetische Arthropathie). Die Beschwerden können akut, chronisch oder chronisch-rezidivierend verlaufen sowie regional oder generalisiert auftreten. Die Charakteristika der Schmerzen dienen nicht selten als Klassifikationskriterium rheumatischer Erkrankungen, wie dies für die rheumatoide Arthritis und das Fibromyalgiesyndrom gilt. Insgesamt muss jedoch bei Schmerzen im Bereich des Bewegungsapparates eine Vielzahl von Differenzialdiagnosen in Betracht gezogen werden. Als Ausdruck für die stetig wachsende Bedeutung muskuloskelettaler Erkrankungen wurde das erste Jahrzehnt des neuen Jahrtausends von der WHO als „Bone and Joint Decade" ausgerufen. In Anbetracht der Bedeutung der Schmerzen bei muskuloskelettalen Erkrankungen ist es umso schwerwiegender, dass bei bis zu zwei Dritteln der Patienten die Schmerzen nicht ausreichend medikamentös kontrolliert werden.

35.1.1 Schmerzen bei entzündlich-rheumatischen Erkrankungen

Aus dem Gesundheitsbericht der Bundesregierung 2000 und der rheumatologischen Kerndokumentation ergeben sich eine starke Beeinträchtigung durch Schmerzen und eine hohe individuelle Krankheitslast des Patienten. Ein relativ typisches Merkmal für entzündungsbedingte Beschwerden am muskuloskelettalen System ist die sog. Morgensteifigkeit, die bei der rheumatoiden Arthritis auch als Aktivitätskriterium gilt. Die Patienten berichten über vor allem in den Morgenstunden auftretende Beschwerden, die sich dann im Laufe des Tages wieder bessern.

Für das differenzialdiagnostische Vorgehen sind eine genaue Anamnese sowie eine

Tab. 1: Häufigkeit von Schmerzen und Funktionseinschränkungen bei Patienten mit rheumatologischen Krankheitsbildern (nach *Zeiger* u. *Wagner*, 2004).

	Aktuell starke Schmerzen (7–10 von 10)	Schwere Funktionseinschränkung (50 % der Normalfunktion)	Schlechter Gesundheitszustand („weniger gut" oder „schlecht")
Rheumatoide Arthritis	28 %	24 %	48 %
Spondyloarthritis	30 %	17 %	52 %
Systemischer Lupus erythematodes	18 %	11 %	37 %
Normalbevölkerung	–	–	15 %

ausgiebige körperliche Untersuchung Voraussetzung. Anamnestisch ist zu fragen, ob eine familiäre Disposition vorliegt. Gezielt sollte auch nach extraartikulären Begleitsymptomen in der Vorgeschichte wie Hautveränderungen oder Magen-Darm-Symptomen gefragt werden. Beginn, Dauer, Ausbreitungstendenz und eine tageszeit- bzw. belastungsabhängige Ausprägung sind ebenfalls von Bedeutung. Bei der klinischen Untersuchung ist der Lokalbefund des oder der betroffenen Gelenke für das weitere Vorgehen essenziell: Eine nachweisbare synovitische Schwellung, Befallsmuster und eventuell bestehende Bewegungseinschränkungen steuern das weitere Vorgehen. In der Labordiagnostik gibt es derzeit noch keinen Parameter, der eine Diagnose aus dem rheumatischen Formenkreis sicher beweist, so dass hier eine gezielte Diagnostik angezeigt ist. Wichtig sind Informationen über die Entzündungsaktivität (CRP), Bestimmung des Blutbildes, Urinstatus, Rheumafaktoren und Autoantikörper einschließlich deren Differenzierung (ANA, ENA). Hierbei gilt es zu beachten, dass die Autoantikörper und Rheumafaktoren auch bei klinisch gesunden Personen positiv ausfallen können, da die Inzidenz dieser Autoimmunphänomene mit zunehmendem Alter steigt. Ein neuer Parameter für eine rheumatoide Arthritis, der spezifischer als der Rheumafaktor zu sein scheint, sind Antikörper gegen citrullinierte cyclische Peptide (CCP). Zur weiteren Abklärung der Beschwerden ist eine bildgebende Diagnostik angezeigt, wobei gezielt die betroffenen Areale geröntgt werden. In den letzten Jahren hat sich auch die Arthrosonographie zur Diagnostik von Gelenkentzündungen etabliert, die als nichtinvasives Verfahren auf Grund der technologischen Weiterentwicklung zunehmend an Bedeutung gewinnen wird. Die Magnetresonanz-Tomographie sollte speziellen Fragestellungen vorbehalten bleiben. Sie stellt jedoch bei Iliosakralarthritiden das sensitivste Verfahren dar, um entzündliche Veränderungen in diesem Bereich darstellen zu können.

Rheumatoide Arthritis (RA)

Die rheumatoide Arthritis ist mit einer Prävalenz von ca. 1–2 % die häufigste entzündliche Gelenkerkrankung. Es handelt sich um eine Systemerkrankung mit Befall artikulärer und extraartikulärer Strukturen mit charakteristischem symmetrischem Gelenkbefall, spezifischen Granulomen und einer Organ- und Gefäßbeteiligung. Frauen sind im Verhältnis von 3:1 häufiger betroffen. Die RA tritt meist jenseits des vierzigsten Lebensalters auf, doch auch ein früherer Erkrankungsbeginn ist möglich. Der Beginn ist meist schleichend, mit einer teilweise uncharakteristischen Beeinträchtigung des Allgemeinbefindens. Am Anfang stehen häufig Arthralgien in Form der typischen Morgensteifigkeit, die länger als eine Stunde dauern sollte. Betroffen sind zumeist die kleinen Gelenke der Phalangen mit regelhafter Aussparung der Fingerendgelenke. Typisch ist der symmetrische Befall mit einer spindelförmigen Gelenkschwellung und im späteren Verlauf auftretenden Knopfloch- und Schwanenhalsdeformitäten. Seltener stellt sich der Beginn als eine Oligoarthritis der großen Gelenke dar. Im Rahmen einer rheumatoiden Arthritis kann es auch zu Bursitiden, einer Tendosynovitis und subkutanen Rheumaknoten kommen, Letztere manifestieren sich vor allem an den Streckseiten der Extremitäten. Die Schmerzstärke ist von der Dauer der Erkrankung weitgehend unabhängig: Sowohl bei einer frühen RA als auch bei einer lange dauernden RA geben jeweils ca. 1/3 der Patienten sehr starke (7–10 VAS), mittlere (4–6 VAS) und leichte Schmerzen (0–3 VAS) an. Die Diagnose wird klinisch gestellt, wenn entsprechende Symptome anhand der Klassifikationskriterien auftreten (Tab. 2).

Spondyloarthritiden

Bei den Spondyloarthritiden handelt es sich um eine Krankheitsgruppe mit zum Teil recht heterogenen Krankheitszuständen:
▶ ankylosierende Spondylitis (Morbus Bechterew)

Tab. 2: Kriterien des „American College of Rheumatology" (ACR) für die Diagnose einer rheumatoiden Arthritis.

Mindestens 4 der folgenden Kriterien müssen erfüllt sein:
► Morgensteifigkeit von mindestens einer Stunde Dauer
► Schwellung (Arthritis) an mindestens 3 Gelenkregionen (durch Arzt festgestellt)
► Schwellung (Arthritis) entweder der Fingermittel-, Fingergrund- oder Handgelenke
► symmetrische Arthritis
► Rheumaknoten
► Rheumafaktor positiv
► typischer Röntgenbefund: mindestens gelenknahe Osteoporose, Erosionen von Gelenken

Tab. 3: Kriterien für die Diagnose „entzündlicher Rückenschmerz".

Mindestens 4 der folgenden Kriterien müssen erfüllt sein:
► Beginn vor dem 45. Lebensjahr
► langsamer Beginn
► Dauer länger als 3 Monate
► Morgensteifigkeit
► Besserung durch Bewegung

► Psoriasisarthritis
► reaktive Arthritis
► mit chronischen Darmerkrankungen assoziierte Arthritiden

Weiterhin gehört noch die sog. undifferenzierte Spondyloarthritis dazu, die vor allem zu Beginn noch nicht eindeutig zugeordnet werden kann. Gemeinsam ist den Erkrankungen, dass sie in einem sehr hohen Prozentsatz eine Beteiligung des Achsenskeletts (Wirbelsäule, Iliosakralgelenke) aufweisen. Daneben gibt es jedoch auch eine Beteiligung der peripheren Gelenke mit der Symptomatik einer rheumatoiden Arthritis (s. o.). Ein weiteres gemeinsames Merkmal dieser Erkrankungen ist die genetische Prädisposition, die in unterschiedlichem Ausmaß für die einzelnen Erkrankungen mit dem Vererbungsfaktor HLA-B27 verknüpft ist.

Ein Befall des Achsenskeletts äußert sich durch relativ typische Beschwerden im Sinne eines entzündlichen Rückenschmerzes, der in der Nacht (nach einigen Stunden Schlaf) bzw. in den frühen Morgenstunden auftritt und sich durch Bewegung bessert.

Ein weiteres Symptom dieser Erkrankungsgruppe können Enthesiopathien sein, wobei vor allem Fersenschmerzen bei einer

Spondylitis ankylosans auftreten können. Abhängig von dem Befallsmuster kommt es im weiteren Verlauf der Erkrankung zu einer eingeschränkten Beweglichkeit der Wirbelsäule, und es können viszerale Manifestationen auftreten.

Reaktive Arthritis

Bei der reaktiven Arthritis handelt es sich um eine Gelenkentzündung in Folge einer extraartikulären bakteriellen oder viralen Infektion ohne kulturellen Erregernachweis in den betroffenen Gelenken. Die auslösende Infektion kann auch inapparent verlaufen, so dass es nach einer Latenzzeit von ca. 10 Tagen (seltener bis zu 30 Tagen) zu einer Oligoarthritis mit dem typischen Befall großer Gelenke, bevorzugt der unteren Extremitäten, kommt. Die auftretenden Beschwerden hängen vom Befallsmuster ab, wobei die Schmerzen denen bei den anderen entzündlichen Gelenkveränderungen entsprechen. Ein Erregernachweis der extraartikulären Infektion gelingt nur selten (eventuell Chlamydiennachweis aus Urethralabstrich). Die Prognose ist relativ gut: Ca. 10 % der Erkrankten haben nach einem Jahr noch Beschwerden.

35.1.2 Schmerzen bei degenerativen Erkrankungen der Gelenke und der Wirbelsäule

Da degenerative Erkrankungen wesentlich häufiger sind als entzündliche, sind die Ursachen von Schmerzen im muskuloskelettalen System ebenfalls viel häufiger degenerativ als entzündlich bedingt. Aufgrund der

589

demographischen Entwicklung werden die degenerativen Wirbelsäulen- und Gelenkerkrankungen weiter zunehmen, so dass bei häufig fehlendem kausalem Ansatz die symptomatische Schmerztherapie die einzige Option darstellt. Epidemiologische Untersuchungen haben gezeigt, dass 80 % der Erwachsenen zu mindestens einem Zeitpunkt unter Rückenschmerzen gelitten haben, mit einem Gipfel der Prävalenz in der fünften und sechsten Lebensdekade. Jede zweite chronische Erkrankung im Alter wird durch degenerative Gelenkerkrankungen verursacht, wobei 12 % der US-Bevölkerung unter Arthrose leidet. In Sektionsstatistiken von 60- bis 80-jährigen Patienten fand sich im Gegensatz dazu eine Osteoarthrosehäufigkeit von 60 % bei den Männern und 70 % bei den Frauen, was unterstreicht, dass eine Diskrepanz zwischen den objektivierbaren Veränderungen an den Gelenken und dem klinischen Beschwerdegrad besteht. In gleicher Weise kann eine Diskrepanz bestehen zwischen den radiologisch nachweisbaren Gelenkveränderungen und den Schmerzen, über die die Patienten berichten. Die Schmerzcharakteristik bei den degenerativen Gelenkerkrankungen ist typischerweise durch einen Anlaufschmerz gekennzeichnet, der sich im Laufe der Bewegung des Gelenks bessert. Häufig kommt es jedoch unter Belastung auch zu einer Verstärkung der Gelenkbeschwerden, während eine Rötung oder Hyperthermie des Gelenks nur bei einer aktivierten Arthrose auffällig ist. Diagnostisch wegweisend ist hier neben der Anamnese und klinischen Untersuchung die radiologische Diagnostik mit entsprechenden typischen Veränderungen.

35.1.3 Schmerzen bei extraartikulärem Rheumatismus/Weichteilrheumatismus

Extraartikuläre Beschwerden können bei jeder rheumatologischen Erkrankung auftreten als Bursitiden, Tenosynovialitiden, Enthesiopathien und Myalgien. Die Beschwerden zeigen sich sowohl in Ruhe als auch unter Belastung und sind nicht für eine bestimmte Erkrankung wegweisend.

Auf das Fibromyalgiesyndrom wird in Kapitel 37 eingegangen.

Eine Sonderform im Rahmen der rheumatologischen Erkrankungen nimmt der palindrome Rheumatismus ein: Hierbei kommt es in unterschiedlich langen Zeitabständen zu rezidivierenden Gelenkschwellungen typischerweise in nur einem oder wenigen Gelenken. In den Zeiten mit Remission sind die Patienten beschwerdefrei, wie auch zu Beginn der Erkrankung keine radiologischen Veränderungen fassbar sind. Die Dauer der arthritischen Anfälle beträgt typischerweise 1–4 Tage, ein Drittel der Patienten entwickelt im Laufe der Zeit eine rheumatoide Arthritis, während zwei Drittel einen unveränderten Verlauf zeigen bzw. eine komplette Remission erreichen.

35.1.4 Schmerzen bei Arthropathien und Spondylopathien im Rahmen von Stoffwechselerkrankungen einschließlich Kristallarthropathien

Arthritis urica (Gicht)
Sie stellt das häufigste Beispiel für eine Kristallarthropathie dar. Durch eine Ausfällung von Uratkristallen in der Synovia kommt es zu einer Arthritis mit hochakutem Beginn der Gelenksymptomatik (häufig über Nacht). Der akute Gichtanfall ist in 90 % auf ein Gelenk beschränkt, davon 50 % auf das Großzehengrundgelenk („Podagra"). Seltener kommt es zu einem oligoarthritischen Befall vor allem der unteren Extremität, während die obere Extremität sehr selten betroffen ist. Im Rahmen der akuten Synovialitis können auch paraartikuläre Strukturen wie Schleimbeutel und Sehnenansätze im Rahmen der Entzündung mitbeteiligt sein. Im chronischen Stadium kommt es zu artikulären und extraartikulären Uratablagerungen, den Gichttophi. Vor allem im akuten Stadium sind die Schmerzen sehr stark, so dass zum Teil schon Berührung als äußerst unangenehm empfunden wird.

Diagnostisch finden sich oft eine Leukozytose und ein erhöhter Harnsäurewert (jedoch nicht regelhaft, da die Harnsäure im Gelenk ausfällt). Beweisend für eine Gicht sind intrazelluläre Uratkristalle mit hohen Leukozytenzahlen im Gelenkpunktat. Radiologisch finden sich initial keine typischen Veränderungen, bei einem chronischen Verlauf lassen sich intra- bzw. extraossäre Tophi nachweisen.

Pseudogicht (Chondrokalzinose)

Diese Erkrankung entsteht durch Ablagerung von Kalzium-Pyrophosphat-Dihydrat (CPPD)-Kristallen im hyalinen und Faserknorpel von Gelenken. Dies geschieht vor allem sekundär im Rahmen von metabolischen und anderen Erkrankungen wie einer Hämochromatose, Hyperparathyreoidismus oder einer Hyperthyreose. Die Erkrankung ist halb so häufig wie die Gicht und betrifft vor allem ältere Menschen (ab dem sechsten Dezennium). Die klinische Symptomatik ist wie bei der Gicht von einem hochakuten Beginn gekennzeichnet und von einem mono- oder oligoarthritischen Befallsmuster, vor allem von Knie-, Hand-, Schulter-, Knöchel- oder Ellenbogengelenk. Eine subakute Verlaufsform über Wochen bis Monate ist möglich. Auch hier kann durch die Gelenkpunktion und den Nachweis von doppelbrechenden CPPD-Kristallen in Leukozyten die Diagnose gesichert werden.

Hyperlipoproteinämien

Hier können ebenfalls Arthralgien auftreten, vor allem beim HLP-Typ II. Neben der kutanen Manifestation der Hyperlipoproteinämien im Sinne von Xanthomen vor allem an den Streckseiten der Gelenke und im Bereich der Sehnen können auch migratorische Polyarthritiden auftreten wie bei einem rheumatischen Fieber. Dieser ausgedehnte arthritische Verlauf ist selten, nicht destruierend und dauert Tage bis wenige Wochen.

Andere Arthralgien und meist flüchtige Arthritiden finden sich im Rahmen vieler anderer Erkrankungen, die jedoch häufig typische andere Symptome haben. Eine Auswahl der Erkrankungen ist in Tabelle 4 aufgeführt.

Tab. 4: Arthralgien und Arthritiden im Rahmen anderer Erkrankungen.

Stoffwechselkrankheiten	**Hämatologische Erkrankungen**
Ochronose (Alkaptonurie)	Plasmozytom
Hämochromatose	Morbus Waldenström
Morbus Wilson (hepatolentikuläre Degeneration)	akute und chronische Leukämien
Hyperlipoproteinämie	maligne Lymphome
Thesaurismosen (Speicherkrankheiten)	Sichelzellanämie
Amyloidosen	
periodisches Fieber	**Magen-Darm-Erkrankungen**
	akute Hepatitis
Endokrinopathien	primär biliäre Zirrhose
Hyperparathyreoidismus	chronisch autoimmune Hepatitis
Thyreopathien	Morbus Crohn
Akromegalie	Colitis ulcerosa
Koagulopathien	**Vaskulitiden**
Hämophilie	Wegener'sche Granulomatose
Antikoagulanzien	Riesenzellarteriitis
	Morbus Takayasu
Sonstige	Purpura Schoenlein-Hennoch (allergische Purpura)
familiäres Mittelmeerfieber	Purpura Moschcowitz (thrombotisch-thrombo- zytopenische Purpura)

591

35.2 Therapieverfahren

35.2.1 Medikamentöse Therapie

Nichtsteroidale Antirheumatika

Bei allen entzündlich und degenerativ bedingten Wirbelsäulen- oder Gelenkbeschwerden hat sich der Einsatz von nichtsteroidalen Antirheumatika bewährt. Die einzelnen Substanzen werden in Kapitel 7 besprochen, es sollte jedoch darauf hingewiesen werden, dass bei allen Risikopatienten (Alter) der Einsatz von Cox-2-spezifischen Inhibitoren zu bevorzugen ist, um schwerwiegende gastrointestinale Nebenwirkungen zu verringern. Dies spielt umso mehr eine Rolle, als Rheumapatienten häufig mehrere Medikamente einnehmen müssen und unter der Komedikation die gastrointestinale Unverträglichkeit steigen kann. In jüngster Zeit veröffentlichte Studien haben ein gering erhöhtes Risiko von NSAR und Coxiben für kardiovaskuläre Nebenwirkungen ergeben, so dass eine individuelle Therapieentscheidung unter Berücksichtigung der Komorbidität des Patienten notwendig ist. Vor allem bei degenerativen Gelenkbeschwerden kann in Abhängigkeit von der Schmerzstärke zunächst Paracetamol eingesetzt werden, wie das in den Leitlinien der amerikanischen Schmerzgesellschaft (APS) empfohlen wird.

Analgetika

Mittlerweile werden auch Analgetika bei nicht tumorbedingten Schmerzen entsprechend den WHO-Richtlinien eingesetzt. Voraussetzung für den Einsatz von Analgetika ist die Dokumentation der Schmerzstärke und eine entsprechend genaue Diagnostik der Schmerzursache. Wenn dementsprechend die Voraussetzungen erfüllt sind, können Stufe-2- und Stufe-3-Opioide eingesetzt werden. Sowohl bei degenerativ bedingten als auch bei entzündlich verursachten Wirbelsäulen- und Gelenkschmerzen ist die Wirksamkeit von Opioiden gut dokumentiert. Es fehlen noch Studien zur Langzeitverträglichkeit von Opioiden bei Wirbelsäulen- oder Gelenkschmerzen, doch ist auch hier auf Grund der klinischen Erfahrung von einer ausreichenden Wirksamkeit auszugehen. Neben der systemischen Anwendung werden die Opioide zunehmend auch lokal eingesetzt und zum Beispiel intraartikulär vor oder nach Gelenkoperationen verabreicht. Der Schmerzmittelverbrauch konnte nach Applikation von Opioiden im Rahmen einer Arthroskopie postoperativ deutlich gesenkt werden. Generell fanden die meisten Studien mit systemischer Opioidgabe mit retardiertem Oxycodon statt, es wurde jedoch ein Analogieschluss auf andere Opioide gezogen.

Kortikosteroide

Kortikosteroide wirken über eine Entzündungshemmung, so dass sie nur eingesetzt werden können, wenn die entzündliche Komponente überwiegt. Somit werden Kortikosteroide vor allem bei entzündlich bedingten radiologischen Krankheitsbildern eingesetzt, wobei sich die Dosis und die Dauer der Therapie an der zugrunde liegenden Erkrankung orientiert. Auf Grund der Chronizität sehr vieler rheumatologischer Erkrankungen muss bei den Kortikosteroiden auf die Nebenwirkungsrate geachtet werden und insbesondere eine Osteoporoseprophylaxe gleich zu Beginn mit eingeleitet werden. Absolute Kontraindikationen für den Einsatz von Glukokortikoiden sind der Tabelle 5 zu entnehmen.

Tab. 5: Absolute Kontraindikationen für den Einsatz von Glukokortikoiden.

▶ Lebendimpfungen
▶ akute Virusinfektionen, insbesondere:
  • Hepatitis A, B, C; auch chronisch aktive infektiöse Hepatitis
  • Varizellen (Windpocken)
  • Frühphase (bis zu 5 Tage nach Ausbruch) von
    • Herpes zoster
    • Herpes simplex (corneae)
    • Meningoenzephalitiden
    • Poliomyelitis
▶ Parasitenerkrankungen

Als relative Kontraindikationen gelten eine kortikoidinduzierte Psychose, eine Divertikulitis oder ein gastrointestinales Ulkus sowie eine aktive Tuberkulose. Weiterhin muss auf Zweiterkrankungen wie eine schwere Osteoporose, einen schwer einstellbaren Diabetes mellitus, schwere Infektionen und ein schwer einstellbares Glaukom geachtet werden.

Remissionsinduktoren

Vor allem in der Therapie entzündlich-rheumatologischer Erkrankungsbilder wurden in den letzten Jahren neue Medikamente entwickelt, die vor allem bei der rheumatoiden Arthritis eine sehr gute Wirksamkeit zeigen. Diese gegen spezifische Botenstoffe des Immunsystems gerichteten Substanzen (sog. „Biologicals") haben die Möglichkeit erhöht, dass Patienten mit rheumatoider Arthritis in eine Remission kommen. Es ist schon lange bekannt, dass bei Patienten mit rheumatoider Arthritis die Schmerzen dramatisch reduziert werden, wenn es gelingt, die Erkrankung in eine Remission zu überführen. Das heute am häufigsten eingesetzte Medikament ist Methotrexat, während Gold, Azulfidine, Antimalariamittel und andere Medikamente seltener angewandt werden. Zugelassen sind die neuen Anti-TNF-Medikamente für die Behandlung der rheumatoiden Arthritis und der ankylosierenden Spondyloarthropathie, jedoch zeigen erste Studien auch bei anderen entzündlich-rheumatischen Erkrankungen eine gute Wirksamkeit. Hier sind noch weitere Substanzen und eine Ausweitung der Indikationen zu erwarten.

Bei den Kollagenosen und Vaskulitiden spielt nach wie vor der Einsatz von Cyclophosphamid und Azathioprin die Hauptrolle zur Erzielung einer Remission. Abhängig von der zugrunde liegenden Erkrankung ist die Ansprechrate auf diese immunsuppressive Therapie sehr gut (z. B. bei systemischem Lupus erythematodes), bei anderen Krankheitsbildern konnte jedoch noch kein durchschlagender Erfolg erzielt werden (progressive systemische Sklerose).

Muskelrelaxanzien

Zum Einsatz von Muskelrelaxanzien bei entzündlich-rheumatischen oder auch degenerativen Erkrankungen der Gelenke und Wirbelsäule gibt es nur wenige Daten, so dass dieser nicht generell empfohlen werden kann. Lediglich im Rahmen von weichteilrheumatischen Erkrankungen kann in einem chronischen Krankheitsstadium ein Therapieversuch über wenige Wochen angezeigt sein.

35.2.2 Physikalische Therapie

Die physikalische Therapie dient der Behandlung gestörter physiologischer Funktionen durch die Anwendung von Wasser, Wärme und Kälte, Licht, Luft, statisch-mechanischen Kräften (Massagen), dynamischen Kräften (Krankengymnastik) und Elektrotherapie. Auf Grund der Vielzahl der Schmerzursachen bei rheumatologischen Erkrankungen ist eine genaue Untersuchung und Diagnostik notwendig, um eine an den Schmerz angepasste physikalische Therapie verordnen zu können. Je akuter und aktiver der Krankheitsprozess ist, umso milder gilt es die physikalische Therapie anzuwenden.

Wärme wird vor allem bei chronischen Schmerzen zur Hyperämisierung und Muskeldetonisierung angewandt. Die wichtigsten Kontraindikationen sind eine akute Arthritis, eine aktivierte Arthrose, eine frische Blutung, lokale Ödeme, Thrombophlebitis, Varikosis, Lymphabflussstörungen, Infektionskrankheiten, arterielle Hypertonie und Herzinsuffizienz sowie ein gestörtes Temperaturempfinden.

Kälte wird dagegen vorwiegend bei schmerzhaften Reizerscheinungen und entzündlichen Prozessen von Gewebestrukturen im akuten Stadium angewandt. Es kommt zu einer Faserkontraktion und Muskeldetonisierung und einem ausgeprägten analgetischen Effekt. Die wichtigsten Kontraindikationen sind: arterielle Durchblutungsstörung, Raynaud-Syndrom, Kälteallergie, akute Nieren- und Blasenerkrankungen, gestörtes Temperaturempfinden.

Elektrotherapie wird zur Schmerzlinderung mit verschiedenen Stromstärken, Spannungen, unterschiedlicher Felddichte, Dauer und Form des Stromimpulses appliziert. Kontraindikationen sind lokale Entzündungen, Hautläsionen, Metalleinschlüsse im Stromflussbereich, fieberhafte Erkrankungen, Herzschrittmacher, arterielle Verschlusskrankheit, Tumorerkrankungen und Thrombosen.

Ultraschall erzeugt beim Eindringen in die Tiefe des Gewebes Wärme, so dass die Indikation bei subakuten, chronischen tendoperiostotischen Prozessen, Muskelhartspann sowie bei posttraumatischen Schmerzzuständen des Bewegungsapparates besteht. Kontraindiziert ist Ultraschall bei akut entzündlichen Prozessen, spezifisch infektiösen Entzündungen mit Einschmelzungsgefahr, bei hämorrhagischen Diathesen und wachsenden Knochen wegen drohender Epiphysenfugenschädigung. Eine Schwangerschaft stellt ebenfalls eine Kontraindikation dar.

Massagen werden mit unterschiedlichen Techniken je nach Ansatzpunkt angewandt (klassische Massagen, Bindegewebsmassagen, Periostmassagen, Unterwassermassagen u.a.). Kontraindikationen sind akute Schmerzzustände sowie entzündliche und eitrige Hauterkrankungen, Muskelentzündungen, Muskeldystrophie, schwere Osteoporose, Herzinsuffizienz mit Lungenstauung und frische postoperative Zustände.

Krankengymnastik spielt gerade bei rheumatologischen Erkrankungen eine zentrale Rolle. Sie dient der Erhaltung bzw. Verbesserung der Gelenkfunktion, Kräftigung und Lockerung der Muskulatur, Kontrakturprophylaxe und -behandlung sowie der Aktivierung des Patienten zu selbständigen Übungen. Die Krankengymnastik muss an die Krankheitsaktivität angepasst werden und sollte mindestens einmal täglich durchgeführt werden. Ebenso bedeutsam für die entzündlich-rheumatischen Erkrankungen ist eine Ergotherapie als funktionsorientierte Bewegungstherapie. Zu den elementaren Methoden zählen Funktionstraining, Gelenkschutz, Selbsthilfetraining und Erhaltung bzw. Erzielung der Selbständigkeit bei einer Anpassung an häusliche sowie berufliche Tätigkeiten.

35.2.3 Psychologische Schmerztherapie

Trotz aller Pharmakotherapie rheumatologischer Krankheiten persistieren bei vielen Patienten Schmerz, Beeinträchtigung, mangelnde Belastbarkeit und geringe Lebensqualität. Mittlerweile existieren zahlreiche Studien, die psychologische Therapieverfahren für Patienten mit rheumatologischen Krankheitsbildern wissenschaftlich evaluiert haben. Vor allem eine multimodale Verhaltenstherapie, bestehend aus Patientenschulung, Entspannungsverfahren, Biofeedback zur Reduktion der Muskelspannung und kognitiver Verhaltenstherapie, hat sich bewährt.

35.2.4 Infiltrationen

Vor allem bei weichteilrheumatischen Prozessen werden Infiltrationen von z.B. Myogelosen, Tendovaginitis oder Tenderpoints durchgeführt. Zum einen werden Lokalanästhetika, zum anderen auch Steroide injiziert, hier ist jedoch zu beachten, dass keine Injektion in eine Sehne erfolgt (cave: Sehnenruptur). Generell werden Infiltrationen nur bei lokalisierbaren Beschwerden empfohlen.

Intraartikuläre Injektionen werden in der Rheumatologie häufig vorgenommen, vor allem bei mono- oder oligoartikulären Erkrankungen. Indikationen für eine intraartikuläre Therapie sind eine rheumatoide Arthritis, bei der nur noch wenige Gelenke auffällig sind, eine ankylosierende Spondyloarthropathie mit peripherer Gelenkbeteiligung, Psoriasis arthropathica, Vorfußarthritis bei seronegativen Spondyloarthropathien, Kristallsynovitiden im akuten Stadium sowie im Einzelfall eine aktivierte Arthrose. Bei Gelenkpunktionen ist es notwendig, die räumlichen Voraussetzungen zu erfüllen und strengstens steril vorzugehen. Risiken einer Gelenkpunktion sind die Verletzung von Gefäßen, Nerven und Sehnen (Kenntnis der topographischen Anatomie unabdingbar) sowie eine Infektion. Entsprechend der Gelenkgröße wird die Dosis der Kortikoide angepasst.

35.2.5 Radiosynoviorthese

Hierbei wird ein Radionuklid (Betastrahler mit einer Reichweite von wenigen Millimetern) intraartikulär injiziert, um eine Denaturierung oberflächlicher synovialer Strukturen zu erzielen. Als Indikationen gelten chronische Synovialitiden mit rezidivierenden Gelenkergüssen bei entzündlichen Gelenkerkrankungen. Auch hier gelten Infektion und paraartikuläre Applikation als Hauptrisiken.

35.2.6 Operative Möglichkeiten

Gelenkoperationen spielen nach wie vor eine große Rolle bei den häufig zerstörend verlaufenden Erkrankungen. Auch gibt es die Möglichkeit einer Frühsynovektomie bei monarthritisch verlaufender rheumatoider Arthritis, jedoch wird die Indikation in enger Kooperation mit einem orthopädischen Rheumatologen getroffen.

35.3 Kasuistik: Rheumatoide Arthritis

Vorgestellt wird eine 75-jährige Patientin mit einer seit 47 Jahren bekannten rheumatoiden Arthritis.

Vorgeschichte: Im Verlauf der Erkrankung waren viele Operationen notwendig mit mehreren Synovektomien der Metakarpophalangealgelenke beidseits, die schließlich mit Endoprothesen versorgt wurden. Mehrere Fingermittelgelenke und das rechte Handgelenk mussten versteift werden (Abb. 1). Eine Synovektomie wurde noch 1996 am Kniegelenk links durchgeführt sowie eine Köpfchenresektion der Metatarsalknochen beidseits (Abb. 2). Gelenkersatzoperationen waren an folgenden Gelenken notwendig: 1983 rechte Hüfte, 2000 rechtes Ellenbogengelenk und 2001 linkes Kniegelenk.

Bisherige Therapie: Zunächst parenterale Goldapplikation, später wurden Methotrexat und Leflunomid eingesetzt, die jedoch wegen Nebenwirkungen abgesetzt werden mussten. Seit Beginn der Erkrankung

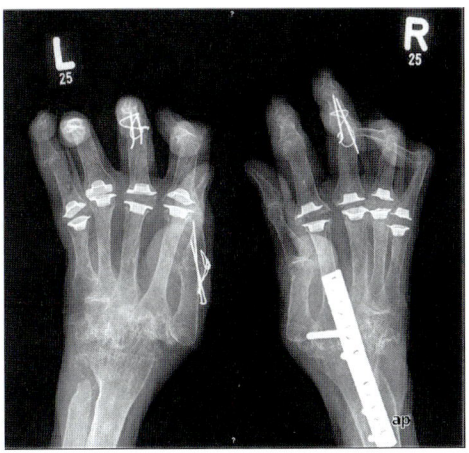

Abb. 1: ap Röntgenaufnahme beider Hände mit diffuser Osteoporose und mutilierenden Veränderungen bei langjähriger rheumatoider Arthritis, besonders deutlich zu sehen in der Handwurzel mit Zerstörung aller Handwurzelknochen („Os carpale") und des Processus styloideus. Z. n. Gelenkersatzoperationen der Metakarpophalagealgelenke 2–5 beidseits und mehreren Arthrodeseoperationen. Luxationen und Subluxationen der nicht operierten proximalen Interphalangealgelenke.

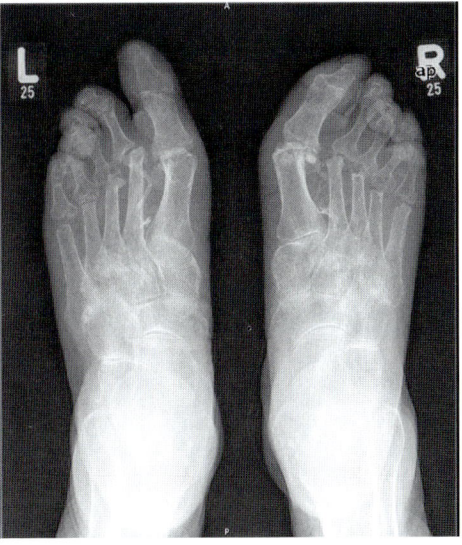

Abb. 2: Rheumatische Vorfußdeformität bei Z. n. Resektion der Metatarsalköpfchen mit Deviation der Phalangen nach lateral. Proximale Interphalangealgelenke nur bedingt zu beurteilen, jedoch auch hier Zerstörungen darstellbar.

wurde mit Prednisolon in unterschiedlichen Dosierungen therapiert. Nichtsteroidale Antirheumatika wurden immer wieder gegeben, auf Grund von Magenbeschwerden jedoch nicht kontinuierlich eingenommen. Zuletzt kam es vor der letzten Vorstellung zu einer oberen Gastrointestinalblutung. Auch Analgetika wie Tilidin, Flupirtin und Oxycodon mussten auf Grund von Nebenwirkungen immer wieder abgesetzt werden. Vor 2 Jahren erfolgte erstmalig der Versuch einer transdermalen Opioidtherapie, die jedoch auf Grund von starker Übelkeit und Erbrechen abgesetzt werden musste.

Körperliche Untersuchung: Es zeigt sich eine exsudative Schwellung in den Fingergrundgelenken II, III rechts sowie II–IV links, eine rheumatische Vorfußdeformität sowie als extraartikuläre Organmanifestation eine Beugesehnentendosynovitis und Rheumaknoten über dem Ellenbogen- und Kniegelenk.

Diagnose: Zusammenfassend mit der radiologischen Diagnostik wurde die Diagnose einer rheumatoiden Arthritis im Stadium IV gestellt mit schweren Sekundärarthrosen und Osteoporose.

Schmerzen bestanden vor allem im rechten Schultergelenk mit einer schweren Arthrose sowie im rechten Hüftgelenk auf Grund einer TEP-Lockerung.

Therapeutisch wurde auf Grund der erhöhten Entzündungsaktivität Methotrexat 7,5 mg an einem Tag pro Woche erneut gegeben und eine rheumatologische Komplextherapie mit Physio- und Ergotherapie eingeleitet. Auf Grund der oberen Gastrointestinalblutung und der Osteoporose wurde die Prednisolontherapie auf 10 mg/d reduziert und eine entsprechende Osteoporosetherapie eingeleitet. Analgetisch wurde Buprenorphin transdermal (35 µg) mit $^1/_2$ Pflaster alle 3 Tage langsam eingeschlichen unter entsprechender antiemetischer Komedikation. Nach 2 Wochen konnte auf 1 Pflaster mit 35 µg alle 3 Tage gesteigert werden, darunter traten keine Nebenwirkungen auf, und die Schmerzen konnten in der VAS von 9 auf 5 reduziert werden.

Die analgetische Therapie wird weiterhin gut toleriert und zeigt eine gute Wirksamkeit, während Methotrexat auf Grund einer Knochenmarksdepression nach Erhöhung der Methotrexatdosis erneut abgesetzt werden musste. Die exsudativen Schwellungen waren rückläufig, so dass auf eine Intensivierung der rheumatischen Therapie (z.B. Anti-TNF-Therapie) verzichtet werden konnte. Gegen den Einsatz von Biologicals spricht auch die Komorbidität der Patientin, die Schrittmacherträgerin ist und eine Herzinsuffizienz NYHA II hat.

Literatur

Baerwald C. Gelenkschmerzen und Gelenkschwellungen. In: Ferlinz R, ed. Internistische Differentialdiagnostik. 4th ed. Stuttgart: Thieme, 1999: 119–142.

Deutsche Gesellschaft für Rheumatologie, Kommission für Qualitätssicherung: Qualitätssicherung in der Rheumatologie, 2000 (www.rheumanet.org/qs_dgrh/default.htm).

Hochberg M, Silman A, Smolen J, Weinblatt ME, Weisman M, eds. Rheumatology. 3rd ed. Edingburgh: Mosby, 2003.

Thieme K, Flor H. Psychobiologische Grundlagen und psychologische Schmerztherapie bei rheumatischen Erkrankungen. In: Wendler J, Baerwald C, eds. Rheuma und Schmerz. Zusammenhänge – Behandlungskonzepte – Perspektiven. 1st ed. Bremen: Uni-Med, 2004: 98–129.

Wendler J, Baerwald C, eds. Rheuma und Schmerz. Zusammenhänge – Behandlungskonzepte – Perspektiven. 1st ed. Bremen: Uni-Med, 2004.

Zeiger F, Wagner U. Epidemiologie des Symptoms Schmerz bei rheumatischen Erkrankungen. In: Wendler J, Baerwald C, eds. Rheuma und Schmerz. Zusammenhänge – Behandlungskonzepte – Perspektiven. 1st ed. Bremen: Uni-Med. 2004: 18–22.

36 Myofasziales Schmerzsyndrom

Winfried Hoerster

Schmerzen im Stütz- und Bewegungssystem sind weniger Folge degenerativer Veränderungen der verschiedenen Gelenke, sondern in erster Linie Folge pathologischer Veränderungen in der Muskulatur und dem funktionell zugeordneten Bindegewebe.

Muskuläre Dysbalance als Folge verkürzter Muskeln und geschwächter Antagonisten, Muskelverspannungen als Folge von Fehl- oder Überbelastungen, aber auch als Ausdruck einer psychischen Verspannung führen zu schmerzhaften Funktionsstörungen, aber auch zu strukturellen Veränderungen im Stütz- und Bewegungssystem.

36.1 Einleitung

Beim myofaszialen Schmerzsyndrom handelt es sich um druckschmerzhafte Muskelverhärtungen. Bis heute werden zahlreiche Begriffe für die gleiche Erkrankung sprachverwirrend benutzt: Muskelschwäche, Muskelrheumatismus, Fibrositis, Myogelose, Muskelhartspann, rheumatische Myositis, Kettentendinose, Weichteilrheumatismus und anderes mehr.

„Viele Schmerzen im Bewegungssystem haben ihren Ursprung in der Muskulatur. Durch Überlastung oder Überdehnung können in einem Muskel dekontraktionsunfähige Sarkomere entstehen, deren Kern ischämisch und daher schmerzhaft wird. Die erkrankten Muskelanteile können palpatorisch erfasst werden: Hartspannstränge mit druckempfindlichen Stellen. An diesen Triggerpunkten lässt sich ein Schmerz durch Druck provozieren, der oft in eine andere Körperregion ausstrahlt (referred pain). Durch eine geeignete Therapie kann diese pathologische Veränderung auch nach längerem Bestehen wieder beseitigt werden." (*Travell, Simons,* 1983/92)

Der myofasziale Schmerz wird von einem Symptomkomplex aus der gestörten Funktionseinheit Muskel, Gelenke und Faszie mit Insertion an Periost oder Gelenkkapsel ausgelöst. In zahlreichen Statistiken über die Häufigkeit verschiedener Erkrankungen erscheinen myofasziale Schmerzen an erster Stelle. Führend in dieser Zusammenschau sind stets muskulär bedingte Schmerzen. Viele verschwinden spontan mit und ohne Therapie, manche werden chronisch und trotzen jedem Therapieversuch. Je eher aber und je nachhaltiger die Ursache der Muskelverspannungen oder Dysbalancen beseitigt werden, umso eher ist mit einem anhaltenden Therapieerfolg zu rechnen.

36.2 Triggerpunkte

Triggerpunkte sind druckempfindliche, manchmal auch spontan schmerzhafte kleine umschriebene Punkte in verschiedenen Abschnitten des Bewegungssystems. Sie kommen in bestimmten Prädilektionsstellen besonders häufig vor, sie sind vorzugsweise in der Muskulatur, aber auch in Bändern, Sehnenansätzen, Gelenkkapseln und im Periost zu finden. Besonders häufig betroffen sind die Muskelgruppen im Schulter-Nacken-Bereich, im Beckengürtelbereich und im Bereich der Kiefergelenke (Tab. 1–5).

Die wiederholte Belastung verkürzter Muskeln führt zur Ausbildung von Triggerpunkten, die lokale und fortgeleitete Schmerzen erzeugen. Schmerzen aus arthrotisch veränderten Gelenken führen zu Muskelverspannungen, wodurch es wieder zu schmerzhaften Störungen der Gelenkbewegung mit Steigerung der arthrogenen Schmerzen kommt, die wiederum weitere Muskelverspannungen mit Muskelverkür-

Tab. 1: Kopfschmerzen myofaszialer Genese, Lokalisation und Leitmuskeln.

Schädeldach:	M. splenius capitis M. suboccipitalis
frontal:	M. sternocleidomastoideus pars clavicularis
temporal:	M. trapezius M. temporalis (mit Zahnbeteiligung) M. semispinalis capitis M. suboccipitalis
okzipital:	M. suboccipitalis M. occipitofrontalis

Tab. 2: Gesichtsschmerz myofaszialer Genese.

M. sternocleido- mastoideus	pars clavicularis pars sternalis
M. pterygoideus lateralis	
M. masseter M. temporalis	mit Zahnschmerzen
M. digastricus	mit Zahnschmerzen
M. occipitofrontalis	mit Augenschmerzen
M. splenius cervicis	mit Augenschmerzen

Tab. 3: Schulterschmerzen.

M. infraspinatus M. teres minor M. subscapularis M. supraspinatus	Leitmuskeln
Ansatztendino- pathien	Bizeps-Sulkus Processus coracoideus Ansatz M. infraspinatus Kapsel Acromioclavicular- gelenk Rotatorenmanschette

Tab. 4: Lumboischialgie myofaszialer Genese.

M. piriformis
M. glutäus maximus, medius, minimus
M. quadratus lumborum
M. iliocostalis lumborum
M. multifidus lumborum
Ligg. iliolumbale, iliosacrale
Ligg. sacrotuberale, sacrospinale
Kapsel Iliosakralgelenke

Tab. 5: Hüftgelenkschmerzen.

M. quadriceps – vastus intermedius, – vastus lateralis
M. glutaeus minimus
M. piriformis
M. adductor longus
M. adductor brevis
Spina iliaca anterior superior
Trochanter major

zung und Ausbildung von Triggerpunkten und Ansatztendinopathien auslösen. Jeder Mensch hat latente Triggerpunkte, die bei Überforderung der Muskulatur bei bestimmten Überlastungen, Stellungen oder Belastungen oder durch andere Auslöser aktiv werden können. Ein erhöhtes Risiko tragen Personen mit wiederholten gleichförmigen Bewegungen oder anstrengenden Haltungen wie z. B. Fließbandarbeiter, Sportler, Musiker oder Computerfachleute. Auch traumatische Überdehnungen, wie beispielsweise beim HWS-Schleudertrauma, oder direkte Traumata, wie der heftige Stoß auf einen Muskel, können ebenfalls zu Veränderungen in der Muskulatur führen, die bei zusätzlicher Reizung aktiv werden können.

Zu einer Entwicklung des latenten Triggerpunktes zum aktiven Triggerpunkt kommt es durch:

▶ Einmalige oder wiederholte starke Muskelbelastung
▶ Brüske Überdehnung
▶ Starker Druck auf den Triggerpunkt
▶ Längere Haltung in verkürzter Stellung
▶ Nässe, Kälte, Durchzug
▶ Psychogene Verspannung, Stress
▶ Virale Infektionen
▶ Viszerale Erkrankungen

Psychische Anspannungen gehen immer mit einer Erhöhung des Muskeltonus einher. Sie sind häufig beschränkt auf eine Körperregion, z. B. den Schultergürtel. Eine depressive Stimmungslage führt zu einer generellen Tonuserhöhung der gesamten Muskulatur.

Auch die muskuläre Dysbalance induziert Tonusveränderungen. Nässe, Kälte und Zugluft führen zur generellen Tonuserhöhung, ebenso eine erhöhte Sympathikusaktivität.

Lokale Überlastungen eines Muskels oder einer exponierten Muskelstelle führen zu einem lokalen Rigor mit starker Tonuserhöhung und zahlreichen pathophysiologischen Veränderungen. Diese lokalen Rigorzustände sind die Grundphänomene myofaszialer Schmerzen.

Triggerpunkte entstehen durch Traumen, Überlastung, Fehlhaltung, Fehlbewegungsstereotypie, neurogene Fehlsteuerung, Überanstrengung, Fehlbelastung, Zwangshaltung, Zwangsbewegung.

Zu einer Spannungserhöhung kommt es in Folge einer Dysfunktion des limbischen Systems oder der segmentalen Interneurone. Unkoordinierte Kontraktion der Fasern eines Muskels, reflektorische Reaktionen auf Nozizeption oder eine chronische Dauerbelastung bei generalisierter Muskeldysbalance können genauso verantwortlich sein.

von Kapillaren, diese wiederum zu einer Ischämie und Sauerstoffmangel. Sauerstoffpartialdruck-Messungen beweisen eine starke Erhöhung des Partialdruckes in der Umgebung eines Triggerpunktes, wobei der Sauerstoffpartialdruck im Inneren des Triggerpunktes gegen Null strebt. Diese Energiekrise führt zur Freisetzung von Bradykinin, Serotonin und Histamin, dies wiederum zu einer Umgebungshyperämie mit Ausbildung von Ödemen, Azidose und sympathischer Begleitreaktion (Tab. 6).

Den gesteigerten Stoffwechsel kann man anhand der Temperaturerhöhung in der Triggerpunktumgebung feststellen. Diese Stoffwechselsteigerung kann auch szintigraphisch erfasst werden, es kommt zu einer Mehranreicherung in der Umgebung der Triggerpunkte. Histologisch findet man ein verschmälertes Endomysium, Riesenfasern mit Durchmesserverdopplung umgeben von ödematösen Zonen und einer gestörten Textur: Auflösung einzelner Myofibrillen und Vakuolenbildung zeigen sich in den Typ-1-Fasern als Mottenfraß und in Typ-2-Fasern als Atrophie. Im EMG ist ein hochfrequentes Potenzial mit kleiner Amplitude im Zentrum des Triggerpunktes zu messen, wobei die Umgebung eines Triggerpunktes keine Aktivitäten erkennen lassen.

36.3 Pathophysiologischer Ablauf

Lokale Überlastung eines Muskels oder einer exponierten Muskelstelle führt zu einer starken Tonuserhöhung und lokalem Rigor. Dabei kommt es zur Zerstörung von Myofibrillen und Schädigung des sarkoplasmatischen Retikulums. Durch hohen ATP-Verbrauch kommt es nach Verlust der Kalziumpumpe zu einer Kalziumüberladung und zu einer Dauerkontraktion mit Rigor und Triggerpunktausbildung. Der folgende Hartspann führt zu einer Strangulierung

Tab. 6: Pathophysiologie.

Erniedrigung pCO_2 und ATP

Ausfall Kalziumionenpumpe

Zerstörung Myofibrillen

Schädigung sarkoplasmatisches Retikulum

Muskeltonuserhöhung → Rigor

Kontraktur, Hartspann

Ischämie, Energiekrise

Freisetzung Neurotransmitter

Bradykinin, Serotonin, Substanz P, Histamin

Lokale Entzündungsreaktion

Ödeme, Hyperämie, Azidose

Sympathische Begleitreaktion

36.4 Klinische Auswirkungen

Die Triggerpunkte führen zu einer Störung der Motorik mit Muskelschwäche, aber zu keiner Atrophie. Störungen der Koordination mit erhöhtem Muskeltonus führen neben der Muskelverkürzung als Folge des Hartspanns zu Bewegungseinschränkungen. Ausdruck der sympathischen Beteiligung ist eine lokale Vasokonstriktion, vermehrte Schweißsekretion, Störung der Pilomotorik und Ausbildung einer Gänsehaut.

Die Störung des physiologischen Bewegungsmusters führt dazu, dass Funktionen auf synergistische Muskeln übertragen werden müssen. Dadurch kommt es zur Überlastung dieser Muskeln und Ausbildung sekundärer Triggerpunkte. Gleichzeitig kommt es neben einer reflektorischen Verspannung antagonistischer Muskeln zur Ausbildung sekundärer Triggerpunkte. Insgesamt besteht eine Tendenz zur Ausbreitung und Bildung von Triggerketten, so können Schmerzsyndrome ganzer Körperregionen entstehen. Letzlich können diese myofaszialen Schmerzen zur völligen Immobilisierung führen.

Ein ganz charakteristisches Zeichen für den Triggerpunkt neben der Bewegungsstörung bis hin zur Immobilisierung ist die Ausstrahlung der schmerzhaften Reizung in ein typisches Referenzgebiet. Nach Reizung eines Triggerpunktes, entweder durch Druck oder durch eine Kanüle, entsteht eine blitzartige Zuckung mit scharfem Schmerz. Die lokale Zuckungsantwort ist nur im Triggerpunkt auslösbar, in normalem Muskelgewebe daneben aber nie. Die Reizantwort auf Stimulation des Triggerpunktes dauert etwa drei bis vier Millisekunden. Es besteht eine Amplitude von einem Millivolt und eine Frequenz von 10 bis 90/Sekunde.

Der blitzartig einschießende Schmerz strahlt oft in eine Referenzzone hinein. Für die Ausbreitung in die Referenzzonen gibt es kein anatomisches oder neurophysiologisches Korrelat. Erklärt wird diese Ausbreitung durch Umschaltungen in der Hinterhornebene, die auf Synapsensensibilierung und Freisetzung von Neurotransmittern zurückzuführen ist. Neurotransmitter können über beträchtliche Strecken durch das Gewebe diffundieren, auch über Segmentgrenzen hinaus. Dies erklärt die oft große Distanz zwischen dem Ort der Reizung und der Wahrnehmung in der Referenzzone sowie die Latenzzeit zwischen blitzartigem Schmerz nach Reizung des Triggerpunktes und Antwort in der Referenzzone.

36.5 Diagnostik

Nach ausführlicher Anamnese – insbesondere über Hinweise zur Schmerzentstehung und Auslösung – und gründlicher Untersuchung (Ausschluss anderer Ursachen für die Schmerzen im Stütz- und Bewegungssystem) wird eine manualmedizinische Untersuchung mit Palpation der verdächtigen Muskulatur durchgeführt (Tab. 7). In einer leicht steifig veränderten Muskulatur werden eine oder mehrere Hartstränge getastet, die eine oder mehrere Triggerpunkte als derbe, tastbare Knötchen enthalten. Entweder werden die Knötchen unter dem mit leichtem Druck palpierenden Finger in deren Strang ertastet oder man lässt den Muskel bzw. Triggerpunkt zwischen zwei Fingern hin und her gleiten, um die genaue Lokalisation des Triggerpunktes zu finden (Abb. 1).

Tab. 7: Klinische Diagnosekriterien.

1. Druckschmerz innerhalb eines Muskelstranges (taut band)
2. Lokale Zuckungsreaktion auf Stimulation (local twitch response)
3. Übertragener Schmerz in Referenzzone (referred pain pattern)
4. Verstärkung der myofaszialen Schmerzen als Reaktion auf mechanische Stimulation
5. Eingeschränkte Beweglichkeit
6. Muskelschwäche ohne Atrophie
7. Autonome pilo-sudo-vasomotorische Störungen

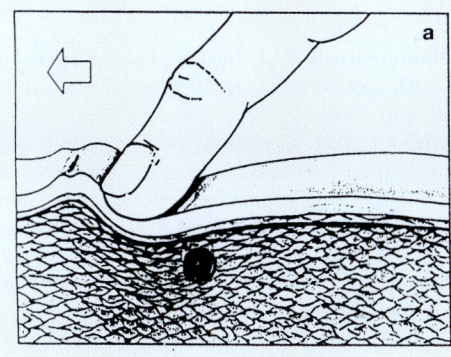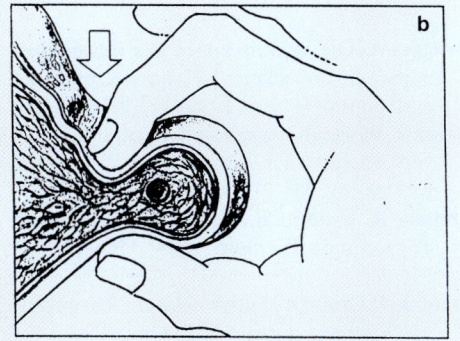

Abb. 1a, b: Palpation der Triggerpunkte (aus *Travell* u. *Simons*, 1983).

36.6 Therapie

Durch Manualtherapie kann der Tonus der Muskulatur gesenkt werden. Wärmeanwendungen und vorsichtige Dehnungen und schmerzfreie Bewegungen können nach einer längeren Ruhezeit den Spannungszustand der Muskulatur wieder senken. Die entscheidende Therapie aber ist die exakte Punktion des zwischen zwei Fingern fixierten Triggerpunktes mit einer feinen Kanüle. Wenn der Triggerpunkt genau getroffen wird, gibt der Patient einen blitzartigen Schmerz an. Man sieht häufig ein spontanes Zucken der dazu gehörigen Muskulatur, oft auch der funktionell zugeordneten Muskulatur. Kurze Zeit später verspürt der Patient seinen typischen Schmerz in der Referenzzone. Durch trockene Nadelung wird eine Gegenirritation ausgelöst, die zu einer Unterbrechung des Circulus vitiosus führen kann. Die Injektion von physiologischer Kochsalzlösung führt zu einem Auswaschphänomen der Neurotransmitter, die beste Wirkung wird mit der Injektion von Lokalanästhetikum erzielt. Hiermit wird nicht nur der Circulus vitiosus aus Muskelverspannung und Schmerz durchbrochen, es werden auch die lokale Ischämie aufgehoben, der Stoffwechsel normalisiert, Schmerzmediatoren ausgeschwemmt und eine normale Versorgung mit Sauerstoff und energiereichen Substraten gewährleistet. Schmerzfreiheit tritt nach Injektion eines Lokalanästhetikums rasch ein.

Die Rückführung eines aktiven Triggerpunktes zum latenten Triggerpunkt kann gelingen durch:
- Längere Ruhezeiten
- Wärmeapplikation
- Schmerzfreie Bewegungen
- Punktgenaue Injektion von Lokalanästhetikum in den Triggerpunkt

Die Schmerzfreiheit schwankt zwischen sechs Stunden und mehreren Tagen. In der Regel sind sechs bis zwölf Behandlungen im Abstand von zwei bis drei Tagen notwendig. Grundsätzlich darf die Behandlung nicht zu früh abgebrochen werden. Entscheidend für den Erfolg der Triggerpunktbehandlung ist nicht nur die zielgenaue Injektion von Lokalanästhetikum, sondern die krankengymnastische Behandlung der funktionsgestörten, verkürzten, verspannten Muskulatur und in der Folge die Beseitigung der eigentlichen Ursache für die Ausbildung der Muskelverspannung. Die Injektion von Lokalanästhetikum in einen Triggerpunkt kann nie Selbstzweck sein, sondern ist immer im Verbund in einem multimodalen Konzept zu sehen.

Literatur

Brügger A. Die Erkrankungen des Bewegungs-apparates und seines Nervensystems. Stuttgart: Gustav Fischer, 1980.

Brückle W, et al. Gewebe-p0$_2$-Messung in der verspannten Rückenmuskulatur. Z Rheumatol 1990; 49: 208–216.

Dejung B, Gröbli Ch, Colla F, Weissmann R. Triggerpunkt-Therapie. Bern: Huber, 2003: 19–23.

Dvorak J, Grob D. Halswirbelsäule, Diagnostik und Therapie.. Stuttgart: Thieme, 1999.

Ettlin TM, Kaeser HE. Muskelverspannungen: Ätiologie, Diagnostik und Therapie. Stuttgart: Thieme, 1998.

Fricton JR, et al. Myofascial pain syndrom of the head and neck – a review of clinical characteristics of 164 patients. Oral Surg 1985; 60: 615–623.

Garten H. Applied Kinesiologie als funktionelle Neurologie. Man Med 2000; 38: 120–164.

Hong CZ, Simons DG. Pathophysiologic and electrophysiologic mechanisms of myofascial trigger points. Arch Phys Med Rehab 1998; 79: 863–872.

Janda V. Differential diagnosis of muscle tone in respect of inhibitory techniques. In: **Paterson JK, Burn L,** eds. Back Pain – An International Review. London: Kluwer, 1990.

Klett R, et al. Darstellung segmentaler Irritationspunkte mittels Szintigraphie. Man Med. 1999 37: 121–123.

Kruse RA, Christiansen JA. Thermographic imaging of myofascial triggerpoints. Arch Phys Med Rehab 1992; 73: 819–823.

Masi AT. Review of the epidemology and criteria of fibromyalgia and myofascial pain syndromes. J Musculoskel Pain 1993; 1: 113–157.

Maurer-Groeli YA. Weichteilrheumatismus bei Depressiven. Akt Rheumatol. Thieme: Stuttgart, 1978.

Mc Nulty WH, Gewirtz RN, Hubbard DR, Berkoff GM. Needle electromyographic evaluation of trigger point response to a psychological stressor. Psychophysiology 1994; 31: 313–316.

Mense S, Simons DG, Russell IJ. Muscle Pain, Understanding its Nature, Diagnosis and Treatment. Philadelphia: Lippincott Williams & Wilkins,. 2001.

Reitinger A, et al. Morphologische Untersuchungen an Triggerpunkten. Man Med 1996; 34: 256–262.

Rosomoff HL, et al. Physical findings in patients with chronic intractable benign pain of the neck and back. Pain 1989; 37: 279–287.

Simons DG, Hong CZ, Simons LS. Prevalence of spontaneous electrical activity at trigger spots and control sites in rabbit muscle. J Musculoskel Pain. 1995; 3: 35–48.

Simons DG, Travell JG, Simons LS. Myofascial Pain and Dysfunction. Vol I, 2nd ed. Baltimore: Williams & Wilkins, 1999.

Travell J, Rinzler SH. The myofascial genesis of pain. Postgrad Med 1952; 11: 425–434.

Travell JG, Simons GS. Myofascial pain and dysfunction. Vol I 1983, Vol II 1992. Baltimore: Williams & Wilkins.

Weisskircher HW. Myofasziale Triggerpunkte und ihre abnormen Phänomene – ein Therapiefeld auch für Zahnärzte. ZM Zahnärztliche Mitteilungen der Bundeszahnärztekammer 1997; 87: 28–31.

37 Das Fibromyalgie-Syndrom

Axel Hoffmann, Christof Keller

37.1 Einleitung

Die Diagnose des Fibromyalgie-Syndroms geht immer wieder mit erheblichen Unsicherheiten unter den beteiligten Kollegen einher. Zum einen wird die Existenz dieses Syndroms seit jeher lebhaft diskutiert. Zum anderen ist die Häufigkeit solcher Beschwerdekomplexe und die Notwendigkeit einer adäquaten Versorgung dieser Patienten eine große Herausforderung im klinischen Alltag. Die Anamnese und Führung dieser Patienten erfordert sehr viel Zeit und Geduld, der therapeutische Zugang ist häufig schwierig. Beides ist in der Routine der Praxis nicht immer verfügbar.

Für viele Kollegen ist das Fibromyalgie-Syndrom eine Somatisierungsstörung, deren Ätiologie ausschließlich im psychodynamischen Hintergrund des Patienten zu suchen ist. Diese teilweise voreilige und einseitige diagnostisch-ätiologische Festlegung hat für den Arzt auch eine Schutzfunktion, um sich nicht mit unangemessenen therapeutischen Ansprüchen von Seiten des Patienten auseinandersetzen zu müssen, frei nach dem Motto: „Da kann Ihnen allenfalls der Psychiater helfen oder Sie müssen mit ihren Beschwerden leben."

Für die betroffenen Patienten, die ja aus ihrer Sicht unter einer aus ärztlicher Sicht anscheinend nicht nachvollziehbaren Störung leiden, ist die „Verwirrung" gleichermaßen groß, denn sie werden mit den unterschiedlichsten Ansichten über die mögliche Ursache ihrer generalisierten Schmerzsymptomatik konfrontiert bis hin zur psychiatrischen Genese. Eine solche Störung als Ursache ihrer Erkrankungssymptomatik sind nur die wenigsten bereit zu akzeptieren. Ein Teil der Patienten wird den Beginn der Beschwerden in den unmittelbaren Zusammenhang mit einem körperlichen oder psychischen Trauma bringen.

Im Folgenden sollen die Entwicklung, verwandte Syndrome und eine Abgrenzung zu diesen beleuchtet werden, um dann auf den Begriff des Syndroms, Gesundheit und Krankheit einzugehen.

37.1.1 Fibromyalgie-Syndrom: Eine Form der Chronifizierung von Schmerz

Der typische Verlauf eines Fibromyalgie-Syndroms, die Kardinalsymptome sowie die vielgestaltigen Begleitsymptome rechtfertigen es, das Fibromyalgie-Syndrom als diagnostischen Begriff in der Zuordnung der chronifizierten Beschwerdesymptomatik zu verwenden. Dies umso mehr, als damit eine Kommunikationsbasis mit dem Patienten aufgebaut wird. Es kann ein individuelles Therapiekonzept entworfen werden, das durchaus auch psychotherapeutische oder psychopharmaka-therapeutische Elemente enthalten kann, aber dennoch keine stigmatisierende Psychiatrisierung für den Patienten bedeutet.

Beim Fibromyalgie-Syndrom handelt es sich um einen Symptomenkomplex aus generalisierten Muskel- und Gelenkschmerzen, wie auch vegetativen Symptomen wie u. a. Müdigkeit/Erschöpfung. Die Vielzahl von funktionellen, vegetativen und psychischen Symptomen werden zum Syndrom (3. Ordnung) zusammengefasst (1). Neben den Schmerzen am Bewegungsapparat sind es die funktionellen und vegetativen Störungen, aber auch psychischen Störungen wie Depression und Ängstlichkeit, die das klinische Bild bestimmen und dominieren.

Das Fibromyalgie-Syndrom tritt ebenso im Gefolge rheumatischer Erkrankungen wie der rheumatoiden Arthritis oder dem systemischen Lupus erythematodes auf. Die Ursachen sind weitgehend unklar, auch therapeutische Optionen sind zurzeit noch spärlich. Eine kausale Therapie existiert derzeit nicht.

37.1.2 Schmerz und Erschöpfbarkeit sind führende zentrale Symptome

Die Erschöpfbarkeit ist ein zentrales Symptom in der Medizin sowie bei der Fibromylagie. Das frühzeitige Erkennen von Patienten mit ihren Begleitsymptomen und ihre diagnostische Zuordnung sind bedeutsam für die Integration des Patienten im sozialen und medizinischen Netz (2, 3). So kann das Gehen von Arzt zu Arzt, damit eventuell verbundene Mehrfachuntersuchungen und das Gefühl des Patienten, nicht verstanden zu werden, vermieden werden. Die Früherkennung ist damit entscheidend mit dem Prozess der möglichen Chronifizierung verknüpft. Die Anerkennung als Schmerzpatient und die Aufklärung über mögliche therapeutische Optionen, wie auch über das Schmerzbild sind wesentliche Schritte im Arzt-Patienten Kontakt.

37.1.3 Geschichtliche Aspekte – von der Neurasthenie zu dem Begriff Fibromyalgie-Syndrom

Die Geschichte der chronischen Erschöpfung lässt sich bis in die Anfänge der Medizin verfolgen. Es war eines der ersten Symptome, mit dem sich die Medizin auseinander setzte. So beschäftigte sich bereits die chinesische Medizin mit dem Begriff „Shao Yin", einer Form von chronischer Erschöpfung (4, 5).

Auch in der römischen Literatur lassen sich entsprechende Hinweise finden (6). Hier finden sich erste therapeutische Maßnahmen mit Kalt- und Warmanwendungen (7).

In der Renaissance erfolgt eine Rückbesinnung auf die römische Philosophie. Seitdem beschäftigt sich die Medizin in immer neuen Aspekten und Teilgebieten stetig mit den Symptomen. Das Schlagwort, mit dem ab der Renaissance der Symptomenkomplex von nun an beschrieben werden wird, heißt Neurasthenie (8, 9).

Die Neurasthenie beinhaltet eine Neurose mit allgemeiner Schwäche, Reizbar-

keit, Kopfschmerzen, Depression, Schlaflosigkeit, Konzentrationsstörungen und mangelnder Fähigkeit, Freude zu empfinden. Es können zwei Formen unterschieden werden. Bei der einen überwiegen eine Müdigkeit nach geistigen Anstrengungen und eine abnehmende Arbeitsleistung bzw. Effektivität bei der Bewältigung täglicher Arbeiten. Bei der anderen Form liegt das Schwergewicht auf den Gefühlen in körperlicher Schwäche und Erschöpfung nach nur geringen Anstrengungen, begleitet von muskulären und anderen Schmerzen, sowie der Unfähigkeit, sich entspannen zu können. Bei beiden Typen finden sich eine ganze Reihe von körperlichen Missempfindungen wie Schwindelgefühl, Spannungskopfschmerz, Gefühl einer allgemeinen Unsicherheit, Sorge um die Abnahme des geistigen und körperlichen Wohlbefindens, Reizbarkeit, Freudlosigkeit und unterschiedliche Grade der Depression. Der Schlaf ist bei beiden Formen gestört.

Schnell finden sich Anhänger und Gegner des Begriffes Neurasthenie. Mit verschiedenen neuen Namensgebungen wird im Folgenden versucht, der zunehmenden medizinischen Kenntnis über die Erschöpfung, aber auch den Gegnern und Ablehnern des Syndroms Rechnung zu tragen (10, 11). Neben nomenklatorischen, medizinischen Aspekten zur „Neurasthenie" werden auch politologische Überlegungen angestellt, warum solche Symptomenkomplexe auftreten können (12, 13, 14, 15).

Das Fibromyalgie-Syndrom wurde bereits erstmals im 19. Jahrhundert von *Frierop* beschrieben. Seine Patienten klagten über Schmerzen im Bereich der Gelenke mit druckschmerzhafter, verhärteter Muskulatur. Dabei war das Krankheitsbild durch das Fehlen von lokalen oder systemischen Entzündungszeichen in Verbindung mit den klinisch vordergründigen Symptomen Erschöpfbarkeit und Schlafstörungen gekennzeichnet.

Smythe und *Moldofsky* (16) erstellten 1977 ein Grundgerüst des Krankheitsbildes Fibrositis mit chronischen Schmerzzuständen, schmerzhaften Druckpunkten, schweren Schlafstörungen, Morgensteifigkeit und Müdigkeit. Sie erarbeiteten auch wichtige pathophysiologische Grundlagen, wie z. B. die Initiierung eines Fibromyalgie-Syndroms bei Probanden durch Schlafentzug.

Die heftige Schmerzsymptomatik in Muskeln, Sehnen, Faszien und Bändern legte zwar die Annahme einer Entzündung als pathogenetische Ursache nahe, doch konnten keinerlei serologische, mikroskopische oder klinische Entzündungszeichen nachgewiesen werden. Heute hat sich der Begriff des Fibromyalgie-Syndrom (FMS) international durchgesetzt. Die Klassifikationskriterien des Fibromyalgie-Syndrom wurden mit den Untersuchungen von *Wolfe* und Mitarbeitern (17) publiziert. Auch wenn Abwandlungen dieser Kriterien immer wieder diskutiert werden, sind diese ACR-Klassifikationskriterien international gültig. Die Verwendung ist auch deshalb zu präferieren, um den neu gewonnenen Konsens nicht weiter auszudünnen, ist doch der erzielte gemeinsame Nenner schon dünn genug. Sicherlich werden in nächster Zeit modifizierte Klassifikationskriterien erscheinen, die sich weniger am Untersuchungsbefund der Tender Points orientieren und mehr die vegetative Begleitsymptomatik berücksichtigen werden.

37.1.4 Synonyme und Abgrenzung

Terminologisch bestehen verschiedene Begriffe. Im deutschen Sprachraum werden neben dem Begriff Fibromyalgie-Syndrom auch der der generalisierten Tendomyopathie verwendet, seltener der der polytopen Insertionstendinopathie oder des generalisierten tendomyotischen Syndroms. Im orthopädischen Bereich findet sich häufiger der Begriff des Myoskelettalen Syndroms. Der Begriff Fibrositis ist obsolet geworden (18).

International werden Fibromyalgie und Fibromyalgie-Syndrom gleichermaßen verwendet. Dabei besitzt der Begriff „Syndrom" terminologische und nomenklatorische Vorteile, weil auf die unklare Ätiologie, Pathogenese und Lokalisation des pathomorphologischen Substrats hingewiesen wird (19).

Eine klinische Abgrenzung zu ähnlichen Entitäten wie dem Chronic Fatigue Syndrom (CFS) und dem Fibromyalgie-Syndrom ist sinnvoll – nicht nur zur Bewertung von Therapieergebnissen. Die unphysiologische plötzlich auftretende Erschöpfbarkeit auf körperliche oder seelische Anstrengungen ist das wesentliche, wenn auch unspezifische Symptom des CFS. Eine große Trennschärfe besitzt die Erschöpfung zur Fibromyalgie, wenn gleich die Schmerzen bei dem Fibromyalgie-Syndrom vorrangig sind. Bei Fibromyalgie steht die langsam sich entwickelnde Erschöpfbarkeit mit Schmerzen in den gelenknahen Regionen im Vordergrund, beim CFS die rasch auftretende Erschöpfung (20). Im angloamerikanischen Sprachgebrauch findet keine klare klinische Trennung zwischen beiden Syndromen statt, dies macht die Beurteilung gerade von Therapiestudien schwierig.

Tab. 1: Differenzierung Fibromyalgie-Syndrom und Chronic Fatigue Syndrom (21).

Differenzierung nach Kardinalsymptomen:
▶ Fibromyalgie: SCHMERZ im Vordergrund
▶ Chronic-Fatigue-Syndrom: ERSCHÖPFUNG und LEISTUNGSMINDERUNG

Erschöpfung und Müdigkeit verlaufen bei beiden Syndromen unterschiedlich (22):
▶ Fibromyalgie: ALLMÄHLICH
▶ Chronic-Fatigue-Syndrom: PLÖTZLICH Sensitivität 76,8 [%], Spezifität 98,2 [%]

Untersuchungsbefund unterschiedlich:
▶ Fibromyalgie: TENDER POINTS
▶ Chronic-Fatigue-Syndrom: keine Tender Points

37.1.5 Vorschläge zum praktischen Vorgehen

Das Fibromyalgie-Syndrom ist ein Syndrom 3. Ordnung. Das heißt, es gibt ein klinisch abgrenzbares Muster mit klinisch erkennbaren Symptomen ohne Berücksichtigung ihrer Ursachen.

Für das praktische Vorgehen hat sich folgendes ärztliche Vorgehen bewährt (23) (Abb. 1):

1. Schritt: Vorurteilsfreie Erhebung der Vorgeschichte und der unmittelbaren Befunde, Wahrnehmung der Ergebnisse kleiner Fächer aus technischen und indiskriminierten Untersuchungen.

Die häufigsten Fehler sind, etwas nicht wahrhaben zu wollen, vorgefasste Meinungen in die Kranken zu projizieren und eine Übernahme von Deutungen durch die Kranken.

2. Schritt: Akkumulation, Analyse und Gewichtung mit der Bildung einer Hypothese. Da die Befunde unterschiedlich schnell eintreffen, bedürfen Diagnostik und Diagnose der stetigen Anpassung.

3. Schritt: Aus den diskriminierten und „indiskriminierten" Befunden, Symptomen und Daten wird eine Beurteilung erstellt, die Diagnose und damit die Konsequenz

daraus das Beste für den jeweiligen Kranken zu machen.

37.2 Definition, Klassifikation und Sozioepidemiologie

37.2.1 Definition [ICD 10-M79.0]

Beim Fibromyalgie-Syndrom (FMS) stehen die Leitsymptome eines generalisierten sehnenansatznahen Muskelschmerzes mit begleitender verstärkter Müdigkeit und Erschöpfbarkeit im Vordergrund, parallel ist eine Vielzahl weiterer Symptome anzutreffen. Dabei spielt sicherlich u. a. das „Syndrom des irritablen Colon" in Häufigkeit und Ausprägung eine besondere Rolle. Dominiert wird das Leitsymptom häufig zusätzlich von einer körperlichen und psychischen Erschöpfbarkeit, ausgeprägten Schlafstörungen und einer Morgensteifigkeit der Gelenke (24). Weitere häufige Beschwerden sind ein Schwellungsgefühl der Extremitäten, Par- und Dyästhesien an Händen und Füßen, wie aber auch Kopfschmerzen bishin zu Sehstörungen (25). Neben dem generalisierten Schmerz ist die Aggravation durch körperliche Aktivität, Witterungseinflüsse (kalte und feuchte Witterung) sowie

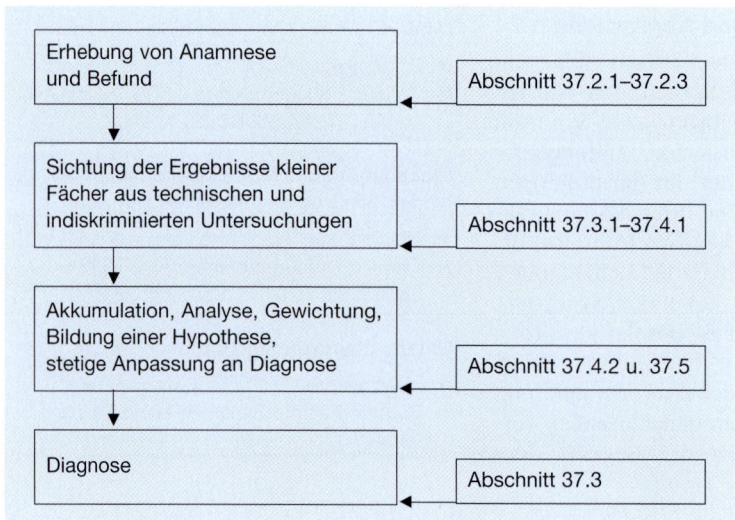

Abb. 1: Der Weg zur Diagnose (nach 23).

psychische Belastungen von Bedeutung. Der Beginn der Beschwerden kann teilweise bis in die Kindheits- oder Jugendzeit zurückverfolgt werden. So konnten in einer Untersuchung an 50 Patienten bei 28 % erste Symptome der Fibromyalgie bis zum 9.–15. Lebensjahr zurückverfolgt werden (26). Wie bei den Erwachsenen dominieren bei den Kindern neben den Gelenkschmerzen ebenfalls die vegetativen Symptome wie Schlaf- und Konzentrationsstörungen sowie Beschwerden im Gastrointestinaltrakt. Wegen der verschiedenen Symptome werden die Kinder/Jugendlichen meist zur weiteren Diagnostik und Ausschluss einer juvenilen Spondyloarthritis in Spezialkliniken geschickt. Bei den Kindern/Jugendlichen überwiegen die Mädchen, und es sind häufiger Mädchen in höheren Schulklassen betroffen. Typisch sind die Gelenkschmerzen, die eine Abhängigkeit von äußeren Faktoren wie Kälte/Wärme und Luftfeuchtigkeit zeigen. Kniegelenksschmerzen sind dabei die häufigste Lokalisation (27). Häufig werden im Vorfeld der Diagnosestellung Jahre vorher schon eine Vielzahl anderer Diagnosen gestellt. Dies reicht von stigmatisierend empfundenen rein psychiatrischen Diagnosen bis hin zur Simulationsunterstellung und Fehldiagnosen (z. B. Lyme-Borreliose etc.). Sicherlich ist von besonderer Wichtigkeit von Anfang an die Differenzialdiagnosen zu psychiatrischen Störungen zu berücksichtigen, denn die therapeutischen Konsequenzen sind unterschiedlich.

Definitonsgemäß stehen bei Fibromyalgie-Patienten Schmerzen im Bereich des Achsenskeletts sowie an den Extremitäten sowohl ober- als auch unterhalb der Taille und in beiden Körperhälften im Vordergrund. Der Schmerz beginnt lokalisiert und breitet sich von dort im weiteren Verlauf auf den ganzen Körper aus. Bei der klinischen Untersuchung müssen mindestens 11 von 18 definierten druckschmerzhaften, so genannten Tender Points nachweisbar sein (28).

Um die in diesem Kontext zu führende differenzialdiagnostische Diskussion trans-parent werden zu lassen, wird die diagnostische Definition an der derzeit gültigen ICD-10 geführt.

Um es vorweg zu nehmen, in der Bezugnahme auf die ICD 10 ist das Fibromyalgie-Syndrom unter den in Frage kommenden Diagnosen weder den somatoformen Störungen, den depressiven Erkrankungen noch den Angst- und Anpassungsstörungen zuzurechnen. Der ICD 10 ist die Anregung zu entnehmen analog der Ziffer M79.0 zu verschlüsseln, das Fibromyalgie-Syndrom wird explizit unter dieser ICD-10-Ziffer aufgeführt.

37.2.2 Klinische Untersuchung: Der Unterschied Tender- und Triggerpoints

37.2.2.1 Triggerpunkte

Es handelt sich um Druckschmerzen oder Spontanschmerzen im Bereich eines Muskels, meist asymmetrisch oder fokal lokalisiert und nicht generalisiert anzutreffen (29). Als Triggerpunkt bezeichnet man einen kleinen, umschriebenen Punkt in Geweben des Bewegungsapparates, wie Muskeln, Sehnen oder Gelenkkapseln, der lokal schmerzhaft ist und einen ausstrahlenden entfernt empfundenen Schmerz auslöst. Es können aktive Muskeltriggerpunkte von latenten unterschieden werden, letztere sind nur auf Druck schmerzhaft. Das Ausstrahlungsmuster und der lokalisierbare Muskelschmerz charakterisieren den Triggerpunkt. Sie lassen sich im Verlauf eines Muskelbauches lokalisieren. Beim Aufsuchen zeigt sich die umschriebene Empfindlichkeit im Zusammenzucken und in der spontanen Schmerzäußerung (jumping sign). Der Triggerpunkt stellt die empfindlichste Stelle eines verhärteten Stranges im Verlauf des Muskels dar. Das Auffinden weist auf den myofaszialen Schmerz hin.

37.2.2.2 Tenderpunkte (TP)

TP sind Schmerzpunkte in einem Muskel, Muskel-Sehnen-Verbindung, über Fettpolstern oder in den Bursen. Im Rahmen der ACR-Kriterien wurden über diese Punkte mehrere Studien geführt (30). Sie sind spezifisch für das FMS, wenn diese mit etwa 4 kg/1,77 cm² gedrückt werden. Die Ätiopathogenese sowie die Frage, warum ausgerechnet diese Stellen schmerzhaft sind, ist ungeklärt. Es wird diskutiert, dass diese Stellen neurohumerale Veränderungen in der Nozizeption betreffen.

Die Untersuchung der Tender Points sollte am sitzenden Patienten erfolgen mit dem Daumen oder mit dem Fingerendglied. Die Untersuchung sollte Seite für Seite und für jeden Lokalisationsort durchgeführt werden. Diese Tender Points besitzen eine hohe Realibilität unter verschiedenen Untersuchern und sind deshalb entsprechend ausgewählt worden.

Es sollten mindestens 11/18 Punkte positiv sein. Zusammen mit einem disseminierten Schmerz besitzen diese Kriterien eine Sensitivität von 88,4 % und eine Spezifität von 81,1 % (31). Sind weniger als 11/18 Tender Points positiv und besteht eine klinische Symptomatologie (Abschnitt 37.3 ff.) so darf auch die Diagnose des Fibromyalgie-Syndromes erwogen werden.

Zur Objektivierung der Druckempfindlichkeit werden so genannte Dolorimeter überwiegend in Studien verwandt. Mit der digitalen Methode werden mehr Tender Points gefunden werden als mit der manuellen (32). Die Studie von *Cott* (33) konnte zeigen, dass die digitale dolorimetrische Untersuchungen gleichermaßen objektiv sind.

Den in Abb. 2 aufgeführten Tender Points stehen so genannte nicht schmerzhafte Plazebopunkte (Kontrollpunkte) gegenüber: Stirn, distaler Unterarm, Mitte der Dorsalseite des Mittelfußes über dem dritten Os metacarpale und Daumennagel.

37.2.3 Klassifikationskriterien des Fibromyalgie-Syndrom (Abb. 2)

Nach den ACR-Klassifikationskriterien (35) muss bei der Fibromyalgie ein großflächiger Schmerz am Bewegungsapparat für mindestens drei Monate bestehen mit einer erniedrigten Schmerzschwelle (4 kp

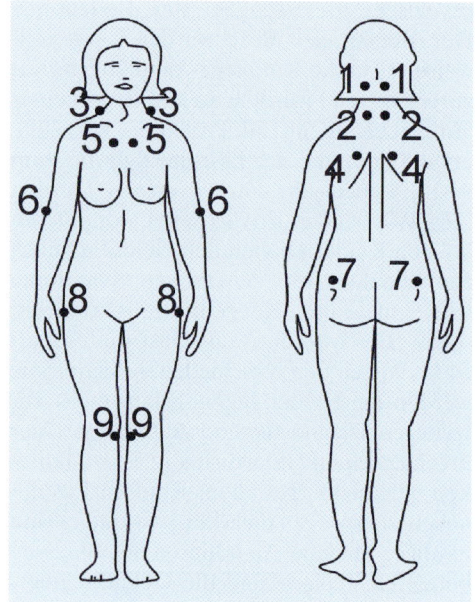

Tender Points (rechts und links)
1. am subokzipitalen Ansatz der Nackenstrecker
2. über den Ligamenta transversaria C5–7
3. in der Mitte des Trapeziusoberrandes
4. am Ansatz medial über der Spina scapulae
5. an der sternocostalen Syndesmose
6. 2 cm distal des Epicondylus lateralis humeri
7. im oberen äußeren Gesäßquadranten
8. dorsal der Trochanterprominens
9. über dem Fettkörper im Bereich des medialen Kniegelenks

Kontrollpunkte (rechts und links):
1. Mitte des distalen Drittels der Dorsalseite des Unterarmes
2. Mitte der Dorsalseite des Mittelfußes über dem III. Os metacarpale
3. Daumennagel

Abb. 2: Die Tender Points: Ventrale und dorsale Darstellung – die Klassifikationskriterien (34). Palpation mit Druck 4 kg.

auslösbar durch Daumendruck oder den Druckaufnehmer eines Dolorimeters) an den mindestens 11 von 18 anatomisch definierten Tender Points (Abschnitt 37.2.2.2). Daneben werden so genannte Kontrollpunkte angegeben, an denen die Schmerzschwelle nicht verändert sein soll.

Neben den Tender Points gehören auch die vegetativen Symptome, u. a. vorrangig Müdigkeit, Durchschlafstörungen und Colon irritabile, zu den diagnostischen Merkmalen zur Klassifikation. Die Untersuchung von *Bradley* und *Alarcon* konnte nämlich einen größeren Anteil von „non-patients" finden bei alleiniger Untersuchung der Tender Points (durchschnittlicher Druck 2,8 kg). Die Werte bei Fibromyalgie-Patienten waren eindeutig niedriger mit 1,9 kg (36).

Die Fibromyalgie tritt auch im Gefolge verschiedener definierter rheumatologischer und nicht rheumatologischer Krankheitsbilder auf. Nach Abklingen der Beschwerden persistiert das Fibromyalgie-Syndrom. Im Rahmen von Infekten wie der Hepatitis B und C oder der Borreliose wird ebenfalls ein Fibromyalgie-Syndrom beobachtet (früher reaktive Fibromyalgie) (37).

Bei der klinischen Untersuchung zeigen sich gelegentlich biomechanische Faktoren, die eine auslösende Rolle für eine Fibromyalgie besitzen. Es sei an das so genannte Hypermobilitäts-Syndrom erinnert. Hauptunterschiedsmerkmal: die deutlich geringere vegetative Symptomatik beim Hypermobilitäts-Syndrom.

37.2.4 Epidemiologie

Eine klare genetische Häufung der Fibromyalgie gibt es nach jetzigem Kenntnisstand nicht. Auffallend sind aber familiäre Häufungen des Syndroms. Dies kann z. T. auf die Form von tradiertem Verhalten der Eltern- auf die Kindergeneration zurückgeführt werden. Dem konfliktverarbeitenden Verhalten kommt in diesem Zusammenhang eine besondere Bedeutung zu.

In verschiedenen Studien an Patienten aus allgemeinmedizinischen Praxen konnte eine Prävalenz von 1–4 % für beide Geschlechter festgestellt werden (38, 39). *Wolfe* und Mitarbeiter (40) gehen von einer Prävalenz von 2 % (Frauen 3,4 %, Männer 0,5 %) in der gesamten Bevölkerung aus. Das Maximum der Erkrankung liegt in der 5. Lebensdekade. Die Prävalenz nimmt mit dem Alter zu. So erreicht die Prävalenz für 60- bis 80-jährige Frauen einen Wert um 7–8 % (41, 42). Frauen erkranken etwa zwei- (43) bis siebenmal häufiger als Männer (44).

Damit liegt die Prävalenz für das Fibromyalgie-Syndrom höher als für die rheumatoide Arthritis (45) und gehört somit zu den häufigsten Krankheitsbildern in der Rheumatologie. Der chronische generalisierte Schmerz (widespread pain) ist noch deutlich häufiger mit einer Prävalenz von etwa 10–20 % (46).

Die Prävalenz des Fibromyalgie-Syndroms bei Patienten mit artikulären oder periartikulären Schmerzen liegt nach verschiedenen Untersuchungen damit deutlich höher als angenommen (47). Die veränderte und zunehmende Nozizeption scheint damit altersabhängig zu sein. Dabei spielen sicherlich strukturelle Gewebeveränderungen, wie aber auch Gelenkveränderungen und Veränderungen des Nervensystem eine Rolle.

37.2.5 Soziale Konsequenzen

Durch die Zeit bis zur richtigen Diagnose und die häufig langen Ausfallzeiten droht der Verlust des Arbeitsplatzes. Die sich da-

Tab. 2: Prävalenz des Fibromyalgie-Syndroms im Durchschnitt nach Lit. (siehe Abschnitt 36.2.4).

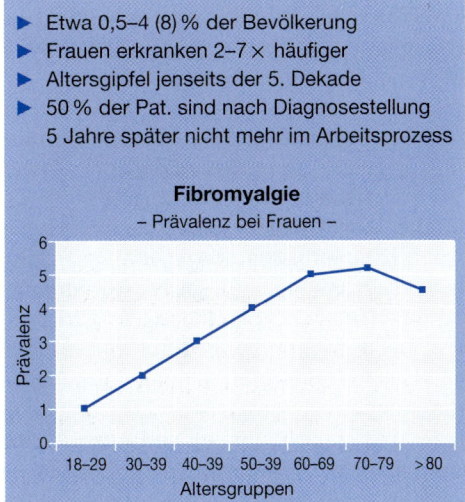

▶ Etwa 0,5–4 (8) % der Bevölkerung
▶ Frauen erkranken 2–7 × häufiger
▶ Altersgipfel jenseits der 5. Dekade
▶ 50 % der Pat. sind nach Diagnosestellung 5 Jahre später nicht mehr im Arbeitsprozess

Fibromyalgie
– Prävalenz bei Frauen –

ran anschließende nicht mögliche Vermittlung auf dem aktuellen Arbeitsmarkt und die oft erst sehr spät einsetzenden rehabilitativen Verfahren führen zur Stellung eines Rentenantrags der Betroffenen.

Nach den Empfehlungen des Verbandes der Deutschen Rentenversicherungsträger ist die Leistungsfähigkeit bei gesichertem Fibromyalgie-Syndrom und erheblichem Leidensdruck oft auf Dauer beeinträchtigt (siehe Abschnitt 37.2.5.1). Es bestehen funktionelle Leistungseinschränkungen hinsichtlich körperlicher Schwerarbeit, Zwanghaltung, Akkordarbeit und besonderer Stressbelastung.

Die Frage der voll/teilschichtigen Leistungsfähigkeit sollte sich an bestimmten Kriterien orientieren wie an der von *Widder* und *Aschoff* publizierten Indizienliste (48), die detailliert auch auf außerberufliches Leistungsvermögen und auf Freizeitaktivitäten eingeht.

Die vielschichtigen Beschwerden, die verschiedenen ärztlichen Konsultationen und Begutachtungen sowie die subjektiv spürbare Leistungseinbuße führen zur Verunsicherung des Patienten und später auch zur Entkopplung aus dem sozialmedizinischen Netz. Damit es nicht so weit kommt, sollte die Früherkennung der Fibromyalgie im Vordergrund stehen. Auseinandersetzungen zwischen Gutachtern darüber, ob es ein Fibromyalgie-Syndrom gibt (eine von Rheumatologen häufig gestellte Diagnose) oder nicht, sind in Gutachten unnötig.

37.2.5.1 Begutachtung für Arbeits-, Berufs- und Erwerbsunfähigkeit sowie Grad der Behinderung (49)

In der Regel liegen nach sozialmedizinischen Erkenntnissen, *Raspe* et al. (50), keine Einschränkungen für leichte körperliche Tätigkeiten bei vollschichtiger Tätigkeit vor. Bei Einschränkungen auf verschiedenen Ebenen (Bewegungsapparat, vegetativ-funktionelle Beschwerden, Depressivität/Angst) ist je nach Umfang und Ausprägung eine zeitliche Minderung des Leistungsvermögen auf halb- bis unter vollschichtig

anzunehmen. Die individuelle Ausprägung sollte immer im gesamten Kontext und in der Bewertung dargestellt werden. Dabei kommt der klinischen Präsentation und der Würdigung des Verlaufes eine entscheidende Rolle zu. Die Erkrankung Fibromyalgie muss auf Zusatzbefunde (Abschnitt 37.3 ff.) verzichten und ist somit in der Bewertung überwiegend empirisch geprägt.

Die statische Kraft und Ausdauer ist bei Fibromyalgie Patienten reduziert. So sollten Haltungen mit Bücken, Tragen schwerer Lasten und repetitive Arbeitshaltungen vermieden werden. Auch wird langes Sitzen und Stehen, andauerndes und rasches Gehen sowie das Arbeiten an Schreibmaschinen und PC von vielen Patienten schlecht toleriert. Bei der Raumtemperatur sind die Überempfindlichkeit gegen Kälte und Hitze zu berücksichtigen. Aufgrund der Schlafstörungen sollten Schichtarbeiten möglichst nicht ausgeübt werden. Arbeiten mit leichter überwiegend sitzender Tätigkeit wie z. B. Büroarbeiten und Telefondienste kann nachgegangen werden. Wenn keine Möglichkeiten einer beruflichen Tätigkeit mehr möglich sein sollten, so kann unter Umständen eine Zeitrente eine wichtige Konsolidierungsmaßnahme darstellen: Sie gibt Raum, um Strategien der Krankheitsbewältigung zu erproben und erlaubt eine persönliche und berufliche Neuorientierung.

Das Ausmaß der Behinderung orientiert sich weniger an der Diagnose als vielmehr an der individuellen Leistungsminderung. Hierbei müssen die Schmerzen zusammen mit der klinischen Symptomatik gewürdigt werden (Abschnitt 37.3) unter Einbeziehung der Anhaltspunkte für die ärztliche Begutachtung (51). Die Darstellung sollte sicherlich in ihrer Konsequenz individuell erfolgen (52).

37.3 Klinik

37.3.1 Gliederung der Symptomatologie

Typisch für das Fibromyalgie-Syndrom sind chronisch multilokuläre Schmerzzustände. Sie beginnen meist in der HWS-, Schulter- oder LWS-Region, um dann auf den ganzen Körper überzugehen („widespread pain") (53). Die Patienten klagen in der Regel über initial asymmetrische, dann im Verlauf über sich symmetrisch ausbreitende multilokuläre periartikuläre Schmerzen mit einer rumpfbetonten Häufung. Die Patienten können die gelenknahen und muskulären Schmerzen oft nicht näher zuordnen: „ich weiß gar nicht, wo es mir nicht weh tut".

Diese Schmerzen treten vor allem bei kalter und feuchter Witterung auf. Schmerzlindernd wirken Wärme und (geringe) leichte körperliche Aktivität. Körperliche Ruhe oder stärkere körperliche Belastungssituationen führen zur Schmerzzunahme.

Mit der Triade Muskel-Gelenkschmerz, den vegetativen Beschwerden, die den Organsystemen zu geordnet werden können und dem Leitsymptom Müdigkeit auch als Platzhalter für die Möglichkeit der psychischen (depressiven) Symptome ergibt sich eine klinisch-praktische Gliederung der Symptomatologie der Fibromyalgie. Diese Einteilung kann auch in der Beurteilung der Frage nach der Leistungsfähigkeit und Funktionseinbuße herangezogen werden

(Abschnitt 37.2.5 ff.). Bei der internistisch-rheumatologischen Untersuchung imponiert der Druckschmerz über den entsprechenden "tender points" (Abschnitt 37.2.2.2). Eine Gelenkschwellung liegt nicht vor.

37.3.1 Gelenk- und Muskelschmerzen

Anamnestisch wird immer wieder über ein Schwellungsgefühl der Hände und Füße berichtet. Häufig wird im Zusammenhang mit den Gelenkschmerzen über eine ausgeprägte Morgensteifigkeit berichtet werden. Der Schmerz in den Händen ist dabei meist Ausdruck eines nächtlichen Fäusteballens. Auch über ein Raynaud-Syndrom wird häufig berichtet. In der klinischen Untersuchung zeigt sich jedoch eine freie Gelenkbeweglichkeit ohne Gelenkschwellung.

Wenn neben der Schwellung der Hände und Füße, die gesamten Extremitäten und das Gesichtes einbezogen sind, wenn eine Gewichtszunahme von mehr als 2 kg innerhalb eines Tages auftritt, darf vom sog. „Fluid-Retention-Syndrom" gesprochen werden.

Der Muskelschmerz wird meist als brennend, ausstrahlend, quälend und zermürbend beschrieben. Die Schmerzintensität bei Verwendung von visuellen Analogskalen ergibt höhere Werte als bei Patienten mit rheumatoider Arthritis.

Eine muskuläre Erschöpfbarkeit sollte – gerade wenn sie nach längerer körperlicher Belastung auftritt – an eine mitochondriale

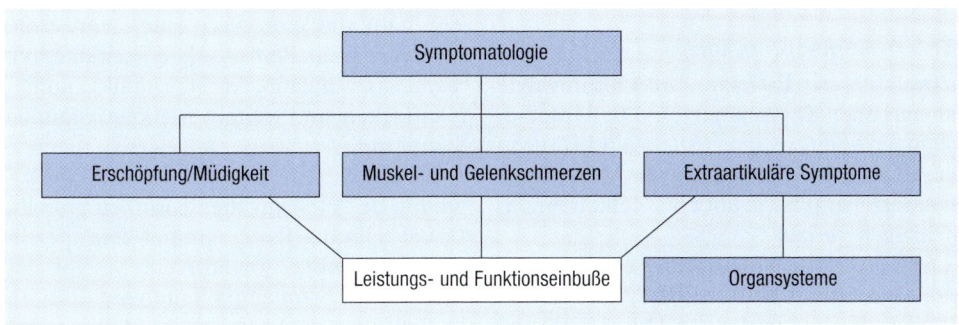

Abb. 3: Gliederung der Symptomatologie beim Fibromyalgie-Syndrom (54).

Myopathie denken lassen. Die Medikamentenanamnese sollte immer die Frage nach der Einnahme von Statinen (HMG-CoA-Reduktase-Hemmern) umfassen und damit Anhalt geben für eine möglicherweise medikamentös assoziierte Myopathie.

37.3.2 Schlafstörungen

Der Schlaf ist bei etwa 75 % der Fibromyalgie-Patienten nachhaltig gestört und wird als nicht erholsam beschrieben (55). Die Schlafintensität ist gering. Das Einschlafen nach einer Unterbrechung ist massiv beeinträchtigt. Meist ist der Durchschlaf gestört. Es können aber auch alle Phasen des Schlafes betroffen sein. Der Schlafentzug senkt die Schmerzschwelle: So kann ein Schlafentzug bei Gesunden zu fibromyalgischen Beschwerden führen (56).

37.3.3 Erschöpfbarkeit

Die unphysiologische plötzlich auftretende Erschöpfbarkeit auf körperliche oder seelische Anstrengungen ist ein wesentliches Symptom bei Fibromyalgie und Chronic Fatigue Syndrom (CFS). Mittels neuronaler Netzuntersuchungen konnten wir feststellen, dass die Form des Eintritts der Müdigkeit sich wesentlich bei beiden Syndromen unterscheidet (Abschnitt 37.1.4). Der Schmerz ist Leitsymptom beim Fibromyalgie-Syndrom und tritt in den Hintergrund beim CFS. Die vegetative Beschwerdesymptomatik ist ähnlich (57), lässt sich aber bei der genannten Methode der neuronalen Netzwerkanalyse für beide Syndrome weiter differenzieren.

37.3.4 Kopfschmerzen

Etwa 70 % der Patienten mit Fibromyalgie klagen über Kopfschmerzen. Die Untersuchungen von *Okifuji* et al. (58) und *Hudson* et al. (59) zeigten dabei für den Kopfschmerzcharakter in über 50% einen migräneartigen Verlauf.

37.3.5 Colon irritabile und Reizblase

Immer wieder wird über Durchfälle und Obstipationsphasen im Wechsel, gehäuft mit Bauchkrämpfen und deutlicher Linderung nach der Defäkation berichtet werden. Etwa 50 % der Patienten mit Fibromyalgie weisen ein Colon irritabile auf (60). Etwa 30 % der Patienten mit einem Colon irritabile weisen ein Fibromyalgie-Syndrom auf (61). Auch die Reizblase und die Reiz-Cystitis sind häufiger zu finden.

37.3.6 Neurologische und psychische Symptome

Meist begleiten Empfindungsstörungen wie Brennen, Kribbeln oder Parästhesien das klinische Bild (bis zu 75%). Die Patienten reagieren auf Anstrengungen mit schwerer unphysiologischer körperlicher und/oder mentaler Erschöpfung. Durch die Schmerzen zeigt sich eine Einschränkung der Konzentration. Die neurologische Untersuchung ist bei Fibromyalgie-Patienten unauffällig. Die EMG-Untersuchungen zeigen keine pathologischen Veränderungen.

Innerhalb der Sensibilitätsstörungen spielt das Restless Legs Syndrom (RLS) eine wichtige Rolle, denn Missempfindungen und Schmerzen in der Wade mit einem imperativen Bewegungsdrang und prompter Besserung auf Bewegung werden beschrieben. Beim RLS wird regelmäßig auch ein nächtliches Myoklonie-Syndrom mit Dorsalflexion der Großzehe oder des gesamten Vorfußes während des Schlafes beobachtet. Durch die Veränderung der Schlafqualität kann sich die Schmerzintensität steigern (62).

Bis zu 50% der FMS-Patienten haben bzw. hatten anamnestisch eine Depression, so dass sich die Fibromyalgie auch dadurch manifestieren kann. Angstzustände und Panikattacken sind weitere wichtige klinische Symptome.

Häufig wird die Frage nach dem Psychogramm des Fibromyalgie-Kranken gestellt. Dabei zeigt das Psychogramm kein spezifisches Engramm, sondern ein Muster des chronischen Schmerzpatienten auf (Tab. 3). Die differenzialdiagnostische Abgrenzung erfolgt im Abschnitt 37.4.2 ff.

Tab. 3: Das Psychogramm des Fibromyalgie-Patienten (63).

1. Niedriges Selbstwertgefühl (geringe Selbstwirksamkeitserwartung)
2. Erniedrigte Schmerzschwelle
3. Affektive Schmerzbeschreibung
4. Angst
5. Depressivität
6. Kritische Lebensereignisse (Traumatisierung)

Tab. 4: Häufige Symptome beim Fibromyalgie-Syndrom (mod. nach 65).

Symptom	Prävalenz bei Fibromyalgie (%)
Erschöpfung	66–82
Morgensteifigkeit	77
Schlafstörungen	66–75
Parästhesien	31–53
Kopfschmerzen	53–82
Ängstlichkeit	28–48
Depression	32–48
Sicca-Symptomatik/ trockenes Auge	10–36
Reiz-Darm-Syndrom	30–48
Vermehrter Harndrang	26–32
Raynaud-Syndrom	17

37.3.7 Schmerzchronifizierung und klinische Konsequenzen

Die Schmerzchronifizierung wird über zeitliche und räumliche Aspekte, Medikamenten-Einnnahmeverhalten und Patientenkarriere bestimmt. Je häufiger und länger die Schmerzen auftreten und je seltener ein Intensitätswechsel angegeben wird, desto höher der Grad der Chronifizierung. Der Chronifizierungsscore nach *Gerbershagen* (64) bietet eine Bewertungsgrundlage der Ausprägung chronischer Schmerzen, die möglicherweise auch prospektiv eine Korrelation zu subjektiven Beeinträchtigungen, Depressivität und Einschränkungen der Arbeitsfähigkeit aufweist. Auch der Fibromyalgie-Impact Questionnaire besitzt solche Qualitäten. Nicht vergessen sei die einfache visuelle Analogskala. Der Schmerzfragebogen des STK liefert ebenfalls umfangreiche Informationen.

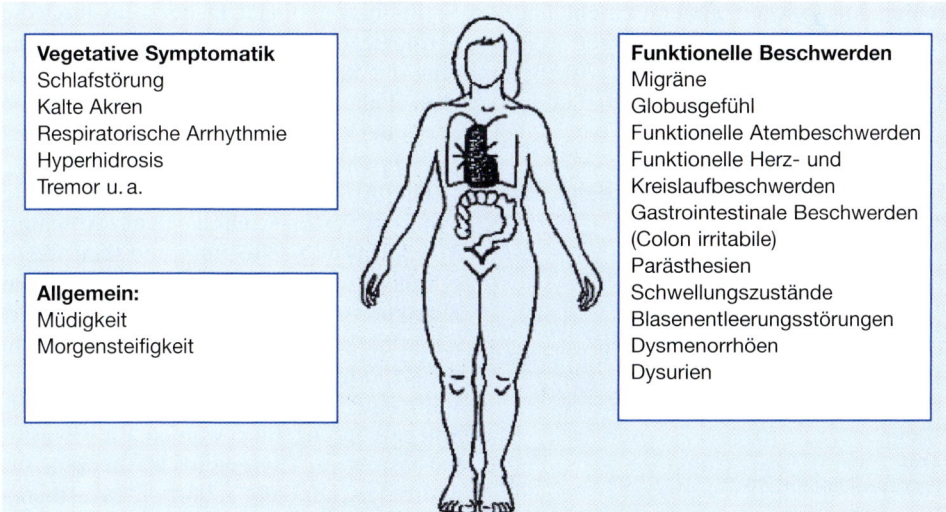

Vegetative Symptomatik
Schlafstörung
Kalte Akren
Respiratorische Arrhythmie
Hyperhidrosis
Tremor u. a.

Allgemein:
Müdigkeit
Morgensteifigkeit

Funktionelle Beschwerden
Migräne
Globusgefühl
Funktionelle Atembeschwerden
Funktionelle Herz- und Kreislaufbeschwerden
Gastrointestinale Beschwerden (Colon irritabile)
Parästhesien
Schwellungszustände
Blasenentleerungsstörungen
Dysmenorrhöen
Dysurien

Abb. 4: Häufige Symptome beim Fibromyalgie-Syndrom (mod. nach 66, 67).

37.4 Diagnostik und Differenzialdiagnose

37.4.1 Labor und Diagnostik bei Fibromyalgie

Neben einer strukturierten Anamnese (69) sowie einer eingehenden körperlichen Untersuchung gehört zum geschilderten Diagnoseprozess eine laborchemische Basisuntersuchung. Diese dient u. a. dazu, ein aktuelles Tumorleiden auszuschließen.

Die folgende Laborliste soll den Charakter einer Checkliste besitzen (Tab. 4), um Befunde anderer Kollegen mit in den Diagnoseprozess einzubauen. Weitere Laboruntersuchungen sind Einzelfällen vorbehalten, wie z. B. die Borrelien-Serologie bei entsprechender Anamnese oder die Hepatitis-B- und C-Serologie bei Erhöhung der Transaminasen.

37.4.2 Die internistische Differenzialdiagnose

37.4.2.1 Hauptsymptom Gelenk- und Muskelschmerzen

Die internistische Differenzialdiagnose umfasst vorrangig entzündlich rheumatische Erkrankungen, wie die rheumatoide Arthritis, systemischer Lupus erythematodes oder Sjögren-Syndrom. Etwa bis zu 30 % der Patienten mit solchen systemisch-entzündlichen rheumatischen Erkrankungen weisen ein Fibromyalgie-Syndrom auf (70). Beim Raynaud-Syndrom sollte eine Untersuchung der ANA erfolgen, um nicht die Syntropie von Fibromyalgie und systemischem Lupus erythematodes zu übersehen. Etwa 10 % der Patienten mit Fibromyalgie weisen positive ANA-Titer auf (71).

Aus rheumatologischer Sicht lassen stammbetonte Schmerzen in den Oberarmen und Oberschenkeln bei erhöhter BSG an eine Polymyalgia rheumatica gerade bei Patienten über dem 50. Lebensjahr denken. Es empfiehlt sich bei den bestehenden Muskelschmerzen eine Bestimmung der CK. So gelingt die differenzialdiagnostische Abgrenzung gegenüber möglichen entzündlichen Muskelerkrankungen.

Der entzündliche Rückenschmerz mit frühmorgendlicher Akzentuierung führt bei weiterer Abklärung häufig zu der Diagnose der Spondyloarthritis als Ursache des chronischen Rückenschmerzes (72).

Bei Schmerzen im Bereich der Fingergrund- und Mittelgelenke sind vorrangig die rheumatoide Arthritis bzw. auch der systemische Lupus erythematodes (SLE) in Betracht zu ziehen; im Gefolge der beiden Erkrankungen ist auch gerade bei der Abnahme der klinischen Aktivität ein Auftreten eines Fibromyalgie-Syndroms häufig. Immer wieder wird auch die Borrelien-Infektion mit dem Fibromyalgie-Syndrom in Verbindung gebracht. Dabei kann durch die Serologie alleine häufig keine Beantwortung der klinischen Frage erfolgen. In solchen Fällen ist die Westernblot-Analyse oder der Lymphozyten-Proliferationstest aussagefähiger und klinisch hilfreicher.

Die Abgrenzung zum Chronic Fatigue Syndrom erfolgt unter dem Abschnitt 37.1.3. Das CFS leitet aufgrund seines Leitsymptom der Erschöpfbarkeit zu weiteren Krankheitsbildern mit muskulärer Erschöpfbarkeit über. Hier ist vorrangig an die Hypothyreose zu denken. Entsprechend sollte eine Untersuchung des basalen TSH-Spiegels durchgeführt werden. Eine Syntropie besteht zur Thyreoiditis Hashimoto. Aus neurologischer Sicht gehört die Myasthenia gravis, bei der es nach längerer körperlicher Anstrengung zu Muskelschwäche und Dop-

Tab. 4: Routine-Laborparameter beim Fibromyalgie-Syndrom (Checkliste).

BSG und CRP
Blut- und Differenzialblutbild
Glukose
Elektrolyte (Na, K, Ca)
Kreatinin, Ferritin
GOT, GPT, γ-GT
CK
TSH
Eiweißelektrophorese
Urin-Status
ANA-Bestimmung

pelbildern beim Lesen oder Fernsehen kommt, ins weitere differenzialdiagnostische Kalkül. Auch ein Versagen der Stimme nach längerem Sprechen, eine Kaumuskelschwäche sowie die Schwäche der proximalen Körpermuskulatur sind kennzeichnend. Laborchemisch ist die Untersuchung der Acetylcholin-Rezeptor-Antikörper wegweisend.

Bei den Formen der Muskelschwäche nach längerer Belastung ist an eine mitochondriale oder metabolische Myopathie zu denken. Eine Ptose wie auch eine Einschränkung der Bulbusmotilität kann dann gefunden werden. Der klinische Unterschied zwischen metabolischen Myopathien und dem Fibromyalgie-Syndrom liegt darin, dass Muskelschmerzen bei metabolischen Myopathien erst nach starker körperlicher Belastung auftreten.

Unter Belastung kommt es zum typischen Laktatanstieg. Immer wieder werden auch Störungen der Glykolyse (z. B. McArdle-Syndrom) bei Patienten mit Fibromyalgie diskutiert. Laborchemisch imponiert die Erhöhung der CK.

Störungen der Myoadenylatdeaminase lassen sich bei etwa 2 % der Bevölkerung nachweisen (73). Die Erhöhung der CK fehlt häufig bei den Untersuchungen. Die EMG-Untersuchungen helfen meist nicht weiter, so dass der Laktat-Ammoniak-Test durchgeführt werden sollte. Wenn dieser Test pathologisch ausfällt, ist der Hinweis auf eine metabolische Myopathie gegeben. Es sollte dann die Muskelbiopsie erwogen werden.

37.4.2.2 Hauptsymptom Schlafstörungen

Die Frage nach dem Schnarchen sollte Teil der Anamnese sein, da sich eine Syntropie des Schlaf-Apnoe-Syndroms zur Fibromyalgie zeigt.

37.4.2.3 Hauptsymptom Erschöpfbarkeit

Hier ist vorrangig die Abgrenzung der muskulären von der zentralen Erschöpfbarkeit notwendig. Bei den peripheren Formen sind es überwiegend die muskulären Formen.

Bei den zentralen und peripheren Formen ist es das Chronic Fatigue Syndrom.

37.4.2.4 Hauptsymptom Sensibilitätsstörungen

Die Assoziation zu peripheren Nervenengpass-Syndromen wie Karpaltunnel-Syndrom oder auch zu peripheren Polyneuropathie-Syndromen lässt sich durch eine klinische Untersuchung bzw. durch die EMG/NLG-Untersuchung weiter eingrenzen.

37.4.2.5 Hauptsymptom vegetative Störungen

Technische Untersuchungen sollten bei begründetem Verdacht eingesetzt werden, um nicht weiter den Prozess der Chronifizierung zu fördern. Gleiches gilt für mögliche operative Eingriffe. Auch diese bedürfen der strengen Planung und Abwägung der Pro- und Kontra-Punkte.

37.4.3 Die psychosomatische Differenzialdiagnose

Auch in Kenntnis bestimmter auf ein organisches Substrat in der Ätiopathogenese der Fibromyalgie hinweisender Befunde ist die Differenzialdiagnostik im Kontext psychosomatischer Störungen von besonderer Bedeutung. Da die Unterscheidung von „gesund" und „krank" gerade in diesem Zusammenhang keiner klaren Dichotomie folgen kann, sind diagnostische Überschneidungen durchaus vorstellbar.

Erschwert wird die Einordnung psychosomatischer Krankheitsbilder durch eine Fülle unterschiedlichster Terminologien, z. T. mit erheblicher ideologischer Färbung. Orientieren sollte man sich deshalb an der ICD 10, da sie eine an Symptomkonstellationen orientierte und operationalisierte Diagnose ermöglicht.

37.4.3.1 Die Somatisierungsstörung

Bei der Somatisierungsstörung sind es multiple, wiederholt auftretende und meist fluktuierende körperliche Symptome, die zu vielen Untersuchungen ohne pathologischen Befund und nicht selten auch zu einer ganzen Reihe invasiver Eingriffe führen. Früher wurde die Erkrankung auch als polysymptomatische Hysterie oder auch Briquet-Syndrom bezeichnet. Viele Patienten mit einem Fibromyalgie-Syndrom erfüllen einen Teil dieser Kriterien. In Abgrenzung zur Fibromyalgie handelt es sich bei der Somatisierungsstörung um eine Polysymptomatik ohne einen symptomatischen Schwerpunkt, sondern mit häufig wechselnder Organbezogenheit. Bei der Fibromyalgie findet man nahezu durchgehend über den gesamten Krankheitsverlauf die Kardinalsymptome Schmerz und Erschöpfbarkeit. Auch scheint im Verlauf der Fibromyalgie eine hartnäckigere Chronifizierungsneigung zu entstehen mit einer typischen Altersverteilung mit einem Schwerpunkt bei Frauen ab 60. Bei der Somatisierungsstörung findet sich eine gleichmäßigere Altersverteilung.

37.4.3.2 Die anhaltende somatoforme Schmerzstörung

Bei der anhaltenden somatoformen Schmerzstörung steht als isoliertes Symptom ein anhaltender quälender und schwerer Schmerz im Vordergrund, der durch einen physiologischen Prozess oder eine körperliche Störung nicht vollständig erklärt werden kann. Dieser Schmerz tritt in Verbindung mit emotionalen Konflikten oder psychosozialen Problemen auf, die schwerwiegend genug sein sollten, um als entscheidende ursächliche Einflüsse zu gelten.

Bei der Fibromyalgie kann man eine vielfältige körperliche Symptomatik sehen, die nicht auf das Leitsymptom Schmerz beschränkt ist. Für die Diagnose einer Fibromyalgie ist auch der Zusammenhang mit einem erheblichen emotionalen Konfliktpotenzial nicht von entscheidender Bedeutung. Zwar finden sich bei Fibromyalgie-Patienten häufig erhebliche psychosoziale Einflussfaktoren, die jedoch nicht unbedingt in einem direkten ätiologischen Zusammenhang mit der Krankheitssymptomatik stehen müssen.

37.4.3.3 Hypochondrie

Bei der Hypochondrie handelt es sich um eine beharrliche Beschäftigung mit der Möglichkeit an einer unheilbaren schweren Erkrankung zu leiden. Normale oder physiologische körperliche Erscheinungen werden von der betreffenden Person als pathologisch wahrgenommen. Entscheidend für die Diagnose ist jedoch die sich aus der Überzeugung, an einer bestimmten Erkrankung zu leiden, ergebende Behinderung, die sich aus der gedanklichen und inhaltlichen Absorption des Patienten mit dieser unkorrigierbaren Überzeugung ergibt. Extreme sind im hypochondrischen Wahn manifest.

Eine Abgrenzung dieser Störung fällt leicht, denn bei Fibromyalgie-Patienten bestehen Sorgen über die Dignität körperlicher Symptom, wenn auch nicht in dieser Absolutheit, Unkorrigierbarkeit und mit Angst besetzt wiebei Hypochondrie.

37.4.3.4 Neurasthenie

Die Diagnose einer Neurasthenie wird heute nur noch selten gestellt, obgleich sie nach den Kriterien der ICD 10 die höchste Übereinstimmung mit der Fibromyalgie-Diagnose enthält. Charakteristisch für die Neurasthenie sind neben Muskelschmerzen, Schwindelgefühl, Kopfschmerzen, Schlafstörungen, Reizbarkeit, gastrointestinalen Symptomen eine gesteigerte Ermüdbarkeit nach geistiger oder körperlicher Anstrengung geringen Ausmaßes. Eine Abgrenzung zum Chronic Fatigue Syndrom oder zur Fibromyalgie ist nur mit den aufgeführten Untersuchungen möglich (74).

37.4.3.5 Myofasziales Schmerzsyndrom

Das Konzept muskulärer Schmerzen, ausgehend von so genannten muskulären Triggerpunkten (siehe Abschnitt 37.2.2.1), hat sich durchgesetzt. Durch Aktivierung dieser muskulären Triggerpunkte kommt es zu einer für den betreffenden Triggerpunkt charakteristischen Schmerzausstrahlung, die z. T. einer radikulären Schmerzausstrahlung ähnelt und damit verwechselt werden kann. Eine neurophysiologische Erklärung einer vom muskulären Triggerpunkt meist weiter entfernt liegenden Schmerzsymptomatik fällt schwer. Dennoch ist es wichtig, diese Triggerpunkte im Interesse des Patienten therapeutisch zu nutzen. Die einfache intramuskuläre Lokalanästhesie in einen solchen als druckdolent identifizierten Triggerpunkt und die erstaunlich positiven therapeutischen Effekte motivieren, diese einfache Untersuchungsmethode in den Untersuchungsgang und das differenzialtherapeutisches Prozedere mit aufzunehmen.

37.4.3.6 Fazit

In der differenzialdiagnostischen Abgrenzung gegenüber den aufgeführten Erkrankungen wird deutlich, dass wir Überschneidungen der Symptomatik mit den Symptomen einer Fibromyalgie vorfinden, aber eine eigentliche Deckung nicht zu erkennen ist. Insbesondere die enge ätiopathogenetische Verknüpfung mit emotionalen oder psychosozialen Konflikten lässt sich bei dem Fibromyalgie-Syndrom, wie z.B. für die anhaltende somatoforme Schmerzstörung nicht finden. Die größte Übereinstimmung findet sich zur Neurasthenie, eine diagnostische Bezeichnung, die aktuell nur historische Bedeutung hat.

Aus den differenzialdiagnostischen Überlegungen lässt sich zudem ableiten, dass ein rein psychosomatisch angelegtes Ätiologieverständnis der Fibromyalgie der Symptomkonstellation und dem Verlauf nicht gerecht wird. Obgleich sich keine wegweisenden pathologischen Parameter in der klinischen Diagnostik erheben lassen, sind Überlegungen aus der Neurobiologie von Interesse.

37.5 Ätiopathogenetische Aspekte

Die Aufrechterhaltung akuter Schmerzen wird über eine Kaskade neurophysiologischer und molekularbiologischer Veränderungen zurückgeführt, die eine Plastizität des zentralen Nervensystem auf spinaler, subkortikaler und kortikaler Ebene belegen. Kennzeichnend für diese Prozesse ist, dass sie nach einem starken und/oder repetitiven Schmerzreiz auch nach dessen Beendigung ohne weitere afferente Signale in Gang gesetzt werden können.

Neben biomechanischen Belastungshaltungen kann auch psychischer Stress u.a. über deszendierende Bahnen aus der Formatio reticularis das System der Gamma-Motoneurone aktivieren und zu einer anhaltenden Erhöhung der Muskelspannung, vor allem der lumbalen und nuchalen Muskulatur führen. Dies sind Areale, die eine besonders hohe Dichte an Muskelspindeln aufweisen. Gerade die Prozesse der Chronifizierung des Schmerzes werden zunehmend in der Schmerzgenese des Fibromyalgie-Syndroms diskutiert. Eine veränderte neurochemische Mediatorenfreisetzung ist wesentlich für diesen Prozess. Neuropeptide und Substanz P an den C-Fasern werden u.a. vermehrt ausgeschüttet und spielen eine wesentliche Rolle in der Schmerzgenese und Perpetuation des Schmerzes.

37.5.1 Mittelpunkt Schmerz

Im Mittelpunkt stehen die pathophysiologischen und biochemischen Aspekte der Entstehung des chronischen Schmerzes und der Chronifizierung (75). In dem Prozess der Chronifizierung spielen die weitere Ausbreitung des Schmerzes ohne Intensitätsschwankung und mit hoher affektiver Beteiligung eine entscheidende Rolle. Die zahlreichen vorherigen diagnostischen und therapeutischen Maßnahmen, das Schon- und Vermeidungsverhalten mit hohem Risiko des Funktionsverlustes, Angst, Depression, Hilflosigkeit und das Katastrophisieren sind weitere Punkte.

37.5.2 Das neurobiologische Schmerzschwellenkonzept

Handelt es sich bei der Fibromyalgie um eine neurobiologisch determinierte Störung der Schmerzwahrnehmung? Haben sich durch langjährig einwirkende psychosoziale

Stressoren Veränderungen in der Regulation der Schmerzwahrnehmung eingestellt und darüber hinaus noch andere Veränderungen in der körperlichen Wahrnehmung und Funktion induziert? Ist die Fibromyalgie nichts anderes als das Endstadium einer chronischen Stresseinwirkung bei entsprechend prädisponierten Patienten?

Bei dem Fibromyalgie-Syndrom besteht eine generalisierte Hyperalgesie (76). Es zeigt sich bei Fibromyalgie-Patienten eine vermehrte Sensitivität für thermische, mechanische und elektrische Reize. Dies legt nahe, dass es beim Fibromyalgie-Syndrom zu veränderten zentralnervösen Abläufen in der Schmerzverarbeitung kommt (77). Zu den wesentlichen zentralnervösen Mechanismen der Entstehung des Fibromyalgie-Schmerzes gehören die temporale Summation des Schmerzes (Wind up) und die zentrale Sensitization (78). Der Schmerzmechanismus ist abhängig von N-Methyl-D-Aspartat- (NMDA) und Substanz-P-Rezeptoren sowie von Neuronen im Hinterhorn des Rückenmarkes.

Diese Schmerzmechanismen beruhen auf den NMDA- (N-Methyl-D-Aspartat) und Substanz-P-Rezeptoren mit großer dynamischer Breite (wide dynamic range (WDR)) und nozizeptorisch-spezifischen Neuronen, die im Hinterhorn des Rückenmarks sitzen (79). Das Wind up stellt einen wichtigen und entscheidenden Schmerzmechanismuns dar mit kurzfristigen aber auch langfristigen Veränderungen der neuronalen Antwort, einschließlich der Sensitization. Das Wind up passiert gerade bei repetitiven nozizeptiven Reizen, um den Magnesiumblock vom NMDA-Rezeptor zu erzielen. Dies führt zum Kalziumeinstrom, Auslösung der intrazellulären Signalkaskade und der Amplifizierung des nozizeptiven Inputs bis hin zur zentralen Sensitization. Die zentrale Sensitization ist streng abhängig von der Stimulationsintensität und der deszendierenden Schmerzhemmung (80).

Störungen der neuroendokrinen Regulation, insbesondere der Hypothalamus-Hy-

pophysen-Nebennierenrinden-Achse, des Neurotransmitterstoffwechsels, verschiedener Neuropeptide und Entzündungsmediatoren deuten darauf hin, dass die Schmerzwahrnehmung generell bei diesen Patienten erhöht zu sein scheint. Störungen im Bereich der deszendierenden Bahnen (mit den beteiligten Neurotransmittern Serotonin und Noradrenalin) mit einer verminderten schmerzinhibierenden Einwirkung auf das Hinterhornneuron führen zur derzeitig einzigen pharmakotherapeutischen Option mit evidenzbasierter Grundlage: die trizyklischen Antidepressiva.

Schwerpunkte in der Ätiopathogenese-Forschung des Fibromyalgie-Syndrom:
- ▸ Störungen des Tiefschlafes (REM)
- ▸ Veränderungen des Hormonhaltes (Veränderungen der Kortisol- und Wachstumshormon-Sekretion)
- ▸ Substanz-P
- ▸ Serotoninmangel
- ▸ Infekte
- ▸ Stoffwechseluntersuchungen (z. B. Carnitin)
- ▸ Psychotraumata
- ▸ Prozesse der Chronifizierung

Einige auch für die Praxis wichtige Zusammenhänge sollen im Folgenden herausgegriffen werden, da sie auch indirekt zur Erklärung von Symptomen, Laborbefunden und auch möglichen therapeutischen Interventionen dienen.

37.5.3 Endokrinologische Untersuchungen

Die Hypophysenachse (HPA) wird durch physiologische, metabolische, infektiöse, inflammatorische und emotionale Prozesse beeinflusst. Sie unterliegt der Steuerung durch den Nucleus coeruleus, also dem Noradrenalin-sympathischen Nervensystem mit seinen exzitatorischen (Serotonin, ACTH) und inhibitorischen Transmittern (GABA, Opioide, Steroide). Von hier aus werden Vegetativa wie Herzfrequenz und Atmung gesteuert. Auf die wesentlichen endokrinologischen Aspekte in der Hormonsekretion bei Fibromyalgie soll nachfolgend kurz eingegangen werden.

37.5.3.1 Biogene Amine

Die biogenen Amine wie Noradrenalin und Adrenalin nehmen unter Stresssituationen wie Ergometertraining ab, bei Fibromyalgie-Patienten kommt es zu einer Zunahme. Die zentralen neuroendokrinen Phänomene der Stressreaktion persistieren (81). Erhöhungen der Kortisolsekretion können die Katecholaminsekretion in Phasen der chronischen Stressreaktion modulieren.

Die Erniedrigung der 5-HT-Spiegel im Serum geht mit einer hochsignifikanten Erhöhung der Schmerzintensität am Bewegungsapparat einher (82). Die Erniedrigung des Serotonin ist wahrscheinlich durch eine verminderte intestinale Tryptophan-Aufnahme bedingt. Auch im Liquor werden erniedrigte Tryptophanspiegel gefunden. Dies führt wiederum zur verminderten Bildung von Neurotransmittern, die wesentlich im Schlaf und an der Schmerzregulation beteiligt sind. Der Zusammenhang Tryptophan und Serotonin wurde vielfach untersucht, selten jedoch der Zusammenhang Tryptophan-Melatonin.

Die depressiven Verstimmungen beim FMS werden heute als reaktive Form diskutiert (83). Die Symptome der peripheren und zentralen Erschöpfbarkeit werden möglicherweise durch eine gestörte Neurotransmitter-Funktion ausgelöst. Ein relativer Serotoninmangel spielt in der Schmerzamplifikation sowie bei Schlafstörungen und Depressionen eine wichtige Rolle (84, 85). Serotonin und auch andere biogene Amine werden vor allem während des Tiefschlafs (Schlafstadium E bzw. IV°) produziert. Dieses Schlafstadium wiederum ist beim FMS, aber auch bei Depressionen und bei Schmerzzuständen verkürzt.

Der Substanz-P-Spiegel wird durch Serotonin beeinflusst, ein zentraler oder peripherer Serotoninmangel könnte eine überschießende Reaktion auf normale sensorische Stimuli zur Folge haben. Es zeigen sich erhöhte Spiegel für Substanz P im Liquor und im Serum. Erhöhungen des Hormons können zu Erniedrigungen der Schmerzschwelle führen.

37.5.3.2 Hypothalamus-Hypophysen-Nebennierenrinden-Achse

Die Untersuchungen der pulsatilen Sekretion von Kortisol sowie Untersuchungen mit dem Dexamethason-Hemmtest ergeben eine Abflachung der zirkadianen Rhythmik mit morgendlicher Abflachung und unphysiologischem abendlichem Anstieg des Kortisols. Auch bei anderen chronischen Schmerzsyndromen wie dem chronischen Lumbalsyndrom kommt es zu dieser Umkehr der Kortisolsekretion. Typischerweise findet sich beim zentralen Cushing-Syndrom eine ähnliche Konstellation. Untersuchungen bei Patienten mit Depression zeigen ähnliche Veränderungen (86). Der Grad der Depressivität scheint bei der Fibromyalgie mit den Veränderungen der Kortisolsekretion zu korrelieren (87).

Das CRH ist der zentrale Faktor des Hypothalamus. Darüber hinaus besitzt es Wirkungen an Hippocampus, limbischem System, Kortex, Pons und Medulla. Zusammen mit AVP wird es paraventrikulär gebildet. Es besitzt eine schnelle Wirkungsachse auf die ACTH-Ausschüttung in der Nebennierenrinde und damit die Kortisolexpression, sowie eine langsame Achse über die Plasma wirkung. Gerade der schnelle Effekt scheint sich bei der Fibromyalgie so zu verändern, dass sich hier die Down-Regulation der Rezeptoren einstellt und damit erniedrigte Werte gemessen werden können.

37.5.3.3 Somatotrope Achse

Die Konzentration von Somatomedin C korreliert mit der Sekretionsrate von Wachstumshormon. Die Somatomedin-C-Spiegel sind deutlich erniedrigt beim Fibromyalgie-Patienten. Das Wachstumshormon wird nachts pulsatil im Tiefschlaf sezerniert. Damit könnte die verminderte Sekretion Ausdruck der massiven Schlafstörung sein, Leitsymptom des Krankheitsbildes (88, 89). Da Amitriptylin einen guten Effekt auf die

Ausbildung von Tiefschlafphasen besitzt, könnte der therapeutische Effekt hier auf diesen Pathomechanismus zurückzuführen sein. Auch zeigen erste Versuche mit der Substitution von Wachstumshormon, dass die Leistungsfähigkeit zunimmt, der Schmerz jedoch in seiner Intensität nicht beeinflusst wird (90).

37.5.4 Myologische Untersuchungen

In den von *Goldenberg* analysierten Muskelbiopsien konnte eine Typ-II-Faser-Atrophie sowie Veränderungen in mitochondrialen und tubulären Strukturen nachgewiesen werden (91). Ebenso konnten die Untersuchungen von *Pongratz* (92) eine Typ-II-Faseratrophie nachweisen. Ein unspezifischer Befund, der auch bei der Inaktivitätsatrophie nachweisbar ist. Tendenziell zeigte sich eine Typ-I-Faser-Hypertrophie. Die basalen Lamina kleiner Muskelarteriolen sind verdickt und die Kapillarfläche scheint reduziert. Nur in wenigen Fällen und nach längerem Krankheitsverlauf konnten weitere Veränderungen gefunden werden. Dabei handelt es sich um eine subsarkolemmnale Mitochondrienvermehrung sowie eine grenzwertige Bestäubung mit Neutralfett. Nur vereinzelt konnten „Ragged Red fibers" nachgewiesen werden. Die Ragged Red fibers waren nur an wenigen Einzelfasern nachweisbar und nicht diffus angeordnet wie man sie bei Mitochondriopathien finden kann. Veränderungen der Cytochrom-P-450-Oxidase konnten sich dann nachweisen lassen. Bei Nachweis ergaben sich Hinweise für Deletionen der mitochondrialen DNS, Punktmutationen wie bei dem MELAS (mitochondriale Enzephalopathie, Laktazidoe und Stroke like episodes) oder MERRF (Myoklonus-Epilepsie mit ragged red fibers) fanden sich nicht.

Lund und Mitarbeiter konnten mit einer Sauerstoffelektrode in den spezifischen Tender Points der Fibromyalgie-Patienten eine schlechtere Oxygenierung als in schmerzfreiem Gewebe feststellen (93). Dies führt bei den FMS-Patienten erheblich schneller zur anaeroben Glykolyse und schließlich zu einer Schmerzsymptomatik. Bei Gesunden tritt sich erst nach schwerer, inadäquater körperlicher Anstrengung auf.

Bei einem großen Teil der FMS-Patienten finden sich in der Muskelbiopsie Veränderungen und eine Verarmung an Carnitin (94); dabei dürfte die Verarmung nicht in einem Enzymdefekt der Carnitin-Palmityl-transferasen liegen (95), sondern Folge der geringen Bewegung und veränderten Aufnahme sein.

37.6 Therapeutischer Ausblick

Die möglichst frühe Diagnose von Patienten mit Fibromyalgie-Syndrom ist eine zunehmende Herausforderung, um den Prozess der Schmerzchronifizierung zu umgehen oder möglichst zu verhindern. Eine rasche konsequente Diagnostik und Aufklärung über die Symptomatologie ist notwendig, um für eine entsprechende individuelle Therapiestrategie beim Patienten Vertrauen zu schaffen. Damit können auch Kosten für die Sozialwirtschaft und die Krankenkassen reduziert werden. Allgemeingültige therapeutische Empfehlungen können derzeit nicht gegeben werden, denn evidenzbasierte therapeutische Strategien oder gar große doppelblinde Studien mit größeren Patientenzahlen gibt es (noch) nicht. Nach den Ergebnissen aus Medikamentenstudien ist damit zu rechnen, dass etwa ein Drittel der Patienten nicht auf die Maßnahmen ansprechen wird, etwa 85 % der Patienten auch vier Jahre nach Diagnosestellung noch über Schmerzen klagen werden (96, 97).

37.6.1 Multimodales Schmerzkonzept

Die vielfältigsten Modellvorstellung zur psychodynamischen Entwicklung eines Fibromyalgie-Syndroms existieren. Ohne diese im Detail darstellen zu wollen und zu können, scheint es jedoch von klinischer Bedeutung zu sein und auch durch die klinische Erfahrung bestätigt, dass bei den Betroffenen ein hohes Maß an Angepasstsein und hohen Ich-Idealen und Ansprüchen vorliegt („Ich muss alles perfekt machen und möglichst allen Leuten recht"), gepaart mit ausgeprägter Aggressionshemmung. Dieses sehr verallgemeinert und modellhaft skizzierte „Psychogramm" (siehe Abschnitt 37.3.6 ff.) der Fibromyalgie bedarf sicherlich der differenzierten Ergänzung und Erweiterung, trifft jedoch bei vielen Patienten das Kernproblem. Die mit dieser inneren Grundhaltung potenziell einhergehende Muskeltonuserhöhung kann sich dann zur Grundlage eines zunächst lokalen, dann generalisierten Schmerzsyndroms entwickeln.

Neben edukativen Therapieschritten mit Aufklärung über die Hypothesen zur Erkrankungsätiologie einschließlich dem Hinweis auf möglicherweise spezifische psychosoziale Komponenten kann eine verhaltenstherapeutische ausgerichtete Psychotherapie mit klar definierten Zielvorgaben, die sich aus dem biographischen Kontext des Patienten ergeben, sinnvoll sein (Schulungsprogramme der Deutschen Gesellschaft für Rheumatologie). Mittels ergothe-

rapeutischer Schulungen kann der Patient Arbeitstechniken erlernen und Alltagshilfen an die Hand bekommen.

Die physikalische Therapie wird mechanische, thermische und elektrische Anwendungen ausnutzen. Da die Schmerzschwelle deutlich erniedrigt ist, sollten Verfahren und Therapieanwendungen mit hoher Reizanwendung vermieden werden. Das individuelle Abstimmen der Anwendungen ist immer ratsam.

Die physikalische Therapie sollte den überzogenen Leistungsansprüchen und gegebenenfalls Selbstüberforderungstendenzen der Patienten gerecht werden. Somit empfiehlt es sich, von herkömmlichen auf Kraft und Ausdauer ausgerichtete Verfahren bis hin zu Muskeltonus lösenden Therapieangeboten Gebrauch zu machen (99). Eine Ausbelastung sollte in jedem Fall unterlassen werden.

Eine Kombination verschiedener Entspannungsverfahren ist sinnvoll. Ergänzende physikalische Therapieverfahren, die diesen Entspannungseffekt unterstützen sind ratsam (Wärmeanwendung etc.). Bei

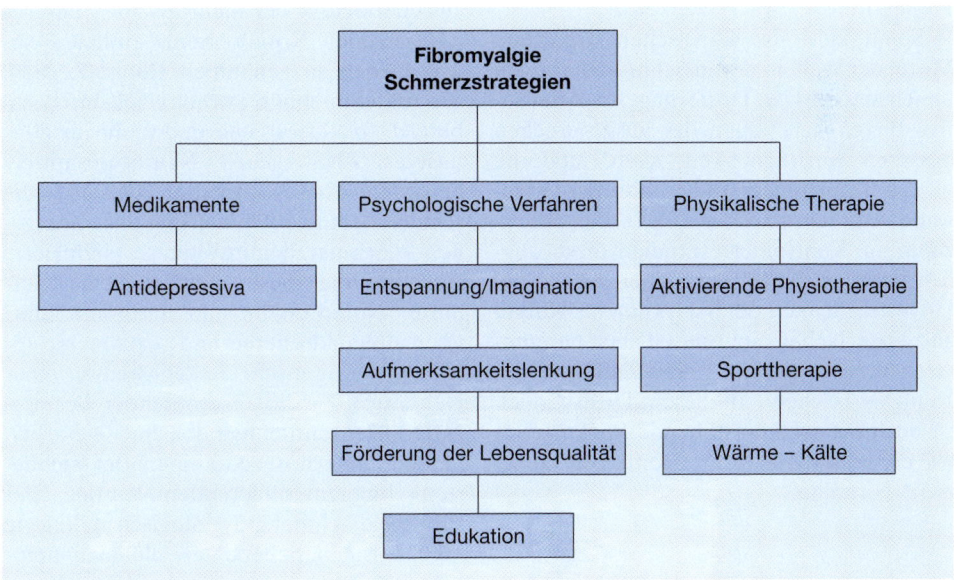

Abb. 5: Das multimodale Schmerzkonzept des Fibromyalgie-Syndroms (98).

der Massage sollte auf eine hohe Reizinten-sität verzichtet werden, um eine Schmerz-verstärkung zu verhindern. Auf detonisie-rende Anwendungen sollte das Augenmerk gerichtet werden. Es empfiehlt sich die Akupunktmassage. Zu intensive Wärme-anwendungen wie Moorpackungen werden schlecht toleriert. Ein kleiner Anteil an Pa-tienten spricht gut auf die Kältekammeran-wendung an (100).

Auch allgemein ruborierende Maßnah-men nehmen einen breiten Raum ein. Nicht zu vergessen sind oft die Wünsche des Pa-tienten bei der Therapie auf Medikamente zu verzichten oder nur eingeschränkt einzu-setzen.

37.6.2 Antidepressiva

Aus einer Übersicht von *Fishbain* (101) aus dem Jahr 2000 ist ersichtlich, dass sich aus der überwiegenden Anzahl kontrollierter Studien mit trizyklischen Antidepressiva ein signifikanter therapeutischer Effekt auf die Schmerzausprägung bei Fibromyalgie-Patienten ableiten lässt. Es fällt auch hier auf, dass die Serotonin-Wiederaufnahme-hemmer (SSRI) keinen entscheidenden Ef-fekt erreichen, falls keine Begleitdepression vorliegt.

Somit sind die klassischen Trizyklika Mittel der Wahl in der in Schmerztherapien üblichen niedrigen Dosierung. Als Alterna-tive bieten sich wegen der ausgesprochen besseren Verträglichkeit auch moderne dual, d. h. serotonerg und noradrenerg wirk-same Antidepressiva, wie z. B. das Mirta-zapin an. Kontrollierte Studien diesbezüg-lich liegen nicht vor, sind aber gerade bei Unverträglichkeit der Trizyklika ins Kalkül zu ziehen. Neben einer initial auch parente-ralen Verabreichung ist eine Zieldosis von 15 mg ausreichend. In diesem Dosisbereich ist auch die schlafanstoßende Wirkung so-wie die sedierende Komponente von Mirta-zapin vorteilhaft.

37.6.2.1 Wie wirken Antidepressiva bei Schmerzen?

Die deszendierende zentrale Schmerzhem-mung ist ein bedeutsamer Wirkmechanis-mus für Antidepressiva. Das von *Basbaum* und *Fields* 1984 (102) beschriebene „endo-gene Schmerzhemmsystem" stellt eine der wichtigsten Hypothesen zum Wirkungsme-chanismus von Antidepressiva dar.

Akute Schmerzreize können über das periaquäduktale Grau – ein mit Opiatre-zeptoren dicht besetzter Neuronenverband im Mittelhirn – die deszendierende zentrale Schmerzhemmung über endogene Opioide aktivieren. Ein solches schmerzhemmendes System hat sich unter evolutionsbiologi-schen Gesichtspunkten aus der Notwen-digkeit entwickelt bei akuten Traumazu-ständen, z. B. Extremitätenamputationen oder anderen schweren Verletzungen die Schmerzwahrnehmung auszuschalten, da-mit andere für das Überleben in der akuten Traumasituation wichtigere Wahrneh-mungsinhalte aufgenommen werden konn-ten, z. B. Fluchtwege etc..

Ausgehend vom periaquäduktalen Grau finden sich Projektionsbahnen zu Kernge-bieten in der Formatio reticularis, dem Lo-cus coeruleus – der mehr als 50 % unseres ZNS-eigenen Noradrenalins enthält – so-wie zu den so genannten Raphe-Kernen, die mittelliniennah vornehmlich im Pons-bereich lokalisiert sind und mehr als 50% unseres ZNS-eigenen Neurotransmitters Serotonin (5-HT) enthalten. Die über die schmerzbedingte Aktivierung unseres eige-nen „Schmerzhemmsystems" induzierte Ausschüttung dieser beiden Neurotrans-mitter Noradrenalin und Serotonin führt über alpha-adrenerge und serotonerge (5-HT) postsynaptische Rezeptoren zu einer Hemmung der die einströmenden Schmer-zafferenzen aufnehmenden und -verarbei-tenden Hinterhornzelle, einem der wichtig-sten schmerzmodulierenden Neurone. Hier sind viele schmerzphysiologisch definierte Mechanismen beheimatet, die man unter dem Stichwort „Schmerzgedächtnis" zu-sammenfassen kann.

„Klassische" trizyklische Antidepressiva hemmen präsynaptisch die inaktivierende Wiederaufnahme von Noradrenalin und Serotonin und erhöhen somit das Transmitterangebot postsynaptisch und bewirken auf spinaler Ebene eine Wirkungsverstärkung. Der hemmende Einfluss auf das Hinterhornneuron wird verstärkt und Antidepressiva sind analgetisch wirksam.

Noradrenalin und Serotonin wirken synergistisch inhibierend auf die Hinterhornzelle und können durch eine über serotonerge und alpha-adrenerge Auto- und Heterorezeptoren vermittelte Interaktion an der Hinterhornzelle ihren hemmenden Einfluss potenzieren.

Aus dieser Wechselwirkung der beiden beteiligten Neurotransmitter ergibt sich der Schluss, dass unselektive Wiederaufnahmehemmer, die beide Neurotransmitter betreffen, wie z.B. die trizyklischen Antidepressiva oder die neueren Substanzen Venlafaxin oder Mirtazapin, einer selektiven Wiederaufnahmehemmung, die sich nur auf einen einzelnen Neurotransmitter bezieht (z.B. selektive Serotonin- oder Noradrenalin-Wiederaufnahmehemmer), überlegen sein sollen (siehe *Feuerstein*)

Klinische Studien belegen diese Hypothese des analgetischen Therapievorteils eines dualen Wirkmechanismus eindrücklich (103).

37.6.3 Analgetika, nichtsteroidale Antirheumatika und COX-2-Inhibitoren

Für alle weiteren in Frage kommenden Analgetika und Muskelrelaxanzien ist die Datenlage sehr dürftig. Die Wirkung der nichtsteroidalen Antirheumatika darf als nicht effektiv bewertet werden. Coxibe sind bis jetzt in der Indikation nicht geprüft worden.

Unter Berücksichtigung der ausgeprägten Schmerzsymptomatik und der sich hieraus ergebenden erheblichen Einschränkung der Lebensqualität ist ein Therapieversuch mit den herkömmlichen Antiphlogistika, aber auch Opioiden gerechtfertigt, sofern die Prinzipien einer analgetischen Pharmakotherapie beachtet werden

37.6.4 Übersicht über durchgeführte Medikamentenstudien

Die Tabelle 5 fasst die durchgeführten Studien zur Behandlung des Fibromyalgie-Syndrom zusammen. Dabei wurde eine Wertung nach den Ergebnissen aus den Studien bezüglich Schmerzlinderung, Reduktion der Müdigkeit und Verbesserung des Schlafvermögens wie auch der Einfluss auf die Stimmung bewertet.

37.7 Zusammenfassung

Das Fibromyalgie-Syndrom ist eine große praktische Herausforderung für alle betreuenden Ärzte. Das Überlappen mit anderen Krankheitsbildern wie Chronic Fatigue Syndrom oder dem Reizdarm-Syndrom, anderen chronischen Schmerzbildern, der Diskussion um eine mögliche Infektion und/oder Entzündung schafft eine anhaltende Verwirrung. Immer wieder näherte man sich dem Syndrom mit Skepsis und auch die Existenz wurde in Frage gestellt. Heute gilt es, Patienten mit entsprechenden Schmerzen früh zu erkennen. Dabei sind zur Erkennung klinische Leitsymptome hilfreich und typisch. Sie schaffen die Möglichkeit, es von anderen Schmerzbildern zu unterscheiden.

Weder Ursachen noch Pathomechanismen des Fibromyalgie-Syndrom sind bekannt. Es darf deshalb zurecht von einem Syndrom (3. Ordnung) gesprochen werden.

Die heute bekannten komplexen Entstehungsmechanismen der Schmerzchronifizierung lassen das Krankheitsbild unter einem anderen Aspekt erscheinen. Die Chronifizierungsvorgänge sind wesentlich eingebunden in die klinische Ausbildung der Symptome. Die Veränderung von humoralen und endokrinen Steuerungsvorgängen, wie auch von Neurotransmittern ist Hauptbestandteil der heutigen Forschungsaktivitäten.

Tab. 5: Zusammenfassung der Pharmakotherapie bei Fibromyalgie (mod. nach 104).

Medikamenten-gruppe	Pharmakon	Pharmakologie	Symptombehandlung der Fibromyalgie				Lit.
			Schmerz	Schlaf	Müdig-keit	Stim-mung	
Trizyklische Antidepressiva	Amitriptylin	5-HT/NE-Reuptake-Hemmer	+	+	+	–	105
	Clomipramin	Kationen-Kanal-Blocker					106
	Doxepin	NMDA Antagonist					
5-HT-Reuptake Hemmer	Fluoxetin	5-HT-Reuptake-Hemmer	+/–	+	+/–	+	107
	Citalopram	5-HT-Reuptake-Hemmer	–	–	–	+	108
	Sertalin	5-HT-Reuptake-Hemmer	+	+	+	–	109
Duale Reuptake-Hemmer	Venlafaxin	5-HT > NE-Reuptake-Hemmer	–	–	–	–	110
	Milnacipran	NE > 5HT-Reuptake-Hemmer	+	–	+	+	111
MAO-Hemmer	Moclobemid	Reversibler MAO-A-Hemmer	–	–	–	–	112
	Pirlindole	Reversibler MAO-A-Hemmer	+	+	+	+	
NSAID	Ibuprofen	Nichtspezifischer COX-Hemmer	–	–	–	–	113
	Naproxen	Nichtspezifischer COX-Hemmer	–	–	–	–	114
	Tenoxicam	Nichtspezifischer COX-Hemmer	–	–	–	–	115
Steroide	Prednisolon	Steroid	–	–	–		116
Antiepileptika	Gabapentin	NMDA	+	+	+	–	117
	Pregabalin	Ca-Kanal-Blocker	+	+		+	118
Sedativa	Zopiclon/Zolpidem	BZ-Rezeptor-Antagonist	–	+	–	–	
	Alprazolam	Benzodiazepin	+	+	–	+	119
Muskel-relaxanzien	Cyclo-benzaprin	5-HT2-Antagonist Anticholinerg Anthistaminerg	+	+	+/–		120

Tab. 5: Fortsetzung.

Medikamenten-gruppe	Pharmakon	Pharmakologie	Symptombehandlung der Fibromyalgie				Lit.
			Schmerz	Schlaf	Müdig-keit	Stim-mung	
Opiate	Morphine	µ-Rezeptor-Antagonist	–				121
	Tramadol	µ-Rezeptor-Antagonist 5-HT/NE-Reuptake-Hemmer	+				122
Andere	Topisetron/ Odansetron	5-HT3-Antagonist	+	+			123
	Ketamin	NMDA-Antagonist	+				124
	Wachstums-hormon	Hormon	+	+	+		125
	Calcitonin	Hormon	–	–	–		126
	5-Hydroxy-tryptophan		+	+	+	+	127

Die Therapie ist immer noch wenig erfolgreich: So bestehen zum einen Unverträglichkeitsreaktionen im Vordergrund, zum anderen die geringe Effizienz der Therapie.

Es bleibt die Möglichkeit der multimodalen Therapie mit einer verzahnten Therapie aus Aufklärung, physikalischer Therapie und medikamentöser Intervention.

Literatur

1. **Leiber B** (1996) Die klinischen Syndrome in 2 Bänden. Urban und Schwarzenberg Verlag, 8. Auflage, München
2. **Komaroff AL** (1994) Clinical presentation and evaluation of fatigue and chronic fatigue. In: Straus S (Hrsg) Chronic Fatigue Syndrome. Marcel Dekker Inc, New York
3. **Wolfe F, Anderson J, Harkness D et al.** (1997) Health Status and Disease Severity in Fibromyalgia. Am Coll Rheum 9: 1571–1579
4. **Zhang Z** (1986) Shao Yin disease. In: Treatise on febrile diseases caused by cold. New World Press, Peking
5. **Kleinmann A** (1982) Neurasthenia and depression: a study of somatization and culture in China. Cultural Med Psychiatry 6: 117–190
6. **Cicero.** De corpore sano. Reclam Verlag Stuttgart
7. **Häuber RCH, Hoffmann A** (1990) Die Statue des sogenannten Pseudoseneca / Fischer im Louvre. Ein Fall von Spondylitis ankylosans? Z Rheumatol 49 (Bd 1): 51
8. **Beard G** (1880) A practical treatise on nervous exhaustion (neurasthenia). William Wood, New York

9. **Medical staff of the Royal Free Hospital** (1957) An outbreak of encephalomyelitis in the Royal Free Hospital group, London, in 1955. Br Med J 2: 895–904

10. **Greenberg D** (1990) Neurasthenia in the 1980's: chronic mononucleosis, chronic fatigue syndrome, and anxiety and depressive disorders. Psychosomatics 31: 129–137

11. **Wessely S** (1990) Old wine in new bottles; neurasthenia and "ME". Psychol Med 20: 35–53

12. **Jones JF, Ray CG, Minnich LL, Hicks MJ, Kibler R, Lucas DO** (1985) Evidence for active Epstein-Barr virus infection in patients with persistent, unexplained illness: elevated anti-early antigen antibodies. Ann Intern Med 102: 1–7

13. **Straus SE, Tosato G, Armstrong G et al.** (1985) Persisting illness and fatigue in adults with evidence of Epstein-Barr virus infections. Ann Intern Med 107:7-16

14. **Holmes GP, Kaplan JE, Gantz NM et al.** (1988) Chronic fatigue syndrome: a working case definition. Ann Intern Med 108: 387–389

15. **Komaroff AL** (1994) Clinical presentation and evaluation of fatigue and chronic fatigue. In: Straus S (Hrsg) Chronic Fatigue Syndrome. Marcel Dekker Inc, New York

16. **Smythe HA, Moldofsky H** (1977) Two contributions to understanding of the 'fibrositis' syndrome. Bull Rheum Dis 28: 928–931

17. **Wolfe F, Smythe HA, Yunus MB et al.** (1990) The American College of Rheumatology 1990 criteria for the classification of fibromyalgia: Report of the multicentre criteria committee. Arthritis Rheum 33: 160–172

18. **Gowers WR** (1904) A lecture on lumbago. Its lessons and analogues. Br Med J 1: 117–121

19. **Masi AT** (1994) An intuitive person-centered perspective on fibromyalgia symtomatology and ist management. Baillieres Clin Rheumatol 8: 957–993

20. **Linder R, Dinser R, Krueger GRF, Hoffmann A** (2002) Generation of classification criteria for Chronic Fatigue Syndrome using an neuronal network and traditional criteria set. In vivo, 16: 37–44

21. **Hoffmann A, Linder R, Kröger B, Schnabel A, Krueger GRF** (1996) Fibromyalgie-Syndrom und Chronic Fatigue Syndrome: Gemeinsamkeiten und Unterschiede. DMW 121: 1165–1168

22. **Linder R , Dinser R, Krueger GRF, Hoffmann A** (2002) Generation of classification criteria for Chronic Fatigue Syndrome using an neuronal network and traditional criteria set. In vivo, 16: 37–44

23. **Gross R, Löffler M** (1997) Prinzipien in der Medizin, Springer Verlag, Berlin, Heidelberg

24. **Wolfe F, Smythe HA, Yunus MB et al.** (1990) The American College of Rheumatology 1990 criteria for the classification of fibromyalgia: Report of the multicentre criteria committee. Arthritis Rheum 33: 160–172

25. **Doherty M, Jones A** (1995) ABC of rheumatology: Fibromyalgia syndrome. Brit med J 310: 386–389.

26. **Apley J** (1976) Limb pains with no organic disease. Clin Rheum Dis2: 487

27. **Cassidy JT, Petty RE** (1995) Textbook of Pediatric Rheumatology. Saunders WB, Philadelphia, 3rd edition

28. **Wolfe F, Smythe HA, Yunus MB et al.** (1990) The American College of Rheumatology 1990 criteria for the classification of fibromyalgia: Report of the multicentre criteria committee. Arthritis Rheum 33: 160–172

29. **Travell JG, Simons DG** (2000) Handbuch der Muskeltriggerpunkte Band I und II, Urban und Fischer Verlag, München

30. **Cott A et al.** (1992) Interrater realibility of the tender point criterion for fibromyalgia. J Rheumatol 19: 1955–1959

31. **Wolfe F, Smythe HA, Yunus MB et al.** (1990) The American College of Rheumatology 1990 criteria for the classification of fibromyalgia: Report of the multicentre criteria committee. Arthritis Rheum 33: 160–172

32. **Lautenschläger J** (1994) Die Untersuchung der Tender Points beim Fibromyalgie-Syndrom (Generalisierte Tendomyopathie). Z Rheumatol 53: 107

33. **Cott A et al.** (1992) Interrater realibility of the tender point criterion for fibromyalgia. J Rheumatol 19: 1955-1959

34. **Wolfe F, Smythe HA, Yunus MB et al.** (1990) The American College of Rheumatology 1990 criteria for the classification of fibromyalgia: Report of the multicentre criteria committee. Arthritis Rheum 33: 160–172

35. **Wolfe F, Smythe HA, Yunus MB et al.** (1990) The American College of Rheumatology 1990 criteria for the classification of fibromyalgia: Report of the multicentre criteria committee. Arthritis Rheum 33: 160–172

36. **Bradley LA, Alarcon GS** (1997) Fibromyalgie. In: Koopman WJ (ed.) Arthritis and allied conditions. Williams & Wilkins, Baltimore London

37. **Goldenberg D** (1987): Fibromyalgia Syndrome. An emerging but controversial condition. JAMA 257: 2782-2787

38. **Makela M, Heliovaara M** (1991) Prevalence of primary fibromyalgia in the finnish population. Brit Med J 303: 216–219

39. **Felson DT** (1989) Epidemiologic research in fibromyalgia. J Rheumatol 19: 7–11

40. **Wolfe F, Ross K, Anderson J, Russell IJ, Hebert L** (1995) The prevalence and characteristics of fibromyalgia in the general population. Arthritis Rheum 38(1): 19–28

41. **White KP, Speechley M, Harth M et al.** (1999) The London fibromyalgia epidemiology study: the prevalence of fibromyalgia syndrome in London, Ontario. J Rheumatol 36: 1318–1323

42. **Doherty M, Jones A** (1995) ABC of rheumatology: Fibromyalgia syndrome. Brit med J 310: 386–389.

43. **Makela M, Heliovaara M** (1991) Prevalence of primary fibromyalgia in the finnish population. Brit Med J 303: 216–219

44. **Wolfe F, Ross K, Anderson J, Russell IJ, Hebert L** (1995) The prevalence and characteristics of fibromyalgia in the general population. Arthritis Rheum 38(1): 19–28

45. **Jacobsson L, Lindgarde F, Manthorpe R** (1989) The commonest rheumatic complaints of over six week duration in a defined swedish population. Scand J Rheumatol 18:353-60

46. **White KP, Speechley M, Harth M et al.** (1999) The London fibromyalgia epidemiology study: comparing the demographic and clinical characteristics in 100 random community cases of fibromyalgia versus controls. J Rheumatol 26: 1577–1585

47. **Wolfe F, Cathay MA** (1983) Prevalence of primary and secondary fibrositis. J Rheumatol 10: 965–968

48. **Widder B, Aschoff JC** (1995) Somatoforme Störung und Rentenantrag: Erstellen einer Indizienliste zur quantitativen Beurteilung des Leistungsvermögens. Med Sach 91: 14

49. **Reimers CD** (1997) Gutachtliche Bewertung des der Fibromyalgie (S. 32 ff.). In: Suchenwirth RMA, Ritter B, Widder B. Neurologische Begutachtung bei inadäquaten Befunden. Gustav Fischer Verlag, Ulm

50. **Raspe H, Cellarius J, Mau W, Wasmus A, von Gierke S** (1994) Leitlinien zur sozialmedizinischen Erfassung und Begutachtung der primären Fibromyalgie. Gesundheitswesen 56: 596–598

51. **Bundesministerium für Arbeit und Soziales** (1996) Anhaltspunkte für die ärztliche Gutachtertätigkeit. Köllen Druck, Bonn

52. **White KP, Harth M, Teasell RW** (1995) Work disability evaluation and the fibromyalgia syndrome. Semin Arthritis Rheum 24: 371–381

53. **Goldenberg D** (1987) Fibromyalgia Syndrome. An emerging but controversial condition. JAMA 257: 2782–2787

54. **Hoffmann A, Keller C, Junker U et al.** (2004) Schmerzen überall – Das Fibromyalgie-Syndrom. Pfizer Pain Academy, Karlsruhe

55. **Goldenberg D** (1987): Fibromyalgia Syndrome. An emerging but controversial condition. JAMA 257: 2782–2787

56. **Moldofsky H, Scarisbrick** (1976) Induction of neurasthenic musculoskeletal pain syndrome by selective sleep stage deprivation. Psychosom Med 38: 35–44

57. **Linder R, Dinser R, Krueger GRF, Hoffmann A** (2002) Generation of classification criteria for Chronic Fatigue Syndrome using an neuronal network and traditional criteria set. In vivo, 16: 37–44,

58. **Okifuji A, turk DC, Marcus DA** (1999) Comparison of generalized and localized hyperalgesia in patients with recurrent headache and fibromyalgia. Pschosom Med 61: 771–780

59. **Hudson JL, Goldenberg DL, Pope HG et al.** (1992) Comorbidity of fibromyalgia with medical and psychiatric disorders. Am J Med 92: 363–367

60. **Sperber AD, Atzmon Y, Neumann L et al.** (1999) Fibromyalgia in the irritable bowel syndrome: studies of prevalence and clinical implication. Am J Gastroenterol 94: 3541–3546

61. **Chang L, Mayer EA, Johnson T et al.** (2000) Differences in somatic perception in female patients with irritable bowel syndrome with and without fibromyalgia. Pain 84: 297–307

62. **Staedt J et al.** (1994) Nächtliches Myklonie Syndrom (NMS) und Restless-legs-Syndrom (RLS)-Übersicht und Fallbeschreibung. Fortschr Neurol Psychiat 62: 88–93

63. **Hoffmann A, Keller C, Junker U et al.** (2004) Schmerzen überall – Das Fibromyalgie-Syndrom. Pfizer Pain Academy, Karlsruhe

64. **Gerbershagen HU** (1966) Das Mainzer Stadienkonzept des Schmerzes: eine Standortbestimmung. In: Klingler D, Morawetz R, Thoden U, Zimmermann M (Hrsg) Antidepressiva als Analgetika. Aarachne Verlag, Wien, S 71–95.

65. **Marcus DA** (2003) Current trends in fibromyalgia. Expert Opin Pharmacother 4 (10): 1687–1695

66. **Hoffmann A, Keller C, Junker U et al.** (2004) Schmerzen überall – Das Fibromyalgie-Syndrom. Pfizer Pain Academy, Karlsruhe

67. **Hoffmann A** (1999) In: Berg, PA. Fibromyalgie-Syndrom, Springer-Verlag, Heidelberg, 1. Auflage 1999

68. **Marcus DA** (2003) Current trends in fibromyalgia. Expert Opin Pharmacother 4 (10): 1687–1695

69. **Hoffmann A, Zeidler H** (1996) Computerdokumentation von Gelenkerkrankungen. Rheumatology in Europe 25(3): 86–91

70. **Midleton GD, McFarlin Je, Lipsky PE** (1994) The prevalence and clinical impact of fibromyalgia in patients with systemic lupus erythematosus. Arthr Rheum 37: 1181–1186

71. **Dinerman H, Goldenberg DL, Felson DT** (1986) A prospective evaluation of 118 patients with the fibromyalgia syndrome; prevalence of Raynaud's phenomenon, sicca symptoms, ANA, low complement, and Ig deposition in ther dermal-epidermal junction. J Rheuamtol 13: 368–373

72. **Calin A, Porta J, Fries JR, Schurmann DJ** (1977) The clinical history as a screening test for ankylosing spondylitis. JAMA 237: 2613–2614

73. **Mercelis R et al.** (1987) Myoadenylate deaminase deficiency: absence of correlation with exercise intolerance in 452 muscle biopsies. J Neurol 234: 385–389

74. **Linder, R, Dinser R, Krueger GRF, Hoffmann A** (2002) Generation of classification criteria for Chronic Fatigue Syndrome using an neuronal network and traditional criteria set. In vivo, 16: 37–44

75. **Mense S** (2000) Neurobiological concepts of fibromyalgia-the possible role of the descending spinal tracts. Scand J Rheumatol 113: 24–29

76. **Graven-Nielsen T, Soerensen J, Hennriksson KG, et al.** (1999) Central hyperexcitability in fibromyalgia. J Muscoloskel Pain 7: 261–277

77. **Gracely RH, Petzke F, Wolfe JM et al.** (2002) Functional magnetic resonance imaging evidence of augmented pain processing in Fibromyalgia. Arthritis Rheum 46: 1333–1343

78. **Staud R, Vierck Cj, Cannon RI et al.** (2001) Abnormal sensitizationand abnormal temporal summation of second pain (Wind up) in patients with fibromyalgieea syndrome. PAIN 91: 165–175

79. **Davies SN, Lodge D** (1987) Evidence for involvement of N-ethylaspartate receptors in "wind up" of class 2 neurones in the dosal horn of the rat. Brain Res 424: 404–406

80. **Woolf CJ** (1996) Windup and central sensitization are not equivalent. Pain 66: 105–108

81. **Kopin IK** (1980) Catecholamines, adrenal hormones and stress. In: Krieger DT, Huges JC. Neuroendocrinology. Sunderland Sinauer, S. 159–166

82. **Russell IJ** (1994) Biochemical abnormalities in fibromyalgia syndrome. J Musc Pain 2 (3): 101–115

83. **Hudson J, Harrison GP** (1989) Fibromyalgia and Psychopathology: Is fibromyalgia form of affective spectrum disorder? J Rheumatol 19: 15–24

84. **Russell IJ** (1989) Neurohormonal aspects of fibromyalgia syndrom. Rheum Dis Clin N Am 15: 149–168

85. **Wilke WS, Corbo DD** (1989) Fibrositis/Fibromyalgia: Causes and treatment. Compr Ther 15(1): 47–54

86. **Starkman MN, Schreingart ED, Schork MA** (1981) Depressed mood and other psychiatric manifestations of Cushing's syndrome: relationship to hormone levels. Psychosom Med 43: 3–18

87. **Ferraccioli G et al.** (1990) Neuroendocrinologic findings in primary fibromyalgia and in other rheumatic conditions. J Rheumatol 17: 689–703

88. **Bennett RM et al.** (1992) Low levels of so-matomedine C in patients with the fibro-myalgia syndrome. A possible link between sleep and muscle pain. Arthr Rheum 35: 1113–1116

89. **Dinser R, Halama Th, Hoffmann A** (2000) Stringent endocrinological testing reveals subnormal growth hormone secretion in some patients with Fibromyalgia Syndrome but rarely with severe growth hormone de-ficiency. J Rheumatol 27 (10): 2482–2488

90. **Bennett RM et al.** (1995) A double blind placebo controlled study of growth hormo-ne therapy in fibromyalgia. J Musc Pain 3 (Suppl. 1): 110

91. **Goldenberg DL** (1988) Fibromyalgia and other chronic fatigue syndromes: Is there evidence for chronic viral diseases? Semin Arthritis Rheum 18: 111–120

92. **Pongratz D** (2002) Gibt es ein morphologi-sches Korrelat der Fibromyalgie? In: Moor-ahrend U, Lautenschläger J (Hrsg.) Pro-blemdiagnose Fibromyalgie. Spitta Verlag, Balingen, 2. Auflage, S. 23 ff.

93. **Lund N, Bengtsson A, Thorborg P** (1986) Muscle tissue oxygen pressure in primary fi-bromyalgia. Scand J Rheumatol 15: 165–173

94. **Kuratune et al.** (1998) Low levels o serum acylcarnitine in chronic fatigue syndrome and chronic hepatitis C, but not seen in other diseases. In J Mol Med 2(1), 51–56

95. **Hoffmann A** (2005) Eigene Untersuchungen zum Palmityl-Transferase Defekt bei Patienten mit Fibromyalgie-Syndrom, unveröffentlicht

96. **Ledigham J et al.** (1993) Primary fibrom-algia syndrome – an outpatient study. Br J Rheumatol 32: 139–142

97. **Lautenschläger J** (2000) Present state of medication therapy in fibromyalgia syndro-me. Scan J Rheumatol 113 (suppl.): 32–36

98. **Hoffmann A, Keller C, Junker U et al.** (2004) Schmerzen überall – Das Fibromyal-gie-Syndrom. Pfizer Pain Academy, Karls-ruhe

99. **Offenbächer M et al.** (2000) Physical thera-py in the treatment of fibromyalgia. Scan J Rheumatol 113 (Suppl.) 78–85

100. **Samborski W et al.** (1992) Intraindividuel-ler Vergleich der Ganzkörperkälteanwen-dung und einer Wärmebehandlung mit Fan-gopackungen bei generalisierter Tendo-myopathie (GTM). Z Rheumatol 51: 25–31.

101. **Fishbain, D** (2000) Evidence-based data on pain relief with antidepressants. Ann Med 32: 305–316

102. **Basbaum AI, Fields HL** (1984) Endoge-nous pain control systems: brainstem spinal pathways and endorphin circuitry. Ann Rev Neurosci 7: 309–338

103. **Fishbain D** (2000) Evidence-based data on pain relief with antidepressants. Ann Med 32: 305–316

104. **Rao S, Bennett RM** (2003) Pharmacologi-cal therapies in fibromyalgia. Best Practice Res Clin Rheumatol 17 (4): 611–627

105. **Carette S, Bell MJ, Reynolds WJ et al.** (1994) Comparision of amitriptylinie, cyclo-benzapirine, and placebo in the treatment of fibromyalgia. A randomized, double-blind clinical trial. Arthritis Rheum 37: 32–40

106. **Miller LJ, Kubes KL** (2002) Serotonergic agents in the treatment of fibromyalgia syn-drome. An Pharmacoth 36: 707–712

107. **Wolfe F, Cathey MA, Hawley DJ et al.** (1994) A double-blind placebo controlled trial of fluoxetine in fibromyalgia. Scand J Rheumatol 23: 255–259

108. **Norregaard J, Volkmann H, Danneskiold-Samsoe B** (1995) A randomized controlled trial of Citalopram in the treatment of fi-bromyalgia. Pain 61: 445–459

109. **Rao S, Bennett RM** (2003) Pharmacologi-cal therapies in fibromyalgia. Best Practice Res Clin Rheumatol 17 (4): 611–627

110. **Dwight MM, Arnold LM, O'BrienH, Metz-ger R, Morris-Park E, Keck PE Jr.** (1998) An open clinical trial of venlaflaxin treat-ment of fibromyalgia. Psychosomatics 39: 14–17

111. **Gendreau R, Rao S, Thoren G et al.** (2003) Development of milnacipran, a dual reupta-ke inhibitor, for treatment of chronic pain. J Pain 4(2) Suppl. I: 80

112. **Kranzler J, Gendreau J, Rao S** (2002) The psychopharmacology of fibromyalgia: a drug development perspective.Psychophar-mcol Bul 36: 165–213

113. **Yunus MB, Masi AT, Aldag JC** (1989) Short term effects of ibuprofen in primary fibro-myalgia syndrome: a double blind, placebo controlled trial. J Rheumatol 527–532

114. **Goldenberg DL, Felson DT, Dinerman HA** (1986) A randomized, controlled trial of

amitriptyline and naproxen in the treatment of patients wih fibromyalgia. Arthritis Rheum 29: 1371–1377

115. **Quijada-Carrera J, Valenzuela-Castano A, Povedano-Gomez J et al.** (1996) Comparision of tenoxicam and bromazepan in the treatment of fibromyalgia: a randomized, double-blind, placebo-controlled trial. Pain 65: 221–225

116. **Clark S, Tindall E, Bennett RM** (1985) A double-blind crossover trial of prednisone versus placebo in the treatment of fibrositis. J Rheumatol 12: 980–983

117. **Wiffen P, Collins S, Mc Quay et al.** (2000) Anticonvulsant drugs for acute and chronic pain. Cochrane Database Systematic reviews3: CD 001133

118. **Crofford LJ, Rowbotham MC, Mease PJ et al.** (2005) Pregabalin for the treatment of fibromyalgia syndrome. Results of a randomized, double-blind, placebo-controlled trial. Arthritis & Rheum 52: 1264–1273

119. **Russell IJ, Fletcher EM, Michalek JE, McBroom PC, Hester GG** (1991) Treatment of primary fibrositis/fibromyalgia syndrome with ibuprofen and alprazolam. A double blind, placebo-controlled study. Arthritis Rheum 34: 552–560

120. **Carette S, Bell MJ, Reynolds WJ et al.** (1994) Comparision of amitriptylinie, cyclobenzapirine, and placebo in the treatment of fibromyalgia. A randomized, double-blind clinical trial. Arthritis Rheum 37: 32–40

121. **Sorensen J, Bengtsson A, Backman E et al.** (1995) Pain analysis in patients with fibromyalgia; effects of intravenous morphine, lidocaine, and ketamine. Scand J Rheumatol 24: 360–365

122. **Biasi G, Manca S, Manganelli S, Marcolongo R** (1998) Tramadol in the fibromyalgiea sindrome: a controlled trial versus placebo. Int J Clin Pharmacol Res 18: 13–19

123. **Hrycaj P, Stratz. T, Mennet P, Müller W** (1996) Pathogenetic aspects of responsiveness to odansetron in patients with primary fibromyalgia syndrome – a preliminary study. J Rheuamtol 23: 1418–1423

124. **Sorensen J, Bengtsson A, Backman E et al.** (1995) Pain analysis in patients with fibromyalgia; effects of intravenous morphine, lidocaine, and ketamine. Scand J Rheumatol 24: 360–365

125. **Bennett RM, Clark SC, Walczyk** (1998) A randomized, double-blind, placebo-controlled study of growth hormone in the treatment of fibromyalgia. Am J med 104: 227–231

126. **Bessete L, Carette S, Fossel AH, Lew RA** (1998) A placebo controlled crossover trial of subcutaneous salmon calcitonin in the treatment of patients with fibromyalgia. Scand J Rheumatol 27: 122–116

127. **Caruso I, Sarzi Pttini P, Cazzola M, Azzlini V** (1990) Double-blind study of 5-hydroxytryptophan versus placebo in the treatment of primary fibromyalgia syndrome. J Int Med Res 18: 201–209

38 Schmerztherapie bei Kindern und Jugendlichen

Michael A. Überall

38.1 Einleitung

Schmerzen werden bei Kindern noch immer weniger konsequent behandelt als bei Erwachsenen. Eine mögliche Ursache: die Schmerzreaktion von Kindern und von Erwachsenen unterscheidet sich. Insbesondere Früh- und Neugeborene verfügen nur über ein sehr eingeschränktes Verhaltensrepertoire, um ihre Schmerzen mitzuteilen und dem – meist erwachsenen – Schmerzbeobachter fehlt es häufig an Wissen und Sensibilität hinsichtlich kindlicher Schmerzreaktionen. So werden Schmerzen insbesondere dann nicht wahrgenommen, wenn sie sich durch minimale Veränderungen physiologischer Parameter und motorischer Reaktionen ausdrücken, oder das Kind mit sozialem Rückzug reagiert. Zudem fordern die zunehmend selbstbewusster agierenden erwachsenen Patienten in unserem Gesundheitssystem eine konsequente Analgesie durch Non-Compliance, während Kindern hierzu häufig das notwendige Machtpotenzial fehlt. Nicht selten wird von den Erwachsenen auf die zu behandelnden Kinder physische Gewalt ausgeübt, um eine schmerzhafte Prozedur unter Umständen auch ganz ohne Analgesie durchführen zu können. Und zu guter Letzt bestehen beim Therapeuten oft Ängste, dem Kind durch die Verordnung von Analgetika zu schaden. In Einzelfällen mögen diese Ängste sogar berechtigt sein, doch in der weitaus überwiegenden Mehrzahl der schmerzhaften Situationen lässt sich die analgetische Zurückhaltung durch die ärztlicherseits vorhandene Unsicherheit und Unkenntnis erklären.

38.2 Frühkindliche Schmerzphysiologie

Bereits ab der 22.–24. Schwangerschaftswoche (SSW) verfügen Feten über sämtliche neurophysiologischen Komponenten, die zur Schmerzempfindung notwendig sind. Zwar sind afferente Nerven und der aszendierende Tractus spinothalamicus noch inkomplett myelinisiert, was zu einer (durch kürzere Interneuronenabstände partiell kompensierten) Verlangsamung der Nervenleitgeschwindigkeit führt, jedoch nicht zu einem qualitativ fassbaren Funktionsverlust. Zudem werden nozizeptive Impulse überaus effektiv über unmyelinisierte C-Fasern und viszerale Nerven des autonomen sympathischen Nervensystems weitergeleitet. Für eine Schmerzreizverarbeitung „jenseits des limbischen Systems" ist die Fortleitung nozizeptiver Signale unter Nutzung thalamokortikaler Bahnen notwendig. Ihre morphologische Ausreifung findet erst zwischen der 20. und 24. SSW bzw. zwischen der 26. und 34. SSW statt. Ein Befund, der bei einigen Autoren zu der Fehlinterpretation führte, dass Feten bis zur 25. Schwangerschaftswoche kein bewusstes Schmerzempfinden besitzen. Auch wenn diese Frage derzeit unverändert nicht abschließend zu klären ist, sollte berücksichtigt werden, dass sich die negativen Auswirkungen schmerzhafter Reize auf die spätere neuronale Entwicklung unabhängig von der Bewusstwerdung neonataler Schmerzen manifestieren. Darüber hinaus gibt es die provokante Hypothese, dass Neu- und Frühgeborene generell *mehr* Schmerzen empfinden als Jugendliche und Erwachsene:
1. Absteigende schmerzinhibitorische Bahnen reifen im Gegensatz zum übrigen nozizeptiven System verspätet (etwa um die 39. SSW) aus.

2. N-Methyl-D-Aspartat-(NMDA) Rezeptoren in der Substantia gelatinosa des Rückenmarks weisen bei Früh- und Neugeborenen eine höhere Dichte und Empfindlichkeit gegenüber exzitatorischen „Schmerz verstärkenden" Neurotransmittern wie z. B. Glutamat auf als im späteren Lebensalter.

3. Im Früh- und Neugeborenenalter sind Opioidanalgetika offenbar geringer wirksam als jenseits der Neugeborenenperiode. So konnte in Tierversuchen an Ratten nachgewiesen werden, dass die analgetische Potenz von Morphin vom dritten postnatalen Tag (das entspricht in etwa dem Reifegrad eines Frühgeborenen der 32. SSW) bis zum 14. postnatalen Tag (entspricht in etwa dem Reifegrad eines sechs Wochen alten Säuglings) um den Faktor 40 zunimmt.

4. Die rezeptiven Felder der nozizeptiven und sensiblen Neurone sind bei Früh- und Neugeborenen *größer* als bei Jugendlichen und Erwachsenen (die Schmerzlokalisation und die Abgrenzung gegenüber nichtnozizeptiven Reizen gelingt daher schlechter).

Aktuelle wissenschaftliche Untersuchungen lassen vermuten, dass selbst Frühgeborene schmerzhafte Ereignisse anhand von Schlüsselreizen antizipieren können. Bei Frühgeborenen mit einem Gestationsalter von weniger als 33 Schwangerschaftswochen kann zudem eine Sensibilisierung nach wiederholten schmerzhaften Eingriffen auftreten. Derartig sensibilisierte Frühgeborene reagieren im weiteren Verlauf auch auf nicht schmerzhafte Reize wie Windelwechseln, Massage etc. mit typischen Schmerzreaktionen.

Die Schmerzreaktion des Frühgeborenen ist – allen Vorurteilen zum Trotz – sehr variabel. Neben den typischen motorischen (Strampeln und Schreien, etc.) und physiologischen Reaktionen (Herzfrequenzanstieg etc.) auf Schmerzreize zeigen Früh- und Neugeborene, ja schon Feten ab der 23. SSW, schmerztypische endokrine und metabolische Reaktionen Die Homöostase kann durch diese Mechanismen so ausgeprägt gestört werden, dass es zu einer erhöhten Mortalität von Neugeborenen nach Operationen unter unzureichender Analgesie kommen kann. Bei Frühgeborenen sind auch Zustände von verminderter Aktivität und Apnoen als Schmerzreaktion beschrieben. Darüber hinaus scheinen Schmerzerfahrungen in der Neonatalperiode die Reaktionen auf schmerzhafte Eingriffe und alltägliche Schmerzen im späteren Leben zu verändern, so dass selbst bei extrem kleinen Frühgeborenen von der Existenz eines Schmerzgedächtnisses ausgegangen werden muss. Diese scheinbar offensichtliche Feststellung ist auch aus rein entwicklungsphysiologischer Sicht nicht weiter verwunderlich, da die molekularen und zellulären Voraussetzungen für Lernen und Erinnern – die sog. neuronale Plastizität – in der späten pränatalen und frühen neonatalen Phase am reaktivsten sind.

38.3 Schmerzerfassung und -dokumentation

Wie bei der Behandlung erwachsener Schmerzpatienten ist auch für die pädiatrische Schmerztherapie die Selbstbeurteilung der Goldstandard für die Erfassung bzw. den Nachweis und die Quantifizierung akuter wie chronischer Schmerzen. Abhängig vom Entwicklungsstand des Kindes können etwa ab dem 3. Lebensjahr sog. Gesichter-(Smiley)-Skalen eingesetzt werden (siehe Abb. 1). Später kommen zunehmend numerische Ratingskalen (Messlatte oder Schulnoten) sowie visuelle Analogskalen zum Einsatz. Bei chronischen Schmerzen werden Schmerzfragebögen oder Schmerztagebücher verwendet.

Dort, wo eine Selbstbeurteilung der Schmerzen nicht möglich ist, z.B. bei Neugeborenen und Säuglingen, stehen multiple Skalen zur Fremdbeobachtung zur Verfügung (siehe Übersicht in Tabelle 1). Einige dieser Messskalen sind sehr komplex und

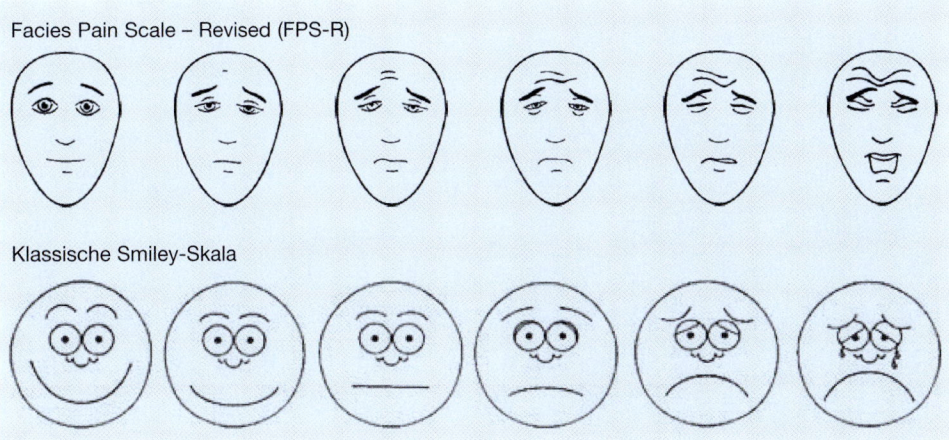

Abb. 1: Smiley-Gesichter-Skalen zur Selbstbeurteilung der Schmerzintensität für Kinder ab dem 3. bis 4. Lebensjahr.

deshalb nur schwer in die Routineabläufe des klinischen Alltag zu integrieren. Für die alltägliche Schmerzeinschätzung können jedoch auch vereinfachte Formen der Messskalen (siehe Abbildungen 2 und 3) oder – etwa bei geistig und körperlich retardierten Kindern – individuell erstellte Schmerzmessinstrumente verwendet werden.

Grundsätzlich beachtet werden muss natürlich, dass alle – wie auch immer erfassten – Schmerzmesswerte nur dann zur Optimierung einer Therapie beitragen können, wenn sie auch beachtet werden. Aus diesem Grund sollten die Schmerzmesswerte – wie die sonst üblichen Vitalparameter Körpertemperatur, Puls und Atmung auch – direkt in den routinemäßig verwendeten Dokumentationskurven vermerkt und ggf. durch spezielle Schmerztherapie-Dokumentationsprotokolle ergänzt werden.

38.4 Psychologische Begleitung und Schmerztherapie

Im Kindesalter kann die psychologische Schmerzbegleitung unter Umständen wichtiger und effektiver sein als eine medikamentöse Schmerztherapie. Beispiele hierfür sind bestimmte Formen kindlicher Kopf-schmerzen und funktionelle Bauchschmerzen. Der Einfachheit halber sollte zwischen der psychologischen Schmerzprophylaxe oder Begleitung bei schmerzhaften Eingriffen und der psychologischen Schmerztherapie bei krankheitsbedingten Schmerzen unterschieden werden. Für die Gruppe der letztgenannten Schmerzursachen (d.h. funktionelle Schmerzzustände und chronische Schmerzen) bieten sich verhaltensmedizinisch orientierte Verfahren an, die bei ausreichender Zeit auch genutzt werden sollten. Dagegen bedarf es zur Begleitung schmerzhafter Prozesse/Verfahren/Eingriffe in Klinik und Praxis – auch wegen des mitunter engen zeitlichen Rahmens – eines etwas komplexeren interdisziplinäreren Ansatzes.

▶ **Vor jedem initialen schmerzhaften Eingriff** in einem Krankenhaus oder in der ärztlichen Praxis (meist zum Zwecke der Erstversorgung oder Diagnostik) ist eine maximale medikamentöse Prophylaxe von Schmerz und Angst wichtig, um eine drohende Sensibilisierung des Kindes zu vermeiden. Im Falle weiterer schmerzhafter Eingriffe hat das Behandlungsteam in aller Regel Zeit, um zu dem Patienten eine tragfähige Beziehung aufzubauen. Diese Zeit gilt es zu nutzen, um

Tab. 1: Übersicht über mögliche Instrumente zur Schmerzmessung/-erfassung im Kindesalter.

Alter/ Indikation	Schmerzmess- methode	Parameter/ Beschreibung	Vorteil	Nachteil	Quelle
Fremdbeobachtung					
Frühgeborene	**PIPP** – Premature Infant **P**ain **P**rofile	– SSW, Aktivitätszustand, HF, SaO₂, Mimik – pro Parameter 0–3 Punkte – max. Punktzahl 18–21, abhängig von SSW	– gut validiert	– sehr komplex – 24 h-Beurteilung nicht möglich, da Veränderungen bewertet werden – insbesondere für schmerzhafte Prozeduren, die bekanntermaßen schmerzhaft sind	*Stevens* et al. 1996
Neugeborene	**NIPS** – Neonatal Infant **P**ain **S**core	– Atemmuster, Mimik, Weinen/Schreien, Arm- und Beinbewegungen, Aktivitätszustand – pro Parameter 0–1 (–2) Punkte	– relativ gut validiert – einfach anzuwenden – kann jederzeit auch ohne Überwachungsparameter angewandt werden – beurteilt nicht nur Verhaltensänderungen	– verwendet zwei fast identische Parameter – Daten über Anwendungspraktikabilität fehlen	*Lawrence* et al.1993
Neugeborene post-OP	**CRIES** Neonatal post-op pain measurement score	– **C**rying, **R**equires O₂ for saturation > 95 %; **I**ncreased vital signs, **E**xpression, **S**leeplessness – pro Parameter 02 Punkte in Anlehnung an APGAR-Score	– validiert ≥32. SSW – gut zu erinnern und einfach anzuwenden	– SaO₂ kann post-OP auch durch andere Faktoren beeinflusst werden – RR-Messung ausschließlich zur Schmerzmessung nicht zu vertreten	*Krechel* et al. 1995
0–7 Jahre post-OP	**KUSS** – **K**indliche **U**nbehagen und **S**chmerz-**S**kala	– Weinen, Gesichtsausdruck, Rumpfhaltung, Beinhaltung, motorische Unruhe – pro Parameter 0p 2 Punkte	– leicht durchzuführen – gut validiert für Säuglinge/Kleinkinder – als **Kittelkarte erhältlich**	– externe Validierung fehlt noch	*Büttner* at al. 1990 a und b
0,8–13 Jahre Intensivstation	**OPS** – **O**bjective **P**ain **S**cale	– RR, Weinen, Körperbewegungen, Agitiertheit, Schmerzausdruck (verbal)	– leicht anzuwenden – gut validiert – Verlaufsbeobachtung möglich	– RR-Messung nicht immer nötig – drei der fünf Kategorien sehr ähnlich	*Hannallah* et al. 1987, *Broadman* et al. 1988

Medizinische Eingriffe	**OSBD** – **O**bservation **S**cale for **B**ehavioral **D**istress	– Informationssuche, Weinen, Schreien, körperlicher oder sprachlicher Widerstand, sucht emotionale Unterstützung, sprachliche Schmerzäußerung, grobe Körperbewegungen	– sehr gut validiert – beurteilt Schmerz und Stress	– benötigt Training vor der Anwendung – zusätzlicher Beobachter notwendig	*Jay* et al. 1983
Selbsteinschätzung					
ab 2,5–4 Jahre	Gesichterskala	– je nach Ausführung 4–10 Gesichter (Smilies)	– je nach Ausführung gut validiert – von allen Schmerzmessmethoden in der Pädiatrie am weitesten verbreitet und akzeptiert	– offene Fragen! Dürfen Gesichter Tränen zeigen? Wie viele Gesichter sind am besten? – Messen auch Gefühle wie Angst	*Pothmann* et al. 1990, *Finley* et al. 1998
ab 6 Jahren	Visuelle Analogskalen		– gut auswertbar für wissenschaftliche Fragestellungen	– werden von Kindern ungern angewandt	
Fragebögen					
5–17 Jahre	**CCPQ** – **C**hildren's **C**omprehensive **P**ain **Q**uestionnaire	– Fragebogen mit offenen und geschlossenen Fragen – Interviewteile	– strukturierte Anamnese ermöglicht Verlaufskontrollen und angepasste Interventionen	– in Deutsch nicht verfügbar	*Mc Grath* 1990
4–18 Jahre	**VT-PPQ** – **V**arni-**T**hompson **P**ediatric **P**ain **Q**uestionnaire	– Fragebogen mit offenen und geschlossenen Fragen – Interviewteile, Skalen, Adjektivlisten – Fassung für Kind, Eltern und Arzt		– in Deutsch nicht verfügbar	*Varni* et al. 1987
Tagebuch					
8–14 Jahre Kopfschmerz	Migränetagebuch für Kinder	– Wochenprotokolle über Schmerzen und Begleitsymptome	– sehr kindgerecht – diagnostisch und therapeutisch	– Complianceprobleme bei Langzeitanwendung	*Pothmann* et al. 1991

	0	1	2
Gesichts-ausdruck	*Entspannte Muskeln;* ruhiges, friedliches Gesicht/neutraler Gesichtsausdruck	*Grimassieren:* angespannte Gesichts-muskulatur, Kiefer, Kinn, gerunzelte Augenbrauen und Stirn	
Weinen/Schreien	*Kein Schreien:* ruhig, schreit nicht	*Wimmern:* leichtes Stöhnen, intermittierend	*Kraftvolles Schreien/Weinen:* lautes, ansteigendes Schreien, schrill, kontinuierlich
Atmungs-muster	*Entspannt:* normales Atem-muster für dieses Kind	*Veränderungen in der Atmung:* Dyspnoe, Tachypnoe, vermehrte Apnoen, unregelmäßige Atmung	
Arm- und Beinbe-wegung	*Entspannt/verhalten:* keine muskuläre Steifheit, gelegentlich zufällige Arm- und Beinbewegungen	*Gebeugt/gestreckt:* angespannte Arme/Beine, starre und/oder schnelle Streckung/Beugung	
Wachheit/Aufmerk-samkeit	*Schlafend/wach:* ruhig, friedlich schlafend oder wach, ruhig, aufmerksam	*Unruhig/irritiert:* wach, ruhelos, um sich schlagend, nicht zu beruhigen	

Abb. 2: Neonatal Infant Pain Scale – NIPS (nach *Lawrence* et al. 1993).

gemeinsam die Ziele einer nichtmedika-mentösen Schmerztherapie zu formulie-ren und verständlich zu machen. Unzu-friedenheit mit derartigen nichtmedika-mentösen Behandlungsstrategien ent-steht meist dann, wenn von diesen Me-thoden eine Schmerzfreiheit statt einer Schmerzlinderung und Hilfe bei der Schmerzverarbeitung erwartet wird. Im Vorfeld eines schmerzhaften Eingriffes sollten dem Kind möglichst viele alters-gerecht aufbereitete Informationen sen-sorisch, affektiv und kognitiv vermittelt werden. So können Angst und irrationa-le Horrorvorstellungen vor dem unbe-kannten Ereignis abgebaut werden. Da-bei können die Kinder im wesentlichen zwei Typen zugeordnet werden, den sog.

Beobachtung	Bewertung	Punkte
Weinen	Gar nicht	0
	Stöhnen, Jammern, Wimmern	1
	Schreien	2
Gesichtsausdruck	Entspannt, lächelnd	0
	Mund verzerrt	1
	Mund und Augen grimassieren	2
Rumpfhaltung	Neutral	0
	Unstet	1
	Aufbäumen, Krümmen	2
Beinhaltung	Neutral	0
	Strampelnd, tretend	1
	An den Körper gezogen	2
Motorische Unruhe	Nicht vorhanden	0
	Mäßig	1
	Ruhelos	2

- Die Skala ist gültig für Neugeborene und Kleinkinder bis zum Ende des 4. Lebensjahres.
- Für jede Variable ist nur eine Aussage zulässig. *Die Dauer der Beobachtung beträgt 15 s.* Es sind nur Daten aus dieser Zeit festzuhalten, auch wenn sich das Verhalten des Kindes danach ändert. Wiederholte Beobachtungen in festen zeitlichen Abständen sind aussagekräftiger als eine Einzelbeobachtung.
- Zu jeder Beobachtung gehört die Kontrolle des Wachheitsgrades. Ein schlafendes Kind hat keinen akuten analgetischen Therapiebedarf.
- Analgetischer Therapiebedarf beginnt mit 4 Punkten. Mit steigender Punktzahl nimmt seine Dringlichkeit zu.

Abb. 3: Kindliche Unbehagens- und Schmerz-Skala – KUSS (nach *Büttner* et al. 1990).

Informationsvermeidern und den Informationssuchern. Beiden Typen sollten Informationen möglichst behutsam, z. B. durch Rollenspiele und altersentsprechende Gespräche, vermittelt werden. Beide Typen bedürfen emotionaler Unterstützung. Informationsvermeider sollten dabei möglichst nicht mit kritischen Instrumenten (wie Nadeln etc.) konfrontiert werden. Die Informationssucher hingegen fragen kontinuierlich vor und während des Eingriffes. Ihnen sollten klare sensorische (Schmerzbeschreibung) und prozedurale Informationen gegeben werden. Meist sind sie älter als die Informationsvermeider und müssen in ihren selbstständigen Bewältigungsbemühungen nur noch unterstützt werden, was im Vorfeld eines schmerzhaften Eingriffes am besten durch gemeinsames Wiederholen erlernter Techniken geschieht (wie z. B. einer Traumreise).

▶ **Während schmerzhafter Eingriffe** trägt der Kontrollverlust, d. h. das „Gefühl des

Ausgeliefertseins" erheblich zu der bekannten Angst-Schmerz-Spirale bei. Wird dem Kind die Wahlmöglichkeit über die Stelle der Venenpunktion, die Sitzposition bei der Lumbalpunktion oder die Auswahl des ausführenden Arzt bei anstehenden Verbandswechseln gegeben, erlangt es eine Teilsouveränität über/während den/des schmerzhaften Eingriffes zurück, welche sowohl die Angst vor dem Ausgeliefertsein als auch das subjektive Schmerzerleben entscheidend vermindern kann. Ferner wird die Compliance deutlich erhöht, was wiederum in aller Regel zu einer signifikanten Verkürzung der Prozedur und damit zu einer weiteren Schmerzreduktion beiträgt. Studien konnten belegen, dass derartig elaborierte Copingstrategien bei Knochenmarkspunktionen sogar der Narkose überlegen sein können. Konkrete Bewältigungs- oder Ablenkungstechniken (Atemübungen, langsames Zählen, Vorlesen, Schmusen mit Kuscheltieren etc.) sollten von den Eltern geleitet oder unterstützt werden.

▶ **Nach der Prozedur** sollte das Kind für sein Verhalten und seine Kooperation gelobt und natürlich auch getröstet werden. Auch hier spielt zunächst – insbesondere bei jüngeren Kindern – die Ablenkung eine zentrale Rolle. Später sollte jedoch die Möglichkeit gegeben werden, die überwältigende Prozedur – z. B. durch Rollenspiele – zu verarbeiten.

38.5 Therapie akuter Schmerzen

38.5.1 Analgesie bei Früh- und Neugeborenen

Bis in jüngste Zeit gelten Schmerzen bei Neonaten als nicht behandlungsbedürftig. Immer noch erhalten Früh- und Neugeborene bei vergleichbaren invasiven Prozeduren weniger Analgetika als ältere Kinder, Jugendliche oder Erwachsene. Erschwerend kommt hinzu, dass praktische (geringes Blutvolumen) und ethische Grün-

de dazu führten, dass bislang weder die Pharmakokinetik noch die Pharmakodynamik der für die Früh- und Neugeborenenbehandlung nutzbaren Präparate ausreichend untersucht wurde und das „ideale" Analgetikum unverändert nicht gefunden wurde.

Grundsätzlich sollte für jedes Kind auf einer neonatologischen Intensivstation ein Analgetikakonzept erstellt werden, welches vorrangig allgemeine Maßnahmen wie „minimal handling", schnelle und ausreichende Behandlung eines Atemnotsyndroms, eine möglichst rasche Extubation, die Einschränkung von Blutabnahmen auf ein Minimum, das Zusammenfassen pflegerischer und ärztlicher Maßnahmen sowie den Verzicht auf hautzerstörende Pflaster umfassen sollte. Danach sollte für jedes Kind gesondert die Rolle von Analgesie, Sedierung, Kombinationstherapie bzw. Lokalanästhesie festgelegt und die medikamentöse Schmerzbehandlung der Früh- und Neugeborenen auf eine überschaubare Anzahl zu nutzender Substanzen beschränkt werden. Es empfiehlt sich die Verwendung von Morphin oder Fentanyl. Pethidin sollte entgegen der derzeit unverändert üblichen Praxis bei Früh- und Neugeborenen nicht dauerhaft eingesetzt werden, da der Metabolit Nor-Pethidin auch in der Neugeborenenperiode kumulieren und zu Erregungszuständen bzw. zerebralen Krampfanfällen führen kann.

Hauptverursacher für Stress und Schmerzen bei den Patienten von neonatologischen Intensivstationen sind neben der künstlichen Beatmung die zahlreichen kapillaren Blutabnahmen zu jeder beliebigen Tages- und Nachtzeit. Durchschnittlich 450-mal werden Frühgeborene der 24. SSW dieser Prozedur während ihres mehrmonatigen Krankenhausaufenthaltes ausgesetzt und die üblichen schmerzlindernden Maßnahmen wie EMLA® oder Paracetamol bringen hier keine (!) Linderung. Sinnvolle Analgetikastrategien jenseits der zu intensivierenden Überlegungen hinsichtlich schmerzvermeidender allgemeiner Maßnahmen (wie z. B. der Abnahme von Blutgasanalysen aus zentralvenösen oder arteriellen Kathetern und Minimierung des invasiven Blutgasmonitorings) fehlen bislang. Auch hat sich die Erkenntnis, dass bei reifen Neugeborenen die Blutgewinnung im Rahmen des Neugeborenen-Screenings mittels Venenpunktion weniger schmerzhaft ist als die durch Hackenstich, noch nicht überall durchgesetzt. Eine auch für Frühgeborene interessante Alternative ist sicherlich die orale Gabe geeigneter Glucoselösungen (z. B. 2 ml Glucose 20–40 %) kurz vor dem Eingriff. Durch diese Maßnahme kann die punktionsbedingte Stressreaktion wirksamer verkürzt und verringert werden als durch Muttermilch.

38.5.1.1 Nichtopioidanalgetika

Paracetamol ist das in der Neugeborenenperiode am häufigsten eingesetzte Analgetikum. Da der Wirkungseintritt verzögert erfolgt, ist der regelmäßige prophylaktische Einsatz zu bevorzugen. Nur in Ausnahmefällen sollten andere Nichtopioidanalgetika als Paracetamol eingesetzt werden, da die Nierenfunktion von Kindern bis zum Alter von sechs Monaten noch sehr unreif und extrem prostaglandinabhängig ist. Eine mögliche Alternative für die Behandlung in dieser kritischen Lebensphase könnte in Zukunft die Behandlung mit einem sog. selektiven Cyclooxygenase-2-Inhibitor sein, da in klinischen Studien gezeigt werden konnte, dass die für die Nierenreifung entscheidende Prostaglandinsynthese bis zum Alter von ca. 40 SSW fast ausschließlich Cox-1-abhängig vollzogen wird! Ein Eingriff in die Prostaglandinsynthese, z. B. durch Indometacin, wird in der Neugeborenenphase therapeutisch verwendet, um einen persistierenden Ductus arteriosus zu verschließen. Bei ductusabhängigen Herzvitien kann deshalb die Gabe eines nichtsteroidalen Antirheumatikums in der Neugeborenenphase durch den Verschluss der kompensierenden Shuntverbindung unter Umständen zu lebensbedrohlichen Situationen führen.

Obwohl der Stoffwechsel von Paracetamol hinsichtlich seiner Besonderheiten für das Kindes- und Jugendalter später noch näher erläutert wird, soll im Folgenden kurz auf die Besonderheiten für Früh- und Neugeborene eingegangen werden. Schwere Arzneimittelnebenwirkungen in Form von Lebernekrosen treten auf, wenn Paracetamol CYP450-abhängig zu N-Acetyl-P-Benzochinon verstoffwechselt und in Folge dieser Umwandlung nicht mehr an Gluthation gebunden und ausgeschieden werden kann. Aus verschiedenen Gründen heraus scheint dies für Neugeborene ein Vorteil zu sein:

▶ Neugeborene nutzen die Sulfatierung als Eliminationsschritt sehr viel intensiver als die bei Erwachsenen bevorzugte Glukuronidierung.
▶ Sie haben darüber hinaus eine geringere CYP450-Aktivität.
▶ Sie haben höhere Glutathionreserven.

Deshalb scheinen sie für die toxischen Nebenwirkungen von Paracetamol weniger anfällig zu sein als ältere Kinder, Jugendliche und Erwachsene. Da die Wirkstoffverteilung innerhalb der Paracetamolzäpfchen inhomogen ist, sollten die Suppositorien für die Gabe an Früh- und Neugeborene nicht geteilt werden. Besteht ein erhöhter Bedarf an Zäpfchen mit einem Wirkstoffgehalt von weniger als 125 mg Paracetamol, so sollten diese individuell von der Krankenhausapotheke angefertigt werden.

38.5.1.2 Starke Opioide

In der modernen Neugeborenenintensivmedizin werden stark wirksame Opioide bei beatmeten und/oder pulsoximetrisch überwachten Neugeborenen eingesetzt. Obwohl diese Präparate bei korrektem Einsatz eine echte Bereicherung des therapeutischen Armentariums sind, muss die altersabhängige variierende Opioidpharmakokinetik und -dynamik bei der Dosierung berücksichtigt werden. Bis zum Säuglingsalter sollten Opioide nur unter regelmäßiger klinischer und pulsoximetrischer Überwachung verabreicht werden. Bei Frühgeborenen entspricht die Dichte der für das Auftreten einer Atemdepression relevanten µ2-Rezeptoren bereits der beim Säugling, wohingegen die Anzahl der für die Schmerzlinderung wichtigen µ1-Rezeptoren erst nach Geburt ansteigt. Trifft diese bislang nur bei Ratten beobachtete Expressionsdynamik der Opioidrezeptoren auch für den Menschen zu, so könnten sie die vielfach beobachtete höhere Empfindlichkeit von Frühgeborenen bzgl. atemdepressiver Nebenwirkungen von Morphin und anderen Opioiden bei gleichzeitig geringerer analgetischer Wirksamkeit erklären. Als weiterer Faktor für die bei Früh- und Neugeborenen häufiger als bei älteren Kindern zu beobachtende opioidbedingte Atemdepression mag die noch unreife Bluthirnschranke sein, die ein schnelleres Anfluten der Opioide im ZNS erklärt.

Unverändert ist bei Früh- und Neugeborenen Morphin das am besten untersuchte Opioidanalgetikum. Gute Erfahrungen liegen in der Neonatologie auch mit Fentanyl und Alfentanil vor, doch kann es bei der Gabe von Fentanyl oder der Verwendung von Fentanylderivaten deutlich häufiger zu Störungen der Muskelerregung (z.B. in Form von Muskelrigidität) kommen als dies bei der Gabe von Morphin beobachtet wird. Pharmakokinetik und -dynamik von Morphin unterliegen bei Früh- und Neugeborenen einer breiten interindividuellen Variabilität. Bereits bei extrem unreifen Frühgeborenen mit einem Geburtsgewicht von 600 g erfolgt in Leber und Niere die Metabolisierung von Morphin in die ebenfalls aktiven Metaboliten Morphin-3-Glucuronid (M3G) und Morphin-6-Glucuronid (M6G), die anschließend renal eliminiert werden. M6G wirkt analgetisch und atemdepressiv, wohingegen M3G die analgetische und atemdepressive Wirkung von M6G und Morphin zu antagonisieren vermag. Da bei Frühgeborenen die Glukuronidierungskapazität noch stark eingeschränkt ist und erst mit postnatalem Alter und Gewicht zunimmt, wird das analgetisch wirksame M6G in sehr viel geringerer Konzentra-

tion (und in Ausnahmefällen auch gar nicht) gebildet. Diese Patienten brauchen zur Erzielung einer adäquaten analgetischen Behandlung sehr viel höhere Serumkonzentrationen freien Morphins als z.B. Erwachsene. Die Eliminationshalbwertzeit von Morphin liegt bei Neu- und Frühgeborenen zwischen 4 und 16 Stunden, wobei sie zusätzlich in Abhängigkeit vom postkonzeptionellen Alter, dem Lebensalter in Tagen, dem Gewicht, der zu Grunde liegenden Erkrankung und dem Applikationsmodus varrieren kann. Generell ist die Plasmaeiweißbindung von Morphin im Neugeborenenalter geringer als bei Erwachsenen und wird durch ebenfalls um die Eiweißbindung konkurrierende Stoffe (wie z.B. Bilirubin) weiter erniedrigt. Dies und der Umstand, dass die verfügbaren klinischen Studien unterschiedliche Dosierungen und Applikationsarten verwenden (einmalige bzw. intermittierende Bolusgabe, Dauertropfinfusion mit bzw. ohne Aufsättigungsdosis, etc.) erschwert die Erstellung von Dosisempfehlungen. Da die Variabilität der Eliminationshalbwertszeit nach Bolusgaben am größten ist, empfiehlt sich eine Behandlung unter Verwendung von Dauertropfinfusionen, welche auch den Vorteil stabiler Wirkstoffkonzentration am Wirkort hat und das Risiko kritischer Blutdruckabfälle, wie sie mitunter z.B. bei zu schneller i.v. Applikation beobachtet werden, minimiert. Bei beatmeten Früh- und Neugeborenen wird eine initiale i.v. Sättigungsdosis von 50–100 µg/kg KG über zwei Stunden empfohlen, gefolgt von einer Dauertropfinfusion mit 2–30 µg/kg KG/Stunde. Tabelle 2 gibt eine kurze Übersicht über altersabhängige Dosierungsempfehlungen.

Bei sehr unreifen Frühgeborenen (< 30. SSW) ist eine Analgesie unter Verwendung einer kontinuierlichen Opioidgabe nur in Ausnahmefällen sinnvoll. Der zu erwartende Nutzen muss gegenüber den Risiken wie verzögerter Nahrungsaufbau, Ileus etc. abgewogen werden, so dass man in aller Regel zur Stressreduktion vorrangig Sedativa und bei schmerzhaften Eingriffen Analgetikaeinzelgaben nutzen wird. Auch für diese Altersgruppe gilt, dass zur Steuerung der analgetischen Therapie eine regelmäßige Schmerzmessung und unter Umständen auch eine laborchemische Kontrolle der Serumkonzentrationen notwendig ist. Die im Neugeborenenalter bedeutsamste Nebenwirkung einer Morphintherapie ist die arterielle Hypotonie. Vor Beginn einer Opioidtherapie bei Früh- und Neugeborenen muss deshalb auf eine ausreichende Kreislaufstabilisierung geachtet werden. Ein diskreter Blutdruckabfall ist unter einer sonst adäquaten Morphintherapie meist als Anpassungsreaktion eines zuvor stress-/schmerzbedingt zu hohen Blutdrucks zu interpretieren.

38.5.1.3 Sedativa

Für jeden Patienten sollte individuell entschieden werden, ob er von einer Monotherapie mit einem Analgetikum bzw. Sedativum mehr oder weniger profitiert als von einer kombinierten Analgosedierung. Um beatmete Früh- und Neugeborene suffizient zu sedieren, werden heute in der Intensivmedizin vorrangig Benzodiazepine eingesetzt. Diazepam hat gegenüber Midazolam den Vorteil einer signifikant kürzeren Halbwertzeit (31 Stunden vs. 1,5 Stunden) und wirkt aufgrund der ausgezeichneten Liquorgängigkeit sehr viel schneller. Kreislaufstabile, normovolämische Früh- und Neugeborene tolerieren eine kontinuierliche i.v.-Therapie mit Midazolam im Allgemeinen gut (siehe Richtdosen in Tabelle 2). Nach einer initialen Sättigungsdosis von 25–100 µg/kg KG als Kurzinfusion über 15–30 Minuten sollte eine kontinuierliche Anschlussbehandlung mit 10–75 µg/kg KG/Stunde erfolgen.

38.5.2 Pharmakotherapie jenseits der Neugeborenenperiode

Grundsätzlich gilt bei Kindern jenseits des 13. Lebensmonats das für Erwachsene mit Tumorschmerzen empfohlene WHO-Stufenschema. Werden die folgenden einfachen Grundregeln beachtet, so können bis

zu 90 % aller pädiatrischen Schmerzpatienten gut behandelt werden:

▶ Bevor eine Schmerztherapie begonnen wird, sollte ausgeschlossen werden, dass eine kausale Therapie möglich ist. Dabei darf die Suche nach der Kausalität der Schmerzen und ggf. die Klärung nach den Möglichkeiten einer kausalen Therapie eine sinnvolle und wirksame symptomatische Therapie nicht unnötig verzögern. Im Einzelfall müssen die als Arbeitshypothese formulierten Schmerzerklärungsmodelle in regelmäßigen Abständen hinterfragt und ggf. aktualisiert werden.

▶ Analgetisch wirkende Medikamente werden nach dem WHO-Stufenschema ausgesucht und kombiniert. Dabei gilt, dass nicht jede Stufe des WHO-Stufenschemas schritt-/stufenweise nacheinander vom Kind erklommen werden muss („step-wise approach"), sondern, dass sich der therapeutische Zugang und die Wahl des zu verabreichenden Medikamentes gezielt an den vorliegenden Schmerzen orientiert (sog. „stratified approach"). Bei starken Schmerzzuständen können/dürfen/müssen bereits initial durchaus auch stark wirksame Analgetika (wie z. B. Opioide) eingesetzt werden und im weiteren Verlauf das WHO-Stufenschema in umgekehrter Reihenfolge herabgeschritten wird.

▶ Die orale Medikation ist der parenteralen vorzuziehen. Selbst stärkste Schmerzen können nach einer raschen parenteralen (i.v.) Aufsättigung (z. B. mit Morphin) im Weiteren oral behandelt werden.

▶ Bei mittelstarken bis starken Schmerzzuständen sollte ein Opioid mit einem Nichtopioidanalgetikum kombiniert werden. Sollen (erwünschte wie unerwünschte) Nebeneffekte der Nichtopioidanalgetika (wie z. B. eine Fiebersuppression) verhindert werden, kann bereits bei leichteren bis mäßigen Schmerzen frühzeitig und ausschließlich ein Opioidanalgetikum verwendet werden. Sind opioid-

Tab. 2: Dosierungsempfehlungen für Midazolam, Morphin und Fentanyl in Abhängigkeit vom Gestations- und Lebensalter (Angaben nach *Roth* 1998 und *Kant* et al. 1997b).

Gestations-alter (SSW)	Midazolam		Morphin – unter Beatmung		Fentanyl – unter Beatmung		
	Startdosis [1] (μg/kg)	Kontinuierliche Infusion (μg/kg/h)	Startdosis [2] (μg/kg)	Kontinuierliche Infusion (μg/kg/h)	Startdosis [2] (μg/kg)	Kontinuierliche Infusion (μg/kg/h)	Einzelgaben [2] (μg/kg)
24–26	25–50	10–20	50 [3]	2–7,5 [3]	–	0,5–1 [3]	0,5–2
27–29	50	15–25	50 [3]	5–12,5 [3]	–	0,5–2 [3]	0,5–2
30–33	50–100	15–25	100	5–20	5–10	0,5–3	2–5
34–42	100	27–75	100	10–30	10	1–8	5
			– Ohne Beatmung –				
			– unter EKG/SaO₂ Monitoring –				
Reife Neugeborene/	–	–	5–15 [4]	–		–	–
Säuglinge	100–200	100–400	–	–		–	–

[1] Über 30 Minuten als Kurzinfusion. Dosisanpassung bei Leberinsuffizienz
[2] Über 30–60 Minuten als Kurzinfusion
[3] Kontinuierliche Anwendung nach Möglichkeit vermeiden, da Ileusgefahr wegen Hemmung der Magen-Darm-Motilität
[4] Dosisintervall 2–4 Stunden

bedingte Nebenwirkungen ein klinisch nicht zu beherrschendes und störendes Problem, so können auch zwei Nichtopioidanalgetika mit unterschiedlichen Wirkprinzipien (z. B. ein saures antiphlogistisch wirkendes Analgetikum mit einem antipyretisch wirkenden Analgetikum) kombiniert werden.

▶ Bei jeglicher Behandlung chronischer oder längere Zeit anhaltender Schmerzen sollten Opioide „nach der Uhr" und nicht „nach Bedarf" verordnet. Neben der vorgegebenen Dauertherapie sollten im Behandlungsplan zudem zusätzlich geeignete Bedarfsanalgetika (z. B. Nichtopioide) notiert werden.

▶ Eine analgetische Therapie mit stark wirksamen Opioiden geht regelmäßig mit Nebenwirkungen einher. Diese müssen prophylaktisch angegangen werden und nicht reaktiv.

▶ Effektivität und Verträglichkeit jeder Schmerztherapie müssen regelmäßig überprüft und nachvollziehbar dokumentiert werden.

▶ Adäquat ausgebildete Schmerztherapeuten sollten frühzeitig konsultiert werden, wenn komplizierte Schmerzzustände den Einsatz von Adjuvantien, lokalanästhesiologischen Maßnahmen oder invasiven Applikationsformen erfordern. Eine interdisziplinäre Therapieplanung unter Einbeziehung von Pflegepersonal, Psychologen, Chirurgen, Neurochirurgen, Orthopäden, Strahlentherapeuten, Physiotherapeuten etc. ist immer sinnvoller als die unidisziplinäre Scheuklappenbetreuung, wobei bei Kindern und Jugendlichen der primärversorgende Kinder- und Jugendarzt die Leitung der Koordination tragen sollte.

38.5.2.1 WHO-Stufenschema

Die Einteilung und Auswahl von Analgetika nach dem WHO-Stufenschema hat sich nicht nur bei der Behandlung von Tumorschmerzen bewährt und kann heute als Basis für jede Form der medikamentösen Schmerzbehandlung – auch für die Behandlung von Kindern und Jugendlichen – angesehen werden. Alle Analgetika, Co-Analgetika und Supportiva haben altersspezifische Nebenwirkungen, die bzgl. Präparateauswahl und Dosierung bei pädiatrischen Schmerzpatienten beachtet werden müssen. Im Gegensatz zur Behandlung von erwachsenen Schmerzpatienten werden in der Kinderheilkunde und Jugendmedizin Dosisberechnungen immer auf das Körpergewicht bezogen (mg/kg Körpergewicht). Darüber hinaus sind nur wenige Analgetika und Supportiva für die Behandlung von Patienten im Kindesalter explizit zugelassen (siehe Übersicht in Tabelle 3). Dieser Umstand geht nicht nur mit einer gewissen rechtlichen Unsicherheit einher, sondern erklärt auch das Fehlen jeglicher systematisch erhobener Daten zu altersspezifischen Wirkprofilen und Nebenwirkungen.

Wichtig erscheint es auch für pädiatrische Patienten das WHO-Stufenschema nicht als Basis eines sog. „step-wise-approach" zu interpretieren, sondern als Hilfe für einen sog. „stratified-approach". Ziel ist nicht die analgetische Therapie bei Stufe 1 zu beginnen und – in Abhängigkeit von Wirkung und Verträglichkeit – stufenweise zu eskalieren, sondern bereits initial mit einem Analgetikum der für den Schmerzzustand des Patienten optimalen Stufe zu beginnen und ggf. im weiteren Verlauf die Behandlungsintensität zu deeskalieren (also „die Stufen nach unten zu gehen").

38.5.2.2 WHO-Stufe 1 (Nicht-Opioidanalgetika ± Adjuvanzien)

Die in der Behandlung von Kindern und Jugendlichen mit Schmerzen häufiger eingesetzten Analgetika der WHO-Stufe 1 sind Ibuprofen, Indometacin, Metamizol, Naproxen und Paracetamol (siehe Übersicht Tabelle 4).

Paracetamol

Traditionell wird in der Kinderheilkunde von den derzeit verfügbaren Nichtopioidanalgetika Paracetamol am häufigsten verwendet. Lange Zeit war der genaue Wirk-

Tab. 3: Gegenanzeigen und Anwendungsbeschränkungen im Kindesalter. Informationen zu Gegenanzeigen (= Kontraindikationen, Zustände und Erkrankungen, bei denen das Fertigarzneimittel keinesfalls oder im Allgemeinen nicht angewendet werden darf) und Anwendungsbeschränkungen (Zustände und Erkrankungen, bei denen das Fertigarzneimittel in der Regel nicht angewendet werden soll) im Kindesalter gemäß „Rote Liste 2005".

Arzneimittelname	Gegenanzeigen	Anwendungsbeschränkung
Biperiden	–	Kinder (Retardtabletten)
Bisacodyl	Kinder <2 J	–
Buprenorphin	Kinder <1 J	–
Cimetidin	–	Kinder und Jugendliche im Wachstumsalter
Dexamethason	–	Kinder <6 Jahren bei Kindern vom 6.–12. Lebensjahr nur bei vitaler Indikation
Dihydrocodein	–	Kinder generell
Dimenhydrinat	Früh- und Neugeborene	Kinder <6 J
Dimenhydrinat (Kaugummi)	Früh- und Neugeborene	–
Domperidon	Kinder <1 J	Zur Anwendung bei Kindern nicht geeignet
Fentanyl (i.v.-Lösung)	–	Kinder <1 J
Fentanyl (Pflaster)	–	Kinder ≤2 J
Flumazenil	–	Kinder <15 J wegen mangelnder Erfahrung
Haloperidol	Kinder <3 J	–
Hydromorphon	–	Kinder <1 J
Ibuprofen (Saft)		Säuglinge <3 Monate
Indometacin	Kinder <2 J	–
Lorazepam	Kinder und Jugendliche	–
Macrogol 3350	Für Kinder nicht empfohlen	–
Metamizol	Säuglinge <3 Monate oder <5 kg	–
Metoclopramid	Neugeborene, Säuglinge und Kinder <2 J	Kinder <14 J
Midozolam	Früh- und Neugeborne (Injektionslsg.) Kinder und Jugendliche (Ausnahme Prämedikation vor chirurgischen Eingriffen, Status epilepticus)	Kinder und Jugendliche (Ausnahme Prämedikation vor chirurgischen Eingriffen, Krampfanfälle, Krampfanfälle, Status epilepticus)
Morphin	–	Kinder <1 J
Na-Picosulfat	–	Kinder <4 J
Naproxen	Kinder <14 J (500 mg) Kinder und Jugendliche (= 500 mg) Kinder < 11 J (magensaftresistente Tabletten 250 mg)	Kinder <1 J (Saft)
Ondansetron	Kinder <4 J	–
Pamidronsäure	Kinder (keine klinische Erfahrung)	–

Tab. 3: Fortsetzung.

Arzneimittelname	Gegenanzeigen	Anwendungsbeschränkung
Paracetamol/ Codeinphosphat	–	Kinder <1 J Gefahr der Atemdepression
Pethidin	–	Kinder < 1 J
Piritramid	–	Kinder < 1 J
Promethazin	Kinder <1 J	–
Propofol	Kinder <3 J zur Narkose (mangelnde Erfahrung) sowie Kinder allgemein zur Sedierung	–
Ranitidin	–	Kinder <10 J sollten von der Therapie ausgeschlossen werden, so lange keine ausreichenden Erfahrungen vorliegen
Tramadol	–	Kinder <1 J

mechanismus von Paracetamol nicht bekannt, doch lassen jüngste Untersuchungen vermuten, dass es seine Wirkung über die Hemmung der Cyclooxygenase Isoform 3 (eine vorwiegend im ZNS exprimierte Unterform der Isoform Cox-1) entfaltet. Zusätzlich wird eine Störung der enzymatischen NO-Synthese diskutiert. Da die peripheren Cyclooxygenasen von Paracetamol nur wenig beeinflusst werden, fehlen antiinflammatorische Effekte und die meisten der für die Gruppe der nichtsteroidalen Antirheumatika typischen Nebenwirkungen. Allerdings hemmt Paracetamol – trotz anfänglich gegenteiliger Annahmen – auch bereits in therapeutischen Konzentrationen vorübergehend die Cox-1-abhängige Synthese von Thromboxan-A2, was zu einer vorübergehenden Störung der Plättchenaggregation führt. Die wichtigsten pharmakokinetischen und pharmakodynamischen Parameter von Paracetamol sind in Tabelle 5 zusammengestellt. Üblicherweise sollte Paracetamol oral mit 10–15 mg/kg KG und Einzeldosis, rektal mit 20–25 mg/kg KG und Einzeldosis verabreicht werden. In der anästhesiologischen Literatur werden Dosisempfehlungen für die rektale perioperative Paracetamolgabe von bis zu 70 mg/kg als Startdosis und 50 mg/kg als Erhaltungsdosis mit einem Dosisintervall von 8 Stunden angegeben. Diese hohen Dosen dürfen nur unter engmaschigen Kontrollen und keinesfalls an Neugeborene, Säuglingen und Kindern mit eingeschränktem Allgemeinzustand verabreicht werden. Für den Alltag bewährt hat sich die Orientierung an maximalen Tagesdosen von 100 mg/kg KG/ 24 Std. am ersten Tag bis zu 60 mg/kg KG an den Tagen zwei bis vier bewährt.

Paracetamol wird nach Gabe therapeutischer Dosierungen zum größten Teil mit Sulfaten oder Glukuronsäure konjugiert, wobei die Sulfatierung der bis zum zwölften Lebensjahr dominierende Stoffwechselschritt ist. Bei Einnahme toxischer Dosen sind die Glukuronidierungs- und Sulfatierungsprozesse rasch gesättigt. Paracetamol wird dann CYP450-abhängig zu n-Acetyl-Benzochinon biotransformiert, anschließend mit Glutathion konjugiert und schließlich als ungiftiger Metabolit ausgeschieden. Steht in der Leber nicht genügend Glutathion für die Konjugationsreaktion zur Verfügung, bindet Benzochinon an Leberproteine und bedingt die für das Präparat bekannten Leberzellschäden. Durch die wiederholte Einnahme von Paracetamol, aber auch durch Fehlernährung im Rahmen einer beeinträchtigenden Allgemeinerkran-

645

Tab. 4: Analgetika der WHO-Stufe I.

Medikament	Dosis (mg/kg)	Dosierungs- intervall (h)	Applikations- weg	Darreichungs- form	Stärke
Ibuprofen [1]	5–10	6–8	p.o./Supp.	Tabletten Suppositorien Saft	200, 400, 600 mg 600 mg 1 ml = 20 mg
Indometacin	1	8	p.o./Supp.	(Brause-)Tablette Saft Suppositorien	25, 50 mg 1 ml = 5 mg 50, 100 mg
Metamizol	15	4–6	p.o./i.v./Supp.	Tabletten Saft Suppositorien Lösung Injektionslösung	500 mg 1 ml = 50 mg 300, 1000 mg 1 Tr. = 25 mg 1 ml = 500 mg
Naproxen	7	12	p.o./Supp.	Tabletten Saft Suppositorien	250, 500, 1000 mg 1 ml = 50 mg 500 mg
Paracetamol	15 [2]	4	p.o.	Tabletten Saft	500 mg 1 ml = 40 mg
	40 [2]	6	Supp.	Suppositorien	125, 250, 500, 1000 mg

[1] Ibuprofen ist von allen NSAR mit dem geringsten Risiko gastrointestinaler Nebenwirkungen behaftet (Southall 1997).
[2] Maximale Tagesdosis 100 mg/kg/d bei Kindern >2 Jahren und 60 mg/kg/d bei Kindern <2 Jahren. Maximale Tagesdosis nicht länger als 72 Stunden verabreichen.

kung oder einer toxischen Chemotherapie, durch die Gabe antineoplastischer Medikamente an sich bzw. auch durch die gleichzeitige Gabe von CYP450-Induktoren (wie z. B. Carbamazepin oder Phenytoin) können die genannten Stoffwechselkapazitäten der Leber erheblich eingeschränkt werden, was zu einer vermehrten Bildung toxischer Metabolite führt. Zusätzlich sind mehrere Polymorphismen der CYP450-Expression bekannt (z. B. CYP2E1), die davon betroffene Kinder hinsichtlich ihrer Verträglichkeit bzgl. potenziell hepatotoxischer Medikamente vulnerabler machen. Erhebliche und nicht selten auch letale Leberschäden sind mittlerweile auch bei Dosen unter 100 mg/kg KG/d und einer Therapiedauer von zwei bis vier Tagen beobachtet worden, so dass auch die genannten an sonst gesunden Patienten ermittelten Dosierungsempfehlungen keinesfalls kritiklos auf andere Patientengruppen übertragen werden dürfen. Die toxische Tagesdosis bei wiederholten Einzelgaben beträgt jenseits der Säuglingsperiode ca. 150 mg/kg KG/d. Ab einer oralen Einzeldosis von 100 mg/kg KG sollte eine primäre Giftentfernung erfolgen. Liegen zusätzliche Risikofaktoren vor (z. B. Patienten im Neugeborenenalter, Co-Medikation mit Carbamazepin oder anderen Enzyminduktoren, etc.) müssen diese Schwellen zusätzlich nach unten korrigiert werden. Kann Paracetamol im Serum verlässlich und schnell bestimmt werden, sollte die Rescue-Therapie mit Acetylcystein in Abhängigkeit von der gemessenen Paracetamolkonzentration im Plasma (siehe Tabelle 5), ansonsten nach Risikoabschätzung in Zusammenarbeit mit einer kompetenten Vergiftungsberatungsstelle durchgeführt werden. Extrem selten kommt es unter Paracetamolgabe zu kutanen Überempfindlichkeitsreaktionen und zur Störung der Blutbildung (Panzytopenie).

Azetylsalizylsäure (ASS)

Die Azetylsalizylsäure spielt für die Schmerztherapie bei Kindern keine nennenswerte Rolle. Seit der Aufklärung des kausalen Zusammenhangs zwischen einer analgetischen/antipyretischen Behandlung mit ASS und der Entwicklung eines sog. Reye-Syndroms wird vor ASS zur Behandlung fieberhafter Infektionen im Kindesalter international gewarnt. Diese Aufklärungskampagne hat zu einem signifikanten Rückgang der Häufigkeit des Reye-Syndroms geführt und ASS in eine nur selten sinnvolle Nischenposition gedrängt (z. B. zur Behandlung des Kawasaki-Syndroms). Für alle anderen vormaligen Indikationen der ASS (z.B. Migräne, Rheuma, etc.) gibt es heute vergleichbar wirksame, jedoch sehr viel besser verträgliche Wirkstoffe.

Ibuprofen, Indometacin und Naproxen

Die nichtsteroidalen Antirheumatika (NSAR) bzw. „non-steroidal antiinflammatory drugs" (NSAIDs) Ibuprofen, Indometacin, Naproxen und Diclofenac werden heute vorwiegend bei Knochenschmerzen, Kopfschmerzen sowie zur Behandlung postoperativer und entzündlich-bedingter Schmerzen eingesetzt. In der Kinderonkologie und Kinderhämatologie werden sie wegen ihrer negativen Beeinflussung des Cox-1-abhängigen Thromboxan-A2 Stoffwechsels und der konsekutiven Hemmung der Bluplättchenaggregation, in der Neugeborenenphase wegen ihrer Interaktion mit dem peripheren Prostaglandinstoffwechsel nur in Ausnahmesituationen verwendet. NSAR sollen bei Kindern nicht über längere Zeit mit Paracetamol kombiniert werden, da es zahlreiche Hinweise darauf gibt, dass durch die Kombinationsbehandlung Nierenpapillennekrosen sehr viel häufiger auftreten als in der Monotherapie. Ibuprofen scheint bei Kindern nach dem derzeitigen Kenntnisstand von allen nichtsteroidalen Antirheumatika das mit dem geringsten Risiko gastrointestinaler Nebenwirkungen behaftet zu sein und wird – auch wegen seiner Zulassung zur Behandlung von Kindern ab dem dritten Lebensmonat – heute bevorzugt verordnet. Indometacin, Naproxen und Diclofenac verfügen über eine stärkere antiphlogistische Potenz als Ibuprofen, wei-

Tab. 5: Wichtige pharmakodynamische und -kinetische Daten von Paracetamol.

Parameter	Literaturangaben	Quelle
Bioverfügbarkeit nach rektaler Gabe	20–40 % geringer als nach oraler Gabe	*Seideman* et al. 1980
Zeit bis zum Erreichen des Konzentratiosmaximums (Plasma) 1. rektale Gabe – bei Neonaten/Säuglingen – bei Kleinkindern 2. orale Gabe	70 Minuten 120 Minuten 60 Minuten	*Hopkins* et al. 1990
Eleminiationshalbwertzeit – Neonaten – Säuglinge – Kleinkinder	3,5 h 1,5 h 2,5 h	*Hopkins* et al. 1990
Konzentrationsmaximum im Plasma nach Gabe von – 15 mg/kg rektal/oral – 30 mg/kg rektal	6–11 µg/ml 8–23 µg/ml	*Birmingham* et al. 1997
Plasmakonzentration für – Antipyrese – Analgesie postoperativ	10–20 µg/ml ab 25 µg/ml	*Rumack* et al. 1978 *Anderson* et al. 1996
Rescuetherapie mit Acetylcystein einleiten, wenn – 4 h Konzentrationsmaximum – 12 h Konzentrationsmaximum – Konzentrationsmaximum nicht bestimmbar	> 100 µg/ml bei Risikopatienten > 150 µg/ml bei Normalpatienten > 30 µg/ml bzw. > 20 µg/ml (Risiko-at.) ab 125 mg/kg PCM Einmaldosis	*Mühlendahl* et al. 1996

sen jedoch ein deutlich schlechteres Nebenwirkungsprofil sowie nur eine eingeschränkte Zulassung für das Kindes- und Jugendalter auf. Grundsätzlich müssen bei der Verwendung von NSAR's bei bekannter Nieren- und/oder Leberfunktionseinschränkung Dosisanpassungen vorgenommen werden. Arzneimittelinteraktionen sind mit Digoxin und Methotrexat beschrieben, wobei es zu einer kritischen Erhöhung der Serumkonzentration beider Medikamente kommen kann. Als Hauptnebenwirkung werden durch NSAR's – insbesondere in der Langzeitanwendung – gastrointestinale Schleimhautschäden wie Erosionen, Ulzerationen, Blutungen und Perforationen verursacht. Zusätzlich besteht bei längerer Anwendung die Gefahr der Nephrotoxizität bis hin zum analgetikainduzierten Nierenversagen. In seltenen Fällen kann es zur Störung der Blutbildung bis hin zur Agranulozytose kommen.

Metamizol

Metamizol ist unverändert – gerade in den pädiatrischen Intensivstationen – eines der beliebtesten Nichtopioidanalgetika. Nach oraler Gabe tritt die Wirkung von Metamizol nach etwa 30 Minuten ein. Die bei oraler und intravenöser Gabe zu verabreichende Dosis entspricht einander, da der Wirkstoff nach oraler Gabe eine Bioverfügbarkeit von 99 % erreicht. Die Wirkungdauer ist mit drei bis vier Stunden eher kurz, weshalb für eine 24-Stunden anhaltende Schmerzlinderung entweder wiederholte Einzelgaben alle vier, sechs oder acht Stunden oder aber eine kontinuierliche Dauerinfusion notwendig ist. Eine vielfach diskutierte Nebenwirkung ist die durch Metamizol induzierte Agranulozytose, mit der bei etwa einer Million Anwendungen über eine Woche bei einem Patienten gerechnet werden muss. Erwachsene jenseits des 60. Lebensjahres sind bevorzugt betroffen, bei Kindern jünger als zwölf Jahre wurde dies bisher nicht beobachtet/berichtet. Weitere im klinischen Alltag zu beachtende Arzneimittelnebenwirkungen unter Metamizol sind Überempfindlichkeitsreaktionen und Allergien. Diese können in Extremfällen zum Kreislaufschock führen, weshalb – insbesondere bei hohem Fieber – eine rasche i.v.-Injektion zu vermeiden ist und in vielen Kliniken absolut kontraindiziert ist. Für die intravenöse Anwendung empfiehlt es sich, Metamizol als Kurzinfusion über 15–30 Minuten zu verabreichen. Metamizol darf bei Patienten mit einer bekannten Allergie gegen Pyrazolone und bei instabilen Kreislaufverhältnissen nicht angewandt werden. Traditionell wird Metamizol bei Früh- und Neugeborenen nicht eingesetzt, da diese in akuten Krankheitsphasen meist kreislaufinstabil/-labil sind. Vorsicht ist geboten bei der Gabe von Metamizol an Patienten mit Asthma bzw. einer positiven Anamnese hinsichtlich allergischer Reaktionen. Arzneimittelinteraktionen sind bei gleichzeitiger Gabe mit Cyclosporinen beschrieben, wobei typischerweise mit einer Abnahme der Cyclosporinkonzentration im Blut gerechnet werden muss.

38.5.2.3 WHO-Stufe 2: Schwach wirksame Opioide (± Nicht-Opioidanalgetika, ± Adjuvanzien)

Auf der WHO-Stufe 2 (siehe Tabelle 6) werden schwach wirksame Opioide in die Schmerztherapie eingeführt. Unter den derartig charakterisierten Präparaten ist Tramadol das in der Pädiatrie am weitesten verbreitete. Es wird insbesondere postoperativ gerne eingesetzt, wobei die zu erzielende analgetische Wirkung nicht immer die Inkaufnahme der zum Teil erheblichen gastrointestinalen Nebenwirkungen rechtfertigen sollte. Prinzipiell sollte jede Tramadolbehandlung bei fehlender Kontraindikation mit einem geeigneten Nicht-Opioidanalgetikum kombiniert werden. Wegen seiner geringen atemdepressiven Wirkung wird Tramadol gern im frühen Säuglingsalter eingesetzt, wobei das sonst unter Tramadol häufiger zu beobachtende Symptom Erbrechen bei Säuglingen und Kleinkindern seltener aufzutreten scheint als bei älteren Kindern, Jugendlichen und Erwachsenen. Leichtere Formen einer Mukositis oder mäßige postoperative Schmerzen (z. B. nach Anlage eines Broviac-Katheters bzw. nach diagnostischer Probeentnahme) sind weitere mögliche Einsatzgebiete. Die zeitliche Schmerzentwicklung spielt bei der Wahl des zu verwendenden Opioids eine entscheidende Rolle: Sind die Schmerzen mittelstark ohne Progredienz, kommt in aller Regel ein Opioid der WHO-Stufe 2 zum Einsatz; ist hingegen eine rasche Progredienz zu starken Schmerzen abzusehen, wird man schon initial ein Opioid der WHO-Stufe 3 wählen, um hohe Dosen eines schwach wirksamen Opioids sowie einen Präparatewechsel zu vermeiden.

Tramadol

Tramadol wirkt an Opioidrezeptoren als reiner Agonist, besitzt jedoch nur eine geringe Rezeptoraffinität. Zusätzlich steigert

Tab. 6: Einige Analgetika der WHO-Stufe II.

Medikament	Startdosis (mg/kg KG)	Dosierungsintervall (h)	Applikationsweg	Darreichungsform	Stärke	Bemerkungen
Tramadol unretardiert	0,5–1,5	2–4	p.o./i.v.	Tabletten Kapseln Tropfen Suppositorium Injektionslösung	50 mg 50 mg 1 Tr. = 2,5 mg 100 mg 1 ml = 50mg	100 mg Tramadol auf 40 ml Gesamtvolumen, daraus folgt 1 ml/10 kg KG/h entsprechen 0,25 mg/kg/h
	0,25 mg/kg/h	DTI	i.v.			
Tramadol retardiert	1–2	8–12	p.o.	Retardtabletten	100, 150, 250 mg	Auf dem deutschen Arzneimittelmarkt gibt es teilbare und nichtteilbare Retardtabletten
Dihydrocodein	1–2	8–12	p.o.	Retardtabletten	60, 90, 120 mg	Gleichzeitige Gabe von Cimetidin kann zur Erhöhung des Plasmaspiegels von Codein führen. Keine Steigerung über 4 mg/kg/d, da Zunahme der Nebenwirkungen ohne Zunahme der Wirkung
Paracetamol (P) plus Codeinphosphat (CC)	Siehe Paracetamol Tabelle 4	8–12	p.o./Supp.	Tabletten Saft (5 ml) Supp. KK Supp. SK Supp. ER	P 500 mg/C 20 mg P 200 mg/C 5 mg P 250 mg/C 5 mg P 500 mg/C 10 mg P 1000 mg/C 20 mg	Cave. Es existieren auch forte-Kombinationen mit höherem C-Anteil. Kombination gut geeignet bei leichter Stomatitis aphthosa

Tramadol die Sekretion von Serotonin und blockiert die Wiederaufnahme von Noradrenalin (beides Mechanismen die zur analgetischen Wirkung von Tramadol beitragen). 10–15 mg Tramadol intravenös erwiesen sich in klinischen Studien äquiapotent zu 1 mg Morphin intravenös. Da die Bioverfügbarkeit nach mehrmaligen rektalen oder oralen Gaben zwischen 90–98 % liegt, entsprechen sich intravenöse und orale Dosis bei längerer Anwendung. Die Wirkdauer von nicht retardiertern Tramadol beträgt zwei bis vier Stunden, die von retardierten Präparaten acht bis zwölf Stunden. Auch bei Tramadol treten die von anderen Opioiden bekannten Nebenwirkungen auf, allerdings kommt es insgesamt unter Tramadol doch seltener zu Obstipation und Atemdepression als unter anderen Opioiden.

38.5.2.4 WHO-Stufe 3: Stark wirksame Opioide (± Nicht-Opioidanalgetika, ± Adjuvanzien)

Starke Opioide werden in der Neugeborenenperiode fast ausschließlich bei beatmeten Kindern, jenseits der Neugeborenenphase auch postoperativ, bei schmerzhaften Eingriffen, nach Traumen inkl. Verbrennungen sowie in der Tumorschmerztherapie eingesetzt. In Tabelle 7 sind Dosierungsempfehlungen für Kinder ab dem sechsten Lebensmonat zusammengestellt. Eine pulsoximetrische Überwachung ist in der Einstellungsphase bei jüngeren Kindern (unter sechs Monaten) unverzichtbar, bei älteren empfehlenswert. Bei allen Kindern ist eine regelmäßige Kontrolle von Schmerzstärke und Sedierungstiefe notwendig, und die Befunde sollten in der Krankenakte entsprechend dokumentiert werden. In der Pädiatrie häufig verwandte reine μ-Agonisten sind Pethidin (100 mg intravenös äquianalgetisch zu 10 mg Morphin intravenös), Piritramid (15 mg intravenös äquianalgetisch zu 10 mg Morphin intravenös), Hydromorphon (3 mg intravenös äquianalgetisch zu 10 mg Morphin), Fentanyl und Morphin.

Morphin

Die meisten Erfahrungen in der Pädiatrie bestehen mit Morphin. Morphin ist ein reiner Opioidagonist. Nach oraler Gabe ist die Absorption sehr variabel und die Bioverfügbarkeit schwankt um 30 %. Wechselt man von der oralen zur intravenösen Applikation, sollte mit einem Drittel der per os verabreichten Dosis begonnen werden, um einerseits einen äquianalgetischen Effekt zu erreichen und um Nebenwirkungen zu vermeiden. Die Halbwertszeit von nicht retardiertem Morphin ist altersabhängig: Bei Frühgeborenen beträgt sie im Mittel $9 \pm 3{,}4$ Stunden, bei reifen Neugeborenen $6{,}5 \pm 2{,}8$ Stunden und ab dem elften Lebenstag $2{,}2 \pm 1{,}8$ Stunden. Die pharmakokinetischen Parameter sind zudem abhängig vom Allgemeinzustand des Kindes und den Begleitumständen der Behandlung – z.B. von der Art der durchgeführten Operation. Da Morphin weniger lipophil ist als beispielsweise Piritramid oder Pethidin, setzt nach intravenöser Applikation die Wirkung frühestens nach fünf Minuten ein, das Wirkungsmaximum wird nach ca. 20 Minuten erreicht. Die Wirkdauer von nicht retardiertem intravenös verabreichtem Morphin beträgt jenseits der Neugeborenenperiode drei bsi fünf Stunden, die von oral retardierten Präparaten acht bis zwölf Stunden. Bei Verwendung retardierter Morphinpräparate tritt die Wirkung mit einer Latenz von 30–60 Minuten deutlich verzögert ein. Bei immunsupprimierten Kindern ist zu beachten, dass die rektale Applikation von Morphin ein Infektionsrisiko mit sich bringt, zudem schwankt die Bioverfügbarkeit nach rektaler Gabe wesentlich stärker als nach oraler Gabe (zwischen 30 und 88 %). Arzneimittelinteraktionen bestehen bei der Kombination mit Cimetidin, wobei Cimetidin zur erhöhten Konzentration von Morphin und anderen WHO-3-Opioiden im Plasma führt.

Hydromorphon

Bei drohenden oder manifesten Unverträglichkeitsreaktionen unter einer Morphin-

Tab. 7: Startdosen für Analgetika der WHO-Stufe III.

Medikament	Startdosen (mg/kg)	Dosierungs-intervall	Applikations-weg	Darreichungs-form	Stärke	Bemerkungen
Hydromorphon	0,015 (Höchste Start-Einzeldosis 1 mg)	3–4 h	i.v.	Injektionslösung	Ampullen à 2 mg	Hydromorphon oder andere starke Opioide kommen insbesondere dann zum Einsatz, wenn die Nebenwirkungen von Morphin im Verlaufe der Therapie zunehmen und nicht ausreichend therapierbar sind. U. U. treten dann unter Hydromorphon weniger Nebenwirkungen bei gleich guter Wirkung auf. DTI immer mit Bolusgabe beginnen
	0,005 (pro Stunde)	–	DTI			
Morphin Unretardiert	0,2 – 0,3	4 h	p.o.	Tabletten Tropfen 0,1–4 % Suppositorium	10, 20 mg 1 ml = 1–40 mg 10, 20, 30 mg	
	0,05 – 0,1	4 h	i.v.	Injektionslösung	Ampullen à 10, 20, 100, 200 mg	Bei Schmerzdurchbrüchen: Bolus verabreichen (100 % der stündlichen Dosis) und kontinuierliche Infusionsmenge erhöhen. Langsam ausschleichen: Bei einer Anwendungsdauer <5 Tagen über 3–4 Tage, bei längerer Anwendung Dosis anfangs um 20–40 %/24h später um 10–20 %/24h reduzieren. Entwöhnung kann bis zu zwei Wochen in Anspruch nehmen
	0,04 (pro Stunde)		DTI			
Morphin Retardiert	0,5	(8–) 12 h	p.o.	Retardtabletten Beutel	10, 30, 60, 100, 200 mg 20, 30, 60, 100, 200 mg	Wenn die Morphintherapiedauer eine Woche erreicht, sollte die Morphintherapie nicht abrupt beendet, sondern langsam ausgeschlichen werden, um Entzugssymptomen vorzubeugen

Tab. 7: Fortsetzung.

Medikament	Startdosen (mg/kg)	Dosierungs-intervall	Applikations-weg	Darreichungs-form	Stärke	Bemerkungen
Oxycodon Retardiert	0,1–0,2	8–12 Std.	p.o.	Retardtabletten	10, 20, 40 mg	Nach Studien an Erwachsenen scheinen Halluzinationen weniger häufig aufzutreten als unter Therapie mit Morphin
Pethidin	1,5–2 / 1	2–4 Std. / 2–4 Std.	p.o. / i.v.	Tropfen / Injektionslösung	1 Tr. = 2 mg / 1 ml = 50 mg	Nor-Pethidin kann kumulieren und zu zerebralen Krampfanfällen führen. Hohe Dosen wirken kardiodepressiv. Nur kurzzeitig oder für schmerzhafte Eingriffe anwenden.
Piritramid	0,05–0,1	6 Std.	i.v.	Injektionslösung	1 ml = 7,5 mg	
Buprenorphin	0,003–0,006 max. 0,009	6–8 Std.	i.v./sublingual	Sublingualtabletten / Sublingualstab. Forte / Injektionslösung	0,2 mg / 0,4 mg / 1 Amp. 0,3 mg	Partieller Agonist. Cave. Ceiling-Effekt! Nicht mit anderen Opioiden kombinieren. Sublingualtabletten ab ca. 35 kg Körpergewicht einsetzbar.
Fentanyl	2,1 mg/ Pflaster*	3 Tage	transdermal	Pflaster	2,1 mg ≙ 12,5 µ/Std. Wirkstofffreisetzung	Hochpotenter µ-Rezeptoragonist; durch die transdermale Applikation ist mit einem verzögerten Wirkungseintritt und nach Pflasterentfernung mit noch längere Zeit anhaltenden Wirkungen/Nebenwirkungen zu rechnen!

* Nur bei Patienten, die zuvor mit mindestens 30 mg oralem Morphinäquivalent behandelt worden sind.

behandlung kann im stationären Rahmen Hydromorphon eine bedenkenswerte Alternative für die Schmerzbehandlung sein. Dosisangaben hierzu finden sich ebenfalls in Tabelle 7. Treten unter einer Morphinbehandlung nicht tolerable bzw. nicht therapierbare Nebenwirkungen auf, die auch noch jenseits der ersten 14 Behandlungstage keine Rückbildungstendenz zeigen, so kann ein Wechsel zu Hydromorphon empfehlenswert sein. Hydromorphon ist ein halbsynthetischer μ-Rezeptoragonist. Die äquianalgetische intravenöse Dosis zu 10 mg Morphin beträgt 1,5–3 mg Hydromorphon. Seit kurzem steht nun auch eine orale Applikationsform des retardierten Hydromorphon zur Verfügung die zumindest für Kinder ab 50 kg eine echte Alternative zu einer Morphinbehandlung darstellt (orale Dosis 0,08 mg/kg KG alle zwölf Stunden, die kleinste Tablette enthält 4 mg und ist somit als Startdosis ab 50 kg Körpergewicht geeignet).

Piritramid

Piritramid – ein vollsynthetischer μ-Rezeptoragonist – und Morphin werden gleichsam austauschbar als starke intravenöse b-Opioide zur Schmerzbehandlung von Kindern eingesetzt. Piritramid ist lipophiler als Morphin, und seine schmerzlindernde Wirkung tritt nach intravenöser Gabe deutlich schneller ein als die von Morphin. Problematisch ist, dass sich Piritramid mit keinen anderen Pharmaka oder Infusionslösungen mischen lässt, was die Praktikabilität im Alltag deutlich einschränkt.

Pethidin

Pethidin – ebenfalls ein vollsynthetischer μ-Agonist – zeichnet sich durch seine hohe Lipophilie und einen raschen Wirkungseintritt aus. Pethidin wird hepatisch in Pethidinsäure und Nor-Pethidin metabolisiert. Seine Halbwertszeit ist altersabhängig lang und liegt bei Früh- und Neugeborenen zwischen 10–23 Stunden. Sie verkürzt sich zwar mit zunehmendem Alter, doch beträgt sie bei zwei Monate alten Säuglingen immer

noch acht Stunden. Bei Kindern unterscheiden sich die Halbwertszeiten von Pethidin und Morphin nur unwesentlich. Eine längere Anwendung von Pethidin bei Kindern ist auch jenseits der Neugeborenen- und Säuglingsperiode nicht zu empfehlen, da der partiell neurotoxische Hauptmetabolit Nor-Pethidin zur Akkumulation im ZNS neigt und die Gefahr zerebraler Krampfanfälle besteht. Die Halbwertszeit von Nor-Pethidin liegt bei Neonaten zwischen 30–85 Stunden. Hohe Dosen von Pethidin wirken kardiodepressiv. Wird Pethidin zusammen mit MAO-Hemmern eingesetzt, kann es zu lebensgefährlichen Komplikationen wie Hyperpyrexie, arterieller Hypo- oder Hypertonie, Delirium und zerebralen Krampfanfällen kommen.

Oxycodon

Oxycodon ist ein halbsynthetischer μ-Rezeptoragonist, der in Deutschland ausschließlich in retardierter Form für die orale Behandlung erhältlich ist und unter Berücksichtigung der verfügbaren Daten nochmals besser vertragen wird als Morphin oder Hydromorphon. Die Erfahrungen mit Oxycodon bei Kindern und Jugendlichen sind nur begrenzt.

Buprenorphin

Buprenorphin – ein partieller μ-Agonist – kann sublingual und intravenös appliziert werden. Die Opioidrezeptorbindung ist sehr stark, wodurch sich die lange Dauer der Wirkung von Buprenorphin sowie seine Nebenwirkungen erklären lassen. Die Nebenwirkungen sind durch den Morphinantagonisten Naloxon wegen der starken Bindung von Buprenorphin an die Opioidrezeptoren nicht reversibel. Im Gegensatz zu anderen stark wirksamen Opioidanalgetika lässt sich durch Buprenorphin auch bei weiteren Dosissteigerungen über das empfohlene obere Dosislimit hinaus keine befriedigende Wirkungsvermehrung mehr erreichen (sog. „ceiling effect"). Die Halbwertszeit beträgt bei Kindern $1 \pm 0,2$ Stunden, bei Erwachsenen $3,1 \pm 0,6$ Stunden.

Nach oraler Gabe unterliegt Buprenorphin einem ausgeprägten First-pass-Effekt, weswegen es bevorzugt sublingual (und unter Inkaufnahme stark schwankender Bioverfügbarkeitswerte zwischen 16–94 %) verabreicht wird. Wissenschaftliche Aussagen über die atemdepressive Wirkung von Buphrenorphin im Vergleich zu Morphin beschränken sich auf Kinder zwischen dem fünften und achten Lebensjahr. Diese wiesen nach intravenöser Gabe von Buprenorphin eine im Vergleich zu Morphin stärkere Atemdepression auf. Buprenorphin kommt bei mittelstarken Schmerzen ohne Progredienz dann zum Einsatz, wenn eine Obstipation verhindert werden soll – obwohl eine im Vergleich zu Morphin geringere obstipierende Wirkung bislang nicht bewiesen ist.

Neue Applikationsformen
In der ambulanten Schmerztherapie von Kindern mit starken und stärksten Schmerzen werden heute nahezu ausschließlich Retardzubereitungen starker Opioide eingesetzt. Obwohl diese Retardtabletten nur ein- bis dreimal pro Tag eingenommen werden müssen, können aus entwicklungsphysiologischen, psychologischen oder galenischen Gründen Complianceprobleme auftreten. Diesen kann durch den Einsatz alternativer Retardzubereitungen begegnet werden:

Morphin-Retardgranulat
Morphin-Retardgranulat kann in Wasser aufgelöst werden, schmeckt gut (nach Himbeeren), kann problemlos über Magen- oder PEG/PEJ-Sonden verabreicht werden und ist auch für die Anwendung bei Säuglingen gut dosierbar.

Fentanyl-Pflaster
Fentanyl kann seit einiger Zeit auch transdermal appliziert werden und ist seit Kurzem auch in der 12,5-mg-Form für den Einsatz bei Kindern ab 2 Jahren zugelassen. Als Umrechnungsfaktor gilt in der Schmerztherapie bei Erwachsenen: Milligramm Morphin oral/d zu Milligramm Fentanyl transdermal/d = 100 zu 1. Die Einstellung auf transdermales Fentanyl sollte bei Kindern in jedem Fall nur von einem erfahrenen pädiatrischen Schmerztherapeuten vorgenommen werden. Grundsätzlich sollte die transdermale Anwendung von Fentanyl (und anderen verfügbaren Opioiden) auch im Kindesalter nicht bei opioidnaiven Patienten erfolgen! Es wird empfohlen, das für die Pädiatrie geeignete Fentanyl-Pflaster (Inhalt 2,1 mg Fentanyl; 12,5 µ/Std. Wirkstofffreisetzung) nur Patienten zu verordnen, die zuvor mit mindestens 30 mg oralem Morphinäquivalent pro Tag behandelt worden sind. Todesfälle nach fehlerhafter, unkritischer Verabreichung von Fentanyl-Pflastern sind beschrieben. Beachtet werden muss auch die lange Wirkdauer von 48–72 Stunden, der verzögerte Wirkungsbeginn (nach ca. zwölf Stunden) und der langsame Abfall der Fentanyl-Blutkonzentration nach Pflasterentfernung.

38.5.2.5 Nebenwirkungen einer Opioidtherapie
Bei Kindern finden sich ebenso wie bei Erwachsenen als häufige Opioidnebenwirkungen Obstipation, Übelkeit, Juckreiz, Harnverhalt und Atemdepression. Die initial von vielen Patienten beklagte Müdigkeit bessert sich im Allgemeinen im Laufe der Behandlung. Insbesondere bei/nach intravenöser Applikation werden arterielle Hypotonie, Urtikaria und bei allergisch prädisponierten Patienten Asthmaanfälle beobachtet. Ein großer Teil der Nebenwirkungen starker Opioide kann und muss (!) bereits prophylaktisch behandelt werden (siehe Tabelle 8).

Obstipation
Die Obstipationsinzidenz bei der Verwendung von stark wirksamen Opioiden beträgt auch im Kindesalter nahezu 100 %. Den Ergebnissen einer Umfrage innerhalb der deutschen kinderonkologischen Zentren zur Folge ist die Obstipation in der

Lebensendphase bei 50 % der Kinder ein schwerwiegendes Problem, welches durch den Umstand der kindlichen Laxanzienverweigerung noch zusätzlich Probleme bereitet. Frühzeitig müssen deshalb prophylaktische Maßnahmen zur Vermeidung/Minimierung einer opioidinduzierten Obstipation besprochen und in die Therapie integriert werden. Die für die auszusprechenden Therapieempfehlungen nutzbare Evidenz ist – wie in der Pädiatrie üblich – nur sehr gering (siehe Tabelle 8). Ob Macrogol bei täglicher Gabe nebenwirkungsarm zur Obstipationsprophylaxe eingesetzt werden kann, ist derzeit noch unentschieden. Bei Erwachsenen mit chronischer Obstipation scheint Macrogol nicht nur besser wirksam sondern auch besser verträglich zu sein als Lactulose, bei Kindern fehlen entsprechende Studien bislang.

Übelkeit und Erbrechen
Mit zunehmendem Alter scheinen Kinder häufiger und intensiver auf Opioide mit Übelkeit und Erbrechen zu reagieren. Insbesondere bei Kindern ab dem zwölften Lebensjahr ist deshalb der prophylaktische Einsatz von Antiemetika gerechtfertigt (die Dosierungen der gebräuchlichsten Antiemetika sind in Tabelle 8 zusammengestellt). Wird die emetische Wirkung von Opioiden durch Hirndruck noch zusätzlich verstärkt, kann supportiv Dexamethason eingesetzt werden. Bei ausgeprägtem Erbrechen kann die antiemetische Therapie noch durch Neuroleptika ergänzt werden, die eine hohe antiemetische Wirksamkeit aufweisen. 5-HT$_3$-Antagonisten werden in der Kinderonkologie bei zytostatikabedingtem Erbrechen regelmäßig verabreicht und spielen auch bei Prophylaxe und Behandlung der opioidinduzierten gastrointestinalen Begleiterscheinungen eine große Rolle. So wurde z. B. Ondansetron erfolgreich intravenös zur Prophylaxe postoperativen Erbrechens bei Kindern ab dem ersten Lebensjahr in einer (Einzel) Dosis von 0,05–0,1 mg/kg KG (bei einer Höchstdosis von 4 mg pro Einzeldosis) eingesetzt.

Juckreiz
Etwa 25 % der über zwölfjährigen Patienten klagen unter einer Therapie mit oral retardiertem Morphin über Juckreiz. Wenn eine Dosisreduktion zur Linderung dieser Beschwerden nicht möglich ist, kann ein Therapieversuch mit Clemastin (siehe Tabelle 8) erfolgen – wohl wissend, dass der Juckreiz unter einer Opioidtherapie nur zum Teil durch eine periphere Histaminausschüttung bedingt wird und zentrale Wirkmechanismen wahrscheinlich die pathophysiologisch entscheidende Rolle spielen. Bei anhaltend starkem Juckreiz ist ggf. auch ein Opioidwechsel zu erwägen. Bei Erwachsenen mit postoperativen Schmerzen ließ sich durch den Einsatz von extrem niedrig dosiertem Naloxon (0,00025–0,0005 mg/kg/Std. intravenös als Dauertropfinfusion) eine signifikante Linderung der opioidbedingtem Nebenwirkungen Juckreiz (aber auch Übelkeit und Erbrechen) erzielen, wobei – wie zu erwarten – für eine entsprechende Wirkung bei Kindern unverändert jegliche Daten fehlen.

Harnverhalt
Harnverhalt kann bei Kindern panikartige Zustände auslösen. Beruhigende Worte, ein nasser Waschlappen auf die Haut über der Blasenregion und das Geräusch eines laufenden Wasserhahns wirken da bisweilen oft Wunder. Gute Erfahrungen bestehen hinsichtlich der Akutbehandlung mit der Gabe von Carbachol (siehe Tabelle 8). Bei dennoch weiter bestehendem Harnverhalt ist ggf. die Einmalkatheterisierung gerechtfertigt, wobei insbesondere bei kleinen Kindern hierfür sehr dünne Magensonden verwendet und – auch bei steril durchgeführter Katheterisierung – eine antibiotische Kurzzeitprophylaxe über drei Tage durchgeführt werden sollte.

Atemdepression
Obwohl die atemdepressive (Neben-)Wirkung von Opioiden allgemein bekannt ist, konnte in einer retrospektiven Studie an über 90 kinderonkologischen Patienten un-

Tab. 8: Begleitmedikation bei der pädiatrischen Schmerztherapie mit Opioiden.

Indikation	Medikament	Appli-kations-modus	Dosis	Bemerkung
Prophylaktisch				
Obstipation	Lactulose	p.o.	≤3 Jahre Startdosis: 3×2 ml Mittlere Dosis: 3×5 ml >3 Jahre Startdosis: 3×5 ml Mittlere Dosis: 3×10 ml	Einschleichend dosieren
	Paraffin	p.o.	Dosis wie Lactulose	Kombination mit Lactulose möglich
	Macrogol 3350	p.o.	Jugendliche: 2–3×/d 1 Beutel	Für Kinder nicht empfohlen
Übelkeit	Domperidon	p.o.	1 Tr. = 0,3 mg/kg	Höchste Einzeldosis: 33 Tr. = 10 mg
	Metoclopramid	i.v./p.o.	0,1 mg/kg alle 4–6 h	1 ml Saft = 1 mg 12 Tropfen = 4 mg
	Dimenhydrinat	i.v. p.o./supp.	1–2 mg/kg alle 6–8 h 5 mg/kg alle 6–8 h maximale Tagesdosis bei p.o./Supp.: 2–6 Jahre 7 5 mg 6–12 Jahre 150 mg	1 ml Sirup = 3,3 mg 1 Supp. = 40/70/150 mg
Therapeutisch				
Juckreiz	Clemastin	i.v. p.o.	0,04 mg/kg alle 12–24 h 1–3 Jahre 0,25–0,5 mg alle 12 h 4–6 Jahre 0,5 mg alle 12 h 7–12 Jahre 0,5–1 mg alle 12 h > 12 Jahre 1 mg alle 12 h	Amp. Injektionslösung 5 ml = 2 mg 1 Tabl. = 1 mg 10 ml Sirup = 0,5 mg
Obstipation	Na-Picosulfat	p.o.	Ab 4. LJ: 4–8 Tr./24 h Schulkinder: 10 Tr./24 h	Für Kinder <4 Jahren keine Erfahrung
	Bisacodyl	Supp.	2–10 LJ: 1×0,5 Supp./24 h >10 LJ: 1×1 Supp./24 h	Dragees erst ab dem 10. Lebensjahr empfohlen. **Auf keinen Fall mit Milch einnehmen, da sich sonst das Dragee schon im Dünndarm auflösen kann und zu erheblichen NW führt.**
Harn-verhaltung	Carbachol	s.c. p.o.	0,05–0,1 mg alle 12–24 h 0,5–1 mg alle 8–24 h	1 ml Injektionslösung = 0,25 mg 1 Tbl. = 2 mg

ter einer Behandlung mit retardiertem Morphin keine Atemdepression beobachtet werden. Es sollte nicht vergessen werden, dass alle Opioide insbesondere bei/nach intravenöser Applikation potenziell atemdepressiv wirken können. Deshalb sollten regelmäßige Schmerzmessung, pulsoximetrische Überwachungen und regelmäßige Dokumentation der Atemfrequenz erfolgen. Wichtig ist, dass sich eine opioidinduzierte Atemdepression nicht nur durch eine dem Alter des Kindes unangemessen (hohe) Dosis, sondern auch durch eine (zu) rasche intravenöse Injektion auslösen lässt. Deshalb sollten Opioide immer langsam intravenös gespritzt, besser noch als Kurzinfusion verabreicht werden. Die individuelle Empfindlichkeit bzgl. dieser Opioidnebenwirkungen ist sehr variabel. Auch bei normaler Atemfrequenz kann bei Kindern eine Abnahme des Atemminutenvolumens beobachtet werden. Die Therapie der milden Atemdepression besteht (insbesondere bei älteren Kindern) in der Aufforderung zum Weiteratmen, der taktilen Stimulation sowie der Sauerstoffgabe. Immer sollte die

Tab.9: Antidots und Notfallmedikamente für Zwischenfälle bei der Schmerztherapie.

Indikation	Antidot/ Notfall- medikament	Dosierung	Bemerkung
Schwere Atem- oder Kreislaufdepressionen bei Opioidintoxikation	Naloxon	0,001–0,01 mg/kg i.v. ca. 0,02–0,2 ml/kg, wenn eine Ampulle in 10 ml NaCl 0,9 % gelöst ist eventuell DTI anschließen oder mehrfach applizieren, da Wirkdauer nur 15–45 Minuten beträgt	1. Bei milder Atemdepression Patienten stimulieren und unter Sauerstoffgabe auffordern zu atmen. Opioidzufuhr stoppen. Hilfe herbeirufen. 2. Bei weiter bestehender Atemdepression unter Fortführung der Maßnahmen Naloxon titrieren mit niedriger Dosis. 3. In lebensbedrohlichen Situationen sofort höchste Dosis geben und mechanische Atemhilfe beginnen. Cave. 1 Amp. Narcanti® = 0,4 mg (1ml) 1 Amp. Narcanti Neonatal® = 0,04 mg (2ml)
Schwere akute extrapyramidale Nebenwirkungen bei Therapie mit Neuroleptika	Biperiden	≤1 J: 1 mg i.v. 1–6 J: 2 mg i.v. >6 J: 3 mg i.v.	Dosis kann bei Bedarf nach 30 Minuten wiederholt werden
Schwere Atem- oder Kreislaufdepression mit Benzodiazepinen	Flumazenil	0,01 mg/kg i.v. max. Einzeldosis 0,2 mg Folgedosen 0,01 mg/kg i.v. max. Gesamtdosis 1 mg Injektionslösung, 1 ml = 0,1 mg	

Opioidzufuhr unterbrochen werden. Bei fortbestehender Atemdepression müssen rechtzeitig intensivmedizinische Maßnahmen und ggf. eine Naloxongabe eingeleitet werden (siehe Tabelle 9).

Halluzinationen

Bei Manifestation seltener psychiatrischer Nebenwirkungen wie Halluzinationen und Verwirrtheit sollte ein Opioidwechsel erfolgen. Oxycodon scheint diesbezüglich im Vergleich mit Morphin, Methadon und Hydromorphon deutlich besser verträglich.

38.5.2.6 Adjuvanzien zum WHO-Stufenschema

Begleitende Symptome oder zusätzliche Beschwerden wie Schlaflosigkeit oder Angst und spezielle Schmerzsyndrome (Spannungskopfschmerz, Knochenschmerzen, neurogene Schmerzen) können den Einsatz adjuvanter Schmerzmittel auch bei Kindern und Jugendlichen erforderlich machen (siehe auch Tabelle 10). Hierzu liegen jedoch nur wenige pädiatrische Studien vor, so dass diesbezüglich Erfahrungen aus dem Erwachsenenbereich auf das Kindesalter extrapoliert werden müssen.

Trizyklische Antidepressiva

Bei durch Vincristintherapie oder Tumorinvasion ausgelösten neuropathischen Schmerzen können trizyklische Antidepressiva zum Einsatz kommen. Weitere Indikationen für diese Präparate sind Phantomschmerzen nach Amputationen, schmerzbedingte Schlafstörungen und die medikamentöse Prophylaxe chronischer/episodischer Kopfschmerzen vom Spannungstyp. Vorrangiges Therapieziel ist nicht ausschließlich die befriedigende Analgesie, sondern in erster Linie eine Optimierung der bestehenden Lebensqualität. Aus diesen Überlegungen heraus sollte eine sehr geringe Anfangsdosis gewählt werden und die nachfolgenden Dosissteigerungen langsam (maximal im wöchentlichen Abstand) erfolgen. Anders als bei der Behandlung manifester Depressionen kann in der adju-

vanten Schmerztherapie ein Therapieerfolg nicht selten bereits bei sehr geringen Dosen beobachtet werden. Der Erfolg ist dabei unabhängig von der stimmungsverändernden antidepressiven Wirkung – was mit Eltern und Patienten vorab besprochen werden sollte – und zeigt sich gewöhnlich erst nach einer etwa zweiwöchigen Behandlung. Es empfiehlt sich, die trizyklischen Antidepressiva abends zu verabreichen. Bei Kindern wird bevorzugt Imipramin (das älteste trizyklische Antidepressivum) eingesetzt, während bei Erwachsenen Amitriptylin das Medikament der ersten. Wahl darstellt. Im Kindesalter werden trizyklische Antidepressiva schneller verstoffwechselt als bei Erwachsenen. Die resultierenden Entzugssymptome (wie Übelkeit und Myalgien), die typischerweise 12–16 Stunden nach erfolgter Einnahme auftreten, werden manchmal als Toxizität fehlgedeutet und sollten Anlass sein (insbesondere bei Gabe höherer Dosen), die Tagesdosis in zwei oder mehr Einzeldosen aufzuteilen, oder Retardpräparate zu nutzen. Die Hauptnebenwirkungen (Mundtrockenheit, Obstipation, Harnverhalt, Sedierung, orthostatische Dysregulation, unspezifische Beschwerden wie Schwindel und Schwitzen) treten vorwiegen inital bei zu schneller Dosissteigerung oder zu hoher Anfangsdosis auf. Eine vorübergehende Dosisreduktion ist ein adäquates Mittel, um dem Großteil dieser Nebenwirkungen adäquat zu begegnen. Bei nicht tolerablen Nebenwirkungen sollte ein Präparatewechsel versucht werden, da starke intraindividuelle Verträglichkeitsunterschiede bestehen. Dominieren die anticholinergen Nebenwirkungen, kann von einem tertiären Amin (Amitriptylin, Imipramin) auf ein sekundäres Amin mit weniger anticholinergen Begleiterscheinungen (wie z. B. Desipramin) gewechselt werden. Desipramin sollte auch dann zum Einsatz kommen, wenn unter den anderen trizyklischen Thymoleptika eine ungewollte Gewichtszunahme beobachtet werden kann, was gerade in der Pubertät besonders häufig und problematisch ist. Insgesamt muss angemerkt wer-

Tab.10: Adjuvante Präparate für die pädiatrische Schmerztherapie.

Stoffgruppe	Medikament	Applikations-modus	Dosierung	Bemerkung
Anästhetikum	Ketamin	i.v./s.c.	1–3 mg/kg/d	Ketamin kann mit Morphinsulfat in einer Spritze zur i.v.- oder s.c.-Applikation gemischt werden; bei s.c.-Gabe empfiehlt es sich, die Lösung mit Natriumbicarbonat auf einen pH von ca. 5,5 einzustellen. Dieser pH-Wert sollte nicht überschritten werden, da die Lösung sonst ausfällt.
Antikonvulsiva	Carbamazepin	p.o.	Startdosis: 2–4 mg/kg ein- bis zweimal täglich Zieldosis: 15–20 mg/kg/d in 2 Einzeldosen	Einschleichende, titrierende Dosierung – wöchentlich steigern bis zum gewünschten Erfolg; regelmäßig Plasmaspiegel bestimmen (therapeutischer Bereich: 4–12 mg/l).
	Oxcarbazepin	p.o.	Startdosis: 2–6 mg/kg ein- bis zweimal täglich Zieldosis: 20–30 mg/kg/d in 2 Einzeldosen	Einschleichende Dosistitration – wöchentlich steigern bis zum gewünschten Erfolg; ggf. Plasmaspiegel bestimmen (therapeutischer Bereich: 20–35 mg/l)
	Gabapentin	p.o.	Startdosis: 2–5 mg/kg zwei- bis dreimal täglich Zieldosis: 10–60 mg/kg/d in 3 Einzeldosen	Schrittweise Dosistitration in Abhängigkeit von Wirkung und Verträglichkeit; keine routinemäßigen Plasmakonzentrationsbestimmungen
	Topiramat	p.o.	Startdosis: 5–10 mg ein- bis zweimal täglich Zieldosos: 4–6 mg/kg/d in 2 Einzeldosen	Potentes Antikonvulsivum mit mehreren Wirkmechanismen; cave: Gewichtsverlust, Nierensteine, Kognitionseinbußen, Psychose, Sprachstörungen
β-Blocker	Metoprolol	p.o.	1–2 mg/kg/d	Einschleichend dosieren, bei Einmaleingabe abends. Retardtabletten verfügbar

Tab.10: Fortsetzung.

Stoffgruppe	Medikament	Applikationsmodus	Dosierung	Bemerkung
Bisphosphonate	Pamidronat	i.v.	In 250–500 ml NaCl 0,9 % gelöst und gewichtsangepasste Dosis an drei aufeinander folgenden Tagen jeweils über vier Stunden infundieren. Die Dreitagesdosis beträgt 3 mg/kg, das Zeitintervall zwischen den einzelnen Behandlungszyklen vier Monate	Siehe Text
Glukokortikoide	Dexamethason	p.o., i.v.	Startdosis: 0,4 mg/kg/d, danach langsam reduzieren	
Neuroleptika	Haloperidol	p.o., i.v.	Startdosis: 0,01–0,1 mg/kg alle acht Stunden	Langsam ein- und ausschleichen
	Promethazin	p.o., i.v.	Zur Sedierung 0,5 mg/kg alle 6 h	
Spasmolytika	Butyl-Scopolamin	rektal	<15 kg ½ Supp. á 7,5 mg, >15 kg 1 Supp. á 7,5 mg alle 6–8 Stunden	
		Kurzinfusion 30 Min.	0,5–1 mg/kg Höchstdosis 20 mg	
Sedativa	Midazolam	i.v.	Dauertropfinfusion: Starten mit 0,1 mg/kg/h	Dosierung bei schmerzhaften Eingriffen s. Tab.12
	Lorazepam	p.o.	Startdosis 2 x 0,5 mg/d. max. Dosis 0,5 mg/kg/d	
Trizyklische Antidepressiva	Imipramin	p.o.	Therapiebeginn mit 0,2 mg/kg/d Über zwei bis drei Wochen steigern (alle 2–3 d um 25 %) bis zu 1–2 mg/kg/d	Langsam ausschleichen
	Amitriptylin	p.o.	Dosis wie Imipramin. Bei i.v.-Gabe Dosis halbieren.	1. Wahl bei Erwachsenen

den, dass die Nebenwirkungen der trizyklischen Antidepressiva insgesamt doch so schwer wiegend sein können, dass trotz guter analgetischer Wirkung die Behandlung abgebrochen werden muss. Die gefährlichste Nebenwirkung ist eine Beeinträchtigung der Herzfunktion und des Herzreizleitungssystems, weshalb unter der Therapie mit trizyklischen Antidepressiva regelmäßig EKG-Kontrollen durchgeführt werden müssen. Bei persistierender Tachykardie, Reizleitungsstörungen oder QT-Zeiten >450 msec ist eine erneute Risikoabwägung vorzunehmen und das Präparat ggf. aus der Behandlung zu ziehen. Die therapeutische Breite von Imipramin ist eher klein: Todesfälle sind ab einer Dosis von 8 mg/kg KG/d per os beschrieben, toxische Symptome treten regelmäßig bei Dosen ab 10 mg/kg KG, sicher ab 20 mg/kg KG/d auf. Patienten und Eltern sollten über das Gefährdungspotenzial aufgeklärt und in die Entscheidungsprozesse eingebunden werden. Trizyklische Antidepressiva dürfen auf keinen Fall gemeinsam mit MAO-Hemmern eingesetzt werden.

Sedativa und Hypnotika
Ein typisch pädiatrisches Einsatzgebiet für Midazolam ist die Prämedikation und Sedierung bei schmerzhaften Eingriffen. Pharmakokinetische Parameter sind bei der Auswahl eines geeigneten Benzodiazepins für die adjuvante Schmerztherapie von Kindern und Jugendlichen unbedingt zu beachten. So hat Midazolam bei Kindern eine Halbwertszeit von zwei bsi drei Stunden; bei intravenöser oder nasaler Applikation tritt die Wirkung innerhalb von ein bsi zehn Minuten ein und die Wirkungsdauer beträgt bis zu zwei Stunden. Lorazepam hat eine Halbwertszeit (incl. aktiver Metaboliten) von 10–20, im Mittel 14 Stunden. Daher empfiehlt es sich für die einmalige abendliche Gabe. Als Nebenwirkung ist Atemdepression bei (zu) schneller intravenöser Gabe (gehäuft in Kombination mit starken Opioiden) zu nennen. Zusätzlich kann es bei diesem Applikationsmodus auch zu einem kritischen Blutdruckabfall kommen. Im Kindesalter werden auch nicht selten sog. paradoxe Reaktionen auf eigentlich sedierende Medikamente – wie z.B. Benzodiazepine – beobachtet, insbesondere dann, wenn sie einem ohnehin schon agitierten Kind intravenös appliziert werden. Andere seltene Nebenwirkungen sind allen Benzodiazepinen gemeinsam: Ataxie, Herzrhythmusstörungen, Laryngospasmus, Erbrechen. Eine bei schmerzhaften Eingriffen nicht ungern gesehene (Neben-) Wirkung von Midazolam ist die sog. anterograde Amnesie. Diese wirkt auf manche Kinder jedoch so beängstigend, dass sie die „Wahrheitsdroge" ablehnen.

Antikonvulsiva
Ebenso wie die trizyklischen Antidepressiva sind die Antikonvulsiva bei einschießenden Schmerzen mit dysästhetischem Charakter von therapeutischem Nutzen. Traditionell kommt insbesondere Carbamazepin zum Einsatz, wobei in neuerer Zeit zunehmend auch Gabapentin, Oxcarbazepin, Pregabalin und Topiramat Verwendung finden. Die Kombination eines Antikonvulsivums mit einem trizyklischen Antidepressivum ist grundsätzlich möglich.

Neuroleptika
Große Erfahrungen existieren in der Pädiatrie hinsichtlich der Nutzung schwach wirksamer Neuroleptika (wie z.B. Promethazin) zur Sedierung bei nicht schmerzhaften Eingriffen (Schlaf-EEG, MRT). Bei ausgeprägter Übelkeit und Erbrechen kommen auch starke Neuroleptika mit schwach sedierender Wirkung (wie z.B. Haloperidol) zum Einsatz. Der analgetische Effekt der Neuroleptika ist jedoch nicht gesichert, und wie bei allen Adjuvanzien müssen mögliche und zum Teil doch schwere Nebenwirkungen mit dem Patienten bzw. dessen Eltern besprochen werden. Neuroleptika beeinflussen das zentrale Gleichgewicht der Neurotransmitter Dopamin, Serotonin, Acetylcholin und Gammaaminobutyrat. Extrapyramidale Symptome können durch ei-

ne Blockade der Dopaminrezeptoren im Striatum auftreten und sich in Form akuter Dystonien, Akathisien, Parkinsonismus und Dyskinesien manifestieren. Schleicht man Neuroleptika langsam ein und aus, sind extrapyramidale Nebenwirkungen eher selten und, um ihnen vorbeugend zu begegnen, kann in Einzelfällen eine prophylaktische Therapie mit Biperiden in Erwägung gezogen werden. Bei akuten und/oder schwer wiegenden extrapyramidalmotorischen Nebenwirkungen wird therapeutisch Biperiden gegeben (siehe Tabelle 9).

Glukokortikosteroide
Glukokortikoide besitzen eine indirekte analgetische Potenz bei infiltrativem Tumorwachstum, Nervenkompression, ausgeprägten Knochenmetastasen, Kapselschmerzen, Hirndruck, rheumatischen Erkrankungen und im Migränestatus. Sie verringern das paraentzündliche und parainfiltrative Ödem. Zudem wirken sie antiinflammatorisch und verstärken die antiemetische Potenz von 5HT3-Rezeptorantagonisten wie beispielsweise Ondansetron. Nebenwirkungen treten insbesondere bei längerer Applikationsdauer auf. So berichten Kinder häufig über psychische Symptome, die von Stimmungsschwankungen bis zu massiven Angstzuständen reichen können. Jugendliche leiden sehr unter dem Cushing-Syndrom und der kortikoidinduzierten Gewichtszunahme. Eine durch Vincaalkaloide bedingte Muskelschwäche kann durch Glucokortikoide so verstärkt werden, dass Treppensteigen unmöglich wird. In Kombination mit nicht steroidalen Antirheumatika besteht die Gefahr von Duodenal- und Magenulzera. Bei längerer Anwendung drohen zudem Osteoporose, Glaukom, Katarakt, Natriumretention, eine Atrophie der Nebennierenrinde sowie eine klinisch relevante Immunsuppression und Thrombosen.

Bisphosphonate
Bisphosphonate werden in der Tumorschmerztherapie im Erwachsenenalter – insbesondere bei Mammakarzinom – eingesetzt. Bis jetzt existieren nur wenige Fallberichte, die über Erfolge in der analgetischen Behandlung von Knochenmetastasen bei Kindern berichten. Obwohl nicht explizit berichtet/beobachtet, kann eine negative Beeinflussung des Knochenwachstums nach Überleben der Krebserkrankung nicht ausgeschlossen werden. Die Halbwertzeit von Bisphosphonaten im Knochen beträgt bei Erwachsenen ca. ein Jahr. Weitgehend gute Erfahrungen hinsichtlich Verträglichkeit, Dosis und analgetischer Wirkung bestehen mit Bisphosphonaten in der Behandlung der kindlichen Osteogenesis imperfecta (siehe Tabelle 10).

Ketamin
Ketamin ist ein Phencyclidinderivat mit einer starken analgetischen Wirkung, dessen Anwendung von einer anterograden Amnesie begleitet wird. In niedrigen Dosen wird es zur Therapie neuropathischer Schmerzen und bei schmerzhaften Eingriffen, in höheren Dosen zur intravenös gesteuerten Narkose verwendet (Tabelle 10, 11). Ketamin sollte – auch bei chronischer Anwendung – stets in Kombination mit einem Benzodiazepin verabreicht werden. Die Erfahrungen mit dieser Art der Behandlung bei Kindern und Jugendlichen sind extrem beschränkt.

38.5.2.7 Weitere ergänzende schmerzlindernde Maßnahmen
Ein Viertel aller Kinder berichten, dass sie die schlimmsten Schmerzen während eines Krankenhausaufenthaltes oder einer ärztlichen Konsultation bei kapillären oder venösen Blutabnahmen, dem Legen einer Verweilkanüle oder bei einer intramuskulären Injektion verspürt haben. EMLA® (eutectic mixture of local anesthetics) kann diese Schmerzen wirksam reduzieren). Mit dem Begriff EMLA® bezeichnet man eine Salbenmixtur der Lokalanästhetika Lidocain und Prilocain. EMLA® wird mindestens eine Stunde vor einem geplanten Eingriff unter einem Okklusionspflaster über der avisierten Einstichstelle aufgebracht.

Tab. 11: Typische Parameter einer patientenkontrollierten Morphinanalgesie (PCA).

	Morphin-Anfangsdosis
Bolus	0,02 mg/kg
Kontinuierliche Infusion	bei jüngeren Kindern bis zu einem Körpergewicht von 50 kg: 0,004 mg/kg/h
Maximaldosis pro 1 h	0,16 mg/kg
Maximaldosis pro 4 h	0,3–0,5 mg/kg
	Einstellungen
Sperrintervall	5–10 Minuten
Bolusdauer	2 Minuten
	Verdünnungsverhältnisse
Bei intravenöser Applikation	1 mg/kg KG Morphin in 50 ml Glucose 5 % oder NaCl 0,9 % (Endvolumen) 1 ml Lösung enthält die empfohlene Bolusdosis von 0,02 mg/kg KG
Bei subkutaner Applikation	1 mg/kg KG Morphin (Maximum 50 mg) in 20 ml NaCl 0,9 % (20 ml Endvolumen) 0,4 ml Lösung enthalten die Bolusdosis von 0,02 mg/kg, 0,1 ml/h enthält die kontinuierliche Infusionsmenge von 0,005 mg/kg/h

Durch dieses Vorgehen können Einstich-schmerzen signifikant reduziert werden. Nach Abnahme des Okklusionspflasters sollte vor dem Einstich 10–15 Minuten ge-wartet werden, damit die Venen wieder deutlicher sichtbar werden (Rückgang des Gefäßspasmus). Nebenwirkungen bestehen in einer lokalen Hautirritation und zumin-dest theoretisch im Neugeborenenalter in einer Methämoglobinämie durch den Prilo-cain-Metaboliten o-Toluidin. Obwohl Gourrier in seiner Untersuchung bei einer einmal täglichen Gabe von höchstens 0,5 ml EMLA® bei 500 Früh- und Neugeborenen kein Methämoglobinnachweis gelang, sollte dennoch nicht vernachlässigt werden, dass die Methämoglobinreduktasekapazität bei sehr unreifen Frühgeborenen (vor der 30. SSW) sowie bei septischen Neugeborenen stark eingeschränkt sein kann, so dass bei diesen Kindern sowie bei schlechter Mikro-zirkulation EMLA®-Pflaster nicht oder nur sehr vorsichtig eingesetzt werden sollten.

38.5.3 Patientenkontrollierte Analgesie (PCA)

Auch für die Behandlung pädiatrischer Schmerzpatienten ist die patientenkontrol-lierte Analgesie (patient-controlled anal-gesia, PCA) eine ausgezeichnete Behand-lungsoption und Alternative zu sonst übli-chen Behandlungsverfahren. Bei der PCA führt sich der Patient über das Aktivieren von speziell dafür entwickelten Pumpen das Analgetikum in einer vorher festzulegen-den Dosis selbst zu. Die Rahmenbedingun-gen der Selbstmedikation werden durch den Arzt in der jeweiligen PCA-Pumpe vor-gegeben, wobei folgende Parameter festzu-legen sind:

▶ Bolusdosis = Dosis, die vom Gerät auf Knopfdruck abgegeben wird;
▶ Dauerinfusionsmenge = Basisrate, die unabhängig von Patientenanforderun-gen pro Stunde infundiert wird;
▶ Sperrintervall = Zeitdauer, in der neuer-liche Bolusanforderungen des Patienten nicht mit einer Analgetikagabe beant-wortet werden;

▶ Bolusdauer = Zeitdauer, über die der angeforderte Bolus infundiert wird;

▶ Maximaldosis = maximale Analgetikamenge, die pro Zeiteinheit auf Patientenanforderung abgegeben wird;

▶ Loading-dose = einmalig zu Beginn der Therapie zu applizierende Sättigungsdosis.

Kinder, die mit einem handelsüblichen Videospiel oder Game-Boy umgehen können, bedienen die PCA-Pumpe problemlos. In den Empfehlungen des Royal College of Paediatrics and Child Health wird eine kontinuierliche Infusion von 4 µg/kg KG/Stunde Morphin bei Beginn der PCA im Kindesalter empfohlen. Erst ab einem Körpergewicht von 50 kg sollte eine den Empfehlungen bei Erwachsenen entsprechende PCA-Einstellung vorgenommen werden, die durch das Fehlen einer kontinuierlichen Infusion, Bolusgrößen von 1–2 mg Morphin und ein Sperrintervall von fünf bis zehn Minuten charakterisiert sind. Ein in der Praxis etabliertes Therapieschema besteht zudem in der Kombination einer PCA ohne kontinuierliche Infusion tagsüber mit einer Morphindauertropfinfusion ohne PCA zur Nacht So kann insbesondere bei Kindern auf einer Knochenmarkstransplantationsstation während der Phasen starker Mukositis nach konventioneller Chemotherapie und postoperativ ein nächtliches „Durchschlafen" erreicht werden. Bei Verwendung der PCA liegt die Morphintagesdosis bei gleichen Schmerzwerten regelmäßig unter der einer kontinuierlichen Morphinapplikation. Die Empfehlungen zur initialen Einstellung einer Morphin-PCA bei mit Morphin nicht vorbehandelten Patienten finden sich in Tabelle 11. Genauso gut wie Morphin kann auch Piritramid für eine PCA verwendet werden, wenn die schlechte Mischbarkeit von Piritramid mit anderen Medikamenten und Infusionslösungen berücksichtigt wird.

Wird eine PCA- oder eine Opioiddauertropfinfusion eingeleitet, so müssen einige technische Besonderheiten beachtet werden: Die Opioidinfusionsleitung sollte möglichst an einer eigenen Verweilkanüle oder möglichst körpernah über ein Y-Stück mit Rückschlagventil angeschlossen sein, um akzidentelle Bolusinjektionen bei Manipulation zu vermeiden. Zur Überwachung empfiehlt sich in der Einstellphase eine kontinuierliche Beobachtung unter Verwendung eines Pulsoximeters. Ferner wird empfohlen, Atmung und Pumpensystem stündlich, Herzfrequenz, Blutdruck, Schmerzwert sowie das Ausmaß von Sedierung und Übelkeit zweistündlich zu überwachen. Ein 24-Stunden-Bereitschaftsdienst muss gewährleistet sein. Die PCA ist ein „Medikament", welches einschließlich aller Parameter (Füllvolumen, Medikament, Konzentration etc.) durch den Arzt zu verordnen ist.

Beachtet werden muss auch, dass Schmerz als Warnsymptom für krankheitsoder therapiebedingte Komplikationen seine Warnfunktion unter einer adäquaten PCA-Behandlung verlieren kann. Auf Harnretention, Frühzeichen einer Pankreatitis und einen – durch den Krankheitsverlauf nicht zu erklärenden – steigenden Opioidverbrauch ist deshalb besonders zu achten. Nach eingehender Einführung kann das Bedienen der PCA-Pumpe auch durch Eltern oder Pflegekräfte geschehen. Keinesfalls sollte aber einem schlafenden Kind ein Opioidbolus appliziert werden. Bei fehlendem intravenösen Zugang lässt sich eine PCA auch über eine subkutan liegende Kanüle anschließen.

38.5.4 Schmerzhafte Eingriffe

Schmerzen durch invasive Prozeduren sind für Kinder ein traumatisches Erlebnis. Eine suffiziente Schmerztherapie in der Pädiatrie sollte sich deshalb immer auch um die Reduktion von Schmerzen während invasiver Prozeduren bemühen.

38.5.4.1 Praktisches Vorgehen und Überwachung

Leider existieren keine risikofreien Strategien zur Analgosedierung bei invasiven Eingriffen. Grundsätzlich wäre es wünschenswert, die Analgosedierung bei schmerzhaften Eingriffen wie auch die Sedierung in der diagnostischen Radiologie in die Hände von Kinderanästhesisten zu legen. Dies ist jedoch nicht immer möglich. Dennoch sollte eine Kooperation mit (Kinder-)Anästhesisten oder -Intensivmedizinern angestrebt werden. Invasive Eingriffe dürfen nur unter Bereitstellung einer adäquaten Ausstattung für Notfälle erfolgen. Das Risiko einer Analgosedierung kann durch das Befolgen bestehender Überwachungsrichtlinien minimiert werden, von denen im Folgenden einige generelle Prinzipien kurz genannt werden sollen.

Im Vorfeld
- ▶ Aufklärung der Eltern und Patienten über mögliche Risiken und Einholen des schriftlichen Einverständnisses;
- ▶ Beachtung der kindlichen Anamnese bzgl. Unverträglichkeiten und früherer Komplikationen;
- ▶ Nahrungskarenz, im Alter bis fünf Monate: vier Stunden; über sechs Monate: sechs Stunden
- ▶ orale/rektale Prämedikation wegen der langsamen Anflutung;
- ▶ bei Kombination von Analgetikum und Sedativum immer intravenösen Zugang legen;
- ▶ grundsätzlich Analgetika und/oder Sedativa nach Effekt titrieren.

Überwachungsmaßnahmen
- ▶ Monitoring (SaO$_2$-Monitor, nicht invasive HF-und RR-Messung, Atemfrequenz) durch Person, die einzig mit dieser Aufgabe betraut ist; Fortführen des Monitoring nach Ende der Prozedur bis zum Erreichen der unten genannten Kriterien;
- ▶ Sicherstellung der Notfallversorgung: intensivmedizinisch erfahrene(r) Ärztin/Arzt, Absauger, O$_2$-Spender, Beatmungsmaske/-beutel, Intubationsbesteck inkl. passender Tuben, Notfallmedikamente inkl. Dosierungskarte für den Patienten; Antidotmedikamente (Naloxon und Flumazenil);
- ▶ Vitalparameter sowie Medikamentengaben zeitnah dokumentieren;
- ▶ Entlassungskriterien und Follow-up bei ambulanten Eingriffen festlegen: normale Vitalwerte; wach, reagiert adäquat, trinkt problemlos; Fähigkeiten im Sprechen, Sitzen, Stehen altersgerecht; keine Atemnot, keine nicht beherrschbare Übelkeit/Erbrechen; keine Verwirrtheit; keine Sauerstoffsupplementierung erforderlich.

38.5.4.2 Spezielle Eingriffe

Die häufigsten in der Pädiatrie jenseits der Neugeborenenphase durchgeführten schmerzhaften Maßnahmen sind die Lumbal- und die Knochenmarkpunktion sowie die Wundversorgung. Die Consensus Conference on the management of pain in childhood cancer empfiehlt für die Durchführung von Knochenmarkpunktionen eine Allgemeinnarkose bzw. die Kombination von Analgetikum, Sedativum und Lokalanästhetikum. Grundlage dieser Empfehlungen waren negative Erfahrungen bei unsystematischen Behandlungskonzepten. Das in Tabelle 12 dargestellte Sedierungsregime gilt ausschließlich für Kinder ohne kardiopulmonale Begleiterkrankungen mit einem ASA (American Society of Anesthesiologists) Status 1 oder 2 (gesund oder leichte systemische Erkrankungen, die das tägliche Leben nicht wesentlich beeinträchtigen). Die in neueren Studien unter dieser Behandlung immer wieder beobachtete Atemdepression ist meist nur milde und von keiner klinischen Relevanz, kann jedoch im Einzelfall durchaus auch zum Tode des Patienten führen

Mit weniger Nebenwirkungen als die Kombination Benzodiazepin und starkes Opioid scheint die Kombination Midazolam und Ketamin verbunden zu sein. In zwei doppelblind-randomisierten Vergleichsstu-

Tab.12: Analgosedierung bei Knochenmarkspunktion. Die Regime dürfen nur von Ärzten, die in kardiopulmonaler Reanimation erfahren sind, und unter Berücksichtigung der im Text aufgeführten generellen Maßnahmen bei schmerzhaften Prozeduren angewendet werden (Regime I modifiziert nach *Zeltzer* et al. 1990 und *Kant* et al. 1997 b. Regime II modifiziert nach *Parker* et al. 1997; *McIntosh* et al. 1995; *Kennedy* et al. 1998; *Green* et al. 1990 a, b). Nach Ketamingabe kommt es häufig zu einem flüchtigen Exanthem. Die Kinder zeigen zudem nicht selten einen glasigen Blick und einen Nystagmus.

Regime I	Medikament	Dosierung/Bemerkung
<6 Monate		
Sedierung	Midazolam/ Chloralyhdrat	unter Intubationsbereitschaft austitrieren
Analgesie	Morphin (Tabelle 2)	unter Intubationsbereitschaft austitrieren
Lokalanästhesie	1 % Lidocain (10 mg/ml)	Höchstdosis: 3 mg/kg Kurz vor Gabe 10 ml Lidocain mit 1 ml Natriumbikarbonat 8,4 % versetzen (reduziert Inkektionsschmerz). Adrenalin kann dann jedoch nicht mehr zugefügt werden, da es durch Natriumbikarbonat inaktiviert wird.
>6 Monate		
Sedierung	Midazolam	Austitrieren p.o. 30–45 Minuten vor dem Eingriff: 0,2–0,4 mg/kg (i.v.-Lösung) kumulative Maximaldosis 15 mg oder intranasal 10 Minuten vor Eingriff: 0,2 mg/kg (i.v.-Lösung) kumulative Maximaldosis 6 mg oder i.v. 3–5 Minuten vor dem Eingriff: 0,05 mg/kg. Maximale Einzeldosis 0,5 mg Kumulative Maximaldosis 2 mg
Analgesie	Morphin	Austitrieren i.v. 0,05–0,1 mg/kg. Maximale Einzeldosis 3 mg
Lokalanästhesie	1 % Lidocain	s. o.
Regime II	**Medikament**	**Dosierung/Bemerkung**
>6 Monate		
Prämedikation	Atropin	0,01 mg/kg i.v. (Höchstdosis 0,3 mg)
Sedierung	Midazolam	Austitrieren 0,05 mg/kg i.v. über 5 Minuten Höchste Einzeldosis 2 mg i.v. Höchste empfohlene Kumulativdosis: 4 mg
Analgesie	Ketamin	Austitrieren Startdosis: 0,5–1 mg/kg i.v. 0,5 mg/kg kann nach Wirkung alle 3 Minuten mehrmals wiederholt werden. Höchste Einzeldosis 50 mg Höchste Kumulativdosis 6 mg/kg
Lokalanästhesie	1 % Lidocain	s. o.

dien dieser beiden Regime war die Kombination Midazolam plus Ketamin mit signifikant weniger Nebenwirkungen behaftet und führte zu signifikant besseren Ergebnissen hinsichtlich Analgesie und Patientenzufriedenheit bei schmerzhaften Eingriffen. In umfangreichen Beobachtungsstudien wurde die Sicherheit von Ketamin für kleinere schmerzhafte Eingriffe bei Kindern außerhalb des Operationssaals zusätzlich bestätigt. Die Gabe von Ketamin kann mit Hypersalivation, Erbrechen und Laryngospasmus vergesellschaftet sein. Auch wenn nur sehr selten eine Intubation infolge eines Laryngospasmus notwendig ist, müssen Notfallmedikamente griffbereit stehen (s. o.). Dem Laryngospasmus geht oft eine Hypersalivation voraus, weshalb eine prophylaktische Prämedikation mit Atropin empfohlen wird. Unklarheit herrscht noch über die optimale Dosierung von Ketamin. Zur Einleitung einer Allgemeinanästhesie wie auch zur Analgosedierung von Kindern werden Dosen zwischen 0,5 mg/kg und 1 mg/kg Körpergewicht empfohlen. In praxi werden, insbesondere bei Kleinkindern, initiale Dosen von 1 mg/kg KG gewählt, die sukzessiv während des weiteren Eingriffes auf bis zu 6 mg/kg KG Ketamin intravenös erhöht werden. Analog zum Vorgehen bei Opioiden ist Ketamin am besten anhand seiner Wirkung zu titrieren. Hauptnebenwirkungen bestehen in Hirndrucksteigerung, Anstieg von Herzfrequenz und Atemminutenvolumen durch den Anstieg zirkulierender Serumkatecholamine, Erbrechen, Alpträumen, Halluzinationen, Hypersalivation, Muskelhypertonie sowie nicht ganz selten in hypertensiven Blutdruckkrisen. Sehr selten sind Atemdepressionen. Halluzinationen und Alpträume treten bei Kindern viel seltener als bei Erwachsenen und unter einer adäquaten Komedikation mit Midazolam so gut wie nie auf.

38.6 Besondere Schmerzzustände

38.6.1 Postoperative Schmerzen

Präoperative Vorbereitung

Durch gezielte Informationen, Entspannungs- und Ablenkungsstrategien können sowohl die präoperative Angst als auch der postoperativer Analgetikaverbrauch signifikant reduziert werden. Vorlieben und Erfahrungen des Patienten (Kuscheltiere; Vorliebe oder Abneigung gegen Zäpfchen, etc.) sind dabei genau zu beachten. Da sowohl Eltern als auch Krankenpflegepersonal im Krankenhaus kindliche Schmerzen regelmäßig unterschätzen, sollten Analgetika auch für leichtere Schmerzen am ersten postoperativen Tag nach einem vorher festgelegten Zeitplan und in genau definierten Dosierungen verabreicht werden und zusätzlich als Bedarfsmedikation verschrieben werden können.

Intraoperative Analgesie

Der postoperative Opioidverbrauch kann durch intraoperativ angelegte periphere Nervenblockaden signifikant reduziert werden. Da postoperativ nur mit einer eingeschränkten kindlichen Compliance gerechnet werden darf, sollten Nervenblockaden immer intraoperativ vor dem Einsetzen von Schmerzen gesetzt werden. Akzidentelle intravenöse Lokalanästhetikagaben oder Überdosierungen können eine erhebliche Toxizität nach sich ziehen. Eine Maximaldosis ist substanzabhängig im Kindesalter schnell erreicht. Zwar werden normalerweise 60–80 % eines Lokalanästhetikums pulmonal absorbiert, im Lungenparenchym zwischengespeichert und anschließend langsam wieder abgegeben. Bei Kindern mit einem Herzvitium und einem intrakardialem Rechts-links-Shunt besteht jedoch die Gefahr einer erhöhten Toxizität, da der vorgenannte „Lungenfilter" umgangen wird. Generell sollten niedrig konzentrierte Lokalanästhetikalösungen (Lidocain 0,5–1 %, Bupivacain 0,125–0,25 %) eingesetzt werden, da sie das Risiko ungewollter motorischer Blockaden verringern. Zusätzlich kann Bupivacain 0,25 % noch vor dem endgültigen Wundverschluss lokal instilliert oder in die Wundränder infiltriert werden, um eine mehrstündige Analgesie im Wundbereich zu erzielen.

Schmerztherapie im Aufwachraum und auf der Intensivstation
In den ersten Stunden spielen parenteral verabreichte Opioide in der postoperativen Schmerztherapie die herausragende Rolle (Dosierung siehe Tab. 7). Postoperativem Erbrechen, welches durch starke Opioide eventuell noch verstärkt wird, kann durch Ondansetron (50 µg/kg KG i.v.) entgegengewirkt werden. Wenn Lokalanästhetika postoperativ subkutan appliziert werden, sollten sie kurz vor Gebrauch mit Natriumbicarbonat 8,4 % vermischt werden, um den Applikationsschmerz zu verringern (9 ml Lidocain 0,5–1 % plus 1 ml Bicarbonatlösung 8,4 %).

Epidurale Opioidgabe
Nach sehr großen operativen Eingriffen hat sich auch im Kindesalter die epidurale Opioidanalgesie als sehr wirksam erwiesen. Die erste Dosis Morphin kann intraoperativ appliziert werden (Wirkungsdauer bis zu 24 Stunden). Die epidurale Analgesie ist im Kindesalter sicherlich die Ausnahme, ihre Durchführung erfordert ein sehr erfahrenes Team, welches auch die häufig auftretenden Komplikationen adäquat therapieren kann. Morphin kann auch bei Kindern nach rückenmarknaher Gabe unter Umständen auch noch mit einer zeitlichen Verzögerung von bis zu 24 Stunden atemdepressiv wirken.

38.6.2 Therapie starker Schmerzen bei Verbrennung
Bei der Erstversorgung sollten die Eltern nach Möglichkeit anwesend sein, um ihr Kind emotional zu unterstützen. Im weiteren Behandlungsverlauf sollte das Kind selbst eine möglichst aktive Rolle übernehmen. Es erhält die Kontrolle über kleinere Behandlungseinheiten wie das Abwickeln des Verbands etc. Eine solche Teilsouveränität des Kindes führt zu deutlich weniger Angst und Depression bei Kindern nach Verbrennungstraumata. Auch wenn hohe Dosen starker Opioide eingesetzt werden, ist es schwierig, nach dem akuten kindlichen Verbrennungstrauma bei der Wundversorgung eine völlige Schmerzfreiheit zu erzielen. In solchen Fällen kann Ketamin eine gute Alternative darstellen.

38.6.3 Knochenmetastasen
Knochenmetastasen sind im Kindesalter selten. Zunächst sollte die Kombinationstherapie (starkes Opioid plus Nichtopioidanalgetikum) gemäß WHO Stufe 3 optimiert werden (Titrieren der Opioiddosis, Auswahl des richtigen NSAR). Die nächstgrößere analgetische Wirksamkeit bei Knochenmetastasen besitzt die Strahlentherapie – auch als Einmaldosis verabreicht. Bei Schmerzen durch Knochenmetastasen eines Neuroblastoms wurde 131Jod-MIBG erfolgreich eingesetzt. Die Rolle von Bisphosphonaten im Kindesalter ist ungeklärt. Invasive analgetische Techniken (Entlastungsoperationen, Nervenblockaden) sollten nur in Ausnahmefällen zum Einsatz kommen.

38.6.4 Kopfschmerzen
90 % der Schulkinder haben Kopfschmerzerfahrung. Der dadurch ausgelöste Leidensdruck ist bei 15 % so groß, dass eine Therapie erfolgen muss. Diese fußt zuallererst auf dem Erkennen sowie Beseitigen von Schmerzauslösern und einer Reizabschirmung bei Auftreten der ersten Symptome. Auch das Führen eines Kopfschmerzkalenders kann zu einer signifikanten Verminderung der Schmerzen beitragen. Reicht diese Therapie nicht aus, kommt ein Analgetikum der WHO Stufe 1 (Paracetamol, Ibuprofen, Naproxen – bei Übelkeit als Suppositorium) zum Einsatz.

Reicht bei Migräne diese Therapie nicht aus, kann auch eine parenterale Analgetikagabe notwendig werden. Hierfür kommen am ehesten Metamizol und Parecoxib in

Betracht. Vielversprechend ist auch die nasale Applikation von Sumatriptan, eine Therapieoption, die seit kürzerem auch für Jugendliche ab dem zwölften Lebensjahr zugelassen ist. Treten mehr als zwei bis vier Migräneattacken pro Monat auf oder besteht ein hoher Leidensdruck, ist eine medikamentöse Migräneprophylaxe zu diskutieren. Hierfür werden Adrenorezeptorenblocker (z. B. Metoprolol) eingesetzt, obwohl der wissenschaftliche Nachweis sehr schwach ist. Neben Metoprolol kommt Flunarizin zum Einsatz, dessen Wirksamkeit in kontrollierten Studien belegt ist. Die Prophylaxe wird so lange fortgeführt, bis die Migräneanfälle für einen Monat sistieren. Die kürzeste Prophylaxedauer sollte drei Monate nicht unterschreiten. Danach wird Metoprolol oder Flunarizin langsam ausgeschlichen. Häufigste Nebenwirkung der Prophylaxe ist eine depressive Verstimmung und Gewichtszunahme. Bei Kindern mit Asthma sollte Metoprolol nicht eingesetzt werden.

Eine Prophylaxe bei Spannungskopfschmerzen kann bei Schulkindern mit 5–10 mg Amitriptylin abends versucht werden. Hierdurch wird zumeist eine Abnahme von Kopfschmerzdauer und -intensität erreicht, jedoch kein vollständiges Sistieren der Spannungskopfschmerzen. Wirksamer und nebenwirkungsärmer als medikamentöse Therapien sind nicht medikamentöse Verfahren zur Prophylaxe von Spannungskopfschmerzen oder Migräne.

38.6.5 Funktionelle Bauchschmerzen (Recurrent Abdominal Pain, RAP)

Funktionelle Bauchschmerzen treten bei 10–25 % aller schulpflichtigen Kinder auf. Charakteristische Merkmale sind periumbilicale oder epigastrische Schmerzen von weniger als drei Stunden Dauer, die von vegetativen Symptomen begleitet sein können. Zeichen einer anderen Ätiologie der Schmerzen sind:
► fehlendes symptomfreies Intervall
► eingeschränkter Allgemeinzustand

► Gewichtsabnahme oder Gedeihstörung
► Fieber, Exanthem, Dysurie
► anhaltendes Erbrechen oder Diarrhöe
► rektale Blutungen
► vaginaler Ausfluss
► Ikterus

Die körperliche Untersuchung bei funktionellen Bauchschmerzen bleibt ohne pathologischen Befund. Viele Faktoren von der Kohlenhydratmalabsorption bis hin zu Muskelverspannungen sind ursächlich für funktionelle Bauchschmerzen angeschuldigt worden, doch fehlt bislang jegliche echte medizinische Evidenz für diese Hypothesen. Am ehesten sind die funktionellen Beschwerden durch eine Interaktion zwischen körperlicher/seelischer Vulnerabilität, einem aktuellen biologischen/psychologischen Stressor und den fehlenden individuellen/sozialen Bewältigungsstrategien zu erklären (Vulnerabilität-Stress-Bewältigungs-Modell). Therapeutisch stehen daher familienpsychologische Interventionen im Mittelpunkt. Diätetische und pharmakologische Maßnahmen sind nur in Ausnahmefällen gerechtfertigt.

38.6.6 Schmerzen in der Lebensendphase

Schmerzen in der Lebensendphase treten bei Kindern fast ausschließlich im Rahmen onkologischer Erkrankungen auf. Auch im Falle eines Tumorrezidives haben Kinder mit malignen Erkrankungen eine reelle Heilungschance. Selbst nach mehrfachen Rezidiven kann durch eine Salvagetherapie in Einzelfällen eine Heilung erzielt werden. In dieser Situation ist es oft schwierig zu entscheiden, wann ein Kind in die Lebensendphase eintritt, und selbst dann spielen antineoplastische Maßnahmen in der Symptom- und Schmerzkontrolle eine größere Rolle als in der Erwachsenenonkologie. Neueste Arbeiten zeigen, dass eine gute Analgesie in 20 % der Fälle nur deshalb nicht erreicht wird, weil die Opioiddosis nicht konsequent gesteigert wird. Dabei ist die Hemmschwelle bei einer stationären palliativmedizinischen Betreuung anscheinend noch höher als bei der ambulanten Betreuung: 28 % der stationär, aber nur 12 % der ambulant palliativ betreuten Kinder erhielten eine unzureichende Analgesie in der Lebensendphase. In der Lebensendphase können nur 1–2 % aller betroffenen Kinder mit einer konventionellen Opioidtherapie in Kombination mit Adjuvanzien, Regionalanästhesie und regionaler Strahlentherapie nicht ausreichend therapiert werden. In diesen Fällen muss mit den Eltern die Möglichkeit einer terminalen Sedierung ausführlich besprochen werden.

Bei nicht anders beherrschbaren Schmerzzuständen können in Ausnahmefällen Dauertropfinfusionen mit Midazolam (Tab. 10), Barbituraten oder Propofol (Disoprivan; Bolus 0,5 mg/kg KG; DTI mit 0,5 mg/kg KG/Stunde) indiziert sein. Eine hochdosierte Opioidtherapie muss unbedingt weitergeführt werden. Neben Schmerzen kann eine ganze Reihe anderer für den Patienten und seine Familie sehr belastender Symptome auftreten. Frühzeitig sollte deshalb die Zusammenarbeit mit einem erfahrenen Palliativmediziner angebahnt werden.

Literatur

Allen RC, Petty RE, Lirenman DS, Malleson PN, Laxer, RM. Renal papillary necrosis in children with chronic arthritis. Am J Dis Child. 1986; 140: 20–22

American Academy of Pediatrics Commitee on Drugs. Guidelines for monitoring and management of pediatric patients during and after sedation for diagnostic and therapeutic procedures. Pediatrics 1992; 89: 1110–1115

Ambuel B, Hamlett KW, Marx CM, Blumer JB. Assessing distress in pediatric intensive care environments: The COMFORT-scale. J Pediatr Psychol. 1992; 17: 95–109

Anand KJS, Sippell WG, Aynsley-Green A. Randomised trial of fentanyl anaesthesia in preterm babies undergoing surgery: effects on the stress response. Lancet. 1987; 1: 62–66

Anand KJS, Carr DB. The neuroanatomy, neurophysiology and neurochemistry of pain, stress and analgesia in newborns and children. Pediatr Clin North Am. 1989; 36: 795–822

Anderson BJ, Holford NHG. Rectal paracetamol dosing regimens: determination by computer simulation. Paediatr Anaesth. 1997; 7: 451–455

Anderson B, Kanagasundarum S, Woollard G. Analgesic efficacy of paracetamol in children using tonsillectomy as a pain model. Anaesth Intens Care. 1996; 24: 669–673

Anundi I, Lahteenmaki T, Rundgren M, Moldeus P, Lindros KO. Zonation of acetaminophen metabolism and cytochom P450-mediated toxicity studied in isolated periportal and perivenous hepatocytes. Biochem Pharinacol. 1993; 45: 1251–1259

Aström E, Sönderhäll S. Beneficial effect of bisphosphonate during five years of treatment of severe osteogenesis imperfecta. Acta Paediatr. 1998; 87: 64–68

Aynsley-Green, A., Ward Platt, M.P.: The biology of pain and stress: a conspectus. In: Aynsley-Green A, Ward Platt MP, Lloyd-Thomas AR (Hrsg.). Baillierre's Clinical Paediatrics. International practice and research. Stress and pain in infancy and childhood, pp. 449–466. Bailliere Tindal, London 1995

Barr RG, Boyce WT, Zeltzer LK: The stress-illness association in children: a perspective from the biobehavioral interface. In: Haggerty RJ, Sherrod LR, Garmezy N, Rutter M (Hrsg.). Stress, risk, and resilience in children and adolescents: Process, mechanism, interventions, pp. 182–224. Cambridge University Press, New York 1994

Bailey PL, Pace NL, Ashburn MA, Moll JWB, East KA, Stanley TH. Frequent hypoxemia and apnea after sedation with midazolain and fentanyl. Anesthesiolgy. 1990; 73: 826–830

Bauchner H, May A, Coates E. Use of analgesic agents for invasive medical procedures in paediatric and neonatal intensive care units. J Pediatr. 1992; 121: 647–649

Benthuysen JL, Smith NT, Standford TJ. Physiology of alfentanil-induced rigidity. Anesthesiology. 1986; 64: 440–446

Boerner U, Abbott S, Roe RL. The metabolism of morphine and heroin in man. Drug Metab Rev. 1975; 4: 39–73

Brauer HG, Fisch UW, Krause M, Lang F, Vergin H. Prävention NSAR-bedingter Magenschleimhautschäden mit Misoprostol. Z Allg Med. 1997; 73: 1265–1270

Birmingham PK, Tobin MA, Henthorn TK et al. Twenty-four-hour pharmakokinetics of rectal acetaminophen in children. An old drug with new recommendations. Anaesthesiology. 1997; 87: 244–252

Bjorkman R. Central antinociceptive effects of non-steroidal anti-inflammatory drugs and paracetamol: experimental studies in the rat. Acta Anaesthesiol Scand.1995; 103: 44

Bösenberg AT, Ratcliffe S. The respiratory effects of tramadol in children under halothane anaesthesia. Anaesthesia. 1998; 53: 960–964

Broadman LM, Rice LH, Hannallah RS. Testing the validity of an objective pain scale for infants and children. Anesthesiology. 1998; 69: A 770

Büttner W, Breitkopf L, Finke W, Schwanitz M. Kritische Aspekte einer Fremdbeobachtung des postoperativen Schmerzes beim Kleinkind. Anaesthesist. 1990; 39: 151–157

Büttner W, Breitkopf L, Miele B, Finke W. Erste Ergebnisse der Zuverlässigkeit und Gültigkeit einer deutschsprachigen Skala zur quantitativen Erfassung des postoperativen Schmerzes beim Kleinkind. Anaesthesist.1990; 39: 593–602

Casey WF. A comparison between bupivacaine instillation versus ilioinguinal/iliohypogastric nerve block for postoperative analgesia following inguinal hernioraphy in children. Anesthesiology. 1990; 782: 637–639

Cederholm L, Bengtsson M, Bjorkman S, Choonam I, Rane A. Long term high dose morphine, ketamine and midazolam infusion in a child with burns. Br J Clin Pharmacol. 1990; 30: 901–905

Chay PCW, Duffy BJ, Walker JS. Pharmakokinetic pharmacodynamic relationship of morphine in neonates. Pharmacol Ther. 1992; 51: 334–342

Cohen DE. Management of postoperative pain in children. In: Schechter NL, Bercle CB, Yaster M (Hrsg.). Pain in infants, children and adolescents. pp. 357–384. Williams and Wilkins, Baltimore 1993

Cohen DE. Child in the emergency room. Fourth international symposium on pediatric pain, June 29 – July 4, Helsinki, Finland 1997

Collins JJ, Grier HE, Kinnev HC, Berde CB. Control of severe pain in children with terminal malignancy. J Pediatr. 1995; 126: 653–657

Collins JJ. Intractable pain in children with terminal cancer. Palliativ Care. 1996; 12: 29–34

Collins JJ, Grier HF, Sethna NF, Wilder RT, Berde CB. Regional anesthesia for pain associated with terminal malignancy. Pain. 1996; 65: 63–69

Collins JJ. Commentary: Symptom management in children at the end of life. J Pain Symptom Manag. 1998; 15: 259–260

Cumming EA, Reid GJ, Finley GA, McGrath PJ, Ritchie JA. Prevalence and source of pain in pediatric inpatients. Pain. 1996; 68: 25–31

Daly JM, Wdens T. The use of tricyclic antidepressants in children and adolescents. Ped Clin North An. 1998; 45: 1123–1135

Dange T. Chronic pain management in children. Part 1: cancer and phantom pain. Ped Anaesth. 1998; 8: 5–10

Darsey EH, Outlaw AC. Age-related considerations for the use of opioids in pediatric pain management. Pain Digest. 1994; 4: 12–20

De Lima J, Lloyd-Thomas AR, Howard RF, Sumner E, Quinn TM. Infant and neonatal pain: anaesthetics perceptions and prescribing patters. Brit Med J. 1996; 313: 787

Denecke H, Glier B, Klinger R et al. Qualitätssicherung in der Therapie chronischer Schmerzen. Instrumente zur Erfassung von Schmerz bei Kindern. Der Schmerz. 1997; 11: 120–125

Derbyshire SWG, Furedi A. Do fetuses feel pain? Brit Med J. 1996; 313: 795

Dickenson AH. Developmental pharmacology of pain and analgesia. Fourth international symposium on pediatric pain, June 29–July 4, Helsinki, Finland 1997

Dowd JE, Cimaz R, Fink CW. Nonsteroidal anti-inflammatory drug induced gastroduodenal injury in children, Arthritis Rheum. 1995; 38 1225–1231

Doyle E, Harper L, Morton NS. Patient controlled analgesia with low dose background infusions after lower abdominal surgerey in children. Brit J Anaesth. 1993; 71: 818–822

Doyle E, Morton N, McNicol L. Comparison of patient controlled analgesia in children by the IV and subcutaneous routes of administration. Brit J Anaesth. 1994; 72: 533–536

Driessen JJ, de Mulder PHM, Claesen JJL, van Dief D, Wobbes T. Epidural administration of morphine for control of cancer pain: long term efficacy and complications. Clin J Pain. 1989; 5: 217–222

Döbbers A, Boos J. Fakten zur Sedierung von Kindern. W. Zuckschwerdt Verlag, München 1997

Dunbar PJ, Chapman CR, Buckley FP, Gavrin JR. Clinical analgesic equivalence for morphine and hydromorphone with prolonged PCA. Pain 1996; 68: 265–270

Eija K, Tiina T, Pertti J. Amitriptyline effectively reliefs, neuropathic pain following treatment of breast cancer, Pain. 1995; 64: 293–302

Fenichel GM. Clinical pediatric neurology. A signs and symptom approach. pp. 77–90. Saunders, Philadelphia 1997

Feuerstein TJ. Antidepressiva zur Therapie chronischer Schmerzen, Der Schmerz. 1997; 11: 213–226

Finley GA, McGrath PJ, Forward SP, McNeill G, Fitzgerald P. Parents' management of children's pain following „minor" surgery. Pain. 1996; 64: 83–87

Fitzgerald M. Neurobiology of fetal and neonatal pain. In: Wall D, Melzack R (Hrsg.). Textbook of pain, pp. 153–163. Churchill Livingstone, London 1994

Fitzgerald M, Gibson S. The physiological and neurochemica) development of peripheral sensory C fibers. Neurosci. 1984; 13: 933–944

Fitzgerald M. For the Department of Health. Foetal pain: an update of current scientific knowledge. DoH, London 1995

Frank LS, Gregory GA. Clinical evaluation and treatment of infant pain in the neonatal intensive care unit. In: Schechter NL, Berde CB, Yaster M (Hrsg.). Pain in infants, children, and adolescents, pp. 519–536, Williams and Wilkins, Baltimore 1993

Gan TJ, Ginsberg B, Glass PSA, Fortney J, Jhaveri R, Perno R. Opioid-sparing effects of low-dose infusion of naloxone in patient-administred morphine-suIfate. Anesthesiology. 1997; 87: 1075–1081

Gaukroger PB, Tomkins DP, van der Walt JH. Patient-controlled analgesia in children. Anaesth Intensive Care. 1989; 17: 10–14

Gaukroger PB. Patient-controlled analgesia in children. In: Schechter NL, Berde CB, Yaster M (Hrsg.). Pain in infants, children, and adolescents, pp. 203–212. Williams and Wilkins, Baltimore 1993

Gazarian M, Berkovitsch M, Koren G, Silverman ED, Laxer RM. Experience with misoprostol therapy for NSAID gastropathy in children. Ann Rheum Dis 54, 277

Giannakoulpoulos X, Sepulveda W, Pourtis P, Glover V, Fisk NM. Fetal plasma cortisol and beta-endorphin response to intrauterine needling. Lancet. 1994; 344: 77–80

Glorieux FH, Bisop NJ. Cyclic administration of palmidronate in children with severe osteogenesis imperfecta. N Engl J Med. 1998; 339: 947–952

Gong QL, Hedner T, Hedner J, et al. Antinociceptive and ventilatory effects of the morphine metabolites. Eur J Pharmacol. 1991; 193: 47–56

Gourlay GK, Boas RA. Fatal outcome with use of rectal morphine for postoperative pain control in an infant. Brit Med J. 1992; 304: 766–767

Gourrier E, Karoubi P, El Hanache A, Merboche S, Muchino G, Leraillez J. Use of EMLA-cream in a department of neonatology. Pain. 1996; 68: 431–434

Green SM, Nakamura R, Johnson NE, Linda L. Ketamine sedation for pediatric procedures: Part 1, a prospective series. Ann Emerg Med. 1990; 19: 1024–1032

Green SM, Nakamura R, Johnson NE, Linda L. Ketamine sedation for pediatric procedures: Part 2, review and implications. Ann Emerg Med. 1990; 19: 1033–1046

Grieffinger N, Boujong D, Huber H, Likar R, Sittl R. Postoperative pain management in infants using tramadol infusions. Fourth international symposium on pediatric pain, June 29 – July 4, Helsinki, Finland 1997: P 21

Groeneveld A, Inkson T. Ketamine. A solution to procedural pain in burned children. Canadian Nurse. 1992; 88: 28–31

Grunau RVE, Craig KD. Facial activity as a measure of neonatal pain expression. In: Tyler

DC, Krane EJ (Hrsg.). Advances in pain research and therapy, pp. 147–155. Raven Press, New York 1990

Gualtieri CT. Imipramine and children. A review and some speculations about the mechanism of drug action. Dis Nerv Syst. 1997; 38: 368–375

Hagen NA, Babul N. Comparative clinical efficacy and safety of a novel controlled release Oxycodone formulation and controlled release hydromorphone in the treatment of cancer pain. Cancer.1997; 79: 1428–1437

Hamers JPH, Abu-Saad ITH, van den Hour MA, Halfens RJD, Kester ADM. The influence of children's vocal expression, age, medical diagnosis and information obtained from parents on nurses' pain assessments and decisions regarding interventions. Pain.1996; 65: 53–61

Hamilton A, Zeltzer L. Psychological approaches to proce-dural pain. In: Aynsley-Green A, Ward Platt MP, Lloyd-Thomas AR (eds.). Baillierre's Clinical Paediatrics. International practice and research. Stress and pain in infancy and childhood, pp. 601–618. Bailliere Tindal, London 1995

Hannallah RS, Broadman LM, Belman AS, Abramowitz MD, Epstein BS. Comparison of caudal and ilioinguinal/iliohypogastric nerve blocks for control of post orchidopexy pain in pediatric ambulatory surgery. Anesthesiology. 1987; 66: 832–834

Haouari N, Wood C, Griffiths G. The analgesic effect of sucrose in full term infants: a randomised controlled trial. Brit Med J. 1995; 310: 1468–1475

Hartley R, Green M, Quinn M, Levene MI. Pharmacokinetics of morphine infusion in premature neonates. Arch Dis Child. 1993; 69: 55–58

Hartley R, Green M, Quinn MW, et al. Development of morphine glucuronidation in premature neonates. Biol Neonate 66. 1994; 1–9

Hartley R. Levene MI. Opioid pharmacology in the new-born. In: Aynsley-Green A, Ward Platt MP, Lloyd-Thomas AR (Hrsg.). Baillierre's Clinical Paediatrics. International practice and research. Stress and pain in infancy and childhood, pp. 467–494. Balliere Tindal, London 1995

Heiligenstein E, Gerrity S. Psychotropics as adjuvant analgesics. In: Schechter NL, Berde CB, Yaster M (Hrsg.). Pain in infants, children, and adolescents, pp. 173–179. Williams and Wilkins, Baltimore 1993

Hendricks L, Kopcha R, Stegall B, et al. Subanesthetic ketamine for painful nonoperative procedures in paediatric burn patients. J Pain Symptom Manage. 1991; 6: 179–184

Henry D, Lim LL, Rodriguez LAG, Gutthan SP, Carson JL, Griffin M. Variability in risk of gastrointestinal complications with individuel non-steroidal anti-inflammatory drugs: results of a collaborative meta-analysis. Brit Med J. 1996; 66: 229–237

Heubi JE, Barbacci MB, Zimmermann HJ. Therapeutic misadventure with acetaminophen: hepatotoxicity after multiple doses in children. J Pediatr. 1998; 132: 22–27

Holzmann RS, Cullen DJ, Eichhorn JH, Philips JH. Guidelines for sedation by nonanaesthesiologists during diagnostic and therapeutic procedures. J Clin Anesth. 1994; 6: 265–276

Hopkins CS, Underhill S, Booker PD. Pharmacokinetics of paracetamol after cardiac surgery. Arch Dis Child. 1990; 65: 971–976

Hunt AM. A survey of signs, symptoms and symptom control in 30 terminally ill children. Dev Med Child Neurol. 1990; 32: 341–346

Hurwitz ES. Reye's syndrome. Epidemiol Rev. 1989; Ill: 249–253

Jacobsen SJ, Kopecky EA, Joshi P. Babul N. Randomised trial of oral morphine for painful episodes of sickle-cell disease in children. Lancet. 1978; 350: 1358–1361

Jage J, Portenoy RK, Foley KM. Die Bestimmung des i.m. Morphin-Äquivalents zur Therapie des Krebsschmerzes mit verschiedenen Opioiden oder beim Wechsel des Verabreichungsweges. Der Schmerz. 1990; 4: 110–117

Jay S, Ozolins M, Elliot CH, Caldwell S. Assessment of children's distress during painful medical procedures. Health Psychol. 1983; 2: 133–140

Jay S, Elliott CH, Fitzgibbons I, Woody P, Sigel S. A comparative study of cognitive behavior therapy versus general anesthesia for painful medical procedures in children. Pain. 1995; 62: 3–9

Johnston CC, Stevens B. Developmental changes in response to heelstick in preterm infants: a prospective cohort study. Dev Med Child Neurol. 1996; 38: 438–445

Kalso E, Vainio A. Hallucinations during morphine but not during oxycodone treatment. Lancet. 1988; II: 912

Kalso E, Heiskanen T, Rantio M, Rosenberg PH, Vainio A. Epidural and subcutaneous morphine in the management of cancer pain: a double-blind cross-over study. Pain. 1996; 67: 443–449

Kant T, Christrup LL, Rasmussen M. Recommended use of morphine in neonates, infants and children based on a literature review: Part I – pharmacokinetics. Ped Anaesth. 1997a; 7: 5–11

Kant T, Christrup LL, Rasmussen M. Recommended use of morphine in neonates, infants and children based on a literature review: Part II – clinical use. Ped Anaesth. 1997b; 7: 93–101

Katz ER, Kellerman J, Siegel SE. Distress behaviour in children with cancer undergoing medical procedures: developmental considerations. J Consult Clin Psychol. 1980; 48: 356–365

Kavanagh C. A new approach to dressing change in the severely burned child and its effect on burn-related psychopathology. Heart Lung. 1983; 12: 612–619

Kennedy RM, Porter FL, Miller P, Jaffe DM. Comparison of fentanyl/midazolarn with ketamine/midazolam for pediatric orthopedic emergencies. Pediatrics. 1998; 102: 956–963

Klaschik E. Medikamentöse Schmerztherapie bei Tumorpatienten. Ein Leitfaden. 3. Auflage 1996

Kramer C. Tawney M. A fatal overdose of transdermal administered fentanyl. J Am Osteopath Assoc. 1998; 98: 385–386

Krane EJ, Tylor DC, Jacobson LE. The dose response of caudal morphine in children. Anesthesiology. 1989; 71: 48–52

Krechel SW, Bildner J. CRIES: a new neonatal postoperative pain measurement score. Initial testing of validity and reliability. Paed Anaesth. 1995; 5: 53–61

Lander J, Hodgins M, Fowler-Kerry S. Children's pain prediction and memories. Behav Res Ther. 1992; 30: 117–124

Lander J, Hodgins M, Nazarali S, McTavish J, Quelette J, Friesen E. Determinants of success and failure of EMLA. Pain. 1996; 64: 89–97

Larsson BA, Tannfeld G, Lagercrantz H, Olsson GL. Venipuncture is more effective and less painful than heel lancing for blood tests in neonates. Pediatrics. 1998a;101: 882–886

Larsson BA, Tannfeld G, Lagercrantz H, Olsson GL. Allevation of the pain of venepuncture in neonates. Acta Paediatr. 1998b; 87: 774–779

Lau MH, Hackman C, Morgan D. Compatibility of ketamine and morphine injections. Pain. 1998; 75: 389–390

Lawlor P, Turner K, Hanson J, Bruera E. Dose ratio between morphine and hydromorphone in patients with cancer pain: a retrospective study. Pain. 1997; 72: 79–85

Lawrence J, Alcock D, McGrath P, Kay J, MacMurray SB, Dulberg C. The development of a tool to assess neonatal pain. Neonatal Netw. 1993;12: 59–66

Lemann M, Chaussade S, Halphen M et al. Low-dose polyethylene glycol (PEG) in chronic obstipation: double-blind, placebo-controlled, crossover trial. Gastroenterology. 1996; 110: A 704

Levin RH, Villarreal SF, Luong L, Allard T. Management of pain and sedation. In: Taeusch HW, Christiansen RO, Buescher ES (Hrsg.). Pediatric and neonatal tests and procedures, pp. 179–197. Saunders, Philadelphia 1996

Levy ME. Pharmacologic treatment of cancer pain. N Engl J Med. 1996; 335: 1124–1132

Lloyd-Thomas AR. Pain management in paediatric patients. Brit J Anaesth. 1990; 64: 85–104

Lloyd-Thomas, A.R.: An acute pain service for children. Anaesthesia Loco Regionale. 1993; 2: 71–77

Lloyd-Thomas AR, Howard RF, Llewellyn N. The management of acute and postoperative pain in infancy and childhood. In: Aynsley-Green A, Ward Platt MP, Lloyd-Thomas AR (Hrsg.). International practice and research. Stress and pain in infancy and childhood, pp. 579–600. Bailliere Tindal, London 1995

Lloyd-Thomas AR, Fitzgerald M. Reflex responses do not necessarily signify pain. Brit Med J. 1996; 313: 797–798

Lteif AN, Zimmerman D. Bisphosphonates for treatment of childhood hypercalcemia. Pediatrics. 1998; 102: 990–993

Lynn AM, Slattery JT. Morphine pharmacokinetics in early infancy. Anesthesiology 1987; 66: 136–139

Lynn AM, Nespeca MK, Opheim KE, Slatters JT. Respiratory effects of intravenous morphine infusions in neonates, infants, and children after cardiac surgery. Anesthesia and Analgesia. 1993; 77: 695–701

Mackie AM, Coda BC, Hill HF. Adolescents use patient-controlled analgesia effectively for relief from prolonged oropharyngeal mucositis pain. Pain. 1991; 46: 265–269

Mathews JR, McGrath PJ, Pigeon IT. Assessment and measurement of pain in children. In: Schechter NL, Berde CB, Yaster M (Hrsg.). Pain in infants, children, and adolescents, pp. 97–112. Williams and Wilkins, Baltimore 1993

Marsh DF, Hatch,DJ, Fitzgerald M. Opioid systems and the newborn. Brit J Anaesth. 1997; 79: 787–795

Martyn JAJ. Clinical pharmacology and drug therapy in the burned patient. Anesthesiology. 1986; 65: 67–75

Marx CM, Stein J, Tyler MK, Nieder M, Shurin SB, Blumer J. Ketamine-midazolarn versus meperidine-midazolam for painful procedures in pediatric oncology patients. J Clin Oncol. 1997; 15: 94–102

Maxwell LG, Yaster M. The myth of conscious sedation. Arch Pediatr Adolesc Med. 1996; 150: 665–667

McGrath PJ. Pain in children: Nature, assessment and treatment. Guilford Press, New York 1990

McGrath, PJ, Johnson G, Goodman JT, Schillinger J, Dunn J, Chapman JA. CHEOPS: a behavioral scale for rating postoperative pain in children. In: Fields HL, Dubner R, Cervero F (Hrsg.). Advances in Pain Research and Therapy, pp. 395–400. Raven Press, New York 1985

McIntosh N, Smith A. Thermal injury in childhood: effects on the hormonal regulation of water balance and the management of pain. In: Aynsley-Green A, Ward Platt MP, Lloyd-Thomas AR (Hrsg.). Baillierre's Clinical Paediatrics. International practice and research. Stress and pain in infancy and childhood, pp. 547–560. Bailliere Tindal, London 1995

McIntosh N. Pain in the newborn, a possible new starting point. Eur J Pediatr. 1997; 156: 173–177

McQuay HJ, Moore RA. Antidepressants and chronic pain. Brit Med J. 1997; 314: 763–764

Mercadante S. Malignant bone pain: pathophysiology and treatment. Pain. 1997; 69: 1–18

Mohan OE, Hershenson MB, Schena JA, Crone RK. Metabolic and hemodynamic effects of midazolam in critically ill infants. Anesthesiology. 1988; 69: A 750

Morselli PL, Franco-Morselli,R, Borsi L. Clinical pharmakokinetics in newborn and infants. Age related differences and therapeutic implications. Clin Pharmacokin. 1980; 5: 485–527

Muhlendahl KE, Oberdisse U, Bunjes R, Ritter S. Vergiftungen im Kindesalter. Enke Verlag, Stuttgart 1995

Mulberg AE, Linz C, Bern E, Tucker L, Verhave M, Grand RJ. Identification of nonsteroidal antiinflammatory drug-induced gastroduodenal injury in children with juvenile rheumatoid arthritis. J Pediatr. 1993; 122: 647–649

Murkin JM, Moldenhauer GG, Hug CC, Epstein CM. Absence of seizures during induction of anesthesia with high-dose fentanyl. Anesth Analg. 1984; 63: 489–494

Nichols DG, Yaster M, Lynn AM, et al. Disposition and respiratory effects of intrathecal morphine in children. Anesthesioiogy. 1993; 79: 733–738

Ors R, Ozek E, Baysoy G et al. Comparison of sucrose and human milk on pain response in newborns. Eur J Pediatr. 1999; 158: 63–66

Oliveri MB, Mautalen CA, Rodriguez Fuchs CA, Romanelli MC. Vertebral compression fractures at the onset of acute lymphoblastic leukemia in a child. Henry Ford Hosp Med J. 1991; 39: 45–48

Olkkola KT, Hmunen K, Maunuksela EL. Clinical pharmakokinetics and pharmacodynamics of opioid analgesia in infants and children. Clin Pharmacokinet. 1995; 28: 385–404

Parker RL, Mahan RA, Giugliano D, Parker MM. Efficacy and safety of intravenous midazolarn and ketamine as sedation for therapeutic and diagnostic procedures in children. Pediatrics. 1997; 99: 427–431

Pasternak GW, Zhang A, Tecott L. Developmental differences between high and low affinity binding sites: their relationship to analgesia and respiratory depression. Life Science. 1980; 27: 1185–1190

Patel RL, Davis PJ, Orr RJ. Single-dose ondansetron prevents postoperative vomiting in pediatric outpatients. Anesth Analg. 1996; 85: 538–545

Pegelow CH. Survey of pain management therapy provided for children with sickle cell disease. Clin Pediatr Phila. 1992; 31: 211–214

Petrack EM, Christopher NC, Kriwinsky J. Pain management in the emergency department: patterns of analgesic utilization. Pediatrics. 1997; 99: 711–714

Pokela ML, Ryhanen PT, Koivisto ME, et al. Alfentanil-induced rigidity in newborn infants. Anesth Analg. 1992; 75: 252–257

Porter F. Pain assessment in children and infants. In: Schechter NL, Berde CB, Yaster M (Hrsg.). Pain in infants, children, and adolescents, pp. 87–96. Williams and Wilkins, Baltimore 1993

Pothmann R, Goepel R. Comparison of the Visual Analog Scale (VAS) and a Smiley Analog Scale for the evaluation of pain in children. In: Fields HL, Dubrier R, Cervero F (Hrsg.). Proceedings of the Fourth World Congress on Pain. Advances in Pain Research and Therapy, Vol. 9. Raven Press, New York 1985

Pothmann R. Klinische Schmerzmessung. In: Chronische Schmerzen im Kindesalter. Diagnose und Therapie. Pothmann, R. (Hrsg.). Hippokrates, Stuttgart 1988

Pothmann R, Plump U, Maibach G, von Frankenberg S, Besken E, Kröner-Herwig B. Migränetagebuch für Kinder. Arcis, München 1991

Pryle BJ, Grech H, Stoddart PA, Carson R, O'-Mahoney TO, Reynolds F. Toxicity of norpethidine in sickle cell crisis. Brit Med J. 1992; 304: 1478–1479

Quak IME, van Lingen EA, Deinurn JT, Okken A, Tibboel D, Emmelot CH. Pharmacokinetics of rectally administered multiple dose acetaminophen in term infants. Fourth international symposium on pediatric pain, p.30. June 29 – July 4. Helsinki, Finland 1997

Ragg P. Opioids in children. In: McKenzie IM, Gaukroger PB, Ragg PC, Brown TCK (Hrsg.). Manual of acute pain management in children, pp. 25–38. Churchill Livingston, New York 1997

Reimann J. Kauend gegen Kinetosen. Deutsche Apotheker Zeitung. 1983; 123: 898–899

Reuben SS, Connelly NR, Lurie S, Klarr M, Gibson CS. Dose-response of ketorolac as an adjunct to patient-controlled analgesia morphine in patients after spinal fusion surgery. Anesth Analg. 1998; 87: 98–102

Roth B, Schlunder C, Houben F. Analgesia and sedation in neonatal intensive care using fentanyl by continuous infusion, Dev Pharmacol Ther. 1991; 17: 121–127

Roth,B. Analgesie und Sedierung in der neonatologischen Intensivmedizin. In: Medizin im Dialog. 1998; Ill: 308–312

Rumack BH: Aspirin versus acetaminophen: a comparative view, Pediatrics. 1978; 62: 943–946

Sanders MR, Shepherd RW, Cleghorn G, Woolford H. The treatment of recurrent abdominal pain in children: a controlled comparison of cognitive-behavioral family intervention and standard pediatric care. J Cons Clin Psychol. 1994; 62: 306–314

Schechter NL. The undertreatment of pain in children: an overview. Paediatr Clin North Ain. 1989; 36. 781–794

Schechter NL, Weisman SJ, Rosenblum M, Bernstein B, Conard PL. The use of oral transmucosal fentanyl citrate for painful procedures in children. Pediatrics. 1995; 95: 335–339

Schlünder C, Houben F, Hartwig S, Roth B, Schmidt B, Benz-Bohin G, Theisohn M. Erfahrungen zur Analgosedierung in der pädiatrisch-neonatologischen Intensivmedizin. In: Meier H, Kaiser R, Moir CR (Hrsg.): Schmerz beim Kind. Leitfaden für Klinik und Praxis, S. 145–154. Springer Verlag, Berlin 1993

Seideman P, Alvan G, Andrews RS, Larross A. Relative biovailability of a paracetaniol suppository. Eur J Clin Pharmacol. 1980; 17: 465–468

Shah V, Taddio A, Ohlsson A. Randomised controlled trial of paracetamol for heel prick pain in neonates. Arch Dis Child. 1998; 79: F 209–211

Shannon M, Berde CB. Pharmacologic Management of pain in children and adolescents. Pediatr Clin North Am 36, 855–871 (1989)

Shapiro LA, Jedeikin RJ, Shalev D, Hoffmann S. Epidural Morphine analgesia in children. Anesthesiology. 1984; 61: 210–212

Sirkid K, Saarinen UM, Ahlgren B, Hovi L. Terminal care of the child with cancer at home. Acta Paediatr. 1997; 86: 1125–1230

Sirkik K, Hovi L, Poutto J, Saarinen-Pihkala UM. Pain medication during terminal care of children with cancer. I Pain Symptom Manag. 1998; 15: 220–226

Sittl R, Huber H, Griessinger N, Richter R, Sorge J. Grundlagen der Tumorschmerztherapie bei Kindern und Jugendlichen. In: Meier U, Kaiser R, Moir CR (Hrsg.). Schmerz beim Kind, S. 41–49. Springer, Berlin 1993

Smith MT, Watt JA, Cramond T. Morphine-3-glucuronide – a potent antagonist of morphine analgesia. Life Sci. 1990; 47: 579–585

Sorge J, Sittl R, Richter R. Opioide in der Behandlung von Tumorschmerzen bei Kindern und Jugendlichen. In: Meier U, Kaiser R, Moir CR (Hrsg.). Schmerz beim Kind, S. 51–60. Springer, Berlin 1993

Southall D. Prevention and control of pain in children. A manual for health care professionals. Royal College of Paediatrics and Child Health, Brit Med J Publishing Group, London, UK, 1997

Stevens B, Johnston C, Petryshen P, Taddio A. Premature infant pain profile: Development and initial validation. Clin J Pain. 1996; 12: 13–22

Stevenson J. Long-term sequelae of acute stress in early life. In: Aynsley-Green A, Ward Platt MP, Lloyd-Thomas AR (Hrsg.). Baillierre's Clinical Paediatrics. International practice and research. Stress and pain in infancy and childhood, pp. 619–632. Bailliere Tindal, London 1995

Stuart AG, Ward Platt MP. The ontogeny of the metabolic and endocrine stress response to elective surgery. In: Aynsley-Green A, Ward Platt MP, Lloyd-Thomas AR (Hrsg.). Baillierre's Clinical Paediatrics. International practice and research. Stress and pain in infancy and childhood, pp. 529–546. Bailliere Tindal, London

Sümpelmann R, Schröder D, Krohn S, Straul JM, Hausdörfer J. Patientenkontrollierte Analgesie bei Kindern. Anästh Intensivmed. 1996; 1: 19–26

Stutters K, Shaw B, Gerardi J, Herbert D. Comparison of morphine PCA versus morphin PCA plus ketorolac for postoperative analgesia in pediatric orthopedic surgery. Fourth international symposium on pediatric pain, p. 22. June 29 – July 4, Helsinki, Finland 1997

Taddio A, Katz J, Ilerisch AL, Koren G. Effect of neonatal circumcision on pain response during subsequent routine vaccination. Lancet. 1997; 349: 599–603

Tarbell SE, Cohen IT, Marsh JL. The Toddler-preschooler postoperative pain scale: an observational scale for measuring postoperative pain in children aged – 5. Preliminary report. Pain. 1992; 50: 273–280

Tobias JD, Martin LD, Wetzel RC. Ketamine by continuous infusion for sedation in the pediatric intensive care unit. Crit Care Med. 1990; 1: 819–821

Tobias JD. Propofol sedation for terminal care in a pediatric patient. Clin Ped. 1997; 5: 291–293

Tramer MR, Reynolds JM, Moore RA, McQuay HJ. Efficacy, dose-response, and safety of ondansetron in prevention of postoperative nausea and vomiting. Anesthesiology. 1997; 87: 1277–1289

Überall MA, Wenzel D. Intranasal sumatriptan for acute treatment of migraine in children. Neurology. 1999; 52: 1507–1510

Van Hoogdalern EJ, de Boer AG, Breimer DD. Pharmacokinetics of rectal drug administration. Clin Pharmacokinet. 1991; 21: 11–26

Van Dalfsen PJ, Syr Jala KL. Psychological strategies in acute pain management. Anesth Clin North Am. 1989; 7: 171–181

Vargas-Schaffer G, Pichard-Leandri E. Neuropathic pain in young children with cancer. Fur J Pall Care. 1997

Varm JW, Thompson KL, Hanson V. The Varni/Thompson pediatric pain questionaire: 1. Chronic musculoskeletal pain in juvenile rheumatoid arthritis. Pain. 1987; 28: 27–38

Walker JS, Carmody JJ. Experimental pain in healthy human subjects: gender differences in nociception and in response to ibuprofen. Anesth AnaIg. 1988; 86: 1257–1262

Watcha,M, Bras P, Cieslak G, Perment J. The dose response relationship of ondansetron in preventing postoperative emesis in paediatric patients undergoing ambulatory surgery. Anesthesiology 1995; 82: 47–52

Watt JA, Cramond T, Smith MT. Morphine-6-glucuronide: analgesic effects antagonized by morphine-3-glucuronide. Clin Pharmacol Ther. 1990; 6: 454–460

Westlin JE, Letocha H, Jakobson A, Strang P, Martinsson U, Nilsson S. Rapid reproducible pain relief with 131 Jod-MIBG in a boy with disseminated neuroblastorna. Pain. 1995; 60: 111–114

Wiest DB, Ohning BL, Garner SS. The disposition of alfentanil in neonates with respiratory distress. Pharmacotherapy. 1991; 11: 308–311

Wolf AR. Pain, nociception and the developing infant. Ped Anaesth. 1999; 9: 7–17

Wright PM, O'Toole DP, Barron DW. The influence of naloxone infusion on the action of intrathecal diamorphine: low-dose naloxone and neuroendocrine response. Acta Anaesthesiol Scand. 1993; 36: 230–233

Wulf H, Neugebauer E, Maier D. Die Behandlung akuter perioperativer und posttraumatischer Schmerzen. Thieme, Stuttgart, New York 1997

Yaster M, Tobin JR, Maxwell LG. Local anesthetics. In: Schechter NL, Berde CB, Yaster M (Hrsg.). Pain in infants, children, and adolescents, pp. 179–194. Williams and Wilkins, Baltimore 1993

Yaster M, Tobin JR, Fisher QA, Maxwell LG. Local anaesthetics in the management of acute pain in children. J Pediatr. 1994; 124: 165–176

Yaster M, Nichols DG, Deshpande JK, Wetzel RC. Midazolam-fentanyl intravenous sedation in children: case report of respiratory arrest. Pediatrics. 1990; 86: 463–467

Yaster M, Krane EJ, Kaplan RF, Cote CJ, Lappe DG. Pediatric pain and sedation handbook. Mosby, St Louis 1997

Zeltzer LK, Altman A, Cohen D, LeBaron S, Maunuksela L, Schechter NL. Report of the consensus conference on the management of pain in childhood cancer. Report of the subcommittee on the management of pain associated with procedures in children with cancer. Pediatrics. 1990; 5: 826–831

Zernikow B, Grießinger N, Fengler R. Praktische Schmerztherapie in der Kinderonkologie. Empfehlungen der Qualitiitssicherungsgruppe der GeselIschaft für Pädiatrische Onkologie und Hämatolo ie (GPOH). Monatsschr Kinderheilk. 1999a; 147: 438–456

Zernikow B, Bauer AB, Michel E. Pain control in German pediatric oncology. 9. World Congress on Pain. Wien, Österreich, 22.–27. August 1999 (b) (Poster 168)

Zernikow B. Besondere Aspekte bei der Tumorschmerztherapie von Kindern. In: Zenz M, Donner B (Hrsg.). Schmerztherapie bei Tumorerkrankungen – Interdisziplinärer Überblick. Wissenschaftliche Verlagsgesellschaft, Stuttgart 2002

39 Perioperatives Schmerzmanagement im Kindesalter

Joachim Mehler

39.1 Einleitung

Bei der schmerztherapeutischen Versorgung der kleinen Patienten bestehen noch immer erhebliche Defizite (1). Dabei bedarf gerade diese Altersgruppe aus folgenden Gründen einer besondere Beachtung:

1. Postoperativ nicht oder unzureichend behandelte Schmerzen können bei einem Teil der Kinder zu kurz-, selten auch langfristigen Verhaltensauffälligkeiten führen wie nächtliche Unruhezustände mit Alpträumen und Aufschreien, Stillprobleme sowie Regressionsphänomene, z.B. erneutes Einnässen bei Kindern, die bereits trocken waren (2).
2. Im ambulanten Bereich können ausgeprägte Schmerzen zu Hause zu einer Überforderung der Eltern führen und Grund für eine stationäre Einweisung sein (3).
3. Darüber hinaus gibt es Hinweise darauf, dass nach Eingriffen ohne ausreichende Analgesie Chronifizierungsmechanismen im nozizeptiven System in Gang gesetzt werden, deren Tragweite zur Zeit nicht abgeschätzt werden kann (4).

39.2 Allgemeine Aspekte

Das Schmerzerleben im Kindesalter ist über das Schmerzereignis hinaus meist mit Angst und Unwohlsein verbunden und in hohem Maße von individuellen und situativen Bedingungen abhängig. Eine nicht kindgerechte Klinik- oder Praxisatmosphäre oder auch Furcht erregende Apparate oder medizinisches Gerät können in diesem Zusammenhang nachhaltige negative Wirkungen zeigen. Zudem ist – vor allem für Kleinkinder – meist nicht abschätzbar, was auf sie zukommt. Werden in einer solchen Umgebung Schmerzen zugefügt wie z.B. intravenöse Punktionen, kann dies – aus Sicht der Kinder – den Beginn eines Horrorszenarios bedeuten. Daher ist ein auf die Bedürfnisse der Kinder zugeschnittenes Umfeld außerordentlich wichtig! (Abb. 1)

39.3 Psychologische Aspekte

Das Ausmaß des kindlichen Schmerzerlebens ist abhängig von:
- ▶ situationsunabhängigen Faktoren wie Alter, kultureller und familiärer Hintergrund und Schmerzvorerfahrung
- ▶ situationsabhängigen Faktoren wie Erwartung und Vorstellung, aktuelle Gefühle und Verhalten des Kindes und der anwesenden Personen.

Ein Teil dieser Einflussfaktoren lässt sich mittels psychologischer Interventionen im Zusammenhang mit akuten Schmerzsituationen positiv beeinflussen. Abhängig von Alter und familiärer Situation haben Aspekte wie Aufklärung, Anleitung sowie soziale Unterstützung eine große Bedeu-

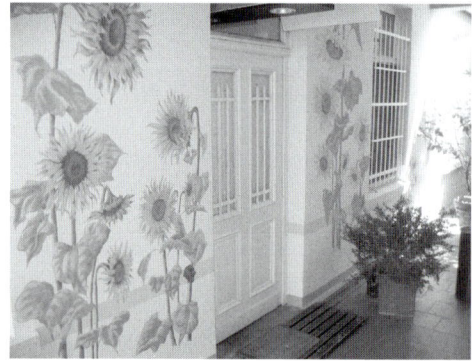

Abb. 1: Ein optisch freundlicher Praxiseingang kann bei Kindern die Angst mindern.

tung. Maßnahmen aus der Verhaltenstherapie wie Rollenspiel und Modeling (z. B. Verband beim Lieblingskuscheltier), Atemübungen, externe Aufmerksamkeitsablenkung (z. B. Einsatz von Handpuppen) sowie Techniken der kognitiven Kontrolle (Selbstverbalisation, Selbstinstruktion) haben sich dabei bewährt (5).

Wichtig ist, dass alle Mitarbeiter des Teams von dieser „Philosophie" überzeugt sind und in diesem Sinne zusammenwirken.

39.4 Schmerzmessung

Eine altersgemäße Schmerzmessung ist die Voraussetzung für einen optimalen Einsatz der Schmerztherapie. Der Verlauf der postoperativen Schmerzscores sollte neben der Überwachung der Vitalparameter zum Standard des postoperativen Monitorings gehören. Hiermit wird ein bedarfsadaptiertes Vorgehen erleichtert und darüber hinaus der Stellenwert gesondert hervorgehoben.

Bei Kindern bis zum vierten Lebensjahr verwendet man üblicherweise Fremdbeurteilungsskalen, die physiologische und verhaltensrelevante Parameter erfassen. Ab dem vierten Lebensjahr lassen sich Skalen zur Selbsteinschätzung anwenden; bekannt ist hier die Smiley-Analog-Skala (SAS). Ab dem sechsten Lebensjahr haben sich bereits die sog. visuellen Analogskalen (VAS) von 0–10 bewährt (6). Die Erfahrungen des beteiligten Pflegepersonals und der Ärzte sind hierbei erheblich gefordert.

Darüber hinaus sollten die Eltern bei der Beurteilung von Verhaltensäußerungen ihrer Kinder mit einbezogen werden. Im Zweifel wird für das Vorliegen von Schmerzen plädiert und ein Analgetikum verabreicht.

39.5 Perioperatives Konzept der Schmerztherapie

Das perioperative Schmerzkonzept bei Kindern basiert auf drei Elementen:

1. Paracetamol und NSAR-Analgetika
2. Opioide
3. Verfahren der Regionalanästhesie

Allgemeines Prinzip ist ein antizeptives Vorgehen im Sinne einer präemptiven Analgesie. Beim Wachwerden sollten ausreichend wirksame Plasmaspiegel der Analgetika erzielt werden. Daher sind Suppositorien präoperativ zu applizieren oder Regionalanästhesietechniken direkt nach Narkoseeinleitung durchzuführen, um das nozizeptive System bereits intraoperativ zu blockieren. So werden zudem Allgemeinanästhetika eingespart, was zu weniger ausgeprägten Nebenwirkungen und kürzeren Aufwachzeiten führt.

39.5.1 Paracetamol und NSAR

Paracetamol hat immer noch eine große Bedeutung in der Pädiatrie, obgleich es eher als niedrig potentes Analgetikum einzustufen ist.

Dosierung rektal: Aufsättigung 30 mg/kg, Repetitionsdosis: 2×20 mg/kg, oral: 15–20 mg/kg (Einzeldosis); max. 3 Dosen/Tag (7; 8)

Für die unmittelbare postoperative Analgesie kommt nur die präoperative rektale Gabe in Frage, da die Resorption langsam erfolgt und interindividuell unterschiedlich ist.

Spitzenspiegel sind erst nach zwei bis drei Stunden zu erwarten.

Mit der intravenösen Gabe von Paracetamol liegen hierzulande wenig Erfahrungen vor. Die therapeutische Breite ist eher gering!

Maximale Tagesdosis: 100 mg/kg/d (<3 Mon. 60 mg/kg/d), hepatotoxische Dosis: 150 mg/kg/d. Die Anwendung hoher Dosen ist auf maximal 3 Tage zu beschränken.

NSAR: Die Medikamente dieser Substanzgruppe haben bei unterschiedlicher Ausprägung ein ähnliches Nebenwirkungsspektrum (s. unten). Sie sind insgesamt analgetisch wirksamer als Paracetamol und haben zusätzliche eine antiphlogistische bzw. spasmolytische Komponente.

▶ Diclofenac hat sich als potentes und nebenwirkungsarmes Analgetikum zunehmend durchgesetzt.

Dosierung rektal: 1–1,5 mg/kg Einzeldosis, 3 mg/kg Maximaldosis.

Auch hier ist nur die präoperative Gabe sinnvoll. Wegen einer möglichen Beeinflussung der Gerinnung mit der Gefahr der Nachblutung sprechen sich einige Autoren gegen die Gabe von Diclofenac bei Adenotomien, besonders aber bei Tonsillektomien, aus. Die Studienlage hierzu ist jedoch nicht einheitlich (9; 10). Eine neuere Studie fand keinen Unterschied in den Gerinnungsparametern bei Kindern mit und ohne Diclofenac (11). Nebenwirkungen wie Magenschleimhautschädigung und Nierentoxizität spielen bei der Kurzzeitanwendung keine Rolle.

Bei Kindern unter sechs Jahren ist Diclofenac in Deutschland nicht zugelassen. Bei Anwendung unterhalb dieser Altersgrenze können sich Probleme im Sinne des „Off-Label-use" ergeben. Im Rahmen des Heilversuches – insbesondere wenn die langjährige gute Erfahrung mit dieser Substanz als Grundlage dient – ist die Verwendung im genannten Sinne durchaus zulässig. Die 12,5 mg Suppositorien müssen aus der Schweiz reimportiert werden.

Diclofenac darf bei Verdacht auf Porphyrie nicht eingesetzt werden.

▶ Ibuprofen ist nur oral applizierbar und daher für die weitere Schmerztherapie zu Hause empfohlen; neuerdings jedoch auch als Suppositorium verfügbar.
Dosierung: 10 mg/kg Einzeldosis, 40 mg/kg Tagesdosis. Die Nebenwirkungen sind NSAR-typisch.

▶ Metamizol ist ein potentes Analgetikum und Spasmolytikum; die i.v.-Applikation ist möglich. Zulassung ab dem sechsten Lebensmonat (12).
Dosierung: 15–20 mg/kg Einzeldosis als Kurzinfusion, 2,5–3 mg/kg und Stunde als Dauerinfusion; auch oral oder als Suppositorium verfügbar. Extrem selten Auftreten einer Agranulozytose.
Cave: Bei I.v.- Bolusgabe schwere Anaphylaxie mit Kreislaufversagen möglich!

▶ Azetylsalizylsäure wird wegen der möglichen Assoziation mit dem Reye-Syndrom und der Störung der Thrombozytenfunktion mit der Gefahr der erhöhten postoperativen Blutungsneigung perioperativ nicht empfohlen.

39.5.2 Opioide

Bei richtiger Indikationsstellung und Beachtung der Dosierung hat der Einsatz von Opioiden bei Kindern aller Altersstufen eine klare Berechtigung. Früh- und Neugeborene sowie Säuglinge bis zum dritten Lebensmonat haben eine reduzierte Clearance und somit verlängerte Eliminationshalbwertzeiten, so dass bei dieser Patientengruppe – insbesondere bei repetetiver Gabe – die Gefahr einer Atemdepression besteht (13). Daher ist in diesen Situationen ein entsprechendes Monitoring (Pulsoxymetrie) obligat.

Cave: Im ambulanten Bereich ist bei der Dosisbemessung eher der untere Bereich zu wählen, da die Kombination perioperative Opioidgabe und nachfolgende Autofahrt zu einem deutlichen Anstieg der PONV(postoperative Übelkeit und Erbrechen)-Rate führt! Dies war in einer Studie die häufigste Ursache für eine stationäre Wiederaufnahme nach ambulanten Operationen (14).

Auch bei diesen Substanzen sollte man sich auf wenige – mit denen man gute Erfahrungen hat – beschränken; reine μ-Agonisten sind hier vorteilhafter.

▶ Tramadol ist ein niederpotentes Opioid und kann zur Supplementierung von nicht ausreichend sitzender Lokalanästhesie und/oder in Kombination mit NSAR- Analgetika eingesetzt werden.
Dosierung: 0,5–1 mg/kg i.v. Einzelgabe, (wegen erhöhter Inzidenz von Erbrechen besser als Kurzinfusion über 20 Minuten applizieren). 0,25 mg/kg und Stunde als Dauerinfusion möglich. 6–8 mg/kg maximale Tagesdosis (15; 16).
Eine orale Gabe z. B. bei bereits entferntem i.v.-Zugang kann eine Alternative sein. Ein Tropfen entspricht 2,5 mg.
Dosierung: 1 mg/kg oral. Die Tropfen werden mit etwas Zucker auf die Zunge

gegeben, so dass die Resorption rasch erfolgt.

Eine kontinuierliche Gabe von Tramadol in Kombination mit Metamizol (siehe Tab.) ist z. B. nach Operationen im urologischen Bereich mit evtl. ausgeprägten viszeralen Schmerzen üblich; ggf. in Kombination mit Regionalanästhesieverfahren.

▶ Piritramid ist ein potentes Opioid und wird in Deutschland häufig zur postoperativen Schmerztherapie eingesetzt.
Dosierung: 0,05–0,1 mg/kg Einzelgabe i.v., 0,025 mg/kg Repetitionsdosis i.v. Indikationen sind Eingriffe, bei denen ein höheres postoperatives Schmerzniveau zu erwarten ist und/oder Regionalanästhesieverfahren nicht anwendbar sind wie z. B. Adenotomien/Tonsillektomien oder zur Komplettierung einer unzureichenden postoperativen Analgesie sowie im Rahmen einer PCA (s. Tab.)
Vorteile: Lange Wirkzeit von vier bis sechs Stunden ohne wesentliche Beeinflussung der Hämodynamik. Eine Atemdepression ist bei Bolusgabe in der genannten Dosierung nur in unmittelbarem Zusammenhang mit der Applikation zu befürchten, ein zusätzlicher sedierender Effekt ist zu beachten.

▶ Kombination NSAR/Opioid: Nach ausgedehnteren Operationen mit einem höheren postoperativen Schmerzlevel kann eine intravenöse Kombinationstherapie mit Tramadol und Metamizol sinnvoll sein. Siehe Tabelle (nach *Sittl*, 16):

Dosierungs-vorschlag	Gewicht (kg)	Dosierung (ml/h)
100 mg Tramadol	10	1
+ 1 g Metamizol auf	20	2
40 ml NaCl	30	3
(1 ml = 0,25 mg	40	4
Tramadol und 2,5 mg	50	5
Metamizol)		

Eine Alternative ist eine PCA (patientenkontrollierte Analgesie); im Kindesalter auch als NCA (N = nurse) oder PCA (P = parents) üblich. Typischerweise werden die PCA's bei Kindern mit Morphin bzw. Piritramid „gefahren".

Beispiel für PCA (ohne Basisinfusion) mit Piritramid (nach *Sittl*, 16):

Gewicht (kg)	Bolus (mg)	Ausschlusszeit (min)
12,5–25	0,5	10
25–40	1	10
40–60	1,5	10
≥ 60	2	10

Bei Operationen mit hohem Analgetikabedarf z.B. Trichterbrustoperation kann eine Basisinfusion mit Piritramid (5–15 μg/kg/h) sinnvoll sein. Diese Form der PCA ist auf der „peripheren Station" nur bei strenger Indikationsstellung durchführbar. Es gelten hier besondere Überwachungskriterien hinsichtlich der respiratorischen Funktion (z. B. Pulsoxymetrie). Eltern und Pflegepersonal müssen auf potenzielle Risiken hingewiesen werden; bewährt haben sich in Kliniken sog. Akutschmerzdienste, die für die Betreuung der PCA-Systeme und Unterweisung des Pflegepersonals zuständig sind.

39.5.3 Verfahren der Regionalanästhesie

Mit Regionalanästhesieverfahren kann bei einem Großteil der kinderchirurgischen Routineeingriffe eine sehr effiziente intra- und postoperative Analgesie erreicht werden.

Diese Methoden haben in den vergangenen Jahren eine zunehmende Akzeptanz und Verbreitung erfahren.

Das Erlernen der hier beschriebenen Techniken ist nicht schwierig. Die Kenntnisse der speziellen Anatomie, Physiologie sowie die Pharmakologie der Lokalanästhetika in dieser Altersgruppe sind jedoch Grundvoraussetzung. Da die Blockaden in Allgemeinanästhesie durchgeführt werden, fehlen die klinischen Zeichen für Nervenirritationen (ggf. Gebrauch eines Nerven-stimulators) oder ZNS-Toxizität. Kardio-vaskuläre Nebenwirkungen aufgrund intra-vasaler Injektion oder rascher Resorption bzw. Überdosierung können sich zu schwe-ren Komplikationen ausweiten.

Mit Zusatz von Substanzen wie Adrena-lin, Clonidin oder Morphin zum Lokal-anästhetikum und/oder Kathetertechniken können deutlich längere schmerzfreie Pha-sen erzielt werden. In der Regel ist dieses Vorgehen auf den stationären Bereich be-schränkt.

Maximaldosen von Lokalanästhetika (17; 18):

Bupivacain: 2,5 mg/kg, Ropivacain: 3,0 mg/kg, Lidocain: 7 mg/kg, Prilocain: 7 mg/kg.

Die meisten Erfahrungen bei Kindern liegen mit Bupivacain vor. Eine Konzentra-tion von 0,125 % ist zur Analgesie völlig ausreichend. Die Wirkdauer beträgt ca. drei bis fünf Stunden.

Folgende Verfahren finden Anwendung:

39.5.3.1 Oberflächenanästhesie

Standard bei topischer Analgesie ist die An-wendung von EMLA® (*E*utectic *M*ixture of *L*ocal *A*naesthetic).

Indikation: Venenpunktion, auch Lum-bal -und Knochenmarkspunktion, oder Portpunktion, Molluskenabtragung. Cave: Einwirkzeit mindestens 60 Minuten, 10–15 Minuten vor Punktion Pflaster entfernen, da eine Vasokonstriktion die Venenpunk-tion erschwert!

Nebenwirkungen: Methämoglobinbil-dung durch Prilocainmetabolite; klinisch nur relevant bei Früh- und Neugeborenen. Hier sollten in einem Zeitraum von acht Stunden nur ein, max. zwei EMLA-Pflaster verwendet werden (19).

39.5.3.2 Wundinfiltration und -instillation

Eine sehr einfache und universell anwend-bare Technik ist die Wundinfiltration, insbe-sondere wenn keine Blockade möglich ist, z. B. Ganglien,- Naevi-, Zystenentfernung oder Nabelhernien. Wichtig ist es, ein aus-reichendes Volumen zu verwenden (Maxi-maldosierung!) und einige Minuten Ein-wirkzeit zu bedenken.

Bei Vergleichsuntersuchungen konnte bei Herniotomien mit diesem Verfahren ei-ne ebenso effiziente postoperative Analge-sie erreicht werden wie mit einer Nerven-blockade (20)

39.5.3.3 Nervenblockaden

Die drei wichtigsten Blockaden sind:

▶ **Peniswurzelanästhesie (PWA):** Bei der im Kindesalter sehr häufig durchgeführ-ten Zirkumzision ist die PWA die Blo-ckade der Wahl.

Anatomie: Die beiden Nervi dorsalis pe-nis ziehen via subpubischen Raum nach distal und liegen bilateral von Arterie und Vene.

Zwei Techniken:

Bilateral: Einstich in 10.30 Uhr und 01.30 Uhr Position an der Peniswurzel bis Per-foration der Buck'schen Faszie (21; 22) (Abb. 2),

Medial: Einstich in der Mittellinie, nach Knochenkontakt an der Symphyse Wan-dern der Nadel bis Perforation der Faszie (23).

Dosierung: 2 × 0,2 ml/kg Bupivacain 0,25 %, bei Gewicht über 15 kg, LA-Menge reduzieren.

Komplikationen: Gefäßpunktionen und Hämatome sind möglich. Alternative ist der subkutane Penisringblock.

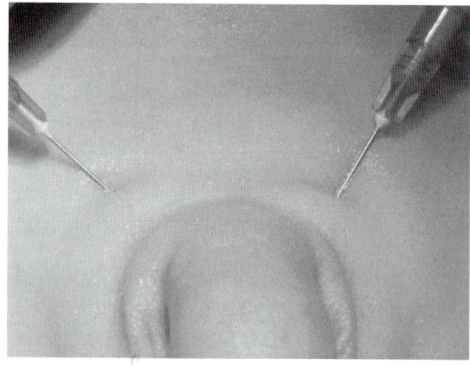

Abb. 2: Peniswurzelanästhesie (PWA): Eine Mög-lichkeit ist der bilaterale Peniswurzelblock.

Abb. 3:
Anatomischer Verlauf
der Nervi ilioinguinalis
und iliohypogastricus.

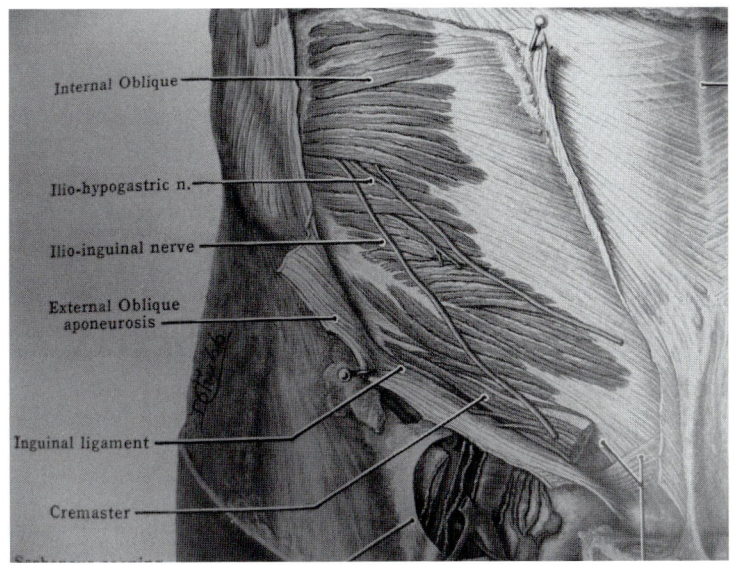

▶ **Nervus-ilioinguinalis/iliohypogastricus-Block:** Eine sehr verbreitete Analgesie-methode bei Operationen von Inguinal-hernien, Orchidopexien und Varikoze-len-Operationen nach *Ivanesevic.*

Anatomie: Die Nn. ilioinguinalis und iliohypogastricus versorgen die Leisten-region sensibel und verlaufen unterhalb der Externusaponeurose zwischen den Mm. obliquus internus und transversus abdominis (Abb. 3). Wichtig: Das distale Drittel des Skrotums wird nicht von diesen Nerven versorgt, zudem wird die peritoneale Schmerzkomponente (visze-rale Afferenzen!) im Bruchsackbereich nicht erfasst.

Indirekte Technik: Die Einstichstelle liegt 1 cm medial der Spina iliaca ante-rior superior (Abb. 4). Eine kurzgeschlif-fene Nadel wird mit einem Einstichwin-kel von 45 Grad nach kaudal vorgescho-ben; „Plopp" bei Perforation der Exter-nusaponeurose und Injektion des Lokal-anästhetikums subfaszial.

Direkte Technik: Durch den Chirurgen unter Sicht mit stumpfer Nadel unter die Externusaponeurose.

Dosierung: 0,5 ml/kg Bupivacain 0,25 %.
Komplikationen: Rasche Resorption, Fe-moralisblock möglich (Patient knickt beim Laufen ein), extrem selten: Perfo-ration nach intraabdominal (24; 25)
Wir führen folgende Ergänzungen dieser Blockade durch:

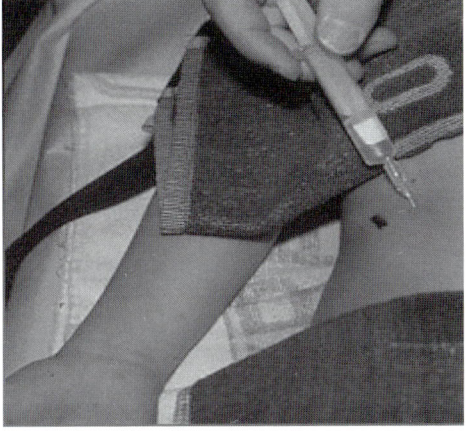

Abb. 4: Die Einstichstelle bei einem Ilioinguinalis/ Iliohypogastricus-Block liegt 1 cm medial der Spi-na iliaca anterior superior.

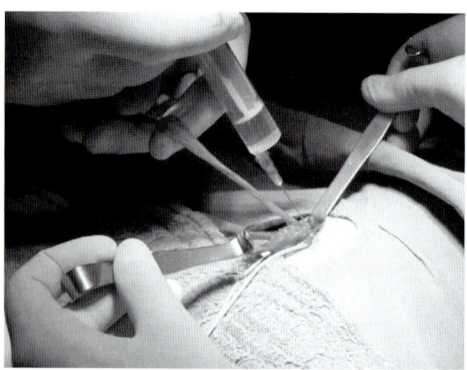

Abb. 5: Infiltration eines Bruchsackstumpfes bei Hernien-OP.

Bei Hernien Infiltration des Bruchsackstumpfes mit Lokalanästhetikum (LA) (peritoneale Schmerzkomponente). (Abb. 5), bei Orchidopexie Instillation von LA in den Hodensack.

Andere Nervenblockaden wie der Femoralis-, Ischiadikus- bzw. Poplitealblock können im Kindesalter erfolgreich bei Eingriffen an der unteren Extremität – z. T. auch mit Kathetertechniken – eingesetzt werden; z. B. bei Klumpfußoperationen (26).

▶ **Plexusblockade:** Axilläre Plexusblockaden sind bei Frakturen und Verletzungen, bzw. Metallentfernungen zu erwägen. Bei Kindern unter acht Jahren in der Regel nur in Sedierung und mit einer LA-Hautquaddel im Punktionsgebiet durchzuführen. Die anatomischen Verhältnisse ertasten sich bei den Kindern relativ leicht.

Dosierung: Kleiner als acht Jahre eine Einzelinjektion in Plexusscheide, über acht Jahre gezieltes Aufsuchen der Nerven mit dem Nervstimulator.

Dosierung: 0,75 ml/ kg Lokalanästhetikum Bupivacain 0,25 % oder Ropivacain 0,2 %; (p.op.-Analgesie) (26)

39.5.3.4 Zentrale Nervenblockaden

Die Kaudalanästhesie ist die am weitesten verbreitete zentrale Blockade in der Kinderanästhesie. Der sakrale Epiduralraum ist via Kaudaleingang leicht zugänglich und mittels Single-Shot-Verfahren kann eine mehrstündige Anästhesie erreicht werden.

Alle Kinder mit chirurgischen Eingriffen an der unteren Extremität, des Beckens und unteren Teil des Abdomens bis zum Nabel lassen sich mittels Kaudalanästhesie intra- und postoperativ schmerzfrei halten. Es gelten die allgemeinen Kontraindikationen bei rückenmarksnahen Blockaden.

Technik: Die anatomischen Orientierungspunkte sind die beiden Cornu sacralia, die den Hiatus sacralis lateral begrenzen. Dieser ist von der federnd elastischen Sakrokokzygealmembran bedeckt. Der Sakralkanal ist bei Säuglingen flacher und enger als bei Erwachsenen. In Seitenlage – die Beine ca. 90 Grad in der Hüfte gebeugt – wird der Hiatus sacralis identifiziert (Abb. 6). Die Punktion erfolgt in der Mittellinie in einem Einstichwinkel von ca. 60 Grad zur Haut. Beim Punktieren der Sakrokokzygealmembran sind ein Klick und ein deutliches Nachgeben spürbar. Nach der Punktion Absenken der Nadel um ca. 20 Grad und Vorschieben um maximal 2–3 mm. Nach negativem Aspirationsver-

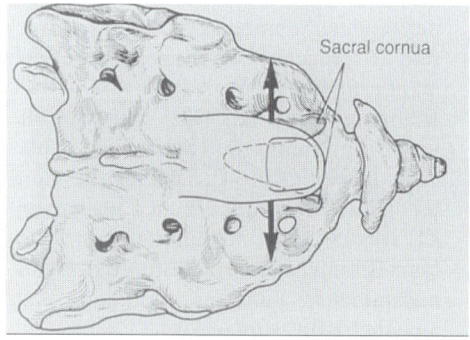

Abb. 6: Zur Anatomie des Kaudaleingangs bei Kaudalanästhesie, der Hiatus sacralis muss manuell ertastet werden.

such (Blut oder Liquor!) zunächst Injektion einer Testdosis und anschließend sukzessive der Gesamtdosis; die Injektion muss ohne Widerstand möglich sein. Bei geeigneten Punktionsnadeln, z. B. Touhy, besteht die Möglichkeit, Katheter in den Peridural-raum zu platzieren.

Dosierungen: Es gibt verschiedene Schemata, die sich an Gewicht, Alter und Größe orientieren. Bewährt – weil einfach – hat sich die Dosierungsanleitung nach Armitage (27):

lumbo-sakrale Höhe (bis L1-Dermatom): 0,5 ml/kg KG; mittlere abdominale Höhe (bis Th 10-Dermatom): 1,0 ml/kg KG; mittlere thorakale Höhe (bis Th 7-Dermatom): 1,25 ml/kg KG; maximal 40 ml Gesamtmenge.

Wir verwenden ausschließlich 0,25 %-iges Bupivacain. Falls die Gesamtkonzentration des berechneten Volumens 3 mg/kg KG überschreitet, verdünnen wir mit 0,9 %-iger NaCl-Lösung. Pharmakologische Studien belegen, das bis zu einer Dosis von 3 mg/kg KG die Plasmaspiegel sicher unterhalb des toxischen Bereiches liegen. Toxische Plasmaspiegel sind bei 4 µg/ml zu erwarten (28; 29). Mit Bupivacain 0,125 %ig konnte bei minimalem Motorblock eine ebenso ausgedehnte und suffiziente postoperative Analgesie erreicht werden wie mit einer höher konzentrierten Bupivacainlösung (30).

Eine Reihe von Studien zeigte, dass Ropivacain für die Kaudalanästhesie bei Kindern ebenfalls geeignet ist. Als analgetisch optimale Konzentration werden 0,2 % Ropivacain beschrieben. Die analgetische Wirkdauer von Ropivacain 0,2 % entspricht der von Bupivacain 0,25 %, wobei die motorische Blockade unter Ropivacain nicht so ausgeprägt ist (31; 32).

Da in der Regel die Dauer der Blockade auf 3–4 Stunden beschränkt ist, eine Reihe von Operationen jedoch eine länger dauernde postoperative Analgesie erfordern, lassen sich wirkungsverlängernde Ko-Medikamente zum Lokalanästhetikum hinzufügen. Der Zusatz von Adrenalin führt zu einer Wirkungsverlängerung von 50 %.

Über Clonidin – als weitere Substanz – gibt es inzwischen umfangreiche Daten (33; 34). In einer Dosierung von 1–2 µg/kg wird die Analgesie um ca. 100 % verlängert; Nachteil ist eine z. T. nicht unerhebliche Sedierung.

Auch Opioide (Morphin) sind anwendbar und führen zu einer lang anhaltenden Analgesie (bis 24 Stunden); Dosierung: 30–40 µg/kg Morphin. Es ist jedoch während der gesamten Wirkdauer eine Atemdepression möglich, so dass auch hier dieses Verfahren nur mit Überwachung (Pulsoxymetrie!) anwendbar ist (35).

Die beiden letzteren Ko-Medikamente sind wegen der beschriebenen Nebenwirkungen nicht für ambulante Operationen geeignet.

Komplikationen: Umfangreiche Statistiken belegen, dass ernste Komplikationen, wie hohe Spinalanästhesie, systemische Intoxikationen (intravaskuläre bzw. intraossäre Injektionen), Penetration in die Beckenorgane, Hämatome oder permanente neurologische Schäden extrem selten sind. Bei insgesamt über 15.000 Kaudalanästhesien traten schwere Komplikationen in Form von vier Duraperforationen, vier Spinalanästhesien, einer postoperativen Apnoe und einer rektalen Perforation auf (36: 37). Übelkeit in bis zu 30 % der Fälle und Harnverhalten bis zu sechs Stunden nach Kaudalanästhesie sind beschrieben (38).

Eine Alternative ist – in speziellen Fällen – die Epiduralanästhesie. Sowohl die lumbale als auch die thorakale Epiduralanästhesie werden vorwiegend mit kontinuierlichen Kathetertechniken kombiniert und sind zur perioperativen Schmerztherapie bei ausgedehnten Operationen im Abdominal- bzw. Thorakalraum geeignet. Sie sind keine Routineverfahren und sollten nur in speziellen Zentren mit entsprechenden Erfahrungen durchgeführt werden (39).

Schmerztherapiekonzepte für ausgewählte Beispiele kinderchirurgischer Operationen

Geplanter Eingriff	Schmerztherapieverfahren
Zirkumzisionen	Peniswurzelblock
Herniotomien/Orchidopexien	präoperativ Diclofenac (Supp.), N.Illioinguinalis/ N. Iliohypogastricus-Blockade, Infiltration des Hernienstumpfes
Doppelseitige Herniotomie	Kaudalanästhesie
Nabelherniotomie	präoperativ Diclofenac (Supp), Wundinfiltration mit 0,25 % Bupivacain
Hypospadiekorrekturen	Kaudalanästhesie, postoperativ Diclofenac (Supp.)
Klumpfußoperationen	Femoralis/ Ischiadikusblockade, p.op.Diclofenac (Supp.), ggf: PCA
Muskelbiopsie (M. vastus lateralis)	Blockade des Nervus femoralis cutanis lateralis
Entfernung von Ganglien, Haut-tumoren, Zysten u. ä.	Wundinfiltrationen mit 0,25 % Bupivacain
Urologische Eingriffe (Blase/Ureter)	Kaudalanästhesie, ggf. Katheter, PCA
Adenotomie/Tonsillektomie	Diclofenac (Supp.) oder Metamizol i.v. als Kurzinfusion und Piritramid i.v.

Literatur

1. **Bremerich DH, Neidhart G, Roth B.** Postoperative Schmerztherapie im Kindesalter. Ergebnisse einer repräsentativen Umfrage in Deutschland. Anästhesist 2001; 50: 102–112

2. **Kontiniemi LH, Ryhänen PT, Moilanen IK.** Behavioural changes in children following day-case surgery: a 4-week follow-up of 551 children. Anaesthesia 997; 52: 970–876

3. **Kai MA, Reid JM, Spargo PM.** Postoperative Complications following daycase Surgery-now and then. APA Dublin 2003; 38

4. **Taddio A, Katz J, Ilserich AL.** Effect of neonatal circumcision on pain reponse during subsequent routine vaccination. Lancet 1997; 349,:599–603

5. **Labouvie H, Kusch M, Bode U.** Psychologische Interventionen bei akuten Schmerzen im Kindesalter. In: Zernikow B (Hrsg) Schmerztherapie bei Kindern, Springer Verlag, 2. Aufl. 2003; 158–167

6. **Denecke H, Hünseler C.** Messen und Erfassen von Schmerz. In: Zernikow B (Hrsg.) Schmerztherapie bei Kindern, Springer Verlag, 2. Aufl. 2003: 52–76

7. **Anderson B, Holford NHG, Wollard GA.** Perioperative pharmacodynamics of acetaminophen analgesia in children. Anaesthesiology 1999; 90: 411–421

8. **Jöhr M.** Kinderanästhesie, 5.Aufl., Verlag Urban & Fischer 2001: 100–101

9. **Anderson BJ.** Efficacy of PARACETAMOL and NSAIDs. Pediatric Anesthesia 2004; 14: 201–217

10. **Moiniche St, Romsing J, Dahl JB.** Nonsteroidal Antiinflammatory Drugs and the Risk of Operative Site Bleeding After Tonsillectomy: A Quantitative Systematic Review. Anesth Analg 2003; 96: 68–77

11. **Heaney M, Looney MB.** Influence of rectal diclofenac on clot elastic strength in children as assessed by thromboelastography. APA Dublin 2003; 12

12. **Reinhold P.** Metamizol zur Akutschmerztherapie im Kindesalter. Der Schmerz. Suppl 1 2002; 16/1: 102

13. **Lynn AM, Nespeca MK, Opheim KE.** Respiratory effects of intravenous in neonates, infants and children after cardiac surgery. Anesth Analg 1993; 77: 695–701

14. **Anderson BJ, Ralph CJ, Stewart AW.** The dose-effect relationship for morphine and vomiting after day-stay tonsillectomy in children. Anesth Intensive Care 2000; 28: 155–160

15. **Schaeffer J, Hagemann H, Holzapfel S.** Untersuchung zur postoperativen Schmerz-Therapie bei Kleinkindern mit Tramadol. Anästh Notfall-Intensivmed 1989; 3: 42–45

16. **Sittl R, Griessinger N, Geiss C.** Postoperative Schmerztherapie bei Kindern und Jugendlichen. In: Zernikow B (Hrsg.) Schmerztherapie bei Kindern, Springer Verlag , 2. Aufl. 2003: 244–255

17. **Berde CB.** Toxicity of local anesthetics in infants and children. J Pediatr 1993; 122: 14–20

18. **Reich A.** Regional- und Lokalanästhesie. In: Zernikow B (Hrsg.) Schmerztherapie bei Kindern, Springer Verlag, 2. Aufl. 2003: 198–218

19. **Taddio A, Ohlsson A, Einarson TR.** A systematic review of lidocaine-prilocaine-cream (EMLA) in the treatment of acute pain in neonates. Pediatrics 1998; 101: E 1

20. **Casey WF, Rice LJ, Hannallah RS.** A comparison between Bupivacain instillation versus ilioinguinalis/iliohypogastric nerve block for postoperative analgesia following inguinal herniorrhaphy in children. Anaesthesiology 1990; 72: 637–639

21. **Yaster M, Maxwell LG.** Pediatric regional anesthesia. Anaesthesiology 1989; 70: 324–338

22. **Dalens B, Vanneuville G, Dechelotte P.** Penile block via the subpubic space in 100 Children. Anesth Analg 1989; 69: 41–45

23. **Bacon AK.** An alternative block for post circumcision analgesia. Anaesth Intensiv Care 1977; 5: 63–64

24. **Smith T, Moratin P, Wulf H.** Smaller childen have greater bupivacaine plasma concentrations after ilioinguinal block. Br J Anaesth. 1996; 76: 452–455

25. **Jöhr M, Sossai R.** Colonic puncture during ilioinguinal nerve block in a child. Anesth Analg (1999) 88, 1051–1052

26. **Jöhr M.** Kinderanästhesie, 5. Aufl., Urban und Fischer 2001: 198–218

27. **Armitage EN.** Caudal block in children. Anaesthesia 1979; 34: 396

28. **Ecoffey CJ, Desparments MM, Berdeaux A.** Bupivacain in children pharmacokinetic following caudal anaesthesia. Anaesthesiology 1985; 63: 447–448

29. **Eyres RL, Bishop B, Oppenheim RC.** Plasma Bupivacain concentration in children during caudal epidural analgesia. Anaeästh Intensiv Care 1983; 11: 20–22

30. **Wolf AR, Valley RD, Fear WL.** Bupivacain for caudal analgesia in infants and children: the optimal effective concentration. Anaesthesiology 1988; 69: 102–106

31. **Hansen TG, Ilett KF, Reid C.** Caudal ropivacaine in infants: population pharmacokinetics and plasma concentrations. Anaesthesiology 2001; 94: 579–584

32. **Koinig H, Krenn CG, Glaser C.** The dose-response of caudal ropivacaine in children. Anaesthesiology 1999; 90: 1339–1344

33. **Ivani G, De Negri P, Conio A.** Ropivacaine-clonidine combination for caudal blockade in children. Acta Anaesthesiol Scand 2000; 44: 446–449

34. **Klimscha W, Chiari A, Michalek Sauberer A.** The efficacy and safety of a clonidine/bupivacaine combination in caudal blockade for pediatric hernia repair. Anesth Analg 1998; 86: 54–61

35. **Mayhew JF, Brodsky RC, Blakey D.** Low-dose caudal morphine for postoperative analgesia in infants and children: a report of 500 cases. J Clin Anesth 1995; 7: 640–642

36. **Broadman LM, Hannallah RS, Norden JM.** "Kiddie caudals" Experience with 1154 consecutive cases without complications. Anesth Analg 1987; 66: 18

37. **Giaufre E, Dalens B, Gombert A.** Epidemiology and morbiditiy of regional anesthesia in children: a one-year prospective survey of the French-Language Society of Pedriatic Anaesthesiologists. Anesth Analg 1996; 83: 904–912

38. **Yeomann PM, Cooke R, Hein WR.** Penileblock for circumcision. A comparison with caudal blockade. Anaesthesia 1983; 38: 862–866

39. **Jöhr M.** Kinderanästhesie, 5. Aufl., Urban und Fischer 2001: 195 f.

40 Besonderheiten der Schmerztherapie im Alter

Hilmar Hüneburg

40.1 Einleitung

So individuell wie jeder Mensch ist, so individuell verläuft auch sein Alterungsprozess. Wenn wir jedoch zu systematisieren versuchen, fängt das „Alter" mit dem Ende des Berufslebens an. Es ist kein in sich homogener Lebensabschnitt, sondern umfasst bis zu vier Lebensjahrzehnte, die von Mensch zu Mensch äußerst unterschiedlich verlaufen. Wir erleben 40- und 50-Jährige, die multimorbide und wenig belastbar sind. Gleichzeitig gibt es eine Vielzahl gesunder, körperlich und geistig leistungsfähiger 75-Jähriger.

Schmerzen beim alternden Menschen sind erst seit wenigen Jahren zum Thema der Forschung geworden. Immer noch herrscht ein Mangel an sicheren Erkenntnissen zu vielen Details wie Schmerzerleben, Schmerzmessung, Pharmakotherapie und anderen Therapieformen. Das liegt daran, dass alte, multimorbide Patienten mit chronischen Erkrankungen Vielfachmedikationen einnehmen und wegen des Risikos von Nebenwirkungen und Arzneimittelinteraktionen in der Regel von Studien ausgeschlossen werden. Die innere Überzeugung alter Menschen und auch der Angehörigen der Gesundheitsberufe, Schmerz sei die natürliche Folge des Alterns und müsse hingenommen werden, kann eine weitere Ursache der Forschungsdefizite sein. Gemeinhin wird geglaubt, ältere Menschen nähmen Schmerzen weniger wahr. Folglich finden wir in vielen Publikationen zur Schmerztherapie im Alter neben vagen Formulierungen auch wissenschaftlich unbegründete Einschätzungen und Empfehlungen, die persönlichen Erfahrungen entspringen.

Warum sollten wir uns diesem Thema besonders stellen?

▶ Immer mehr Menschen erreichen ein hohes Alter. 15 % der Bundesbürger waren 1996 älter als 65 Jahre. 2020 werden es 25 % sein. Die jetzt 60-Jährigen leben im Durchschnitt noch 19 (Männer) bzw. 23 (Frauen) Jahre.

▶ Die Prävalenz von Schmerzen im Alter ist hoch. Da in Deutschland bevölkerungsepidemiologische Daten nahezu fehlen, können wir nur auf Daten aus Schweden (75 %) oder Kanada (78 %) zurückgreifen. Bei einer deutschen Repräsentativbefragung berichteten 90 % der 75-Jährigen von Schmerzen im Bereich der Wirbelsäule und der Gliedmaßen. 25 % der Älteren leiden nach vorsichtigen Schätzungen unter ständig vorhandenen oder wiederkehrenden Schmerzzuständen. Man muss von drei Millionen chronisch Schmerzkranken unter den über 65-Jährigen ausgehen. Im Alter werden häufiger Schmerzen in den großen Gelenken, im Bereich des Rückens und der Gliedmaßen angegeben. Kopfschmerzen werden seltener angegeben. Über neuropathische Schmerzen bei Trigeminusneuralgie, Postzoster-Neuralgie und Diabetes mellitus jedoch wird häufiger berichtet. Schmerzen bei Tumorerkrankungen, Polymyalgia rheumatica und Arteriitis temporalis nehmen ebenfalls im Alter zu.

▶ Viele ältere Menschen erhalten keine adäquate Schmerztherapie. Mehrere Studien zeigten, dass 47 bis 80 % der älteren Patienten, die im eigenen Haushalt leben, unterversorgt waren. 16 bis 27 % der Patienten in Pflegeeinrichtungen blieben gänzlich ohne erforderliche analgetische Therapie. Eine große retrospektive Studie der SAGE-Gruppe (SAGE: Systematic Assessment of Geriatric drug use via Epidemiology) zeigte, dass 26 % der über 65-jährigen Tumorpatienten, die über tägliche Schmerzen klagten, keine Analgetika erhielten. Ebenfalls 26 %

der mit Opioiden der WHO-Stufe III behandelten Patienten litten trotzdem unter täglichen Schmerzen, ebenso 32 % der mit WHO-Stufe II behandelten. Ohne Analgetika blieben insbesondere die sehr alten Patienten (über 85 Jahre) mit umfassender Begleitmedikation und solche mit kognitiven Defiziten.

▶ Die gesundheitliche Betreuung und die Schmerztherapie der wachsenden Patientengruppe der alten Menschen wird also aus quantitativen und qualitativen Gründen immer wichtiger. Der individuell ablaufende Alterungsprozess führt zu zahlreichen Besonderheiten, die vielen Patienten und Ärzten nicht ausreichend klar sind.

40.2 Schmerz und Alter

40.2.1 Schmerzempfindung/ Schmerzwahrnehmung

40.2.1.1 Akutschmerz
40.2.1.1.1 Experimentell erzeugter Schmerz
Die Studienergebnisse bei experimentell ausgelöstem Schmerz erlauben nicht, von einer im Alter abnehmenden Schmerzempfindung auszugehen. *Harkins* und *Price* formulierten dies prägnant: „Alter ist kein Analgetikum". Die Schmerzwahrnehmung als subjektives Erlebnis kann allerdings im Einzelfall durch einige Faktoren beeinflusst werden: Komorbidität wie Diabetes mellitus mit Neuropathie, Abnahme der Nozizeptordichte und des Organschmerzes.

40.2.1.1.2 Spontan auftretender Schmerz
Der im Alltagsleben akut auftretende Schmerz erfährt andere Verarbeitungsprozesse als der experimentell ausgelöste. Offen bleibt, ob die Studienergebnisse übertragbar sind.

40.2.1.2 Chronischer Schmerz
Der chronische Schmerz ist eine komplexe multidimensionale Erfahrung. Seine sensorischen, affektiven und kognitiv-evaluati-

ven Dimensionen können sich gegenseitig beeinflussen und zur endgültigen Schmerzantwort beitragen. Außerdem beeinflussen altersassoziierte Besonderheiten, Begleiterkrankungen und biologische Veränderungen diese Dimensionen des Schmerzerlebens und damit die Schmerzwahrnehmung als Ganzes.

40.2.2 Einflüsse auf die Dimensionen des Schmerzerlebens

40.2.2.1 Multimorbidität
Die Multimorbidität ist sicher der wichtigste Einflussfaktor, der unserer Schmerzdiagnostik und -therapie Grenzen setzt und Kausalzusammenhänge zwischen Schmerz und möglichen Ursachen verschleiert. Zusätzlich zur Schmerzerkrankung fanden *Basler* und Mitarbeiter (2003) durchschnittlich weitere fünf somatische Diagnosen. So führt z. B. eine diabetische Polyneuropathie zwar zu Schmerzen, vermindert aber auch die sensorische Wahrnehmung anderer Schmerzursachen (z. B. Ischämieschmerz bei Myokardinfarkt, Frakturen, Distorsionen, Verletzungen). Wenn der Akutschmerz nicht sicher erkannt wird, kann die ursächliche Körperschädigung zu Folgeproblemen führen, die ihrerseits Schmerz induzieren. Die im Alter so häufige Vielfachmedikation birgt die Gefahr von Medikamentennebenwirkungen und unerforschten Interaktionen, die Vigilanz, kognitive Funktionen und Erleben beeinflussen.

40.2.2.2 Kognitive Einschränkungen
Seh- und Hörstörungen, verlangsamte Informationsaufnahme und -verarbeitung, Kommunikationsprobleme und Demenzerkrankungen beeinflussen die Schmerzwahrnehmung und erschweren die Schmerzdiagnostik und -therapie.

40.2.2.3 Emotionales Beeinträchtigungserleben
40.2.2.3.1 Depressivität
Bei älteren Patienten sind Schmerz und Depressivität eng miteinander assoziiert und beeinflussen einander. 50 % der mittels

standardisiertem Interview befragten Patienten klagten über Traurigkeit und Niedergeschlagenheit. Signifikante depressive Symptome treten bei 30 bis 87 % der Patienten mit chronischem Schmerz auf, etwa 35 % der Patienten erfüllen die Kriterien einer echten Depression. Sie ist neben der Demenz die häufigste psychiatrische Störung im Alter, häufiger auch als bei mittelalten und jungen Patienten.

Besondere Risikofaktoren für depressive Störungen im Alter sind:

▶ Anamnese einer Depression: Dadurch erhöht sich das Risiko einer erneuten Depression

▶ Somatische Begleiterkrankungen: Insbesondere schmerzhafte Erkrankungen können zu einem „algogenen Psychosyndrom" führen.

▶ Funktionelle und kognitive Beeinträchtigungen: Ein hoher Behinderungsgrad, Hör- und Sehstörungen, sowie Inkontinenz fördern depressive Störungen, ebenso ein niedriger Bildungsgrad.

▶ Soziale Isolation und Einsamkeit: 36 % der älteren Bundesbürger leben heute alleine. Auch ein erhaltenes familiäres Netz kann bei fehlender Interaktion zur Isolation und Vereinsamung führen. Soziale Isolation als Rückzug kann bei ansonsten erhaltenen Sozialkontakten als Symptom der Depression gelten.

Depression findet sich bei Patienten mit chronischen Schmerzen häufiger als bei schmerzfreien Patienten. Ältere Schmerzpatienten zeigen zudem höhere Scores für Depression als gleichaltrige ohne Schmerz. Alte Menschen benutzen oft Begriffe körperlicher Störungen und des Schmerzes, um Symptome ihrer Depression zu schildern.

40.2.2.3.2 Angst

Angst vor Hilflosigkeit und Abhängigkeit von fremder Hilfe als Folge zunehmenden Kompetenzverlustes und Sorge um die soziale Absicherung beeinflussen das Schmerzerleben, ebenso die Angst vor noch mehr Schmerzen oder vor einer vielleicht unentdeckten Krankheit. Erhöhte Angst-Scores führen zu häufigeren und verstärkten Schilderungen von Schmerz.

40.2.2.4 Negatives Altersbild

Altern wird vielfach als Zunahme aller negativen Prozesse verstanden (Defizitmodell). Daraus folgt die Neigung, Beschwerden erst gar nicht zu nennen – „underreporting of pain" – , sondern sie resignativ als normale Äußerungsform des Alterns anzusehen.

Die Vielfalt dieser Einflussfaktoren erfordert eine ganzheitliche Betrachtungsweise des Problems „Schmerz im Alter" mit besonderer Sensibilität für die Bedürfnisse dieser Altersgruppe. Die biografisch-persönliche Situation mit Fragen der Versorgung, des Wohnens, der Ernährung, der menschlichen Kontakte, der Familienbindung, des Umgangs mit persönlichem und sachlichem Verlust und den sozialen Auswirkungen darf dem Therapeuten nicht verborgen bleiben.

40.3 Praxis der Schmerztherapie im Alter

40.3.1 Schmerzanamnese

Anamneseerhebung, Schmerzanalyse und Bewertung der erhobenen Informationen können beim alten Menschen besonders erschwert sein. Einschränkungen des Sensoriums, des körperlich-funktionellen Zustandes, der mentalen Leistungsfähigkeit und Begleiterkrankungen fordern den Untersucher heraus. Viele ältere Patienten sind nicht in der Lage, standardisierte Fragebögen, die nicht für ihre Altersgruppe entwickelt wurden, ohne fremde Hilfe zu bearbeiten.

Basler und Mitarbeiter (2001) entwickelten ein strukturiertes Schmerzinterview für die Erstanamnese geriatrischer Patienten ab 75 Jahren. Es besteht aus der Eigenanamnese, der Fremdanamnese und – wenn sich Hinweise ergeben – dem Mini-Mental-Test (MMSE) als Screeningverfahren, um Gedächtnisstörungen aufzudecken. Das Interview kann auch bei kognitiven Einschränkungen benutzt werden, solange der Patient verbal kommunizieren kann. Erst bei einem MMSE-Wert unter zehn lassen sich die wenigen erhaltenen Daten nicht mehr interpretieren. Erhoben werden Schmerzparameter, schmerzbedingte Beeinträchtigung und Stimmung. Das Schmerzinterview ist validiert für die Zielgruppe und unterscheidet sich damit von vielen anderen Fragebögen.

40.3.1.1 Schmerzintensität

Die **VAS-Skala** (Visuelle Analog Skala) ist ein eindimensionales Messinstrument für die Schmerzintensität. Bei älteren Patienten ist sie in horizontaler Ausrichtung weniger geeignet. Eine vertikale wird leichter verstanden und bevorzugt.

Die **VRS-Skala** (Verbale Rating Skala) ist bei alten Patienten einfacher anzuwenden. Sie benutzt verbale Intensitätsbeschreibungen wie „kein Schmerz", „mittelgradiger Schmerz". Ihre Anwendung führt zu einer zuverlässigeren Einschätzung der Schmerzstärke als die VAS. Beide Skalen messen allerdings nur eine Dimension der subjektiven Schmerzerfahrung, die Intensität.

40.3.1.2 Andere Dimensionen des Schmerzerlebens (sensorische, affektive, zeitliche)

Die Multidimensionalität von Schmerz kann durch Fragebögen wie den McGill Pain Questionaire (MPQ), seine verkürzte Form SF-MPQ oder Fragebögen, die von den Fachgesellschaften DGSS und DGS angeboten werden, sowie das strukturierte Schmerzinterview erfasst werden. Bis auf Letzteres sind alle Schmerzfragebögen für junge Patienten ohne kognitive Beeinträchtigung entwickelt worden. Ihre Validität für die Schmerzmessung bei alten Patienten gilt als nicht ausreichend gesichert. Sie erfassen Schmerzintensität, sensorische Schmerzqualität und die affektive und kognitive Bewertung des Schmerzes. Sie erleichtern die Schmerzanalyse, lassen die schmerzbedingte subjektive Beeinträchtigung in verschiedenen Lebensbereichen erkennen und helfen, Depressivität mit psychometrischen Tests einzuschätzen.

40.3.1.3 Altersunterschiede im Erleben chronischer Schmerzen

Studien, die mit unidimensionalen Skalen (VAS/VRS) die Schmerzintensität in verschiedenen Altersstufen gemessen haben, konnten keine altersabhängigen Unterschiede der Schmerzintensität verschiedener Schmerzsyndrome beweisen. Multidimensionale Tests allein führten auch nicht zu eindeutigeren Ergebnissen. Wurden jedoch beide Testformen beim gleichen Patienten benutzt, so fanden sich mit unidimensionalen Skalen keine, mit multidimensionalen Tests jedoch altersbezogene Unterschiede: Die sensorischen und affektiven Scores des subjektiven Schmerzerlebens waren beim alten Menschen niedriger. Eine mögliche Erklärung dieser Ergebnisse ist, dass es eher altersbezogene Unterschiede der Schmerzqualität als der Intensität an sich gibt.

40.3.2 Befunderhebung

Körperliche Funktionsstörungen hängen deutlich von psychischen Faktoren ab wie z.B. von der affektiven Bewertung von Schmerzen. Auch die Fähigkeit des Menschen, Schmerz zu bewältigen, wirkt sich auf das Ausmaß körperlicher Funktionsstörungen aus. Es fällt oft schwer zu unterscheiden, ob eine funktionelle Störung Ursache oder Ausdruck von Schmerz ist. In dieser Situation kann es sinnvoll sein, Physiotherapeuten, Kranken-/oder Altenpflegekräfte in die Anamnese mit einzubeziehen. Mimik, nicht verbale Äußerungen und Beweglichkeit lassen sich vom erfahrenen Schmerztherapeuten beobachten und bewerten.

Die **Geriatric Depression Scale (GDS)** stellt ein einfach zu handhabendes und für die Gruppe der alten Patienten entwickeltes Screeninginstrument zur Beurteilung der Depressivität dar.

Die **Krankenhaus Angst- und Depressionsskala (HADS-D)** fragt im Gegensatz zu anderen Tests nicht nach somatischen Symptomen wie Schlafstörungen oder Appetitverlust, weil sie auch durch Medikamentenwirkung oder somatische Erkrankung auftreten können. Sie ist gut geeignet zur Einschätzung der Depressivität.

40.3.3 Therapie

40.3.3.1 Therapeutische Ziele

Bei der Behandlung des alten Menschen lassen sich folgende Ziele zusammenfassen.

► **Erhaltung der Selbstständigkeit:** Die Pflegenotwendigkeit als Ausdruck einer maximalen Beeinträchtigung persönlicher Funktionalität kann zu Depressivität und zu hohen Kosten der Betreuung führen.

► **Erhaltung der Mobilität:** Sie ist Ergebnis einer erfolgreichen Schmerzreduktion mit erhaltener oder wiedergewonnener Körperfunktion. Physio- und Ergotherapie werden wieder möglich.

► **Erhaltung der Lebensqualität:** Die Lebensqualität sinkt, wenn alte Menschen eine Funktionsbeeinträchtigung erleben. Die Anzahl verschiedener Erkrankungen oder ihre Schwere treten in den Hintergrund.

40.3.3.2 Grundsätze zur Therapiegestaltung

Wir verfolgen als Zielvorstellung ein multimodales Behandlungskonzept, das die erwünschten Wirkungen verschiedener Verfahren verstärkt und die unerwünschten Wirkungen minimiert. Medizinische, psychologische und physiotherapeutische Methoden, die potenziell sicher und gut verfügbar sind, lassen sich sinnvoll kombinieren. Der Patient soll aktiv in die Therapie einbezogen werden. Der therapeutische Effekt muss kurzfristig und bei Veränderungen der Therapie immer wieder überprüft werden. Es gilt, Nebenwirkungen, Auswirkungen auf Vigilanz und Psyche, aber auch Verständnisprobleme oder persönliche Hemmnisse frühzeitig zu erkennen und ihnen zu begegnen. Das Gesamtkonzept unterscheidet sich nicht grundsätzlich von Konzepten für jüngere Patienten. Wir müssen die einzelnen Behandlungsmethoden jedoch der Individualität jedes einzelnen alten Menschen anpassen.

1. Systemische Pharmakotherapie
2. Lokale Pharmakotherapie (therapeutische Lokalanästhesie, ggf. abladierende Techniken)
3. Physikalisch-medizinische Behandlung (physikalische Therapie mit Wärme, Kälte, Wasser, Elektrizität, Krankengymnastik und Medizinische Trainingstherapie)
4. Psychotherapeutische Behandlung
5. Strahlentherapie
6. Naturheilverfahren
7. Traditionelle Chinesische Medizin
8. Multimodale Therapie

Im Gesamtkonzept steht die Medikamententherapie auch bei den älteren Patienten im Vordergrund. Der Prozess des Alterns verändert gerade die Reaktion des Körpers auf Medikamente. Nimmt ein alter Patient schon mehrere Medikamente ein, wie zum Beispiel Antihypertensiva, Antiarrhythmika, Diuretika oder Psychopharmaka, dann kann die zusätzliche Schmerzmedikation zu weiteren Interaktionen beitragen. Ältere Patienten erhalten im Durchschnitt sieben verschiedene Medikamente, bevor schmerzbezogene Pharmaka hinzukommen. Die Interaktionen von mehr als fünf Medikamenten sind nicht zu überschauen und in ihrem Ausmaß daher auch nicht vorhersehbar. Leider sind sie auch wenig erforscht. Genetisch begründete Probleme der Pharmakotherapie werden oft erst im höheren Alter deutlich, da dann Medikamente häufiger verordnet werden. So ist die Pharmakotherapie beim alten Menschen mit einem erhöhten Risiko assoziiert. Dies könnte die bisher inadäquate Schmerztherapie des alten Menschen erklären.

Spezielle Pharmakotherapie, therapeutische Lokal- und Regionalanästhesie, physikalisch-medizinische Behandlung, Psychotherapie, Naturheilverfahren, traditionelle chinesische Medizin und Palliativmedizin sind in besonderen Kapiteln dieses Buches dargestellt. Im Folgenden sollen Teilaspekte dieser Themen angesprochen werden, die für die Therapie des alten Patienten wichtig sind.

40.3.4 Therapeutische Besonderheiten im Alter

40.3.4.1 Allgemeine Pharmakotherapie

Bioverfügbarkeit und Elimination vieler Medikamente sind im Alter verändert:

Resorption: Die Motilität des Gastrointestinaltraktes ist im Ganzen reduziert. Die Magenentleerung ist verlangsamt, der gastrale pH-Wert erhöht. Dadurch kann die Resorption von sauren und basischen Pharmaka beeinflusst werden. Die gastrointestinale Transitzeit ist verlängert, die enterale Resorptionsfläche verkleinert. Dies hat direkten Einfluss auf die Resorptionsgeschwindigkeit.

Verteilung: Die plasmatischen Transportproteine und der sinkende Serum-Albumingehalt steigern die Wirkung von Medikamenten mit hoher Eiweißbindung. Die Eiweißbindung ist z.B. für Theophyllin, Diazepam und Valproinsäure reduziert, sie ist für Chlorpromazin, Lidocain und Maprotilin erhöht. Der intrazelluläre Wassergehalt sinkt, hydrophile Medikamente wirken stärker und sollten mit niedrigerer Anfangsdosis eingesetzt werden. Die relative Zunahme des Körperfettgewebes lässt lipophile Medikamente langsamer wirken.

Auch auf der zellulären Ebene treten Veränderungen auf. Die Affinität von Rezeptoren und sonstigen zellulären Bindungsstellen kann sich im Alter verändern. Eine erhöhte Bioverfügbarkeit finden wir für Amitriptylin, Desipramin, Imipramin, Lidocain, Omeprazol, Ondansetron, Nifedipin, Propranolol u. a.

Elimination: Die Lebermasse nimmt im Alter ab, die Enzymaktivität sinkt. Ein reduzierter First-pass-Metabolismus und eine verlängerte Medikamentenwirkung bei nachlassender Eliminationsrate sind die Folge. Die abnehmende Zahl der Nephrone, der reduzierte renale Plasmafluss, die verminderte glomeruläre Filtrationsrate und die Einschränkung der tubulären Funktion senken die Ausscheidung über die Niere. Die Kreatinin-Clearance nimmt ab, ohne dass das Ausmaß am Serum Kreatininwert ablesbar wäre. Die Funktionseinschränkung wird oft nicht rechtzeitig erkannt oder fehleingeschätzt. Eine wichtige Voraussetzung der renalen Funktionsfähigkeit ist oftmals gestört: Alte Menschen erleben ein vermindertes Durstgefühl und nehmen häufig unzureichende Flüssigkeitsmengen zu sich, um die renale Elimination zu gewährleisten. Fehlt Flüssigkeit, so können Infekte und Diarrhoen zum prärenalen Nierenversagen führen. Zunehmende Verwirrtheit bei bereits bestehenden kognitiven Störungen sind dann weitere Zeichen des Wassermangels.

Beispiele: Die Halbwertszeit von Diazepam verlängert sich von 19 auf 100 Stunden, die NSAR-Halbwertszeit verdoppelt sich. Die signifikanten Veränderungen der Organfunktion müssen berücksichtigt werden. Wir müssen die Dosis und das Dosierungsintervall der Pharmaka anpassen.

40.3.4.2 Pharmakogenetik

Bei mehr als 30 % der Bevölkerung ist die hepatische Entgiftungsfunktion für bestimmte Medikamente vermindert. Dies liegt an Varianten des Cytochrom P450-Enzymsystems und genetischen Polymorphismen. Sie treten in ethnischen Gruppen unterschiedlich häufig auf. Einige sind in Deutschland klinisch relevant (siehe Tab. 1).

Mangelhafte Analgesie auf Codein und Tramadol, das nicht in seinen aktiven Metaboliten umgewandelt wird und verstärkte Wirkungen und Nebenwirkungen von Antidepressiva, Neuroleptika und Antiemetika sind eindrucksvolle klinische Beispiele.

40.3.4.3 Arzneimittelinteraktionen

Zusätzlich kann die im Alter häufige medikamentöse Dauerbehandlung die Enzymleistung inhibieren oder induzieren. Ein Effekt tritt erst nach einigen Therapietagen auf. Tabelle 2 zeigt einige Beispiele von Arzneimittelinteraktionen.

Tab. 1: Einfluss von Cytochrom P450-Enzympolymorphismen auf die Metabolisierung häufig verordneter Medikamente.

Enzym	CYP 2C9	CYP 2C19	CYP 2D6
Vorkommen von Mutationen	1–3 % Homozygote „schwache Entgifter" 35 % Heterozygote „mittelschwache Entgifter"	2–5 % Homozygote „schwache Entgifter" 25 % Heterozygote „mittelschwache Entgifter"	5–10 % „schwache Entgifter" 10 % „mittelschwache Entgifter" 2–3 % „sehr starke Entgifter"
Medikamente, die vermindert metabolisiert werden (unvollständig aufgezählt)	Phenprocoumon Losartan Tolbutamid NSAR (z. B. Diclofenac, Ibuprofen, Naproxen) Celecoxib Phenytoin	Diazepam Omeprazol Amitriptylin Imipramin Phenytoin	Codein Tramadol Amitriptylin Desipramin Neuroleptika Fluoxetin Metoclopramid HT3-Rezeptorantagonisten Amphetamine

Tab. 2: Induktion und Inhibition verschiedener CYP450-Isoenzyme durch Medikamente, die in der Schmerztherapie häufig verwendet werden. Dies beeinflusst die Wirkungen und Nebenwirkungen anderer wichtiger Pharmaka.

Enzym	CYP 1A2	CYP 2C9	CYP 2C19	CYP 2D6	CYP 3A4
Substrat	Amitriptylin Paracetamol Ropivacain Theophyllin	NSAR Losartan Celecoxib Phenprocoumon	Amitriptylin Diazepam Imipramin Propranolol	Amitriptylin Codein Tramadol Fluoxetin	Buprenorphin Fentanyl Paracetamol Bupi-/Ropivacain
Enzym-Induktor	Omeprazol	Johanniskraut	Carbamazepin	Dexamethason	Carbamazepin Johanniskraut Glucocorticoide
Enzym-Inhibitor	Cimetidin Amiodaron Fluvoxamin/ SSRI Ciprofloxacin	Cimetidin Amiodaron Fluvoxamin/ SSRI	Cimetidin Omeprazol Indometacin Fluvoxamin/ SSRI	Cimetidin Amiodaron Propafenon Paroxetin/ SSRI	Cimetidin Paracetamol Verapamil Fluvoxamin/ SSRI

So hemmen z. B. Antidepressiva vom SSRI-Typ die CYP450-Isoenzyme und interagieren mit Theophyllin, Betablockern, Codein, Paracetamol, Diazepam, Tramadol und vielen anderen Medikamenten. Werden mehr als fünf Medikamente gleichzeitig verordnet, so ergeben sich daraus unüberschaubare Interaktionsmöglichkeiten. Die biologischen Wirkungen von Johanniskraut, Ginseng, Knoblauch und Ecchinacea verdienen größere Aufmerksamkeit, da auch diese Mittel zu Interaktionen führen können. Bei gleichzeitiger Gabe von ACE-Hemmern und Coxiben kann das Risiko eines Angioödems erhöht sein. Kreuzallergien zwischen Sulfonamiden, Valdecoxib und Celecoxib sind bekannt.

40.3.4.4 Alterstypische Veränderungen der Pharmakodynamik

Die Abnahme von Rezeptoren oder eine veränderte Reagibilität der Zielzellen oder des Zielorganes können Ursache von pharmakodynamischen Unterschieden sein: Alte Menschen reagieren z. B. empfindlicher auf die anticholinerge Wirkung trizyklischer Antidepressiva. Ihrer Kreislaufwirkung begegnet der alte Organismus mit abgeschwächter Gegenregulation. Orthostatische Hypotonie und Sturzneigung sind die Folge.

40.3.4.5 Psychosoziale Aspekte

Die Qualität der Pharmakotherapie hängt patientenseitig von Faktoren ab, die nicht zu unterschätzen sind: der Akzeptanz der Verordnungen und der Befolgung der ärztlichen Verordnung (Compliance). Sind Patienten von der Wirkung eines Medikamentes überzeugt und verspüren auch eine deutliche Linderung, so kann man generell mit einer besseren Compliance rechnen. Es wird zwar angenommen, dass ältere Patienten häufiger zur Non-Compliance neigen, überzeugende Nachweise gibt es dafür jedoch nicht. Ein Grund für die Non-Compliance ist die nachlassende geistige Leistungsfähigkeit. Aufnahmefähigkeit und Erinnerung des Gehörten nehmen im Alter ab. Erheblich behindert sind dadurch etwa 2 % der unter 75-Jährigen, aber 25 % der über 85-Jährigen.

Auch Störungen des Hörens und Sehens beeinträchtigen die regelhafte Medikamenteneinnahme. Gerade das Lesen und Erkennen von Präparatenamen und die Unterscheidung von Tabletten, Dragees oder Kapseln in Größe, Form und Farbe bereitet Probleme. Blau und grün sowie weiß und gelb werden nicht ausreichend unterschieden, es kommt zu Verwechslungen.

Einschränkungen der Grob- und Feinmotorik und der Sensibilität durch Gelenkdestruktionen, Tremor und Sensibilitätsstörungen machen es alten Menschen schwer, Medikamente einzunehmen. Insgesamt 20–50 % sind nicht in der Lage, eine Medikamentenflasche mit Drück-Schraubverschluss zu öffnen. 14 % haben Probleme, Medikamente durch Folien zu drücken. 75 % können Tabletten nicht halbieren. Auch Wohlbefinden oder aber Nebenwirkungen führen dazu, auf Medikamente zu verzichten. Eine Zunahme von Symptomen oder eine Verschlechterung des Befindens lassen andererseits zu mehr als der verordneten Dosis greifen oder zur zusätzlichen Eigenmedikation.

Partner, Familienangehörige und soziale Betreuungsdienste können eine große Rolle spielen, um die Therapiesicherheit zu steigern.

40.3.4.6 Spezielle Pharmakotherapie
40.3.4.6.1 Nichtopioid-Analgetika

Metamizol und Paracetamol sollten nichtsteroidalen Antirheumatika (NSAR) vorgezogen werden, deren Nebenwirkungsprofil bei eingeschränkter Organfunktion ungünstig ist. Im Alter treten gastrointestinale Probleme häufig auf. Außerdem erhalten viele Patienten Acetylsalicylsäure (ASS) oder sogar Marcumar. Blutungsbedingte Hämoglobinabfälle können bei eingeschränkter kardialer Leistungsreserve nicht kompensiert werden. Die Kombination der NSAR mit „Magenschutz"-Medikamenten begünstigt andererseits Interaktionen.

Coxibe bieten möglicherweise Vorteile, die sich jedoch nur auf Magen-Darm-Nebenwirkungen beziehen. Coxibe wirken ähnlich wie NSAR auf Niere und Wasserhaushalt sowie auf das Blutdruckverhalten. Die geringe therapeutische Breite von Meloxicam und Piroxicam und ihre lange Halbwertzeit müssen wir besonders kritisch sehen. Bei unsicherer Compliance, reduzierter Nierenfunktion und/oder Wassermangel können ernste Nebenwirkungen auftreten.

40.3.4.6.2 Opioid-Analgetika

Schwach wirksame Opioide: Tramadol und Tilidin sind geeignete Substanzen und sollten in retardierter Form verordnet werden.

Damit kann nebenwirkungsarm mit konstanten Wirkstoffspiegeln bis zur ausreichenden Schmerzreduktion titriert werden. Diesem Vorteil steht allerdings der Nachteil einer möglichen Kumulation entgegen, wenn die Elimination gestört ist.

Tramadol wird in der Leber in einen am µ-Rezeptor aktiven Metaboliten überführt. Diese Funktion ist bei 5–20 % kaukasischer Patienten durch Enzympolymorphismen gestört.

Es ist wichtig, mit einer niedrigen Anfangsdosis zu beginnen, die Patienten häufig zu sehen und geduldig die Dosis anzupassen.

Kodein wirkt stärker obstipierend als Tramadol und Tilidin, auch deshalb wird es bei älteren Patienten seltener eingesetzt. Eine unzureichende Analgesie lässt sich feststellen, wenn Kodein wegen eines Enzympolymorphismus, der bei 10 % der Bevölkerung vorliegt, nicht in das wirksame Morphin umgewandelt werden kann. Da Obstipation im Alter häufiger berichtet wird, sollten Laxantien ab Therapiebeginn eingesetzt werden.

Stark wirksame Opioide: Morphin wird ebenfalls nur retardiert eingesetzt und mit Laxanzien kombiniert. Kontrollen der Nierenfunktion und Dosisanpassungen sind unverzichtbar, da der aktive Metabolit Morphin-6-Glucoronid kumulieren kann. Übelkeit und Erbrechen treten in der Einstellungsphase leider häufig auf. Haloperidol, Metoclopramid, Dimenhydrinat oder Domperidon können die ersten Wochen erleichtern, zeigen jedoch eigene überwiegend zentrale Nebenwirkungen

Oxycodon könnte gegenüber Morphin Vorteile bieten, da es keine aktiven Metaboliten entwickelt, die eine ungestörte Nierenfunktion zur Elimination brauchen. Bei manifester Leber- oder Nierenfunktionsstörung ist eine Dosisanpassung erforderlich.

Bei stabilem Schmerzniveau kann es nach oraler Einstellung sinnvoll sein, auf ein transdermales therapeutisches System (TTS) zu wechseln, wenn die orale Therapie nicht möglich ist. „Pflaster"-Wechsel kön-

nen durch Angehörige oder soziale Dienste sichergestellt werden. Auch in bestimmten klinischen Situationen kann z.B. Fentanyl TTS Vorteile bieten: Übelkeit, Erbrechen und Obstipation sind seltener als bei oraler Therapie, da periphere Opiatrezeptoren des Plexus myentericus nicht besetzt werden. Fentanyl wird hauptsächlich in der Leber metabolisiert, so dass bei älteren Patienten mit einer verlängerten Halbwertzeit gerechnet werden muss. Auch die renale Clearance ist nach Hinweisen des Herstellers vermindert.

Buprenorphin ist oral und als TTS im Handel. Obstipation ist seltener als bei Morphin. Buprenorphin wird unabhängig von der Nierenfunktion biliär eliminiert, ist also von der Leberfunktion abhängig. Ein Matrixpflaster kann zur Dosisanpassung verkleinert werden.

Den Vorteilen des TTS wie stabile Blutspiegel, weniger orale Medikation, geringere Obstipation und verbesserte Fremdkontrolle stehen Handhabungsprobleme und Resorptionsbeeinflussung durch Fieber und Wärmezufuhr entgegen.

40.3.4.6.3 Adjuvante Analgetika
Antidepressiva: Tri-/Tetrazyklische Antidepressiva können in Kenntnis der Nebenwirkungen und Interaktionen zur Aktivierung körpereigener schmerzhemmender Systeme eingesetzt werden. Niedrigste Dosierungen von Amitriptylin lassen sich durch Verordnung von Tropfen (z.B. Amitriptylin Neuraxpharm) erreichen. Die vielfach empfohlenen 50–75 mg werden oft nicht toleriert. Vor Therapiebeginn sollten AV-Überleitungsstörungen ausgeschlossen werden (EKG!). Orthostatische Regulationsstörungen können zu Stürzen führen. Wir müssen die Patienten genau und wiederholt aufklären, auch über anticholinerge Nebenwirkungen wie Mundtrockenheit, Sehstörungen, Blasen- und Darmmotilitätsstörungen und über den sedierenden Effekt.

Clomipramin wirkt antriebssteigernd und wird daher nur morgens verordnet.

Selektive Serotonin-Reuptake-Hemmer (SSRI) werden zunehmend zur Depressionsbehandlung bevorzugt.

Citalopram wirkt antriebssteigernd und zeigt von allen SSRI die geringsten Interaktionen. Deshalb ist es bei multimorbiden und alten Patienten vorzuziehen.

Antikonvulsiva: Carbamazepin führt zu dosisunabhängiger Sedierung, Gangunsicherheit und allgemeiner Einschränkung aller kognitiven Fähigkeiten: Dies ist für alte Patienten ein großes Problem. Sorgfältige und häufige Konsultationen während der Einstellungsphase und geringe Dosissteigerungen können eine ambulante Behandlung ermöglichen, sofern die Patienten sozial gut versorgt sind. Die CYP 3A4-Induktion kann zu relevanten Interaktionen führen.

Oxcarbazepin wird hydroxiliert und führt dadurch nicht zu den Carbamazepin-typischen Interaktionen. Es ist besser verträglich, allerdings treten relevante Hyponatriämien auf.

Gabapentin ist die insgesamt verträglichste Substanz, führt im Einzelfall jedoch zu ähnlichen Nebenwirkungen wie Carbamazepin.

40.3.4.7 Lokale Pharmakotherapie

Einige häufige Erkrankungen des Alters werden mit regionalanästhesiologischen Verfahren behandelt. Der wissenschaftliche Hintergrund wird häufig aus Ergebnissen der Akutschmerztherapie abgeleitet. Nur wenige Studien beziehen sich auf Besonderheiten der Therapie chronischer Schmerzen im Alter.

Der **Herpes zoster** tritt überwiegend im Alter auf. Die Inzidenz der Postzoster-Neuralgie steigt exponenziell an. Frühzeitige Sympatikusblockaden führen gerade im höheren Lebensalter bei fast 75 % der Patienten zu einer guten bis sehr guten Schmerzlinderung. Es kommt allerdings auf den frühzeitigen Therapiebeginn an.

Die **periphere arterielle Verschlusskrankheit** wird trotz interessanter positiver Daten aus dem Ausland in Deutschland seltener mit lokalanästhesiologischen Verfahren behandelt. Möglich sind periphere und zentrale Katheter für die Lokalanästhetikaapplikation im Bolus oder im kontinuierlichen Verfahren und neurolytische Grenzstrangblockaden.

Bei **sekundärer Spinalstenose**, einer im Alter häufigen Ursache von Rückenschmerzen ermöglichen peridurale Lokalanästhesie-/Kortikoid-Injektionen eine funktionelle Behandlung wie Krankengymnastik oder Trainingstherapie.

Auch die **Osteoporose** ist eine wichtige Ursache von Rückenschmerzen, die durch wirbelsäulennahe Injektionsverfahren behandelt werden können. Eine physikalisch-medizinische Therapie und eine systemische Medikation sind zusätzlich unverzichtbar.

40.3.4.8 Physikalisch medizinische Behandlung

40.3.4.8.1 Physikalische Therapie im engeren Sinn

Physikalische Reize durch Wärme, Kälte, Licht, Luft, Druck, Zug, Strahlung und elektrischen Strom stimulieren auch bei alten Menschen eine Reizantwort mit veränderter Regulation, die schmerzlindernd sein kann. Bekannte Verfahren sind unter anderem Fangotherapie, Massage, hydroelektrische Bäder und transkutane elektrische Nervenstimulation (TENS). Die Akzeptanz der physikalischen Therapie ist bei alten Patienten in der Regel gut. Wesentliche methodische Einschränkungen gegenüber jüngeren Patienten bestehen nicht.

40.3.4.8.2 Krankengymnastik und Trainingstherapie

Weniger als 20 % der 50- bis 70-Jährigen treiben Sport, nur 6 % der über 70-Jährigen verschaffen sich Bewegung. Inaktivität und Fehlernährung lassen die körperlichen Funktionen schwinden. Dann können schon geringe Belastungen die Funktionsgrenzen überschreiten und zu Mikroschäden führen, die als Schmerzen empfunden werden. Körperliche Aktivität wird als schmerzverstärkend wahrgenommen. Patienten suchen Erleichterung, indem sie sich schonen und fürchten sich vor Übungen, die ihre Funktionseinschränkung bekämpfen sollen. So bildet sich ein Circulus vitiosus.

Es ist gut belegt, dass auch ältere Menschen ihre Funktionskapazität durch Sport steigern und dem beschriebenen Dekonditionierungssyndrom präventiv und auch therapeutisch begegnen können. Koordination, Beweglichkeit, Kraft und Ausdauer lassen sich auch im Alter erfolgreich trainieren. Dies wirkt günstig auf die Körperstabilität und die Reaktionsfähigkeit. Ihre Verbesserung hilft, das Alltagsleben unfalls- und insbesondere sturzfrei zu bewältigen.

Die Bedeutung aktiver Therapie in der Behandlung chronischer Schmerzen ist für junge Patienten mittlerweile nachgewiesen. Bei älteren Patienten werden aktive Behandlungsprogramme bisher kaum erstellt oder evaluiert. Erste Studien zeigen günstige Ergebnisse. Die Vorteile eines aeroben Krafttrainings und die Überlegenheit der Kombination von physikalischen Maßnahmen mit Trainingstherapie gegenüber physikalischer Therapie allein ließ sich belegen. Die aktive Therapie ist möglicherweise auch günstig bei der depressiven Verstimmung älterer Schmerzpatienten. Die Patienten profitieren von der neu gefundenen Bewegungsfreude, den gruppendynamischen Effekten und dem Wohlgefühl, leistungsfähiger zu sein.

Dennoch werden aktive Trainingsprogramme nur zurückhaltend verordnet. Die geeigneten Methoden sind einerseits Sport und selbstständige Trainingstherapie als Prävention andererseits Physiotherapie und medizinische Trainingstherapie in der Phase einer notwendigen Krankheits- oder Schmerzbehandlung.

40.3.4.8.3 Psychologische Behandlung

Die Veränderung der Schmerzverarbeitung ist Ziel psychologischer Interventionen, die auf die inneren Einstellungen sowie die psychischen und sozialen Folgen von Schmerzen wirken. In der Diagnostik erfasste dysfunktionale Komponenten der gedanklichen Verarbeitung und Ansätze der Bewältigung (z.B. katastrophisieren), der emotionalen Verarbeitung (z.B. Hilflosigkeit, Depression und Angst) und das Schmerzverhalten (Vermeidungsverhalten, sozialer Rückzug, Umgang mit Medikamenten) lassen sich durch verschiedene Methoden minimieren.

► Erwerb einer neuen Sichtweise im Zusammenhang mit dem Schmerz.
  Beispiele: Psychoedukation, Ablenkungstechniken, Selbstbeobachtung und Problemlösungstraining.
► Physiologische Gegensteuerung von Erregung und Anspannung durch Schmerz.
  Beispiele: Progressive Muskelrelaxation, Biofeedback, Imagination.
► Erhöhung der Belastbarkeit, Kondition und Aktivität.
  Beispiele: Abbau des Schon-, Vermeidungs- und Rückzugverhaltens, Aufbau von Genusserleben im Alltag.

Ältere Patienten galten lange als ungeeignet für die psychologische Therapie. Heute wird ihr Wert nicht mehr bestritten. Bisher sind psychologische Verfahren selten in die Schmerztherapie des alten Menschen integriert.

40.3.4.8.4 Strahlentherapie

Sowohl die Radiosynoviorthese als auch die Tiefenbestrahlung können bei Gelenkschmerzen durch Arthrose oder Arthritis eingesetzt werden. Sie zielen daraufhin, die entzündlich veränderte Synovia zu veröden und damit den Aktivierungsprozess mit Interleukin- und Metalloproteasenproduktionen zu mildern. Die Beschwerdebesserung hält mehrere Monate an.

40.3.4.8.5 Naturheilverfahren

Phytotherapie, Homöopathie und Neuraltherapie stehen bei älteren Patienten meist hoch im Kurs. Der Wunsch nach nebenwirkungsarmer und sanfter Therapie lässt sie offen sein für das große Angebot unterschiedlichster Behandlungsansätze.

40.3.4.8.6 Traditionelle Chinesische Medizin (TCM)

Die TCM mit ihren drei Säulen chinesische Arzneimitteltherapie, Qigong und Akupunktur ist zuwendungsintensiv und findet deshalb bei älteren Patienten eine zunehmende Akzeptanz. Wie in der westlichen Medizin müssen auch die chinesischen Arzneimittel dem alternden Organismus angepasst werden. Qigong als Selbstübungsmethode ist geeignet, die Körperwahrnehmung und den Gleichgewichtssinn zu schulen und damit die Stand- und Gangsicherheit zu verbessern. Auch ältere Patienten können ihren Körper positiv wahrnehmen und ein Gegengewicht zu den negativen Körperwahrnehmungen durch Schmerz entwickeln. Die Akupunktur als nebenwirkungsarme Therapie hat in Deutschland bereits eine erstaunliche Verbreitung gefunden. Im Rahmen von Modellprojekten wird die Wirksamkeit evaluiert. Es ist zu erwarten, dass altersgruppenbezogene Ergebnisse veröffentlicht werden.

40.3.5 Multimodale Therapie

Werden verschiedene therapeutische Verfahren kombiniert, so lassen sich erwünschte Wirkungen addieren und unerwünschte minimieren. Die Pharmakotherapie sollte daher mit psychologischer Therapie, physikalisch-krankengymnastischer Behandlung und medizinischer Trainingstherapie verbunden werden. Einige Studien berichten von erfolgreichen multimodal-multidisziplinären Programmen, die den Bedürfnissen älterer Patienten angepasst wurden. Erfolgskriterien waren auch die in der Weiterbehandlung reduzierten Behandlungskosten. Der Effekt war bei älteren Patienten größer als bei jüngeren. Diese verbesserten ihre motorischen Fertigkeiten stärker als die älteren, die ihrerseits eine stärkere Verringerung ihrer emotionalen Belastung zeigten.

Kasuistik

Eine 78-jährige Patientin muss sich einer Knieendoprothesenimplantation unterziehen. Vorerkrankungen: Arterieller Bluthochdruck, hypertensive Herzerkrankung mit absoluter Arrhythmie, Übergewicht. Es liegt eine chronische Schmerzerkrankung vor: Vor zehn Jahren kam es durch einen Unfall zur Schädigung des rechten Plexus brachialis mit teilweisem Faszikelausriss und Frakturen im Rippen- und Schultergürtelbereich. Der rechte Arm ist paretisch. Der kombinierte Schmerz (Nozizeptor- und neuropathischer Schmerz) ist unter anderem mit retardiertem Morphin 3×60 mg pro Tag eingestellt.

Postoperativ entwickelt sich eine Linksherzinsuffizienz mit Lungenstauung. Unter diuretischer Therapie kommt es zu einem Anstieg des Serumkreatinins auf 2,2 mg/dl. Die Patientin wirkt schläfrig bis apathisch und trübt schließlich ein. Die Atemfrequenz von sechs Atemzügen pro Minute lässt den Verdacht einer Morphinüberdosierung aufkommen.

Verlauf: Nach mehrtägiger Beatmung und antibiotischer Behandlung der Bronchopneumonie, die sich in der Phase tiefer Sedierung entwickelte, erholt sich die Patientin vollständig.

Beurteilung: Es lag eine relative Überdosierung mit Morphin-6-Glucuronid vor. Die diuretische Therapie unter Wasserrestriktion reduzierte die renale Elimination des wirksamen Metaboliten. So führte die im Alltagsleben adäquate nebenwirkungsfreie Morphindosis zur Überdosierung.

40.4 Zusammenfassung

Eine Vielzahl alter Patienten leidet an Schmerzen, die ihr tägliches Leben und ihre Funktionalität beeinflussen. Die Schmerzbehandlung ist oft unzureichend. Die Gründe liegen auf verschiedenen Ebenen.

▶ Wir finden bei Patienten und Therapeuten Fehleinschätzungen und traditionelle innere Überzeugungen in Bezug auf Schmerz und Alterungsprozess, auf die Bereitschaft und Fähigkeit alter Menschen, Behandlung zu suchen und zu akzeptieren und auf die Eignung therapeutischer Strategien, insbesondere die der Psychologie und der Trainingstherapie.

▶ Die altersabhängigen Faktoren, die das Schmerzerleben alter Menschen beeinflussen, sind zu wenig bekannt. Dies sind insbesondere Multimorbidität, kognitive Einschränkungen, depressive Syndrome, Angst und negatives Altersbild. Die Messinstrumente für Schmerz sind den Besonderheiten des alten Menschen noch nicht angepasst.

▶ Die Pharmakotherapie als heute noch wichtigste Therapieoption birgt zahlreiche Risiken, Gefahren, Nebenwirkungen und Interaktionen, die Patient und Arzt verunsichern. Haben ältere Menschen erst einmal negative Erfahrungen mit Medikamenten gemacht, sind sie skeptischer und die Chancen der Pharmakotherapie können bisweilen nicht vollständig genutzt werden.

Auch die alten Menschen profitieren von einer multidisziplinären multimodalen Behandlung, die mehrere verschiedene Therapieverfahren wohldosiert kombiniert. Die positiven Effekte sind größer als die eines einzelnen Verfahrens in hoher Dosis mit unvermeidlichen Nebenwirkungen.

Literatur

AGS. Panel on persistent pain in older persons. The management of pain in older persons. J Am Geriatr Soc 2002; 50: 205–224

Basler HD, Hesselbarth S, Kaluza G, Schuler M, Sohn W, Nikolaus Th. Komorbidität, Multimedikation und Befinden bei älteren Patienten mit chronischen Schmerzen. Schmerz 2003; 17: 252–260

Basler HD, Graßl C, Grießinger N, Heinrich R, Nehen G, Siegel R. Schmerz im Alter. Lukon Puchheim; 1999

Basler HD, Bloem S, Casser HR et al. Ein strukturiertes Schmerzinterview für geriatrische Patienten. Schmerz 2001; 15: 164–171

Bauer J. Arzneimittelunverträglichkeit – Wie man Betroffene herausfischt. Dtsch Ärztebl 2003; 24: A 1654–1656

Bernabei R, Gambassi G, Lapane K et al. Management of pain in elderly patients with cancer. JAMA 1998; 23: 1877–1882

Briggs A, Scott E, Steele K. Impact of osteoarthritis and analgesic treatment on quality of life of an elderly population. Ann Pharmacother 1999; 11: 1154–1159

Cutler RB, Fishbain DA, Rosomoff RS, Rosomoff HL. Outcomes in treatment of pain in geriatric and younger age groups. Arch Phys Med Rehabil 1994; 75: 457–464

Estler CJ. Arzneimittel im Alter. 2. Auflage, Wissenschaftliche Verlagsgesellschaft mbH Stuttgart; 1997

Fishbain DA, Cutler R, Rosomoff HL, Rosomoff RS. Chronic pain – assiciated depression: antecedent or consequence of chronic pain? Clin J pain 1997; 13: 116–137

Gagliese L, Melzack R. Age differences in the quality of chronic pain: a preliminary study. Pain Res & Mgmt 1997; 2: 157–162

Gagliese L, Melzack R. Chronic pain in elderly people. Pain 1997;70: 3–14

Gunzelmann T, Schumacher J, Brähler E. Prävalenz von Schmerzen im Alter: Ergebnisse repräsentativer Befragungen der deutschen Altenbevölkerung mit dem Giessener Beschwerdebogen. Schmerz 2002; 16: 249–254

Häuser W. Schmerz, Depression und soziale Isolation im Alter – Diagnostik und Therapie. In: Flöter Th, Zimmermann H (Hrsg.) Der multimorbide Schmerzpatient, Georg Thieme Stuttgart; 2003

Harkins SW, Price DD, Martelli M. Effects of age on pain perception: thermonociception. J Gerontol 1986; 41: 58–63

Helme RD, Katz B. Management of chronic pain. Med J Aust 1993; 158: 478–481

Juurlink DN, Mamdani M, Kopp A, Laupacis A, Redelmeier DA. Drug – drug interactions among elderly patients hospitalized for drug toxicity. JAMA 2003; 289: 1652–1658

Loick G, Radbruch L, Sabatowski R, Sießegger M, Grond St, Lehmann KA. Morphindosis und Nebenwirkungen – Ein Vergleich älterer mit jüngeren Tumorschmerzpatienten. Dtsch Med Wschr 200; 125: 1216–1221

Mechling H (Hrsg.). Training im Alterssport. Karl Hofmann Schorndorf; 1998

Middaugh SJ, Levin RB, Kee WG, Barchiesi F, Roberts JM. Chronic pain: its treatment in geriatric and younger patients. Arch Phys Med Rehabil 1988; 69: 1021–1026

Schilke JM. Slowing the aging process with physical activity. J Gerontol Nurs 1991; 17: 4–8

Schilke JM, Johnson GO, Housh TH, O'Dell JR. Effects of muscle-strength training on the functional status of patients with osteoarthritis of the knee joint. Nurs Res 1996; 45: 68–72

Schmitz K, Polinski K. Die Adaptabilität älterer und alter Menschen mit chronischen Rücken- und Nackenschmerzen. Orthopädische Praxis 2002; 2: 98–101

Schwab M, Marx C, Zanger UM, Eichelbaum M, Fischer-Bosch M. Pharmacogenetik der Zytochrom-P450-Enzyme: Bedeutung für Wirkungen und Nebenwirkungen von Medikamenten. Dtsch Ärztebl 2002; 99: A 497–504

Wehling M, Peiter A. Arzneimitteltherapie im Alter aus der Sicht des klinischen Pharmakologen. Internist 2003; 44: 1003–1009

41 Perioperative Schmerztherapie im Erwachsenenalter

Uwe Junker

41.1 Einleitung

Trotz eines scheinbar grenzenlosen klinischen Fortschritts in der Medizin hinsichtlich Diagnostik und Therapie leidet noch immer ein großer Prozentsatz frisch operierter Patienten unter starken Schmerzen. Das ist unnötig, da zweifelsohne effiziente sowohl medikamentös-konservative als auch interventionelle Verfahren zur Verfügung stehen. Trotz zunehmender Verbreitung von Leitlinien zur Akutschmerztherapie in den operativen Fächern hat sich die Schmerztherapie chirurgischer Patienten nur geringfügig verbessert. Die Ursachen sind:
▶ unzureichende Organisationsstrukturen
▶ Zeitmangel der verantwortlichen Ärzte und des Pflegepersonals
▶ ungenügende Erfolgskontrolle durch konsequente Schmerzmessung
▶ mangelndes Fachwissen der Beteiligten
▶ Sorge vor Komplikationen

Nationale und internationale Untersuchungen konnten immer wieder zeigen, dass dem Schmerz aus Sicht des Patienten eine hohe Bedeutung ($>90\%$) beigemessen wird. Er kann eine adäquate intra- und postoperative Schmerztherapie juristisch einfordern; denn diese zu gewährleisten ist nicht nur moralische, sondern zugleich rechtliche Verpflichtung eines jeden Arztes (OLG Frankfurt, VersR 1984, 298 u. BGH, VersR 1985, 486 ff.).

Nicht zuletzt durch die flächendeckende Einführung neuer Vergütungssysteme, der DRGs (diagnose related gratifications) wird es schon in naher Zukunft zu einer drastisch zunehmenden Konkurrenzsituation zwischen Akutkrankenhäusern kommen. Zufriedenheit hinsichtlich der schmerztherapeutischen Betreuung in einem Krankenhaus wird sich in der Patienschaft verbreiten und mehr und mehr zu einem wichtigen Auswahlkriterium für die eine oder andere Klinik bei einem elektiven Eingriff werden.

41.2 Grundlagen der perioperativen Schmerztherapie

41.2.1 Nutzen einer suffizienten Analgesie

Schmerz ist ein Stressfaktor, der die perioperative Pathophysiologie negativ beeinflusst und dadurch das Behandlungsergebnis verschlechtern kann. So geht ein stressbedingt erhöhter Sympathikotonus für Koronarkranke mit einem gesteigerten Herzinfarktrisiko einher. Das ist nicht unbedeutend, da $30–50\%$ der über 65-jährigen Patienten zu dieser Risikogruppe gehören.

Schmerz wirkt sich außerdem nachteilig auf verschiedene Organfunktionen aus:

Ein Patient, der Schmerzen beim Atmen hat, hustet schlechter ab und hat folglich ein höheres Risiko, eine Pneumonie zu erwerben. Bei Gelenkoperationen ist die frühe postoperative Mobilisation mit entscheidend für den langfristigen Operationserfolg. Schmerzfreie Patienten üben intensiver, haben einen größeren Bewegungsradius und eine kürzere Rehabilitationszeit. Bei großen Darmeingriffen lässt sich mit Hilfe einer Periduralanalgesie die perioperative Atonie günstig beeinflussen, da der gastrointestinale Blutfluss erhöht wird und die Darmtätigkeit sich früher wieder normalisiert.

Somit ist eine effektive Schmerztherapie perioperativ keineswegs „nur" eine Verbesserung des Patientenkomforts, sondern sie trägt auch wesentlich zu einer Verminderung von Komplikationen (z. B. Infektionen, Anastomoseninsuffizienz), der Morbidität (Pneumonie, Thrombose, Embolie) und nicht zuletzt auch der Letalität bei.

41.2.2 Organisatorische Voraussetzungen

Die Qualität schmerztherapeutischer Betreuung in der Akutphase hängt ganz entscheidend von klar definierten und reibungslos funktionierenden Organisationsstrukturen ab.

Patientenaufklärung: Gute Schmerztherapie beginnt mit einer realistischen, in ruhiger Atmosphäre durchzuführenden Patientenaufklärung. Dabei erhält der Patient Hintergrundinformationen über die medizinische Notwendigkeit des geplanten Eingriffs und die unterschiedlichen Aspekte des Schmerzgeschehens (z. B. Intensität, Dauer) sowie die zur Verfügung stehenden Therapieverfahren (z. B. PCA – patientenkontrollierte Analgesie, kontinuierliche Nervenblockade). Gemeinsam wird das geeignete Narkoseverfahren ausgewählt, wobei Art und Größe des Eingriffs ebenso zu berücksichtigen sind wie die psychische und physische Verfassung des Patienten. In unserer Klinik hat sich diesbezüglich für elektive Eingriffe die Einführung einer Anästhesiesprechstunde sehr bewährt, der ein Gespräch mit den jeweils zuständigen operativen Kollegen vorgeschaltet ist.

Schmerzmessung und -dokumentation: In der Krankenakte ist eine suffiziente Schmerzmessung und -dokumentation unabdingbar. Entsprechende Bögen mit Schmerzskalen können über mehrere Anbieter bezogen werden. Mindestens zweimal täglich sollte die Schmerzintensität in Ruhe und bei Bewegung erfragt und erfasst werden. Dabei ist die subjektive Selbsteinschätzung durch den Patienten maßgebend und nicht die Fremdeinschätzung durch Arzt oder Pflegekraft. Für die Routine der Akutschmerztherapie sind einfache eindimensionale Schätzskalen wie eine Visuelle Analog-Skala (VAS), Verbale Rating Skala (VRS) oder Numerische Rating Skala (NRS) dafür völlig ausreichend (s. Kap. 2).

Definition der Verantwortlichkeiten: Es bedarf nicht eines eigenständigen Akutschmerzdienstes in jeder Klinik, um eine gute Schmerztherapie zu gewährleisten. Entscheidender ist eine für jeden Beschäftigten nachvollziehbare Definition der Verantwortlichkeiten. Der Berufsverband Deutscher Anästhesisten e.V. (BDA) und der Berufsverband der Deutschen Chirurgen e.V. (BDC) haben bereits im Jahre 1992 eine gemeinsame Vereinbarung erarbeitet, die die fachlichen Zuständigkeiten für die Akutschmerztherapie regelt und unterschiedliche Organisationsmodelle vorschlägt. Demnach ist auf chirurgischen Normalstationen und auf chirurgisch geleiteten Intensivstationen der Chirurg für die Schmerztherapie zuständig, im Aufwachraum und auf unter anästhesiologischer Leitung stehenden Intensivstationen der Anästhesist. In jüngster Zeit sind in zahlreichen Kliniken Akutschmerzdienste entstanden, die allerdings ganz überwiegend anästhesiologisch besetzt sind.

Standardisierter postoperativer Verordnungsbogen: Ungeachtet dessen, welche Organisationsform in einer Klinik vorliegt, ist ein standardisierter postoperativer Verordnungsbogen obligat, um Informationsverluste zuverlässig zu vermeiden.

Erfahrene Kollegen: Selbstverständlich müssen auch junge Kollegen im Bereich der Akutschmerztherapie ausgebildet werden. Es muss jedoch gewährleistet sein, dass immer auch erfahrene Kollegen verantwortlich zuständig sind, die für Kontinuität sorgen und bei denen die Fäden zusammenlaufen.

„pain nurse": Das Pflegepersonal hat den engsten und häufigsten Kontakt zum Patienten und sollte daher regelmäßig schmerzbezogen fortgebildet werden, um kompetent genug zu sein, innerhalb eines möglichst in der ganzen Klinik abteilungsübergreifend geltenden, klar formulierten Stufenkonzeptes auch selbstständig Analgetika applizieren zu können. Die Benennung einer Schmerzschwester („pain nurse") auf jeder Station ist sinnvoll.

41.3 Medikamentöse und regionalanästhesiologische Therapiealgorithmen

41.3.1 Umgekehrtes WHO-Stufenschema

1986 verabschiedete die Weltgesundheitsorganisation (WHO) ihr Stufenschema für die Therapie von Tumorschmerzen, das inzwischen als gedankliche Leitstruktur auch für die Therapie chronischer Schmerzen akzeptiert ist (Abb. 1). Die systemische Therapie bei der chronischen Schmerztherapie beginnt mit Nicht-Opioidanalgetika und baut sich dann über mittelstarke Opioide bis hin zu den potentesten Morphinderivaten auf. Im Bereich der Akutschmerztherapie wird dieses Stufenschema umgekehrt angewendet, d. h. man beginnt bei starken Schmerzen unmittelbar postoperativ mit den stärksten Analgetika (Abb. 2). Dabei werden – wie bei der Therapie chronischer Schmerzen auch – Opioid- mit Nichtopioidanalgetika kombiniert, zusätzlich können regionalanästhesiologische Techniken oder auch nicht-medikamentöse Verfahren (TENS – Transkutane elektrische Nervenstimulation, Akupunktur) eingesetzt werden.

41.3.2 Opioide

Opioide werden auf Grund ihrer analgetischen Potenz perioperativ breit eingesetzt. In Deutschland finden vor allem Piritramid und Morphin aus der Gruppe der starken

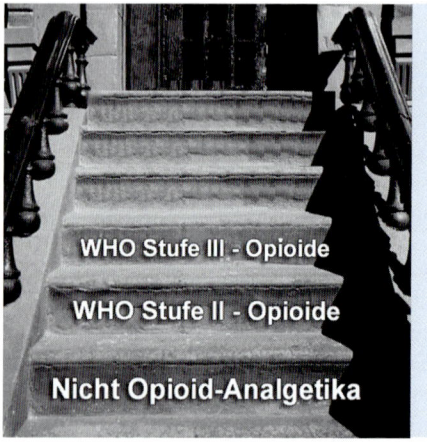

Stärkste Schmerzen

Geringe Schmerzen

Abb. 1:
WHO-Stufenschema zur Therapie von Tumor- und chronischen Schmerzen.

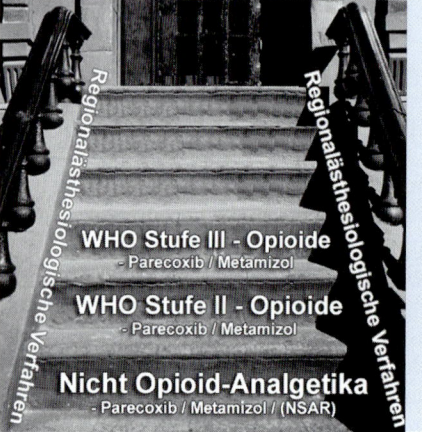

Stärkste Schmerzen

Geringe Schmerzen

Abb. 2:
Postoperative Schmerztherapie = umgekehrtes WHO Stufenschema.

Opioide sowie Tramadol und Tilidin/Naloxon als mittelstarke Opioidanalgetika Verwendung. Kurz bzw. sehr kurz wirkende hochpotente Opioide wie Fentanyl, Sufentanil und Alfentanil sind der Behandlung kurzfristiger Schmerzspitzen vorbehalten (z. B. in der Anästhesie und zur Analgosedierung auf Intensivstationen, bei Verbandswechsel oder Umlagerung) und für die Akutschmerztherapie auf Normalstationen nicht geeignet.

In der ersten postoperativen Phase sollte die Applikation der Opioide zur Titrierung der effektiven Wirkdosis intravenös erfolgen. Die intramuskuläre Injektion – leider auf operativen Normalstationen immer noch weit verbreitet – ist wegen völlig unkalkulierbarer Plasmaspiegel, aber auch wegen des Risikos von Spritzenabszessen, Nervenläsionen und Nekrosen entschieden abzulehnen. Nach intravenöser Injektion ist der Gipfel des Plasmaspiegels in der Regel nach ein bis zwei Minuten erreicht. Zunächst sollten kleine Dosen in kurzen Zeitintervallen bis zum Eintritt von Schmerzfreiheit bzw. einer deutlichen Schmerzlinderung verabreicht werden. Auf diese Weise lässt sich bereits nach kurzer Zeit feststellen, ob der Patient in der Folgezeit einen kleineren oder größeren Opioidbedarf haben wird bzw. ob die gewählte Substanz die geeignete ist. Dabei ist zu beachten, dass bei zu früher Nachinjektion die sedierende Nebenwirkung der Opioide in den Vordergrund treten kann, bei zu später die erwünschte Wirkung am Opiatrezeptor aber nicht erreicht wird. Denn inzwischen hat eine weitere Verteilung des Opioids im Organismus stattgefunden und die Dosis müsste höher gewählt werden, um einen therapeutischen Effekt zu haben.

Indikationen für die patientenkontrollierte Analgesie (PCA) mit Opioiden:
▶ größere abdominelle und/oder thorakale Eingriffe, größere Gelenkeingriffe
▶ absehbare wiederholte schmerzhafte Interventionen
▶ vergleichsweise kleine oder mittlere Eingriffe bei Patienten mit anamnestischen Hinweisen auf einen hohen Schmerzmittelbedarf (hoher Analgetikaverbrauch im Aufwachraum)

In Deutschland werden zur PCA am häufigsten Morphin und Dipidolor eingesetzt, die sich hinsichtlich analgetischer Qualität und Patientenoutcome nicht unterscheiden. Bei den PCA-Pumpen sind Bolusgröße, Bolusrate, Sperrzeit und Dosisgrenzen für definierte Zeiträume programmierbar. Abb. 3 zeigt gebräuchliche Programmierungen. Im Interesse größtmöglicher Sicherheit für den Patienten sollte man sich in einer Klinik auf ein PCA-Pumpen-Modell, ein Standardmedikament und eine Standardeinstellung einigen.

Komplikationen und Nebenwirkungen: Relative und absolute Überdosierungen können bei allen Opioiden zu Komplikationen und Nebenwirkungen wie Atemdepression, starker Sedierung, Übelkeit, Erbrechen, Obstipation und Harnverhalt führen. Bei einer sorgfältig und individuell nach Schmerzintensität titrierten Dosierung tritt die am meisten befürchtete Komplikation einer manifesten Atemdepression nicht auf; denn Schmerz stimuliert die Atmung und ist somit ein physiologischer Antagonist der atemdepressiven Opioidwirkung. Erstes Zeichen einer Überdosierung ist die zunehmende Sedierung des Patienten und nicht die Atemdepression. Zur Therapieüberwachung ist daher die Beurteilung des Sedierungsgrades besonders wichtig. Um einer Beeinträchtigung der Atmung keinen Vorschub zu leisten, ist die Gabe von Sedativa bei akuten Schmerzen kontraindiziert, zumal Sedativa zur Schmerzlinderung auch nicht beitragen. Risikofaktoren für eine Atemdepression sind extreme Altersklassen, respiratorische Vorerkrankungen inklusive eines Schlafapnoesyndroms sowie eine Insuffizienz des Eliminationsorgans Niere. Letztere erfordert eine entsprechende Dosisreduktion und einen erhöhten Überwachungsaufwand. Die Behandlung einer manifesten Atemdepression (Patient nicht ansprechbar, Atemfrequenz unter 10/Minute)

Programmierung der Pumpe mit	Tramadol	Piritramid	Morphin
Titrationsdosis	0,25–0,5 mg/kg KG	0,03–0,06 mg/kg KG	0,02–0,05 mg/kg KG
Initialbolus	20–40 mg	3–5 mg	2–3 mg
PCA-Bolus	0,3 mg/kg KG	1,5–3 mg	1–2 mg
Bolusrate	400 mg/h	50 mg/h	60 mg/h
Minuten-Sperrintervall	10 min.	10 min.	10 min.
4-Std. Sperrintervall	200 mg	30 mg	25 mg
12-Std. Sperrintervall	500 mg	45 mg	40 mg

AK Akutschmerz der DGSS, *Neugebauer* et al. 2001

Abb. 3: PCA-Pumpen: Dosisempfehlung und Programmierung bei Erwachsenen.

erfolgt mit Sauerstoffapplikation, Opioid-antagonisierung mittels Naloxon (0,1–0,2 mg intermittierend iv.) und ggf. Beatmung.

Übelkeit und Erbrechen sind häufige unerwünschte Wirkungen nach intravenöser Gabe schnell wirkender Opiodanalgetika. Sie sollten konsequent therapiert werden, da sie ebenso wie Schmerzen Patientencompliance und -komfort erheblich beeinträchtigen können. Die folgende Tabelle zeigt die gebräuchlichsten Antiemetika und ihre Dosierung für die Akutphase.

Metoclopramid	1 Amp./2 ml/10 mg i.v. Tagesdosis – 4 Amp.
Dimenhydrinat	1 Amp./10 ml/62 mg i.v. Tagesdosis – 3 Amp.
Ondansetron	1 Amp./4 ml/8 mg i.v. Tagesdosis – 4 Amp.
Tropisetron	1 Amp./2 ml/2 mg i.v. Tagesdosis – 3 Amp.

Angst, durch Verwendung von Opioiden in der Akutphase eine Opioidabhängigkeit zu erzeugen, ist bei kurzfristiger, nach Schmerzstärke titrierter Zufuhr unbegründet.

Opioddauermedikation/Opiodabhängigkeit: Bei Patienten, die wegen eines chronischen Schmerzsyndroms unter einer Opioiddauermedikation stehen, muss diese Medikation perioperativ weitergeführt und eine Akutschmerzmedikation zusätzlich verabreicht werden. Ist nach einem Eingriff eine längere Nahrungskarenz notwendig, empfiehlt es sich, bereits präoperativ auf parenterale Applikation umzustellen. Bei Opioidabhängigen ist eine Entzugsbehandlung perioperativ kontraindiziert. Eine evtl. bestehende Substitutionsbehandlung mit Methadon wird fortgesetzt und hinsichtlich der Akutschmerztherapie sollte bevorzugt ein Therapieregime gewählt werden, das Regionalanästhesieverfahren mit Nicht-Opioidanalgetika kombiniert.

41.3.3 Nicht-Opioidanalgetika

Nicht-Opioidanalgetika verfügen über eine antipyretische und meist auch antiphlogistische Wirkung (s. Kap. 7). Sie können nach kleineren Eingriffen einzeln oder nach größeren in Kombination mit Opioiden eingesetzt werden. Sinnvolle Kombinationen sind z. B.:

▶ Opioid + NSAR oder selektiver COX-II-Hemmer bei Muskel- und Gelenkschmerzen

▶ Opioid + Metamizol bei krampfartigen oder anderen viszeralen starken Schmerzen

▶ Opioid + Metamizol + NSAR oder selektiver COX-II-Hemmer bei kombinierten Muskel-, Skelett- und Weichteilschmerzen mit entzündlicher Komponente

Im Gegensatz zu den Opioiden werden die Nichtopioidanalgetika auch in der Akutphase in regelmäßigen Abständen in Abhängigkeit von ihrer Wirkdauer oder kontinuierlich unter Beachtung ihrer Tagesmaximaldosis gegeben (zu Nebenwirkungen s. Kap. XX6.2). Metamizol und – inzwischen auch Paracetamol und der selektive COX-II-Hemmer Parecoxib – sind intravenös applizierbar.

Metamizol ist nach wie vor das in Deutschland am breitesten eingesetzte Nicht-Opioidanalgetikum. Die Substanz ist analgetisch sehr potent, allerdings wird die Möglichkeit, durch ihren Einsatz die schwere Komplikation einer Agranulozytose auszulösen, immer wieder kontrovers diskutiert. Während ältere Untersuchungen von einer Agranulozytosewahrscheinlichkeit von 1 : 1.000.000 ausgingen, geben neuere, skandinavische Daten sie mit 1 : 1.439 und 1 : 31.000 an. Hier spielen sicher auch genetische Polymorphismen eine Rolle. Dennoch fordern einige namhafte Autoren bereits, bei jedem Patienten vor Metamizolgabe eine Leukozytenkontrolle durchzuführen und ihn über die Gefahr einer Agranulozytose gezielt aufzuklären.

Paracetamol erfreut sich wegen seines hohen Sicherheitsprofils großer Beliebtheit, das seinen Einsatz auch bei Schwangeren und Stillenden erlaubt. Die intravenöse Applikationsform ist anderen Darreichungsarten durch das Erreichen wirksamer Liquorspiegel hinsichtlich ihrer analgetischen Potenz zwar überlegen, aber als Monoanalgetikum in der Akutphase meist nicht ausreichend und auf die Kombination z. B. mit einem Opioid angewiesen.

Parecoxib verfügt hingegen über eine analgetische Wirksamkeit, die der von starken Opioiden der WHO-Stufe III gleichkommt, jedoch ohne deren sedierende und emetische Nebenwirkung. Wie auch eigene Erfahrungen besonders bei großen Gelenkeingriffen der unteren Extremität zeigen, lassen sich bereits bei prä- oder intraoperativer Gabe deutlich Opioide einsparen, was zu einer gewünschten Frühmobilisation der Patienten entscheidend beiträgt. Zu beachten ist aber, dass die Substanz bei niereninsuffizienten Patienten oder Traumatisierten im Volumenmangel kontraindiziert ist.

Ketamin ist ein analgetisch wirkendes Phencyclindinderivat ohne antiphlogistische oder antipyretische Wirkung. Die hauptsächliche Wirkung der Substanz besteht in einer Blockierung NMDA-Rezeptoren-gekoppelter Ionenkanäle im Rückenmark, die für die Fortleitung nozizeptiver Rezeptoren verantwortlich sind. Daraus ergibt sich eine wichtige Indikation für Ketamin in der perioperativen Analgesie: Neuere Untersuchungen konnten zeigen, dass niedrige Dosen von 0,05–0,1 mg/kg/KG intravenös bei Narkoseeinleitung die Gefahr postoperativer Phantomschmerzen deutlich mindern können. Ketamin bietet somit eine wertvolle Option, gerade bei solchen Patienten, bei denen ein Regionalanästhesieverfahren zur Phantomschmerzprophylaxe (s. u.) wegen Gerinnungsstörungen kontraindiziert ist.

41.3.4 Regionalanästhesieverfahren

41.3.4.1 Wundinfiltration

Die Wundinfiltration ist ein ebenso einfaches wie effektives Prinzip. Die Infiltration der Wunde vor Verschluss der Hautnähte mit einem langwirksamen Lokalanästhetikum (z. B. Bupivacain oder Ropivacain bis zu 2 mg/kg KG = ca. bis zu 30 ml 0,5% Lösung) kann gut zu einer effektiven Analgesie beitragen.

41.3.4.2 Rückenmarksnahe Analgesieverfahren

Für die peri- bzw. postoperative Schmerztherapie hat sich besonders die Epiduralanalgesie bewährt. Mögliche Vorteile gegenüber einer systemischen Schmerztherapie sind:

► eine oft bessere Analgesiequalität
► eine begrenzte, segmentale Wirkung
► geringere systemische Nebenwirkungen
► eine Sympathikolyse mit Verbesserung der Perfusion und der Darmmotilität
► ein präventiver Effekt bzgl. einer Schmerzchronifizierung (effektivste Phantomschmerzprophylaxe)

Die Epiduralanalgesie ist daher besonders indiziert bei Eingriffen mit zu erwartenden Phantomschmerzen (Amputationen), mit der Notwendigkeit intensiver postoperativer Bewegungstherapie (z. B. nach Kniegelenksersatz), mit intensiven, aber segmental begrenzten Schmerzen und mit Einschränkung der postoperativen Atemfunktion durch große thorakale und/oder abdominalchirurgische Eingriffe. Kontraindikationen sind in erster Linie schwere Gerinnungsstörungen.

Wesentliche potenzielle Komplikationen sind bei epiduraler Anwendung von Lokalanästhetika hämodynamische Reaktionen mit Blutdruckabfall durch Sympathikolyse und Vasodilatation und eventuell eine unerwünschte motorische Blockade durch eine zu hoch gewählte Konzentration des Lokalanästhetikums. Werden Opioide epidural appliziert, ist deren rostrales Aufsteigen mit nachfolgender Atemdepression möglich. In dieser Hinsicht ist besonders die gleichzeitige systemische und peridurale Gabe von Opioiden gefahrenträchtig.

Verwendete Substanzen sind aus der Gruppe der Lokalanästhetika ganz überwiegend die langwirksamen Bupivacain und Ropivacain – in niedriger Dosierung, um eine motorische Blockade zu verhindern. Dabei verbessert die kontinuierliche Lokalanästhetikazufuhr deutlich die Analgesiequalität. Besonders in der Geburtshil-

fe und in der orthopädischen Chirurgie ist die alleinige Lokalanästhetikaapplikation heute weit verbreitet. Alleinige Opioidapplikation epidural spielt auf Grund ihrer limitierten analgetischen Wirkung und fehlender positiver Effekte auf das Outcome im Rahmen der postoperativen Analgesie eine untergeordnete Rolle, ihre wesentliche Indikation ist heute die Behandlung von Karzinomschmerzen. Lokalanästhetika- und Opioidkombinationen gewinnen zunehmend an Bedeutung. Sie ermöglichen die Reduktion sowohl der Lokalanästhetikum-, als auch der Opioiddosis und senken auf diese Weise das Risiko einer motorischen Blockade oder Atemdepression. Mehr und mehr werden intermittierende Bolusgaben durch kontinuierliche Verfahren wie z. B. die patientenkontrollierte epidurale Analgesie (PCEA) ersetzt. Gebräuchliche Lösungen sind beispielsweise:

► Bupivacain 0,1 % –0,25 %
   + Fentanyl 2–4 µg/ml oder
   Sufentanil 1–2 µg/ml
► Ropivacain 0,1 % –0,2 %
   + Fentanyl 2–4 µg/ml oder
   Sufentanil 1–2 µg/ml

Pro Stunde werden zwischen 4 und 15 ml appliziert. Durch Zusatz von Adrenalin in niedriger Dosis von 2 µg/ml lässt sich die analgetische Qualität noch weiter verbessern. Der gleiche Effekt lässt sich auch durch Zusatz von Clonidin erzielen, was jedoch ein größeres Risiko hämodynamischer Nebenwirkungen birgt.

Offene perineurale Katheterpositionierung am N. ischiadicus: Dies ist ein spezielles Verfahren, das durch den Operateur zur Phantomschmerzprophylaxe bei distalen Operationen im Oberschenkelbereich durchgeführt werden kann. Dabei ist wichtig, dass die Katheterplatzierung und initiale Nervenblockade mit einem Lokalanästhetikavolumen von 20 ml mindestens ca. 15 Minuten vor Durchtrennung des N. ischiadicus erfolgt, an die sich dann eine 48-stündige kontinuierliche Lokalanästhetikainfusion anschließt.

Ein weiteres gängiges Katheterverfahren an der unteren Extremität ist die **Blockade des N. femoralis als sog. 3-in-1-Block,** die indiziert ist zur:

▶ Analgesie nach Hüft- und Knieoperationen im Rahmen der Frühmobilisation
▶ zur Schmerztherapie bei Tumoren im kleinen Becken

Katheterverfahren des Plexus brachialis: An der oberen Extremität bieten Katheterverfahren des Plexus brachialis interessante Optionen für eine differenzierte Schmerztherapie.

Interskalenäre Plexuskatheter sind indiziert bei:

▶ größeren Eingriffen oder Weichteilverletzungen an der Schulter oder am Oberarm
▶ Schultermobilisierungen
▶ Amputationen im Oberarmbereich zur Phantomschmerzprophylaxe

Axilläre Plexuskatheter werden eingesetzt bei:

▶ großen Eingriffen oder Verletzungen am Unterarm
▶ Replantationen am Unterarm oder an der Hand
▶ Amputationen am Unterarm oder an der Hand zur Phantomschmerzprophylaxe

▶ akzidentellen intraarteriellen Injektionen
▶ Erfrierungen

Hinsichtlich der technischen Durchführung dieser Nervenblockaden und ihrer potenziellen Komplikationen sei an dieser Stelle auf die Lehrbücher der Anästhesiologie und Regionalanästhesie verwiesen.

Die Qualität perioperativer Schmerztherapie hängt insgesamt entscheidend davon ab, in welchem Maße es gelingt, ein differenziertes analgetisches Konzept innerhalb reibungslos funktionierender Organisations- und Kommunikationsstrukturen individuell auf den einzelnen Patienten abzustimmen. Die Abb. 4 und 5 zeigen zusammenfassend, wie ausgehend von einer Basismedikation unterschiedliche analgetische Teilkomponenten kombiniert werden können – hier am Beispiel des Fachbereichs Unfallchirurgie. Es bleibt zu hoffen, dass die im Rahmen der neuen Vergütungsstrukturen erfolgte Definition des OPS-Codes 8-919 für die komplexe Akutschmerzbehandlung, der eine zweimalige Visite beim Patienten einfordert, der Patientenzuwendung im Akutschmerzbereich Auftrieb gibt.

Medikation	Patienten	
Basis	Jeder frischoperierte Patient außer bei bekannter Allergie	1,5 g Metamizol i.v. alle 8 Stunden als Kurzinfusion (100 ml Trägerlösung über 10 min. i.v.)
Bedarf Bei Schmerzen NRS >= 4 in Ruhe	Vitalparameter im Normbreich (RR, HF)	Piritramid 7,5 mg (1/2 Amp.) i.v. als Kurzinfusion
	Lebensalter über 70 Jahre Körpergewicht < 50 kg Schlechter Allgemeinzustand	Piritramid 5 mg (1/3 Amp.) i.v. als Kurzinfusion
		AK Akutschmerz der DGSS, *Neugebauer* et al. 2001

Abb. 4: Perioperative Schmerztherapie: Beispiel für eine i.v.-Basismedikation.

Eingriff	Basismedikation	PCA	PDK	Sonstige Regionalverfahren
Handchirurgie	X	X		Plexuskatheter periphere Katheter
Metallentfernung	X	X		
Arthroskopie	X	X		
Größere Gelenkeingriffe (Synovektomie, Schulter-OP)	X	X	X	Plexuskatheter 3-in-1-Blockade Ischiadicusblockade
Osteosynthese	X	X		
TEP (Knie, Hüfte)	X	X	X	3-in-1-Blockade Ischiadicusblockade
Thoraxtrauma	X	X		Intercostalblockade Pleurakatheter

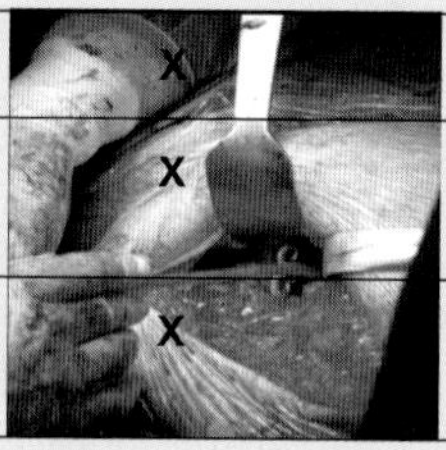

AK Akutschmerz der DGSS, *Neugebauer* et al. 2001

Abb. 5: Perioperative Schmerztherapie z. B. in der Unfallchirurgie.

Kasuistik

Eine 69-Jährige, mit 130 kg sehr adipöse Patientin, stellt sich in unserer unfallchirurgischen Klinik mit dem Wunsch nach Implantation von Kniegelenksendoprothesen bei ausgeprägter beidseitiger Arthrose vor (Abb. 6). Sie klagt über schneidend-glühend-stechende Schmerzen in beiden Kniegelenken, die Schmerzstärke gibt sie auf einer numerischen Ratingskala mit dauerhaft 6–8 an. Es besteht zum Zeitpunkt der Erstvorstellung eine Bedarfsmedikation mit Indomethacin, eine zwischenzeitlich versuchte regelmäßige Einnahme dieser Substanz verursachte der Patientin Sodbrennen mit Reflux.

Anamnestisch ist zu erfahren, dass zwei kleinere orthopädische Fachkrankenhäuser eine Operation abgelehnt haben, mit dem Hinweis auf die Adipositas permagna und die potenziell daraus resultierenden perioperativen Komplikationen wie erschwerte Frühmobilisation und damit erhöhten Embolierisikos. Erschwerend kommen ein Schlafapnoe-Syndrom und eine Steatosis hepatis dazu. Die Patientin ist kardiopulmonal und renal gesund, eine allergische Disposition findet sich nicht.

Es erfolgt eine detaillierte chirurgische und anästhesiologische Aufklärung, wobei wir der Patientin hinsichtlich der perioperativen Analgesie zu einer kontinuierlichen epiduralen Analgesie raten, was sie jedoch ablehnt. Wir machen sie daraufhin mit dem Gebrauch einer PCA-Pumpe vertraut und erklären ihr, dass ihre Kooperation bzgl. einer frühestmöglichen Mobilisation sehr wichtig ist.

Unter Berücksichtigung der auch postoperativ weiterhin erforderlichen Arthroseschmerzbehandlung des anderen Knies verabreichen wir bereits präoperativ drei Wochen den COX-II-Hemmer Celecoxib in

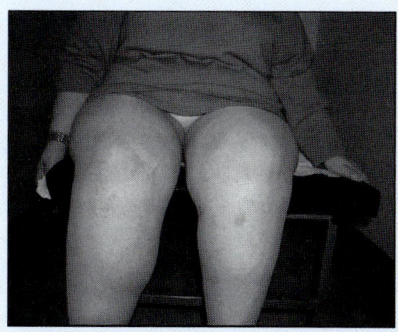

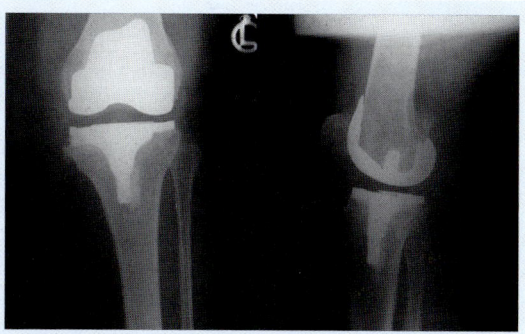

Abb. 6: Kasuistik: Patientin, 69 Jahre, mit massiver Gonarthrose beidseits.

Abb. 7: Kasuistik, Röntgenbild des postoperativen Befundes.

einer Dosis von 2 × 200 mg täglich. Diese Medikation wird ausgezeichnet vertragen, die Schmerzstärke sinkt auf Werte von NRS 3–4. Nach den üblichen Maßnahmen zur Operationsvorbereitung, in diesem Fall ergänzt durch einen Lungenfunktionstest, wird zunächst das linke Knie endoprothetisch versorgt (Abb. 7).

Perioperativ entscheiden wir uns für folgendes Analgesiekonzept:

► bei Narkoseeinleitung 40 mg Parecoxib i.v.

► im Aufwachraum erneute Injektion von 40 mg Parecoxib und Beginn einer PCA mit Dipidolor in niedriger Dosis von 0,03 mg/kg/KG

► wegen des Schlafapnoe-Syndroms Aufnahme der Patientin auf die Intensivstation zwecks engmaschiger Überwachung, dort am Abend des Operationstages erstmals wieder Celecoxib 400 mg p.o.

► am nächsten Morgen Verlegung der Patientin auf die Normalstation, dort erstmals Einsatz der Motorschiene,

Ausschleichen der PCA mit Dipidolor bis zum Nachmittag

► für eine Woche Fortführung der analgetischen Medikation in Form von 2 × 400 mg Celecoxib, in der nächsten Woche Reduktion auf eine Dosis von 2 × 200 mg, mit der die Patientin zur Rehabilitation entlassen wird.

Die Patientin ist während des gesamten Verlaufs mit ihrer Analgesie zufrieden. Da sie ein regionalanästhesiologisches Verfahren ablehnte, ist unser Bemühen darauf ausgerichtet, die Opioiddosis so gering wie möglich zu halten, um vor dem Hintergrund der Adipositas permagna und des Schlafapnoe-Syndroms weitere sedierende Einflüsse zu vermeiden, auch im Sinne einer raschen Mobilisation und damit einer wirksamen Embolieprophylaxe. Der in seiner analgetischen Potenz Opioiden der WHO-Stufe III vergleichbare, intravenös applizierbare COX-II-Hemmer Celecoxib, erweist sich daher in dieser Situation als ideale Substanz.

Literatur

1. **Ballantyne JC, de Ferranti S, Suarez T, Lau J et al.** The comparative effects of postoperative analgetic therapies on pulmonary outcome: cumulative meta-analysis of randomized controlled trials. Anaesth Analg. 1998; 86: 598–612

2. **Capdevila X, Barthelet Y, Biboulet P, Rubenovitch J, Athis F.** Effects of perioperative analgesic technique on the surgical outcome and duration of rehabilitation after major knee surgery. Anesthesiology. 1999; 91: 8–15

3. **Diener HC, Maier C** (Hrsg.) Das Schmerztherapiebuch. 2003; 2. Aufl., Urban & Fischer, München

4. **Donner B, Willweber-Strumpf A, Zenz M.** Schmerzmessung. In: Zenz M, Jurna I (Hrsg.) Lehrbuch der Schmerztherapie. 2001; 109–123, Wissenschaftliche Verlagsgesellschaft, Stuttgart

5. **Junker U.** Tücken und Tricks der perioperativen Schmerztherapie, Vortrag auf dem Deutschen Schmerztag, Frankfurt am Main. 2004

6. **Neugebauer EAM** (Hrsg.) Akutschmerztherapie – ein Kompendium für Chirurgen. 2003; Uni-Med, Bremen

7. **Neugebauer EAM, Wulf H.** Leitlinien zu Behandlung akuter perioperativer und posttraumatischer Schmerzen, Grundlagen der Chirurgie, Veröffentlichung der Deutschen Gesellschaft für Chirurgie, Mitteilungen der Deutschen Gesellschaft für Chirurgie. 1999; Suppl. 2: 1–6

8. **Ulsenheimer K.** Ethisch-juristische Aspekte der perioperativen Patientenversorgung. Anästhesist. 1997; Suppl. 2, 46: 5114–5119

9. **Zinganell K, Hempel K.** Vereinbarungen des Berufsverbandes Deutscher Anästhesisten und des Berufsverbandes Deutscher Chirurgen zur Organisation der postoperativen Schmerztherapie. 1992; Chirurg BDC 31: 232

Anhang

1 Algesiologische Definitionen und Standards

Schmerztherapeutische Einrichtungen

Schmerzpraxen, Schmerzambulanzen, Schmerzabteilungen und Schmerzkrankenhäuser, die sich mit Prävention, Diagnostik und Therapie chronischer Schmerzkrankheiten befassen und die folgenden Anforderungen erfüllen: Die fachlich verantwortlichen Leiter erfüllen die Qualifikationsanforderungen zum Algesiologen DGS/DGfA, es werden algesiologische Standards angewendet, es werden überwiegend Schmerzpatienten behandelt.

Schmerzkrankenhäuser

Sie arbeiten interdisziplinär als Einrichtungen, die ausschließlich Schmerzpatienten versorgen und in denen Ärzte aus mindestens drei medizinischen Gebieten sowie algesiologisch qualifizierte Psychologen und Physiotherapeuten zusammenarbeiten.

Schmerzkonferenzen und schmerztherapeutische Kolloquien

Wichtiges und unverzichtbares Organ der interdisziplinären Zusammenarbeit ist für jeden praktisch tätigen Schmerztherapeuten die Schmerzkonferenz bzw. das schmerztherapeutische Kolloquium. Diese regelmäßig tagende Konsiliarkonferenz dient primär der konkreten Patientenbehandlung. An dieser Konferenz können auch Ärzte verschiedener angrenzender Fachgebiete, klinische Psychologen (auch für diese obligat, wenn sie psychologische Schmerztherapie betreiben), Algesiologische Fachassistenten und Physiotherapeuten teilnehmen. Eine solche für alle interessierten Kollegen aus Praxis und Klinik offene Konferenz soll mindestens monatlich tagen. Hier werden besonders problematische Patienten vorgestellt, um gemeinsam weitere diagnostische Maßnahmen und das therapeutische Vorgehen zu besprechen.

Ort, Datum und Uhrzeit dieser Konferenzen stehen fest, so dass sich Kolleginnen und Kollegen auf die regelmäßige Teilnahme einrichten können. Teilnehmer und Inhalte werden dokumentiert.

Qualitätszirkel

Sie dienen der kollegialen Selbstkontrolle und Supervision bei der Umsetzung der algesiologischen Standards. Die Teilnahme an bestehenden oder noch zu gründenden Qualitätszirkeln wird dringend empfohlen.

Algesiologische Standards

Zuwendung und Zeit, Schmerzanamnese, Heranziehung verfügbarer Vorbefunde, Schmerzanalyse, standardisierte Schmerzfragebögen.

Patienten mit chronischen Schmerzen benötigen vor der Behandlung neben der Erhebung einer standardisierten Fragebogen-Schmerz-Anamnese einen erheblichen nicht-apparativen diagnostischen Aufwand. Vorbefunde sind meist in großer Zahl vorhanden. In schmerztherapeutischen Einrichtungen sollen Vorbefunde, Röntgenbilder (mit Befunden), Krankenhaus- und Kurberichte vom überweisenden Arzt und den mitbehandelnden Kollegen mit der Anmeldung des Patienten zur Verfügung gestellt werden.

Basis- und Regeldiagnostik

Sichtung und Wertung aller verfügbaren Vorbefunde, funktionelle Betrachtung der Röntgenbilder, eingehende körperliche (einschließlich neurologisch-orthopädisch-funktionelle) Untersuchung und eingehende psychologisch-psychiatrische und psychosoziale Exploration.

Behandlungskonzept

Patienten mit chronischen Schmerzen sollten – entsprechend den vielfältigen Ursachen und perpetuierenden Faktoren ihrer Krankheit – mit einer Kombination sich ergänzender Verfahren behandelt werden, die sowohl körperliche, seelische als auch soziale Aspekte umfassen.

Sinnvolle Medikation muss häufig die Basis einer Dauerbehandlung bleiben. Bei vielen Patienten muss jedoch zu Beginn der Behandlung ein Entzug von solchen Medikamenten stehen, die für die Chronifizierung der Schmerzkrankheit mitverantwortlich sind.

Voraussetzung invasiver Verfahren ist die Beachtung der Sicherheitsvorkehrungen: Zwischenfallsprophylaxe und -therapie, geschultes Personal, intensivmedizinisches Monitoring, einsatzbereite Notfallmedikamente und einsatzbereites Reanimationsgerät. Bei ambulanten Patienten muss für sicheren Heimtransport nach der Überwachung gesorgt werden. Nach Anwendung von risikobehafteten Methoden (z. B. Psychopharmakainfusion, Regionalanästhesien, operative Verfahren) und bei akuter psychischer Dekompensation sind die Patienten nicht verkehrstauglich.

Zur Verlaufs- und Erfolgskontrolle sind standardisierte Schmerzfragebögen, Schmerztagebücher und Verlaufsdokumentations-Bögen einzusetzen.

Regelmäßige algesiologische Fortbildung ist für alle Algesiologen DGS/DGfA verbindlich.

Die Teilnahme an mindestens zwei speziellen schmerzbezogenen Fortbildungsveranstaltungen von insgesamt mindestens 30 Stunden muss durch Originalbescheinigungen nachgewiesen werden. Die monatliche Teilnahme an Schmerzkonferenzen ist obligatorisch und keine Fortbildung in diesem Sinne.

Praktische und organisatorische Bedingungen

Als Algesiologe DGS/DGfA kann ein Arzt nur unter adäquaten praktischen und organisatorischen Bedingungen tätig sein:
1. Räumlich:
   - ▶ Rollstuhlgerechte Ausstattung
   - ▶ Ausreichend Überwachungs- und Liegeplätze

2. Apparativ (bei invasiven Verfahrens- und indikationsbezogen):
   - ▶ EKG- und Pulsmonitoring
   - ▶ Defibrillator und Schrittmacher
   - ▶ Intubations- und Beatmungsmöglichkeit
   - ▶ Absaugmöglichkeit
3. Personell:
   - ▶ Qualifiziertes Personal, besonders zur Assistenz bei Durchführung von invasiven Verfahren und bei Reanimation
4. Dokumentation:
   - ▶ Verwendung von standardisierten Fragebögen zur Erhebung der Schmerzanamnese und zur Verlaufsdokumentation
5. Sprechstunden:
   - ▶ Verfügbarkeit für Schmerzpatienten an mindestens vier Tagen pro Woche für mindestens vier Stunden

Anforderungen an die algesiologischen Fort- und Weiterbildungsveranstaltungen

Ausgestaltung und Organisation der Veranstaltungen liegen im Verantwortungsbereich der veranstaltenden Gesellschaft. Für Veranstaltungen, die als „in Zusammenarbeit mit der DEUTSCHEN GESELLSCHAFT FÜR SCHMERZTHERAPIE e. V" deklariert werden, müssen die nachstehenden Anforderungen erfüllt sein, nur dann kann die Teilnahme an diesen Veranstaltungen auf die interne Weiterbildung bzw. die kontinuierliche Weiterqualifizierung angerechnet werden:
▶ Detailliertes Programm
▶ Nähere Angaben über Person des Vortragenden
▶ Evaluation der Qualität nach der Veranstaltung
▶ Deklaration des Sponsorships, wenn Veranstaltungen nicht nur über Teilnehmergebühr finanziert werden

Bei der Berechnung von Kreditstunden wird folgendermaßen verfahren: Eine Kreditstunde umfasst 45 Minuten. Pausen von länger als 45 Minuten werden nicht angerechnet. Veranstaltungen, die diesen Anforderungen nicht genügen, können nicht angerechnet werden.

2 Algesiologe DGS/DgfA

Die Anerkennung als Algesiologe DGS/DGfA kann auf Antrag nach einem Kolloquium durch die Kommission für Qualitätssicherung der DEUTSCHEN GESELLSCHAFT FÜR SCHMERZTHERAPIE e.V. erfolgen, wenn der Nachweis für die Weiterbildung nach den folgenden Richtlinien erbracht wurde:

1. Schmerztherapie kann von allen Ärzten sämtlicher klinischer Gebiete durchgeführt werden. Die Weiterbildung zum Algesiologen steht jedem klinisch tätigen Arzt offen.

2. Ärzte, die schwerpunktmäßig multifaktorielle Prävention, Diagnostik und Therapie komplizierter chronischer Schmerzsyndrome (im folgenden „Schmerztherapie" genannt) betreiben wollen, sollen bezüglich ihrer Weiterbildung folgende Kriterien erfüllen:
   ▶ Nachweis einer mindestens vierjährigen praktisch-ärztlichen Tätigkeit, die sich vorzugsweise auf folgende Bereiche erstrecken sollte:
   • Allgemeinmedizin
   • Anästhesiologie
   • Chirurgie
   • Innere Medizin
   • Neurologie
   • Neurochirurgie
   • Orthopädie
   • Psychiatrie, Psychosomatik oder Psychotherapie
   oder
   ▶ eine gleich lange Tätigkeit in einer von der Kommission für Qualitätssicherung der DGS/DGfA anerkannten schmerztherapeutischen Einrichtung (Schmerzkrankenhaus, Schmerzabteilung, Schmerzambulanz, Schmerzpraxis).

3. Folgende Tätigkeiten und Kurse sind insbesondere nachzuweisen:
   ▶ Zwölf Monate praktische Tätigkeit in einer von der Kommission für Qualitätssicherung DGS/DGfA anerkannten schmerztherapeutischen Einrichtung (gemäß algesiologischer Definition),
   ▶ Teilnahme an einem von der Kommission für Qualitätssicherung DGS/DGfA anerkannten Kurs über theoretische Grundlagen von Schmerz und Schmerztherapie von mindestens 80 Stunden,
   ▶ Teilnahme an von der Kommission für Qualitätssicherung der DGS/DGfA anerkannten praktischen Veranstaltungen über spezielle Untersuchungstechniken und Therapieverfahren bei verschiedenen Schmerzzuständen von insgesamt 200 Stunden Dauer,
   ▶ regelmäßige Teilnahme an interdisziplinären, mindestens monatlich sattfindenden Schmerzkonferenzen bzw. Schmerzkolloquien (gemäß algesiologischer Definition) über einen Zeitraum von mindestens zwei Jahren.

4. Voraussetzungen für eine Tätigkeit als Algesiologe DGS/DGfA sind:
   ▶ mindestens monatliche Teilnahme an regelmäßig stattfindenden Schmerzkonferenzen/Schmerzkolloquien,
   ▶ Beherrschung und Anwendung der medikamentösen Therapie,
   ▶ der Entzugsbehandlung einschließlich der Untersuchung auf algogene und die Chronifizierung fördernde Substanzen,
   ▶ und von mindestens vier der folgenden Behandlungsverfahren inkl. diagnostischer Vorbedingungen:
   • Diagnostische und therapeutische Lokal- und Leitungsanästhesie
   • Rückenmarksnahe Opiatapplikation
   • Stimulationstechniken (z.B. Akupunktur, TENS)
   • Manuelle Therapie

- Psychotherapie
- Operative Maßnahmen, Denervationsverfahren
- Physiotherapie
▶ Grundvoraussetzung für die Anwendung dieser Verfahren sind die vorherige Schmerzanamnese, Schmerzanalyse und Verlaufsdokumentation unter Verwendung von standardisierten Dokumentationsinstrumenten.

5. Regelmäßige algesiologische Fortbildung von mindestens 30 Stunden pro Jahr bei verschiedenen Veranstaltungen ist jährlich zur Aufrechterhaltung der Qualifikation nachzuweisen – zusätzlich zu den Schmerzkonferenzen bzw. Schmerzkolloquien.

6. Mitgliedschaft in der Deutschen Gesellschaft für Schmerztherapie e.V.

3 Der psychologische Schmerztherapeut DGS/DgfA

Präambel

Psychologische Verfahren der Schmerzdiagnostik und Schmerztherapie haben sich in zahlreichen wissenschaftlich kontrollierten Studien als effektiv erwiesen, so dass sie ihren festen Platz in der Versorgung von Patienten mit chronischen Schmerzen gefunden haben. Um den in der Versorgung tätigen Psychologen zum Nutzen der von ihnen betreuten Patienten eine qualifizierte Zusatzweiterbildung zu ermöglichen, wurde unter Leitung von Prof. Basler folgende Richtlinie für die Zusatzweiterbildung in psychologischer Schmerztherapie erarbeitet.

Diagnostik und Therapie chronischer Schmerzzustände können nur interdisziplinär erfolgen. Aus diesem Grunde wird bereits in der Weiterbildung eine enge Kooperation zwischen den an der Schmerzbehandlung beteiligten Berufsgruppen angestrebt.

Die hier beschriebene Zusatzweiterbildung basiert auf den Richtlinien für die Weiterbildung in Psychotherapie der Föderation Deutscher Psychologenvereinigungen, bzw. auf den Qualifikationskriterien für die Durchführung von Psychotherapie entsprechend den Richtlinien des Gesetzgebers. Sie kann erst nach Beendigung der Weiterbildung in Psychotherapie abgeschlossen werden; aufgenommen werden kann sie jedoch bereits nach Erwerb des Diploms in Psychologie und kann zeitlich parallel zur Weiterbildung in Psychotherapie erfolgen.

Ziele der Zusatzweiterbildung

Die Zusatzweiterbildung soll Kenntnisse und Kompetenzen für eine wissenschaftlich fundierte psychologische Diagnostik und Therapie bei Patienten mit chronischen Schmerzkrankheiten vermitteln. Weiter soll sie die Bereitschaft und Fähigkeit zur Kommunikation und Kooperation mit anderen in der Versorgung tätigen Berufsgruppen (Ärzten, Physiotherapeuten, Sozialarbeitern) fördern. Die Zusatzweiterbildung soll sich nicht auf einzelne therapeutische Richtungen beschränken.

Struktur der Zusatzweiterbildung

Die Zusatzweiterbildung in psychologischer Schmerztherapie umfasst
1. den Erwerb von folgenden Kenntnissen:
   ▶ Kenntnisse über die medizinisch-physiologischen Grundlagen des Schmerzes, insbesondere des chronischen Schmerzes,
   ▶ Kenntnisse über Wirkmechanismen psychotherapeutischer Verfahren bei Patienten mit chronischen Schmerzen,
   ▶ Kenntnisse über psychologische Methoden der Diagnostik und Therapie chronischer Schmerzzustände,
   ▶ Grundkenntnisse über medizinische diagnostische und therapeutische Maßnahmen bei chronischen Schmerzzuständen sowie
2. die praktisch-klinische Tätigkeit in der Versorgung von Schmerzpatienten. Diese Tätigkeit kann entweder durch Mitar-

beit in oder durch enge Kooperation mit Institutionen erfolgen, die in die Versorgung von solchen Patienten eingebunden sind, deren Erkrankungsbild ausschließlich durch chronische Schmerzen bestimmt ist oder bei deren Erkrankung der Schmerz als Folge oder Begleiterscheinung eine wesentliche Rolle spielt. In diesen Einrichtungen soll bereits ein zur Schmerztherapie qualifizierter Psychologe tätig sein. Im Rahmen der Zusatzweiterbildung ist die regelmäßige Teilnahme an interdisziplinären Schmerzkonferenzen erforderlich.

3. die Durchführung und Dokumentation von klinisch-psychologischer Diagnostik und Behandlung von Patienten mit chronischen Schmerzen unter Supervision.

Inhalte der Zusatzweiterbildung

Folgende Inhalte sollen vermittelt werden:

▶ Grundlagen der Diagnostik und Intervention bei Schmerzzuständen:
  - anatomische Grundlagen des Schmerzes und des Schmerzerlebens
  - physiologische Grundlagen des Schmerzes und des Schmerzerlebens
  - biochemische Grundlagen des Schmerzes und des Schmerzerlebens
  - psychologische Grundlagen des Schmerzes
  - soziologische und interkulturelle Grundlagen des Schmerzes
  - schmerzrelevante Erkrankungen
  - medizinische Diagnostik und medizinische Interventionsverfahren bei Schmerzen einschließlich Pharmakotherapie des Schmerzes
  - Physiotherapie des Schmerzes

▶ Psychologische Schmerzdiagnostik unter Berücksichtigung personeninterner und personenexterner Einflussfaktoren, insbesondere Verfahren zur Selbstbeobachtung schmerzrelevanten Verhaltens und Erlebens, schmerzanamnestische und biographische Verfahren (Interview), Fragebögen zur Erfassung subjektiver Schmerz- und Krankheitsüberzeugungen, quantitative und qualitative Verfahren zur Schmerzmessung, Fragebögen und Beobachtungsverfahren zum Ausmaß der Beeinträchtigung durch Schmerzen, Befindensmessung, psychophysiologische Meßmethoden und Verfahren zur Anwendung bei Bezugspersonen des Patienten.

▶ Psychologische Interventionsverfahren: Geeignet für die Zusatzweiterbildung sind wissenschaftlich evaluierte Verfahren, die nachweislich folgende Ziele erreichen:
  - Sie sollten zu einer Dämpfung schmerzbedingter physiologischer Hyperaktivierung beitragen. Geeignet sind autosuggestive und heterosuggestive Verfahren sowie Kombinationen derselben auch unter Einsatz technischer Hilfsmittel.
  - Sie sollen die Aufmerksamkeitslenkung beeinflussen. Hierzu gehören z. B. Übungen zur Schmerzfokussierung und Schmerzdefokussierung, imaginantive Übungen und hypnotische Verfahren.
  - Sie sollen zur Veränderung schmerz- und stressrelevanter Kognition führen. Hierzu gehören u. a. Verfahren zur Schmerzimmunisierung und kognitiven Umstrukturierung, suggestive Verfahren, Verfahren zur Förderung von Kontrollüberzeugungen und positiven Kognitionen.
  - Sie sollen zur Förderung des emotionalen Wohlbefindens und der positiven Bewältigungsstrategien der Patienten beitragen. Hierzu gehören die emotionale Stützung bei chronischen Schmerzleiden, bei Angst, Depression, Hilflosigkeit und Hoffnungslosigkeit sowie Hilfen bei der Bewältigung lebensbedrohlicher Krankheiten, die mit Schmerz einhergehen (z. B. durch klientenzentrierte Gesprächsführung), Selbstsicherheitstraining und kognitive Umstrukturierung.
  - Sie sollen zur Verarbeitung schmerzrelevanter intrapsychischer Konflikte und dadurch ausgelöster Ängste,

Selbstsicherheits- und Selbstwertprobleme beitragen. Ebenso sollen sie der Verarbeitung von Konflikten dienen, die durch äußere Bedingungen wie Partnerschaftsprobleme oder Überlastung am Arbeitsplatz beeinflusst werden.

- Sie sollen schmerzinkompatibles Verhalten fördern, Aktivitäten aufbauen und ein ausgewogenes Verhältnis von Aktivität und Regeneration ermöglichen.

Hierunter sind alle Ansätze zu fassen, die

- der Verarbeitung des durch Lernmechanismen und intrapsychische Konflikte entstandenen oder aufrechterhaltenen Schmerzverhaltens dienen,
- Aktivitäten fördern und den Patienten bei einem trotz der Behinderung ausgefüllten und aktiven Leben unterstützen,
- zur Rehabilitation motivieren und der Integration eines veränderten Körperbildes in das Selbstkonzept des Patienten dienen,
- Kompetenzen vermitteln und schmerzverstärkende Handlungen in der sozialen Umwelt beeinflussen,
- Hilfen bei der Schmerzmittelreduktion einschließlich Entzugsbehandlung vermitteln,
- ergotherapeutische Verfahren berücksichtigen,
- die Fähigkeit der Patienten zur Selbsthilfe fördern.

▶ Unerwünschte Nebenwirkungen und Grenzen medizinischer und psychologischer Interventionsverfahren.

Hierzu zählen z.B. unerwünschte Wirkungen einer Schmerzmitteltherapie (Medikamentenabusus, Verstärkung und Chronifizierung von Kopfschmerzen) oder Dekompensation bei der Psychotherapie bzw. mangelnde Motivation zur Mitarbeit.

Organisation der Zusatzweiterbildung

Zur Zusatzweiterbildung zugelassen werden Diplom-Psychologen. Die für die Arbeit des psychologischen Schmerztherapeuten erforderlichen Kenntnisse können von allen Institutionen vermittelt werden, die ein qualifiziertes Angebot gewährleisten. In Zweifelsfällen entscheidet die Kommission für Qualitätssicherung der DGS/DGfA.

Es soll eine enge Kooperation mit den Einrichtungen der Universität stattfinden, die in den Fächern Klinische bzw. Medizinische Psychologie, Psychosomatik und Psychotherapie ausbilden.

Die notwendigen Kenntnisse können nur in solchen Einrichtungen erworben werden, die in die Versorgung von Patienten mit chronischen Schmerzen einbezogen sind und die diese Richtlinien anerkennen. In diesen Institutionen sollten von der Kommission für Qualitätssicherung der DGS anerkannte ärztliche oder psychologische Schmerztherapeuten mitarbeiten.

Theoretische Kenntnisse können bereits vor der praktischen Tätigkeit erworben werden.

Der erfolgreiche Abschluss der Zusatzweiterbildung in psychologischer Schmerztherapie wird von der Weiterbildungskommission bescheinigt, wenn folgende Bedingungen erfüllt werden:

1. Nachweis über den erfolgreichen Abschluss der Weiterbildung in Psychotherapie entsprechend der jeweils gültigen Richtlinien der Fachverbände, bzw. des Gesetzgebers. Für die Übergangszeit können auch andere vergleichbare Therapieausbildungen anerkannt werden. Im Zweifelsfalle entscheidet die Kommission für Qualitätssicherung DGS/DGfA.

2. Nachweis über die Teilnahme an Lehrveranstaltungen im Rahmen der Zusatzweiterbildung in psychologischer Schmerztherapie in einem Umfang von 150 Stunden.

3. Dokumentation von zehn klinisch-psychologischen Fällen mit unterschiedlicher Schmerzsymptomatik (von denen zwei Fälle ausschließlich Diagnostik betreffen können) unter Fachsupervision

oder kollegialer Supervision. Die in diesem Rahmen erbrachte Fachsupervision kann auf die Supervision im Rahmen klinisch-psychologischer Tätigkeit (siehe 5.) angerechnet werden. Maximal drei Fallbeschreibungen können ersetzt werden durch die Dokumentation von drei Gruppenbehandlungen.

4. Nachweis über die regelmäßige Mitarbeit in einer mindestens einmal im Monat stattfindenden interdisziplinären Schmerzkonferenz über einen Zeitraum von mindestens zwei Jahren sowie über die mindestens einjährige Mitarbeit in oder die enge Kooperation mit einer von der Kommission für Qualitätssicherung DGS/DGfA anerkannten schmerztherapeutischen Einrichtung.

5. Nachweis über mindestens 50 Stunden Supervision im Rahmen klinisch-psychologischer Tätigkeit mit Schmerzpatienten. Supervisoren müssen folgende Qualifikation aufweisen:
   ▶ Abschluss der Zusatzweiterbildung in psychologischer Schmerztherapie entsprechend den Richtlinien DGS/DGfA
   ▶ praktisch-klinische Tätigkeit von mindestens fünf Jahren.

6. Teilnahme an einem Kolloquium der Kommission für Qualitätssicherung DGS/DGfA, das sich auf die eigene praktische schmerztherapeutische Arbeit und deren wissenschaftliche Begründung konzentriert.

7. Mitgliedschaft in der Deutschen Gesellschaft für Schmerztherapie e. V.

Mit dem Aushändigen der Bescheinigung verpflichtet sich die Person dazu,
▶ regelmäßig interdisziplinäre Schmerzkonferenzen bzw. Schmerzkolloquien mindestens einmal monatlich zu besuchen,
▶ sich ständig auch weiterhin interdisziplinär in einem Umfang von mindestens 30 Stunden pro Jahr fortzubilden, zusätzlich zur Teilnahme an Schmerzkonferenzen bzw. Schmerzkolloquien,

▶ praktisch-klinische Tätigkeit in der Versorgung von Schmerzpatienten auszuführen und sich hierbei einer fortlaufenden standardisierten Dokumentation zu bedienen.

Näheres regeln Durchführungsbestimmungen.

Übergangsregelung
Die Kommission für Qualitätssicherung DGS/DGfA kann im Einzelfall Abweichungen im Sinne von zeitlich begrenzten Übergangsregelungen für bereits in der Schmerztherapie tätige Psychologen zulassen.

4 Die Zusatzbezeichnung Spezielle Schmerztherapie

Empfohlen zur Übernahme durch die Landesärztekammern

Definition
Die Spezielle Schmerztherapie umfasst die gebietsbezogene Diagnostik und Therapie chronisch schmerzkranker Patienten, bei denen der Schmerz seine Leit- und Warnfunktion verloren und einen selbständigen Krankheitswert erlangt hat.

(Muster-)Richtlinien über den Inhalt der Weiterbildung Spezielle Schmerztherapie der Bundesärztekammer
Nachweis folgender Weiterbildungsinhalte und Richtzahlen
▶ Erhebung einer standardisierten Schmerzanamnese einschließlich der Auswertung von Fremdbefunden bei 100 Patienten
▶ Durchführung der Schmerzanalyse einschließlich der gebietsbezogenen differenzialdiagnostischen Abklärung der Schmerzkrankheiten bei 100 Patienten
▶ eingehende Beratung und gemeinsame Festlegung der Therapieziele bei 100 Patienten
▶ Aufstellung eines inhaltlich und zeitlich gestuften Therapieplanes einschließlich

der zur Umsetzung des Therapieplanes erforderlichen interdisziplinären Koordination der Ärzte und sonstigen am Therapieplan zu beteiligenden Personen und Einrichtungen bei 50 Patienten

► Standardisierte Dokumentation des schmerztherapeutischen Behandlungsverlaufes bei 50 Patienten

► medikamentöse Therapie über Kurzzeit-, Langzeit- und als Dauertherapie sowie in der terminalen Behandlungsphase bei jeweils 25 Patienten

► selbständig durchgeführter gebietsbezogener Einsatz schmerztherapeutischer Verfahren für Gebiete mit konservativen Weiterbildungsinhalten:
  ● Entzugsbehandlung bei Medikamentenabhängigkeit bei 20 Patienten
  ● spezifische Pharmakotherapie bei 50 Patienten
  ● spezifische psychosomatische und übende Verfahren bei 25 Patienten
  ● diagnostische und therapeutische Lokal- und Leitungsanästhesie bei 200 Patienten
  ● Stimulationstechniken, z. B. TENS bei 50 Patienten
  ● spezifische Verfahren der manuellen Diagnostik und physikalischen Therapie bei 50 Patienten

► selbständig durchgeführter gebietsbezogener Einsatz schmerztherapeutischer Verfahren für Gebiete mit operativen Weiterbildungsinhalten:
  ● spezifische Pharmakotherapie bei 50 Patienten
  ● diagnostische und therapeutische Lokal- und Leitungsanästhesie bei 200 Patienten
  ● Stimulationstechniken, z. B. TENS bei 50 Patienten
  ● Denervationsverfahren und/oder augmentative Verfahren (z. B. Neurolyse, zentrale Stimulation) bei 20 Patienten
  ● spezifische Verfahren der manuellen Diagnostik und physikalischen Therapie bei 50 Patienten

► selbständig durchgeführter gebietsbezogener Einsatz schmerztherapeutischer

Verfahren für Gebiete mit konservativ-interventionellen Weiterbildungsinhalten:
  ● spezifische Pharmakotherapie bei 50 Patienten
  ● diagnostische und therapeutische Lokal- und Leitungsanästhesie bei 200 Patienten
  ● Stimulationstechniken, z. B. TENS bei 50 Patienten
  ● Plexus- und rückenmarksnahe Analgesien bei 50 Patienten
  ● Sympathikusblockaden bei 50 Patienten
  ● spezifische Verfahren der manuellen Diagnostik und physikalischen Therapie bei 50 Patienten

Für die gebietsbezogene allgemeine Schmerztherapie sollten Ärzte, bei denen die Schmerztherapie nicht Teil ihrer Weiterbildung war, 240 Ausbildungsstunden nach den Richtlinien DGS/DGfA erfüllen.

5 Die Qualifikation Schwerpunkt Schmerztherapie DGS/DgfA

Die Deutsche Gesellschaft für Schmerztherapie e. V. (DGS) hat gemeinsam mit der Deutschen Gesellschaft für Algesiologie e. V. (DGfA) ein Konzept für die Qualifikation Schwerpunkt Schmerztherapie DGS/DGfA erarbeitet.

Die Gesellschaften sind sich einig, dass auch für diejenigen Kolleginnen und Kollegen, die nicht die Zusatzbezeichnung Spezielle Schmerztherapie erwerben möchten, ein Nachweis ihrer schmerztherapeutischen Qualifikation möglich sein soll und eine adäquate, qualitätsgebundene Honorierung anzustreben ist.

Die Ziele dieses Konzeptes sind vor allem:

► Verbesserung der Kompetenz in der Schmerztherapie

► Verbesserung der schmerztherapeutischen Versorgung

▶ Verbesserung der Vergütung für kompetente Schmerztherapie

Grundlagen dieses Konzeptes sind:

▶ der dringend nötige Versuch, die mangelhafte schmerztherapeutische Ausbildung in Medizinstudium und Facharztweiterbildung auszugleichen
▶ das hohe Engagement unserer Mitglieder für die qualifizierte Behandlung akuter und chronischer Schmerzen
▶ die freiwillige qualitätssichernde Eigeninitiative

Die Inhalte der Qualifikation Schwerpunkt Schmerztherapie DGS/DGfA wurden gemeinsam wie folgt festgelegt:

▶ Grundlagenseminare (Basisseminare) von 40 Stunden (entspricht Curriculum Spezielle Schmerztherapie Teil 1)
▶ Syndrom- und Methodenseminare von 40 Stunden, darin enthalten mindestens zehn Stunden neuroorthopädische Diagnostik
▶ Beteiligung an interdisziplinären Schmerzkonferenzen über ein Jahr (mindestens acht jährlich)
▶ ganztägige Hospitation in einer anerkannten schmerztherapeutischen Einrichtung über zweimal eine Woche
▶ jährliche algesiologische Fortbildung von 20 Stunden
▶ Mitgliedschaft in der Deutschen Gesellschaft für Schmerztherapie e.V.

Für die weitere Qualifikation über das erste Jahr hinaus ist die kontinuierliche Fortbildung (jährlich 20 Stunden bei verschiedenen Veranstaltungen und acht Schmerzkonferenzen) nötig.

6 Stationäre schmerztherapeutische Einrichtungen DGS/DgfA

Stationäre schmerztherapeutische Einrichtungen DGS/DGfA sind Schmerzpraxen, Schmerzambulanzen, Schmerzabteilungen und Schmerzkliniken, die sich mit Prävention, Diagnostik und Therapie chronischer Schmerzkrankheiten befassen und folgende Anforderungen erfüllen:

Die fachlich verantwortlichen Leiter erfüllen die Qualifikation zum Algesiologen DGS/DGfA. Algesiologische Standards werden angewendet. In Schmerzpraxen, Schmerzambulanzen und Schmerzabteilungen an Krankenhäusern werden überwiegend Schmerzpatienten behandelt.

Schmerzkliniken und Schmerzabteilungen an Krankenhäusern sind interdisziplinär arbeitende Einrichtungen, die ausschließlich Patienten mit akuten und/oder chronischen Schmerzen stationär behandeln. Sie ermöglichen eine interdisziplinäre Diagnostik und Behandlung der ganzen Breite der unterschiedlichen Schmerzerkrankungen mit einem umfassenden und integrierten Konzept. Die Begriffe Schmerzklinik und Schmerzabteilung sollten nicht für Einrichtungen benutzt werden, deren Behandlung auf eine Krankheitsgruppe oder bestimmte Behandlungsmethoden ausgerichtet sind. Hier sollten zum Beispiel Begriffe wie „Migräneklinik" oder „psychosomatische Klinik" gewählt werden.

Schmerzklinik

Eine Schmerzklinik DGS ist eine vollzeitig interdisziplinär arbeitende, eigenständige stationäre Einrichtung, die sich ausschließlich und vollzeitig mit Prävention, Diagnostik und Therapie von chronischen Schmerzkrankheiten befasst und unter Leitung eines qualifizierten Algesiologen bzw. Schmerztherapeuten steht. Sie fühlt sich der Schmerzforschung verpflichtet und leistet entsprechend klinisch-wissenschaftliche Arbeit. Der fachlich verantwortliche Leiter verfügt über eine anerkannte Ausbildungsberechtigung.

Die Mitarbeiter der Schmerzklinik können sich ausschließlich auf die Behandlung von Schmerzpatienten konzentrieren. Mindestens drei verschiedene klinische Fachgebiete, algesiologisch qualifizierte Psychologen und Physiotherapeuten arbeiten zusammen.

Es müssen mindestens drei unterschiedliche klinische Disziplinen vertreten sein. Sind die Fachgebiete Neurologie und Psychiatrie nicht vertreten, müssen mindestens zwei unterschiedliche ärztliche Berufsgruppen und ein klinischer Psychologe mit algesiologischer Qualifikation vollzeitig tätig sein.

In der Schmerzklinik wird eine große Anzahl von verschiedenen Schmerzerkrankungen behandelt, entsprechend wird eine Vielzahl von Behandlungsverfahren angeboten.

► Es müssen täglich interdisziplinäre Schmerzkonferenzen über klinische Aspekte der Behandlung stattfinden.
► Es müssen wöchentlich interdisziplinäre Koordinierungskonferenzen zum klinischen Behandlungskonzept stattfinden.
► Algesiologische Standards in der Diagnostik und Therapie müssen erfüllt werden.
► Es müssen klinische und konzeptionelle Qualitätssicherungsmaßnahmen durchgeführt werden.
► Alle medizinischen Fachgebiete müssen konsiliarisch in das Diagnostik- und Behandlungskonzept einbezogen werden.

Es wird sowohl eine ambulante, als auch eine stationäre Behandlung, einschließlich prä- und poststationärer Betreuung ermöglicht. Es werden kontinuierlich klinische Forschungsprojekte zur Weiterentwicklung der klinischen Schmerztherapie durchgeführt und publiziert. Es wird sowohl Aus-, Fort- als auch Weiterbildung durchgeführt.

Die Schmerzklinik muss räumlich eigenständig untergebracht sein. Die Räumlichkeiten werden ausschließlich zur Diagnostik und Therapie chronischer Schmerzpatienten genutzt.

Die Schmerzklinik führt regelmäßig Qualitätsprogramme durch. Die Behandlungsergebnisse und die Effektivität des Gesamtkonzeptes werden regelmäßig kontrolliert und publiziert.

Die Schmerzklinik muss Teil einer Universität sein oder in enger Kooperation mit einer vergleichbaren Ausbildungs- und Forschungseinrichtung stehen.

Schmerzabteilung an einem Krankenhaus

Hier handelt es sich um eine vollzeitig interdisziplinär arbeitende, eigenständige stationäre Einrichtung in einem allgemeinen Krankenhaus, die sich ausschließlich mit Prävention, Diagnostik und Therapie von chronischen Schmerzkrankheiten befasst und unter Leitung eines qualifizierten Algesiologen bzw. Schmerztherapeuten steht. Fakultativ wird Schmerzforschung betrieben und klinisch-wissenschaftlich gearbeitet. Der fachlich verantwortliche Leiter verfügt über eine anerkannte Ausbildungsberechtigung.

Es müssen mindestens drei unterschiedliche klinische Disziplinen vertreten sein. Ist das Fachgebiet Neurologie und/oder Psychiatrie nicht vertreten, müssen mindestens zwei unterschiedliche ärztliche Berufsgruppen und ein klinischer Psychologe mit algesiologischer Qualifikation vollzeitig tätig sein.

► Es müssen täglich interdisziplinäre Schmerzkonferenzen über klinische Aspekte der Behandlung stattfinden.
► Es müssen wöchentlich interdisziplinäre Koordinierungskonferenzen zum klinischen Behandlungskonzept stattfinden.
► Algesiologische Standards in der Diagnostik und Therapie müssen erfüllt werden.
► Es müssen klinische und konzeptionelle Qualitätssicherungsmaßnahmen durchgeführt werden.
► Alle medizinischen Fachgebiete müssen konsiliarisch in das Diagnostik- und Behandlungskonzept einbezogen werden.

Die Schmerzabteilung muss über ausreichend Räume verfügen, die eigenständig und ausschließlich für die Behandlung von Schmerzpatienten benutzt werden.

Abteilung mit Schwerpunkt Schmerztherapie

Es handelt sich um eine interdisziplinäre, eigenständige stationäre Einrichtung in einem allgemeinen Krankenhaus, die einen Teil ihrer Betten zur Prävention, Diagnostik und Therapie von chronischen Schmerzkrankheiten zur Verfügung stellt. Fakultativ wird Schmerzforschung betrieben und klinisch-wissenschaftlich gearbeitet. Die fachliche Verantwortung obliegt einem Algesiologen bzw. Schmerztherapeuten.

► Es müssen wöchentlich interdisziplinäre Koordinierungskonferenzen zum klinischen Behandlungskonzept stattfinden.
► Algesiologische Standards in der Diagnostik und Therapie müssen erfüllt werden.
► Es müssen klinische und konzeptionelle Qualitätssicherungsmaßnahmen durchgeführt werden.
► Alle medizinischen Fachgebiete müssen konsiliarisch in das Diagnostik- und Behandlungskonzept einbezogen werden.

Andere klinisch-schmerztherapeutische Einrichtungen

Dies sind interdisziplinäre, eigenständige, stationäre Einrichtungen, die einen Teil ihrer Betten zur stationären Behandlung spezieller schmerztherapeutischer Erkrankungen oder besonderer methodischer Verfahren zur Verfügung stellen. Fakultativ wird Schmerzforschung betrieben und klinisch-wissenschaftlich gearbeitet. Die fachliche Verantwortung obliegt einem Algesiologen bzw. Schmerztherapeuten.

► Es müssen wöchentlich interdisziplinäre Koordinierungskonferenzen zum klinischen Behandlungskonzept stattfinden.
► Algesiologische Standards in der Diagnostik und Therapie müssen erfüllt werden.
► Es müssen klinische und konzeptionelle Qualitätssicherungsmaßnahmen durchgeführt werden.
► Alle medizinischen Fachgebiete müssen konsiliarisch in das Diagnostik- und Behandlungskonzept einbezogen werden.

7 Weiterbildung zur algesiologischen Fachassistenz DGS/DGfA

Die algesiologische Fachassistenz DGS/DGfA muss eine Reihe von Kenntnissen und Erfahrungen erwerben, die über ihre ursprüngliche Ausbildung weit hinaus geht. Der Umgang mit chronisch schmerzkranken Patienten verlangt sehr spezielle Kenntnisse über Schmerzentstehung, Chronifizierungsmechanismen, Diagnostik, Therapie, Organisation und vieles andere mehr. Ein/e Kandidat/in für die Weiterbildung zur algesiologischen Fachassistenz DGS/DGfA sollte besondere Fähigkeiten haben: Teamgeist, Flexibilität, Verständnis für schwierige Patienten, Sicherheit im Umgang mit Patienten und Angehörigen.

Eine Kooperation mit den entsprechenden Berufsverbänden sollte angestrebt werden. Vor einer offiziellen Anerkennung durch die Landesärztekammern gilt die Bezeichnung „Algesiologische Fachassistenz DGS/DGfA" nur verbandsintern.

§ 1 Ziel der Weiterbildung

Die algesiologische Fachassistenz DGS/DGfA soll ihre fachlichen Kenntnisse und Fähigkeiten vertiefen und erweitern. Sie soll dadurch befähigt werden, den beruflichen Anforderungen einer schmerztherapeutischen Einrichtung im besonderen Maße gerecht zu werden. Die algesiologische Fachassistenz DGS/DGfA hat über das Berufsbild hinausgehende spezielle Kenntnisse über chronische Schmerzkrankheiten und praktische Fähigkeiten in der Organisation einer schmerztherapeutischen Einrichtung. Sie soll durch theoretische und praktische Ausbildung neben der Assistenz bei Schmerzdiagnostik und Schmerztherapie unter Aufsicht des Arztes auch geeignete schmerztherapeutische Maßnahmen selbstständig durchführen, wie z.B. Gruppenarbeit, Pumpenmanagement, transkutane elektrische Nervenstimulation.

§ 2 Weiterbildungsgang

Die Weiterbildung zur algesiologischen Fachassistenz DGS/DGfA erfolgt berufsbegleitend durch praktische Ausbildung und einen berufsbegleitenden Weiterbildungslehrgang, der sich auf mehrere zeitlich aufeinander folgende Abschnitte erstreckt.

§ 3 Voraussetzungen

(1) Abgeschlossene Ausbildung in einem medizinischen Assistenzberuf, z. B. Arzthelfer/in, Krankenschwester/pfleger, medizinisch-technische Assistenz. Zusätzlich ist eine mindestens dreijährige Vollzeittätigkeit in einer von der Deutschen Gesellschaft für Schmerztherapie e.V. anerkannten schmerztherapeutischen Einrichtung nachzuweisen. Wurde die komplette Ausbildung in einer solchen anerkannten schmerztherapeutischen Einrichtung abgeleistet, gilt die vorgenannte Bedingung damit als erfüllt.

(2) Zur Weiterbildung kann auch zugelassen werden, wer nicht in einem medizinischen Assistenzberuf ausgebildet wurde, wenn die vorhandene Ausbildung der Ausbildung in einem medizinischen Assistenzberuf gleichwertig ist und eine vergleichbare berufliche Tätigkeit nachgewiesen werden kann, nämlich mindestens vier Jahre Tätigkeit in einer Arztpraxis oder Klinikambulanz, zusätzlich mindestens drei Jahre Tätigkeit in einer von der Deutschen Gesellschaft für Schmerztherapie e.V. anerkannten schmerztherapeutischen Einrichtung.

§ 4 Inhalt und Umfang der Weiterbildung

I. Praktische Weiterbildung

(1) Drei Jahre Tätigkeit in einer von der Deutschen Gesellschaft für Schmerztherapie e.V. anerkannten schmerztherapeutischen Einrichtung (vgl. § 3).

(2) Regelmäßige, mindestens monatliche Teilnahme an einer interdisziplinären Schmerzkonferenz über mindestens ein Jahr.

(3) Regelmäßige, mindestens monatliche Teamkonferenz mit Problembesprechung, auch als Balint-Gruppe, während der Tätigkeit in einer von der DGS e.V. anerkannten schmerztherapeutischen Einrichtung.

(4) Kenntnisse und Erfahrungen in der Organisation einer von der DGS e.V. anerkannten schmerztherapeutischen Einrichtung.
   ▶ Ablauf, Organisation, Terminplanung, Koordination verschiedener Therapien
   ▶ Wirtschaftliches Arbeiten, Abrechnung, Gebührenordnungen
   ▶ Formulare, standardisierte Dokumentationsinstrumente, elektronische Datenverarbeitung
   ▶ Betäubungsmittelverschreibungsverordnung
   ▶ Maßnahmen der Qualitätssicherung

(5) Erweiterte Kenntnisse und Erfahrungen bei Vorbereitung, Assistenz und Überwachung der wichtigsten Schmerztherapieverfahren inkl. Anleitung des Patienten zur Selbstbehandlung, erweiterte Kenntnisse über die wichtigsten schmerztherapeutischen Diagnose- und Therapieverfahren.
   ▶ Vorbereitung, Assistenz und Überwachung bei Nervenblockaden, Sympathikusblockaden, rückenmarksnahen Anästhesien
   ▶ Triggerpunktbehandlung mit Kälte, Dehnungstechniken
   ▶ Prophylaxe kardiozirkulatorischer Zwischenfälle, Erkennen und Behandeln von Notfällen, kardiopulmonale Reanimation
   ▶ Grundregeln der Kommunikation, Gesprächsführung bei Schmerzpatienten und deren Angehörigen, Informationsgespräche
   ▶ transkutane elektrische Nervenstimulation, Kenntnisse der verschiedenen Stimulationsarten, der TENS-Geräte, Programmieren von TENS-Geräten, Auswahl und Anlage der Elektroden, Anleitung des Patienten zur Selbstbehandlung

▶ Dokumentation von Untersuchungsbefunden, ggf. mit EDV

(6) Fakultative Kenntnisse und Erfahrungen auf folgenden Gebieten: Operationsassistenz, Entspannungsverfahren, Gruppenarbeit, Biofeedback, Rückenschule, Selbsthilfegruppen, subkutane CO_2-Insufflation, Ports und Pumpen, Ernährungsberatung, Fußreflexzonenmassage, Algopressuremetrie, Thermographie, Ryodoku, Kryotherapie, Kinesiologie, Laser, therapeutischer Ultraschall, Elektrotherapie.

II. Theoretische Weiterbildung

Eine theoretische Weiterbildung von 100 Kreditstunden inkl. eines Einführungskurses von sechs Kreditstunden und eines Reanimationskurses von vier Kreditstunden muss nachgewiesen werden. Die übrige theoretische Fortbildung soll folgende Themen abdecken:

▶ Theoretische Grundlagen, Definition und Konzeption des Begriffes Schmerz; Anatomie, Pathologie, Physiologie und Pathophysiologie des Schmerzes

▶ Chronifizierungsmechanismen, Prophylaxe der Chronifizierung

▶ Die wichtigsten Schmerzsyndrome, besonders Schmerzen des Stütz- und Bewegungsapparates, Kopf- und Gesichtsschmerzen, neuropathischer Schmerz, Tumorschmerz

▶ Aspekte des körperlichen und seelischen Befundes, indikationsbezogene Kenntnisse über spezielle Laborbefunde, Algopressuremetrie, Thermographie

▶ Biopsychosoziale Aspekte des Schmerzes, Dokumentationsinstrumente, Tagebücher, Verlaufskontrollen

▶ Entspannungsverfahren

▶ Gruppenarbeit, Organisation und Leitung einer Selbsthilfegruppe, Problembewältigung, Balint-Gruppen

▶ Die wichtigsten schmerztherapeutischen Techniken, besonders therapeutische Lokalanästhesie, transkutane elektrische Nervenstimulation, Akupunktur, besonders Vorbereitung, Assistenz, Überwachung

▶ Anleitung der Patienten zur Selbstbehandlung, z.B. Selbstinjektionen, transkutane elektrische Nervenstimulation und Entspannungstherapie

▶ Manuelle Therapie, besonders postisometrische Relaxation, Isometrie, Antigravitationstechniken

▶ Die wichtigsten schmerzchirurgischen Verfahren

▶ Grundlagen der medikamentösen Schmerztherapie, Umgang mit Opioiden, Abhängigkeit, Gewöhnung, Sucht, Entzugsbehandlung, Prävention des Analgetika-Missbrauchs, Opioid-Ausweis, Anleitung zur Selbstmedikation

▶ Pflegerische Aspekte beim pflegebedürftigen Schmerzpatienten und beim Tumorpatienten

▶ Gerätekunde: EKG-Monitoring, Pulsoxymetrie, Blutdruck-Monitoring, Sauerstoff-Geräte, Narkosegeräte, Absaugegeräte, Medizin-Geräteverordnung

▶ Physikalische Therapie: Wärme, Kälte, Laser, Dynamis, Magnetfeld-Therapie

§ 5 Prüfung

Die Weiterbildung schließt mit einer Prüfung durch die Kommission für Qualitätssicherung DGS/DGfA ab. Für die Prüfung sind folgende Nachweise vorzulegen:

(1) Zeugnis über die Ausbildung in einem medizinischen Assistenzberuf oder einer vergleichbaren Ausbildung, entsprechend § 3,1 oder § 3,2.

(2) Nachweise über die bisherige berufliche Tätigkeit.

(3) Nachweise über die praktische Weiterbildung gemäß § 4 Abs. I, 1-5.

(4) Nachweise über die theoretische Weiterbildung von 100 Kreditstunden gemäß § 4 Abs. II.

(5) Ein von dem/r Bewerber/in handgeschriebener tabellarischer Lebenslauf.

Über die Zulassung zur Prüfung entscheidet die Kommission für Qualitätssicherung DGS/DGfA. Nach bestandener Prüfung wird eine Qualifikationsurkunde ausgehändigt.

§ 6 Jährliche Weiterqualifikation

Die Qualifikation „algesiologische Fachassistenz DGS/DGfA" gilt immer nur für das laufende Kalenderjahr. Eine laufende Weiterqualifikation ist erforderlich. Für die jährliche Erneuerung der Qualifikationsurkunde muss der Kommission für Qualitätssicherung DGS/DGfA folgendes vorgelegt werden:

(1) Schmerzbezogene Fortbildung von sechs Stunden pro Jahr.
(2) Monatliche interdisziplinäre Schmerzkonferenzen, mindestens achtmal im Jahr.
(3) Monatliche Teamkonferenzen, mindestens achtmal im Jahr.
(4) Reanimationskurs mit Theorie und Praxis von vier Stunden pro Jahr.

Die jährliche Fortbildung von sechs Stunden nach Abs. (1) kann durch eine Hospitation in einer von der Deutschen Gesellschaft für Schmerztherapie e. V. anerkannten schmerztherapeutischen Einrichtung ersetzt werden.

8 Qualifikation Schwerpunkt Palliativmedizin DGS/DGfA

Die Deutsche Gesellschaft für Schmerztherapie e. V. hat gemeinsam mit der Deutschen Gesellschaft für Palliativmedizin ein Konzept für die Qualifikation Schwerpunkt Palliativmedizin entwickelt.

Im Mittelpunkt der Eignung eines Palliativteams, bestehend aus Ärzten und Pflegepersonal, steht der Nachweis dieser besonderen Qualifikation durch:

▶ eine adäquate Ausbildung in Schmerztherapie und Symptomkontrolle
▶ eine besondere Qualifikation in der Palliativmedizin
▶ Erwerb von Sensibilität und sozialer Kompetenz
▶ Erfahrung in organisatorischen Fragen

Durch den modularen Aufbau des Curriculums können bereits erworbene Qualifikationen mit einbezogen werden.

Die ärztliche palliativmedizinische Kompetenz sollte belegt sein durch den Nachweis:

▶ mindestens der abgeschlossenen Qualifikation Schwerpunkt Schmerztherapie nach den Richtlinien DGS/DGfA oder der Anerkennung der Zusatzbezeichnung „Spezielle Schmerztherapie" durch die Landesärztekammer oder durch die Teilnahme an der Schmerztherapievereinbarung der kassenärztlichen Vereinigung
▶ eines Palliativ-Care-Kurses über 120 Stunden nach den Kriterien der Deutschen Gesellschaft für Palliativmedizin oder einer Tätigkeit über zwei Jahre auf einer Palliativstation oder in einem Hospiz
▶ der Qualifikation psychosomatische Grundversorgung
▶ der regelmäßigen Teilnahme mindestens viermal im Jahr an einem Qualitätszirkel Palliativmedizin
▶ abschließendes mündliches Prüfungskolloquium

Für die weitere Qualifikation über das erste Jahr hinaus ist eine kontinuierliche Fortbildung nötig.

9 Mit der DGS kooperierende Gesellschaften

Die Deutsche Gesellschaft für Schmerztherapie e. V. kooperiert mit vielen Gesellschaften zur übergreifenden Förderung der Schmerztherapie. Mit folgenden Gesellschaften gibt es Vereinbarungen der Zusammenarbeit.

▶ Arbeitsgemeinschaft Cannabis als Medizin e. V.
▶ Belgische Schmerzgesellschaft
▶ Deutsche Akademie für Algesiologie – Institut für schmerztherapeutische Fort- und Weiterbildung
▶ Deutsche Ärztegesellschaft für Akupunktur e. V.
▶ Deutsche Gesellschaft für Akupunktur und Neuraltherapie e. V.
▶ Deutsche Gesellschaft für algesiologische Fachassistenz e. V.

- Deutsche Gesellschaft für Palliativmedizin e.V.
- Deutsche Gesellschaft zum Studium des Schmerzes e.V.
- Deutsche Hospizstiftung
- Deutsche Rheuma Liga e.V.
- Deutscher Verband für Physiotherapie e.V.
- European Pain Patient Network
- Forum Gesunder Rücken – besser leben – e.V.
- Frankfurter Ausbildungskreis Psychosomatische und Psychotherapeutische Medizin e.V.
- Französisch Deutsche Schmerzgesellschaft
- GAF Gesellschaft für algesiologische Fortbildung mbH
- Gesamtdeutsche Gesellschaft für Manuelle Medizin e.V.
- ISIS
- Kölner Akupunkturtage
- Norddeutsche Arbeitsgemeinschaft für Sportmedizin
- Neuropathic Pain Network
- Schmerzforum Koblenz
- Tumorzentrum Rheinland-Pfalz e.V.
- Verband ambulant tätiger Anästhesisten e.V.
- Verband Deutscher Ärzte für Algesiologie – Berufsverband Deutscher Schmerztherapeuten e.V.

10 Die Deutsche Gesellschaft für Schmerztherapie e.V.

Die Deutsche Gesellschaft für Schmerztherapie e.V. ist die größte deutschsprachige Fachgesellschaft, die sich für ein besseres Verständnis und für bessere Diagnostik und Therapie des chronischen Schmerzes einsetzt.

Ziele
Förderung der Algesiologie als der Wissenschaft vom Schmerz:
- Qualitätssicherung in der Schmerztherapie, Erstellung von Therapiestandards

- qualitative und quantitative Verbesserung der schmerztherapeutischen Patientenversorgung
- Weiterbildung auf den Gebieten der Schmerzdiagnostik und Schmerztherapie
- Anerkennung der Zusatzbezeichnung Spezielle Schmerztherapie für entsprechend ausgebildete Ärzte aller Gebiete in allen Bundesländern
- Gründung interdisziplinärer schmerztherapeutischer Kolloquien (Schmerzkonferenz, Schmerzforum)
- Modifizierung des Gesetzes zur Verordnung von Betäubungsmitteln
- Schaffung einer Basisqualifikation in der Schmerztherapie als Schwerpunkt Schmerztherapie
- Etablierung einer weitreichenden palliativmedizinisch-schmerztherapeutischen Versorgung

Aktivitäten
Gründung regionaler Schmerzzentren DGS
Regionale Schmerzzentren DGS sind Ansprechstellen für alle Fragen der schmerztherapeutischen Versorgung. Alle regionalen Schmerzzentren DGS führen interdisziplinäre Schmerzkonferenzen in einer offenen Ärzterunde durch, der alle klinischen Fachgebiete sowie Psychologen angehören und in denen problematische Patienten mit chronischen Schmerzen vorgestellt werden. Es ergeben sich hier vielfältige Möglichkeiten der Zusammenarbeit mit am Schmerz interessierten und algesiologisch spezialisierten Kollegen.

Schmerzbezogene Fort- und Weiterbildung
Für qualifizierte ärztliche und psychologische Schmerztherapie werden von der Deutschen Gesellschaft für Schmerztherapie e.V., der Deutschen Akademie für Algesiologie – Institut für schmerztherapeutische Fort- und Weiterbildung – und der Deutschen Gesellschaft für Algesiologie – Deutsche Gesellschaft für Schmerzforschung und Schmerztherapie e. V. – regelmäßig in Zusammenarbeit mit nationalen

und internationalen Fachgesellschaften Weiterbildungsseminare mit namhaften Referenten durchgeführt. Das Programm der schmerzbezogenen Fort- und Weiterbildung umfasst zahlreiche große und kleine Seminare zu allen Gebieten der Algesiologie. Im Mittelpunkt stehen Seminare für die verbandsinterne Qualifikation zum Algesiologen DGS/DGfA, für die Teilnahme an der Schmerztherapie-Vereinbarung der Kassenärztlichen Bundesvereinigung, für die Erlangung der Zusatzbezeichnung Spezielle Schmerztherapie und für die verbandsinterne Qualifikation Schwerpunkt Schmerztherapie DGS/DGfA. Insgesamt werden jedes Jahr über 150 Veranstaltungen in der ganzen Bundesrepublik durchgeführt.

Interdisziplinäre Zusammenarbeit

Es werden Kontakte zu allen medizinischen und nichtmedizinischen Personen und Institutionen gefördert, die am chronischen Schmerz interessiert sind, besonders zum Fachverband Schmerz und seinen Mitgliedern:

▶ Deutsche Akademie für Algesiologie – Institut für schmerztherapeutische Fort- und Weiterbildung (DAfA)
▶ Deutsche Gesellschaft für Algesiologie – Deutsche Gesellschaft für Schmerzforschung und Schmerztherapie e.V. (DGfA)
▶ GAF Gesellschaft für algesiologische Fortbildung mbH
▶ Gesamtdeutsche Gesellschaft für Manuelle Medizin e.V. (GGMM)
▶ Verband ambulant tätiger Anästhesisten e.V. (VAA)
▶ Deutsche Schmerzliga e.V. (DSL)

Deutscher Schmerztag

Mit dem jährlich stattfindenden Deutschen Schmerztag, dem wichtigsten Jahreskongress der größten europäischen Schmerzgesellschaft, führt die Deutsche Gesellschaft für Schmerztherapie e.V. den maßgeblichen mehrtägigen, internationalen und interdisziplinären Schmerzkongress in Deutschland durch. Hier werden alle relevanten Entwicklungen auf dem Gebiet der Schmerztherapie vorgestellt und erörtert.

Deutscher Schmerzpreis

Als wissenschaftlicher Träger des Deutschen Schmerzpreises – Deutscher Förderpreis für Schmerzforschung und Schmerztherapie – verleiht die Deutsche Gesellschaft für Schmerztherapie e.V. seit 1986 jährlich den Preis an Persönlichkeiten für besondere Verdienste im Bereich der Schmerzforschung und -therapie.

Gesundheitspolitik

Pflege von Kontakten und Zusammenarbeit mit ärztlichen Verbänden und Organisationen, mit Krankenkassen und Krankenversicherungen sowie mit Vertretern politischer Parteien und gesundheits- und sozialpolitischer Verbände zur Entwicklung eines besseren Verständnisses und einer besseren Diagnostik und Therapie des chronischen Schmerzes.

Öffentlichkeitsarbeit

Informationen für Ärzte, Patienten und Interessierte über neueste wissenschaftliche Ergebnisse aus der Schmerzforschung, Vereinbarungen mit Krankenkassen, Änderungen gesetzlicher Grundlagen und weiterer aktueller Ereignisse von allgemeinem Interesse.

Schmerztherapieführer Deutschland

Ein umfangreiches Nachschlagewerk für Ärzte, in dem die Mitglieder der Deutschen Gesellschaft für Schmerztherapie e.V. aufgeführt sind. Hier finden sich Informationen über Ort und Zeit von Schmerzkonferenzen sowie die Adressen von Spezialisten und die aktuellsten Informationen über die Schmerztherapie.

Publikationen und Arbeitsmaterialien

▶ Zur Information über Aktuelles aus Schmerzforschung und -therapie erscheint die Zeitung „StK – Zeitschrift für angewandte Schmerztherapie" mindestens viermal im Jahr. Sie beinhaltet u. a.

Fachbeiträge, Kongressberichte, praktischen Rat für rationelle Schmerztherapie sowie Neues zu Organisation und Recht.

▶ Die standardisierte Dokumentation für die Algesiologie ist ein unentbehrliches Dokumentationsinstrument für jeden Schmerztherapeuten. Schmerzfragebögen, Schmerztagebücher und Verlaufsprotokolle sowie das dazugehörige EDV-Programm für die elektronische Auswertung können über die Geschäftsstelle der Deutschen Gesellschaft für Schmerztherapie e.V. bezogen werden.

▶ Die Aufklärungsbögen für den Schmerzpatienten sind eine Hilfe sowohl für die Patienten wie auch für die ärztliche Praxis.

▶ Der Opioid-Ausweis für Patienten unter Opioidanalgetika ist ein Service des Arztes für seinen Patienten. Durch diesen Opioid-Ausweis ist gewährleistet, dass der Patient bei einem Unfall oder dem Besuch eines fremden Arztes weiter mit den lebensnotwendigen Medikamenten versorgt wird.

▶ Das Buch: „Grundlagen der Schmerztherapie" als Standardwerk für den Schmerztherapeuten und Begleitmaterial zu dem Curriculum Spezielle Schmerztherapie.

DGS im World Wide Web

Informationen zur Deutschen Gesellschaft für Schmerztherapie e.V., aktuelle Hinweise auf schmerztherapeutische Fort- und Weiterbildungsveranstaltungen, Pressemitteilungen und interessante Online-Serviceleistungen sind auf der Website der Deutschen Gesellschaft für Schmerztherapie e.V. erhältlich: http://www.dgschmerztherapie.de

Mitgliedschaft

Die Mitgliedschaft bietet zahlreiche Vorteile, wie die kostenlose Zusendung der Zeitschrift „Schmerztherapie", die standardisierte Dokumentation für die Algesiologie und andere Arbeitsmaterialien zu reduzierten Mitgliederpreisen, deutliche Preisermäßigung bei den Seminaren, juristische Beratung sowie fachliche, organisatorische und persönliche Beratung und Information durch erfahrene DGS-Mitglieder.

Juristische Personen sind als Fördermitglieder willkommen. Die Konditionen hierfür teilt die Geschäftsstelle der Deutschen Gesellschaft für Schmerztherapie e.V. gerne mit.

Deutsche Gesellschaft für
Schmerztherapie e.V.
Geschäftsstelle
Adenauerallee 18
61440 Oberursel
Telefon: 06171/286020
Telefax: 06171/286022
info@dgschmerztherapie.de
www.dgschmerztherapie.de

11 Die Deutsche Schmerzliga e.V.

Ziel

Kein Mensch muss in Deutschland unter unnötigen akuten und chronischen Schmerzen leiden. Denn Patientinnen und Patienten können angemessen behandelt und versorgt werden.

Darum sorgt die Deutsche Schmerzliga dafür,

▶ dass Schmerzpatienten wissen, dass ihre Leiden behandelt und gelindert werden können und dass sie ein Recht auf kompetente Behandlung haben,

▶ dass Schmerzpatienten spezialisierte Praxen und Klinikambulanzen finden,

▶ dass für Schmerzpatienten flächendeckende Hilfsangebote zur Selbsthilfe verfügbar sind,

▶ dass die politisch Verantwortlichen sich für Schmerzpatienten einsetzen,

▶ dass Schmerzpatienten in ihrer Umgebung auf Verständnis treffen.

Aktivitäten

Von „A" wie Adresse bis „Z" wie Zeitschriften.

Als gemeinnützige, bundesweite Selbsthilforganisation für chronisch Schmerzkranke engagiert sich die Deutsche Schmerzliga e. V. auf vielfältige Weise:

► sie vermittelt Adressen von qualifizierten, schmerztherapeutischen Einrichtungen,

► sie organisiert Informationsveranstaltungen zu modernen Behandlungsmethoden für Patienten und deren Angehörige,

► sie unterstützt und fördert die Gründung von Selbsthilfegruppen,

► sie vermittelt medizinische und juristische Informationen,

► sie ist Mitveranstalter des jährlich stattfindenden Deutschen Schmerztages,

► sie informiert Patienten, deren Angehörige und interessierte Bürger über neue Erkenntnisse der Schmerzforschung durch die Zeitschrift „NOVA".

Die enge Zusammenarbeit mit der Deutschen Gesellschaft für Schmerztherapie e. V. und dem Fachverband Schmerz ermöglicht es der Deutschen Schmerzliga e. V., wertvolle Fachinformationen aus dem Gebiet der Schmerztherapie aus erster Hand an ihre Mitglieder weiterzugeben. Bei der Geschäftsstelle der Deutschen Schmerzliga können die Adressen von wohnortnahen

---

Aufnahmeantrag

Ich möchte Mitglied in der Deutschen Schmerzliga e. V. werden.

Vorname	Nachname	(Mindestbeitrag € 30/Jahr)

Straße	PLZ/Ort	Meine Bank/ BLZ

Geb.-Dat. (freiwillig)	Schmerzart (freiwillig)	Meine Konto-Nr.:

Datum	Unterschrift	

○ Ich erteile Ihnen hiermit widerruflich eine Einzugsermächtigung meines jährlichen Mitgliedsbeitrages.

Meine Bank: _____

Meine Konto-Nr.: _____

Datum	Unterschrift

Selbsthilfegruppen und Schmerztherapeuten erfragt werden.

Werden Sie selbst Mitglied der Deutschen Schmerzliga e. V.
Die DSL ist vor allem für solche Menschen aktiv, die an chronischen Schmerzen leiden, aber auch für Angehörige und jeden Interessierten. – Werden auch Sie aktiv! –

Mit Ihrer Mitgliedschaft tragen Sie dazu bei, dass sich die Situation Schmerzkranker verbessert. Engagieren Sie sich mit der DSL für dieses wichtige Ziel!

Ihre Spende hilft
Die Arbeit für chronisch Schmerzkranke wird gänzlich aus Mitgliedsbeiträgen und Spenden finanziert. Mit gelegentlichen oder regelmäßigen Spenden leisten Sie einen wichtigen und wirksamen Beitrag.

Spendenkonto
Deutsche Bank 24, Konto-Nr.: 406 6429
BLZ 500 700 24

Deutsche Schmerzliga e. V.:
Adenauerallee 18
61440 Oberursel
Tel.: 0700/ 375 375 375
Fax: 0700/ 375 375 38
Internet: www.schmerzliga.de

Vorstand
Dr. med. Marianne Koch, Präsidentin
Birgitta Gibson, Vizepräsidentin
Dr. med. Gerhard Müller-Schwefe, Vizepräs.
Dominique Döttling, Schatzmeisterin
Rolf Fahnenbruck, Schriftführer

12 Aufklärung und Einwilligung

Ohne ausreichende Aufklärung erfüllt jeder ärztliche Eingriff nach dem Gesetz den Tatbestand einer Körperverletzung. In der Schmerzpraxis muss über die Behandlung, die Medikamentenverordnung sowie über alternative Behandlungsmethoden aufgeklärt werden. Das persönlich geführte Aufklärungsgespräch muss gut dokumentiert werden, denn nur so ist der Therapeut bei Klagen auf Schadensersatz rechtlich abgesichert.

Eine wertvolle Hilfe für die Praxis stellen hier die von der Deutschen Gesellschaft für Schmerztherapie e. V. in Zusammenarbeit mit der Rechtsanwältin Martina Döben-Koch, Frankfurt, entwickelten Gesprächsbogen dar. Diese geben eine Anleitung für das Gespräch und eine Stütze für die erforderlichen Inhalte und dienen zugleich als Nachweis für das Gespräch, da der Patient schriftlich die Aufklärung bestätigt und damit in die vorgeschlagene Therapie einwilligt. Die Patienten müssen über Diagnose, den Krankheitsverlauf sowie die Risiken der Therapie ebenso wie über die notwendige sachgerechte Nach- und Weiterbehandlung aufgeklärt werden. Speziell beim Einsatz von alternativen Behandlungsmethoden wie Akupunktur, Lasertherapie, TENS, Dynamedbehandlungen, Elektrolipolyse oder Fußreflexzonenmassage sind neben diesen Inhalten aber auch die Kosten- und Versicherungsfragen explizit zu erwähnen.

Beim Einsatz alternativer Verfahren sind dabei folgende drei Punkte zu beachten:
- ▶ der Versicherte muss an einer Krankheit unbekannter oder nicht gesicherter Genese leiden
- ▶ die Schulmedizin hat keine andere Behandlungsmöglichkeit anzubieten
- ▶ die Behandlungsmethode bzw. das verordnete Präparat verfügt über keinen Nachweis über eine generelle Wirksamkeit, hat jedoch in Einzelfällen dieser Art positive Wirkungen entfaltet

Die drei verschiedenen Aufklärungsbogen für die Patienten können als kompletter Satz über die Geschäftsstelle der Deutschen Gesellschaft für Schmerztherapie e.V. in Oberursel bezogen werden.

13 Der Opioid-Ausweis

Opioid-Ausweis für Patienten unter Opioidanalgetika

Kommen mit Opioiden versorgte Patienten in die Hand von nicht analgetisch geschulten Kollegen (zum Beispiel nach Unfällen oder bei unvorhergesehenen Akuterkrankungen im Urlaub etc.), droht leider nur allzu oft eine wohlgemeinte „Entzugsbehandlung", die den algesiologischen Therapieerfolg über Nacht zunichte macht.

Um Patienten vor derartigen Pseudo-Entzügen zu schützen, wird der DGS empfohlen, die Kranken neben der schriftlichen Einnahmeanordnung mit einem Opioid-Ausweis zu versorgen, den die Patienten in ihrer Brieftasche mit sich führen. Mit diesem Ausweis werden mitbehandelnde Ärzte darüber informiert, dass die Betroffenen Opioide benötigen und in welcher Dosierung sie verabreicht werden müssen. Erfahrungen von Schmerzspezialisten belegen, dass andere Ärzte aufgrund des Ausweises die Opioid-Therapie kaum noch verändern.

Darum bietet die Deutsche Gesellschaft für Schmerztherapie e.V. den Opioid-Ausweis ab sofort bundesweit als Serviceleistung an. Er kann bei der Geschäftsstelle der DGS angefordert werden.

14 Die standardisierte Dokumentation für die Algesiologie

Für eine qualifizierte algesiologische Tätigkeit, für die Therapieevaluation und zur Verständigung der Algesiologen untereinander ist es essenziell, für Anamnese und Verlauf standardisierte und vergleichbare Dokumentationsinstrumente zu benutzen. Für die verbandsinterne Anerkennung zum Algesiologen DGS/DGfA, die Teilnahme an der Schmerztherapievereinbarung und für die Zusatzbezeichnung Spezielle Schmerztherapie ist die Benutzung einer standardisierten Dokumentation Grundvoraussetzung. Die von der DGS entwickelte standardisierte Dokumentation für die Algesio-

logie ist wissenschaftlich evaluiert und findet seit Jahren breite Anerkennung.

▶ **Der Fragebogen** strukturiert das Erstgespräch, gibt wichtige Vorinformationen über die Schmerzanamnese und lässt eine erste Beurteilung über Schmerztoleranz und psychische Verarbeitung des Schmerzes zu.

▶ **Das Tagebuch** enthält sieben Blätter pro Woche, die auch einzeln verwendbar sind.

▶ **Das Verlaufsprotokoll** dient zur übersichtlichen Therapiedokumentation und zur Verlaufskontrolle. Hier werden die Werte aus Anamnese und Tagebuch und die wichtigsten Daten des Verlaufs notiert.

Die standardisierte Dokumentation für die Algesiologie kann ebenso wie das elektronische Auswertungsprogramm zu dieser Dokumentation bei der Geschäftsstelle der Deutschen Gesellschaft für Schmerztherapie e.V. bestellt werden.

Deutsche Gesellschaft für
Schmerztherapie e.V.
Geschäftsstelle
Adenauerallee 18,
61440 Oberursel
Tel. 06171/286020
Fax 06171/286022
info@dgschmerztherapie.de
www.dgschmerztherapie.de

15 Berufspolitische Adressen

Bundesministerium für Gesundheit
und Soziale Sicherung
Am Propsthof 78a
53121 Bonn
Tel. 0228/941-0
Fax 0228/941-4900
Dienstsitz
Mohrenstraße 62
10117 Berlin
Tel. 030/20640-0
info@bmg.bund.de
www.bmgesundheit.de

Bundesärztekammer
Arbeitsgemeinschaft der Deutschen
Ärztekammern
Herbert-Lewin-Platz 1
10623 Berlin
Tel. 0 30 / 4 00 4 56-0
Fax 0 30 / 4 00 4 56-3 88
info@baek.de
www.bundesaerztekammer.de

Vertretung der Deutschen Ärzteschaft
am Regierungssitz
Reinhardtstraße 34
10117 Berlin
Tel. 0 30 / 2 80 97 9 58
Fax 0 30 / 2 80 97 9 59
aerzteschaft-berlin@t-online.de

Vertretung der Deutschen Ärzteschaft
am Sitz der Europäischen Union
197, Rue Belliard
B-1040 Brüssel
Tel. 00 32 / 2 / 2 80 18 17
Fax 00 32 / 2 / 2 30 81 10

Bundesverband für
Ambulantes Operieren e.V.
Geschäftsstelle
Sterntorbrücke 1
53111 Bonn
Tel. 02 28 / 69 24 23
Fax 02 28 / 63 17 15
baobonn@t-online.de

Bundesvereinigung Deutscher
Ärzteverbände e. V.
Belfortstraße 9
50668 Köln
Tel. 02 21 / 9 73 00 50
Fax 02 21 / 7 39 12 39

Marburger Bund – Verband der angestell-
ten und beamteten Ärztinnen und Ärzte
Deutschlands e. V.
Riehler Straße 6
50668 Köln
Tel. 02 21 / 9 73 16 80
Fax 02 21 / 9 73 16 78
bundesverband@marburger-bund.de
www.marburger-bund.de

Deutscher Facharztverband DFV e. V.
Steinstraße 85
81667 München
Tel. 0 89 / 74 44 25 81
Fax 0 89 / 74 44 25 83

Berufsverband Deutscher Anästhesisten
Roritzerstraße 27
90419 Nürnberg
Tel. 09 11 / 9 33 78 0
Fax 09 11 / 3 93 81 95
bda@dgai-ev.de

Kassenärztliche Bundesvereinigung
Herbert-Lewin-Platz 3
10623 Berlin
Tel. 0 30 / 40 05-0
Fax 0 30 / 40 05-15 90
www.kbv.de

Bundesinstitut für Arzneimittel und
Medizinprodukte
Kurt-Georg-Kiesinger-Allee 3
53175 Bonn
Tel. 02 28 / 2 07-30
Fax 02 28 / 2 07-52 07
poststelle@bfarm.de

Autoren

Dr. med. Djamschid Akbarpour, Klinik Links vom Rhein, Interdisziplinäre Fachklinik Rodenkirchen GmbH & Co.KG, Neurochirurgie, Rücken- und Schmerztherapie, Schillingsrotter Straße 39-41, 50996 Köln/Ost ruecken-undschmerzzentrum@t-online.de

Dr. med. Monica Andersson, MediaPark Klinik, Kooperationspraxis für Diagnostische Radiologie, Multislice-CT, NMR, Im Mediapark 3, 50670 Köln mrct@mediapark-klinik.de

Prof. Dr. med. Christoph Baerwald, Medizinische Klinik und Poliklinik IV, Universitätsklinikum, Liebigstraße 22, 04103 Leipzig christoph.baerwald@medizin.uni-leipzig.de

Dr. med. Frank Bartel, Koßfeldstraße 15, 18055 Rostock

Dr. med. Wolfgang Bartel, Münchener Straße 8 a, 38820 Halberstadt

Dr. med. Joachim Barthels, Klinikum Bad Salzungen gGmbH, Langenfelder Straße 8, 36433 Bad Salzungen

Dr. med. Günther Bittel, Siegfriedstraße 9, 47226 Duisburg. info@schmerzzentrum-duisburg.de

Dr. med. Mechthilde Burst, Schmerz- und Palliativzentrum Wiesbaden, Hospiz Advena Wiesbaden, Kinderhospiz Bärenherz, PalliativNetz Wiesbaden-Taunus, Blücherplatz 2, 65195 Wiesbaden dr.burst@schmerzzentrum-wiesbaden.de

Dr. med. Thomas H. Cegla, Institut für Anästhesiologie und Schmerztherapie, St. Josef – Zentrum für Orthopädie und Rheumatologie, Bergstraße 6–12, 42105 Wuppertal. t.cegla@sjzw.de

Dr. med. Mathias Dunkel, Parkstraße 7 a, 65189 Wiesbaden. dr.m.dunkel@t-online.de

Dr. med. Oliver Emrich, Regionales Schmerzzentrum Ludwigshafen DGS, Rosenthalstraße 17, 67069 Ludwigshafen oliver.emrich@dgsschmerzzentrum.de

Prof. Dr. med. Ernst Eypasch, Heilig-Geist-Krankenhaus GmbH, Klinik für Allgemein- und Unfallchirurgie, Graseggerstraße 105, 50737 Köln. eypasch@hgk-koeln.de

Dr. med. Friedrich Fischer, Benesisstraße 24–36, 50672 Köln

Prof. Dr. med. Dipl.-Psych. Hartmut Göbel, neurologisch-verhaltensmedizinische Schmerzklinik Kiel, Migräne- und Kopfschmerzzentrum, Heikendorfer Weg 9–27, 24149 Kiel hg@schmerzklinik.de

Dr. med. Albert Hein, Op de Quell 20, 47625 Kevelaer

Dr. med. Axel Heinze, neurologisch-verhaltensmedizinische Schmerzklinik Kiel, Migräne- und Kopfschmerzzentrum, Heikendorfer Weg 9–27, 24149 Kiel

Dr. med. Katja Heinze-Kuhn, neurologisch-verhaltensmedizinische Schmerzklinik Kiel, Migräne- und Kopfschmerzzentrum, Heikendorfer Weg 9–27, 24149 Kiel

Dr. med. Winfried Hoerster, Schmerzambulanz Gießen, Wilhelmstraße 14, 35392 Gießen

Dr. med. Axel Hoffmann, Praxisklinik Ringcolonnaden, Praxis für Innere Medizin und Rheumatologie, Richard-Wagner Straße 13–17, 50674 Köln axel.hoffmann@ringcolonnnaden.de

Dr. med. Johannes Horlemann, Op de Quell 20, 47625 Kevelaer drjohhorlemann@t-online.de

Dr. med. Hilmar Hüneburg, Anästhesie, Intensivmedizin und Schmerztherapie, Gemeinschaftskrankenhaus, St. Elisabeth. St. Petrus. St. Johannes gGmbH, Bonner Talweg 4–6, 53113 Bonn
anaesthesie@gk-bonn.de

Dr. med. Uwe Junker, Sana Klinikum Remscheid GmbH, Burger Straße 211, 42859 Remscheid
junker@dgschmerztherapie.de

Dr. med. Christof Keller, Rheinhessen-Fachklinik Alzey, Dautenheimer Landstraße 66, 55232 Alzey
c.keller@rheinhessen-fachklinik-alzey.de

Dr. med. Kai-Uwe Kern, Schmerz- und Palliativzentrum, Blücherplatz 2, 65195 Wiesbaden

Dr. Edwin Klaus, Regionales Schmerzzentrum Würzburg DGS, Juliuspromenade 7, 97070 Würzburg
schmerz-dr.klaus@t-online.de

Dr. med. Ilka Kniesel, Sana Klinikum Remscheid GmbH, Burger Straße 211, 42859 Remscheid

Dr. med. Oliver Kremer, Ev. Krankenhaus Bethesda Mönchengladbach gGmbH, Klinik für Viszeral-, Thorax- und Gefäßchirurgie, Ludwig-Weber-Straße 15, 41061 Mönchengladbach. dr.o.kremer@gmx.de

Klaus Kutzer, Vorsitzender Richter am Bundesgerichtshof a.D., Renchstraße 1, 76307 Karlsbad. klaus.kutzer@web.de

Dr. med. Joachim Mehler, Prinz-Albert-Straße 26, 53113 Bonn. a.mehler@t-online.de

Dr. Hannelore Müller, Goethestraße 54, 80336 München

Dr. med. Thomas Nolte, Schmerz- und Palliativzentrum, Regionales Schmerzzentrum Wiesbaden DGS, Hospiz Advena Wiesbaden, Kinderhospiz Bärenherz, PalliativNetz Wiesbaden-Taunus, Blücherplatz 2, 65195 Wiesbaden. nolte@dgschmerztherapie.de

Dr. med. Achim Refisch, Chirotherapie, Spezielle Schmerztherapie, Naturheilverfahren, Zwergstraße 7, 47803 Krefeld
dr.refisch@t-online.de

Dr. med. Robert Reining, Ringstraße 17, 94081 Fürstenzell

Priv.-Doz. Dr. med. habil. Rüdiger Schellenberg, Dr. Schellenberg-Institut für Ganzheitliche Medizin und Wissenschaft GmbH, Talstraße 29, 35625 Hüttenberg
institut@schellenberg-med.de

Dr. med. André Seeliger, Klinik Links vom Rhein, Interdisziplinäre Fachklinik Rodenkirchen GmbH & Co.KG, Neurochirurgie, Rücken- und Schmerztherapie, Schillingsrotterstraße 39–41, 50996 Köln/Ost
rueken-undschmerzzentrum@t-online.de

Dipl.-Psych. Hanne Seemann, Universitätsklinikum Heidelberg, Institut für Medizinische Psychologie, Bergheimer Straße 20, 69115 Heidelberg

Dr. med. Wolfgang Sohn, Dorfstraße 5–7, 41366 Schwalmtal

Priv-Doz. Dr. med. Michael A. Überall, Institut für Neurowissenschaften, Algesiologie und Pädiatrie, Theodorstraße 1, 90489 Nürnberg
michael.ueberall@dgschmerztherapie.de

Selçuk Ünal, Malteser Krankenhaus St. Hildegardis, Chirurgische Klinik, Bachemer Straße 29–33, 50931 Köln

Priv.-Doz. Dr. med. Roland Wörz, Friedrichstraße 73, 76669 Bad Schönborn
woerz.roland@t-online.de

Prof. Dr. med. Walter Zieglgänsberger, Max-Planck-Institut für Psychiatrie, Kraepelinstraße 2, 80804 München

Register